现代心血管常见病诊治精要

王芳芬 主编

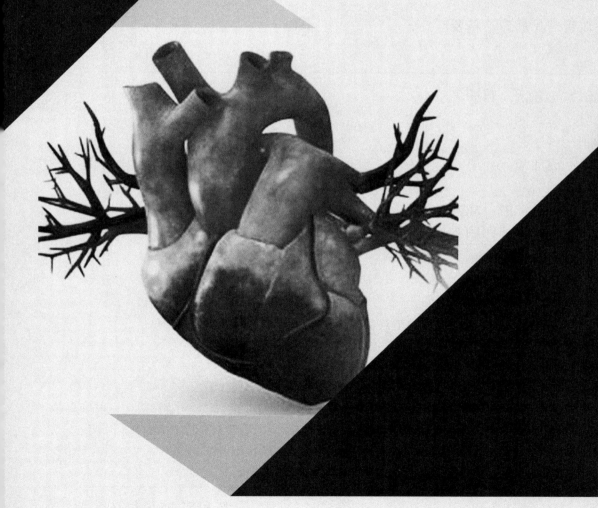

云南出版集团公司
云南科技出版社

图书在版编目（CIP）数据

现代心血管常见病诊治精要 / 王芳芬主编. -- 昆明：
云南科技出版社，2018.8
ISBN 978-7-5587-1532-7

Ⅰ．①现… Ⅱ．①王… Ⅲ．①心脏血管疾病—诊疗
Ⅳ．①R54

中国版本图书馆CIP数据核字(2018)第183734号

现代心血管常见病诊治精要
王芳芬　主编

责任编辑：王建明　蒋朋美
责任校对：张舒园
责任印制：蒋丽芬
装帧设计：庞甜甜

书　　号：978-7-5587-1532-7
印　　刷：廊坊市海涛印刷有限公司
开　　本：889mm×1194mm　　1/16
印　　张：34.5
字　　数：1104千字
版　　次：2020年6月第1版　2020年6月第1次印刷
定　　价：168.00元

出版发行：云南出版集团公司云南科技出版社
地址：昆明市环城西路609号
网址：http://www.ynkjph.com/
电话：0871-64190889

前　言

随着社会老龄化的形成和生活水平的提高,心血管疾病的发病率不断增长,成为困扰人们身心健康及医疗花费的主要疾病之一,并成为备受关注的社会问题。近年来,我国心血管病学领域发展迅速,各项诊疗手段和临床研究成果不断涌现,对各种心血管疾病的认识明显提高。为了进一步提高临床医师诊断和治疗心血管疾病的水平,特别是广大基层医务工作者的临床需要,我们组织编写了《现代心血管常见病诊治精要》这本书。

本书首先介绍了心血管常见病和多发病的诊断与治疗。内容包括心血管常见症状与体征、影像学诊断、无创诊断技术。然后重点介绍了冠心病、高血压、心肌疾病、心脏瓣膜病、心律失常、心力衰竭、心包疾病、高脂血症、成人先天性心血管病、肺动脉高压、心脏猝死、心血管急症诊断与治疗,以及中医治疗心血管疾病和心血管疾病的护理。本书在编写过程中充分吸收国内外最新的研究成果,同时注重实用性,并力求详尽准确。

本书编写过程中,参阅了大量相关专业文献书籍。但由于各位作者的临床经验及编书风格有所差异,加之时间仓促,故各章衔接尚有不妥之处,疏漏与不足之处在所难免,希望诸位同道不惜指正和批评,以期再版时予以改进、提高,使之逐步完善。

目　　录

第一章　常见症状与体征

第一节　胸痛

一、概述

胸痛是临床上常见的症状,其病因复杂多样,且危险性存在较大差异。胸痛的诊断首先要快速识别高危患者,包括急性冠状动脉综合征、主动脉夹层、肺动脉栓塞、张力性气胸等,需迅速采取有效的治疗措施,降低病死率和致残率;其次是排除低危患者,如肺炎合并胸膜炎,胸膜炎,骨骼、肌肉源性胸痛,胃和食管疾病,心理和精神性疾病等,避免给患者增加心理负担。详细地询问病史、细致地查体,结合必要的辅助检查,绝大多数能得到正确的诊断和处理。常见胸痛原因如下。

(一)胸腔脏器疾病

1.心血管系统疾病　血管病变,如心绞痛、急性心肌梗死、主动脉窦瘤破裂、主动脉夹层、肺动脉栓塞等;心肌、心包病变,如急性心肌心包炎、肥厚性心肌病等;心瓣膜病变,如二尖瓣膜病、主动脉瓣膜病。

2.呼吸系统疾病　胸膜病变,如胸膜炎、胸膜肿瘤、气胸;肺脏病变,如肺炎、肺结核、支气管肺癌。

3.胸腔其他脏器疾病　纵隔及食管疾病,纵隔病变,如纵隔炎、纵隔肿瘤等;食管病变,如食管炎、食管肿瘤、食管反流症等。

(二)非胸腔脏器疾病

1.胸壁病变　皮肤及皮下组织病变,如急性皮炎、皮下蜂窝织炎、带状疱疹、硬皮病等;神经系统病变,如肋间神经炎、肋间神经肿瘤、神经根痛、多发性硬化等;肌肉病变,如外伤、肌炎及皮肌炎等;骨骼及关节病变,如类风湿脊柱炎、结核性胸椎炎、非化脓性软骨炎、骨肿瘤、急性白血病等。

2.胸部外疾病

(1)腹部疾病:如膈下脓肿、肝脓肿、肝癌、胆囊炎、胆石症等。

(2)全身性疾病:如自主神经功能紊乱。

二、临床诊断

(一)临床表现

1.发病年龄　青壮年胸痛多考虑结核性胸膜炎、自发性气胸、心肌炎、心肌病、风湿性心瓣膜病,40岁以上者则须注意心绞痛、心肌梗死和支气管肺癌。

2.部位　胸壁疾病所致的胸痛常固定在病变部位,且局部有压痛,若为胸壁皮肤的炎症性病变,局部有红、肿、热、痛表现;带状疱疹所致的胸痛,可见成簇的水疱沿一侧肋间神经分布伴剧烈疼痛,且疱疹不超过体表中线;肋软骨炎常在第1、2肋软骨处见单个或多个隆起,局部压痛;心绞痛或心肌梗死的疼痛多在胸骨后方和心前区或剑突下,向左肩和左臂内侧放射,也可向左颈或面颊部放射,误认为牙痛;主动脉夹层引起的疼痛多位于胸背部,向下放射至下腹、腰部与双侧腹股沟、下肢;胸膜炎引起的胸痛多在胸侧部;食管及纵隔病变所致胸痛多在胸骨后;肝胆疾病及膈下脓肿引起的胸痛多在右下胸,向右肩部放射;肺尖部肺癌疼痛多以肩部、腋下为主,向上肢内侧放射。

3.性质　胸痛的性质可多种多样,程度可呈剧烈痛、轻微痛或隐痛。如带状疱疹呈刀割样或烧灼样剧痛;食管炎为烧灼痛;肋间神经痛为阵发性灼痛或刺痛;心绞痛呈压榨样痛并有窒息感,心肌梗死时疼痛更为剧烈并有恐惧、濒死感;气胸在发病初期有撕裂样疼痛;胸膜炎常呈隐痛、钝痛和刺痛,疼痛与呼吸有关;主动脉夹层为突然发生的胸、背部撕裂样剧痛或锥痛;肺动脉栓塞亦可突然发生胸部剧痛或绞痛,常伴呼吸困难、咯血与发绀。

4.持续时间　心绞痛发作时间短暂,持续1～15min;心肌梗死疼痛则持续数小时;平滑肌痉挛或血管狭窄缺血所致的疼痛为阵发性;而炎症、肿瘤或梗死所致的疼痛多呈持续性。

5.影响因素　主要为胸痛发生的诱因,以及加重与缓解的因素。心绞痛可在劳累或精神紧张时诱发,休息或含服硝酸酯类药物很快缓解,而心肌梗死所致的胸痛则用上述方法无效。食管疾病多在进食时发作或加重,服用抗酸剂和促动力药物可减轻或消失。胸膜炎或心包炎的胸痛因咳嗽和用力呼吸而加剧。

6.伴随症状　胸痛伴有咳嗽、咳痰和(或)发热,常见于气管、支气管和肺部疾病;伴有咯血见于肺梗死、支气管肺癌;伴有面色苍白、大汗、血压下降或休克时,多见于心肌梗死、主动脉夹层、主动脉窦瘤破裂和大块肺梗死;伴吞咽困难多提示食管疾病,如反流性食管炎等;伴有呼吸困难提示病变累及范围大,如自发性气胸、大叶性肺炎、肺动脉栓塞等;当胸痛患者出现明显焦虑、抑郁、唉声叹气症状时,应想到心脏神经官能症等功能性胸痛可能。

(二)体格检查和辅助检查

首先注意患者生命体征,包括体温、呼吸、脉搏、血压。怀疑主动脉夹层时应测四肢血压。注意颈部有无血管异常搏动,主动脉弓部的夹层可以在胸骨上窝出现异常搏动;颈静脉充盈或怒张可见于心包填塞、肺动脉栓塞等引起的急性右心衰竭;气管有无偏移是一项简单有用的体征,用以判断是否有气胸、大量胸腔积液、肺不张等。注意胸廓有无单侧隆起,有无局部皮肤异常,有无触压痛;注意肺部呼吸音的改变,有无胸膜摩擦音。心界大小、心音强弱、杂音及心包摩擦音是心脏检查的内容。腹部应注意有无压痛,尤其是剑突下、胆囊区。对怀疑肺动脉栓塞的患者要检查下肢有无肿胀,是否有下肢深静脉血栓形成的迹象。

血常规检查可协助判断是否存在感染及血液系统疾病;心电图、肌钙蛋白是确诊心肌梗死的重要手段;D-二聚体对急性肺栓塞的筛查有较好价值;动脉血气分析和胸部X线检查有助于判断有无气胸、肺动脉栓塞等;腹部B超可以帮助判断肝脏、胆囊和膈下病变;心脏超声、主动脉螺旋CT对主动脉夹层有很高的检出率;冠状动脉造影是诊断冠心病的金标准。

三、临床诊断思路

1.评估和诊断　对急性胸痛就诊的患者,立即评估病情,识别引起胸痛的致命性疾病。

(1)如患者存在危及生命的症状和体征,包括突发晕厥或呼吸困难,血压<12.0/8.0kPa(<90/60mmHg),心率>100次/分,双肺可闻及啰音,立即建立静脉通路,吸氧,稳定生命体征。

（2）在5min内完成第一份心电图及体格检查。主要注意颈静脉有无充盈，双肺呼吸音是否一致，双肺有无啰音，双上肢血压是否一致，心音是否可听到，心脏瓣膜有无杂音，腹部有无压痛和肌紧张。

（3）完善血气分析、肌钙蛋白、生化标志物、肾功能状况、血常规、出凝血时间、床旁胸片和床旁超声心动图检查。

（4）进一步了解病史，包括此次胸痛发作的时间；既往胸痛病史；既往心脏病史；糖尿病和高血压病史；既往药物治疗史。

2.进入绿色通道　　经上述检查，根据最大可能性诊断，立即进入绿色通道。

（1）明确诊断心肌梗死

1）急性ST段抬高型心肌梗死（STEMI）治疗：一经诊断明确，立即予以阿司匹林300mg嚼服，氯吡格雷片600mg口服，同时通知心内科经皮冠状动脉介入治疗（PCI）组医护人员到位。目标是尽早、完全、持续开通"罪犯"血管，挽救生命，改善预后。对于STEMI的早期再灌注治疗建议：发病3h内就诊，溶栓和急诊PCI都是可选择方案，如发病3h后就诊，推荐首选急诊PCI治疗。

2）不稳定型心绞痛/非ST段抬高型心肌梗死（UA/NSTEMI）治疗：关键是早期诊断急性冠状动脉综合征（ACS），准确危险分层，早期识别高危患者。根据不同危险分层给予不同的治疗方案，同时立即收住冠心病监护病房（CCU）。

（2）初步诊断不能确诊ACS

1）对就诊时心电图和肌钙蛋白正常患者，须重复观察6h后心电图或肌钙蛋白变化。如果患者持续胸痛，或需应用硝酸甘油缓解，提示高危，建议早期、连续复查心电图和肌钙蛋白。

2）如患者复查心电图ST-T动态变化或肌钙蛋白升高或血流动力学异常提示UA或NSTEMI。按照UA/NSTEMI流程处理。

3）如患者就诊后间隔6h或胸痛后6～12h心电图无ST-T改变或肌钙蛋白没有升高，提示患者近期发生非致死心肌梗死或死亡风险为低危或中危。危险分层请使用心肌梗死溶栓疗法（TIMI）危险评分或全球急性冠状动脉事件注册（GRACE）评分。①低危患者，如没有其他引起胸痛的明确病因，可出院后72h内行负荷试验或冠状动脉CT（冠状动脉CTA）检查，并门诊随访。②中危患者，建议请心内科医师会诊，出院前行心脏负荷试验或冠状动脉CTA检查。

（3）排除ACS时，行胸痛三联CT检查：由于临床上致命性胸痛的主要病因是肺动脉栓塞、主动脉夹层和冠心病，所以对于ACS中、低危患者一次CTA检查完成3种疾病的筛查很有必要，此即胸痛三联CT成像（TRIPLE-RULE-OUT CT，TRO CT）。

（王芳芬）

第二节　晕厥

一、概述

晕厥是一过性全脑低灌注导致的短暂性意识丧失（T-LOC），以发作迅速、持续时间短和自行完全恢复为特征。近乎晕厥指一过性黑矇，体张力丧失或降低，但不伴有意识丧失。为维持正常清醒状态，对每100g脑组织，每分钟供氧不低于3.5ml。心脏供血暂停3s以上，可发生近乎晕厥，5s以上可发生晕厥，超过10s则发生抽搐（阿-斯综合征）。

二、临床诊断

（一）分类

1.反射性晕厥（神经介导性晕厥）

（1）血管迷走性晕厥（VVS）：①由情绪介导：害怕、疼痛、器械操作、晕血症；②由直立位介导。

（2）情境性晕厥常见的情况：①咳嗽、打喷嚏；②胃肠道刺激（吞咽、排便、内脏疼痛）；③排尿性晕厥；④运动后；⑤进食后；⑥其他，如大笑、吹奏铜管乐器、举重等。

（3）颈动脉窦综合征：又称颈动脉窦晕厥。

（4）不典型晕厥：没有明确的触发因素和（或）不典型的表现。

2.直立性低血压和直立性不耐受综合征

（1）原发性自主神经功能障碍：单纯性自主神经功能衰竭、多系统萎缩症、帕金森病伴自主神经衰竭。

（2）继发性自主神经功能障碍：糖尿病、淀粉样变性、尿毒症、脊髓损伤。

（3）药物所致的直立性低血压：乙醇、血管扩张剂、利尿剂、抗抑郁药、吩噻嗪类所致。

（4）血容量不足：如出血、腹泻、呕吐等引起。

3.心源性晕厥

（1）心律失常性晕厥

1）缓慢性心律失常：如窦房结功能不全，包括心动过缓或心动过速综合征、房室传导系统疾病、置入装置功能障碍。

2）快速心律失常：室上性心律失常、室性（特发性、继发于器质性心脏病或离子通道病）心律失常。

3）药物引起的缓慢或快速心律失常。

（2）器质性心脏病

1）心脏：心瓣膜病，急性心肌梗死或心肌缺血，肥厚型心肌病，心脏肿瘤（左房黏液瘤等），心包疾病或压塞、冠状动脉先天畸形、人工瓣功能障碍。

2）其他：肺动脉栓塞，急性主动脉夹层，肺动脉高压。

（二）诊断方法

1.病史采集　注意晕厥的诱发因素，如体位改变、剧烈咳嗽、排尿、外伤出血、用力、疲劳、紧张或站力过久等。了解用药情况，尤其是降压药和降血糖药物的应用；晕厥发作的前驱症状；晕厥发作时情况；发作后伴发症状，如血管减压性晕厥、体位性低血压、吞咽性晕厥、咳嗽性晕厥、排尿性晕厥等反射性晕厥发作后迅速恢复，极少数有片刻软弱无力。

2.体格检查　应注意：①有无脱水、贫血；②心脏、血管的体征；③体位性低血压：即卧位站立时，在3min内收缩压下降＞2.67kPa（20mmHg），或舒张压下降＞1.33kPa（10mmHg）；④直立性心动过速：从卧位站立时，在5min内，心率的增加＞28次/分。

3.辅助检查

（1）颈动脉窦按摩（CSM）：按压颈动脉窦10s，若出现心脏停搏且出现晕厥症状常提示颈动脉窦综合征。室性停搏＞3s和（或）收缩压降低＞6.67kPa（50mmHg），称为颈动脉窦超敏反应（CSH）；伴随自发晕厥时定义为颈动脉窦综合征（CSS）。既往短暂性脑缺血发作（TIA）史、过去3个月内卒中史或颈动脉杂音属禁忌证。

（2）直立位激发试验：有两种方法：①主动站立（患者由卧位站起）；②直立倾斜试验。

直立倾斜试验是诊断血管迷走性晕厥的重要方法。试验前需排除器质性心脏病、心律失常、缺血性心脏病、未控制的高血压等。

操作方法：卧位休息时间＞5min。倾斜角度为70°，应在10～15s自平卧位转为倾斜位，倾斜时间30～45min。如阴性，可用药物激发：静脉异丙肾上腺素或舌下含硝酸甘油，药物维持15～20min。静脉异丙肾上腺素从小剂量逐渐增加，1～3μg/min，直至平均心率增加超过基础心率的20％～30％。试验终点：诱发晕厥或倾斜阶段没有发作（包括药物诱发）。

阳性标准：出现晕厥或近似晕厥，同时伴以下条件：收缩压≤10.7kPa（80mmHg）和（或）舒张压≤6.67kPa（50mmHg），或平均压下降≥25％；窦性心率＜50次/分，结性心律；出现一过性Ⅱ度或Ⅱ度以上房室传导阻滞、窦性停搏≥3s。

阳性反应类型：1型（混合型）：晕厥时心率、血压均明显下降。心率下降，但不低于40次/分；或低于40次/分但持续时间＜10s，同时伴血压下降；2型（心脏抑制型）：心率下降≥40次/分持续超过10s或心脏停搏＞3s，在心率下降同时或之后血压降低；3型（血管抑制型）：晕厥发生时，血压下降而无心率减慢（心率减慢低于其峰值的10％）。

（3）心电图（ECG）监测分为无创和有创：包括动态心电图（Holter）、住院期间的监测、事件记录仪、体外或植入式心电记录器，以及远程（家庭）监护系统。金标准为症状和记录的心律失常明确相关。

（4）电生理检查（EPS）：既往心肌梗死且LVEF正常者，诱发持续单形性室速高度提示为晕厥病因。然而诱发室颤，并不具有特异性。不能诱发室性心律失常，提示心律失常晕厥可能性较小。

（5）三磷酸腺苷（ATP）试验：ECG监护下，快速（＜2s）注射20mgATP或腺苷。诱发房室传导阻滞且室性停搏＞6s，或诱发超过10s的房室传导阻滞，有临床意义。但对该方法仍存在争议。

（6）心脏超声及其他影像学检查：心脏超声可识别器质性心脏病，如主动脉瓣狭窄、心房黏液瘤、心包填塞等，可给予LVEF进行危险分层。考虑特殊疾病，如主动脉夹层、肺动脉栓塞、心脏肿块、心包和心肌疾病、冠状动脉的先天异常等，可使用经食管超声、CT和磁共振成像（MRI）。

（7）运动激发试验：曾在运动中或运动后即刻发生晕厥的患者可行该试验。在试验过程中及恢复期均须对患者进行严格心电监护和血压监护。

（8）心导管检查：如冠状动脉造影，可对怀疑心肌缺血或心肌梗死的患者进行。

（9）精神疾病（状态）评价：晕厥与精神疾病相互影响。多种精神病药物可通过直立性低血压和延迟QT间期导致晕厥。

（10）神经系统评价：脑电图（EEG）在晕厥患者中正常，但正常EEG并不能除外癫痫。晕厥可能性较大时，并不推荐行EEG检查。CT和MRI，一般不主张使用。脑血管和颈动脉超声在典型晕厥诊断中的价值有限，不推荐使用。

（三）不同类型晕厥的临床特点

1.反射性晕厥　最常见，占晕厥总数的80％～90％。主要是正常情况下有用的心血管反射对刺激因素出现的过度不适反应，引起血管扩张和（或）心动过缓，导致动脉血压降低及全脑灌注减少。

（1）血管迷走性晕厥：又称血管减压性晕厥或单纯性晕厥，是临床最常见的晕厥类型。可由情绪或直立位介导，常伴自主神经激活的前驱症状（大汗、苍白、恶心、心悸）。部分患者在先兆期立即坐下或平卧，可避免发作。倾斜试验是诊断血管迷走性晕厥的一项特殊性检查方法。

（2）吞咽性晕厥：为吞咽神经痛所致的综合征，患者有吞咽神经痛，食管、咽、喉、纵隔疾患，严重房室传导阻滞。病态窦房结综合征的患者可因吞咽动作激惹迷走神经，引起反射性心率减慢而晕厥。吞咽性晕厥发作与体位无关,也无先兆。阿托品可制止发作。心脏起搏器可防止发作。治疗原发病非常重要。

(3)排尿性晕厥:好发于青壮年男性,常在夜间或午睡后起床排尿过程中或排尿结束时发病,偶于白天排尿时发病。发病前无任何先兆。发病时突然摔倒,意识丧失,持续 1～2min 后恢复,无任何后遗症。

机制:夜间迷走神经亢进,心率慢;体位改变,由卧位到立位时反射性周围血管扩张;膀胱收缩产生强烈迷走反射,导致心脏抑制和心律失常;膀胱排空,腹内压骤然降低,使静脉回心血量减少;睡眠时肌肉松弛,血管扩张等均使心搏出量减少,引起暂时性脑缺血、缺氧而导致晕厥。

(4)咳嗽性晕厥:见于慢性支气管炎、百日咳和支气管哮喘患者,在剧烈咳嗽后突然意识丧失,历时短暂,迅速恢复。偶有头晕眼花、出汗等前驱症状,无后遗症。

机制:剧烈咳嗽引起胸内压和腹内压增高,阻碍静脉回流,继发回心血量减少,心搏出量降低,引起脑供血不足而发生晕厥;咳嗽时,反射性引起颅内压急剧增高,减少脑灌流量,引起意识丧失。

(5)疼痛性晕厥:由于剧痛刺激,反射性引起血管舒缩中枢抑制,周围血管突然扩张,回心血量减少,血压骤降,脑血流减少,晕厥发生。类似情况也发生于过分悲伤或强烈恐怖刺激,这是由于强烈精神打击,反射性引起一过性血管舒缩功能障碍所致。

(6)颈动脉窦综合征:即颈动脉窦晕厥,是颈动脉窦过敏引起的晕厥。诱发原因常有突然转头、穿过硬的高领衣服或用手压迫颈部等。颈动脉窦附近的病变压迫和刺激颈动脉窦或颈动脉窦反射功能亢进均可引起晕厥。晕厥发作时心率减慢、血压下降、但无恶心、面色苍白等先兆症状。按发生形式又可分为:①血管迷走型,发作时反射性窦性心动过缓或房室传导阻滞,或两者同时存在,故心输出量减少,脑血流量下降,引起晕厥。此型多见,占颈动脉窦晕厥的 70%。用阿托品类药物治疗有效。②减压型,发作时反射性血压骤降,心率无变化,也无房室传导阻滞。此型少见,可用升压药,如肾上腺素或麻黄碱治疗有效。③中枢型,发作时心率和血压均无改变,只有短暂晕厥。这是由于一过性脑血管痉挛引起。阿托品及升压药均无效,一般用镇静剂治疗。临床上做颈动脉窦按摩,可诱发晕厥。

2.直立性低血压　此类晕厥主要包括以下 4 种类型。

(1)典型的直立性低血压:是指站立 3min 内收缩压下降≥2.67kPa(20mmHg)和(或)舒张压下降≥1.33kPa(10mmHg),见于单纯自主神经功能衰竭(ANF)、低血容量或其他类型的 ANF。

(2)初始直立性低血压:指站立即刻血压降低＞5.33kPa(40mmHg),然后自发并快速恢复正常,低血压和症状持续时间较短(＜30s)。

(3)延迟(进展性)直立性低血压:在老年人中多见,主要与年龄相关的代偿反射损害有关。特点是在直立时收缩压缓慢进行性降低,与反射性晕厥不同的是往往没有心动过缓,但延迟直立性低血压后也可出现心动过缓。

(4)体位性直立性心动过速综合征(POTS):多见于年轻女性,主要表现为严重的直立性不能耐受,但没有晕厥,伴随心率明显增加(增加＞30 次/分或 120 次/分以上)以及血压的不稳定,病理生理机制仍不清楚。

3.心源性晕厥

(1)心律失常:它是最常见的心源性晕厥原因。心律失常引起血流动力学障碍,心输出量和脑血流量明显降低。

1)心动过缓与心脏停搏:病态窦房结综合征引起严重窦性心动过缓或停搏;不完全性房室传导阻滞可突然转变为完全性房室传导阻滞,也可由心脏传导抑制药物如奎尼丁、普萘洛尔(心得安)等肾上腺素能 β 受体阻滞剂引起;由于麻醉诱导,手术过程,纵隔疾患,颈动脉窦综合征,胸膜、腹膜刺激,以及胃肠道内镜检查,妇科取宫内节育环手术等时反射性引起。心率缓慢,房室传导阻滞及停搏,导致脑灌注减少而意识丧失,晕厥发作。

2)心动过速、房颤及室颤:心率过速,心室得不到充分舒张和完全充盈,使心排出量减少,导致晕厥发生。阵发性心动过速和房颤引起的晕厥,发作前常突然出现不规则心跳、头晕、眼花和出汗等症状。心室纤颤是最严重的心律失常,可并发于急性心肌梗死、严重低血钾、洋地黄中毒、心脏手术、电击、窒息等。室颤在心功能上是无效的心脏跳动,无心搏出量,实际上与心脏停搏无区别,因此一旦发生,需立即心肺复苏。

3)特发性 QT 间期延长综合征:几乎发生于交感神经高度紧张之时。临床表现为眩晕、晕厥,甚至猝死。本综合征诊断根据:①主要条件,QTc>0.44s;精神创伤或体力劳累诱发晕厥;有家族史;②次要条件,先天性耳聋;发作性 T 波改变;心率缓慢;异常心室复极化。

患者有两项主要条件,或一项主要条件加两项次要条件即可诊断为本综合征。

(2)器质性心脏病:晕厥常见于左室流出道梗阻性疾病,如常见的肥厚型梗阻性心肌病,主动脉瓣狭窄等。主要由于机械性梗阻致心输出量减少。

三、诊断流程

(一)确诊前先判断是否为晕厥

1.排除以下情况

(1)伴有意识丧失或障碍,但没有全脑低灌注的疾病:①代谢性疾病,如伴低碳酸血症的过度换气综合征;低血糖;低氧血症;②椎-基底动脉短暂缺血发作;③中毒;④癫痫。

(2)不伴有意识丧失的疾病:猝倒症;倾倒发作;跌倒、精神性"晕厥",如癔症、躯体症状化疾病。

2.询问病史　①是否为完全性意识丧失;②意识丧失是否为一过性、快速起病及持续短暂;③晕厥是否为自发性、完全恢复且不留后遗症;④患者是否丧失肌张力。

(二)晕厥的病因诊断

详细的病史询问,体检,结合辅助检查以明确晕厥病因。

(三)是否存在心血管事件或死亡的高危因素

需要即刻住院或强化评估的短期高危因素。

1.严重的器质性心脏病或冠状动脉病变　心力衰竭、左室射血分数(LVEF)降低、以往有心肌梗死病史。

2.临床或心电图特征提示有心律失常性晕厥　用力后或平卧位晕厥、晕厥时伴心悸、有家族心脏病猝死史、非持续性室速、双分支阻滞或室内阻滞、不适当的窦性心动过缓或窦房阻滞、预激综合征、长/短 QT 间期、右束支体导阻滞 RBBB 伴 ST 抬高(V_1~V_3)、右胸导联 T 波倒置和 epsilon 波和晚电位。

3.并存的其他疾病　严重贫血和电解质紊乱。

(王芳芬)

第三节　心悸

一、概述

所谓心悸，即通常所说的心慌，是人们主观感觉上对心脏跳动的不适感觉，有时被描述为心跳、胸部蹦跳感等。心悸可以由于心脏活动的频率、节律或收缩强度的改变而致，也可以在心脏活动完全正常的情况下发生，后者多因人们对自己心脏活动特别敏感而致。健康人一般仅在剧烈活动、精神高度紧张或高度兴奋时才会感觉到心悸，属正常情况。心悸常见原因如下。

1.心律失常　各种快速或缓慢心律失常。

2.精神因素　焦虑症、惊恐等。

3.药物　乙醇，咖啡因，某些处方药；如洋地黄、吩噻嗪、茶碱类、β受体兴奋剂；毒品，如可卡因；烟草。

4.非心律失常的心脏原因　心肌病、先天性心脏病、充血性心力衰竭、二尖瓣反流、起搏器介导的心动过速、心包炎、瓣膜病等。

5.心外因素　贫血；电解质紊乱；发热；甲状腺功能亢进症；低血糖症；低血容量；嗜铬细胞瘤；肺动脉疾病；血管迷走神经综合征。

二、临床诊断

（一）临床伴随症状

1.心悸伴心前区痛　可见于冠状动脉硬化性心脏病，如心绞痛、心肌梗死；心肌炎；心包炎，亦可见于心脏神经官能症。

2.心悸伴发热　可见于急性传染病、风湿热、心肌炎、心包炎、感染性心内膜炎。

3.心悸伴晕厥或抽搐　可见于高度房室传导阻滞、心室颤动或阵发性室性心动过速、病态窦房结综合征。

4.心悸伴贫血　可见于各种原因引起的急性失血，此时常有虚汗、脉搏微弱、血压下降或休克，慢性贫血则心悸多在劳累后较明显。

5.心悸伴消瘦及出汗　可见于甲状腺功能亢进症。

（二）不同原因心悸的临床表现

1.心律失常与心血管疾病

（1）期前收缩：是临床引起心悸最常见的原因。常规心电图有时不易发现，动态心电图检查有助于诊断。器质性心脏疾病所引起的期前收缩，多发生于运动后，且较多表现为频发期前收缩，如频发室性期前收缩形成二联律、三联律，或出现多源性及多形性期前收缩。期前收缩发生时患者常感突然心跳增强或心跳暂停，自己摸脉时感觉突然漏跳一次。听诊心律不规则，第一心音多增强，期前收缩后有一长间歇。

（2）阵发性心动过速：是一种阵发性规则而快速的异位心律，有突发突止的特点，发作时心率一般为160～220次/分，持续可数秒至数天；可由情绪激动、突然用力、疲劳或过饱所致，也可无明显诱因；发作时患者出现心悸、心前区不适、精神不安、恐惧感等,发作时心率过快、发作时间长,可因心输出量降低而有下降、头晕、恶心、严重可发生心绞痛。室上性心动过速常见于无器质性心脏病者,而室性心动过速则多为器质性心脏病所致。

(3)心房颤动:多发生在器质性心脏病基础上。由于心房活动不协调,失去有效收缩力,加以快而不规则心室率使心室舒张期缩短,心室充盈不足,因而心输出量不足,常诱发心力衰竭。体征主要是心律严重不齐、心音强弱不等及脉搏短促。心电图无窦性 P 波,代之于一系列细小而形态不一和频率不规则的心房颤动波,心室率绝对不规则。

(4)心动过缓:当心率过慢时可以出现心悸,如病态窦房结综合征和高度房室传导阻滞等,主要依靠心电图诊断。

(5)其他各类心脏血管疾病:在代偿或失代偿过程均可导致心悸,其中尤以高动力循环的心脏病,如主动脉关闭不全、各种动-静脉瘘、主动脉窦瘤破裂至右心系统等,可出现明显心悸及特征性杂音与周围血管征。

因此,心悸若因心血管疾病而引起,除有心悸症状外,可同时伴有呼吸困难、发绀、水肿、心前区疼痛等其他症状或体征,诊断不难。

2.心血管以外疾病

(1)甲状腺功能亢进症:由于基础代谢率增高及同时并存的交感神经功能亢进,使心率加快,心搏增强,有时可发生过早搏动或心房颤动,患者常以心悸为主述就诊。体格检查可以发现患者有突眼征、甲状腺肿大、震颤和杂音,心脏搏动广泛而增强,第一心音亢进和心动过速和心房颤动等。进一步测定甲状腺功能和基础代谢率明确诊断。

(2)贫血:当红细胞在 $3×10^{12}/L$ 以下,血红蛋白在 $70g/L$ 以下时,患者常于劳累后或平静时有心悸感。体格检查除贫血貌外,心率快,心搏增强,心尖与肺动脉瓣区有中等响度收缩期杂音,脉搏充实、脉压增宽、水冲脉、毛细血管搏动等心输出量增多的表现。

(3)发热或感染:发热或感染时所见心悸是心搏增强、心率加快的结果,一般不作为主要症状出现。

(4)低血糖症:70%低血糖为功能性,多见于女性,常反复发作,每于精神受刺激或餐后 2~4h 发作,每次 15~20min,以肾上腺素分泌过多征群为主,多述心悸、饥饿感、软弱、出汗、焦虑等。体检发现脸色苍白、心动过速、血压偏低,多数能自行恢复或稍进食而消失。诊断低血糖症关键在于提高警惕,根据发作史、进食或注射葡萄糖后即恢复,辅以血糖测定,常可确诊。

(5)嗜铬细胞瘤:本病主要症状为阵发性或持续性高血压,临床表现取决于肿瘤分泌功能及去甲肾上腺素与肾上腺素的比例。发作时患者突然感觉头痛、心悸、恶心、出汗、四肢冰冷、兴奋、恐惧等。同时血压突然明显升高,常达 26.7~40.0kPa(200~300mmHg)。心动过速、心音亢进,有时可伴有早搏。为明确诊断可作血常规、24h 尿儿茶酚胺等测定。必要时可进行肾上腺 CT 检查以协助诊断。

(6)药物引起的心悸:有明确服药史,停药后即可好转。

(7)特发性高动力循环综合征:是一种原因不明的高动力循环状态,认为与心脏交感神经过度兴奋或心肌肾上腺素能 β 受体反应性或感受性增强有关。多见于青年或中年男性,常述心悸、胸痛、劳累后气急等。且有心输出量增高体征。如脉搏频速、脉洪大有力、心尖搏动强烈、心底或胸骨左缘第 3~4 肋间常有响亮的收缩期喷射性杂音。血压波动大,收缩期血压升高及脉压增宽等,约半数患者心电图显示左室肥厚,而 X 线检查心影往往在正常范围内。少数患者以后可发生明显心力衰竭,应用受体阻滞剂可使症状明显改善,而对异丙肾上腺素反应过度。诊断时注意与甲状腺功能亢进症、贫血、体循环动-静脉瘘继发性高动力循环综合征鉴别。

本病表现与心脏神经官能症有相似之处,鉴别在于心脏神经官能症患者伴有神经衰弱的某些表现,如头昏、失眠、记忆力减退、焦虑状态、手掌多汗、两手颤动及暂时性体温升高等,而本病无上述表现;心脏神经官能症患者的主述较多且显著,而本病主要表现为心搏加强,收缩压升高和脉压增宽等高输出量或高动力循环;本病在多年后可能发生心力衰竭,而心脏神经官能症则不发生。

3.心脏神经官能症　多见于青年女性,常有多种心脏方面的陈述,如心悸、心动过速、胸闷、憋气、呼吸紧迫感、心前区或心尖处隐痛及繁多的神经系统和全身性症状,如头晕目眩、失眠、耳鸣、记忆力减退、注意力不集中、焦虑、紧张、全身无力及四肢麻木等神经衰弱的表现。体检除心动过速外,有呼吸加快、伸手震颤、手掌寒凉潮湿和腱反射亢进等。由于交感神经兴奋可有窦性心动过速及轻微的 ST-T 异常。

鉴别点是本病的呼吸困难多为主观感觉上的憋气,喜在大吸一口气后作叹息性呼吸,而心前区疼痛多为心尖或乳房下的针刺状隐痛,在长期随访中缺乏任何器质性心脏病的证据。作普萘洛尔试验有一定价值:静脉注射普萘洛尔 5mg 后观察心电图改变,如在 5min 后随着心率减慢,ST 段改变消失,T 波倒置转为直立,则提示 ST-T 异常为功能性。也可在口服普萘洛尔 20mg,服前及服后 2h 作心电图检查。

4.绝经期综合征　或称更年期综合征。女性卵巢因老化而萎缩,发生了生理性退化,从而引起闭经。在此前后产生了一系列内分泌与自主神经功能紊乱,而出现各种症状,如颜面、躯干部烧灼感、或四肢寒冷、心悸或心前区不适,常有头痛、头晕、失眠、易激动、情绪不安、抑郁、健忘等神经、精神症状;有时表现感觉异常,如指趾发麻、皮肤感觉异常或有阵发性颜面出汗等。本病发生于更年期前后的女性,测定其血中雌二醇、孕二醇的水平往往偏低,尿中卵泡刺激素偏高。阴道细胞涂片,雌激素水平减低。

三、诊断思路

1.病史采集　注意心悸发生的诱因,如发作是否与活动、精神状态及药物应用有关;心悸发作时伴随症状及发作时间的长短,如有无心脏活动过强、过快、过慢、不规则的感觉;发作时是否伴有意识状态改变,周围循环状态,如四肢发冷、面色苍白,以及发作持续时间,有无反复发作等;心悸发生是否在停经后。此外注意患者有无其他官能性述说或表现。

2.体格检查　①心脏疾病的体征:如心脏杂音、心脏增大及心律改变;有无血压增高、脉压增宽、动脉枪击音、水冲脉等高动力循环表现,以及有无血管杂音等;②患者全身情况:如精神状态、体温、贫血、突眼、出汗、甲状腺肿大等检查。

3.辅助检查　①心电图检查:为明确有无心律失常存在及其性质应做心电图检查,如平静心电图未发现心律失常,可根据情况适当运动如仰卧起坐等激发异常心律。还可以动态心电图检测。②其他实验室检查:如怀疑甲状腺功能亢进症、低血糖症或嗜铬细胞瘤时可进行甲状腺功能测定、血糖、尿儿茶酚胺、血常规等测定。

（王芳芬）

第四节　呼吸困难

一、概述

呼吸困难是指患者主观感到呼吸费力,客观上有呼吸频率、深度和节律的改变,严重时鼻翼扇动,张口耸肩、端坐呼吸,辅助呼吸肌参与呼吸运动。呼吸困难的常见病因如下。

(一)肺源性呼吸困难

1.上呼吸道疾病　咽后壁脓肿、喉及气管内异物、喉水肿和肿物等。

2.支气管及肺部疾病　异物、支气管哮喘和肿瘤等。

3.感染性

(1)肺实质及间质疾病:肺气肿、肺炎、肺结核、肺水肿、肺癌、肺泡蛋白沉着症、肺含铁血黄素沉着症、肺尘埃沉着病、结节病、弥漫性肺间质纤维化及急性呼吸窘迫综合征(ARDS)等。

(2)肺血管疾病:肺动脉栓塞、原发性肺动脉高压及肺动-静脉瘘等。

4.胸膜疾病　自发性气胸、大量胸腔积液、肥厚粘连性胸膜炎、间皮瘤等。

5.纵隔疾病　纵隔炎症、纵隔肿瘤、纵隔气肿、大量心包积液等。

6.胸廓异常或运动障碍　胸廓畸形、脊柱弯曲、强直性脊柱炎、硬皮病、大量腹水、腹腔内巨大肿瘤、过度肥胖等。

(二)心源性呼吸困难

呼吸困难是心力衰竭的重要症状之一。各种原因引起的心脏病,均可导致血流动力学的改变,进而可造成肺循环容量和压力的改变。

(三)血源性呼吸困难

重度贫血因红细胞减少,血氧不足而致气促,尤以活动后明显;大出血或休克时因缺血及血压下降,刺激呼吸中枢而引起呼吸困难。

(四)中毒性呼吸困难

各种原因所致的酸中毒,均可使血中二氧化碳体积分数升高、pH值降低,刺激外周化学感受器或直接兴奋呼吸中枢,增加呼吸通气量,表现为深而大的呼吸困难等。

(五)神经精神性与肌病性呼吸困难因素

重症脑部疾病可直接累及呼吸中枢,出现异常的呼吸节律,导致呼吸困难;重症肌无力危象引起呼吸肌麻痹,导致严重呼吸困难;癔症也可有呼吸困难发作,其特点是呼吸显著频速、表浅,因呼吸性碱中毒常伴手足抽搦症。

二、临床诊断

(一)临床表现

1.病史

(1)既往有咳、痰、喘等类似发作史,与季节有关,考虑肺源性呼吸困难。

（2）既往有心脏病史，发作与活动有关，考虑心源性呼吸困难。

（3）有中枢神经系统病变者，考虑神经源性呼吸困难。

（4）既往有糖尿病史者，考虑中毒性呼吸困难。

（5）有明确服药史者，考虑中毒性呼吸困难。

（6）既往有血液系统疾病史者，考虑血源性呼吸困难。

2.常见呼吸困难的症状与体征

（1）肺源性呼吸困难

1）吸气性呼吸困难：由于异物、炎症、水肿或肿瘤造成喉、气管、大支气管狭窄或梗阻，表现为显著的吸气性呼吸困难，伴有高调的吸气性哮鸣音，可出现吸气时胸骨上窝、锁骨上窝、肋间隙明显下陷，称为"三凹"征。

2）呼气性呼吸困难：由于肺组织弹性减弱或小气道痉挛所致，表现为呼气费力、呼气时间延长，常伴有哮鸣音。多见于支气管哮喘，慢性阻塞性肺病（COPD）急性发作等。

3）混合性呼吸困难：由于肺部疾病病变广泛，造成呼吸面积减少，换气功能降低所致，表现为呼吸频率增加，吸气和呼气均感到费力。常见于 COPD 急性发作、慢性呼吸衰竭等。

（2）心源性呼吸困难

1）端坐呼吸：由于坐位减少静脉回心血量，从而减少肺淤血的程度，并利于膈肌活动，表现为仰卧位呼吸困难加重，患者被迫采取端坐呼吸位。

2）夜间阵发性呼吸困难：常见于左心功能不全患者，由于迷走神经兴奋性增加，使冠状动脉收缩，心肌供血不足，同时平卧位使静脉回心血量增加所致，表现为睡眠中感到呼吸困难，被迫坐起。重症者可出现发绀、哮鸣音、双肺啰音、心率加快、咯粉红色泡沫痰，称为"心源性哮喘"（表1-1）。

表 1-1　心源性哮喘与支气管哮喘鉴别

	支气管哮喘	心源性哮喘
病史	有过敏史、哮喘发作史	有心脏病史
发作时间	春、秋季发作	无明显季节规律
肺部体征	两肺哮鸣音	两肺哮鸣音，伴双肺底湿啰音
心脏检查	多正常	心界向左下扩大，可有奔马律
X 线检查	肺野清晰度或透亮度增高	肺淤血，心影增大
BNP	多正常	增高
药物治疗	支气管解痉治疗有效	强心、利尿等治疗有效

（3）血源性呼吸困难：由于重度贫血、高铁血红蛋白血症等造成红细胞携氧量减少，血氧含量降低，表现为呼吸慢而深，心率加快。

（4）中毒性呼吸困难：安眠药、吗啡等中毒时，呼吸中枢被抑制，表现为呼吸缓慢或潮式呼吸。酸中毒时，酸性代谢产物强烈刺激呼吸中枢，表现为呼吸深而规则，可伴有鼾声，称为酸中毒大呼吸。

（5）神经精神源性呼吸困难：精神源性呼吸困难多由于情绪激动或紧张造成换气过度，出现呼吸性碱中毒，表现为呼吸频速和表浅，常伴有手足搐搦。由于脑外伤、脑血管病、脑炎等原因造成呼吸中枢受影响，表现为呼吸深慢，并出现呼吸节律改变。

3.伴随症状及体征

（1）呼吸困难伴有鼻塞，应考虑鼻部阻塞性疾病。

（2）呼吸困难伴咽痛、吞咽痛，考虑咽部疾病，如小儿的咽后壁脓肿，起病急剧，往往出现化脓性感染等全身症状,体检时可发现咽后壁红肿。

(3)呼吸困难伴有声嘶,常提示喉部病变,感染性喉部水肿往往伴有发热,血管神经性喉部水肿,多伴有全身其他部位的过敏征象。

(4)呼吸困难伴有急性刺激性呛咳,应考虑异物吸入可能;小儿白喉;中老年喉癌患者,也可以出现喉阻塞,但起病略缓。

(5)呼吸困难伴咳嗽、咳痰、咯血等症状,常见于支气管及肺部疾病。如伴两肺弥漫性哮鸣音,提示支气管哮喘、心源性哮喘、急性细支气管炎、喘息性支气管炎急性发作等;如伴有局限性哮鸣音,可能为支气管肿瘤或支气管内膜结核所致。呼吸困难伴固定性湿啰音,如同时伴有大量脓痰或反复咯血病史,支气管扩张可能性较大,如伴有局限性湿啰音,可考虑下呼吸道特异性或非特异性炎症,如湿啰音比较广泛,应考虑各种原因导致的肺水肿,如急性左心衰竭、急性成人呼吸窘迫综合征、神经源性肺水肿、吸入有毒烟雾或气体所致的肺水肿等。

(6)中年后出现的进行性呼吸困难,运动后加重,胸廓变小,两侧中、下肺野可闻及细小湿啰音,应考虑弥漫性肺间质纤维化。

(7)呼吸困难,伴剧烈胸痛,应考虑自发性气胸、急性肺动脉栓塞、胸膜炎、原发或转移性胸膜肿瘤等。自发性气胸多以突发性胸痛及呼吸困难起病,患侧胸部叩诊呈鼓音。肺动脉栓塞患者多有深静脉血栓形成,也多以突发胸痛,呼吸困难起病,可出现咯血等症状。结核性胸膜炎或大叶性肺炎波及胸膜,可引起尖锐的刺痛或撕裂痛,并同时伴有发热等感染征象,如出现胸腔积液,胸痛可减轻或缓解,但呼吸困难呈加重趋势。胸膜间皮瘤或胸膜转移瘤,胸痛呈持续性,出现大量胸腔积液时胸痛仍较明显。

(二)辅助检查

1.血气分析　是呼吸困难最常用的检查。以了解氧分压、二氧化碳分压的高低及 pH 值情况,从而判断是否存在呼吸衰竭、呼吸衰竭的类型,以及是否有酸中毒、酸中毒的类型。

2.胸片　了解肺部病变程度和范围,明确是否存在感染、占位、气胸等情况。

3.心电图　初步了解心脏情况,排除心肌梗死和心律失常。

4.实验室检查　血常规检查可了解是否存在感染、贫血以及严重程度;尿常规检查可明确尿糖、尿酮体水平,排除糖尿病酮症酸中毒;肾功能检查可了解肾脏功能以及是否存在酸中毒。

5.肺功能、支气管镜　进一步明确肺源性呼吸困难的类型。

6.肺放射性核素扫描、肺血管造影　确诊或排除肺动脉栓塞。

7.心脏彩超　了解心脏结构和心功能情况。

8.颅脑CT　明确颅内是否存在病变、病变性质及程度。

9.药物浓度检查　明确是否存在药物中毒、中毒药物种类和药物浓度。

(王芳芬)

第五节　水肿

一、概述

人体组织间隙有过多的液体积聚时,称为水肿。水肿可分为全身性与局部性水肿。全身性水肿时,液体在体内组织间隙呈弥散性分布。水肿的程度可轻可重,隐性水肿仅有体重增加。轻度水肿表现为清晨眼睑肿胀及组织松弛处轻度水肿,或久坐久立后足背水肿,手指发胀;重度水肿可出现全身明显水肿,甚至出现腹水、胸腔积液等。

在正常人体中,血液不断从毛细血管小动脉端滤出至组织间隙成为组织液,同时组织液也不断从毛细血管小静脉端回吸收入血管中;当毛细血管内液体向组织间隙流出,大于组织间液流入毛细血管,可导致血管外液体聚集过多引起水肿。而导致这种情况的因素包括:①毛细血管内静水压增加;②毛细血管胶体渗透压下降;③组织间液静水压下降;④组织间液胶体渗透压增加;⑤淋巴管阻塞;⑥毛细血管通透性增加。

临床产生水肿的主要因素:①水、钠潴留,如醛固酮增多症;②毛细血管滤过压增高,如右心衰竭;③毛细血管通透性增高,如急性肾小球肾炎;④血浆胶体渗透压下降,常继发于血清蛋白下降,如肾病综合征;⑤淋巴液或静脉回流受阻,见于丝虫病或血栓性静脉炎等。

水肿常见病因如下。

(一)全身性水肿

全身性水肿包括:①心源性水肿,如右心衰竭,慢性缩窄性心包炎等;②肾源性水肿,如肾病综合征,肾炎综合征,肾功能不全;③肝源性水肿,如肝硬化门脉高压;④营养不良性水肿,如低蛋白血症,维生素 B_1 缺乏症;⑤内分泌功能障碍,如腺垂体功能减退症,甲状腺功能减退症,库欣综合征,原发性醛固酮增多症,经前期紧张综合征等;⑥妊娠中毒症所致水肿;⑦结缔组织病,如系统性红斑狼疮、硬皮病、皮肌炎;⑧药物,如肾上腺皮质激素、睾丸酮、雌激素、胰岛素、硫脲、降压药、解热镇痛剂等;⑨特发性水肿;⑩功能性水肿。

(二)局限性水肿

局限性水肿包括:①局部炎症所致水肿;②肢体静脉血栓形成及血栓性静脉炎;③下肢静脉曲张所致水肿;④慢性腔静脉阻塞综合征;⑤淋巴回流受阻所致水肿;⑥血管神经性水肿;⑦神经营养障碍所致局限性水肿;⑧局部黏液性水肿。

二、临床诊断

(一)临床表现

水肿是一个常见症状,临床上以心脏、肝脏及肾脏疾病引起者最多见。

1.全身水肿

(1)心源性水肿:主要包括:①有心脏病病史及基础心脏病体征;②有右心功能不全的临床症状,如食欲不振、恶心、呕吐;右季肋部不适、胀痛;尿量减少、气急等;③水肿表现为低垂部位、对称性、凹陷性水肿。早期仅仅表现为体重增加,之后低垂部位水肿,严重时全身水肿,甚至出现胸腹水,肝肿大,颈静脉怒张,肝颈静脉回流征阳性;④见于各种心脏病晚期造成的右心室甚至全心衰竭。多见于慢性缩窄性心包炎、大量心包积液、限制型心肌病、慢性肺源性心脏病等。

(2)肾源性水肿:由于肾脏疾病的不同,所引起的水肿表现及机制有很大差异。肾源性水肿初起时,组织疏松部较早出现或较重,如足部、头皮和眼睑等,因此起始常于晨起时眼睑或面部水肿、肿胀,后逐渐扩散至全身。

1)急性肾炎的水肿:约70%患者有水肿,水肿程度多为轻度或中度,有时仅限颜面或眼睑。水肿可以骤起,迅速发展到全身。急性期过后,水肿可以消退。水肿是由于肾小球病变所致肾小球滤过率降低,球管失衡致水、钠潴留所致。

2)慢性肾炎的水肿:大多数患者有不同程度的水肿,轻者仅在眼眶周围、面部或下肢踝部出现水肿;重者则全身水肿,甚至出现浆膜腔积液,少数患者可始终无水肿。但常见血尿、蛋白尿及管型尿。肾功能受损,血肌酐及尿素氮升高,继之,出现肾小管功能不全,血压升高,特别是舒张压升高。

3)肾病综合征的水肿:在临床上常有以下表现:①水肿常呈全身性,最初多见于踝部呈凹陷性,严重者可出现胸腔、腹腔、阴囊积液,甚至心包积液;②可见大量泡沫状蛋白尿;③可有不同程度高血压也可因循环血容量不足出现体位性低血压、脉压差小、脉搏细弱。检查:①尿液生化检查24h蛋白尿定量＞3.5g,沉渣可见管型及红细胞,尿纤维蛋白降解产物阳性;②血液生化检查:血清蛋白＜30g/L;血清胆固醇明显升高,也可有三酰甘油及低密度脂蛋白升高;③肾穿刺活检对明确诊断、制定治疗方案及判断预后有很大帮助。临床上只要符合大量蛋白尿(24h蛋白尿定量＞3.5g)、低清蛋白血症(＜30g/L)两项条件者即可诊断为肾病综合征。

4)肾衰性水肿:急、慢性肾衰水肿均为全身性。急性肾衰发生较迅速、明显,而慢性肾衰则较缓慢,两者均有 GFR 下降,同时伴有急、慢性肾衰本身的临床表现,如高血压、血尿、蛋白尿等。

(3)肝源性水肿:往往以腹水为主要表现,而双下肢足、踝等部位表现却不明显。

肝性腹水最常见的原因是肝硬化,且多见于失代偿期的肝硬化患者。此时由于肝静脉回流受阻及门脉高压,特别是肝窦内压力明显升高,滤出的液体主要经肝包膜渗出并滴入腹腔;加之肝脏蛋白质合成障碍使血浆清蛋白减少,醛固酮和抗利尿激素等在肝内灭活减少可使钠、水滞留,均为肝源性水肿发生的重要因素。

肝源性水肿的诊断一般不难,多有慢性肝炎的病史,肝、脾肿大,质硬,腹壁有侧支循环,食管静脉曲张,有些患者皮肤可见蜘蛛痣和肝掌。实验室检查可见肝功能明显受损,血浆清蛋白下降。

(4)营养不良性水肿:水肿发生缓慢,多为全身性,通常由慢性消耗性疾病及营养障碍性疾病引起。主要与血浆蛋白降低、贫血、维生素 B_1 缺乏有关。可作血浆蛋白及血红蛋白测定帮助诊断。

(5)内分泌性水肿:指内分泌激素过多或过少干扰水、钠代谢或体液平衡而引起的水肿。

1)甲状腺功能异常:甲状腺功能减退症及甲状腺功能亢进症均可出现水肿,且均为黏液性水肿。甲状腺功能减退者常伴畏寒、乏力、嗜睡、动作迟钝、记忆力减退、厌食、便秘、体重增加、皮肤干燥、性欲减退、心动过缓、血压低等;甲状腺功能亢进者常伴怕热、多汗、多食善饥、心悸、体重明显减轻、疲乏无力、甲状腺肿大、突眼、心动过速、心房颤动等。两者均可通过甲状腺功能测定来诊断。

2)血管升压素分泌异常综合征:患者血管升压素分泌过多,导致水、钠潴留。见于中枢神经系统疾病,肺癌等恶性肿瘤。

3)腺垂体功能减退症:多见于产后大出血引起。表现为水肿,皮肤增厚,干而有鳞屑,毛发脱落等。

4)肾上腺皮质功能亢进:由于糖皮质激素-皮质醇及盐皮质激素-醛固酮分泌过多,导致水、钠潴留所致。

5)经前期水肿:女性在月经前期周期性出现水肿,并伴有精神症状,如烦躁不安、头痛等,以及乳房胀痛,称为经前期水肿。

(6)特发性水肿(IE)是一种以继发于水、钠潴留的间歇性水肿为特征的临床综合征。随病程延长而加重,典型者在白天较正常人增加更多的体重,突出的表现为踝部及小腿凹陷性水肿,常伴腹部膨胀,但临床表现多不显著。女性多见,特别是超重女性,水肿与体位有关,直立或工作劳累后即出现,平卧后可逐渐消退,常伴有其他神经症类症状。

2.局限性水肿

(1)静脉阻塞性水肿:常发生于肿瘤压迫或肿瘤转移,静脉血栓形成等。

1)上腔静脉阻塞综合征:早期症状是头痛,眩晕和眼睑水肿,以后头、面部、颈、上肢发生水肿及胸壁上部静脉扩张,而水肿是上腔静脉阻塞综合征的主要体征。本综合征大多由恶性肿瘤引起。据统计,肺癌是最常见的原因,占50%～80%,其次是淋巴瘤、主动脉瘤、慢性纤维性纵隔炎、胸内的良性或恶性肿瘤,以及血栓性静脉炎。

2)下腔静脉阻塞综合征:其特点是下肢水肿,其症状和体征与下腔静脉阻塞的部位或水平有关。如阻塞发生在下腔静脉的上段,在肝静脉入口的上方,则出现明显腹水,而双下肢水肿相对不明显;阻塞如发生在下腔静脉中段,肾静脉入口的上方,则下肢水肿伴腰背部疼痛;阻塞如在下腔静脉的下段,则水肿仅限于两下肢。引起下腔静脉阻塞的原因有肿瘤或腹腔包块压迫,盆腔炎症或创伤波及下腔静脉引起血栓静脉炎等。

3)慢性静脉功能不全:一般是指静脉的慢性炎症、静脉曲张、静脉的瓣膜功能不全和动、静脉瘘等所致的静脉血回流受阻或障碍。水肿是慢性静脉功能不全的重要临床表现之一。水肿起初常在下午出现,夜间卧床后可消退,长期发展后还可致皮下组织纤维化,有的患者踝部及小腿下部的皮肤出现猪皮样硬化。由于静脉淤血,局部可显青紫、色素沉着,可合并湿疹或溃疡。

4)肢体静脉血栓形成及血栓性静脉炎:在体表即浅层组织静脉血栓形成与血栓性静脉炎的区别是后者除有水肿外局部还有炎症的表现。而深层组织的静脉炎与静脉血栓形成则很难鉴别,因两者除水肿外都有疼痛及压痛,只是前者常有发热,而后者很少有发热。

(2)淋巴回流受阻:局部水肿,可见皮肤如橘皮样改变,毛孔显著。慢性反复发作者,局部皮肤增厚及色素沉着。见于丝虫病、慢性淋巴管炎、淋巴管周围受压等。怀疑丝虫病者,可作周围血液微丝蚴检查。

(3)局部炎症:局部检查有红、肿、热、痛,诊断主要依据感染症状。如血栓性静脉炎、丹毒、蜂窝织炎、疖、痈、蛇及虫咬中毒等。

(二)鉴别诊断

有关水肿的鉴别诊断见表1-2。

表 1-2　心源性、肝源性与肾源性水肿的鉴别

鉴别点	心源性水肿	肝源性水肿	肾源性水肿
开始部位	从足部开始,向上延及全身	先表现腹胀、腹水,随后向下向上蔓延	从眼睑、颜面开始而延及全身
发展快慢	发作较缓慢	发展相对缓慢	发展常迅速
水肿性质	比较坚实,移动性小	较软,移动性中度	软,移动性大
伴随症状	伴心功能不全体征,如心脏大、心脏杂音、肝肿大、静脉压高等	伴黄疸、肝掌、蜘蛛痣及消化功能障碍及肝功能异常	伴肾脏疾病如高血压、蛋白尿、血尿、管型尿等

（王芳芬）

第二章　影像学诊断

第一节　X 线检查

影像技术对于评估及治疗已知的或疑似的心脏病患者至关重要。近年来随着技术上的进步，诊断性成像技术日新月异，其中每一种技术方法都有其各自的优点及相应的临床应用范围。临床医师在治疗心血管疾病患者的过程中必须了解各种可用的影像技术各自的临床适应证及其局限性，从而能充分、有效地利用这些技术获取必需的诊断及治疗信息。

一、原理

（一）技术现状

X 线学是同时使用离子化及非离子化辐射形式进行疾病的诊断及治疗的科学技术。1895 年德国物理学教授威廉·康德拉·伦琴发现了 X 线，他发现可利用阳极射线使得骨骼在屏幕上成像。X 线的显著特点是它可以区别出所穿透的不同种类的物质，尤其是可见光所不能穿透的非透明物体。

医学上应用的 X 线波长在 $0.001 \sim 0.1nm$。X 线穿透物质的能力与射线光子的能量有关，X 线的波长越短，光子的能量越大，穿透力越强。X 线的穿透力也与物质密度有关，密度大的物质对 X 线的吸收多，透过少；密度小则吸收少，透过多。利用差别吸收这种性质可以把密度不同的组织区分开来，这就是 X 线透视和摄影的物理学基础。

X 线影像的形成，即其能使人体组织在荧屏上或胶片上成像，是基于以下 3 个基本条件：①X 线具有一定的穿透性、荧光效应和感光效应；②被穿透的人体不同组织之间有密度和厚度的差别，X 线在穿透过程中被吸收的量不同，使剩余下来的 X 线量有差别；③这个有差别的剩余 X 线是不可见的，经过显像过程，如经过 X 线胶片或荧屏显示，就能获得具有黑白对比、明暗层次差异的 X 线图像。

X 线光束需确定分辨率及放大率。X 线一旦发生即产生辐射，在胶片上成像时必然产生几何畸变。成像目标距离 X 线发射源的距离越远，几何畸变就越小，但同时就必须加大射线的能量以穿透目标及在胶片上曝光。

当检测目标处于 X 线成像范围之内并且其所穿透的物质与周围的物质之间存在差异时才能实现 X 线成像。灰阶或者对比度均来自于检测目标与周围物质对 X 线吸收量的差异。由于心肌、血液、血管组织及其周围充气的肺脏，使得这些结构在胸部 X 线成像（CXR）存在差异，因此 CXR 可以评价心脏、大血管、肺静脉、肺野及纵隔等器官及组织，但由于成像技术、患者体型和年龄以及其他各种因素影响到 CXR 的成像质量，CXR 可能难以提供准确、真实的信息。

（二）安全性因素

单次的 CXR 风险微乎其微。但是即使是低剂量的、环境中的放射性暴露（如日光），因为能通过细胞凋亡而导致细胞死亡，也已经影响到了生态系统。电离辐射产生的这种有害的生物效应具有蓄积性，因此必须最大限度地减少不必要的放射性照射。医源性放射性照射的风险包括恶性肿瘤的发生和（或）基因突变。相对于一般人群，接受了 0.1Gy（gray，戈［瑞］，吸收剂量的单位）X 线或者全身进行 γ-射线照射的人群，其一生中肿瘤的发生率估计将升高 0.5%～1.4%。

（三）胸部 X 线正常组织结构

CXR 是评估心脏及大血管结构有无异常的一种有用及简便的成像技术。因此必须熟悉正常的心脏及大血管结构。心血管的常规 CXR 检查包括后前位（靶片距离为 2m）、左前斜位（向右旋转 60°～65°）、右前斜位（向左旋转 45°～55°）。

1.正常的后前位　①右心缘上段：升主动脉和上腔静脉；②右心缘下段：右心房，右心膈角区有时可见下腔静脉影，心胸比率一般不大于 0.5；③左心缘上段：主动脉结（突出的主动脉弓）；④左心缘中段：肺动脉段（心腰）；⑤左心缘下段：左心耳及左心室的侧壁。

2.右前斜位（第一斜位）　①心前缘上段：升主动脉；②心前缘中段：肺动脉圆锥；③心前缘下段：右心室、心前间隙（胸骨后区）；④心后缘上段：左心房；⑤心后缘下段：右心房，心后间隙、食管正常压迹有主动脉结、左主支气管和左心房。

3.左前斜位（第二斜位）　①心前缘上段：右心房；②心前缘下段：右心室，右心房上为主动脉，两者相交成钝角；③心后缘上段：左心房；④心后缘下段：左心室。透视下可见室间沟；后下缘心膈角内可见下腔静脉及心后三角；主动脉窗内可见气管分叉、主支气管和肺动脉。

需要注意的是，由于人体的不同生理因素，对于胸部 X 线检查结果会有一定的影响。如根据人体的体型分为（生理分型）：①横位心：矮胖体格，心纵轴与水平面夹角<45°，心胸比率>0.5；②斜位心：适中体型，夹角约 45°，心胸比率约 0.5；③垂位心：夹角>45°，心胸比率<0.5。

年龄对于胸部 X 线也有影响，如婴幼儿心影呈球形，老人呈横位。此外，呼吸和体位对于胸部 X 线亦有影响，如深吸气心影趋垂位，深呼气心影趋横位；立位心影伸长，仰卧位则横径加大。

二、临床应用

正确解读 CXR，熟悉正常结构与各种异常病理改变，对于准确评估心血管疾病至关重要。

（一）心脏位置异常

1.右位心

(1)右旋心：心脏的长轴指向躯体的右侧，内脏仍为正位。

(2)镜面右位心：心脏的长轴指向躯体的右侧，同时伴有内脏反位。

2.左旋心（孤立性左位心）　心脏长轴指向躯体的左侧，同时伴有内脏反位。

3.中位心　心脏长轴居中，此种患者非常罕见。

除镜面右位心外，心脏位置异常的患者往往合并不同的心内畸形，需进行进一步检查。

（二）形态异常

主要从心脏病理分型来分析其形态的异常。

1.二尖瓣型心　代表右心室大、无肺动脉狭窄的一类心脏病，又称梨形心。例如二尖瓣狭窄、房间隔缺损等。

2.主动脉型 心代表左心室大的一类心脏病,例如高血压性心脏病。

3.普大型心 代表多个房室大的一类心脏病或心包病,例如心肌病或心包炎。

4.靴型 代表右心室大,有肺动脉狭窄一类心脏病,例如法洛四联症等。

(三)心脏各房室的增大

1.左心室增大 后前位表现为左心缘延长,心尖向左下延伸、相反搏动点(左心室与肺动脉段的搏动方向相反,两者的交点称为相反搏动点)上移;左前斜位表现为左心室段向后下突出,与脊柱重叠,心后三角消失。此种改变多见于高血压、二尖瓣关闭不全、动脉导管未闭等患者。

2.右心室增大 后前位表现为心腰段平直或突起、心尖上翘,相反搏动点下移;右前斜位表现为心前缘前突,心前间隙变窄,肺动脉圆锥隆起;左前斜位表现为心前下缘向前膨隆,心膈面延长,室间沟后上移位。此种情况多见于二尖瓣狭窄、肺源性心脏病和肺动脉狭窄等患者。

3.左心房增大 后前位表现为左心耳突出,心底部双重密度;右前斜位表现为食管中段受压变形后移;左前斜位表现为左主支气管受压变形抬高。此种情况多见于二尖瓣狭窄、左心功能不全、动脉导管未闭等患者。

4.右心房增大 后前位表现为下段心影向右膨隆并延长;左前斜位表现为心前缘上段膨隆延长,与主动脉间夹角变锐。此种情况多见于房间隔缺损、三尖瓣病变等患者。

5.心脏普遍增大 后前位表现为心脏向两侧扩大,心横径明显加大;左、右前斜位表现为心前后间隙缩小,食管心后段因受压普遍后移和气管受压分叉角度增大。此种情况多见于心肌病、心包疾患和心功能失代偿期患者。

(四)主动脉形态和密度的改变

主动脉迂曲、延长,管腔内径扩张,管壁增粗、钙化。

(五)心脏大血管搏动异常

1.心功能代偿期心脏的搏幅增大,心率不变,如早期高血压。

2.心功能失代偿期心脏的搏幅减小,心率加快,常见于各种心力衰竭。

3.大量心包积液心脏搏动消失。

4.搏动增强心脏及主动脉搏动均增强见于甲状腺功能亢进、贫血和主动脉瓣关闭不全等患者;肺动脉搏动增强见于左向右分流的先天性心脏病、肺源性心脏病和肺动脉瓣狭窄等患者。

(六)心脏及大血管钙化

CXR可有助于发现主动脉钙化、心包钙化、瓣膜钙化或者冠状动脉钙化等病变。

(七)心脏边缘异常

缩窄性心包炎的CXR表现为心缘变直。

(八)肺循环改变

1.肺充血 肺动脉血流量增多,表现为两肺门影大,肺纹理增粗,边缘锐利,清晰;肺门舞蹈征可见于左向右分流先天性心脏病和甲状腺功能亢进等病变。

2.肺血少 右心排血量减少,表现为肺门影小,肺野透亮,肺纹理稀少和稀疏。多见于肺动脉狭窄和三尖瓣狭窄等病变。

肺循环血流量多少的判断主要参照右下肺动脉干的直径:正常成年男性约10～15mm、女性约9～14mm,一般肺动脉与其伴行的支气管直径之比约为1∶1。其次可见外周部的肺野透亮度增高,肺纹理稀少,变细。

3.肺动脉高压 肺动脉高压是指静息状态下、在海平面水平测得肺动脉的收缩压＞30mmHg和(或)

肺动脉的平均压＞20mmHg。CXR表现为肺动脉段突出,肺门截断征,中心肺动脉搏动增强,右心室扩大。

4.肺静脉高压　肺静脉高压是指静脉压＞10mmHg。X线表现为:①肺淤血:肺静脉压轻度增高时肺野透亮度下降,肺门大,模糊,以肺野上部明显,上、下肺门比例失调;②间质性肺水肿:肺静脉压力在25mmHg左右时,可出现间隔线,A、B、C线中以B线多见;③肺泡性肺水肿,肺静脉压力进一步升高时出现,表现为双肺门区为主的、边缘模糊的大片实变病灶,典型者呈"蝶翼状",可伴有胸腔积液。

5.混合性肺动、静脉高压　可由早期静脉高压导致动脉高压,最终两者并存,多见于晚期风湿性二尖瓣病变;在小儿可由动脉高压导致静脉高压,多见于左向右分流先天性心脏病。

（九）心脏病的X线表现

心脏病患者可表现为各种CXR异常。无合并症的冠心病患者的CXR可以正常,这同时有助于排除胸痛患者主动脉疾患及肺部病变的可能。此外,由于冠心病导致的结构异常通常在胸部X线透视时即可发现。当胸部透视时发现有单支或者多支冠状动脉有钙化病变,其往往与冠心病的严重程度相关。CXR仅能发现严重的冠心病,而电子束CT对于冠状动脉钙化的检出具有更高的敏感性。当冠心病合并心力衰竭或者室壁瘤时,CXR即有异常表现。

长期高血压导致的左心室肥厚表现为心影沿左侧横膈延长,心尖部饱满且下移,这种表现与高血压导致主动脉根部和左心房扩张相关。

CXR也有助于瓣膜性心脏病的诊断。如主动脉瓣狭窄时CXR显示主动脉瓣钙化、主动脉根部呈狭窄后扩张、左心室壁增厚等改变,病程长者可有左心室增大。二尖瓣狭窄时由于周围组织密度较高,CXR不易显示瓣膜钙化,增加CXR的透亮度将有助于发现二尖瓣钙化,但目前由于临床应用广泛的超声心动图检查瓣膜异常的敏感性更高,该方法目前已很少使用。此外,二尖瓣狭窄时左心房增大,左心耳增大尤其明显,显著增大的左心房可达到心脏最右缘,与右心房及上腔静脉重叠。左右心房间被少量充气的肺实质分隔,呈一双密度影。合并肺动脉高压时,二尖瓣狭窄可导致肺动脉扩张。慢性二尖瓣反流CXR可见左心房增大,严重者伴有左心室增大。

侧位CXR是检查主动脉瓣及二尖瓣钙化的最佳体位,并有助于评价右心房室增大的程度。当左心室增大其向后超出右心房,形成心影的下后边界,该体位也可用于评估左心室内径。

主动脉缩窄常可见高血压所致的典型放射性征象,表现为第3～9肋间的"肋骨切迹",常伴有同侧内乳动脉扩张。法洛四联症因右心室肥厚多表现为靴型心,其中25%患者伴有右位主动脉弓。

（十）局限性

X射线对人类健康是一把双刃剑。X线检查虽具有上述优势,但不宜过频。辐射对人体有害已是不争的事实,根据国际放射防护委员会制订的标准,辐射总危险度为0.0165/Sv,而X线胸片拍摄不到半秒钟时间,曝光率约为0.045mSv/s(1Sv＝1000mSv),对人群的健康危险非常有限。但是,人体中的性腺、眼晶体、乳腺和甲状腺对射线特别敏感,过于频繁的检查可导致一定程度的损伤,尤其是对于一些特殊人群,如婴幼儿、孕妇(尤其妊娠初期3个月内),应谨慎进行X线检查,如必须检查,则需提前做好必要的防护。

CXR的局限性在于其只能探查心脏的外形,不能鉴别心肌、瓣膜和血池,在评价心肌及瓣膜功能上不具有优势。

（张书敏）

第二节　心脏CT

心脏CT(CCT)是一种用于显示心脏结构和评估心脏功能的检查方法。近年来,由于心血管影像技术及其应用的进展和心血管病治疗方法的不断涌现,心血管成像的临床应用逐年增多。同时,随着新型对比剂、分子放射性核素显像、灌注超声心动图、冠状动脉及其钙化积分定量 CT 及心肌结构和心肌存活 MRI领域的创新,医用无创诊断设备已广泛应用于临床。

冠状动脉 CT 血管造影(CCTA)是目前评估冠状动脉狭窄及其程度的最有效的无创性方法。它的应用能使很大一部分患者避免有创性冠状动脉造影的风险,同时降低了检查费用。其阴性预测值高,因此 CCTA 检查无异常者,基本可除外冠心病。但 CCTA 仍存在局限性,如果主动脉钙化、运动伪影等因素影响较大,尤其在冠状动脉管壁钙化时,CT 无法对相应部位冠状动脉管腔狭窄程度进行准确评价,其阳性预测值不理想,对于阳性患者,必要时仍需实施冠状动脉造影以明确诊断。此外,由于 CCTA 仍具有较大的辐射剂量,故不能在人群普查中实施。

一、患者的选择和准备

现有的 CT 扫描设备时间分辨率较低,基本上无法在一个心动周期内完成覆盖全心的扫描,因此要获得良好的 CCTA 图像,理想的条件是患者心率慢、心律齐,能配合屏气、不能过分肥胖。

检查前大部分患者需要给予 β 受体阻滞剂以获得理想的心率和心律。舌下含服硝酸甘油可在成像时增加冠状动脉管径。屏气练习可增加患者依从性,减少焦虑并减少运动伪影。

二、CCTA 图像重建

一次 CCTA 检查可产生 300～5000 帧横断面图像。回顾性心电门控间隔 5%RR 间期重建图像,选择质量好的图像重建 2D 和 3D 图像。

三、心脏 CT 检查的临床应用

1.冠心病诊断　CCTA 与介入冠状动脉造影相比,其诊断冠心病的敏感性和特异性见表 2-1。准确性如下:①扫描失败率≤5%;②诊断阻塞性冠状动脉病变的敏感度为 98%,特异度为 88%;③在冠状动脉狭窄程度平均为 61% 的患者中,CCTA 的阴性预测值为 96%;阳性预测值为 93%。

表 2-1　与冠状动脉造影对照,CCTA 诊断冠心病的敏感性和特异性

病变部位	敏感性(%)	特异性(%)
左主干	100	99
前降支	93	95
回旋支	88	95
右冠状动脉	90	96
冠状动脉近中段病变	93	95
冠状动脉远段病变	80	97

因此,CCTA 适合于:①不典型胸痛或憋气症状的患者,心电图不确定或阴性,且患者不能做或不接受心电图负荷运动试验检查;②有胸痛症状,心电图负荷运动试验或核素心肌灌注不确定诊断或结果模棱两可;③评价低风险(指 1 项以下冠心病危险因素)胸痛患者的冠心病可能性或发现引起症状的其他原因;④

无症状的中、高度风险人群(指具有 2 项以上冠心病危险因素,如性别、年龄、家族史、高血压病、糖尿病、高脂血症、正在吸烟等)的冠心病筛查;⑤临床疑诊冠心病,但患者不接受经导管冠状动脉造影检查;⑥对于已知冠心病或冠状动脉粥样硬化斑块临床干预后病变进展和演变的随访观察。

　　冠状动脉 CTA 的禁忌证:①既往有严重的对比剂变态反应史;②不能配合扫描和屏气的患者;③怀孕期、育龄女性需要明确没有怀孕;④临床生命体征不稳定(如急性心肌梗死、失代偿性心力衰竭、严重的低血压等);⑤严重的肾功能不全。

　　2.对冠状动脉狭窄和斑块成分的评价　　按照 CCTA 表现将斑块划分为钙化、非钙化和混合斑块,在冠状动脉中有斑块就会有狭窄,根据冠状动脉的狭窄程度分为轻度(<50%)、中度(50%～75%)及高度(≥75%),大于 99% 以上为完全闭塞,且钙化积分数值越大,表示钙化含量越多,钙化积分由 CT 峰值记分系数与钙化面积的乘积得出,CT 峰值记分系数:1=(130～199)HU,2=(200～299)HU,3=(300～399)HU,4≥400HU。钙化会产生伪影对测量及分析狭窄程度有一定影响。在判断狭窄程度要求从断面测量,即斑块的直径和邻近血管的直径的比值,软斑块及混合斑块在冠状动脉的严重程度较硬斑块高,尤其混合斑块形成的管腔狭窄较重,必须要注意狭窄远端血管充盈程度。目前在影像诊断中 75% 时考虑有意义,需要冠状动脉支架治疗。

　　CCTA 对于病情稳定的疑诊冠心病患者的预后评估具有一定价值。研究显示,多支冠状动脉存在斑块、伴严重狭窄,或斑块位于左主干冠状动脉均为病死率的预测因素。

　　3.在评价急性胸痛患者中的应用　　胸痛三联检查是指通过一次注射对比剂实现冠状动脉、胸主动脉和肺动脉联合成像。适用于突发胸痛患者急性冠状动脉事件、急性主动脉夹层和急性肺动脉栓塞的鉴别诊断。多层螺旋 CT 检查的优点是快捷和高效,一次采集完成肺血管、冠状动脉、心脏,以及升主动脉和降主动脉的扫描,技术成功率在 85% 以上。但是,因扫描辐射剂量较高,临床应该选择好适应证和影像学方法的优选应用。

　　4.左心室功能的评价　　对于心率慢的患者,应用回顾性心电门控技术,以 10%R－R 间期重建,得到 10 期相的图像顺序循环播放,动态观察心脏的收缩舒张运动。输入患者的身高、体重等信息,软件自动计算出左心室射血分数、左心室收缩末期容积、左心室舒张末期容积、每搏输出量、心输出量等指标。此外还能显示二尖瓣瓣膜钙化、二尖瓣狭窄合并主动脉瓣钙化,主动脉瓣脱垂,心包积液。但对于心率快的患者,由于时间分辨率不足,可能采集的舒张和收缩期图像不足,会影响测量准确性。

　　5.非冠状动脉手术前评估冠状动脉的价值　　对于瓣膜病、成人先心病,且冠心病低度风险的患者,外科术前行 CCTA 可以准确排除冠心病可能性,69% 以上的患者可避免经导管冠状动脉造影检查。

　　6.心脏移植术后对冠状动脉的检查　　心脏移植术后行冠状动脉检查,对于评估患者的预后很重要。与冠状动脉造影相比,CCTA 诊断移植心脏冠状动脉病变的敏感性和特异性为 70% 和 92%。

　　7.冠状动脉搭桥术后评估　　由于桥血管受心脏搏动影响较小,加之管径较粗,近端吻合口及桥血管的评价较为容易。在金属留置物及管壁钙化等因素的影响下,多层螺旋 CT 对桥血管远端吻合口及引流动脉的评价存在不足。

　　8.冠状动脉支架术后评估　　对于冠状动脉支架术后的 CT 成像具有挑战性,因为金属丝导致的硬线束伪影,或称"晕状伪影"。该伪影导致管腔被遮盖,从而无法评估。对于≥3.0mm 支架和低、中度再狭窄风险的患者行 CCTA 是可行的;对于<3.0mm 支架的评估受限。

　　9.冠状动脉和冠状动脉畸形的评价　　双源 CT 可以很好地显示右冠状动脉起源异常和走行及在心动周期内的变化为阐明心肌缺血提供线索,先天性心脏病 MSCT 诊断准确率为 83%,先天性心脏病合并冠状动脉开口与走形异常的比例较高,常见的有冠状动脉-肺动脉瘘、冠状动脉－右室瘘等。冠状动脉解剖对先天性心脏病手术影响很大,无论是否存在冠状动脉开口与走行异常,手术前必须明确冠状动脉开口与走行情况。CT 在显示心脏大血管解剖的同时可显示冠状动脉,患者的冠状动脉开口与走行显示效果尚需进一步改善。

10.电生理射频消融术前诊断　　在双心室起搏器植入前明确心脏冠状静脉解剖;房颤射频消融之前用于明确患者的肺静脉解剖,测量左心房大小,与周围组织关系(如食管),以及除外左心房附壁血栓。

11.心脏和血管解剖结构的诊断　　明确超声心动图的异常发现,如心包病变、心脏肿块或肿瘤、心内膜炎(赘生物和脓肿)、左心室心尖部的血栓、冠状动脉瘘以及肺动脉、肺静脉和主动脉弓部的异常等。瓣膜病不是 CT 观察的重点,但是对于主动脉瓣周围、窦管交界处病变及主动脉瓣术前、术后复杂病变的诊断,如大动脉炎累及主动脉瓣、瓣周瘘等,CT 有一定优势。

目前心脏 CTA、CCTA 临床应用中得到了广泛的推广,并且为临床工作提供了良好的诊断依据。存在的问题包括:患者的辐射损害较大;少数患者因运动伪影导致血管无法评价;血管壁较大;较长的钙化斑块及置入的金属内支架均可影响管腔狭窄程度判断,甚至使管腔被屏蔽而无法显示,评价冠状粥样硬化斑块稳定性方面存在一定局限。

(张书敏)

第三节　心脏 MRI

一、概述

磁共振成像(MRI)是利用射频电磁波对置于磁场中的含有自旋不为零的原子核的物质进行激发,发生核磁共振(NMR),用感应线圈采集磁共振信号,按一定数学方法进行处理而建立的一种数字图像。

目前 MRI 被越来越多地运用于心血管疾病的诊断,可对心血管系统解剖形态、组织学特性、功能、血流灌注、心肌活性、心脏功能、斑块负荷等进行综合评价,并为心脏手术或介入治疗效果提供无创的随访资料。

心血管 MRI 因具有下列优势特点,而在心血管疾病的诊断中具有重要意义。首先,MRI 的组织对比良好,能准确区分心脏的正常结构、肿瘤、脂肪浸润、组织变性、囊肿及积液;能够在任意方向进行容积资料采集并迅速获得三维图像;无创,无放射性;MRI 区分心脏结构和血池时,不需要造影剂,所以避免了碘对比剂的过敏和毒性反应;有较高的时间和空间分辨率;能够准确、实时地显示心血管解剖形态、功能、血流灌注,并测定心肌活性,对心血管系统功能进行全面评价;充分抑制搏动伪影,获得极高分辨率的清晰稳定图像;快速成像序列可以在一次屏气过程中完成全部图像采集,有效消除了呼吸伪影的干扰。心脏 MRI 成像需要某种形式的生理性门控技术。目前在心脏 MRI 中使用的主要技术包括 MRI 门控、多层技术、电影 MRI 和快速梯度回波成像技术。

二、心脏 MRI 的临床应用

心脏 MRI 在临床上应用主要用于显示病理解剖。近年来,多种心脏 MRI 技术的结合,能对心血管系统解剖形态、组织学特性、血流灌注、心肌活性、心脏功能等进行综合评价。准确显示解剖异常的心脏疾病,如复杂性先天性心脏病、心包疾病、胸主动脉病变。

(一)在缺血性心脏病的临床应用

心脏MRI(CMR)的临床适应证:①静息时患者ECG异常,不能耐受运动平板试验;②介入治疗前明确冠状动脉的大血管及其分支情况;③介入治疗术前心脏室壁运动情况,评价其收缩功能。小剂量多巴酚丁胺负荷试验可用于测定左室室壁运动,检测隐匿性冠心病,CMR网格标记技术可提高负荷试验的准确性,CMR频谱技术可识别早期心肌缺血。

MRI能够发现缺血区心肌的信号减低,延迟期成像无异常。梗死心肌室壁变薄,节段性室壁运动减弱、消失,心肌灌注首过成像显示灌注减低或缺损,延迟期成像显示梗死心肌呈明显高信号。急性梗死心肌信号强度增高,T2WI尤为明显。陈旧性梗死由于心肌纤维化,信号强度减弱,同样以T2WI为著。

(二)在非缺血性心脏病的临床应用

1.扩张型心肌病　电影MRI显示节段性或者全心室运动异常,左心室或双心室的心肌收缩功能普遍下降,收缩期室壁增厚率降低,EF值多在50%以下;心肌信号改变,在T1WI、T2WI表现为较均匀等信号。黑血序列、亮血序列及增强扫描可显示附壁血栓,在T2WI多成高信号。

2.肥厚型心肌病　MRI的表现:①左室心肌不均匀增厚,常常>15mm,主要累及前室间隔及左室前壁中部和基底部,肥厚心肌/左室后壁厚度≥1.5;②病变常伴有左室心腔缩小、左室流出道狭窄、左室舒张功能减低、二尖瓣关闭不全等;③晚期左室扩张,收缩功能降低。

3.限制性心肌病　MR1诊断要点:①双心房扩大,上下腔静脉及门静脉扩张;②单室或双室舒张功能受限,表现为舒张早期的狭窄的喷射影,心室舒张期血流峰值/心房舒张期血流峰值>2;③心室腔正常或略缩小,心室壁厚度正常,心室收缩功能正常或轻度减低。心房高度扩大和心室腔不大是原发性限制性心肌病的特点,心尖部闭塞伴心内膜条带状强化可能是心内膜下心肌纤维化的重要特征。目的除了显示心室舒张受限外,主要是鉴别限制型心肌病与缩窄性心包炎。缩窄性心包炎的心包厚度在横断面上测定>4mm。另外,由于异常舒张期室间隔运动是缩窄性心包炎常见的表现,所以应用电影MRI观察室间隔运动有助于两者的鉴别诊断,但MRI不能很好显示心包钙化。

4.致心律失常型右室发育不良　2%年MRI诊断标准主要条件:①右心室局部室壁运动消失或运动障碍或收缩不同步;②右室舒张末期容量与体表面积比值>10。

(三)在评价心功能的临床应用

CMR时间及空间分辨率高,在充血性心力衰竭患者的评估中发挥重要的作用,心脏多层短轴成像排除了超声测量的几何学假设,获得准确的心肌及心脏容量定量数据,准确的评估左、右心室的大小、形状和功能,识别淀粉样变性和心肌致密化不全等的特异形态。用对比成像测定血流速度,可进行舒张功能的评估。

(四)在心脏瓣膜病的临床应用

临床上,超声心动图在心脏瓣膜病的诊断上具有优势,然而在判断瓣膜反流的严重程度上的定量分析并不成功,只能大致评估,CMR通过测定电影MRI的信号流空和测定两心室的每搏输出量的差异等方法,能定量分析瓣膜的反流程度。此外,能精确显示心脏瓣膜的厚度及其开放、关闭功能、受累瓣口的大小、瓣膜的狭窄及关闭不全、赘生物等,同时可通过血流速度的三维成像观察血流动力学变化,用于介入或外科手术的术前评估和术后随访研究。

(五)在心包疾病和心脏肿瘤的临床应用

MRI能够准确显示心包的形态、厚度及心包腔积液,对缩窄性心包炎等心包病变有很高的诊断价值。CMR快速成像技术可从形态、功能、灌注等多方面的观察心脏、心包,确定心脏肿瘤的位置、大小、心腔内外浸润范围、与周围组织的关系、周围大血管，以及肺、纵隔的情况，为心脏肿瘤的诊断提供了又一有效而直观的方法。CMR 对少数心脏肿瘤可做出定性诊断，如脂肪瘤、纤维瘤、黏液瘤等都具有特征性的信号改变，但是大多数心脏肿瘤的类型诊断难度较大，且肿瘤的良、恶性质在 MRI 信号上难以区分。

（六）在先天性心脏病的临床应用

在下列情况，需实施 CMR 检查：

1.超声心电图无法保证为临床提供足够清楚的诊断图像。

2.由于心室体积和射血分数是临床很重要的参数，因此当超声提供的数值模棱两可或模糊不清时，应使用 CMR 证实或修改超声测量值后才能进行临床决策。

3.下列情况 CMR 往往比超声心动图（UCG）更加有效，可以解决大部分 UCG 所不能解决的问题：①体、肺静脉，如肺静脉畸形引流或血管阻塞等；②右室容积和射血分数，如法洛四联症术后；③右室流出道疏通术、右室肺动脉外管道术后是否通畅，有无狭窄或瘤样形成等；④肺动脉瓣反流量；⑤通过测量主动脉和肺动脉干的血流，计算分流量；⑥主动脉瘤、夹层和主动脉缩窄；⑦体肺动脉侧支和动静脉畸形；⑧冠状动脉起源异常；通过对比剂延迟强化，定性和定量的测定左右室心肌纤维化的程度和范围。

（史文奇）

第四节　MR 血管成像

MR 血管成像（MRA）是一种完全无损伤性血管造影新技术。随着计算机技术的发展，软件功能的不断完善。二维、三维"梯度回波脉冲序列"、快速自旋回波序列以及"流动补偿"技术的相继投入使用，使得 MR 技术具备了显示血管形态和血流方向、测定血流速度和流量的能力。从 1990 年开始，血管 MRA 作为一种特殊技术在美国率先应用于临床。

一、MRA 所具有的优势特点

MRA 相对于其他的心血管影像学检查具有一些潜在的优势，主要包括：①CMR 无须电离辐射或者放射性核素或者碘造影剂而可获得图像，其非侵入性的特点减少了不必要的血管内损伤。无碘对比剂及电离辐射避免了许多相关的并发症。②CMR 能在身体任何平面位置获得影像，没有体型及体位的限制。③CMR 是一种灵活的显像模式，能评估心血管解剖和功能的多种不同参数。CMR 能明确心血管解剖和结构以及组织组成特点。根据室壁运动或血流速度测量心肌功能，明确冠状动脉的开口及走形。④CMR 具有很高的立体与瞬时清晰度，可以区分正常心血管结构及异常心血管结构，测量左室或右室心肌厚度，僵硬度，或者组织灌注及心肌梗死的面积，具有高度的可重复性和灵敏性。而其缺点在于扫描时间长；涡流可引起散相位，局部信号降低；层面内血流部分被饱和，信号降低和丢失，小血管分支显示不佳。

二、MRA 的临床应用

1.冠状动脉 MRA　冠状动脉管径细小，末梢部直径仅为 3～7mm，选择性冠状动脉造影的分辨率为 0.3mm，而冠状动脉的空间分辨率为 1.9mm×1.9mm，所以目前冠状动脉 MRA 尚不能替代冠状动脉血管造影。冠状动脉 MRA 的主要临床应用指征：①显示冠状动脉狭窄；②评价冠状动脉畸形；③评价闭塞的冠状动脉开放状态；④评价冠状动脉搭桥移植血管的开闭状态。

冠状动脉狭窄的表现为冠状动脉狭窄所引起的血管内涡流的形成，使该区域表现为低信号，同时，血管狭窄或闭塞后末梢血流的明显减弱，将表现为血流信号的明显狭窄或突然消失。国外研究表明冠状动脉 MRA 确定冠状动脉主要分支明显狭窄具有高度的准确性，其敏感性和特异性优于放射性核素显像，当然也存在一定比例的假阴性和假阳性。

常规选择性冠状动脉造影对异常冠状动脉的显示有时并不理想，主肺动脉之间的异常冠状动脉的近侧部分往往难以显示。三维冠状动脉 MRA 能够对冠状动脉进行三维图像采集，并通过容积重建对血流和血管的解剖进行三维显示，发现 MRA 对异常冠状动脉近段的显示具有重要的意义。

2.颈动脉 MRA　MRA 最常用于颈动脉分叉部病变的检查，因为颈部血管血流量大，没有呼吸等移动伪影的干扰，图像质量好，并可获得颈动脉起始部至虹吸段的造影图。立体旋转图像多角度观察可消除血管相互重叠的影响，使病灶显示更加清楚。MRA 还可用特殊的预饱和方法除去颈动脉的影响而仅显示颈静脉，从而可以了解肿瘤侵犯、压迫静脉的情况。

3.颅内血管 MRA　适应证：怀疑蛛网膜下隙出血或自发性脑内血肿应行脑血管造影或核 MRA，顽固性癫痫及头痛也要考虑有颅内动、静脉畸形，颅内动脉瘤的可能性而行脑血管造影或 MRA。

由于 MRA 在显示颅内动脉瘤的瘤体及载瘤动脉具有无创、安全、清晰、敏感性高的优点，目前认为 MRA 是颅内动脉瘤的首选诊断方法。但是 MRA 的不足之处在于依靠血流流空效应，对血液涡流的血管病变有夸大作用，慢血流及复杂血流显示不清，有时很难显示小动脉瘤。MRA 以无损伤性、适应证广泛而日益受到重视，开发 MRA 新技术成为当今热点。MRA 可准确做出巨大型动脉瘤的诊断和鉴别诊断。MRA 图像上表现为颅内动脉管腔局限性膨大，可呈囊状、梭形或浆果状。当瘤内有血栓形成时，可表现为动脉瘤内充盈缺损，结合原始图像及常规扫描不难诊断。三维重建可以多角度、多方位对动脉瘤及其载瘤动脉进行观察，与数字减影血管造影（DSA）二维图像相比，对动脉瘤细节的显示更有优势。对于有血栓性动脉瘤，MRA 结合原始图像及 MRI 在显示瘤腔的大小、形态、血栓情况明显优于 DSA。MRA 对动脉瘤漏诊主要原因有动脉瘤小（直径＜3mm）、不常见部位、血管重叠、载瘤动脉痉挛、动脉瘤破裂出血、瘤腔内完全充满血栓等。根据以上情况结合 MRI，可以提高 MRA 的术前确诊率。同时注意采用多薄块法减少饱和效应，薄切层和高矩阵提高分辨率，以增加小动脉瘤的检出。假阳性最常见部位是前交通动脉，其次为大脑中动脉、基底动脉和后交通动脉，采用靶区重建技术可以改善扭曲血管和重叠血管的显示，减少动脉瘤的漏诊和误诊。

4.胸部血管 MRA　胸部的呼吸运动及心脏搏动等移动伪影使常规 MRA 检查受到影响，普通肺血管 MRA 图像质量不高。使用心电门控 MRA 电影技术结合 MR 所固有的断层图像，可动态观察并测量心脏各房室的收缩功能，观察瓣膜开放情况，直接显示心脏内肿块大小，甚至可发现梗死后心肌信号的异常改变。但由于图像质量欠佳，临床应用受到一定限制。采用超短重复时间和回波时间技术缩短成像时间，可显示肺动脉第三级分支，在诊断肺动脉栓塞上具有优势。

5.腹部血管 MRA　目前腹部血管 MRA 主要对肾动脉狭窄有着重要的诊断意义。在肾动脉 MRA 的检查过程中发现能比较清楚的显示近段肾动脉狭窄，但对远段显示欠清，狭窄区伪影造成对狭窄病变的判断偏重，对需要做肾脏移植的肾衰竭患者，MRA 是唯一能较清楚显示肾血供的手段。通过"血团追踪"技术，可观察门脉血流方向、流速及脾肾静脉搭桥术后血流是否通畅。在下腔静脉及髂静脉血栓性病变的诊断上，MRA 也有一定意义。多层面和矢状面血管断层图可显示管腔内病变。

6.四肢血管 MRA　以往 MRA 对四肢动脉系统的研究较少，一般认为膝、肘以上 MRA 尚有诊断意义，而膝、肘以下由于血管腔细小，分支多，血流慢，血管成像质量低，限制了 MRA 在这一区域的应用。

7.CMR 的安全性问题　美国 2‰ 年《心血管核磁共振专家共识》中指出目前 CMR 的安全性较高,但也存在一定的风险,《共识》将其来源分为三大类。

(1)MR 扫描室内金属物体飞射:在进行 MR 检查时,由于磁场一直存在,带有磁性的金属物体会被吸入磁体。有可能对室内人员造成伤害。所以 MR 室外应该设有明显标志,禁止带入金属物体。

(2)关于体内植入设备 CMR 检查的安全性问题:有几个方面的因素:CMR 扫描仪的静磁场很强大,对于铁磁性的物体可能会造成移位,完全用非磁性材料制作的植入物,N300 系列不锈钢、钛合金、镍钛合金,由于没有电子元件或磁性物质,可以在植入后立即进行 CMR 检查。对于具有弱磁性的物体,CMR 安全性还没有完全确立,如果植入后立即扫描,CMR 有可能造成这些植入物的移位,但对于固定良好的植入物,一般不会产生移位,如心脏人工瓣膜,其受到的心脏搏动及血流冲击的力量,远大于 CMR 对这种弱磁性物体的作用力。一般而言,对于具有弱磁性的植入物,如果确实需要 CMR 检查,可等待一段时间后,如植入 6 周以后再考虑 CMR 检查。对于冠状动脉支架、主动脉支架、心脏起搏器、下腔静脉滤器、心内植入物、血流动力支撑装置等 CMR 检查安全性问题,如非磁性的冠状动脉支架,进行 CMR 检查通常是安全的,但不建议在 3.0T 场强下扫描,另外,对于药物洗脱支架,其 CMR 安全性问题仍有待商榷,又如心脏起搏器和主动脉气囊反搏器,由于含有复杂的电磁元件,是 CMR 检查的禁忌证。关于体内植入物的安全性问题,由于植入物种类繁多,其发展变化也较块,对于某一具体的植入物设备,特别是遇到不熟悉的植入物时,在进行 CMR 检查前,需要从该物品的包装说明书或 CMR 安全网站或手册中查询,以确定安全性的问题。

(3)MRI 钆对比剂常用于 CMR 检查:包括灌注、延迟增强、肿瘤增强成像扫描。关于钆剂的安全性,除了变态反应外,还可以引起肾源性系统性纤维化,引起急性肾衰竭,甚至严重的肾衰竭,尚可累及胸膜、心包、肺、关节,以及斜纹肌(包括膈肌和心肌)。对于肾功能受损的患者,特别是对于老年患者、慢性肾病或慢性肾衰竭患者、肾移植患者,需慎重考虑进行 CMR 检查,对于严重肝脏疾病及肝移植相关的肝肾综合征的患者,也不建议增强 CMR 检查。

(陈云鹤)

第五节　心脏放射性核素检查

心脏核医学是利用放射性核素或放射性核素标记药物来反映心脏的一些病理、生理、生化的改变,通过这些改变来诊断和治疗疾病。在心脏疾病,尤其是冠心病的诊疗中发挥重要作用,且具有无创伤性、形态与功能相结合、着重体现功能状态的特点。为心脏疾病患者,特别是冠心病的诊断、病变范围和程度估价、疗效监测及预后判断提供了可靠的无创性检查方法,并使活体研究人体心脏生理及代谢过程成为可能,为心血管疾病的病理、生理研究提供了新的手段。

主要包括心肌灌注显像、心肌代谢显像、急性心肌梗死显像、心脏神经受体显像、心血池显像及心室功能测定等。

一、心肌灌注显像

心肌灌注显像是通过单光子发射计算机断层成像术(SPECT)或正电子发射断层成像术(PET)等显像仪器,利用心肌血流灌注显像剂的示踪特性,获得在特定条件下的心肌血流灌注影像,以此了解心肌的供血和存活情况,达到诊断和鉴别诊断,以及预后和疗效观察的一种显像技术。心肌灌注显像是核心脏病学中最重要的检查方法,其最有价值的临床应用是与负荷试验相结合评价缺血性心脏病。

适应证:①胸痛综合征的病因诊断;②心肌缺血病变范围、程度及预后的估价;③心肌梗死的预后评价;④心脏病内科和外科治疗的疗效观察;⑤心脏疾患心脏相对储备功能评价。

(一)原理

正常或有功能的心肌细胞可选择性摄取某些碱性离子或核素标记化合物,其摄取量与该区域冠状动脉血流量呈正比,与局部心肌细胞的功能或活性密切相关。静脉注射该类显像剂后,正常或有功能的心肌显影。局部缺血或坏死心肌的摄取能力减低或丧失而表现为放射性减低区或"冷区"。心肌灌注显像图除了能准确反映心肌局部的血流情况外,心肌对显像剂的摄取也是反映心肌细胞存活和活性的重要标志。

(二)显像剂

1.单光子心肌灌注显像剂

(1)^{201}T1:由回旋加速器生产,物理半衰期 73h,主要射线能量 69~83keV。生物特性与 K^+ 离子相近,静脉注射后能迅速被有功能的心肌细胞摄取。^{201}T1 首次通过心肌的提取分数约 85%,早期心肌摄取量与心肌的血流量呈正比。一旦 ^{201}T1 进入心肌细胞,将连续不断地进行交换而透过细胞膜,这一过程与 Na^+-K^+-ATP 酶泵系统有关,心肌对 ^{201}T1 的摄取也是有活性的心肌细胞存在完整的细胞膜的标志。^{201}T1 在心肌细胞内有持续地再蓄积作用,并具有再分布的特性,即在静脉注射 5~10min 后正常心肌摄取达到高峰水平,其后 ^{201}T1 通过弥散过程逐步清除,其清除速度与冠状动脉血流量呈正相关。因而正常部位 ^{201}T1 清除快于冠状动脉狭窄部位,可表现为心肌缺血部位的放射性填充显像。^{201}T1 显像的一个特点是一次静脉注射后能获得负荷和静息心肌血流灌注影像,以提供不同的生理病理资料。其中,负荷状态下注射即刻显像,反映负荷状态下心肌血流灌注情况;而 2~24h 的再分布或延迟影像代表钾池的分布,故反映心肌的活性。缺点是 ^{201}T1 供应不方便,物理半衰期相对较长,了射线能量较低,影响下后壁心肌病灶的检测。

(2)^{99m}Tc 标记化合物　主要有 ^{99m}Tc-MIBI、^{99m}Tc-tetrofosmin(p53)、^{99m}Tc-teboroxime、^{99m}Tc-N-NOET 等。^{99m}Tc 标记化合物发射 140keV 的 r 射线,物理半衰期为 6h,与 ^{201}T1 相比,^{99m}Tc 标记心肌灌注显像剂具有合适的物理特性和较低的辐射吸收剂量,故允许给予较大的剂量,影像质量佳,可进行门控心肌断层显像,在了解心肌血流灌注的同时,可观察心室功能和局部室壁运动等。

^{99m}Tc-MIBI 是目前最常用的心肌显像剂。^{99m}Tc-MIBI 为脂溶性、正一价小分子化合物,静脉注射后首次通过心肌的摄取率约 65%,主要通过扩散作用进入心肌细胞,并与细胞内小分子蛋白质结合滞留在细胞内,一般可稳定存在 5h 以上,因此心肌内无"再分布",进行负荷和静息心肌血流灌注显像时需在这两种状态下两次注射 ^{99m}Tc-MIBI。^{99m}Tc-MIBI 主要从胆道和肾排出,故胆囊显影明显,注射 30min 后进食脂肪餐可加速显像剂自胆囊排出,减少肝胆影对心肌显像的干扰。通常在注射后 1~2h 进行显像。

2.正电子心肌灌注显像剂　目前,正电子心肌灌注显像剂主要有 ^{82}Rb、^{13}N-NH$_3$ 和 ^{15}O-H$_2$O。

(三)显像方法

常用心肌灌注显像根据显像方法、所用仪器不同,分为平面显像与断层显像、负荷试验显像与静息显像及门电路显像、SPECT 与 PET 显像几种类型。对于可疑有冠心病或心肌缺血患者,需常规进行负荷试验心肌灌注显像,以提高诊断的敏感性和特异性;门电路心肌灌注断层显像可同时获得心脏收缩功能参数;SPECT 心肌灌注显像与 PET 心肌葡萄糖代谢显像结合,可灵敏而准确地评价心肌活性。

1.平面显像　静脉注射 ^{201}T1 或 ^{99m}Tc-MIBI 后,分别行前后位、左前斜位 45°及左侧位显像,不同体位心肌影像可显示左心室的不同节段。

2.断层显像　静脉注射心肌灌注显像剂后,应用 SPECT 仪器进行断层采集,探头贴近胸壁从右前斜 45°开始到左后斜 45°顺时针旋转 180°,每 6°一帧,根据计数率高低,采集 20~30 秒/帧,采集结束后用心脏专门软件,按照心脏自身的长短轴方向重建 3 个方向的心肌断层影像,即短轴、水平长轴和垂直长轴断层影像。

3.门控心肌断层采集　　心脏是快速运动的脏器,为观察其在心动周期中的动态变化过程,须提高采集的时间分辨率。而在其他采集条件固定不变的情况下,每帧图像的采集时间越短,图像的信息量就越难保证。此时可以利用心脏运动是周期性运动的特点。以心电图 R 波作为心动周期的起点,到下一个 R 波出现作为终点,将 γ-R 间期分成 n 段,通常一个心动周期分成 16~64 段,在每一时间段开始时刻以 R 波作为触发信号启动 r 相机,进行自动、连续、等时的采集一个心动周期内的连续信息,并将收集和储存的每段信息,与前一个心动周期内的相应段信息叠加,可构成一个综合的心动周期的系列影像,这种采集方式称为多门电路采集。门控显像除可显示心肌灌注影像外,尚能观察室壁运动,得到众多心功能参数,并提高对病灶检测的灵敏度。

4.常用显像方案

(1)^{201}T1 心肌灌注显像:通常先进行负荷显像(早期显像),在负荷达预计值时注入^{201}T1,10min 即刻显像,3~4h 后进行静息显像,即再分布显像(延迟显像)。

(2)^{99m}Tc-MIBI 心肌灌注显像:^{99m}Tc-MIBI 在心肌内无再分布现象,所以负荷和静息显像时都要分别注射造影剂。

1)两日法:临床常用。一般先做负荷显像,当达到负荷标准时,静脉注射^{99m}Tc-MIBI 555~740MBq (15~20mCi),30min 后进食脂肪餐,以促进肝胆系统内放射物的排泄,减少对下壁图像的干扰,1.5~2h 后进行平面或断层显像。若负荷心肌灌注显像正常,可不做静息显像,否则第 2 天行静息像,显像剂的剂量、采集条件等不变。

2)同日法:先做静息显像。静息显像时,患者空腹静脉注射^{99m}Tc-MIBI 259~370MBq(7~10mCi),30min 后进食脂肪餐,注药后 1.5~2h 进行心肌平面或断层显像。在静息显像后 3h 进行负荷显像。需再次静脉注射^{99m}Tc-MIBI,用量为 555~740 lVIBq(15~20mCi)。注射显像剂 30min 后再次进食脂肪餐,1.5~2h 后行心肌平面或断层显像。

(四)心脏负荷试验

冠心病患者,由于冠状动脉的储备功能和侧支循环的形成,静息状态下心肌灌注显像可无异常表现,心脏功能及室壁运动正常。负荷试验时,冠状动脉狭窄区血流的增加明显少于正常冠状动脉供血区的心肌血流,致使该供血区表现为放射性减低区。

1.负荷试验的类型　　①运动负荷:运动平板或踏车试验;②药物负荷:所用药物包括双嘧达莫(潘生丁)、腺苷、多巴酚丁胺。

2.负荷试验的适应证和禁忌证　　①适应证:冠心病、心肌缺血的诊断及需要了解心脏储备功能者。②禁忌证:心脏功能严重受损、心力衰竭、近期心肌梗死(48h 内)、不稳定型心绞痛、严重高血压:BP> 24kPa(180mmHg)、低血压:BP<12kPa(90mmHg)、严重心律失常、急性心肌炎、心包炎、心内膜炎、严重肺部疾病。

双嘧达莫试验特别适用于不能运动或无法获得足够运动量的患者,如年老体弱、下肢骨关节疾病、间歇性跛行、截肢、神经与肌肉疾病,冠状动脉成形术或溶栓疗法等治疗后的疗效观察及预后估计。其相对禁忌证为支气管哮喘及对氨茶碱过敏者。

腺苷试验和多巴酚丁胺试验的适应证及禁忌证基本同双嘧达莫试验,应注意的是腺苷能抑制窦房结或房室结的传导,可能诱发一度至三度房室传导阻滞。因此,有病窦综合征或房室传导阻滞的患者不宜进行腺苷试验。而多巴酚丁胺试验还适用于哮喘、低血压患者。

3.负荷试验的方法和注意事项

(1)运动负荷试验检查前患者停服硝酸酯类扩血管药、β受体阻滞剂、茶碱类和钙拮抗剂2～3个半衰期,活动平板或踏车运动试验时,按运动量方案逐级增加运动量,直至达到其年龄预计的次极量级运动量的最大心率(195 患者年龄)。

(2)药物负荷试验停服硝酸酯类扩管药、β受体阻滞剂、茶碱类和钙拮抗剂2～3个半衰期。检查当天用清淡饮食,忌饮含咖啡类饮料。双嘧达莫按 0.56mg/kg 的剂量静脉注射。在 4min·内缓慢注完,即 0.14mg/(kg·min)。腺苷成人给药总剂量为 0.84mg/kg,静脉泵 0.14mg/(kg·min)匀速给药。多巴酚丁胺以首剂 5μg/(kg·min),每间隔 3min 增加 5μg/(kg·min)达到 30μg/(kg·min)或 40μg/(kg·min)。双嘧达莫试验约有 30%患者出现不同程度的不良反应,如面部潮红、头晕、头痛、心悸、气促、恶心等症状,大部分症状轻微,一般不需特殊处理,但其"盗血"作用(正常冠状动脉明显扩张,使狭窄冠状动脉部位的血流到达正常冠状动脉内)可导致部分患者心绞痛发作。若心绞痛症状严重,应立即静脉注射氨茶碱,常用剂量 75～250mg 加入 25%葡萄糖溶液或生理盐水 10ml 内缓慢静脉注射,一旦症状缓解可停止。腺苷负荷试验的不良反应发生率很高(80%～90%),但严重不良反应少见,腺苷半衰期短,作用迅速。一旦发生不良反应,只要停止输注,症状在 1～2min 内就会消失。多巴酚丁胺的正性肌力作用较强,患者容易出现心悸、胸闷、胸痛、头晕等不良反应,服用硝酸甘油可缓解。

(五)正常影像

1.平面影像　正常左心室心肌影像呈"U"字形或卵圆形,影像清晰,放射性分布大致均匀,中央为左心室腔里放射性空白区,心尖放射性分布稍稀疏。不同体位心肌影像可显示左心室的不同节段,前后位显示前侧壁、心尖和下壁;左前斜位 45°显示前间壁、下壁、心尖和后侧壁;左侧位或左前斜位 70°可显示前壁、心尖、下壁和后壁。

注:A.前后位;B.左前斜位 45°;C.左侧位。

2.断层影像　按照心脏自身的长短轴方向重建 3 个方向的心肌断层影像,即短轴、水平长轴和垂直长轴断层影像。除心尖部和左心室基底部稍稀疏外,左心室各壁显影清晰,显像剂分布均匀。室间隔膜部因是纤维组织,呈稀疏、缺损区。右心室静息影像可不显影或隐约显影。

(1)短轴断层影像:垂直于心脏长轴从心尖到心脏基底部的依次断层影像,呈环状,中心空白区为左心腔。环状 h 部为前壁,下部为下壁,近基底部断面的下部为后壁,右侧为侧壁,左侧为间壁。侧壁的放射性密度略高于间壁,间壁近基底部为膜部,放射性明显减低。

(2)水平长轴断层影像:平行于心脏长轴由心肌膈面向上的依次断层影像,呈立位马蹄形,主要显示左室侧壁和间壁。间壁的放射性低于侧壁,基底膜部放射性明显减低,甚至缺如,使间壁长度短于侧壁。

(3)垂直长轴断层影像:垂直于短轴和水平长轴由间壁向左侧壁依次断层影像,呈横位马蹄形。主要显示左室前壁、下壁和后壁。前壁的放射性密度较高,下壁到后壁的放射性逐渐减低。

3.靶心图　是目前常用的心肌灌注断层显像的定量方法。在重建心肌短轴断层图像后,应用专用软件对其中一幅图像确定左心室腔中心点,由此向心室壁生成若干个扇区,计算每个扇区显像剂相对计数最大值,做出该扇区角度和该区计数最大值的散点函数分布图,即最大计数圆周剖面圈。每一短轴断面生成一个圆周剖面圈,按同心圆方式从心尖部至心底部排列,圆心为心尖部,外周为心基底部,上为前壁;下为下壁和后壁;左侧为前、后间壁;右侧为前、后侧壁,由此形成了左室展开后的全貌平面图。以不同颜色显示左心室各壁显像剂分布的相对百分计数值即为靶心图,也称原始靶心图。在分析断层心肌显像图时,靶心图是个比较客观的方法。

靶心图的作用如下:

（1）评价心肌血流灌注：客观、形象地评估正常、可逆性灌注缺损和固定性灌注缺损范围,并可定量测定病变心肌占左室心肌的百分率。通过比较负荷与静息显像靶心图、治疗前后显像靶心图,如将治疗前后、负荷与静息短轴断层影像同时显示在一个靶心图上,经相减处理,得到相减靶心图,由此可定量估计心肌缺血的部位、程度、范围或灌注改善的情况。

（2）直观了解受累血管及其分布范围：冠状动脉具有节段性供血的特点,而靶心图与冠状动脉供血区相匹配,通过分析靶心图上各节段心肌显像剂的摄取量,有助于明确责任(病变)血管之所在。

（六）异常影像

在平面心肌影像上某一节段出现放射性稀疏缺损区,或心肌断层影像在 2 个不同轴向断面和连续 2 个层面上,在相应节段出现放射性稀疏缺损区,可确定为异常影像。

1.可逆性放射性缺损　负荷试验显像呈放射性稀疏缺损,再分布或静息显像原缺损区消失或接近消失(填充),是心肌缺血的典型表现。

2.固定性放射性缺损　负荷试验显像和再分布或静息显像均呈放射性缺损,见于心肌梗死,但极严重心肌缺血也可有此表现。

3.部分可逆性放射性缺损　负荷试验显像呈放射性稀疏缺损,再分布或静息显像见原缺损区中心仍为放射性缺损,而周边则填充,见于心肌梗死伴缺血或严重心肌缺血。这类患者往往有可能再次发生心肌梗死,甚至引起猝死,是心脏事件发生概率最高者。

4.反向分布　负荷试验显像心肌放射性分布正常,再分布或静息显像呈放射性稀疏缺损,其临床意义目前仍无一致结论。常见于严重的冠状动脉狭窄、稳定型冠心病、X 综合征及急性心肌梗死接受了溶栓治疗或经皮冠状动脉腔内成形术(PTCA)治疗的患者,也可见于个别正常人,一般情况下此种现象多为存活心肌。首先须除外显像剂所用剂量较低所致

5.花斑状分布　心肌放射性分布呈散在性,分布不均匀,放射性稀疏和正常相间呈花斑状与冠状动脉分布不一致,同时伴随心室腔扩大,心肌变薄,弥漫性室壁运动减弱等,多见于心肌病、心肌炎等。但需注意排除显像剂用量不足所致统计涨落的影响,并与极度心力衰竭相鉴别。

二、心肌代谢显像

心肌具有利用多种能量底物的能力,其中葡萄糖和脂肪酸是心肌细胞代谢的重要能量底物。生理条件下,心肌细胞所需的能量主要通过脂肪酸氧化来获取。心肌缺血情况下,由于局部氧供应量减少,脂肪酸氧化代谢受抑制,心肌细胞主要以葡萄糖的无糖酵解产生能量,以维持心肌细胞的完整性。脂肪酸代谢的绝对减少和葡萄糖代谢的相对增加成为心肌缺血的重要表现。将这些底物应用放射性核素进行标记,显像剂经静脉注射将被心肌细胞摄取,应用 PET 或 SPECT 仪器即可进行心肌代谢断层显像。氧和底物的供应水平与心肌灌注密切相关,几乎所有的心肌代谢研究都包括心肌灌注研究。

（一）葡萄糖代谢显像

^{18}F-FDG 是当前最常用和最重要的葡萄糖代谢显像剂,是判断心肌细胞存活准确而灵敏的指标。心肌灌注缺损区或无功能心肌壁^{18}F-FDG 摄取正常或增高时,提示心肌细胞存活;无 FDG 摄取则提示心肌坏死。

心肌灌注与葡萄糖代谢显像结合分析有 3 种情况:①血流与代谢显像均正常,提示无缺血改变;②血流灌注明显减低,而葡萄糖利用正常或相对增加,提示心肌缺血但存活;③心肌血流与葡萄糖代谢均明显减低,提示心肌瘢痕和不可逆性损伤。

（二）脂肪酸代谢显像

心肌脂肪酸代谢显像常用的显像剂为^{11}C-棕榈酸（^{11}C-^{11}C-PA）、^{123}I标记游离脂肪酸等。正常心脏禁食状态下和运动时，乳酸水平上升，乳酸作为心肌的主要能量来源。此时将放射性核素标记游离脂肪酸静脉注射后，能迅速被心肌细胞所摄取，参与心肌的脂肪酸代谢过程，左心室心肌^{11}C-PA摄取均匀。

冠状动脉狭窄＞70％时，心肌对^{11}C-PA的摄取减少，清除缓慢，可据此作出心肌缺血的诊断；心肌缺血时，脂肪酸和葡萄糖代谢显像的影像特征有较大差异，缺血区脂肪酸代谢显像呈局灶性缺损，而^{18}F-FDG显像同一部位则显像剂摄取增高，表明物质代谢已由脂肪酸转变为葡萄糖代谢，同时也提示心肌存活。

三、心血池与心功能显像

心功能测定是影像学研究最广泛的领域，超声心动图、心室造影、门控心肌灌注显像、平衡法心血池显像均可进行心功能测定。目前临床常规核医学检查中在心功能测定上门控心肌灌注显像在心功能测定方面已取代心血池显像。但心血池显像法不同于上述其他方法，其心室容积测定是基于血池放射性计数的变化而不是对容积假设，因此不受心室位置及几何形状的影响。

（一）平衡法心血池显像原理

静脉内注入心血池显像剂如^{99m}Tc标记红细胞或人血清蛋白后10～20min，该显像剂在血循环内达到平衡，此时，以患者心电图R波作为打开SPECT或7照相机采集门的触发信号，按设定的时间间隔自动、连续、等时地采集并储存每一时间段的信息，通常每一个心动周期设定16～32个时间段，采集几百个心动周期的数据获得满意的图像质量后，分别将各段采得的放射性计数进行叠加，形成16～32帧图像，包括从舒张末期（ED）到收缩末期（ES）再到舒张末期等过程的系列影像，将此系列影像以心动电影方式进行重放观察心脏局部室壁运动情况，圈定左心室的ROI，即可得到左心室的时间—放射性曲线或称左室容积曲线。根据此曲线可计算左心室几十个功能参数。也可行运动或药物负荷试验，方法类似于心肌灌注显像。

（二）影像分析和正常、异常所见

1.局部室壁运动　　分析正常室壁运动的特点是各个节段协调均匀地向心收缩和向外舒张，静息状态下心室轴缩短率＞25％。弥漫性室壁运动低下是扩张性心肌病和各种原因所致心力衰竭的表现。局部室壁运动异常，特别是负荷试验后异常是诊断冠心病的重要依据。局部室壁运动分为正常、运动低下、无运动和反向运动4种类型。反向运动指正常心肌收缩时病变部位反向外扩张，正常心肌的舒张早期，病变部位反而有向心回缩之势。这表明病变部位心肌已失去主动收缩舒张的功能，而只是靠心室内压力变化的影响被动运动，是心肌梗死室壁瘤形成的特征。

2.心室容积曲线分析　　根据左前斜45°心血池系列影像，用计算机ROI技术可生成左、右心室心动周期的时间—放射性曲线。由于心室内的放射性计数与心室的血容量成正比，因此，此曲线实为心室容积曲线，根据此曲线可以计算出多个心功能参数。曲线在时相上分为射血期和充盈期。曲线最高点反映舒张末容积（EDV），曲线最低点代表收缩末容积（ESV）。最常用的收缩功能参数是射血分数（EF），即心脏每搏量（SV）占心脏舒张末容积的百分数：

$$EF(\%)=SV/EDV\times100\%=\frac{室舒张末期计数-收缩末期计数}{心室舒张末期计数-本底}\times100\%$$

世界卫生组织（WHO）推荐EF正常值如下：静息状态下左室射血分数（LVEF）＞50％，右室射血分数（RVEF）≥40％。运动负荷试验绝对值比静息状态值上升5％以上。

其他收缩功能参数包括前1/3射血率（1/3ER）、前1/3射血分数（1/3EF）和高峰射血率（PER）等。

将心室影像分成若干扇区,可以计算出每一区的局部 EF,临床价值较整体 EF 为佳。

目前,心肌舒张功能日益受到重视,研究表明,心肌缺血往往首先引起心肌顺应性降低,使充盈率下降,而此时心肌收缩功能不一定减低,因此测定心肌舒张功能有助于早期诊断冠心病和其他心肌疾病。最常用的舒张功能参数是高峰充盈率(PFR)和 1/3 充盈率(1/3FR)。PFR 是心室充盈期的最大容量变化速率,单位是 EDV/s。1/3FR 是前 1/3 充盈期盼平均充盈率,因避免了舒张期内可能出现的心房收缩的干扰,它比 PFR 更为可靠而灵敏。

四、冠心病的科学诊断及临床心脏核医学进展

冠心病最实质的内容是心肌缺血。心肌缺血后,由于缺血发生的速度、范围、程度及其侧支循环建立的不同,可能出现 3 种不同的结局:①心肌坏死,病变冠状动脉的血流即使恢复,心功能也无法改善,即不可逆性性肌损害;②心肌冬眠,是指由于长期冠状动脉低灌注状态,局部心肌通过自身的调节反应降低细胞代谢和收缩功能,减少能量消耗,以保持心肌细胞的存活,当血运重建治疗后,心肌灌注和室壁运动功能可完全或部分恢复正常;③心肌顿抑,指心肌在短暂的(2~20min)急性缺血再灌注后,心肌细胞虽未发生坏死,但已发生了结构、功能及代谢的变化,心肌得到有效的血流再灌注后,心功能恢复的时间取决于缺血的时间和冠状动脉储备功能。PTCA 和冠状动脉搭桥术(CABG)等冠状动脉再通术已广泛应用于临床,准确鉴别坏死与冬眠或顿抑心肌,对选择再血管化治疗的适应证、估测疗效和预后判断具有重要价值。

影像学检查应用于冠心病涉及 3 个层面:①诊断冠心病;②冠心病危险分层、指导治疗决策;③治疗及预后评估,预测再发心脏事件。

心脏放射性核素显像可以评价冠心病心肌血流灌注、心肌细胞活性和功能及心功能状况。核素心肌灌注显像是美国最常用的冠心病诊断处理技术,[201]T1 或 ^{99m}Tc-MIRI 心肌灌注断层显像为目前首选的方法,可以获得心脏全层多断面的图像,门控核素心肌灌注显像(G-MPI)在判断心肌血流灌注的同时能够测定左室功能。美国心脏病学会(ACC)、美国心脏协会(AHA)、美国核心脏病学会(ASNC)的相关指南推荐下列情况首选核素心肌灌注显像:可疑或轻中度冠状动脉病变患者确定冠心病诊断、危险分层及预后评估;冠状动脉临界病变(25%~70%),评价其功能意义,诊断和指导治疗。心肌代谢显像,尤其是葡萄糖代谢显像可准确判断心肌细胞的代谢状态与存活性,是目前评价心肌活力最为可靠的无创性检查方法。

冠状动脉造影可以显示冠状动脉的解剖、冠状动脉病变的范围及程度。以往把冠状动脉造影发现冠状动脉主干或其主要分支直径狭窄≥50%作为诊断冠心病的"金标准",把狭窄达到 70% 以上作为冠状动脉介入治疗术的指征,现在这种观点已被部分修正。多项大规模临床研究表明,对于症状稳定的冠心病患者,即使其有一处或多处超过 70% 的严重冠状动脉狭窄或严重心肌缺血,药物治疗加冠状动脉介入治疗术并不比单纯的药物治疗患者获得更好的预后;相反,加用冠状动脉介入治疗术反而会增加患者非致死性心肌梗死的风险。不宜将冠状动脉造影作为"筛选"冠心病的手段。对于临床可疑或轻中度冠心病患者,须先行核素心肌灌注显像,将其作为冠状动脉造影的"把门人",可提高冠状动脉造影的阻阳率,有助于制定合理的治疗方案。

近年来,冠状动脉 CT 血管造影(CTCA)作为无创性诊断冠心病的一种新方法发展较快,能够显示冠状动脉的狭窄程度、动脉粥样硬化斑块的性质(稳定性斑块、不稳定性斑块),对冠状动脉肌桥、冠状动脉起源异常的判断敏感,对冠状动脉搭桥术后评价有较高的价值。对<2mm 管径的冠状动脉节段的细小分支难以准确评价,闭塞段短时易误诊为重度狭窄,出现弥漫性钙化斑块的冠状动脉,CTCA 无法准确判断其狭窄程度。CTCA 仅反映冠状动脉的解剖结构,无法评价相应供血区心肌血流灌注状态。

超声心动图是心脏检查常用的技术,它可以实时动态观察心脏结构、血流的改变,很方便地进行心功能测定,简便、无创。但常规超声无法早期诊断冠心病,如果冠状动脉狭窄程度不严重,没有引起心脏运动障碍或者结构改变时,超声结果则正常。如果冠心病严重到一定程度,心肌缺血损害会造成心脏结构间异常交通,如室间隔穿孔;血流朝与正常相反的方向流动,如瓣膜反流,或者心肌缺血变薄、心脏变大、心脏运动失常等改变,则很容易在超声心动图上反映出来。

SPECT 在冠心病的诊断中最大缺陷是缺乏解剖学信息,不能显示心肌缺血区域供血冠状动脉的病变情况、膈肌对下后壁的衰减产生伪影、左束支传导阻滞出现室间隔稀疏等产生假阳性,三支冠状动脉均衡性病变产生假阴性等,SPECT/CT 仪器的问世将心肌血流灌注影像与冠状动脉影像有机结合,一次检查就可同时得到核素心肌灌注与 CTCA 的信息,达到解剖与功能显像的融合。SPECT/CT 能够诊断冠心病,确定功能相关病变冠状动脉,确定钙化冠状动脉的功能状况。近年来介入治疗和血运重建术的广泛开展,对其疗效评价越发显得重要,SPECT/CT 不仅显示支架的位置及形态学特征、冠状动脉搭桥术后桥血管开通和闭塞情况,同时能显示其支配的心肌区域有无心肌缺血的功能变化。

PET/CT 心肌显像:[18]F-FDGPET 心肌代谢显像是诊断心肌存活的"金标准",通过综合判断代谢和灌注显像可以了解心肌存活的状态。PET/CT 将心脏冠状动脉血管的解剖三维图像和心肌功能图像融合得到 PET/CT 心脏融合图像,很容易确定灌注或代谢异常的供血血管位置及血管内软斑块、钙化的分布情况,为临床提供更加丰富的诊断依据。

SPECT/CT、PET/CT 在心血管领域具有广阔的应用前景。

(王芳芬)

第六节　超声心动图

一、成像技术和临床应用

超声心动图是利用高分辨力超声显示心脏、大血管及血流的一种影像技术,自 1954 年瑞典学者 Edler 首先把超声心动图应用于临床以来,随着超声诊断技术的不断进步,目前已经成为无创性诊断心血管疾病的重要手段之一。临床常用的超声心动图检测技术包括经胸超声心动图和经食管超声心动图。

(一)经胸超声心动图

经胸超声心动图检查是临床上应用最广泛的超声心动图检查技术。一般包括 M 型超声、二维超声、频谱多普勒和彩色多普勒等技术。

1.M 型超声心动图　由瑞典学者 Edler 于 1954 年提出。M 型超声心动图不能直观显示心血管结构及其空间位置关系,但时相分辨力极高,能区分心脏结构活动时相的微小差异。M 型超声心动图的曲线,其 X 轴与 y 轴分别代表时间和距离,因此曲线的运动轨迹及其斜率能准确了解室壁与瓣膜的运动情况和速度;实时测量心腔容量;可显示瓣叶高速颤动;并可与心电图、心音图及心内压力曲线同步显示,在探讨心音产生机制方面有重要作用;可探测血液的反流与分流等。因此,M 型超声心动图在许多方面仍不可能完全被二维超声及其他超声技术所替代,可为临床诊断治疗提供确切、可靠、完整的资料。

2.二维超声心动图(2-DE)　二维超声心动图是在 M 型超声心动图的基础上发展起来的超声显像技术,亦称辉度调制型超声心动图,能清晰、直观、实时显示心脏大血管断面的解剖结构、空间关系及其功能状态,故又称为切面超声心动图,简称二维超声。二维超声心动图现已成为超声心动图中最主要的检查方法之一,是超声心动图检查的基础,二维超声心动图检查心脏时,基本上用三个相互垂直的平面,分别命名为长轴切面、短轴切面与四腔心切面。通过不同切面的探查可以对心脏各个房室腔的大小、室壁的厚薄、心肌的收缩及舒张功能、瓣膜的功能及心包疾病进行方便、准确的评估,并且可以重复多次检查。

3.多普勒超声心动图(DE)　多普勒超声心动图是根据多普勒效应,将在心腔和血管中流动的血流以频谱的形式反映出来,检测血流的时相、方向、流速和血流性质。频谱在基线上方,表示血流朝向探头;在基线下方,则表示血流背离探头。主要有脉冲多普勒(PW)和连续多普勒(CW)两种形式。PW 可作精确定位,CW 可测高速血流,结合心电图可判断血流出现在收缩期还是舒张期。流速异常增高往往提示瓣膜狭窄、反流或分流性疾病。各瓣口血流速度的正常值参见表 2-2。

4.彩色多普勒血流显像(CDFI)　彩色多普勒血流显像分析包括:明确图像切面,判断有无结构异常;定性判断正常和异常血流区域;异常血流的时相、部位;根据颜色判断血流方向、形式、速度;测定异常血流。结合脉冲多普勒和连续多普勒估计血流量等,可为心脏瓣膜的狭窄、反流及心血管内分流等病变提供可靠的诊断信息。

表 2-2　多普勒超声测定各瓣口血流速度的正常值(m/s)

部位	儿童	成人
二尖瓣瓣口	1.0(0.8～1.3)	0.9(0.6～1.3)
三尖瓣瓣口	0.6(0.5～0.8)	0.5(0.3～0.7)
肺动脉瓣口	0.9(0.7～1.1)0.75(0.6～0.9)	
主动脉瓣口	1.5(1.2～1.8)	1.35(1.0～1.7)

(二)经食管超声心动图

经胸超声心动图现已成为直观地显示心脏解剖结构和血流动力学改变、诊断心血管疾病的一项不可缺少的常规临床检查方法。但有部分患者由于肥胖、慢性阻塞性肺疾病、胸廓畸形等原因,导致 TTE 探查的图像显示不清晰,质量欠佳,常常不能满足临床诊断的需要。为此人们发展了经食管超声心动图(TEE)。TEE 是将超声探头放置于食管内或胃内适当部位,从心脏的后方或下后方进行超声心动图检查。1971 年 Side 等首次采用 TEE,目前 TEE 探头的制作工艺水平不断提高,探头体积逐渐减小,导管直径也减少,其柔韧性和调控性增加,如今多平面超声心动图食管探头(0°～180°任意可调)已经广泛应用于临床,逐步成为一项成熟的临床检查技术。

1.TEE 的适应证及禁忌证　TEE 常用于经胸超声检查显像困难或显示有关结构不够满意,难以明确诊断的各种心脏大血管疾病患者。适应证主要有:二尖瓣、三尖瓣和主动脉瓣的病变情况;人工瓣膜置换后的功能评价;感染性心内膜炎;主动脉病变;冠状动脉起源、走行及管腔异常;部分先天性心脏病的诊断和鉴别诊断;心腔内占位性病变;围术期的监测;某些食管或纵隔的肿瘤。同时,TEE 为一项侵入性检查,可能给患者带来一些不适或者损伤,其主要禁忌证包括:严重心律失常者;严重心力衰竭或血压过高者;体质极度虚弱、持续高热不退不能耐受检查者;食管、胃部病变,如溃疡、静脉曲张等;冠心病心绞痛发作频繁或心肌梗死急性期;癫痫;严重颈椎或脊椎畸形;麻醉药物过敏;咽部急性炎症;巨大降主动脉瘤;凝血功能异常、严重传染病、精神障碍不能配合检查者。

2.TEE 检查的优缺点及安全性　TEE 的优点主要是对肺气肿、肥胖、胸廓畸形的患者可获得经胸壁检查难以比拟的清晰图像,对于左心房、房间隔、肺静脉及降主动脉等结构显示更清晰,尤其 TEE 检查时,房间隔与声束垂直且在近场,无回声失落现象,可准确观察房间隔有无异常。此外,心脏直视手术中进行

TEE 监护减少手术失误,并且对手术操作无任何干扰。

TEE 属于半介入性或微创性检查,在检查过程中有一定痛苦和有一定比率的并发症和死亡率。少数患者因禁忌证不能进行检查。少数患者由于恶心等检查反应较重不能坚持完成检查或因紧张/恐惧而拒绝接受检查。此外,食管上段与心脏之间有气管相隔,使位于气管前侧的升主动脉上段、主动脉弓近段等结构难以显示,形成所谓的检查盲区。TEE 对于声束远场的病变,如三尖瓣、右心室流出道、肺动脉瓣等结构的局部病变显示有时较差。目前使用的探头尽管较前有改进,但直径还是偏粗,管体偏僵硬,插管时引起的局部刺激性较大。特别是因小儿探头体积仍相对较大,致使检查对象受到年龄和体重的限制。TEE 探头和检查费用较 TTE 昂贵,检查条件较 TTE 要求高,这些在一定程度上影响了此项检查的普及。

TEE 检查一般相对较安全,检查时患者常有恶心、呕吐等不适反应,但由于检查者多为心脏病患者,极个别患者可能会出现麻醉剂过敏、严重心律失常(如室性心动过速、心室纤颤等)、食管出血或穿孔、心肌梗死、急性心力衰竭甚至死亡等严重并发症,存在一定的潜在风险。因此检查前应对患者病情作详细了解,严格掌握适应证。

3.TEE 检查方法　TEE 检查前应先明确检查的目的,有针对性的进行,避免长时间检查增加患者的痛苦及不适。检查时根据患者的病变性质、部位及一般状况,先将食管超声探头插入胃底,然后逐渐回撤,依次在胃底、胃-食管交界处,食管下段、中段、食管中上段和食管上段 6 个水平探查不同深度的心脏和大血管的解剖结构和血流信息。晶片从 0° 到 180° 的

TEE 可显示主动脉及主动脉瓣病变的部位、形态、瓣叶的数量、有无钙化、有无赘生物形成及关闭不全,还可以评估主动脉瓣的功能,甚至可探查主动脉夹层动脉瘤的破口部位、大小、数目、真腔及假腔的大小、假腔内是否有血栓形成等,并可探查降主动脉的全貌。

TEE 对于房间隔缺损的诊治具有指导作用。TEE 的二心房切面显示左心房、右心房的大小;房间隔的轮廓、走向、连续性,对于房间隔缺损的大小、数目、形态,及周边残留组织的长度和支撑力的评估、血流分流的方向和范围等,对于房间隔缺损能否进行介入性封堵治疗的决策必不可少,同时在介入性封堵治疗的过程中可全程引导及监测手术过程,经 TEE 判断无房水平的分流且与房室瓣、主动脉瓣关系良好后可结束介入治疗,术后可行随访复查。

TEE 对于人工二尖瓣功能的评估优于经胸超声,可探查人工瓣膜有无异常附着物,如血栓、赘生物等,结合彩色多普勒可以探查瓣周有无异常血流,有助于对瓣周脓肿、血肿、瓣周漏进行诊断。TEE 对于人工主动脉瓣的探查较经胸心脏超声探查并不具有明显优势。

(三)负荷超声心动图

正常心脏可通过冠状动脉扩张,使冠状动脉血流量从正常的 300ml/min 增加到 2000ml/min,以满足心肌氧耗量增加时的需求,这就是冠状动脉的储备能力。许多冠心病患者由于冠状动脉硬化,导致冠状动脉的储备能力显著下降,但静息状态下仍能维持心肌供血需求,无心肌缺血发作的表现。为了检测冠状动脉循环的储备能力,通常可通过增加心脏负荷的方法诱发心肌缺血,包括心电图负荷试验、超声心动图负荷试验和核素负荷试验。超声心动图负荷试验就是将各种负荷试验方法与超声心动图检查相结合而成。目前应用最广的是通过二维超声观察负荷状态下节段性室壁运动的改变来了解节段性收缩功能指标和左心室整体收缩功能指标的变化,是一项具有较高敏感性和特异性的方法。临床上依据负荷方法分为 3 类:动态超声心动图负荷试验、药物超声心动图负荷试验和其他超声心动图负荷试验。

1.动态超声心动图负荷试验　动态超声心动图负荷试验包括不同体位的踏车运动负荷试验及活动平板负荷试验。比较运动前后各切面的室壁运动及心肌增厚情况,以检出运动后新出现的两个或两个以上相邻的节段性室壁运动异常或原有的两个或两个以上相邻节段性室壁运动异常进一步恶化,作为检出心

肌缺血的阳性判定标准。

2.**药物超声心动图负荷试验**　药物超声心动图负荷试验主要用多巴酚丁胺（DSE）、双嘧达莫和腺苷等药物，其他如异丙肾上腺素、阿布他明等也有应用。通过比较不同负荷状态下的节段性室壁运动，可将室壁运动对负荷试验的反应分为下述五大类：①室壁运动增强，此为负荷试验的正常反应；②负荷引起的原有异常的节段性室壁运动异常加重或出现新的节段性室壁运动异常，此为负荷诱发心肌缺血的有力证据；③持续改善，静息时室壁运动异常，随着负荷量的增加，节段性室壁运动逐步改善，此为存活心肌判定的指标；④检出负荷早期室壁运动改善，随着负荷量的增加，节段性室壁运动逐步恶化，即呈现双相反应，作为检测存活心肌的标准；⑤持续固定（即负荷前后）的节段性室壁运动异常，是心肌坏死的表现。

3.**其他超声心动图负荷试验**　其他包括冷加压负荷试验、等长握力试验、经食管心房调搏负荷试验以及在心肌声学造影（MCE）基础上发展起来的多巴酚丁胺负荷心肌声学显像（DSE-MCE）等。DSE-MCE 是将心脏声学造影剂经外周静脉注入，通过肺循环，使心腔显影，勾画出完整的心内膜轮廓，因此对室壁运动的判断更容易、更准确。同时由于造影剂的微泡足够小，能使心肌内微血管显影.可进一步判断心肌的血流灌注。实时 DSE-MCE 是近几年发展起来的无创性评估冠心病心肌血流灌注的新技术，可以获得药物负荷试验时清晰的左心室内膜边界和较好的心肌灌注图像。

此外，经食管超声心动图（TEE）负荷试验也是近年来开展的新技术。TEE 负荷试验的检查方法、给药种类（主要应用药物为多巴酚丁胺及腺苷）及给药方法同常规 TEE。该技术克服了 TIE 运动试验中过度呼吸及胸壁运动的影响，提高了成功率及图像质量，在整个试验过程中可连续获得高质量图像，其敏感性高于 TTE 运动试验，同时避免了较长时间的心肌缺血，减少了一些副反应的发生。但 TEE 为半创伤性方法，患者有一定不适，TEE 检查虽可反映三支血管的供血区，但左心室心尖及基底部有异常时可被漏诊，不能观察到冠状动脉的全貌，因此不能做定量分析。

以上各种负荷试验中，应用最多的是药物负荷中的 DSE 及动态负荷中的踏车运动负荷，而 DSE-MCE 方法在临床上具有广阔的发展应用前景。其他如冷加压负荷试验、等长握力负荷试验及 TEE 负荷试验等临床上已较少使用。

（四）心脏超声造影

心脏超声造影又称"心脏声学造影"，即在进行超声心动图检查时经血管注入声学造影剂，通过声学造影剂可显示血流状态、判断心腔内有无分流与反流，对确定解剖结构及测量心脏内腔大小有一定的价值，是一种研究心脏疾病的非损伤性检查技术。根据研究部位不同，分为右心声学造影、左心声学造影和心肌声学造影。

1.**右心声学造影**　右心声学造影是经心导管或周围静脉注入右心声学造影剂，到达右心腔后显影。常用的造影剂为二氧化碳微气泡，可由维生素 C 和碳酸氢钠以 1∶2 容量混合后产生，也可采用双氧水。造影剂从周围静脉注射后，正常显影是以腔静脉-右心房-右心室-肺动脉的顺序进行显示，由于造影剂不能通过肺毛细血管，左心系统应无造影剂气泡回声的显影。临床主要应用于检测右心腔内结构有无异常，如有无右心憩室、右心占位等。一些先天性心脏病，如卵圆孔未闭、房间隔或室间隔缺损、动脉导管未闭，如存在右向左分流，则可在右心显影后三个心动周期内探及造影剂从不同水平分流至左心系统；如果为左向右分流，则在右心系统见到负性显影区。肺动静脉瘘患者在右心显影 4 个心动周期后左心房才显影。永存左上腔静脉者从左肘静脉注射造影剂可见左上腔静脉先显影，然后根据显影顺序，可以判断左上腔静脉引流的部位。

2.**左心声学造影**　左心声学造影是经心导管或周围静脉注入左心声学造影剂，达到左心腔或心肌显影的目的，分为左心室声学造影和心肌声学造影。常用的造影剂为 Optision 和 SonoVue（声诺维）。左心室声学造影主要用于观察左心系统的形态结构、室壁厚度和运动、瓣膜的反流以及有无左向右分流。

3.心肌声学造影　心肌声学造影是左心声学造影的研究重点,是将含有超声微泡的造影剂直接经冠状动脉注入冠状动脉循环或经周围静脉注入,通过肺循环后抵达冠状动脉循环。当微泡通过心肌微血管床时,在二维超声心动图上可见心肌显影。临床上主要用于评估冠状动脉微循环储备能力、定量心肌血流灌注,判断存活心肌和评价经皮冠状动脉介入治疗的疗效。

(五)血管内超声和心内超声心动图

介入性血管内超声技术是近几十年发展起来的一种全新的超声技术,分为血管内超声显像技术(IVUS)和心腔内超声(ICE)。

1.血管内超声显像技术

(1)IVUS检查方法:IVUS是将超声探头装在导管的顶端,直接插入血管腔内以观察各种病变血管壁的组织形态学特征,可精确测量血管腔径及截面积,评价各种介入性治疗的效果,弥补了血管造影的某些不足,被称为冠心病的"新的金标准"和"活体的组织学"检查。由于它的高度敏感性和准确性,此方法已被应用于冠状动脉粥样硬化的病理研究。如长期随访冠状动脉成形术患者,有助于阐明再狭窄的机制;对于未进行成形术的病例,可研究斑块的进展与消退,并可评估某些药物或降脂治疗的效果。

IVUS检查没有绝对禁忌证。因为心导管检查是其先行的步骤,一般来讲,心导管检查的禁忌证亦即可说是IVUS的禁忌证。作为IVUS检查的相对禁忌证,如果治疗前后患者的全身情况很不稳定,应尽量避免此类检查。因IVUS检查操作可引起冠状动脉急性痉挛和闭塞。此外,如果在血管造影术中已获得足够的诊断信息,而IVUS检查不大可能改变治疗方法等情况下,则不提倡进行IVUS检查,这样既可缩短介入手术时间,又能降低医疗费用。

(2)IVUS的临床应用:IVUS检查主要应用于冠状动脉系统的诊断,尤其是冠状动脉造影正常的冠状动脉、不明确的病变及移植心脏的冠状动脉疾病。与CAG相比,IVUS对轻中度病变提供断层图像,且能进行定量测定,常可检测出CAG正常患者的隐匿性病变,证明冠心病通常是弥漫性的,而并非是局灶性的。

1)对于粥样斑块的判断:IVUS可对有破裂危险的粥样斑块(易损斑块,也称不稳定斑块)作出诊断,而CAG则不能精确检测出易损的冠状动脉斑块。易损斑块的组织学特点为一个富含脂质的粥样斑块带有一个纤维帽。斑块破裂或有裂纹导致血栓形成。但IVUS要从高回声斑块中识别出急性血栓形成仍然是不可靠的,因为低密度脂肪组织与陈旧血液有相似的组织学和超声特点。IVUS对血栓形成的诊断目前尚无特定的影像学标准。

2)对于动脉重塑的研究:动脉重塑指动脉粥样硬化发展期间血管腔径的变化。在冠状动脉狭窄<40%时,动脉管径的增加"过度补偿"了斑块的聚集,从而导致管腔面积的相应增加。对于晚期病变,重塑不明显,腔径变小,表明外弹力膜(EEM)面积和斑块面积之间呈正相关,并证实病变早期的过度代偿。这有助于解释CAG低估病变程度的现象,而且可以评估血管管径。重塑指数(remodelingindex,RI)定义为病变处的EEM面积/近端参考段的EEM面积。RI>1.05为正性重塑;RI<0.95为负性重塑;RI在0.95～1.05之间为无重塑(或中性重塑)。近来,IVUS研究表明了冠心病患者冠状动脉血管重塑和临床表现之间的关系。正性重塑常见于不稳定组,负性重塑常见于稳定组。而且正性重塑被认为与易破裂斑块密切相关。

3)IVUS对介入治疗决策的影响:粥样硬化斑块一般分为硬性斑块和软性斑块,硬性者由胶原和钙组织构成,超声显示为密度高于血管外膜的强回声,常伴声影,而软性者由纤维蛋白原和脂质成分构成,超声显示为均匀一致,密度低于血管外膜回声的低回声区。对于软斑块,可采用球囊扩张术,对于硬斑块则多选用切割或旋磨治疗方法。IVUS可准确分析斑块的形态和组成,尤其对钙化的识别非常敏感。因此可指导PCI,即选择合适的技术治疗特定的病变,以期达到更好的效果,减少合并症。

4)心脏搭桥术后移植血管的观察与评估:对主动脉冠状动脉分流术后1年,行血管造影显示移植的隐静脉正常者,IVUS显示其血管内膜已比移植后1个月时的血管内膜增厚。因此,IVUS对移植血管的观察在临床工作中是非常有意义的。

5)对于外周血管疾病的治疗:IVUS除能做检查协助诊断之外,用顶端装有球形钛合金的导管及导管鞘构成的超声消融装置,可用于超声血管成形术而进行治疗,可消融血栓、纤维性或钙化斑。除用于冠状动脉疾病治疗外,还可用于周围血管治疗。IVUS监测治疗可以减少消融引起管壁穿孔及分离的可能性。

6)对心肌桥的诊断:由于IVUS的分辨力较高,对心肌桥的检测具有高度的敏感性及特异性,可检出CAG无法发现的心肌桥。因此采用IVUS检查可使CAG疑似心肌桥而不能确诊的患者得到明确诊断。同时还可观察β受体阻滞剂和硝酸酯类药对心肌桥处血管血流的不同影响,从而指导心肌桥的临床治疗。

近年来,三维重建已运用于IVUS检查,可得到血管腔和粥样硬化病灶的立体图像,从而获得病变节段血管全面的图像,还可用于追踪PTCA后的血管损伤情况。对血管内支架的患者,三维重建能真实地再现各种支架的几何形态及其在血管内的扩张情况。

2.心腔内超声心动图　心腔内超声心动图(ICE)是一项与心导管检查相结合的超声诊断新技术,即在特制的心导管顶端安装微型超声换能器,经血管插入心腔内进行心脏解剖结构和生理功能检查的超声显像方法。ICE探头可通过股静脉或下腔静脉送入右心室,在某些情况下甚至可穿过房间隔。近年来ICE技术发展迅速,可获得高分辨率的二维图像及更满意的多普勒成像,可作为非冠心病的治疗,如电生理介入性治疗过程中以及电生理介入实验室有用的监测技术,上述侵入性治疗传统的监测技术包括透视、经胸超声或是经食管超声,但这些技术都具有各自内在的局限性,不太实用,尤其当患者仰卧时,上述监测技术不能有效地显示心脏后部的结构。ICE可以在心房纤颤的消融治疗时有效地直接显示肺静脉及左心耳,此外ICE可在右心侧协助指导房性心律失常的射频消融治疗。ICE可清晰探查心内结构,确保电极与心内膜接触,可以引导间隔穿刺。这项技术也有助于及时发现上述治疗的并发症,包括血栓形成、心包积液,肺血管栓塞等。在心导管室,ICE可指导房间隔缺损或卵圆孔未闭的介入封堵治疗,有助于明确缺损的大小、位置及周围重要的相邻结构,选择最适宜的位置进行封堵治疗。治疗后ICE可明确封堵器的位置,运用多普勒判断有无残余分流。ICE也可用于监测经皮左心耳闭塞术和二尖瓣球囊成形术。

(六)三维超声心动图

无论经胸三维超声心动图,还是经食管三维超声心动图,都可以获得更明确的正常心脏结构与异常心脏结构间的空间关系,因为三维超声心动图从三个垂直方向采集图像,在解剖学上更直观,可以准确地显示心脏结构关系的变化,显示二维超声心动图无法获得的解剖层面的心脏结构,并能显示出各个结构与病变的毗邻位置与空间关系,从而能提供更为丰富的诊断信息。与彩色多普勒相结合,重建立体的彩色血流图像,可以立体地显示瓣膜反流束和心内间隔缺损分流束的位置、时相、方向、长度、宽度、面积、流程、起止点和严重程度,并可对反流和分流量进行较精确的定量测量,提供较二维超声彩色多普勒更加丰富的信息。三维超声心动图可更精确和可靠的测量心脏腔室的体积,评估其功能,尤其对于形状复杂的腔室,如右心室或者有室壁瘤的左心室,此时如用二维超声心动图技术监测往往不准确,如今随着超声、电子及计算机技术的进步,实时三维超声心动图技术已逐步应用在临床。

三维超声心动图可对左心室的质量进行量化、测量体积和射血分数,测量二尖瓣面积及评估二尖瓣狭窄患者瓣口狭窄程度,并可用于二尖瓣修复手术中治疗效果的评估。在先天性心脏病诊断上,三维超声能显示深部的心壁与房室间隔的整体形态,判断房、室间隔缺损的部位、大小、范围、类型、立体关系及其动态变化,有助于治疗方案的选择和制订。在先天性复杂心脏畸形患者,能完整地显示出病变的复杂空间结构关系和血管走向,从不同方向直观地显示出房、室间隔结构的形态及完整性,判断缺损的部位、大小、范围、立体形态、类型、动态改变及其与周围邻近结构的空间关系。在冠心病诊断上应用实时三维超声进行负荷试验,能同时全面记录负荷前、负荷时与负荷后心室壁各个部位的实时立体动态变化,能够提高负荷试验的敏感性和准确性。

(七)局限性

虽然现代超声心动图融合了众多的新技术,但它非常依赖操作者的检查手段,需要根据患者实际的临床情况选择适宜的检查方法,才可以合理、充分地解释患者的病情,为临床提供有益的诊断信息。检查时需要技术熟练、经验丰富及有耐心的操作者才能获得满意的图像。但实际工作中由于患者肥胖、合并慢性阻塞性肺疾病或者患者胸廓畸形、近期胸部有损伤等均会影响所获取的图像质量,大约 $10\%\sim15\%$ 患者的超声图像的质量较差,由于这一困难,造影剂被更广泛地采用以提高心内膜的显影,但是由于其严重的心肺并发症,美国 FDA 已发布黑盒子警告禁止急性病患者使用商用造影剂。便携式手提超声需要检查者具有一定的心脏超声工作经验并且需经过适当的训练。超声心动图误诊及其带来的治疗不当,往往是由于操作者经验不足和(或)不适合的图像质量所致。

TEE 常受到许多临床情况的限制,如患者应有自主行为的能力、一般状况良好、能配合简单的指令、能有效地吞咽食管超声探头等。TEE 局限性主要在于需要适当的镇静和食管插管,对于患者有一定的创伤,可能会导致食管穿孔、吸入胃内容物等风险,并且在结构上无法获得左心室的完整图像,通常作为经胸超声心动图检查的进一步补充及完善。

(王芳芬)

第三章　无创诊断技术

第一节　心　电　图

一、心电产生原理及心电图基础知识

自心电图学的先驱 Willem Einthoven 记录人类第一份心电图以来已有 110 多年。尽管记录的导联已从 3 个增加到 12 个,记录仪器也演变为高度自动的数字记录仪,但心电图的基本原理没有变:心电图是通过体表电极记录的心肌细胞除极和复极所产生的电位变化。

（一）心电的产生

当心肌细胞处于静息状态时(又称极化状态),细胞膜内外存在一定的电位差(内负外正),但在膜表面各处电位相等,不存在电位差。此时电流计记录到的是一条直线,称为等电位线。

当心肌细胞一端受刺激而兴奋时,该处细胞膜则发生除极化——由原先的"内负外正"转为"内正外负",而与它邻近的部分仍处在"内负外正"的极化状态,两者之间出现了电位差,在相邻的细胞膜表面产生了许多"电偶"或除极心电向量(由电位低的一端指向电位高的一端),"心电"由此产生。除极向量的方向和除极扩布的方向一致。该除极向量使面向它的电极电位升高,记录出电位升高的曲线;使背向它的电极电位降低,记录出电位降低的曲线。

在整个心肌细胞除极完毕时,细胞膜表面全都处于"内正外负"的去极化状态,电偶消失,膜表面各处电位相等,电流计所记录到的曲线又回到等电位线。

心肌细胞除极化过程一旦结束,复极化过程随即开始。复极使细胞膜电位由"内正外负"的除极化状态恢复至"内负外正"的极化状态。在复极过程中,已复极和尚未复极的相邻两部分之间又产生了电位差及一系列电偶或复极向量。不过,复极向量的方向和复极推进的方向相反。如果复极顺序和除极顺序一致,即先除极的部位先复极,那么相应电极所记录到的复极波则与除极波方向相反。

复极完毕,细胞膜又重新恢复至"内负外正"的极化状态,膜表面电位差及电偶消失,心电向量亦消失,降低或升高的曲线又回到等电位线。

需要注意的是,除极向量的方向和除极扩布方向一致,复极向量方向和复极扩布方向相反。面对除极向量(或复极向量)的探查电极记录到的是一个向上的波,背对除极向量(或复极向量)的探查电极记录到的是一个向下的波。

（二）心电图各波的形成

由窦房结发出的激动依心脏特殊传导系统向前传导,使心房、心室顺序除极和复极,在心电图上形成

相应的除极波和复极波。

1.心脏的除极顺序与除极波　由于窦房结位于右心房的右上部,故激动首先传入右心房并沿心房肌呈辐射状向四周扩展,由此产生的除极向量先指向前下方,随后指向左下方,最后转向左后方。

心房的除极在心电图上形成 P 波。由于整个心房除极过程中所产生的除极向量主要指向左下方,所以在面对该除极向量的 Ⅰ、Ⅱ、aVF、V₅、V₆ 导联表现出正向的 P 波,而在背对该除极向量的 aVR 导联表现出负向的 P 波。

激动在使心房除极的同时经结间束传导至房室结,之后激动沿希氏束、左右束支下传至心室,使左右心室除极。心室的除极在心电图上产生 QRS 波群。

心室最先除极的部位是室间隔,室间隔发生自左向右的除极,由此产生的除极向量指向右前方,使位于右前方的 V₁ 导联出现向上的 r 波,另一方面使位于左侧的 V₅、V₆ 导联出现向下的 q 波。随后左右心室心尖部附近的心室壁开始除极,其产生的综合除极向量指向前下方偏左。之后,激动抵达左、右心室的内膜面,产生自心内膜面向心外膜面的辐射状除极。由于右心室壁相对较薄,除极很快结束。左心室壁较厚,当右心室除极结束时左心室壁还有相当大的部分仍在继续除极,此时心室除极的综合向量主要为左心室壁的除极向量,方向指向左方,并且由于没有向右除极向量的抗衡而显现得非常强大,使 V₅、V₆ 导联产生直立高大的 R 波,而在 V₁ 导联产生向下且较深的 S 波。最后是左心室的后底部或右心室的肺动脉根部心肌的除极,产生的综合除极向量指向后上方,常使 V₅、V₆ 导联出现向下的 s 波。

2.心脏的复极顺序与复极波　心房复极形成心房复极波——Ta 波。心房肌复极的顺序是:先除极的心房肌先复极,后除极的心房肌较晚复极,复极自右上向左下扩展。心房复极产生的复极向量(和复极顺序相反)指向右上方,因而在同一导联记录到的 Ta 波方向和 P 波相反。但由于 Ta 波的振幅很小,且常常重合于 QRS 波群之中,故一般不易辨认,个别情况下偶可见到。在心动过速情况下,Ta 波可落于 ST 段而使之发生向下移位。

心室复极在心电图上产生 T 波。需要注意的是,心室复极顺序与心室除极顺序不同——由心外膜面向心内膜面进行。假如心室的复极也像除极一样,从心内膜面向心外膜面扩展,即先除极的心肌先复极,后除极的心肌后复极,那么,复极向量由心外膜面指向心内膜面(与复极顺序相反),心电图上 T 波的方向则与 QRS 波群主波方向相反。然而正常情况下,心室复极由于受代谢因素,如温度、压力及供血等情况的影响,后除极的心外膜复极迅速,复极完毕先于心内膜,心室复极完毕的顺序由心外膜面向心内膜面方向推进,因此在正常的心电图中 T 波多与 QRS 波群主波方向一致。

除极波或复极波的形态主要由除极顺序或复极顺序来决定,正常的心房、心室除极顺序决定了正常的 P 波与 QRS 波群形态,正常的心室复极顺序决定了正常的 T 波形态。起自心房异位起搏点或心室异位起搏点的激动,由于引起心房除极或心室除极的顺序异于正常,其产生的 P 波或 QRS 波群形态因而发生异常改变。当某种因素引起心室复极的顺序发生改变时,心电图 T 波形态则出现异常改变。

(三)心电图导联

将电极放置在人体不同部位,通过导联线与心电图机的正负极相连,这种记录心电图的电路连接方法称为心电图导联。依电极放置部位和连接方法的不同,可组成不同的导联。目前临床上常规体表心电图记录 12 个导联:3 个 Einthoven 双极肢体导联(又称标准导联)-Ⅰ、Ⅱ、Ⅲ导联;3 个 Goldberger 加压单极肢体导联-aVR、aVL、aVF 导联;6 个 Wilson 单极胸导联-----V₁～V₆ 导联。双极肢体导联是将心电图机正负极直接连接于人体体表,所测的是正负两极间的电位差及其变化。单极导联是将心电图机负极连接于由 Wilson 设计的"0"电位亦称"中心电端",将正极作为探查电极置于欲检测的部位,测定这一部位与"0"电位之间的电位差及其变化。

胸导联探查电极安放的位置：

V_1 导联：胸骨右缘第 4 肋间。

V_2 导联：胸骨左缘第 4 肋间。

V_3 导联：$V_2 \sim V_4$ 两点连线的中点。

V_4 导联：左锁骨中线与第 5 肋间的交点。

V_5 导联：左腋前线与 V_4 水平线的交点。

V_6 导联：左腋中线与 V_4 水平线的交点。

由于 Ⅱ、Ⅲ、aVF 导联的正极都接于左下肢,故该 3 个导联反映心脏下壁的情况;Ⅰ、aV_1 导联的正极都接于左上肢,故反映心脏侧壁、高侧壁的情况;V_1 导联的正极面对的是右心室壁,故反映右心室的情况(又称右胸导联);V_3、V_4 导联的正极面对左心室前壁,故反映左心室前壁的情况(又称过渡区导联);V_5、V_6 导联的正极面对的是左心室侧壁,故反映左心室侧壁的情况(又称左胸导联)。

心电图波形在各导联之间存在一定的关系。在同一组心搏中,Ⅱ 导联电压(正向波和负向波的代数和)等于 Ⅰ 导联与 Ⅲ 导联的电压之和。在加压单极肢体导联中,aVR、aVL、aVF 三个导联的电压之和为 0。在正常心电图的胸导联中,从 $V_1 \sim V_6$,R 波振幅逐渐增高,S 波振幅逐渐降低,R/S 比值逐渐增加。在人体额面上,aVL 与 Ⅱ、aVF 与 Ⅰ 的导联轴成近似 900 的关系;在水平面上,V_1 与 V_5、V_2 与 V_6 的导联轴成近似 90° 的关系。当 Ⅱ、Ⅲ、aVF 导联的 ST 段抬高时,Ⅰ、aV_1 导联 ST 段往往压低;同理,当 V_5、V_6 导联 ST 段下移时,V_1、V_2 导联 ST 段往往抬高,该现象称为"镜像反应"。

（四）平均心电轴与心脏钟向转位

1.平均心电轴　平均心电轴(简称电轴)是指心室除极过程中全部瞬间向量的综合。通俗地讲,它是心室除极的总体方向。电轴具有三维空间性,但在心电图上是指它投影在人体额面上的方向。

电轴的方位通常是以电轴与 Ⅰ 导联轴正极一侧所成的角度来表示。对电轴偏移的判断有多种标准,目前使用较多的是世界卫生组织推荐的标准。

(1)−30°+90°正常电轴

(2)−30°~−90°电轴左偏

(3)+90°+180°电轴右偏

(4)−90°~−180°不确定电轴

正常人心电轴多数在 0°~+90° 之间,少数可超出这一范围,但一般左偏不超过 −30°,右偏不超过 +110° 电轴左偏常见于左心室肥厚、左束支传导阻滞及左前分支传导阻滞等;电轴右偏常见于右心室肥厚、右束支传导阻滞、左后分支传导阻滞。电轴 −90°−180°,以往称为电轴重度右偏,近年主张定义为"不确定电轴",临床上可见于正常人(正常变异),亦可见于肺源性心脏病、冠心病、高血压等。

2.心脏钟向转位　自心尖至心底中心的连线称为心脏的长轴。循该长轴从心尖朝心底方向观察心脏,可将心脏的转位分为顺钟向转位与逆钟向转位。正常情况下,过渡区导联(V_3、V_4)R 波与 S 波大致相等,若过渡区导联的图形出现在左胸导联(V_5、V_6),称为顺钟向转位,若 $V_1 \sim V_6$ 导联均呈 rS 型(R/S<1)称为重度顺钟向转位;若过渡区导联的图形出现在右胸导联(V_1、V_2),则称为逆钟向转位。顺钟向转位多见于右心室肥厚;逆钟向转位多见于左心室肥厚。

二、心电图分析

正常心电图(图 3-1)应表现为:一组组 P-QRS-T 在一定频率范围内规律出现,并且每组 P-QRS-T 中,各波、段及各间期的数值均在一定范围内。因此,分析一份心电图应从以下两方面着手:①分析一组组 P-QRS-T 是否规律出现,P 波与 QRS 波群之间的关系以及它们各自的频率是多少;②分析一组 P-QRS-T 在12 个导联中各波、段及间期的数值是否在正常范围内(图 3-2)。前者分析的是有无心律失常;后者分析的是一次心脏电活动的除极和复极有无异常,主要了解的是有无房室肥大、心肌缺血、心肌梗死、预激综合征、(某些)传导阻滞、电解质紊乱或药物影响等。

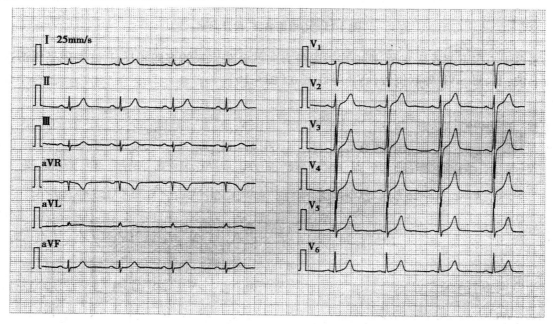

图 3-1　正常心电图

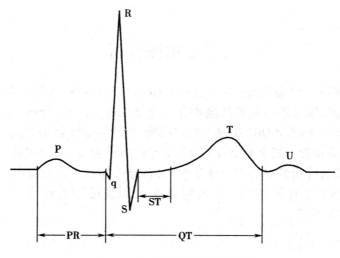

图 3-2　心电图各波、段及间期

(一)心电图波形分析

1.P 波

(1)正常范围:P 波代表左右心房除极产生的电位变化。P 波的形状主要取决于起搏点的位置及由此引起的心房除极顺序。正常心电活动产生于窦房结,起源于窦房结的窦性 P 波多呈钝圆形,有时也可出现小的切迹,其方向在 Ⅰ、Ⅱ、aVF、V₁、V₂ 导联向上,aVR 导联向下,V₁ 导联的 P 波可以直立或正负双向。正常 P 波时限<0.12 秒。其最高振幅,在肢导联<0.25mV,胸导联<0.2mV。

（2）异常所见：房内异位起搏点发放冲动所形成的 P 波，其形态取决于该异位起搏点的位置：异位起搏点若离窦房结较近，则心房的除极顺序正常或接近正常，异位 P 波的形态与窦性 P 波相似；异位起搏点离窦房结越远，心房除极顺序和 P 波形态就越异常。如果异位激动来自于心房下部或房室结，那心房的除极方向就会跟原来的方向相反，P 波表现呈所谓逆行 P 波：Ⅱ、Ⅲ、aVF 导联倒置，aVR 导联直立（图 3-3）。

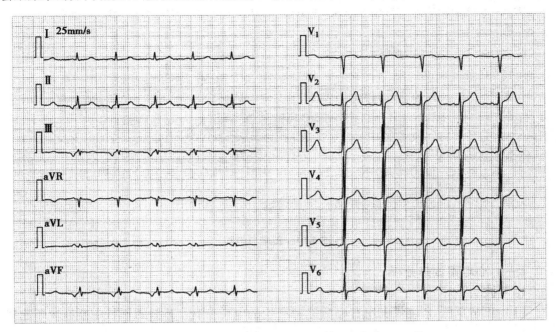

图 3-3 起搏点位于心房下部的房性心律（PR 间期 0.14 秒）

起源于心房下部和房室交界区的激动使心房除极在心电图上都表现出逆行 P 波，逆行 P 波若位于 QRS 波群前，PR 间期≥0.12 秒考虑激动起源于心房下部，＜0.12 秒考虑激动来自房室交界区

P 波时间延长≥0.12 秒，形态呈双峰，峰距≥0.04 秒，提示左心房肥大或房内传导阻滞，两者心电图特征几乎完全相同，其鉴别主要依靠临床表现与病史。

P 波振幅增高，常提示右心房肥大，Ⅱ、Ⅲ、aVF 导联 P 波高尖，振幅≥0.25mV，因临床上常见于肺源性心脏病，被称肺型 P 波（图 3-4）。P 波振幅增高还可见于甲状腺功能亢进、低血钾等情况。P 波振幅过于低平，可见于高血钾、黏液性水肿等。

2.PR 间期

（1）正常范围：自 P 波起点至 QRS 波群起点的一段时间。代表激动自心房开始除极，经结间束、房室交界区、希氏束、束支及其分支、浦肯野纤维网传导，至心室开始除极的时间。PR 间期受心率波动影响较明显：心率增快时，PR 间期缩短；心率减慢时，PR 间期延长。此外，PR 间期常随年龄的增加而延长。正常成人心率在正常范围内的情况下 PR 间期多在 0.12～0.20 秒，老年人可略有延长，但不应超过 0.22 秒。

（2）异常所见：PR 间期延长＞0.20 秒，提示房室传导延缓，见于各种原因所致的一度房室传导阻滞；PR 间期缩短＜0.12 秒，提示房室传导加速，多见于预激综合征。

3.QRS 波群

（1）正常范围：QRS 波群代表左、右心室除极产生的电位变化。QRS 波群形态主要由心室除极顺序决定。正常情况下，室间隔是心室除极的第一部分，此后激动通过希.浦系统传导，使左右心室同步除极，从心尖部到心底部，从心内膜到心外膜。由于左心室厚度是右心室厚度的 3 倍左右，因而心室除极综合向量表现以左心室占优势的特征：左胸导联（I、V_5、V_6）以正向波为主，右胸导联（V_1、aVR）以负向波为主。QRS

波群在不同情况下可呈不同形态,图 3-5 显示了 QRS 波群各种可能表现出的波形和对其所作的命名。

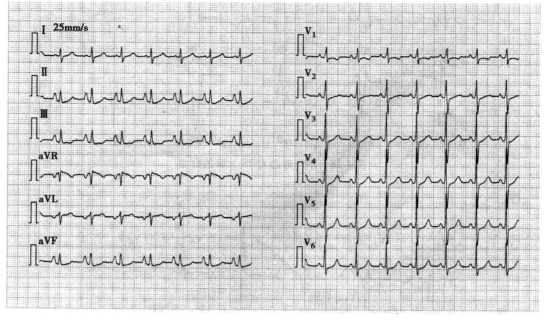

图 3-4　肺型 P 波,右心室肥大

Ⅱ、Ⅲ、aVF 导联 P 波形态高尖,电压≥0.25mV,V₁ 导联 R/S>1,V₅ 导联 S 波增深,$R_{V_1}+S_{V_5}>1.05$rriV

正常 QRS 波群形态在胸导联:V₁、V₂ 导联主波向下,多数呈 rS 型,少数呈 QS 型;V₅、V₆ 导联主波向上,多数呈 Rs 型。V₁～V₅ 导联有 R 波逐渐升高,S 波逐渐减小的趋势(图 3-6),R/S 比值逐渐增大;在肢体导联:aVR 导联主波向下,其他导联多数向上。

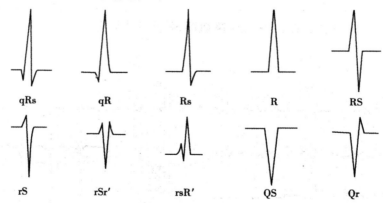

图 3-5　不同形态 QRS 波群的命名

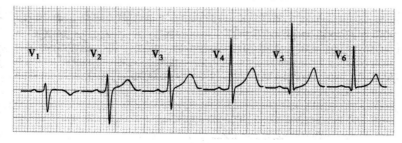

图 3-6　QRS 波群形态在胸导联的变化规律

正常的 QRS 波群时间多为 0.07～0.10 秒,最高不超过 0.11 秒。

正常的 QRS 波群振幅（即电压）波动在一定范围内，超过上限称为高电压，小于下限称为低电压。其上限是：①胸导联：V_5、V_6 导联的 R 波和 V_1 导联的 S 波反映左心室电压，RV_5、$RV_6 \leqslant 2.5mV$，$Rv_5 + Sv_1 \leqslant 4.0mV$（女性 $\leqslant 3.5mV$）。V_1 导联的 R 波和 V_5 导联的 S 波反映右心室电压，$Rv_1 \leqslant 1.0mV$，$Rv_1 + Sv_5 \leqslant 1.05mV$。②肢体导联：$R_I \leqslant 1.5mV$，$R_{aVL} \leqslant 1.2mV$，$R_{aVF} \leqslant 2.0mV$，$R_I + S_{III} \leqslant 2.5mV$，$R_{II} + R_{III} \leqslant 4.0mV$（超过者反映左心室电压增高）。$R_{aVR} \leqslant 0.5mV$（超过者反映右心室电压增高）。其下限是：①胸导联：在 6 个胸导联中，QRS 波群总的振幅（正向波与负向波振幅的绝对值相加）不应都小于 0.8mV；②肢体导联：在 6 个肢体导联中，QRS 波群总的振幅不应都小于 0.5mV。

（2）异常所见

1）QRS 波群的形态：QRS 波群的形态主要因心室除极顺序异常而出现异常改变，并多数伴有时间的增宽，心电图上见于束支阻滞、分支阻滞、非特异性室内阻滞、心室预激和异位性激动等。

A.束支阻滞：与左束支传导阻滞相比，右束支传导阻滞心电图更具有特征性的 QRS 波群形态改变：V_1 或 V_2 导联 QRS 波群呈 rsR'型或 M 型改变（图 3-7）。左束支传导阻滞心电图更多表现的是 QRS 波群显著增宽和继发性 ST-T 改变（图 3-8）。根据 QRS 波群增宽的程度，束支阻滞分为完全性和不完全性两种：QRS 波群时限 $\geqslant 0.12$ 秒者，为完全性束支阻滞；< 0.12 秒者，为不完全性束支阻滞。但需要指出的是，只要两侧束支下传激动时间相差超过 0.04 秒以上，延迟传导一侧的心室就会被对侧传导过来的冲动所激动，从而表现出该侧束支完全阻滞的图形。因此，即便心电图表现出完全性束支阻滞图形改变，也并不意味着该束支绝对不能下传。

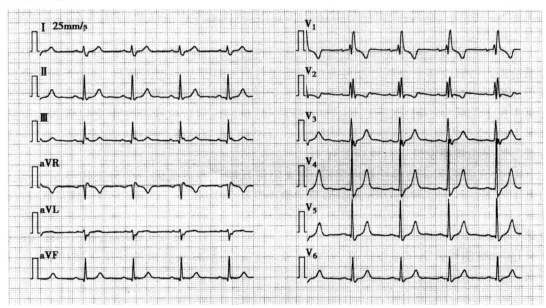

图 3-7　完全性右束支传导阻滞

V_1 导联呈 rsR'型，V_2 导联呈 M 型，其他导联 QRS 波群终末波宽钝，QRS 波群时限 $\geqslant 0.12$ 秒

完全性右束支阻滞多见于器质性心脏病，如冠心病、高血压性心脏病、肺源性心脏病、传导系统退行性病变等。急性心肌梗死时新出现右束支阻滞是一恶性预兆，常伴大面积梗死，预后较差。出现于年轻人的单纯性完全性右束支阻滞多不具有临床意义。然而，左束支阻滞更多见于器质性心脏病，预后差。30 岁以下的正常人发生完全性左束支阻滞非常少见。临床上，完全性左束支阻滞最常见于高血压、冠心病、心肌病等。单纯性完全性左束支阻滞有些与传导系统原发性退行性病变有关。

B.分支阻滞和非特异性室内阻滞：分支阻滞反映了左束支的一个分支传导减慢，表现为电轴的偏移和肢体导联 QRS 波群形态的微小变化(图 3-9),而 QRS 时间一般正常或仅轻度延长。对于非特异性室内阻滞患者,传导系统尽管存在传导缓慢,但激动顺序没有改变,因此不引起 QRS 波群形态的改变(图 3-10)。临床上该传导减慢可由心血管药物或代谢因素引起,如细胞外钾离子浓度升高,或由严重心肌病心肌发生弥漫性纤维化或瘢痕形成等所致。

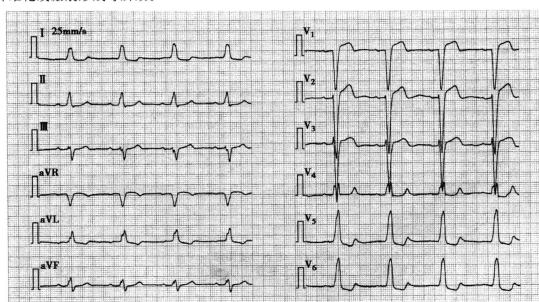

图 3-8　完全性左束支传导阻滞

Ⅰ、aVL、V5、V6 导联呈 R 型,R 波顶端粗钝或有切迹,V1 导联呈 QS 型,V2 导联呈 rS 型(r 波极小),QRS 总时限>0.12 秒

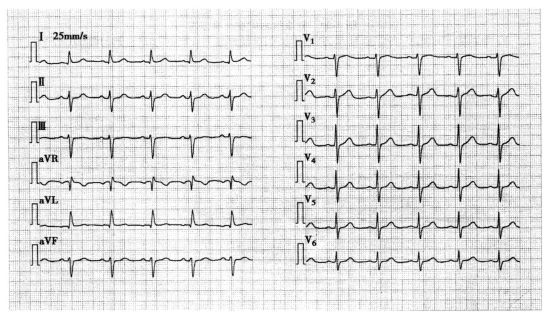

图 3-9　左前分支阻滞

Ⅱ、Ⅲ、aVF 导联呈 rS 型,$S_Ⅲ>S_Ⅱ$,Ⅰ、aV_1 导联呈 qR 型,$R_{avL}>R_Ⅰ$;电轴左偏超过-30°

C.心室预激:此类患者房室之间除有正常的房室传导系统外,还存在直接连接心房与心室的房室旁路(Kent 束)。来自心房的激动可从正路与旁路两条途径同时下传心室。由于旁路传导激动速度快,故经旁路下传的激动先于前者到达心室,引起部分心室肌提前除极。在心电图 QRS 波群起始部出现预激波,又

称"△"波(图 3-11)。

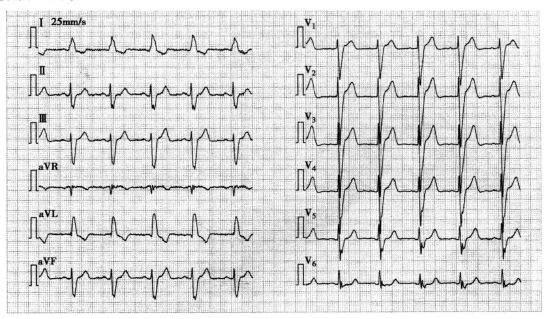

图 3-10　非特异性室内阻滞

QRS 总时限＞0.12 秒,但 QRS 波群形态既不呈右束支阻滞图形,也不呈左束支阻滞图形

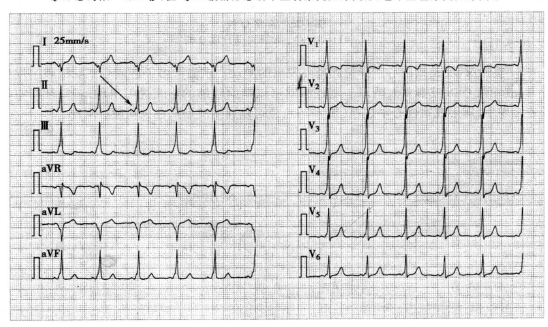

图 3-11　心室预激

各导联 QRS 波群前可见△波(箭头所指),QRS 时限＝0.12 秒,PR 间期＜0.12 秒

D.Q 波:QRS 波群首先向下的波称为 Q 波。Q 波不是在每个导联都可以出现,正常人 V₁、V₂ 导联不应出现 q 波或 Q 波,但可以呈 QS 型;aVR 导联可出现 Q 波且无论幅度多大均属正常。其他导联可以有 q 波或 Q 波,但其幅度应小于同导联 R 波的 1/4,时间应小于 0.04 秒(有时仅在 Ⅲ 导联或 aV₁ 导联超出该范围仍属正常),否则称为异常 Q 波。临床上异常 Q 波常见于心肌梗死、心肌病(图 3-12)、心肌炎、脑血管意外(图 3-27)、肺源性心脏病等。

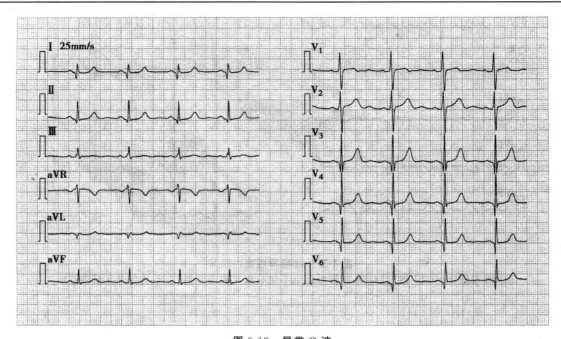

图 3-12　异常 Q 波

Ⅰ、aVL、V₄～V₆ 导联出现异常 Q 波

E.室性激动:是指由心室异位起搏点发出的激动。该激动由于造成心室除极顺序发生异常,故导致 QRS 波群宽大畸形。室性激动可以期前收缩的形式提前出现,若室性期前收缩连续发生,即形成室性心动过速(图 3-13);也可以逸搏的形式在长间期后出现。

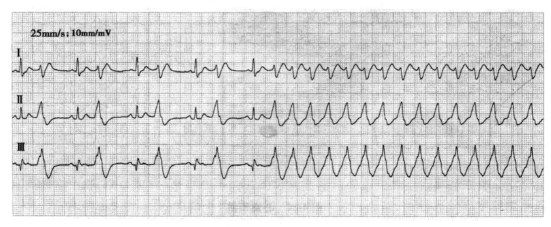

图 3-13　室性期前收缩二联律,室性心动过速

2)QRS 波群振幅:QRS 波群的振幅(即电压)受多种因素的影响,如左右心室壁的厚度、心包积液或胸腔积液、心脏和胸壁间的组织含量和距离,以及年龄、性别及种族等。左心室肥厚时,可引起左胸导联(V₅ 和 V₆)的 R 波增高和右胸导联(V₁ 和 V₂)的 s 波增深,使其电压值超出正常高限。左心室肥厚时可伴有 QRS 波群时限的轻度延长,并常伴有心室复极的改变,从而引起 ST 段和 T 波的改变(图 3-14)。右心室肥厚时,心电图不但可使反映右心室的电压指标增高,还可引起 QRS 波群形态发生改变,增大的右心室除极向量可抵消左心室的除极向量,引起右胸导联(v₁ 和 V₂)R 波增高和 s 波降低及左胸导联(V₅ 和 V₆)R 波降低和 s 波加深,V₁ 导联出现 QRS 波群主波向上(图 3-15)及 V₅ 导联出现 QRS 波群主波向下,重度右心室肥厚可使 V₁ 导联呈 qR 型改变(图 3-16),此外在肢体导联常出现 QRS 波群电轴右偏。心包积液和胸腔

积液会使所有导联 QRS 波群幅度降低。浸润性疾病,如心肌淀粉样变性也会使 QRS 波群幅度减低。

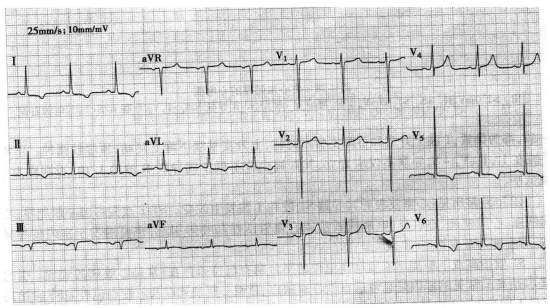

图 3-14　左心室肥厚的心电图

①$R_{v5}>2.5mV,R_{v5}+S_{v1}>4.0mV$;②$ST_{I,aVL,V6}$ **下移**$\geq0.05mV,T_{I,II,aVL,V5,V6}$ **倒置**

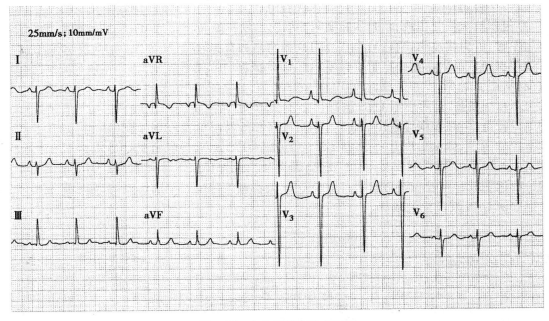

图 3-15　右心室肥厚的心电图

①$R_{v1}>1.0mV,R_{v1}+S_{v5}>1.05mV$;②$V_1$ **导联呈** qR **型**,aVR **导联** R/Q$>$1,V_5 **导联** R/S$<$1;③**电轴右偏**

4.ST 段和 T 波

(1)正常范围:ST 段和 T 波反映心室肌的复极。ST 段为自 QRS 波群终点到 T 波开始的线段,由心室肌细胞缓慢复极而形成。在此间期,心室的动作电位处于平台期,只产生很小的电位差。因此,ST 段和 PR 段、TP 段一样为一等电位线。不过正常人的 ST 段也可有一定程度的上下偏移。ST 段向上偏移称为 ST 段抬高,ST 段向下偏移称为 ST 段下移。ST 段抬高在肢体导联和胸导联的 $V_4\sim V_6$ 导联不应超过 0.1mV,在 V_1、V_2 导联 ST 段抬高不超过 0.3mV,V_2V_3 导联不超过 0.5mV。ST 段下移在 aVR 导联不超过 0.1mV,除此之外在其他导联 ST 段下移都应不超过 0.05mV。T 波由心室肌细胞快速复极而形成。正常的 T 波应在 Ⅰ、Ⅱ、$V_4 \sim V_6$ 导联与 QRS 波群主波方向一致,都为正向,在 aVR 导联亦与 QRS 波群主波方向一致,都为倒置,T 波上升支和下降支常不对称,上升支平缓下降支陡峭,顶端较圆钝。正常 T 波在 Ⅰ、Ⅱ、$V_4 \sim V_6$ 导联不仅应直立,其振幅也应不低于同导联 R 波的 1/10,否则称为 T 波低平。

(2)异常所见:心室复极异常导致 ST 段和 T 波发生改变。ST-T 改变可由心肌肥厚、心肌缺血、心肌梗死、心肌炎、电解质紊乱或心血管活性药物等引起,也可继发于室内传导异常,后者称为继发性 ST-T 改变。

ST 段抬高或下移提示心室动作电位的平台期有电位差存在,常是心脏病的表现。引起 ST 段抬高最常见的原因是急性透壁性心肌缺血、急性心肌梗死以及急性心包炎。ST 段抬高可呈不同形态,弓背向上型(也叫凹面向下)ST 段抬高是急性心肌梗死的特征性改变(图 3-16);弓背向下型(也叫凹面向上)ST 段抬高多见于急性心包炎(图 3-17)。

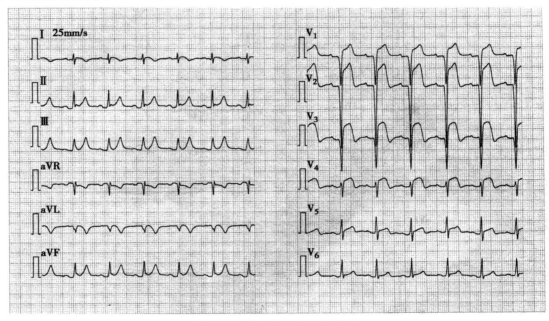

图 3-16　急性前间壁心肌梗死

$V_1 \sim V_5$ 导联 ST 段弓背向上型显著抬高,$V_1 \sim V_3$ 导联 QRS 波群呈 QS 型

急性心肌缺血或梗死时,缺血区和非缺血区交界部位的电位梯度差导致电流(又称损伤电流)的产生,该损伤电流使面对缺血区的导联出现损伤型 ST 段抬高。急性心肌梗死心电图除表现有 ST 段抬高外,还可见到坏死型 Q 波和缺血型 T 波改变。坏死型 Q 波的形成意味着缺血区域心肌细胞丧失了电活动能力,是心肌坏死的标志,心电图亦是依据坏死型 Q 波出现在哪些导联来对心肌梗死作出定位诊断。T 波高耸常常是急性透壁性心肌缺血最早的心电图表现,但多为一过性。急性心肌梗死时出现的损伤型 ST 段抬高、坏死型 Q 波及缺血型 T 波心电图改变,随病情的发展和恢复呈现规律性变化,此被称为心肌梗死心电图动态演变规律(图 3-18)。对于这些变化的识别有助于早期诊断和及时治疗,包括溶栓治疗和经皮冠状动脉血运重建,以此逆转心肌缺血、预防心肌细胞的丢失和后遗症的发生。

重症急性心肌炎也可因心肌受损严重,在多个导联出现 ST 段抬高(图 3-19)。早期复极也是 ST 段抬高的常见原因,多见于年轻男性,ST 段呈凹面向上抬高,ST 段抬高的导联 T 波高大直立,且在 ST 段和 QRS 连接部位可见到 J 波,其改变在胸前导联较明显(图 3-20)。

ST 段下移的常见原因有左心室肥厚(见图 3-14)、急性非透壁性或心内膜下心肌缺血、应用心血管活性药物及低钾血症等。ST 段下移可分为水平型(图 3-21)、下斜型和上斜型 3 种形态。水平型和下斜型 ST 段下移因多见于心肌缺血,故被称为缺血型 ST 段下移,而上斜型 ST 段下移大多是生理性的。

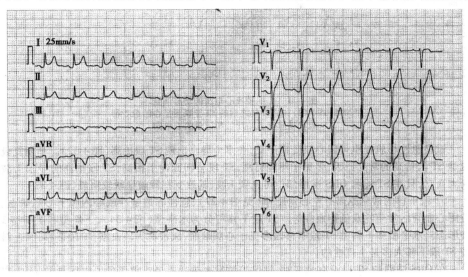

图 3-17　急性心包炎时的心电图表现

Ⅰ、Ⅱ、aVL、aVF、V$_4$～V$_6$ 导联 ST 段弓背向下型抬高≥0.1mV

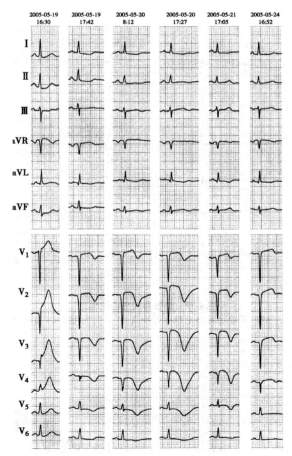

图 3-18　心肌梗死心电图的动态演变

"2005-05-19　17:42"及其之后的 12 导联图是在给患者行冠状动脉介入治疗后所记录的心电图

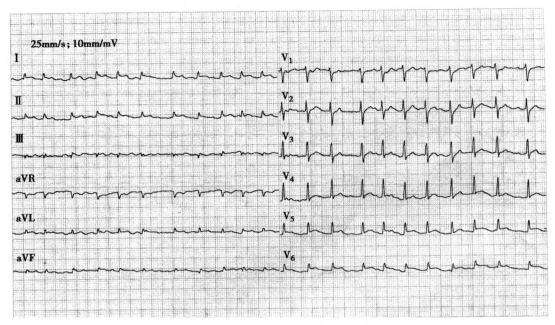

图 3-19 急性心肌炎时的心电图表现

心电图显示心房颤动、肢体导联低电压和多个导联 ST 段抬高

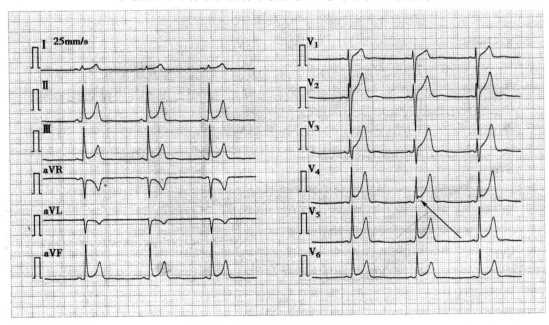

图 3-20 早期复极的心电图表现

Ⅱ、Ⅲ、aVF、V₄～V₅ **导联 ST 段凹面向上抬高或可见 J 波(箭头所指),T 波高耸**

在 QRS 波群和 ST 段没有改变时,仅仅 T 波发生改变是最难解释的心电图异常,因为它大多是非特异性的,可由许多病理性和非病理性原因引起。一般来说,Ⅰ导联 T 波倒置是异常的,常提示有心脏疾患。双肢对称、呈箭头样深倒置的 T 波因常见于冠心病而被称为冠状 T 波(图 3-22),反映心外膜下心肌缺血或有透壁性心肌缺血。轻微的 T 波变化,如 T 波低平或轻微的倒置,特别是出现在没有心脏异常或在心脏病低危人群中,常常是非特异性和非病理性的。T 波低平或倒置常发生于快速心室率,此时如没有其他心电图波形和时限的改变,往往是非特异性的,不提示有潜在的心脏病。高钾血症患者心电图中的 T 波常常出现特征性改变:双肢对称、直立增高、顶端尖锐、基底部变窄呈帐篷状 T 波,以胸前导联尤为明显(图 3-23)。

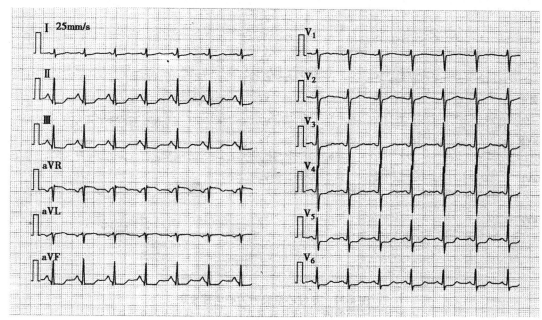

图 3-21 ST 段水平下移(提示心肌缺血)

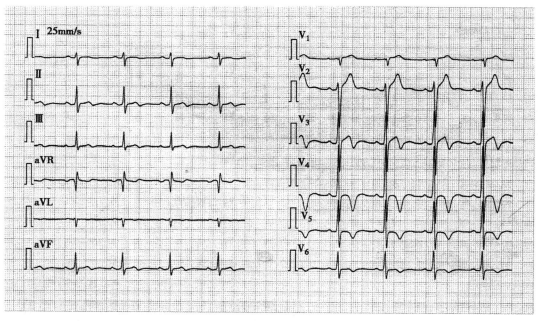

图 3-22 冠状 T 波(V₄、V₅ 导联)

5.U 波

(1)正常范围:U 波代表心室的后继电位,其形成机制尚未完全清楚。正常心电图可不出现 U 波或有振幅较小的 U 波。U 波常出现于 T 波之后 0.20 秒,多在 V₂~V₄ 导联容易看到。正常 U 波的方向应与 T 波方向一致,其振幅亦与 T 波振幅相关,一般不超过 T 波的一半。

(2)异常所见:U 波幅度增高常见于低钾血症的心电图中(图 3-24)。此外还可见于应用洋地黄、胺碘酮等药物,脑血管意外及先天性长 QT 综合征等。

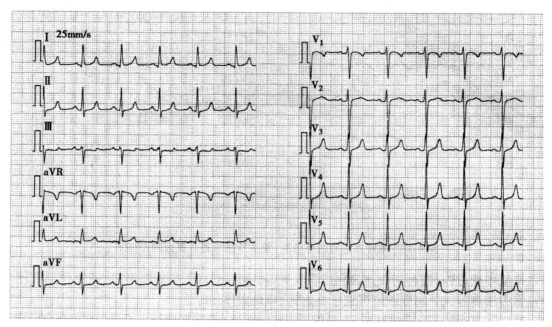

图 3-23　高钾血症时的心电图（V₃～V₆ 导联 T 波呈帐篷状改变）

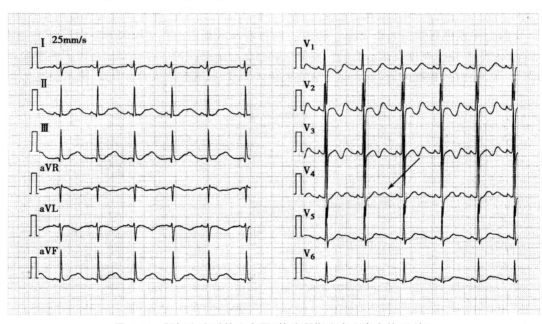

图 3-24　低钾血症时的心电图（箭头所指为直立高大的 U 波）

6.QT 间期

（1）正常范围：QT 间期是指从 QRS 波群起点到 T 波终点的一段时间，代表心室除极和复极全过程所用的时间。QRS 波群、ST 段和（或）T 波时限的变化都可改变 QT 间期的长度。正常人 QT 间期的长短因心率的变化、男女的差别及年龄的大小而不同，尤其受心率影响最大：心率增快时，心肌复极时间缩短，QT间期变短；心率减慢时，心肌复极时间延长，QT 间期延长。为消除心率对 QT 间期的影响，须将实测的 QT间期经心率校正。经心率校正后的 QT 间期称为 QTc。

（2）异常所见：QT 间期虽代表的是心室除极和复极的总时程，但其改变更多的是受心室复极的影响，故凡能引起心室复极发生改变的因素均可引起 QT 间期发生改变。QT 间期延长可见于低血钾、低血钙、心肌缺血、心肌炎、长 QT 综合征、脑血管意外、药物作用及迷走神经张力增高等；QT 间期缩短可见于高血钙、洋地黄作用时。

　　临床上有许多药物通过延长 ST 段或 T 波的时限使 QT 间期延长。当应用这些药物时有必要监测心电图，以防由于 QT 间期延长导致一种特殊类型的室性心动过速（尖端扭转型室速）发生的可能。低血钾和低血钙都可引起 QT 间期延长，但它们的心电图各有其特征：低血钾心电图可表现有 ST 段压低、T 波低平或倒置、U 波增高、TU 融合或呈双峰形态（图 3-24）及 QT 间期延长等；而低血钙心电图的主要改变为 ST 段平直延长、QT 间期延长（图 3-25）。相反，血钾和血钙增高可通过使 ST 段缩短而使 QT 间期缩短。一种与调节复极电流基因异常有关的先天性长 QT 综合征，可因反复出现多形性或尖端扭转型室速（图 3-26）甚至室颤而导致晕厥或猝死。

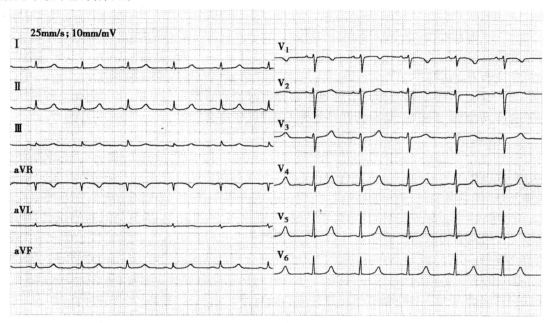

图 3-25　低钙血症时的心电图（ST 段平直延长）

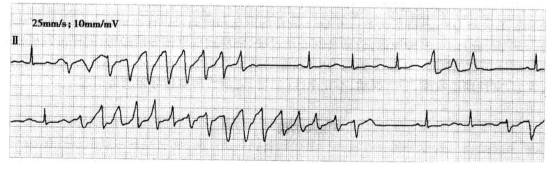

图 3-26　尖端扭转型室性心动过速

　　QT 间期显著延长和 T 波倒置可见于急性心肌梗死后的最初几天，特别是冠状动脉左前降支闭塞引起的心肌梗死（见图 3-18）。QT 间期延长通常 1～2 天后消失，而 T 波倒置可持续较长时间。类似的 T 波和 QT 间期的变化也可发生于急性心肌缺血但没有心肌梗死的胸导联，提示左前降支近段严重狭窄但尚未完全阻塞。T 波倒置和 QT 间期显著延长还见于某些神经系统疾病，特别是颅内出血（图 3-27）和颅内高压。当出现这种比较特异的心电图改变时称为脑血管意外形态，此被认为与交感神经张力不平衡有关，该心电图改变通常在几天内消失。

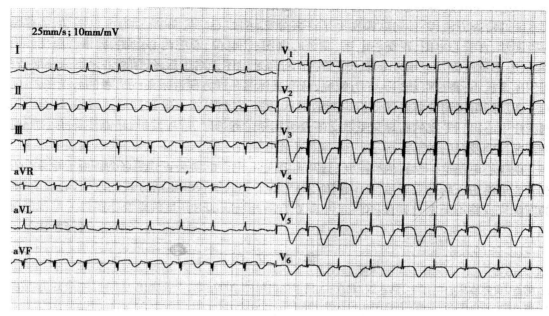

图 3-27　脑血管意外时的心电图（蛛网膜下腔出血）

Ⅱ、Ⅲ、aVF、V_2～V_4 导联可见异常 Q 波、ST 段抬高及 T 波倒置，酷似急性心肌梗死。冠状动脉造影示回旋支仅 30％狭窄

（二）心律失常

心律失常是指心脏激动的起源异常（包括起源部位、频率及节律）和（或）传导异常（详见本书第四篇）。心率＞100 次/分的心动过速原因有多种，包括窦性心动过速、房性心动过速、心房扑动、心房颤动、由折返引起的室上性心动过速和室性心动过速等，根据 P 波的频率和形态、P 波与 QRS 波群的关系以及 QRS 波群的形态和时间可以作出诊断。心率的异常缓慢（＜50 次/分）也有多种原因，包括窦性心动过缓、窦房或房室传导阻滞等，同样可以根据 P 波和 QRS 波群的频率、形态、P 波与 QRS 波群的关系等明确诊断。心律不齐可能由房性期前收缩、室性期前收缩、心房颤动、不完全性（二度）窦房或房室传导阻滞等引起。

（王　平）

第二节　运动试验

一、概论

运动试验即心电图运动负荷试验。是通过一定负荷量的生理运动，增加心肌耗氧量，诱发心肌缺血，是目前诊断冠心病最常用的无创性诊断技术。方法包括二级梯运动试验、踏车运动试验和平板运动试验。

1.二级梯运动试　验以秒表计时，用节拍器调节登梯速度，患者上下登走每级 22.86cm 高的二级梯，往返登梯 3min，然后描记运动后 0、2、4、6min 的心电图。此法负荷量小、敏感性较差、假阴性率高，现基本淘汰。

2.踏车运动试验　受试者在特制的自行车功量计上以等量递增负荷进行踏车，以 1 级开始至 8 级，每级运动 2～3min，运动中连续测量心电图和血压。

3.平板运动试验　受试者在带有能自动调节坡度和转速的活动平板仪上行走，按预先设计的运动方案,规定在一定的时间提高的坡度和速度。根据患者的情况(即年龄、心率),做亚极量和极量分级运动试验,运动中连续心电图监护,间断记录血压。极量运动试验:逐级增加运动量,达到高水平运动量时氧耗量也达到最大,继续增加运动量,氧耗量不再增加,此时的运动量为极量运动。极量运动试验的目标心率(次/分)＝220－年龄;亚极量运动试验:达到极量运动心率的85％～90％的负荷量,临床大多采用亚极量运动试验。亚极量运动试验目标心率(次/分)＝195－年龄。

二、适应证和禁忌证

对于心电图显示预激综合征、起搏心律、左束支传导阻滞而难以进行心电图分析,或 ST 段压低＞1mm 需要进行影像学检查的患者,不属于下述范畴。

1.适应证

(1)冠心病的辅助检查,对不典型胸痛或可疑冠心病患者进行鉴别诊断。

(2)对冠心病患者危险分层,估计冠状动脉狭窄的严重程度,筛选高危患者以便进行手术治疗。

(3)评定心功能,测定冠心病患者心脏功能和运动耐量,以便合理地安排患者的生活和劳动强度,为康复训练提供依据。

(4)冠心病患者药物或介入手术治疗效果前后对比。

(5)心肌梗死患者预后评估。

(6)特殊人群(飞行员、宇航员、航海员等)体格检查。

(7)其他:如进行冠心病易患人群流行病学筛查。

2.禁忌证

(1)绝对禁忌证

1)急性心肌梗死或心肌梗死合并室壁瘤。

2)高危不稳定心绞痛(5d 内反复发作)。

3)未控制的、伴有血流动力学障碍的心律失常。

4)有症状的严重主动脉瓣狭窄。

5)未控制的有症状的心力衰竭。

6)急性肺动脉栓塞或肺梗死。

7)急性心肌炎、心内膜炎或心包炎。

8)急性主动脉夹层。

9)严重的高血压[收缩压＞24.0～26.7kPa(180～200mmHg)及(或)舒张压＞14.7kPa(110mmHg)]或低血压。

10)急性或严重非心源性疾病。

11)严重的运动能力障碍。

12)患者拒绝检查。

(2)相对禁忌证

1)冠状动脉左主干狭窄。

2)中、重度狭窄的心脏瓣膜病。

3)电解质紊乱。

4)肥厚梗阻性心肌病及其他形式的流出道梗阻。

5）导致不能充分运动的身心障碍：肢体残疾、体弱及活动不便者。

6）快速性或缓慢性心律失常。

7）妊娠、贫血、甲状腺功能亢进症、肺气肿及患有其他严重疾病者。

8）酒后、止痛药、镇静药、雌激素等药物作用时。

三、活动平板试验方法

1.准备工作

（1）配齐各种急救药品和器材、除颤器、氧气；配备有经验的医师或技师。

（2）向患者作详细的解释工作，说明检查的必要性和危险性、检查过程、检查的安全性，同时也不排除意外的发生，签署知情同意书；应让患者了解运动负荷试验设备的工作特性及运动的方式等。

（3）详细询问病史、体检及 12 导联心电图，鉴别有无运动试验的禁忌证；患者术前 2h 禁食，禁烟酒。

（4）术前停用相关药物至少 3～4 个半衰期。

2.试验方法　近年研究表明，达到最大耗氧值的最佳运动时间为 8～12min，延长运动时间并不能增加诊断准确性。

试验前描记受检者卧位和立位 12 导联心电图并测量血压作为对照。运动中通过监视器对心率、心律及 ST-T 改变进行监测，并按预定的方案每 3min 记录心电图和测量血压一次。在达到预期亚极量负荷后，使预期最大心率保持 1～2min 再终止运动。运动终止后，每 2min 记录 1 次心电图，一般至少观察 6min。如果 6min 后 ST 段缺血性改变仍未恢复到运动前图形，应继续观察至恢复。

3.试验终止指标

（1）绝对指标①患者要求停止；②出现典型心绞痛；③急性心肌梗死；④ST 段水平型或下斜型压低≥2mm；⑤在无梗死性 Q 波的导联（除外 V1 或 aVR）上出现 ST 段抬高≥1.0mm；⑥运动负荷增加而收缩压比基础值下降>1.33kPa（10mmHg），并伴有其他缺血证据；⑦严重的心律失常：室性心动过速、心室扑动、心室颤动；⑧明显症状及体征：极度体力衰竭、发绀、面色苍白、皮肤湿冷、共济失调、眩晕或晕厥前兆、缺血性跛行等。

（2）相对指标①运动负荷增加而收缩压比基础值下降≥1.33kPa（10mmHg），但没有其他缺血表现；②显著高血压：SBP>29.3kPa（220mmHg）和（或）DBP>14.7kPa（110mmHg）；③频发室性期前收缩：多源或成对；④阵发性室上性心律失常；⑤出现室内传导延缓；⑥胸痛加重。

四、结果判读

1.运动试验阳性标准

（1）运动中出现典型的心绞痛。

（2）运动中或运动后以 R 波为主的导联 J 点后 80ms 处 ST 段下斜型或水平型下移较运动前≥0.1mV，持续时间>1min。

（3）运动中或运动后 ST 段弓背向上抬高≥0.1mV。

2.运动试验可疑阳性标准

（1）运动中或运动后以 R 波为主的导联 J 点后 80ms 处 ST 段下斜型或水平型下移较运动前增加 0.05～0.1mV，持续时间>1min。

(2)运动中或运动后以 R 波为主的导联,ST 段上斜型压低在 J 点后 60ms 处≥0.15mV 或 ST 段斜率<1mV/s,持续时间≥1min。

(3)U 波倒置。

(4)出现严重心律失常,如室速、房室传导阻滞、窦房传导阻滞、束支传导阻滞等。

(5)T 波变为倒置或双向。

(6)运动中收缩压较运动前或前一级运动时下降≥1.33kPa(10mmHg)。

3.影响运动试验结果的因素

(1)地高辛:运动试验时可产生异常 ST 段反应。检查前须停药 2 周,以减轻药物对复极的作用。

(2)左心室肥大伴复极异常:使运动试验特异性降低,但敏感性不受影响。因此,运动试验仍有价值。

(3)休息时 ST 段压低:无论是否是冠状动脉缺血性心脏病患者,已证实休息时 ST 段压低是一个预测心脏事件的重要指标。研究显示,休息时 ST 段压低者急性冠状动脉综合征的发生率是无休息时 ST 段压低者的两倍。

(4)左束支传导阻滞:运动试验诱导的 ST 段压低常常伴有左束支传导阻滞,不提示心肌缺血。有左束支传导阻滞时,不存在 ST 段压低多少即有诊断意义的标准。

(5)右束支传导阻滞:运动试验诱导的 ST 段压低常常伴有右束支传导阻滞(V₁~V₃ 导联),与心肌缺血无关。但是,在左胸导联(V₅、V₆)或下壁导联(Ⅱ 和 aVF),右束支传导阻滞的存在并不降低运动试验对心肌缺血的敏感性、特异性或预测价值。

(6)β 受体阻滞剂:尽管 β 受体阻滞剂对运动最大心率有朗显的作用,但对可能的冠状动脉缺血性心脏病评价并无显著影响。

(7)心房复极 β 心房复极波方向与 T 波方向相反,并可以延伸到 ST 段和 T 波。运动期间,过大的心房复极波会产生非缺血性 ST 段下斜型压低。这种假阳性运动试验出现在较高的峰值运动心率时,无运动诱导的胸痛,下壁导联 P-R 段明显压低。

(王　平)

第三节　动态心电图

一、概论

动态心电图(DCG)是指连续记录 24h 或更长时间的心电图。1961 年由美国学者 Holter 发明,故又称为"Holter"。AECG 可以检测和分析心律失常和 ST 段改变,也可以对更为复杂的 γ-R 间期和包括晚电位、QT 离散度和 T 波改变的 QRS-T 形态进行分析。是重要的无创性心血管病检查技术。

二、适应证

临床上主要应用于捕捉一过性心脏病变,做定性和定量分析。主要对心律失常分析;心肌缺血分析;心率变异性分析;起搏信号分析。

三、设 备

(一)基本结构

1.记录系统　包括导联线和记录器。导联线一端与固定在受检者身上的电极相连,另一端与记录器连接。记录器目前多是固态式,佩戴在受检者身上,能精确地连续同步记录和储存24h或更长时间的两通道或三通道心电信号。

2.回放分析系统　主要由计算机系统和心电分析软件组成。回放系统能自动对记录器记录到的心电信号进行分析。分析人员通过人机对话对计算机分析的心电图资料进行检查、判定、修改和编辑、打印出异常心电图图例以及有关的数据和图表,作出诊断报告。

(二)种类

AECG记录仪有两种,持续监测仪和间断记录仪。

1.持续监测仪　24~48h连续监测。

2.间断记录仪　有循环记录仪和事件记录仪两种类型。可长期监测(数周到数月),提供短暂的、简短的数据来发现发生频率较低的事件。循环记录仪适合于症状十分短暂,或症状仅为短暂乏力,可以马上触发记录仪并记录储存心电图的患者。事件记录仪,佩戴在患者身上,并在事件发生时由患者触发。它不是适用于意识丧失或意识几乎丧失的心律失常患者,而是适用于症状发生频率低、不严重但持续存在的心律失常患者。

四、导联选择

导联的选择应根据不同的检测目的而定,常用导联及电极放置表3-1。

表 3-1　动态心电图双极导联位置

导联	正极	负极
模拟 V_1(CM1)	右第4肋间胸骨旁2.5 cm处	右锁骨下窝中1/3处
模拟 V_2(Cm^2)	左第4肋间胸骨旁2.5 cm处	右锁骨下窝中1/3处
模拟 V_5(CM5)	左第5肋间腋前线	右锁骨下窝中1/3处
模拟 aVF(MaVF)	左腋前线肋缘	右锁骨下窝中1/3处

注:无干电极在右锁骨-窝外1/3处,或右胸第5肋间腋前线或胸骨下段中部。

五、分析内容

1.正常Holter表现　尚无统一标准,影响因素多,变异大,需综合分析。

成人24h平均心率:59~87次/分;最高心率:活动时可达180次/分,随年龄增加而降低;最低心率:睡眠中多>40次/分,运动员可更低。可见一过性窦缓:某一时间内HR<60次/分;持续性窦缓:24h总心搏数<86400次;一过性窦速:某一时间内HR>100次/分;持续性窦速:24h总心搏数>140000次。常有窦性心律不齐出现;偶见窦性停搏:时长多为1.5~2.0s,睡眠中。如>2.0s常是异常。运动员时长>2s的占37.1%。室上性心律失常:50%~75%正常人可有,随年龄增长。以房早为多,一般房早<100次124小时

或1次11000心搏。短阵,偶发的室上速,房颤、房扑少见。室性心律失常:50%的正常人可见,随年龄增多。一般频率<100次/24h,1次11000心搏,≤5次/小时。频率>10/1000次心搏多为非生理性。单发为多。传导阻滞:主要是AVB,2%～8%,多为一度、二度Ⅰ型;短暂,多在睡眠中。儿童多,老人少。运动员更多,可有房室分离,逸搏等。ST-T变化:活动后常发生上斜型压低,发生率可高达30%。水平型、下斜型压低少见。ST段抬高发生率可达25%,呈凹面向上。T波可低平,双向。

2.心律失常诊断及评价标准

(1)窦房结功能不全诊断:一般情况24h窦性心搏总数为10万次,≤8万次、最慢心率≤40次/分持续1min以上、最快心率≤90次/分、出现窦房阻滞、窦性停搏>3s,或快速心律失常发作终止时窦性停搏>2s,提示窦房结功能不全。

(2)室性心律失常的评价:正常人室性期前收缩≤100次/24小时,或5次/小时,超过此数只能说明有心脏电活动异常,是否属病理性应综合临床资料判断。室性期前收缩达到10wn法分级3级以上多有临床意义。

(3)室性心律失常药物疗效评价疗效评价:常采用ESVEN标准。用药后达以下标准者判定有效:室性期前收缩减少≥70%;成对室性期前收缩减少≥80%;短阵室速减少≥90%,连续15次以上的室速及运动时连续5次以上的室速消失。

(4)抗心律失常药物所致心律失常作用:用药后心律失常恶化定义为平均每小时的室早数较用药前增加4倍;成对室性期前收缩和(或)室速较用药前增加10倍;用药后新出现的持续性室速;原有的室速心率明显加快;停用抗心律失常药物后,加重的心律失常逐渐消失。

3.缺血分析 Holter是诊断日常生活引发心肌缺血的唯一方法,可对心肌缺血进行综合评估,对不同阶段的冠心病患者诊断和治疗都有指导作用。

缺血的诊断依赖于一系列的心电图改变,即"三个一"标准:ST段压低至少1mm(0.1mV),发作持续时间至少1min,两次发作间隔至少1min,在此期间ST段回到基线。指南推荐的发作间隔时间为5min;如果原来已存在ST段下移,则要在ST段已降低的基础上,ST段水平型或下斜型再降低≥1mm。

(1)排除条件在"三个一"的基础上,①ST段降低前的10个R波平均幅度高于ST段降低最显著时的R波幅度的20%;可能体位改变引起;②突然发生的ST段下斜型下移;可能伪差或体位改变;③伴随P-Q段降低的ST段下移;常因心动过速引起。

(2)Holter检测缺血的条件窦性心律,基线ST段偏移≤0.1mV,形态为上斜型,T波直立。ST段平坦或伴随T波倒置仍可判断,但应避开下斜型或铲挖状ST段;监控导联R波高度≥10mm;监测导联不应有≥0.04s的Q波或明显的基线ST段改变;右束支传导阻滞时ST段偏移是可以判断的,特别是在左胸导联。

12导联心电图示左室肥厚、预激综合征、左束支传导阻滞或非特异性室内传导延迟≥0.10s者,不适用AECG检测缺血。

4.心率变异性 心率变异性(HRV)是指逐次窦性心动周期之间的微小变异,反映心脏自主神经系统的功能状态。测量方法:静息短时测量法(5min);动态长程测量法(24h)。分析方法:时域分析法、频域分析法和非线性分析法。推荐24hHRV检测采用时域分析指标,5min静息HRV分析采用频域分析指标。

(1)时域分析:对连续记录的正常窦性心搏,按时间或心搏顺序排列的γ-R间期的数值,进行数理统计学分析的方法。24hγ-R间期标准差(SDNN)<50ms,三角指数<15,心率变异性明显降低;SDNN<100ms,三角指数<20,心率变异性轻度降低。HRV降低为交感神经张力增高,可降低室颤阈,属不利因素;HRV升高为副交感神经张力增高,提高室颤阈,属保护因素。大多数人认为SDNN、SDANN等时域指

标<50ms,为 HRV 显著减低,病死率大大增加。

(2)频域分析:对心率变异的速度和幅度进行心率功率谱的分析。分为超低频功率,频段≤0.003Hz;极低频功率,频段 0.003～0.04Hz;低频功率,频段 0.04～0.15Hz;高频功率,频段 0.15～0.4Hz。高频功率与迷走神经传出活动有关,受呼吸影响。低频功率与血管压力感受性反射作用有关,由交感神经和迷走神经共同介导的心率波动形成。极低频和超低频的生理意义尚不清楚。

六、注意事项

患者佩戴记录器检测过程中需作好日志,按时间记录其活动状态和有关症状。完整的生活日志对于正确分析动态心电图资料具有重要价值。

监测过程中,患者的体位、活动、情绪、睡眠等因素的影响,对动态心电图检测到的某些结果,尤其是 ST-T 的改变,还应结合病史、症状及其他临床资料综合分析,以作出正确的诊断。

由于导联的限制,尚不能反映某些异常心电改变的全貌,分析时应结合常规 12 导联心电图检查等。

(王 平)

第四节 动态血压监测

一、概论

动态血压监测(ABPM)是一种采用间接无创性测量方法连续 24h,按设定的时间间隔进行跟踪测量和记录 BP 的便携式血压监测方法。一般测量频率白昼为每 20～30min 1 次,夜间 30～60min 1 次,提供 24h 血压测量数据及全天血压波动水平和趋势信息。

二、临床应用

1.白大衣高血压的检测和诊断。

2.鉴别原发性和继发性高血压。

3.指导和评价降压治疗。

4.临界高血压和不稳定高血压。

5.有晕厥史或体位性低血压,并最好与 Holter 同时进行检查。

三、监测指标

目前监测指标大致分为 4 类:血压平稳性指标、血压负荷性指标、反映血压变化规律的指标及其他相关指标。随着研究的深入,除 24h 血压平均值、白昼血压平均值、夜间血压平均值、最高血压值、最低血压值等,近年来提出一些新的指标如谷/峰比(T/P 比)、平滑指数(SI)、夜昼指数(DI)、压力负荷(BPL)等。ABPM 的正常值一直是争论的焦点。

表 3-2 成人 ABPM 正常值（mmHg）

	理想	正常	异常
24 小时	<125/75	<130/80	>135/85
白天	<130/85	<135/85	>140/90
夜间	<115/65	<120/70	>125/75

1.血压平稳性指标 主要包括血压变异系数（CV）、降压平滑指数（SI）、谷/峰比值（T|P）。CV 表示在一定时间内血压波动程度，有短时变异和长时变异，表示不同时间阶段血压波动程度。SI 为 CV 的倒数（1/CV），反映降压平稳性，SI 愈高，降压愈平稳。T/P 比值为降压谷效应值与峰效应值之间的比值，谷峰比＝谷值/峰值×100%。谷效应值指药物在剂量末、下次剂量前血压降低值；峰效应值指药物最大效应时血压降低值。长效降压药（T/P）应达到 50% 以上（最好＞60%），每天 1 次给药可以在 24h 内稳定降压。

2.血压负荷性指标 主要包括血压负荷值、曲线下面积。血压负荷值是指血压超过某个阈值水平次数的比例。目前对于血压阈值水平仍未有统一标准，但一般学者将白昼阈值定为收缩压＞18.7kPa（140mmHg），舒张压＞12.0kPa（90mmHg）；夜间阈值定为收缩压＞16.0kPa（120mmHg），舒张压＞10.7kPa（80mmHg）。曲线下面积即计算 24 个时间区间收缩压或舒张压曲线下面积之和。血压负荷性指标主要反映血管压力负荷程度，目前主要用于高血压诊断及终点事件预测。

3.反映血压变化规律指标 包括血压-时间趋势图、昼夜血压波动曲线、夜间血压下降百分率及夜昼指数。血压-时间趋势图，即以小时为单位将 1d 划分为 24 个时间区间，连接各时间区间平均收缩压或舒张压曲线图。昼夜血压波动曲线是指连续 24h 测试每个血压测量值所形成的曲线。一般血压应成明显昼夜波动性，正常曲线成长柄匀状。夜昼指数＝夜间平均血压/白昼平均血压，正常＜0.9。夜间血压下降百分率＝（白昼血压均值－夜间血压均值）/白昼血压均值。10%～20% 为构型，＜10% 为非构型。主要用于判断夜间生理性血压下降程度。此类指标主要反映 24h 血压变化规律情况，正常血压呈夜低昼高，夜间血压应比白天下降 10% 以上，反常的血压规律常预示各种临床终点事件的发生。

4.其他 动脉僵硬度指数（AASI）可以反映动脉血管硬化程度。以舒张压（DBP）为纵坐标，收缩压（SBP）为横坐标，求出斜率，动脉僵硬度指数（AASI）定义为 1 减去回归斜率。动脉硬化程度越严重，AASI 越趋向于 1。AASI 可以独立预测心脑血管疾病，尤其是脑卒中的发生。动态脉压指数＝（24h 平均收缩压－24h 平均舒张压)124h 平均收缩压。可以作为独立的稳定的反映高血压靶器官损害的指标。

四、注意事项

佩戴袖带一般置于左上臂，左上臂应尽量保持静止状态，以免袖带松动或脱落影响测量结果。袖带充气时应取坐位或上臂垂直不动，避免上肢肌肉收缩。睡眠时上臂位置变化或被躯干压迫可影响血压读数的正确性。监测期间鼓励患者记日记，这样有利于分析血压突然改变的原因。

（王 平）

第四章　心力衰竭

第一节　概述

心力衰竭是由于心脏结构或功能性疾病导致心室充盈和排血量减少引起的一组复杂的临床综合征，是多数器质性心脏病患者的严重阶段，传统上称为充血性心力衰竭。但是并非所有患者都存在容量负荷过重，因此目前认为称为"心力衰竭"更为恰当。

据心力衰竭发生的急缓，循环系统代偿程度的差别，临床分为急性（AHF）和慢性心力衰竭（CHF）、代偿性和失代偿性心力衰竭。近年来，应用心室舒张功能测定技术，可以发现左室松弛及舒张僵硬度的异常，因而还有收缩性和舒张性心力衰竭之分。

一、流行病学

流行病学资料显示，目前全球心力衰竭患病人数高达2250万，并且每年新增病例200万。根据欧洲心脏病学会（ESC）的统计，欧洲47个国家近10亿人口中，心力衰竭患者约占总人口的5％，住院治疗患者的年均死亡率高达30％～50％，心衰的生存率甚至低于许多恶性肿瘤；美国心脏病协会（AHA）指出美国约有500万心力衰竭患者。随着冠心病、高血压发病率的上升及人口老龄化加速，我国心力衰竭的患病人数也在增加。据我国50家医院住院病例调查，如果以出现心力衰竭的临床症状统计，心力衰竭的患病率为1.3％～1.8％；如果以超声心动图检测指标统计，则在3％左右。国外资料表明，从患者首次入院治疗心力衰竭开始计算，其1年死亡率为43％，5年死亡率达75％，严重危害人类健康。

二、病因和发病机制

几乎所有的心脏疾病最终都会发展为心力衰竭。2007年欧洲ESC指南指出，心力衰竭病因复杂，心力衰竭是多个因素综合作用的结果，是一种"异质性"疾病。主要病因包括冠心病、高血压、扩张型心肌病、瓣膜病、先天性心脏病、心肌炎。其他病因有心包疾病、甲状腺功能亢进与减退、贫血、脚气病、结缔组织疾病、高原病、纵膈放射、接触心脏毒性药物包括麻黄、抗肿瘤药物或大剂量环磷酰胺等。人口快速老龄化及各种危险因素的增加，使冠状动脉疾病所致缺血性心脏病成为引起心力衰竭最常见的病因。在发达国家，由于心肌梗死生存率提高，致心力衰竭发生增加。与全球流行趋势一致，缺血性心脏病也是我国引起心力衰竭最常见的病因。我国有约2亿以上高血压患者，高血压病也是心力衰竭的常见原因。

AHF患者先前可有或无基础心脏病变，中华医学会心血管病学分会，中华心血管病杂志编辑委员会

《2010急性心力衰竭诊断和治疗指南》中指出AHF常见病因包括：

(1)慢性心衰急性加重。

(2)急性心肌坏死和(或)损伤。又包括：①急性冠状动脉综合征，如急性心肌梗死或不稳定性心绞痛；②急性重症心肌炎；③围生期心肌病；④药物所致的心肌损伤与坏死，如抗肿瘤药物和毒物等。

(3)急性血流动力学障碍。又包括：①急性瓣膜大量反流和(或)原有瓣膜反流加重，如感染性心内膜炎所致的二尖瓣和(或)主动脉瓣穿孔、二尖瓣腱索和(或)乳头肌断裂、瓣膜撕裂(如外伤性主动脉瓣撕裂)以及人工瓣膜的急性损害等；②高血压危象；③重度主动脉瓣或二尖瓣狭窄；④主动脉夹层；⑤心包压塞；⑥急性舒张性左心衰竭，多见于老年控制不良的高血压患者。

对心力衰竭机制的认识从20世纪50年代的心肾学说，到20世纪90年代以来的心脏重构学说，经历了不断深化和完善的过程。心脏重构是指在心脏损伤和(或)在应激反应时，肾上腺素能神经系统、肾素-血管紧张素-醛固酮系统(RAAS)、致炎性细胞因子系统激活，心肌及其间质为适应增加的心脏负荷，通过一系列复杂的分子和细胞机制，细胞结构、功能、数量以及遗传表型等发生了适应性、增生性的变化，导致心脏的大小、形状和功能发生变化。它是引起心力衰竭进行性发展的病理生理基础。心脏重构主要包括结构重构和电重构，结构重构表现为心肌细胞肥大，胶原沉积和由于组织坏死和(或)凋亡而发生的心肌细胞减少，常表现为心室体积增大和心室形态的变化。电重构主要包括离子通道的改变、缝隙连接分布的改变和连接蛋白分布的不均一性等，导致静息膜电位和动作电位时程改变，引起心肌电的不均一性，致心律失常。心脏重构又进一步激活上述系统，由此形成恶性循环。

研究表明，心力衰竭患者内源性神经体液系统激活，循环中或组织中的去甲肾上腺素、血管紧张素Ⅱ、醛固酮、内皮素、血管加压素和各种细胞因子水平升高，它们不仅导致水钠潴留和周围血管收缩、增加心室的压力，而且刺激心肌细胞纤维化。人类心脏有β_1、β_2受体，新近研究发现心脏还存在β_3受体。正常时，以β_1受体作用为主，心力衰竭时选择性β_1受体下调而相对保留β_2受体，β_3受体的基因表达和蛋白水平也上调。研究提示，β_3受体介导负性肌力作用，在心力衰竭早期β_3受体代偿性增加可能对交感神经系统产生负反馈，从而避免细胞进一步损害，但当心力衰竭发展到一定阶段，β_3受体介导的负性肌力作用就会加剧心力衰竭的发展。心肌收缩是主动耗能的过程，但心肌不能储存大量脂肪、糖原和磷酸肌酸，为满足收缩和舒张的能量需要，心脏必须不断地生成ATP。临床研究表明，心力衰竭时心肌能量和底物代谢发生了变化，心肌能量生成和利用障碍，促使心脏功能进行性恶化。

心力衰竭时利钠肽类的水平显著升高。利钠肽类主要包括心房利钠肽(ANP)，脑利钠肽(BNP)，C型利钠肽(CNP)。它们通过对抗AngⅡ、内皮素等引起的水钠潴留，对心功能不全起到了一定的代偿作用。

三、诊断

心力衰竭需要综合病史、体格检查、X线检查、心脏超声检查等才能做出正确诊断。

心力衰竭包括无症状期和有症状期，Scottish研究显示，在25～74岁的人群中LVEF<30%的患者占2.9%，其中1.5%有临床症状，1.4%无临床症状。

按心力衰竭发生于左侧还是右侧及充血主要表现的部位，心力衰竭可出现下列一种或多种症状：引起运动耐量受限的呼吸困难、倦怠、乏力，以及液体潴留导致的肢体水肿，肺淤血，及长期消化道淤血引起食欲不振、恶心、呕吐等；肾脏淤血引起尿量减少、夜尿多、蛋白尿和肾功能减退；肝淤血引起上腹饱胀、甚至剧烈腹痛、黄疸、心源性肝硬化。心力衰竭患者易发生猝死。

体征：除原有心脏病的体征外，尚包括左心室增大、交替脉、肺部啰音、心包积液、胸水和腹水、颈部静脉充盈、肝大压痛及下垂性水肿等。

2008年欧洲ESC指南指出:心力衰竭是一种临床综合征,包含以下特点:①典型症状,休息或运动时呼吸困难、乏力、踝部水肿;②典型体征,心动过速、呼吸急促、肺部啰音、胸腔积液、颈静脉压力增高、外周水肿、肝脏肿大;③心脏结构或功能异常的客观证据,心腔扩大、第三心音、心脏杂音、超声心动图异常、脑钠素水平升高。认为超声心动图对于心衰的诊断是必要的,强调不能依赖射血分数(EF)的数值做出心力衰竭诊断,强调N-末端脑利钠肽前体(NT-pro BNP)和脑利钠肽(BNP)对有症状和疑为心衰患者诊断的重要性。

中华医学会心血管病学分会,中华心血管病杂志编辑委员会《2010年急性心力衰竭诊断和治疗指南》中指出:如BNP<100ng/L或NT-pro BNP<400ng/L,心衰可能性很小,其阴性预测值为90%;如BNP>400ng/L或NT-pro BNP>1500ng/L,心衰可能性很大,其阳性预测值为90%。

1984年Dougherty等人首次报道一组左室收缩正常的心力衰竭患者,并将此类归为舒张性心力衰竭(DHF),但由于难以准确地评估心室舒张功能,其诊断标准始终未能统一,2008年欧洲ESC和2009年美国ACC/AHA心力衰竭指南均不再使用DHF这一表述,修改为射血分数保留的心衰(HF-PEF)或射血分数正常的心衰(HF-NEF)。2008年欧洲ESC指南指出,尽管诊断分为收缩性心力衰竭以及HF-PEF(约占所有心力衰竭患者的一半),但是大多数患者同时具有收缩功能不全和舒张功能不全。

《2010年射血分数正常心力衰竭诊治的中国专家共识》提出HF-NEF的诊断标准:①有充血性心力衰竭的体征或症状,并排除心脏瓣膜病、缩窄性心包炎和非心脏疾病;②左心室收缩功能正常或轻度异常(LVEF>45%和左心室舒张末期容积指数<97ml/m²);③左心室舒张功能异常即左室充盈压升高的证据。并建议BNP主要用于HF-NEF的排除诊断而非诊断,对临床上有气短而无心力衰竭体征且LVEF正常的患者,如果NT-pro BNP≤120pg/ml或BNP≤100pg/ml,可基本除外HF-NEF;如在此基础上加上超声左室充盈指标正常,则可考虑排除HF-NEF。

四、心力衰竭分级和分期

(一)纽约心脏病协会(NYHA)分级

该分级系统按照诱发症状的活动程度将患者分为:日常活动不受限制(Ⅰ级)、日常活动出现症状(Ⅱ级)、稍活动即有症状(Ⅲ级)、静息状态下有心力衰竭症状(Ⅳ级)。

(二)美国心脏病学会/美国心脏协会(ACC/AHA)分期

ACC/AHA《成人慢性心力衰竭诊断和治疗指南》2001年版开始提出新的心衰分期方法,2007年我国《慢性心力衰竭诊断治疗指南》中强调此分期,强调心衰早期预防的重要性。该分期从心力衰竭的危险因素、易患人群、到难治性心力衰竭,按照心力衰竭的发展分为A、B、C、D四期(阶段)。

阶段A(基础病变阶段):为心力衰竭高危、易患人群,但无心力衰竭症状、左室功能正常。如冠心病、高血压、糖尿病面未有左室功能受损、心肌肥厚或心腔几何形态变形的患者。

阶段B(心脏病变阶段):无心力衰竭症状,但已发展成器质性、结构性心脏病,左室功能不正常。如有左室肥厚和(或)左室功能受损的无症状患者。

阶段C(心力衰竭症状发生阶段):患者过去或目前有气促、液体潴留等心力衰竭症状、体征并有心脏结构改变。大多数心力衰竭患者属于此类。

阶段D(难治性心力衰竭阶段):顽固性心力衰竭,需要加强治疗。例如,应用机械循环支持、液体移出治疗、正性肌力药物持续静脉滴注、心脏移植、临终关怀等。

该分期方法强调心力衰竭的发生与进展,是对 NYHA 心功能分级的补充,NYHA 心功能分级是按照心力衰竭患者的症状分级,是对阶段 C 与阶段 D 的患者症状严重性的分级。

该分期方法可客观地评价患者的病情进展情况,针对阶段 A 和阶段 B 早期采取治疗措施,可降低心力衰竭的病残率和死亡率。根据新的分阶段方法,心衰可通过治疗,减慢或停止进展,但一般不会自发地逆转。

(三)急性心力衰竭分级

1.AHA 指南的分类　2009 年 AHA 指南将急性心衰按起病形式分为 3 类:

(1)代偿期慢性心衰的突然恶化(占住院急性心衰的 70%)。

(2)新发的急性心衰,如在急性心肌梗死后;左室舒张功能减退的基础上血压突然升高(占住院急性心衰的 25%)。

(3)晚期心衰(顽固性心衰)伴心功能进行性恶化(占住院急性心衰的 5%)。

2.ESC 指南的分类　2005 年 ESC《急性心力衰竭诊断和治疗指南》中按临床特征将急性心衰分为 6 类:

(1)急性失代偿性心衰(新发或慢性心衰失代偿):轻到中等心衰症状、体征,未达到心源性休克,急性肺水肿或高血压危象的标准。

(2)高血压性急性心衰:急性心衰的症状和体征伴血压升高,左室功能相对正常,胸部 X 线提示符合急性肺水肿的改变。

(3)肺水肿(胸部 X 线证实):伴有严重的呼吸困难、肺部有湿啰音、端坐呼吸,未吸氧时氧饱和度 <90%。

(4)心源性休克:指在纠正前负荷的情况下,由于心衰导致的组织低灌注。通常表现为血压下降(收缩压 <90mmHg,或平均动脉压下降 >30mmHg)和(或)少尿(<0.5 毫升/kg/h,脉搏 >60 次/分,伴或不伴器官充血的证据。

(5)高心排量心衰:指心排量增加,通常伴有心率增快(由心律失常、甲亢、贫血、paget's 病、医源性等引起),四肢温暖,肺淤血,在感染性休克时,有时可出现血压下降。

(6)急性右心衰:特点为低心排量,颈静脉压增高,肝脏增大和低血压。

除了以上分类外,ESC 还将心衰按前后负荷改变及累及左右心室分类,分别为左或右前向心衰、左或右的后向心衰以及两者共存的心衰。前向性衰竭亦称低排出量综合征,后向衰竭亦称静脉瘀血综合征。

2008 年欧洲 ESC 指南,将心力衰竭分为三类:①新发心力衰竭,第一次发生的心力衰竭,起病可急可缓;②短暂心力衰竭,反复发作或间断发作;③慢性心力衰竭,持续存在,可以稳定、恶化或失代偿。强调急性心力衰竭一般是指发作时间急而与病情严重程度无关,上述分类中发作急的心力衰竭可以统称为急性心力衰竭。

3.AHF 的严重程度分级(冠心病监护病房和重症监护病房使用)

(1)Killip 分级:根据临床表现和胸部 X 线分级,适用于急性心梗,新发的急性心力衰竭。

Ⅰ级—无心力衰竭表现,但 PCWP(肺毛细血管楔嵌压)可升高,病死率 0~5%。

Ⅱ级—轻至中度心衰,肺啰音局限于肺野下 1/2,可出现第三心音、奔马律、持续性窦性心动过速或其他心律失常,静脉压升高,有肺淤血的 X 线表现,病死率 10%~20%。

Ⅲ级—重度心力衰竭,肺啰音大于两肺的 50%,可出现急性肺水肿,病死率 35%~40%。

Ⅳ级—心源性休克。包括低血压 SBP≤90mmHg,外周血管收缩的表现如尿少于 20ml/h,紫绀和皮肤湿冷,呼吸加速,脉率 >100 次/分,病死率 85%~95%。

（2）Forrester急性心衰分级：适用于急性心梗，新发的急性心力衰竭。

根据临床特点即外周低灌注（脉搏细速、皮肤湿冷、末梢紫绀、低血压、心动过速、意识模糊、少尿）和肺淤血（啰音、胸片异常）；及血流动力学特征即心脏指数≤2.2L/（min·m²）和肺毛细血管压＞18mmHg，分为4级。Ⅰ级死亡率为2.2％，Ⅱ级为10.1％，Ⅲ级为22.4％，Ⅳ级为55.5％。

（3）"临床严重性"分级：根据末梢循环（灌注）和肺部听诊（瘀血的表现）进行临床严重性分级。分为Ⅰ级（A组）（皮肤干、温暖），Ⅱ级（B组）（皮肤湿、温暖），Ⅲ级（L组）（皮肤干冷）和Ⅳ级（C组）（皮肤湿冷）。此分级已经在心肌病研究中得到证实，更适合用于慢性失代偿性心力衰竭患者。肺部湿性啰音表明左心室充盈压升高。

（刘恩香）

第二节　慢性心力衰竭

一、概述

心力衰竭是指在有适量静脉血回流的情况下，由于心脏收缩和舒张功能障碍、心输出量不足维持组织代谢需要的一种病理状态。临床上以心输出量不足、组织的血液灌注不足，以及肺循环和体循环淤血为特征。慢性心力衰竭是由于器质性心脏病经过长期慢性心肌肥厚和扩张、心室重构所致。慢性心力衰竭是各种心脏疾病的严重阶段，其发病率高，5年生存率与恶性肿瘤相仿。

二、诊断

（一）症状

主要为左心衰竭，表现为肺部淤血和肺水肿、胸闷或呼吸困难、不能平卧、端坐呼吸，这时两肺满布干湿性啰音，咳白色或粉红色泡沫样痰。同时也表现心、脑、肾等器官缺血和（或）淤血的表现，如头晕或意识淡漠、极度疲乏、肾功能不全、少尿等。若在慢性左心衰竭的基础上发生右心衰竭，即为全心衰竭，则表现静脉系统淤血和全身液体潴留的表现，如颈静脉怒张、肝肿大、腹水、胸腔积液、全身低垂部位水肿。

（二）体征

1.患者常有活动后呼吸困难，重症有发绀、收缩压下降、脉快、四肢发冷、多汗等。

2.通常在双侧肺底部可听到湿啰音，有时可闻及哮鸣音及干啰音。

3.右心衰竭时可出现颈静脉怒张或肝静脉反流阳性，淤血性肝脏肿大与压痛。胸腔积液通常为双侧，如为单侧，多累及右侧。合并有心源性肝硬化者，则可见腹腔积液，见于慢性右心衰竭或全心衰竭的晚期患者。

4.对称性、凹陷性水肿，常见于身体下垂部位；可走动的患者，其心源性水肿最初常在傍晚时分出现于脚或踝部，经一夜休息后消失；卧床患者发生在骶部，晚期水肿加重并影响全身，可累及上肢、胸壁和腹壁，尤其是外阴部位。

5.除基本心脏病的体征外，常发现心脏增大、奔马律、交替脉、相对性二尖瓣关闭不全的收缩期杂音。

（三）检查

1.实验室检查

（1）肝功能：淤血性肝病时，可有血清球蛋白、转氨酶升高。

（2）血电解质侧定：长期利尿治疗容易发生电解质紊乱，可见有低血钾、低血钠，这常是难治性心力衰竭的诱因。

2.特殊检查

（1）二维超声及多普勒超声检查：可用于以下几方面：①诊断心包、心肌或心脏瓣膜疾病；②定量或定性房室内径、心脏几何图、室壁厚度、室壁运动、心包、瓣膜狭窄定量、关闭不全程度等，可测量左心室射血分数（LVEF）、左心室舒张末期容量（LVEDV）和收缩末期容量（LVESV）；③区别舒张功能不全和收缩功能不全，LVEF$<40\%$为左心室收缩功能不全，LVEF还能鉴别收缩功能不全或其他原因引起的心力衰竭；④LVEF及LVESV是判断收缩功能和预后的最有价值的指标，左心室收缩末期容量指数（LVESVI＝LVESV/表面面积）达$45ml/m^2$的冠心病患者，其病死率增加3倍；⑤为评价治疗效果提供客观指标。

（2）放射性核素与磁共振显像（MRI）检查：核素心血管造影可测定左、右心室收缩末期、舒张末期容积和射血分数。通过记录放射活性、时间曲线，可计算出左心室的最大充盈速率和充盈分数以评估左心室舒张功能。核素心肌扫描可观察室壁运动有无异常和心肌灌注缺损，有助于病因诊断。由于MRI是一种三维成像技术，受心室几何形状的影响较小，因而能更精确地计算收缩末期、舒张末期容积、心搏量和射血分数。MRI三维直观成像可清晰分辨心肌心内膜边缘，故可定量测定左心室重量。MRI对右心室心肌的分辨率亦很高，亦可提供右心室的上述参数，此外还可比较右心室和左心室的心脏搏击量，以测定左房室瓣（二尖瓣）和主动脉瓣的反流量，有助于判断基础疾病的严重程度。

（3）X线胸片：心脏的外形和各房室的大小有助于原发心脏病的诊断。心胸比例可作为追踪观察心脏大小的指标。肺淤血的程度可判断左心衰竭的严重程度。肺间质水肿时在两肺野下部肋膈角处可见到密集而短的水平线（kerley B线）。当有肺泡性肺水肿时，肺门阴影呈蝴蝶状。X线胸片还可观察胸腔积液的发生、发展和消退的情况。

（4）心电图：可有左心室肥厚劳损，右心室增大，V_1导联P波终末负电势（ptf V_1）增大（每秒$\geqslant0.04$mm）等。

（5）运动耐量和运动峰耗氧量（VO_2 max）测定：前者（最大持续时间，最大作功负荷）能在一定程度内反映心脏储备功能，后者是指心输出量能随机体代谢需要而增加的能力。但运动耐量更多的取决于外周循环的变化而非中心血流动力学变化，这是由于心力衰竭时外周血管收缩，因而心输出量的增加不一定伴有运动耐量的增加；运动耗氧量是动静脉血氧差和心输出量的乘积。在血红蛋白正常，无器质性肺部疾患时，动静脉血氧差恒定，因而运动峰耗氧量可反映运动时最大心输出量，是目前较好的能反映心脏储备功能的无创性指标，且可定量分级。VO_2 max分级标准：A级：每分钟>20ml/kg；B级：每分钟$10\sim20$ml/kg；C级：每分钟$10\sim15$ml/kg；D级：$<$每分钟10ml/kg。

（6）创伤性血流动力学检查：应用漂浮导管和温度稀释法可测定肺毛细血管楔嵌压（PCWP）和心输出量（CO）、心脏指数（CI）。在无二尖瓣狭窄，无肺血管病变时，PCWP可反映左心室舒张末期压力。

（四）诊断要点

1.根据临床表现、呼吸困难和心源性水肿的特点，以及无创和（或）有创辅助检查及心功能的测定，一般不难做出诊断。临床诊断应包括心脏病的病因（基本病因和诱因）、病理解剖、生理、心律及心功能分级等诊断。

2.NYHA心功能分级：Ⅰ级：日常活动无心力衰竭症状；Ⅱ级：日常活动出现心力衰竭症状（呼吸困难、

乏力);Ⅲ级:低于日常活动出现心力衰竭症状;Ⅳ级:在休息时出现心力衰竭症状。

(五)鉴别诊断

1.左心衰竭的鉴别诊断 左心衰竭时以呼吸困难为主要表现,应与肺部疾病引起的呼吸困难相鉴别。虽然大多数呼吸困难的患者都有明显的心脏疾病或肺部疾病的临床证据,但部分患者心源性和肺源性呼吸困难的鉴别较为困难,慢性阻塞性肺病也会在夜间发生呼吸困难而憋醒,但常伴有咳痰,痰咳出后呼吸困难缓解,而左心衰竭者坐位时可减缓呼吸困难;有重度咳嗽和咳痰病史的呼吸困难常是肺源性呼吸困难。急性心源性哮喘与支气管哮喘发作有时鉴别较为困难,前者常见于有明显心脏病临床证据的患者,且发作时咳粉红色泡沫痰,或者肺底部有水泡音则进一步支持本病与支气管哮喘的鉴别;呼吸系统疾病和心血管疾病两者并存时,有慢性支气管炎或哮喘病史者发生左心衰竭常发生严重的支气管痉挛,并出现哮鸣音,对支气管扩张剂有效者支持肺源性呼吸困难的诊断,而对强心、利尿及扩张血管药有效,则支持心力衰竭是呼吸困难的主要原因。呼吸困难的病因难以确定时,肺功能测定对诊断有帮助。此外,代谢性酸中毒、过度换气及心脏神经官能症等,有时也可引起呼吸困难,应注意鉴别。

2.右心衰竭的鉴别诊断 右心衰竭和(或)全心衰竭引起的肝肿大、水肿、腹水及胸腔积液等应与缩窄性心包炎、肾源性水肿、门脉性肝硬化引起者相鉴别;仔细询问病史,结合相关体征及辅助检查以资鉴别。

三、治疗

(一)治疗原则

心力衰竭机制的研究成果及循证医学证据使药物治疗策略发生了极大的变化。20世纪50年代治疗模式是以增加心肌收缩力、改善症状为主;目前的治疗模式是以抑制心脏重构、阻断恶性循环,防止心力衰竭症状和心肌功能的恶化,从而降低心力衰竭的死亡率和住院率为主,即从改善短期血流动力学措施转为长期的、改善心肌的生物学功能的修复性策略。除药物治疗外,非药物治疗也有了飞跃的发展。

心力衰竭的治疗原则:①去除基本病因,早发现、早诊断、早治疗。②消除心力衰竭的诱因如控制感染、治疗心律失常特别是快速心室率的心房颤动;纠正贫血、电解质紊乱等。③改善生活方式,戒烟、戒酒,低盐、低脂饮食,肥胖患者应减轻体重。重度心力衰竭患者应限制入水量并每日称体重以早期发现液体潴留。④定期随访,积极防治猝死。⑤避免应用某些药物(如Ⅰ类抗心律失常药及大多数的钙拮抗剂等)。

(二)药物治疗

1.利尿剂 尽管利尿剂治疗心衰对死亡率的影响没有大规模的临床试验验证,但利尿剂是治疗心力衰竭的基础药物,控制液体潴留最有效。所有伴液体潴留的心力衰竭患者,均应给予利尿剂直至肺部啰音消失、水肿消退、体重稳定,然后用最小剂量长期维持,并据液体潴留情况随时调整剂量,一般需长期使用,可防止再次出现液体潴留。如利尿剂用量不足造成液体潴留,可降低血管紧张素转化酶抑制剂(ACEI)的效应,增加β受体阻滞剂负性肌力的副作用;反之,剂量过大引起血容量减少,可增加ACEI和β受体阻滞剂的低血压反应并有出现肾功能不全的危险。

目前观点认为,合理使用利尿剂是有效治疗心力衰竭的基石。利尿剂应当早期与ACEI和β受体阻滞剂联合并维持应用,除非患者不能耐受。2007年中国《慢性心力衰竭诊断治疗指南》强调,利尿剂必须最早应用,以祥利尿剂(呋塞米、托拉塞米等)为首选,噻嗪类(氢氯噻嗪等)仅适用于轻度液体潴留、伴高血压和肾功能正常者。

2.ACEI 1987年发表的北欧依那普利生存率研究(CONSENSUS)第一次证明了ACEI能降低心力衰竭患者死亡率,紧接着FAMIS、CONSENSUSⅡ等大型临床研究也证实,急性心肌梗死(AMI)早期应用

ACEI 能减少梗死面积的延展和心室重塑,有利于左心功能的恢复。SAVE 及 SOLVD-T 等研究显示 AMI 后伴有左心衰竭的患者使用 ACEI 可明显降低死亡率和再梗死率。HEART 研究更进一步显示 AMI 早期 (24h)较延迟用药组(2 周后)的左室射血分数(LVEF)改善明显;并且足量用药组效果优于低剂量组,降低死亡率也更显著。迄今为止已有 40 多项临床试验评价了 ACEI 对心力衰竭的作用,这些试验证实 ACEI 使不同程度心力衰竭的患者及伴有或不伴有冠心病的患者死亡危险性均降低,奠定了 ACEI 作为心力衰竭治疗基石的地位。

基于上述大量临床试验,美国和欧洲心力衰竭治疗指南认为:所有心力衰竭患者,无论有无症状,包括 NYHAI 级,均需应用 ACEI,除非有禁忌证或不能耐受。且需早期、足量、长期使用,以改善症状、功能、生存和因心力衰竭住院率,减少急性心肌梗死后再梗。迄今为止还没有观察 ACEI 治疗 AHF 疗效的临床试验,但早期不稳定的 AHF 患者不主张使用 ACEI(ESC 指南 Ⅱ b 类,证据 C 级)。ACEI 应该从小剂量开始应用,逐渐加量,尽可能加量至大型临床研究证明的有效剂量(目标剂量)见表 4-1,而不是单独基于症状改善。

表 4-1　治疗慢性心衰的 ACEI 口服剂量及用法

药名	起始剂量及用法	目标剂量及用法
卡托普利	6.25mg,tid	50mg,tid
依那普利	2.5mg,bid	10~20mg,bid
福辛普利	5~10mg,qd	40mg,qd
赖诺普利	2.5~5mg,qd	20~40mg,qd
培哚普利	2mg,qd	4~8mg,qd
喹那普利	5mg,bid	20mg,bid
雷米普利	1.5~2.5mg,qd	10mg,qd
西拉普利	0.5mg,qd	1~2.5mg,qd
贝那普利	2.5mg,qd	5~10mg,bid

注:摘自《中华心血管病杂志》2007 年第 12 期《慢性心力衰竭诊断治疗指南》。

3.血管扩张剂　1991 年的 V-HeFT Ⅱ 试验表明,血管扩张剂对心力衰竭的疗效不如 ACEI。非洲-美洲心力衰竭试验(A-HeFT),显示非洲裔美国心力衰竭患者在标准药物治疗的基础上,加用硝酸异山梨醇 (ISDN)与肼苯哒嗪的固定剂量复方制剂可以显著提高治疗效果、降低死亡风险和其他重要临床事件的发生。ISDN 能刺激产生一氧化氮而改善内皮功能,肼苯哒嗪具有血管扩张和抗氧化作用,理论上可增强硝酸盐的效果,但在大规模人群中进行的血管扩张剂治疗心力衰竭研究的 post-hoc 分析中,应用血管扩张剂者并未获得更大的临床益处。推测内皮功能和一氧化氮的活性在黑人和白人身上有种族差异。

4.地高辛　自 1785 年首次应用地高辛治疗心力衰竭,多年来一直认为地高辛为一正性肌力药,直到 20 世纪末才澄清这一经典药物治疗心力衰竭的作用机制,主要是通过降低神经内分泌系统的活性。自 1977 年至 1997 年共有 16 个双盲、随机、安慰剂对照试验证实,地高辛在治疗浓度时具有良好的正性肌力、血管扩张以及神经激素调节作用。1997 年著名的 DIG 试验发现地高辛虽可降低患者因心力衰竭恶化的再住院率,但不能降低心力衰竭患者的死亡率。

地高辛主要用于改善心力衰竭患者的症状,或用于伴有快速心室率的心房颤动患者。在心力衰竭早期应用并不必要,不用于 NYHAI 级患者。收缩性心力衰竭患者应先使用能减少死亡和住院危险的药物如 ACEI 和 β 受体阻滞剂,如果体征和症状仍未缓解.才加用地高辛。长期应用地高辛,剂量在一般认可的治疗范围内,是否会产生不良的心血管作用,目前还不清楚。地高辛中毒的诊断主要是根据临床和心电图表现,而不能单独依赖于血药浓度。

5.钙通道阻滞剂(CCB) 1996年的PRAICE试验显示,氨氯地平与安慰剂相比,主要致死性或非致死性事件发生率无明显差异,氨氯地平有降低死亡率的趋势,并且对非缺血性心力衰竭疗效较好。其他如V-HeFTⅢ(非洛地平缓释片)、DEFIANT-Ⅱ(长效尼索地平)等研究中,使用CCB的心力衰竭患者并未明显获益。由于缺乏循证医学证据支持CCB的有效性和安全性,FDA未批准CCB用于心力衰竭。鉴于安全性的考虑,即使用于治疗有心力衰竭的高血压或心绞痛患者,大多数CCB也应避免使用。目前为止,临床试验仅提供了氨氯地平和非洛地平长期应用安全性的资料,因此,它们可以用于伴有高血压和心绞痛的心力衰竭患者。地尔硫卓和维拉帕米禁用于收缩性心力衰竭,更不宜与β受体阻滞剂合用。

6.β受体阻滞剂 β受体阻滞剂由于强负性肌力作用,既往是心力衰竭患者治疗的禁忌。目前临床实践证明,治疗心力衰竭初期β受体阻滞剂可降低LVEF,对心功能有明显的抑制作用,但治疗超过3个月后,则可改善心功能,并显著增加LVEF,这种急性药理作用与长期治疗截然不同的效应,被认为是内源性心肌功能的"生物效应",且是时间依赖性的。β受体阻滞剂可分为三代:第一代普萘洛尔,无心脏选择性,心力衰竭时耐受性差,不宜应用;第二代选择性β$_1$受体阻滞剂美托洛尔和比索洛尔有心脏选择性,没有抗氧化作用,在心力衰竭时耐受性好;第三代非选择性全面阻滞肾上腺素能α$_1$,β$_1$和β$_2$受体的β受体阻滞剂,有抗氧化作用。

目前已有至少20个以上的随机对照试验,超过10000例成人心力衰竭患者应用选择性β$_1$受体阻滞剂美托洛尔或比索洛尔治疗,结果显示能改善心力衰竭患者的长期预后,显著降低心力衰竭患者猝死的危险性。美托洛尔治疗心力衰竭的随机干预临床试验MERIT-HF结果显示,美托洛尔显著降低总死亡率、心脏性猝死发生率,且耐受性良好。CIBISⅠ~Ⅱ(心力衰竭比索洛尔研究)及其荟萃分析结果证实,无论患者的年龄如何,是否存在糖尿病和肾功能损害、是否同时应用地高辛、胺碘酮或醛固酮拮抗剂,比索洛尔均可改善患者的生存率,降低死亡率和猝死率。CIBISⅢ研究表明在轻中度心力衰竭患者中,比索洛尔初始治疗与ACEI初始治疗同样重要,均可作为首选治疗,可根据患者的具体情况做出决定。对"先用ACEI,然后再加用β受体阻滞剂"的观点给予了否定,强调尽早联合应用两类药物。1999年完成的CARMEN试验及后来的COPERNICUS试验证实,轻度和严重心力衰竭患者早期联合应用ACEI和卡维地洛治疗,具有有益的临床效应。COMET研究(欧洲卡维地洛与美托洛尔对比研究)的结果提示,治疗中、重度慢性心力衰竭,兼具β和α受体阻滞作用的卡维地洛比选择性β$_1$受体阻滞剂美托洛尔可能有明显的生存益处,推测选择性β$_1$受体阻滞剂,使衰竭心脏的β$_1$受体作用减弱,同时β$_2$受体和α$_1$受体作用增强。以阻断β$_1$受体为主,兼有适当的β$_2$受体和α$_1$受体阻断作用的非选择性β受体阻滞剂对心力衰竭治疗可能获益更大,但尚无大型临床试验的结果支持α$_1$受体阻滞或抗氧化作用对心力衰竭更有利,且该试验中选用的是短效美托洛尔,应用剂量低于平均剂量,非选择性β受体阻滞剂优于选择性β受体阻滞剂的结论目前仍有争议,有待更大规模的临床试验进行验证。人们普遍认为高龄患者对β受体阻滞剂的耐受能力差。COLAⅡ研究结果确立了卡维地洛长期治疗老年收缩性心力衰竭患者的良好疗效和耐受性,因此,对老年慢性心力衰竭患者不能因为顾虑患者的耐受力而不用β受体阻滞剂治疗。但并非所有的β受体阻滞剂对慢性心力衰竭均同样有益,如BEST研究显示,布新洛尔未能改善慢性心力衰竭患者的长期预后。据临床试验,只推荐使用比索洛尔、卡维地洛、琥珀酸美托洛尔。澳大利亚悉尼大学对≥70岁的慢性心力衰竭病人进行了SENIORS(奈比洛尔干预对老年人后果和再住院的效用)的研究,奈比洛尔在SENIORS研究中被证实有效,也被2008年欧洲ESC指南推荐。另外β受体阻滞剂的剂型与剂量的选择对心力衰竭患者非常重要。即使是同一种β受体阻滞剂如果其剂型和剂量不同,也可能产生不同的临床益处。

目前已确立β受体阻滞剂在心力衰竭治疗中的地位,即从传统认为的禁忌证转变为常规治疗适应证,包括选择性β$_1$受体阻滞剂和全面阻滞肾上腺素能α$_1$,β$_1$和β$_2$受体的β受体阻滞剂。1999年美国建议,

NYHAⅡ、Ⅲ级病情稳定的慢性收缩性心力衰竭患者需在 ACEI 和利尿剂基础上加用 β 受体阻滞剂,β 受体阻滞剂必须从极小剂量开始,而且要尽早应用,并缓慢逐步递增剂量,剂量递增不少于两周间隔,直至最大耐受量后长期维持,除非有禁忌证或不能耐受(见表 4-2)。即使应用低剂量的 β 受体阻滞剂也比不用好。NYHAⅣ级心力衰竭患者,需待病情稳定(通常 4 日内未静脉用药;已无液体潴留并体重恒定)后,在严密监护下应用。2009 年美国 ACC/AHA 指南提出:当容量负荷状态已调整到最佳状态,并成功停用静脉利尿剂、血管扩张剂和正性肌力药物后,推荐开始应用 β 受体阻滞剂。2004 年 9 月美国心力衰竭学会第 8 届年会上发布的心力衰竭治疗指南中指出,慢性阻塞性肺疾病患者,甚至是偶然使用支气管扩张剂的哮喘患者并不是使用 β 受体阻滞剂的绝对禁忌证,但需权衡利弊用药。β 受体阻滞剂治疗心衰剂量并非按患者治疗反应确定,心率是公认的 β_1 受体阻滞的指标。

表 4-2　β 受体阻滞剂治疗心力衰竭的剂量递增方案

药物	起始剂量	目标剂量	递增间期
琥珀酸美托洛尔	12.5～25mg,qd	200mg,qd	2～4 周
比索洛尔	1.25mg,qd	10mg,qd	2～4 周
酒石酸美托洛尔平	6.25mg,tid	50mg,tid	2～4 周
卡维地洛	3.125mg,bid	25mg,bid	2～4 周

7.醛固酮拮抗剂　已证实人体心肌存在醛固酮受体,正常人体促肾上腺皮质激素刺激醛固酮的产生作用有限,且醛固酮首次通过肝脏的清除是完全的,在肝静脉很少或没有醛固酮。然而在心力衰竭时,血浆促肾上腺皮质激素浓度升高,结果致糖皮质激素水平增高和醛固酮分泌增加;心力衰竭时 AngⅡ 水平增高,也会刺激醛固酮合成分泌增多;另外,糖皮质激素、抗利尿激素、心钠素、儿茶酚胺、血浆高密度脂蛋白降低也能促使醛固酮分泌。同时由于肝脏的灌注降低,醛固酮的清除降低,进一步增高血浆醛固酮的浓度。醛固酮可加强 AngⅡ 对心肌结构和功能的不良作用,可引起低钾、低镁,可激活交感和降低副交感活性,在心肌细胞外基质重塑中起重要作用,从而促进心力衰竭的发展。

已证实,醛固酮拮抗剂-螺内酯对心力衰竭患者有益。1999 年的 RALES 试验,入选 1663 例 NYHAⅢ级(70.5％)或Ⅳ级(29.5％)患者,在传统药物治疗基础上加小剂量螺内酯(平均 26mg),可明显降低严重心力衰竭的发病率和死亡率,因疗效显著而提前结束这一试验。EPHESUS 试验入选 6000 余例心肌梗死后伴左室收缩功能不全和有 CHF 表现的稳定期患者,随访 16 个月,结果表明,在 ACEI 和 β 受体阻滞剂常规治疗的基础上加用选择性醛固酮受体拮抗剂依普利酮(25～50mg/d)能够使 AMI 合并心力衰竭的患者进一步获益,心脏猝死的危险性和总死亡率下降,对 LVEF<30％ 的患者这一有益作用更为显著。依普利酮是一种新型选择性醛固酮受体拮抗剂,对雄激素、孕激素受体的作用极小,不会增加男性乳房发育,较螺内酯安全性更佳。

心力衰竭患者短期应用 ACEI,可降低醛固酮水平,但长期应用常出现醛固酮的逃逸现象,不能保持血中醛固酮水平稳定持续的降低。由于"醛固酮逃逸"现象及醛固酮在心力衰竭中的病理生理作用,决定了心力衰竭治疗中醛固酮拮抗剂不可替代的作用。由于螺内酯阻滞醛固酮的负反馈,可激活 RAAS,故应与 ACEI 联合应用。2010 年公布的 EMPHASIS-HF 试验显示,依普利酮显著减少收缩性心力衰竭患者和轻微症状患者(NYHAⅡ级)的死亡风险和住院风险,依普利酮治疗轻度心衰也显示出获益。目前建议:重度心力衰竭 NYHAⅢ～Ⅳ级患者,心梗后有左室收缩功能障碍和心力衰竭表现或糖尿病心力衰竭患者,在常规治疗的基础上,应用小剂量的螺内酯 20mg/d,以改善生存,减少死亡率。醛固酮拮抗剂在轻、中度心力衰竭的有效性和安全性尚有待确定。如果出现了疼痛性男子乳腺发育(在 RALES 研究中占 10％),应当停用螺内酯。使用醛固酮拮抗剂前,男性血肌酐应低于 2.5mg/dl、女性低于 2.0mg/dl 且血钾低于

5.0mmol/L，使用中应严密监测肾功能和血钾。

8.AngⅡ受体阻滞剂　20多年开发的特异性AgⅡ受体阻滞剂（ARB），为心力衰竭的治疗提供了新的途径，其作用机制是与AngⅡ受体结合并阻滞经ACE和非ACE途径产生的AngⅡ，作用较ACEI更完全。理论上ARB的疗效应更佳，第一个研究ARB治疗心力衰竭的试验VAL-HeFT试验（缬沙坦治疗心力衰竭试验）入选5010例心衰患者，结果证明，在常规治疗基础上加用缬沙坦可使死亡率、致残率的危险性及再住院率进一步下降。分析心力衰竭中7%未服用ACEI单用缬沙坦的患者疗效，结果说明，缬纱坦对不能耐受ACEI的患者疗效显著。CHARM试验（坎地沙坦对心力衰竭患者减少病死率和死亡率的评价）在使用基础治疗（包括ACEI）加ARB可以降低慢性心力衰竭患者的病死率和病残率。但VALIANT试验（缬沙坦急性心肌梗死后患者的研究）结果不支持ACEI联合使用ARB。VALIANT试验结果与前述两项研究结果不同，原因可能与研究的患者群体不同有关，急性心肌梗死后心力衰竭病程不同于慢性心力衰竭，且VALIANT试验中ARB和ACEI同时使用，ARB使用剂量较小（缬沙坦80mg，2次/天）；而VAL-HeFT和CHARM试验中ACEI使用较长时间后才加用ARB，此时ACEI可能产生RAAS逃逸现象，这种情况下加服较大剂量ARB（缬沙坦160mg，2次/天）效果会比较好。ELITEⅡ试验共入选3152例≥60岁、有症状的HF患者。总死亡率在氯沙坦（12.5～50mg/d）和卡托普利（12.5～50mg/d，每天3次）两组无差异；猝死和心搏骤停复苏的发生率两组亦无差异，未能证实氯沙坦优于卡托普利。Jong等对1996年至2001年ARB治疗心力衰竭的17个随机对照试验、共12469例患者进行了Meta分析，结果在降低全病因死亡率或心血管死亡率方面ARB并不比ACEI优越。但若用于ACEI不耐受的患者，仍可获得较好的疗效。

ARB需达到较高的靶剂量水平，才能产生与ACEI类似的降低死亡率和发病率等益处，ARB可用于不能耐受ACEI副作用如咳嗽的心力衰竭患者，从而减少住院率。但须注意，ARB也有引起血管性水肿的可能性。建议，未应用过ACEI和能耐受ACEI的心力衰竭患者，仍以ACEI为首选。目前尚不推荐ACEI、ARB、醛固酮拮抗剂这三种药物常规同时使用。

9.胺碘酮的应用　无症状、非持续性室性和室上性心律失常时，除β受体阻滞剂，通常不建议其他抗心律失常药物用于心力衰竭患者。持续性室性心动过速、室颤、曾经猝死复生、房颤或室上性心动过速伴快速室率或血流动力学不稳定者应予治疗，治疗原则与非心力衰竭者相同，但应避免应用Ⅰ类抗心律失常药物。胺碘酮延长动作电位时间，具有钾通道阻滞作用，对室上性和室性心律失常有效，并可恢复与维持房颤患者的窦性节律或提高电复律的成功率，且不增加心力衰竭患者的死亡危险性，是临床上唯一的无明显负性肌力作用的抗心律失常药。新近大规模安慰剂对照试验结果表明，甲亢或甲减、肝炎、肺纤维化及神经病变的副反应发生率相对低，小剂量（100～200mg/d）可减少副反应，是心力衰竭伴心律失常时药物治疗中较好的选择。

几项安慰剂对照的心力衰竭试验中，只有CESICA研究表明胺碘酮可改善生存率。胺碘酮对预防心力衰竭猝死或延长生存尚无确切有效的证据，且有一定的毒性，故不推荐心力衰竭患者常规预防性应用胺碘酮。

10.抗血小板及抗凝药物治疗　曾有研究提出，冠心病伴心力衰竭患者同时服用ACEI和阿司匹林会削弱ACEI的临床益处。至今最大规模的回顾性研究，对入选心肌梗死患者超过1000例以上的研究进行了系统分析，结果显示，同时接受ACEI和阿司匹林治疗的96712例心肌梗死患者与单用ACEI治疗者相比，降低30日总死亡率相对危险相似。目前尚无证据支持临床上ACEI与阿司匹林合用存在显著相互作用。

WATCH试验在NYHAⅡ～Ⅳ级且LVEF<35%的心力衰竭患者中，比较开放标签的华法林与双盲

的抗血小板药物(160mg/日阿司匹林或75mg/日氯吡格雷)对主要终点:全因死亡率、非致死性心肌梗死及非致死性脑卒中的联合终点的影响。WATCH平均随访2年后提前结束,结果提示,华法林、阿司匹林和氯吡格雷三种药物治疗慢性心力衰竭患者结果相近似,死亡、非致命性心肌梗死或脑卒中的危险相近似。WARCEF试验通过2860例心力衰竭患者比较华法林与阿司匹林在预防死亡和脑卒中的作用,结果两组的卒中发生率和血管源性病死率无统计学差异。WASH研究结果表明无论是阿司匹林还是华法林在心力衰竭中预防性应用都不能降低死亡、心肌梗死和卒中,而且阿司匹林可能增加住院率。

一般认为,抗血小板和抗凝治疗对心力衰竭本身无使用的适应证。建议心衰伴有明确动脉粥样硬化疾病(例如CHD或MI后)、糖尿病和脑卒中而有二级预防适应证的患者应用阿司匹林(Ⅰ类,C级)。心衰伴阵发或持续性AF,或曾有血栓栓塞史患者,应予华法林抗凝治疗(Ⅰ类,A级),并调整剂量,使INR保持在2~3之间。窦性心律患者不推荐常规抗凝治疗,但有明确的心室内血栓,或者超声心动图显示左心室收缩功能明显降低,心室内血栓不能除外时,可考虑抗凝治疗(Ⅱa类,C级)。

11.他汀类药物　基础研究表明,HMG-CoA还原酶抑制剂(他汀类药物)可以通过抗炎、抗氧化、抗自由基损伤、刺激血管及心肌组织中NO的合成、抑制心肌局部ACE的活性、降低局部AngⅡ水平、抑制基质金属蛋白酶的产生达到抑制心肌纤维化及心室重构的目的。另有研究表明,他汀类药物可以下调AngⅡ受体,改善心率变异性,这可能对预防恶性心律失常和改善预后有益。

美国洛杉矶大学医学院对9997例常规治疗同时接受他汀类药物治疗1年的心力衰竭患者进行了回顾分析,结果显示,心力衰竭患者接受较大剂量他汀类药物治疗后,房扑和房颤的患病率显著降低。澳大利亚Monash大学进行的UNIVERSE研究,观察他汀类药物对缺血性或非缺血性心力衰竭患者的影响,结果显示,大剂量瑞舒伐他汀对于收缩性心力衰竭患者降低胆固醇安全有效,但未能改善左心室重构。2007年美国心脏学会(AHA)公布了CORONA研究结果,该研究入选5011例NYHAⅡ~Ⅳ级缺血性病因引起的收缩性心力衰竭患者,结果提示:他汀类药物使高敏C反应蛋白水平明显下降,但未能降低复合心血管终点或全因死亡。2008年公布的CISSI-HF试验,入选症状性心力衰竭患者4574位,平均随访3.9年,冠心病占40%,NYHAⅢ或Ⅳ级分别为37%,试验表明他汀对于心力衰竭患者并未改善临床预后,无冠心病患者未见明显获益,由于不良事件很少,所以使用他汀类药物还是很安全的。他汀类药物对于慢性心力衰竭本身未发现确切的治疗作用。

12.抗抑郁治疗在心力衰竭中的作用　2007年第56届ACC年会公布了一项研究,对近两万老年患者的心衰高危因素进行分析发现,抑郁与心衰有密切联系。

13.窦结If抑制剂　伊伐布雷定为选择性窦结If抑制剂,可以与存在于窦结的If通道结合,减慢心脏跳动的速率,2010年公布的SHIFT研究显示,在现有优化的标准内科治疗基础上,伊伐布雷定对于心率仍大于70次/分的患者有益,使心血管死亡或心力衰竭住院数量显著减少18%,提示降低心率可以改善心衰患者的预后。

目前认为,伊伐布雷定是一种单纯降低心率的药物,尚未发现其具有心脏保护作用,故不能单独应用,应作为标准治疗后进一步治疗的辅助药物之一。可应用于在现有优化临床标准用药如利尿剂、β受体阻滞剂和ACEI达到最佳治疗后心率仍然偏快的心衰患者。

(三)非药物治疗

1.心脏再同步化治疗CRT　既往研究显示,心力衰竭时CRT可使左右心室同步收缩,抑制左室重塑,有效缓解心力衰竭症状,并提高运动耐力,改善心力衰竭患者的生活质量。MUSTIC、MIRACLE、CARE-HF研究均证实,早期的CRT可以改善左室收缩不同步引起的中重度心力衰竭患者的症状,减少再住院率、降低全因死亡率或主要心血管原因住院的复合终点,改善生活质量。McAlister对3216例QRS时限增宽的 CHF 患者（NYHAⅢ～Ⅳ级占 85%）进行荟萃分析发现：CRT 使心功能改善，全因死亡率降低 25%，因心衰加重者死亡率降低 42%，心衰住院率降低 32%。循证医学证据确立了 CRT 在心力衰竭中的治疗地位。

2005 年 ACC/AHA 和 ESC《慢性心力衰竭诊断与治疗指南》指出，经最佳治疗后 LVEF≤35%、心功能 NYHAⅢ～Ⅳ级、窦性节律时心脏失同步（QRS 间期大于 0.12s）患者行 CRT（除非有禁忌证）列为Ⅰ类适应证。

2006 年，中华医学会心电生理和起搏分会参考 ACC/AHA 和 ESC 的指南，结合我国情况制定了我国的 CRT 适应证。Ⅰ类适应证要求同时满足以下条件：①缺血性或非缺血性心肌病；②抗心力衰竭药物充分治疗后，NYHA 心功能仍在Ⅲ级或不必卧床的Ⅳ级；③窦性心律。对于房颤患者，如果符合Ⅰ类适应证其他条件，也可行 CRT 治疗（Ⅱa 类适应证）；④LVEF≤35%；⑤LVFDD≥55mm；⑥QRS 波时限≥0.12s 伴有心脏运动不同步。2007 年中国《慢性心力衰竭诊断治疗指南》指出：对于 NYHAⅢ～Ⅳ级、LVEF≤35% 且 QRS>0.12s 的症状性心衰，可置入 CRT-D（Ⅱa、B 级）。

2007 年 ESC 公布了心力衰竭患者的 CRT 治疗适应证：①心力衰竭患者 CRT 治疗或 CRT 联合植入式心脏复律除颤器（CRT-D）治疗建议：经最佳药物治疗仍然存在症状的心力衰竭患者，NYHAⅢ～Ⅳ级，LVEF≤35%，左心室扩大，窦性心律，QRS 波群增宽≥0.12s。CRT-D 对于功能状态良好，预期生存期>1 年的心力衰竭患者是一种可接受的治疗选择（Ⅰ类）；②对于同时具有普通永久起搏器植入适应证的心力衰竭患者应用 CRT 治疗建议：NYHAⅢ～Ⅳ级的症状性心力衰竭患者，LVEF≤35%，左室扩大，同时具有永久起搏器植入适应证（首次植入永久起搏器或升级传统起搏器为 CRT），Ⅱa 类；③具有植入式心脏复律除颤器适应证的心力衰竭患者联合应用植入式心脏复律除颤器和心脏再同步治疗（CRT-D）的建议：符合 ICD 植入Ⅰ类适应证（首次植入或在更换起搏器时升级），经最佳药物治疗仍然存在症状的心力衰竭患者，NYHAⅢ～Ⅳ级，LVEF≤35%，左室扩大，QRS 波群增宽≥0.12s，Ⅰ类；④伴有永久性心房颤动的心力衰竭患者应用 CRT 治疗建议：经最佳药物治疗仍然存在症状的心力衰竭患者，NYHAⅢ～Ⅳ级，LVEF≤35%，左室扩大，永久性心房颤动同时存在房室结消融适应证，Ⅱa 类。

在新的指南中更加重视了心力衰竭患者猝死的预防，符合 CRT 治疗Ⅰ类适应证的患者，也是 CRT-D 治疗的Ⅰ类适应证。

依据 2009 年 REVERSE 和 MADIT-CRT 试验，2010 年 ESC 年会上更新了心衰器械治疗指南，修改了 CRT 推荐，推荐将 CRT 用于优化内科治疗后 NYHAⅡ级、LVEF<35%、QRS 波增宽的窦性节律患者，强调预防心衰进展，降低心衰合并症发生率。其修订要点为将患者心功能从 NYHAⅢ级改为 NYHAⅡ级，意味着轻度症状的心衰患者亦可从 CRT 治疗中获益。2010 年公布的 RAFT 试验又进一步充实了 CRT/ICD 用于轻度心衰患者的证据。结合我国国情，鉴于目前临床经验表明 CRT 存在高达约 30% 的"无反应者"，及尚缺乏国人的随访研究证据，我国专家认为选择 NYHAⅡ患者时，应持慎重的态度，不宜作为常规。

单独根据心电图 QRS 波的宽度确定是否存在心脏失同步存在不足，通过超声心动图组织多普勒显像直观确定心脏是否出现收缩失同步日益受到重视。有研究表明，术前通过组织多普勒技术进行病例选择能够显著降低术后无反应者的比例。

2.心脏复律除颤器 ICD　心力衰竭患者约半数死于心脏猝死，ICD 则可以预防心血管事件的发生。评估 ICD 二级预防效果的临床试验 AVID、CASH、CIDS 显示对于高危严重心力衰竭患者（如心脏骤停、室颤、血流动力学不稳定室速患者），心内置入 ICD 可以降低总死亡率和心律失常所致死亡。评价 ICD 一级预防效果的 MADIT 和心力衰竭心脏性猝死试验 SCD-HeFT 结果显示，中度心力衰竭患者（NYHAⅡ～Ⅲ

级),LVEF≤30%,接受常规治疗加 ICD 治疗的病死率明显低于未置入 ICD 而仅使用胺碘酮者。COM-PANION 研究提示 CRT 加 ICD 治疗组死亡率明显低于药物治疗组和单用 CRT 治疗组。荟萃分析结果也显示了 ICD 的有益作用。

2007 年中国《慢性心力衰竭诊断治疗指南》及 2009 年 ACC/AHA《成人心力衰竭诊疗指南》,ICD 植入的一级预防强调经最佳治疗后及患者预期能以较好的功能状态生存超过一年且有下列指征者。

3.干细胞移植 TOPCARE-AMI、BOOST、REPAIR-AMI、TCT-STAMI 研究发现,干细胞移植包括骨骼肌干细胞、骨髓单个核细胞、内皮祖细胞、骨髓间充质于细胞和外周血干细胞等,可以明显改善急性心肌梗死及梗死后心力衰竭患者的心脏功能。其中 REPAIR-AMI 试验从德国和瑞典的 17 个中心入选 204 例心肌梗死患者,心肌梗死 5 日后向患者冠状动脉内直接输注骨髓干细胞,结果显示,4 个月时患者的 LVEF 提高,特别是基线 LVEF<49% 的心肌梗死患者获益更大。Kang 等研究显示,粒细胞集落刺激因子(G-CSF)动员外周血干细胞,并经冠状动脉输入,也可以改善心脏功能。目前干细胞治疗心肌梗死是一种很有前景的治疗手段,但其机制尚不十分清楚。如何选择合适患者、合适干细胞类型,以及植入最佳时机和植入途径等问题,尚需要解决。

(王芳芬)

第三节 急性心力衰竭

一、概述

急性心力衰竭又称急性心功能不全。是由心脏做功不正常引起血流动力学改变而导致的肾脏和神经内分泌系统的异常反应的临床综合征。机械性循环障碍引起的心力衰竭称机械性心力衰竭。心脏泵血功能障碍引起的心力衰竭,统称泵衰竭。由各种原因引起的发病急骤、心输出量在短时间内急剧下降,甚至丧失排血功能引起的周围系统灌注不足称急性心力衰竭。

二、诊断

(一)症状

根据心脏排血功能减退程度、速度和持续时间的不同,以及代偿功能的差别,分下列 4 类表现:昏厥型、心源性休克型、急性肺水肿型、心脏骤停型。

1.昏厥型 突发的短暂的意识丧失,称之心源性昏厥。发作时间短暂,发作后意识立即恢复,伴随面色苍白、冷汗等自主神经功能障碍的症状。

2.心源性休克型 早期见神志清醒、面色苍白、躁动、冷汗、稍有气促;中期见神志淡漠、恍惚、皮肤湿冷、口唇四肢发绀;晚期见昏迷、发绀加重、四肢厥冷过肘膝、尿少,同时见颈静脉怒张等体循环淤血症状。

3.急性肺水肿型 突发严重气急、呼吸困难伴窒息感,咳嗽,咳粉红色泡沫痰,严重者由鼻、口涌出。

4.心脏骤停型 意识突然丧失(可伴全身抽搐)和大动脉搏动消失,并伴呼吸微弱或停止。

(二)体征

1.昏厥型 意识丧失,数秒后可见四肢抽搐、呼吸暂停、发绀,称阿-斯综合征。伴自主神经功能障碍症状,如冷汗、面色苍白。心脏听诊可发现心律失常、心脏杂音等体征。

2.心源性休克型 早期脉细尚有力,血压不稳定,有下降趋势,脉压差<2.7kPa(<20mmHg);中期神志恍惚、淡漠,皮肤呈花斑纹样,厥冷,轻度发绀,呼吸深快,脉细弱,心音低钝,血压低,脉压小,尿量减少;晚期昏迷状态,发绀明显,四肢厥冷过肘、膝,脉搏细或不能触及,呼吸急促表浅,心音低钝,呈钟摆律、奔马律。严重持久不纠正时,合并消化道出血,甚至DIC。

3.急性肺水肿型 端坐呼吸,呼吸频率快,30～40次/分,严重发绀,大汗,早期肺底少量湿啰音,晚期两肺布满湿啰音,心脏杂音常被肺内啰音掩盖而不易听出,心尖部可闻及奔马律和哮鸣音。

4.心脏骤停型 为严重心功能不全的表现,昏迷伴全身抽搐,大动脉搏动消失,心音听不到,呼吸微弱或停止,全身发绀,瞳孔散大。

(三)检查

1.X线检查 胸部X线检查对左心衰竭的诊断有一定帮助。除原有心脏病的心脏形态改变之外,主要为肺部改变。

(1)间质性肺水肿:产生于肺泡性肺水肿之前。部分病例未出现明显临床症状时,已先出现下述一种或多种X线征象。①肺间质淤血,肺透光度下降,可呈支雾状阴影;②由于肺底间质水肿较重,肺底微血管受压而将血流较多地分布至肺尖,产生肺血流重新分配,使肺尖血管管径等于甚至大于肺底血管管径,肺尖纹理增多、变粗,尤显模糊不清;③上部肺野内静脉淤血可致肺门阴影模糊、增大;④肺叶间隙水肿可在两肺下野周围形成水平位的Kerley-B线;⑤上部肺野小叶间隙水肿形成直而无分支的细线,常指向肺门,即Kerley-A线。

(2)肺泡性肺水肿:两侧肺门可见向肺野呈放射状分布的蝶状大片雾状阴影;小片状、粟粒状、大小不一结节状的边缘模糊阴影,可广泛分布两肺,可局限一侧或某些部位,如肺底、外周或肺门处;重度肺水肿可见大片绒毛状阴影,常涉及肺野面积的50%以上;亦有表现为全肺野均匀模糊阴影者。

2.动脉血气分析 左心衰竭引起不同程度的呼吸功能障碍,病情越重,动脉血氧分压(PaO_2)越低。动脉血氧饱和度低于85%时可出现发绀。多数患者二氧化碳分压($PaCO_2$)中度降低,系PaO_2降低后引起的过度换气所致。老年、衰弱或神志模糊患者,$PaCO_2$可能升高,引起呼吸性酸中毒。酸中毒致心肌收缩力下降,且心电活动不稳定易诱发心律失常,加重左心衰竭。如肺水肿引起CO_2明显降低,可出现代谢性酸中毒。动脉血气分析对早期肺水肿诊断帮助不大,但据所得结论观察疗效则有一定意义。

3.血液动力学监护 在左心衰竭的早期即行诊治,多可挽回患者生命。加强监护,尤其血液动力学监护,对早期发现和指导治疗至关重要。

应用Swan-Ganz导管在床边即可监测肺动脉压(PAP)、PCWP和CO等,并推算出CI、肺总血管阻力(TPR)和外周血管阻力(SVR)。其中间接反映LAP和LVEDP的PCWP是监测左心功能的一个重要指标。在血浆胶体渗透压正常时,心源性肺充血和肺水肿是否出现取决于PCWP水平。当PCWP高于2.40～2.67kPa(18～20mmHg),出现肺充血,PCWP高于2.80～3.33kPa(21～25mmHg),出现轻度～中度肺充血;PCWP高于4.0kPa(30mmHg),出现肺水肿。

肺循环中血浆胶体渗透压为是否发生肺水肿的另一重要指标,若与PCWP同时监测则价值更大。即使PCWP在正常范围内,若其与血浆胶体渗透压之差<0.533kPa(4mmHg),亦可出现肺水肿。

若PCWP与血浆胶体渗透压均正常,出现肺水肿则应考虑肺毛细管通透性增加。

左心衰竭患者的血液动力学变化先于临床和X线改变,PCWP升高先于肺充血。根据血液动力学改变,参照PCWP和CI两项指标,可将左心室功能分为4种类型。

Ⅰ型:PCWP和CI均正常。无肺充血和末梢灌注不足。予以镇静剂治疗。

Ⅱ型：PCWP＞2.40kPa(18mmHg)，CI正常，仅有肺淤血。予以血管扩张剂加利尿剂治疗。

Ⅲ型：PCWP正常，CI每分钟＜2.2L/m²。仅有末梢灌注不足。予以输液治疗。

Ⅳ型：PCWP＞2.40kPa(18mmHg)，CI每分钟＜2.2L/m²。兼有肺淤血和末梢灌注不足。予以血管扩张剂加强心药(如儿茶酚胺)治疗。

4.心电监护及心电图检查　可以发现心脏左、右房室肥大及各种心律失常改变，有助于诊断。严重致命的心律失常如室性心动过速、紊乱的室性心律、室颤、室性自律心律、甚至心室暂停、严重窦缓、Ⅲ度房室传导阻滞等。

5.血压及压力测量

(1)动脉血压下降。心源性休克时动脉血压下降是特点，收缩压＜10.6kPa(80mmHg)，一般均在9.2kPa(70mmHg)，脉压＜2.7kPa(20mmHg)，高血压者血压较基础血压下降20%以上或降低4kPa(30mmHg)。

(2)静脉压增高，常超过1.4kPa(14cmH₂O)。

(3)左心室充盈压测定，左心室梗死时达3.3～4kPa(25～30mmHg)，心源性休克时达5.3～6kPa(40～5mmHg)。

(4)左心室舒张末期压力，以肺楔压代表，一般均超过2.77kPa(20mmHg)。

(5)冠状动脉灌注压平均＜8kPa(60mmHg)。

(四)诊断要点

1.病因诊断　急性心力衰竭无论以哪种表现为主，均存在原发或继发原因，足以使心输出量在短时间内急剧下降，甚至丧失排血功能。

2.临床诊断

(1)胸部X线片见左心室阴影增大。

(2)无二尖瓣闭锁不全的成人，于左心室区听到第三心音或舒张期奔马律。

(3)主动脉瓣及二尖瓣无异常而左心室造影见左心室增大，心排血指数低于2.7L/(min·m²)。

(4)虽无主动脉瓣及二尖瓣膜病变，亦无左心室高度肥大，但仍有如下情况：①左心室舒张末期压为1.3kPa(10mmHg)以上，右心房压力或肺微血管压力在1.6kPa(12mmHg)以上，心输出量低于2.7L/(min·m²)；②机体耗氧量每增加100ml，心输出量增加不超过800ml，每搏输出量不增加；③左心室容量扩大同时可见肺淤血及肺水肿。

(5)有主动脉狭窄或闭锁不全时，胸部X线检查左心室阴影迅速增大，使用洋地黄后改善。

(6)二尖瓣狭窄或闭锁不全，出现左心室舒张末期压升高，左心房压力或肺微血管压力增高，体循环量减少，有助于诊断由瓣膜疾病导致心力衰竭。

(五)鉴别诊断

急性心力衰竭应与其他原因引起的昏厥、休克和肺水肿相鉴别。

1.心源性昏厥与其他类型昏厥的鉴别　昏厥的当时，心律、心率无严重过缓、过速、不齐或暂停，又不存在心脏病基础的可排除心源性昏厥。可与以下常见昏厥鉴别：

(1)血管抑制性昏厥：本病发病特点：①多发于体弱年轻女性；②昏厥发作多有明显诱因，如疼痛、情绪紧张、恐惧、手术、出血、疲劳、空腹、失眠、妊娠、天气闷热等，晕厥前有短时的前驱症状；③常在直立位、坐位时发生晕厥；④晕厥时血压下降，心率减慢，面色苍白且持续至晕厥后期；⑤症状消失较快，1～2日康复，无明显后遗症。

(2)直立性低血压性昏厥：特点是血压急剧下降，心率变化不大，昏厥持续时间较短，无明显前驱症状。

常患其他疾病,如:生理性障碍、降压药物使用及交感神经截除术后、全身性疾病如脊髓炎、多发性神经炎、血紫质病、高位脊髓损害、脊髓麻醉、糖尿病性神经病变、脑动脉粥样硬化、急性传染病恢复期、慢性营养不良。往往是中枢神经系统原发病的临床症状之一。故要做相应检查,以鉴别诊断。

(3)颈动脉窦综合征:特点:①患者有昏厥或伴抽搐发作史;②中年以上发病多见,各种压迫颈动脉窦的动作,如颈部突然转动、衣领过紧均是诱因;③发作时脑电波出现高波幅慢波;④临床上用普鲁卡因封闭颈动脉窦后发作减轻或消失可支持本病诊断。

2.心源性休克与其他类型休克鉴别诊断　此症患者有心脏器质性病变基础上或原有慢性心力衰竭基础上的急性心力衰竭,而出现心源性休克。在休克时,静脉压和心室舒张末压升高,与其他休克不同。其他类型休克多有明确的病因,如:出血、过敏、外科创伤及休克前的严重感染等方面可与心源性休克鉴别。另外,即刻心电图及心电监护有致命性心律失常,可有助于诊断。

3.急性心力衰竭肺水肿与其他原因所致肺水肿鉴别

(1)刺激性气体吸入中毒可引起急性肺水肿,其特点:①有刺激性气体吸入史;②均有上呼吸道刺激症状,重者引起喉头水肿、肺炎、肺水肿,引起明显呼吸困难,突发肺水肿;③除呼吸道症状外,由于吸入毒物种类不同,并发心、脑、肾、肝等器官损害。

(2)中枢神经系统疾病所致肺水肿,有中枢神经系统原发病因存在,如颅脑创伤、脑炎、脑肿瘤、脑血管意外所致意外肺水肿。

(3)高原性肺水肿是指一向生活在海拔 1000m 以下,进入高原前未经适应锻炼的人,进入高原后,短则即刻发病,长则可在 2 年后发病,大多在 1 个月之内发病。多在冬季大风雪气候发病,与劳累有关。前驱症状有头痛、头晕,继之出现气喘、咳嗽、胸痛、咳粉红色泡沫样痰、双肺湿啰音、发绀等急性肺水肿情况。依其特定的发病条件诊断不难。

三、治疗

(一)吸氧和辅助通气

应保证 AHF 患者气道通畅,SaO_2 维持在正常范围(95%～98%)(Ⅰ类,证据 C 级),如果增加吸氧浓度无效,可行气管内插管(Ⅱa 类,证据 C 级)。低氧血症的 AHF 患者应增加吸氧浓度(Ⅱa 类,证据 C 级),但无低氧斑症的患者,增加吸氧浓度可能有害。研究证明,氧过高会减少冠脉血流、降低心输出量、升高血压和增加全身血管阻力。

已有 5 项随机对照研究的结果表明,对于左心衰竭心源性肺水肿患者,与标准治疗比较,使用持续气道正压(CPAP)无创性通气治疗能改善 AHF 患者的氧合作用、症状和体征,减少气管内插管。另有 3 个使用无创性正压通气(NIPPV)随机对照试验的结果表明,NIPPV 能减少气管内插管,但并不能降低死亡率或改善远期心功能。Collins 等对 1980～2005 年的随机对照研究进行荟萃分析,结果显示,急性心源性肺水肿患者使用 CPAP 和 NIPPV 能明显减少气管内插管和机械通气(ESC Ⅱa 类,证据 A 级)。现有数据未显示它们能降低死亡率,但有下降的趋势。2007 年 ESC 公布了 3CPO 研究结果,急性心源性肺水肿患者接受无创通气治疗可更快改善代谢异常及呼吸窘迫,采用 CPAP 或 NIPPV 均可安全受益,但对 7 天及 30 天死亡率无影响。

有创性机械通气不用于可通过氧疗、CPAP 或 NIPPV 能有效逆转的低氧血症患者。使用气管内插管机械通气最常见的原因是,呼吸频率减少、高碳酸血症和意识障碍提示呼吸肌疲劳,以下情况也需要气管内插管机械通气:①缓解呼吸困难(减少呼吸肌做功)。②避免胃内容物反流入气管。③改善肺内气体交换,纠正高碳酸血症和低氧血症;或用于因长时间心肺复苏或应用麻醉药物所致意识不清患者。④保证气管灌洗,预防气管阻塞和肺不张。

（二）血管扩张剂

如果血压正常但伴有低灌注状态、瘀血体征、尿量减少,血管扩张剂应作为一线用药,用于扩张外周循环并降低前负荷。

1.硝普钠　适用于严重心力衰竭患者和后负荷增加的患者,如高血压心力衰竭或二尖瓣反流患者,推荐从 0.3μg/(kg·min)起始(ESC 指南Ⅰ类,证据 C 级)。在 ACS 引起的 AHF 患者硝酸甘油优于硝普钠,因为硝普钠能引起"冠状动脉窃血综合征"。

2.硝酸酯类药物　小剂量硝酸酯类药物仅扩张静脉,随剂量增加也可扩张动脉,包括冠状动脉。合适剂量的硝酸酯类药物可以使静脉扩张和动脉扩张保持平衡,从而只减少左室的前负荷和后负荷而不减少组织灌注。

在急性心力衰竭病人中进行的两项随机试验显示,应用血流动力学允许的最大剂量的硝酸酯类药物与小剂量利尿剂配合,其效果优于单纯应用大剂量利尿剂(ESC 指南Ⅰ类,证据 B 级)。

2001 年欧美指南提出:当期望降低死亡率时,应当使用 ACEI,当期望改善症状时可以将 ACEI 和硝酸酯联合应用。2009 年美国 ACC/AHA 指南进一步肯定了硝酸酯对美国黑人心力衰竭患者的疗效,提出在采用 ACEI、β受体阻滞剂和利尿剂并优化治疗后仍然有症状的美国黑人心力衰竭患者,可以联合使用肼曲嗪/硝酸酯治疗,并将其推荐强度由Ⅱa 级上升为Ⅰ级。血管扩张剂可作为伴有心绞痛或呼吸困难症状或高血压的辅助治疗,硝普钠、硝酸酯类、某些 α-阻断剂(如压宁定)仍可用于急性充血性心力衰竭的治疗。而血管扩张剂哌唑嗪、酚妥拉明因降压明显和反射性心动过速已不用于心力衰竭(Ⅲ,B 级)。

3.新型血管扩张剂重组 B 类利钠肽(脑钠肽,rhBNP)　实验显示,rhBNP 有舒张血管和利尿作用,使心力衰竭犬平均动脉压、左室舒张末压下降,尿量和尿钠排出量增加,能明显降低心力衰竭犬的心脏前后负荷,而不影响心脏收缩功能。对脑钠肽(BNP)进行的 10 项临床试验共有 941 名心力衰竭患者。其中,随机双盲 VMAC 试验观察了 489 名急性心力衰竭患者,结果:在基础治疗的基础上,用药后 3h,与安慰剂相比,脑钠肽组患者呼吸困难好转的程度更明显;与硝酸甘油组相比,脑钠肽组患者的肺毛细血管楔压(PCWP)降得更低,但改善呼吸困难效果无差异,且对血压和心率影响不明显。奈西立肽,是重组人脑钠肽,与内源 BNP 相同,对静脉、动脉和冠脉均有扩张作用,从而降低前、后负荷,降低外周血管阻力,增加心排血量,但不直接增强心肌的收缩能力。它抑制肾素-血管紧张素-醛固酮系统和交感神经系统,尿钠排出量增加,改善血流动力学效果优于硝酸甘油,且副作用更小,但可致低血压,对预后影响有待研究。荟萃分析资料显示,使用奈西立肽者血肌酐水平呈剂量依赖性升高。

FUSION-Ⅰ研究发现,每周静脉滴注奈西立肽 1 次、持续 3 个月可安全用于 CHF 门诊患者。进一步进行的 FUSIONⅡ试验,以 920 例慢性失代偿性心衰患者为研究对象,随机双盲应用奈西立肽或安慰剂每周一次或两周一次,治疗 12 周,随访 24 周。结果显示,两组间死亡率及住院率(因心衰或肾功能不全住院)无显著差异,未能改善患者的临床预后,治疗组也没有增加肾脏损害,该研究提示:重组 BNP 的序贯疗法对慢性心力衰竭无效,仅用于急性期治疗。PRECEDENT 研究发现,正性肌力药物多巴酚丁胺,可显著增加缺血性和非缺血性失代偿性 CHF 患者各种类型室性异位心律失常的发生,而奈西立肽与之相比不增加心率,可显著减少严重心律失常的发生。PROACTION 研究发现(237 例患者),标准治疗基础上,奈西立肽静脉滴注 12h 后可使基线收缩压增高(＞140mmHg)的失代偿性 CHF 患者的收缩压降低 28.7mmHg,而对基线收缩压正常患者,低血压的发生并未见增加,可在急诊室安全有效地使用。

2001 年美国 FDA 批准奈西立肽用于急性失代偿性心衰(ADHF)患者。美国 AHA/ACC、欧洲 ESC

和我国急性心衰指南为Ⅱa类推荐应用。2009年公布的ASCEND-NF试验,旨在评价其在ADHF患者应用的安全性和疗效。共入选7000多例因心衰住院患者,用药组持续不间断静滴奈西立肽7d。结果显示,奈西立肽未加重肾功能损害,也未增加病死率,但30d的死亡和再住院率也未见下降,与安慰剂组相比,气急症状虽有轻度减少,但无显著差异。奈西立肽临床使用的经验仍有限,需要进一步观察。

（三）利尿剂

有液体潴留症状的急性或急性失代偿性心力衰竭患者应给予强力和速效的袢利尿剂(呋塞米、托拉塞米),并推荐静脉使用。托拉塞米是具有醛固酮受体拮抗作用的袢利尿剂,半衰期较长、生物利用度为76％～96％;吸收不受药物影响;利钠利尿活性是呋塞米的8倍,而排钾作用弱于呋塞米(因其抗醛固酮作用);心功能改善作用优于呋塞米;可抑制AngⅡ引起的血管收缩。首先静脉给予负荷量,随后持续静脉滴注比单剂"弹丸"注射更有效。噻嗪类和螺内酯可与袢利尿剂合用,这种联合治疗比使用单药大剂量利尿剂更有效且副作用小。袢利尿剂与多巴酚丁胺、多巴胺或硝酸酯联合应用比单独使用利尿剂更有效和副作用更小(ESC指南Ⅱb类,证据C级)。

利尿剂抵抗指在足量应用利尿剂的条件下利尿剂作用减弱或消失,水肿持续存在的状态,约1/3的心衰患者发生。利尿剂抵抗治疗包括:限制钠及水摄入、保持电解质平衡、低血容量时补充血容量、增加利尿剂剂量和(或)给药次数、静脉大剂量给药(比口服更有效)、静脉滴注给药(比静脉大剂量给药更有效)、几种利尿剂联合治疗、利尿剂与多巴胺或多巴酚丁胺联合应用、减少ACEI剂量,若上述治疗措施无效可考虑超滤或透析。

利尿剂副作用包括神经内分泌激活(特别是RAAS和交感神经系统),低钾、低镁和低氯性碱中毒,后者可能导致严重心律失常,利尿剂也可发生肾毒性和加重肾衰竭。过度利尿会降低静脉压、肺毛细血管楔压和心脏舒张期充盈。

（四）血管加压素受体拮抗剂

精氨酸血管加压素具有强烈的血管收缩、水潴留、增强NE、AngⅡ及致心室重构等作用,是心衰恶化的因素之一。精氨酸血管加压素受体拮抗剂托伐普坦(tolvaptan)可选择性地阻断肾小管上的精氨酸血管加压素受体,并具有排水不排钠的特点,此类药物又称利水药。2007年ACC公布的EVEREST研究是一项随机双盲对照的临床试验,4133例急性失代偿性心衰患者口服托伐普坦短期治疗(7天及出院前)和长期治疗(平均随访9.9个月),结果证实短期应用托伐普坦可使气促和水肿症状明显减轻,改善低钠血症。但长期治疗不能减少主要心血管事件,也不能降低死亡率。

（五）正性肌力药物

1.cAMP依赖性的正性肌力药物　　cAMP依赖性的正性肌力药物包括:①β肾上腺素能激动剂,如多巴胺、多巴酚丁胺等;②磷酸二酯酶抑制剂,如米力农、氨力农以及依诺昔酮等。

多巴胺是一种内源性儿茶酚胺,是去甲肾上腺素的前体,它的作用是剂量依赖的,可以作用于多巴胺能受体、β肾上腺素能受体和α肾上腺素能受体3种不同受体。小剂量多巴胺[$<2\mu g/(kg \cdot min)$]只作用于外周多巴胺能受体,降低外周血管阻力,其中以扩张肾、内脏、冠脉和脑血管床最明显,可改善肾血流、肾小球滤过率,增加肾脏低灌注和肾衰竭患者对利尿剂的反应;较大剂量[$>2\mu g/(kg \cdot min)$]多巴胺刺激β肾上腺素能受体,增加心肌收缩力和心排出量。剂量$>5\mu g/(kg \cdot min)$作用于α肾上腺素能受体,增加外周血管阻力,使左室后负荷、肺动脉压力和阻力增加,可能对心力衰竭患者有害。

多巴酚丁胺主要通过刺激β_1和β_2受体(3：1比例)起作用,小剂量多巴酚丁胺使动脉轻度扩张,通过降低后负荷增加心搏出量[$2\sim20\mu g/(kg \cdot min)$],大剂量多巴酚丁胺使血管收缩。心率通常以剂量依赖的方式增加,心率增加的程度较其他儿茶酚胺类药物小,但因为加快房室传导,使心房纤颤患者心率增加比较明显。

PROMISE、PRIME Ⅱ、VEST 及 PICO 等试验均显示口服磷酸二酯酶抑制剂与安慰剂相比全病因死亡率、心血管死亡率、心脏猝死均增加,为此,试验被迫提前终止。DICE、OPTIME-CHF 等试验表明,静脉用药与口服正性肌力药物相似,因心力衰竭加重而住院的患者用多巴酚丁胺和米力农并无额外益处。大量临床试验表明,上述药物短期用于急性心力衰竭时具有增加心肌收缩力和有益的血流动力学作用,但长期使用却增加死亡率,其确切机制尚未明了,可能与此类药物的致心律失常作用有关。由于磷酸二酯酶抑制剂增加心脏收缩功能,有利于加用 β 受体阻滞剂,而 β 受体阻滞剂可预防磷酸二酯酶抑制剂的致心律失常作用,当与 β 受体阻滞剂同时使用和(或)对多巴酚丁胺反应不佳时,先使用磷酸二酯酶抑制剂(Ⅱa 类,证据 C 级)。ESC 指南指出,此类正性肌力药适用于外周循环血液灌注不足(低血压、肾功能不全),无论有无瘀血或肺水肿,经最佳剂量利尿剂和血管扩张剂治疗,但效果不佳的患者(Ⅱa 类,证据 C 级)。米力农和依诺昔酮发生血小板减少症较氨力农少。由于此类药物增加了氧需求量和钙负荷,应谨慎应用。不主张慢性心力衰竭患者长期或间歇静脉滴注此类正性肌力药。可用于晚期、难治性心力衰竭或心脏移植前的终末期心力衰竭的患者,且尽量短期应用。

2.强心苷 通过抑制心肌 Na^+-k^+-ATP 酶,增加 Ca^{2+}-Na^+ 离子交换,增加心肌收缩力。AHF 时强心苷可轻度增加心排出量,降低充盈压。但对于 AMI 合并 HF 的患者,AIRE 研究的亚组分析显示,强心苷对预后有不利影响,常预示威胁生命心律失常事件的发生,且使肌酸激酶升高更明显。ESC 指出不推荐给予 AHF 患者具有正性肌力作用的强心苷,特别是急性心肌梗死后 AHF。AHF 时使用强心苷的指征是心动过速如心房颤动诱导的心衰,如心衰应用其他药物不能有效地控制心率时。AHF 时,严格控制快速心律失常的心率能缓解心办衰竭的症状。洋地黄的禁忌证包括心动过缓,Ⅱ度或Ⅲ度房室传导阻滞,病态窦房结综合征,颈动脉窦过敏综合征,预激综合征,肥厚梗阻型心肌病,低钾血症和高钙血症。

3.Ca^{2+} 通道增敏剂 欧洲心脏病学会急性心力衰竭指南和我国《急性心力衰竭诊断与治疗指南》均Ⅱa 类推荐应用(B 级证据)Ca^{2+} 通道增敏剂。大规模临床试验证实,传统的正性肌力药 β 肾上腺素能激动剂在增强心肌收缩力的同时也增加心肌耗能,长期应用可增加心力衰竭患者的死亡率。静脉用 Ca^{2+} 通道增敏剂左西孟坦增加收缩蛋白对钙离子的敏感性,不增加细胞内 Ca^{2+} 浓度,发挥正性肌力作用,同时促进血管平滑肌 ATP 依赖的钾离子通道开放,扩张外周血管。首次评价左西孟坦的随机对照双盲研究(revive-2 研究)及 LIDO、RUSSLAN、CASINO 研究均显示,左西孟坦在增加心排出量、降低死亡率方面优于多巴酚丁胺,短期使用能改善血流动力学效应及症状,半衰期长(80h)。但大剂量左西孟坦可引起心动过速和低血压。

2007 年公布的 SURVIVE 试验纳入了 1327 例左心室射血分数≤30%的急性失代偿性心力衰竭患者,结果显示,左西孟坦与多巴酚丁胺相比,5 天和 1 个月死亡率没有差异,6 个月死亡发生率也相似,分别为26% 和 28%。目前仍需要进一步证明其长期治疗效果以及更多地收集安全性数据。

除上述治疗,AHF 的治疗还包括病因治疗、合并症的治疗,必要时应考虑主动脉内球囊反搏等治疗。

第四节 顽固性心力衰竭

慢性心力衰竭患者,经过优化的内科治疗,消除并发症和诱因后,心力衰竭症状和临床状态未能得到改善甚至有恶化倾向者,称为顽固性心力衰竭(RHF)。

RHF 主要见于已进入末期的严重器质性心脏病患者,但并非心脏情况完全不可逆转。

一、RHF 的诊断

1.寻找临床背景　引起 RHF 的疾病主要有:①冠心病患者伴有多发性心肌梗死、心肌纤维化和乳头肌功能不全;②心肌病患者,尤其是扩张型心肌病患者晚期;③风湿性多瓣膜病伴有严重肺动脉高压患者。

2.识别心力衰竭加重的诱因　常见诱因为缺血、感染、快速心律失常、精神和体力负荷过重、肺栓塞、未控制的高血压、高动力状态、水、钠潴留等。

3.临床表现和分级　典型表现为休息或极轻微活动(包括大多数日常生活行为)时,即出现心力衰竭症状,往往需要反复或长时间住院接受治疗。NYHA 心功能分级 Ⅲ～Ⅳ 级或 AHA 分期 D 期。

4.评估血流动力学异常　RHF 最基本的血流动力学异常是存在肺毛细血管楔嵌压升高,肺毛细血管楔嵌压>2.0kPa(15mmHg),甚至肺毛细血管楔嵌压>2.4kPa(18mmHg)和低灌注,如心排血指数正常低值或下降(每分钟<2.2L/m^2)。

5.BNP 和 NT-pro BNP 水平　显著升高。

6.超声心动图　提示射血分数明显下降(EF<30%),甚至 EF<25%。

二、RHF 的治疗

对于 RHF 的治疗目的是迅速改善症状,延缓病程进展和降低病死率。

1.纠正血流动力学异常　根据充盈压和灌注水平,对 4 种不同类型的心力衰竭患者采用的治疗原则不同。

2.减轻水、钠潴留　真正的 RHF 患者往往因肾脏灌注不足,而对低剂量利尿药反应不佳。这些患者除应严格限制钠盐摄入(≤2g/d)外,还多需逐步增加袢利尿剂的剂量,并常常要联合使用作用互补的二线利尿药。可根据体重变化调整利尿剂剂量。以上方法不能奏效时,需静脉给予大剂量利尿剂 500～1000mg/d 持续泵入,有时还需联合应用增加肾血流量的药物(如小剂量多巴胺 2～3μg/(kg·min))。超滤和血滤也是控制水、钠潴留的有效方法,同时还可以使肾脏对利尿剂的反应性得以恢复,因此对肾功能明显恶化或严重水肿难以消除的患者,可采用该治疗方法。

3.神经体液抑制剂的使用　多数 RHF 对 ACEI 及 β 受体阻滞剂治疗反应良好,且可明显改善临床预后。但同时神经体液的激活,又是这些终末期心力衰竭患者赖以维持循环稳态的重要机制之一,故 RHF 患者对这些抑制剂的耐受性较差,因此在临床实践中应注意如下。

(1)当收缩压<10.7kPa(80mmHg)或存在周围灌注不良的临床表现时,禁用 ACEI 及 β 阻滞剂。

(2)当体重达干重,并近期已不需使用静脉正性肌力药时,方可开始使用 β 受体阻滞剂。

(3)从小剂量开始,密切观察,缓慢增加剂量。另外,近年螺内酯也作为一种神经体液抑制剂用于治疗心力衰竭,在使用过程中应密切监测,防止出现高钾血症。

4.正性肌力药　对于 RHF 患者左室充盈压升高而收缩压≤12.0kPa(90mmHg),可静脉应用正性肌力药物(如洋地黄),非洋地黄类正性肌力药物(如多巴胺、多巴酚丁胺、米力农等)在心力衰竭患者中应用争议较大,但是对于临床心力衰竭严重,而常规治疗心力衰竭的药物和剂量都已到位,仍不能缓解患者症状者,可以短期应用非洋地黄类正性肌力药物。

5.改善心肌代谢药物　RHF 时心肌内生化的改变,导致能量代谢障碍,纠正代谢异常,有助于改善心脏舒缩功能和防治心律失常。如极化液(GIK),1,6-二磷酸果糖(FDP),左卡尼汀等。

6.肾上腺皮质激素　RHF 时肾上腺皮质功能减退,从而影响全身代谢及各器官功能,加重心力衰竭,形成恶性循环,小剂量强的松 5mg/d 替代治疗,可打破这一恶性循环。

7.非药物治疗　包括 CRT 安置、心脏移植、二尖瓣修补或置换术、机械辅助装置(如体外反搏、左室辅助泵)等,其中以心脏移植最成熟和疗效最肯定。

(高永超)

第五节　心力衰竭并发肝功能受损

心源性肝功能受损是慢性心力衰竭(HF)患者常见并发症。心脏疾患,尤其是心功能失代偿时,因右心房室内压力升高、心排血量减低而影响到肝静脉内血液压力及质量方面的变化,使肝细胞发生淤血甚至坏死。如 HF 持续发生,将可引起淤血性肝病、缺血性肝炎甚至淤血性肝硬化等。HF 并发肝功能受损的发病率较高,遗憾的是近年来相关的研究少,治疗进展缓慢。

一、发病机制

被动性充血对肝脏的影响只发生在 HF 时,且不同于其他原因导致的循环衰竭。充血性 HF 对肝脏的影响主要起源于三个致病因素:肝脏血流减少、肝静脉压力升高以及动脉血氧饱和度下降。

1.肝静脉压力升高　HF 时升高的中心静脉被传到肝静脉,再从肝静脉传至引流肝腺泡的小静脉。对人类充血肝脏的电子显微镜研究已证实,压力升高能够引起小静脉周围区域(3 区)肝细胞萎缩。另外,升高的肝静脉压力可导致肝窦充血和窗孔扩大,含丰富蛋白质的液体可通过扩大的窗口进入 Disse 间隙。Disse 间隙中过多的液体在正常情况下被引流入肝脏淋巴管,但当淋巴形成超过了淋巴管的容量时,高蛋白的液体可从肝脏表面渗出至腹膜腔中,这样就产生了 HF 时典型的高蛋白性腹水。

2.肝脏血流减少　由于肝纤维化,产生机械性压迫作用,使挤压的肝细胞坏死、静脉塌陷,导致肝脏血流减少,无法给予肝组织正常血供,肝脏缺乏营养,进一步加重纤维化,使肝细胞发生变性和坏死。肝脏各区域纤维化的程度不同,这种变化可通过慢性血管淤积造成的肝窦、肝小静脉以及门静脉内局灶性栓塞所致的纤维增生效应来解释。

3.动脉血氧饱和度下降　慢性肝脏充血时,在 3 区和 Disse 间隙可能会发生纤维化,减弱氧和营养物质从血流向肝细胞的扩散。产生的窦周水肿也会减弱氧和营养物质向肝实质细胞扩散,缺乏营养的肝细胞最终发生坏死。

充血性肝纤维化的发病机制互相影响,从而导致肝衰竭。

二、临床表现

大部分患者右心衰竭常与左心衰竭共存,即充血性 HF。被动性充血的患者因肝脏被膜伸张可致右上腹不适、肝区疼痛。门脉高压出现胃淤血时患者可表现为胃纳差、胃部不适。此外,腹水、下肢甚至全身水肿等体循环障碍的表现在临床上也常见。腹水是由于右心衰竭所致而不是肝脏功能障碍的表现。充血性 HF 时肝脏功能障碍通常是轻度和无症状性的,常在肝脏常规生化检查时被偶然发现。当有症状时,可能表现为轻度黄疸。慢性严重 HF 的患者,黄疸可能较深,提示胆道梗阻。有时 HF 症状会掩盖肝损的症状,从临床表现上难以判断出肝功能已受损,须通过实验室检测等协助诊断。

肝脏的被动性充血可导致许多查体检查异常,有些很具特异性。常出现肝脏增大,有时可为重度增大,肝脏边缘硬、光滑,并有一定程度的压痛。颈静脉怒张、肝颈静脉回流征阳性,常被用来对肝脏充血与原发肝内疾病或布-加综合征进行鉴别诊断。三尖瓣反流明显的患者,肝脏可出现跳动。长期充血性肝病患者肝脏跳动消失则提示疾病进展到心源性肝硬化。少数患者有脾肿大,同心源性腹水一样,它起源于中央静脉高压而不是肝脏疾病本身。当门脉高压时,胃镜检查可发现胃淤血。但食管静脉曲张未被证明是单纯心源性肝硬化的结果。

三、辅助检查

(一)肝功能常规检查

肝功能的常规检查在 HF 患者虽可作为初步的筛查,但往往在疾病的晚期才显现出异常,故对 HF 伴肝淤血的早期诊断帮助有限。临床上常用的检测项目有以下几种。

1.胆红素　25%~75%充血性 HF 患者胆红素升高。在充血性 HF 患者中,黄疸常为轻度,血清胆红素常低于 80mmol/1(4.5mg/dl)。血清胆红素水平明显升高常见于急性右心衰,高胆红素血症似乎与肝细胞本身功能异常有关。由于同时有轻度溶血、摄入减少以及肝细胞结合减少,50%~60%的血清胆红素是未结合型。血清胆红素水平可以在凝血改善后迅速下降,在 3~7 天内达正常水平。长期充血性 HF 的患者,血清胆红素水平可能在肝淤血消退后的数月内都不会恢复至正常,这可能是因为胆红素与白蛋白的共价结合形成的胆红素,其半衰期长达 21 天。

2.转氨酶　在没有代偿失调的稳定的充血性 HF,5%~30%的患者转氨酶升高,水平常是正常值高限的 2~4 倍。转氨酶水平明显升高(正常值高限的 10 倍以上)见于急性恶化的严重慢性充血性 HF、低血压或休克。天冬氨酸氨基转移酶(AST,谷草转氨酶)通常高于丙氨酸氨基转移酶(ALT,谷丙转氨酶),因为心肌细胞富含 AST,AST 的升高常早于 ALT 升高。极高的 AST 水平也可见于患有药物性或病毒性肝炎的患者,但充血性 HF 患者 ALT 水平常在最后更高。如果 AST 的升高是因为心力衰竭,其水平预计在循环改善后的几天内恢复。相反,在病毒性或药物性诱发的肝炎,AST 水平常持续升高,并且不随循环情况的改变而改善。心肌梗死随之发生心功能异常和充血性 HF 也可能会使会 AST 中度升高,影响对 AST 高水平原因的判断,因此需同时检测其他的酶,如肌酸激酶同工酶,对诊断心肌损害有帮助。转氨酶水平、右心房压力及心脏指数之间存在一种尽管微弱但有意义的相关关系。心脏功能的改善会使转氨酶水平在 3~7 天内恢复正常。

3.碱性磷酸酶　碱性磷酸酶水平升高不常见于充血性 HF,即使有也是轻度的,常不超出正常高限的 2 倍。肝脏淤血导致碱性磷酸酶水平升高机制还不清楚。压力诱发的肝内胆道梗阻和肝功能异常,两者可能同时起作用。当充血性 HF 并发肝结节再生时,碱性磷酸酶升高。

4.凝血酶原时间　超过 80%的充血性 HF 患者可有凝血酶原时间延长,急性 HF 者比慢性者更为常见。在急性充血时,凝血酶原时间可以迅速增加至正常的 2 倍,使用维生素 K 治疗无效,在纠正 HF 后恢复至正常。因此这些患者对华法林非常敏感。心功能改善后,凝血酶原时间在 2~3 周后恢复正常。

5.血清白蛋白　30%~50%充血性 HF 的患者血清白蛋白中度下降。低白蛋白水平见于腹水和水肿的患者,血清白蛋白通常与充血性 HF 的持续时间以及肝损害程度均无关。随着充血性 HF 缓解后,血清白蛋白水平可能需要 1 个多月的时间恢复。

6.吲哚青绿保留试验　80%的 HF 患者该试验异常,与中心静脉压升高相关。若在 15 分钟时保留增加超过 40%，则可预测心脏手术后死亡可能性增加。充血性 HF 并发肝功能受损患者，在排除药物等其他因素时 HF 程度越严重，上述指标变化越明显。反之，经治疗后病情得以缓解，则检测指标也相应恢复。因此可通过肝功能指标间接预测 HF 患者的治疗效果。

（二）静脉压测定

正常中心静脉压（CVP）为 0.59～1.18kPa（6～12cmH$_2$O），难治性心力衰竭（RHF）时下腔静脉回流障碍，CVP 值增高。当 CVP 显著增高时，患者则出现肝淤血、肿大、肝区疼痛等表现。通过 CVP 指标变化可预测 RHF 对肝脏的影响程度。患者若出现门脉高压，则门静脉和下腔静脉之间的压力差即门脉压梯度（PPG）超过正常上限 5mmHg。当 PPG 超过阈值 10mmHg 时出现静脉曲张，超过 12mmHg 时出现静脉曲张出血、腹水，PPG 值介于 6～10mmHg 时则处于门脉高压的亚临床期。而临床最常用的评估门静脉压力的方法是测量肝静脉压力（HVPG），在肝静脉导管术时，它是肝静脉楔压（WHVP）和自由肝静脉压（FHVP）之差。当 RHF 引起肝脏流出道阻塞时，被归类为"窦后性"或"肝后性"门静脉高压，表现为 WHVP 和 FHVP 异常升高，而 HVPG 正常。用于测量 WHVP 和 FHVP 的间接和安全的肝静脉导管术，是首选的估计门静脉压力的技术，也可反映 RHF 对肝淤血的影响程度。

（三）影像学技术

1.超声检测　肝功能早期受损时，超声显示肝脏肿大、下腔静脉及肝静脉扩张。当患者的中心静脉压增高，肝静脉失去了三相波形，血流频谱呈 M 形。出现心源性肝硬化时，只能见到单相持续低流速波形。三尖瓣反流时，肝静脉的正常三相波显示为变小向前的收缩波形且收缩/舒张波流速比<0.6（正常>4.0）。严重充血性 HF 患者，由于右侧心脏的机械性影响，其门静脉压的血流频谱也发生变化。正常人门静脉为持续性静脉频谱，只有在吸气时流速会增高。肝脏被动充血时，压力增高的右房和肝静脉能量直接通过扩张的肝窦传递到门静脉。这个能量传递使门静脉血流频谱的搏动指数增加，因为此时肝脏不再阻止门脉循环对中心静脉压的影响。这个搏动指数显现为在心室舒张时呈单相向前的峰值速度而在整个心室收缩时速度逐渐减弱并反向流动，或腔静脉在每个心动周期显现为两相向前的峰值速度。随着心源性肝硬化进一步加重，肝脏的形态与其他类型的肝硬化形态相似。多普勒波形显示患者的肝静脉因周围组织纤维化而塌陷。

2.计算机断层扫描（CT）　CT 可发现充血的肝脏腔静脉和肝静脉扩张。中心静脉压增高使造影剂衰减并增强了下腔静脉与肝静脉造影。增强 CT 显示经实质对比增强后肝脏呈不均匀、斑点、网状镶嵌影。可能由于静脉流出受损导致肝血流动力学变化及肝实质扭曲产生异常的肝 X 线照片。小静脉或中静脉的延迟增强可能会出现增强较差的线性或曲线区域。肝静脉高压时，肝周边增强较差或延迟增强的大片网状区域可能提示这些区域有血流停滞现象。血液停滞最可能影响肝动脉与门静脉循环。CT 的其他辅助发现还包括心脏扩大、肝肿大及因淋巴水肿、胸腔积液、心包积液、腹水等使肝内门静脉周围呈现光亮透明。

3.磁共振成像（MRI）　诊断心源性肝硬化时，MRI 采取对比增强影像，能提高肝脏网状模式的低强度信号。肝静脉和（或）下腔静脉内造影剂逆流是心源性肝硬变的特征性征象之一，阳性率高。肝脏增大、实质不均匀的花斑样强化，门静脉高压程度较轻，并有心脏增大、心包增厚或积液、肝静脉和（或）下腔静脉狭窄或血栓形成等，为心源性肝硬化的间接征象。

四、早期发现的线索

判断 HF 引起肝功能损害需要综合多种生化检查结果及临床表现。①仔细询问病史及进行体格检查，如有无胃纳减退、腹胀或腹痛、外周浮肿、肝脏肿大,尤其应注意剑突下肝区有无叩痛,注意颈静脉的充盈,有无异常的颈静脉波和颈静脉压,将有助于判断。肝颈静脉反流征检查也要常规进行。②肝脏超声波检查,这种简便的方法可以在任何医院进行。病变早期肝脏呈均匀性肿大,肝实质回声稍减弱,透声性增强,肝静脉和下腔静脉扩张,管径增宽,因血流缓慢管腔内出现"云雾"状回声。晚期可导致心源性肝硬化,表现为肝实质回声弥漫增强、增粗、不均,可有结节状区,肝内门静脉分支僵硬变细甚至消失。而门静脉主干的左右分支可显示扩张。Zardi 等研究表明,HF 导致的肝功能损害、肝硬化可以通过超声多普勒检查而早期明确病情变化。超声多普勒检查能反映肝充血时血流动力学变化,能确切显示近几周充血性 HF 的病情进展,且能辨别肝功能受损的原因。因此对于 HF 患者应积极予以内脏超声多普勒检查。③实验室的指标,如血清胆红素与转氨酶升高(其中 AST 升高＞ALT 升高值)、凝血酶原时间延长、血清白蛋白降低等。当 HF 患者出现肝功能生化指标异常时,应警惕可能已并发肝损害。

五、诊断的标准

基于上述临床表现及实验室检查描述,对心源性肝损的诊断应考虑以下几点:①患者有充血性 HF 病史;②出现右上腹不适、疼痛、颈静脉怒张等肝功能受损的临床表现,同时伴有双下肢水肿、肺动脉高压等充血性 HF 体征;③实验室检查:ALT、AST 升高且 ALT/AST＞1,多种酶学指标常以 3 倍以内的增高为界线,蛋白质代谢异常主要表现为白蛋白降低、球蛋白增高、白蛋白/球蛋白(A/G)值下降及倒置,血清胆红素增高;④超声、CT、MRI 等影像学技术发现肝静脉、下腔静脉扩张、中心静脉压增高等肝血流动力学变化;⑤肝穿刺的病理学显示肝小叶中央细胞坏死、肝细胞水肿、溶解及坏死,但由于属有创性检查,患者此时多病情较重,广泛开展有一定困难;⑥排除其他原因所致的肝细胞坏死。

近几年有关心源性肝硬化诊断方面的研究较少。IlanS.Weisberg 等在对充血性肝病诊断的补充值得参考:①任何有慢性 HF 临床表现或 CVP 增高,且肝功能检查异常的患者,都应怀疑有充血性肝病;②常规用于病毒性肝病、代谢性肝病等原发肝脏疾病的血清学检测可用于鉴别心源性肝损,尤其要排除那些与心肌病有关的肝病如结节病等;③腹水分析及腹部影像检测能提供重要的诊断线索;④仔细询问肝病史和掌握肝血流动力学数据有助于评估肝纤维化及肝功能紊乱的程度;⑤肝功能改善取决于心功能治疗效果对心源性肝病诊断具有重要意义。

六、鉴别诊断

(一)缩窄性心包炎

缩窄性心包炎所产生的临床和肝脏病理改变与布一加综合征相似,依赖于静脉回流阻塞的严重程度,可出现肝大、腹水、肝右上象限疼痛、恶心、呕吐等。缩窄性心包炎所产生的肝静脉高压可能导致严重的 3 区充血和坏死,与单纯右心衰患者相比,其肝硬化的发生更常见、更迅速。肝脏肿大、大量腹水、外周水肿是常出现的体征,但是由于某种尚不清楚的原因,总是特征性地不出现黄疸。周围静脉压显示颈静脉压力升高,出现 Kussmaul 征(颈静脉压在吸气时升高)、心包叩击音、胸片显示心包钙化、心超示心包增厚、室壁活动减弱、室间隔矛盾运动等表现,右心导管检查的特征性表现是肺毛细血管压力、肺动脉舒张压力、右心室舒张末期压力、右心房压力均升高且都在同一高水平,这些可能为缩窄性心包炎的诊断提供重要线索。早期行心包切除术可以治愈。

（二）药源性肝损

HF 患者往往服用多种药物。药物性肝损害是指在治疗过程中由于药物的毒性损害或过敏反应所致的肝脏疾病。国际药物性肝损害分型标准将之分为 3 型：①ALT>2 倍正常值高限，或 ALT 超过正常值高限的倍数与碱性磷酸酶（ALP）超过正常值高限的倍数比值（R）≥5，为肝细胞型；②ALP 升高>正常值 2 倍和 R≤2，为胆汁淤积型；③ALT、ALP>2 倍正常值高限和 2<R<5，为混合型。肝脏损害多出现在用药后 1～4 周。HF 时的肝损也可能由药物引起，且老年人更易发生。因为老年患者肝肾功能减退，对某些药物的代谢能力降低。老年患者随着年龄增长疾病增多，用药机会也增多。在 HF 纠正后若肝功能指标无改善，因考虑药物因素引起的肝损害。

（三）酒精性肝损

患者有长期饮酒史（连续 5 年或以上）且每日饮白酒 50～100g。酒精性肝损患者的临床症状轻微，可有腹胀、乏力、肝区不适、厌食等非特异症状，少数患者可以无症状。实验室指标变化不明显，可有甘油三酯、血胆红素、ALT、γ谷氨酰转移酶（GGT）、AST 等升高，凝血酶原活动度下降等 1～2 项异常。病理改变具备以下 2 项或 2 项以上改变：①有少数小坏死灶及中性粒细胞浸润；②肝小叶中心窦周纤维化；③肝细胞脂肪变性少于肝小叶的 1/3；④局部肝细胞变性，胞质内找到巨大线粒体或铁染色阳性。HF 并发肝损害患者，其肝功能异常的临床表现显著，影像学示肝脏的血流动力学异常。HF 患者若有长期饮酒史且出现肝功能异常，可通过病理及影像学检查区分酒精性肝病与心源性肝病。

（四）某些疾病共同导致的 HF 与肝损害

感染、代谢、免疫、血管炎或中毒等多种病因可能同时或先后累及心血管与肝脏，有的可能以某一方面的病变为突出表现，而另一方面的病变则易被忽略。临床较为常见而重要的病变有酒精性肝病与酒精性心肌病、非酒精性脂肪性肝病与代谢综合征及冠心病、淀粉样变性、结节病。因此在诊断时，须先明确病因。

（五）原发性胆汁性肝硬化

原发性胆汁性肝硬化是一种以妇女为主要患者的慢性进行性疾病。其特点为肝内胆管进行性破坏，伴随门脉周围炎症，最终导致肝纤维化和肝硬化。由于血清中胆盐浓度增高，可引起皮肤瘙痒、粗糙、色素沉着，多在皮肤瘙痒 2 年后出现黄疸。ALT 正常或轻度升高，碱性磷酸酶、免疫球蛋白 IgM 改变有助于早期诊断，抗线粒体抗体 AMA 阳性有特异性诊断价值。其形态学特征为：小胆管上皮细胞胆管有特征性细丝，小叶周边部肝细胞内有淤胆及脂肪颗粒而小叶中央无淤胆。用熊去氧胆酸（UDCA）治疗可有效减慢胆汁性肝硬化进展。而充血性 HF 并发肝功能受损主要以肝细胞破坏为主，很少引起黄疸，只有当疾病进行性加重时才会影响到胆管功能。心源性肝损患者 ALT、AST 等肝功能指标均增高，影像学表现为门脉压增高、肝静脉扩张等。当慢性 HF 症状缓解，患者肝功能受损的表现也会相应减轻。

七、早期的治疗方案

心源性肝硬化应在 HF 常规治疗的基础上加用保肝药物并去除诱发因素如某种药物的影响，可采取强心、利尿、扩血管治疗，并注意有效循环血量的维持。使用利尿剂治疗时应考虑：①利尿剂能通过抑制不同部位 Na^+ 重吸收，或增加肾小球 Na^+ 滤过、增加水和 Na^+ 排出而减轻体循环淤血，从而降低门静脉压力，使肝淤血得以缓解；②HF 患者由于心排血量下降，肾动脉血流量亦明显下降，导致醛固酮分泌增多和继发性血管升压素增加，水、Na^+ 潴留，使用利尿剂能改善上述情况，增加肾血流量；③袢利尿剂同时有静脉扩张作用，能有效地减轻前负荷。在适当的利尿剂治疗后，黄疸、肝淤血肿大和腹水均很快缓解。但对心搏量明显下降的患者,应避免过度使用利尿剂,否则会因肝血流灌注减少而促使 3 区坏死。缺血性肝病患者的治疗应该以恢复心排血量和逆转血流动力学不稳定的潜在原因为目的。强心剂是通过增加心脏的收缩力而改善 HF 症状。但对于右心衰竭导致肝淤血的患者,强心剂疗效往往较差,可能与右心衰竭时以容量负荷加重、右心室心肌较左心室少有关,其机制有待于进一步探讨。血管扩张剂能改善心脏前负荷,尤其通过扩张静脉血管,能缓解肝静脉淤血症状。对顽固性腹水者不能放液,因为其为腔静脉压力增高所致,即便抽液后仍有液体漏出。但在某些特殊情况下如患者因腹水过多导致行动不便、横膈上抬使心脏受压时,为了缓解症状可放液。而腹腔-静脉分流或经颈静脉肝内门-体分流术对心源性腹水来说则是禁忌的,因心源性肝硬化的预后取决于基础心脏病的严重程度。当然考虑心脏移植时发现患者有腹水时,应进行肝活检以排除肝硬化。除此之外,患者应慎用各种有潜在毒性的药物如华法林、利多卡因及茶碱等,用药期间应检测其血清水平,并警惕中毒症状出现。

八、早期预防方案

心源性肝损害是临床慢性充血性 HF 患者常见并发症。肝功能受损后对心脏功能也会有影响,逐渐导致心肝之间的恶性循环。因此早期预防、积极治疗原发病以避免肝损坏的发生具有重要意义:①积极治疗 HF 及其病因、诱发因素、控制 HF 的发展;②HF 患者应定期门诊随访以缓解 HF 病情或控制其进一步发展。门诊治疗时除定期检测心钠、脑钠肽(BNP)等心功能指标外,还应经常复查肝功能、腹部 B 超等;③避免引起肝功能受损的诱发因素如感染、心脏负荷增加(如体力过劳、精神创伤或情绪激动、输液过多)、心律失常、药物(洋地黄中毒、使用违禁药品)、合并症和并发症(甲状腺功能亢进、肺栓塞等)以及抽烟、嗜酒,但没有必要过早应用保肝药;④由于大部分患者的肝功能受损是由于右心功能不全所致,而后者多在左心功能不全的基础上发生,所以应在 HF 住院期时给予积极地抗 HF 治疗;⑤对于有肝炎等肝功能受损史的患者,在治疗 HF 时应避免选用对肝功能有影响的药物,且用药期间须密切检测肝功能指标。只有早期预防、早期发现、及时治疗才能防止 HF 病情恶化。

九、预后分析

HF 合并肝功异常并不少见,虽然肝功能严重损害者并不多,但 HF 合并肝损给治疗带来困难,使病情进入恶性循环,增加了死亡率。推测其主要原因有:①HF 肝淤血后肝功严重受损,患者恶心、呕吐不能进食,致电解质紊乱、低钾血症,心肌细胞膜通透性增加,K^+ 减少及 K^+ 外流致室性异位性心律而猝死;②HF 合并肝功能损害,机体水钠潴留,心脏负荷加重,左室收缩力急剧下降,射血分数降低,以致猝死发生;③HF 合并肝功严重受损,对肾素灭活减少,激活肾素-血管紧张素-醛固酮系统(RAAS),同时激活血管紧张素 Ⅱ,加重心肌细胞凋亡,改变细胞外基质成分,减少血管形成,加重 HF,形成恶性循环;④一些损肝药物(如:阿司匹林,第一、二代头孢菌素等)与肝细胞内 P450 酶系及一些基团结合,加重肝脏负担,胆红素不能代谢而血中胆红素升高明显,抑制迷走神经,使心脏骤停在舒张期。老年 HF 患者,若同时有肝功能损害则预后较差,其原因与肝脏疾病有关,肝病时能量代谢及物质代谢紊乱、肝吞噬细胞功能降低,从而易合并有多器官损害。因此,对老年 HF 患者并发肝损害应引起注意,应及时处理以提高存活率。

十、最新研究进展

近几年,人们对利尿钠肽指导 HF 管理的兴趣逐年增加。国内外许多研究者开始探讨 BNP 在 HF 并发症治疗中的指导作用,研究充血性 HF 患者 BNP 与其肝功能异常的临床意义等。BNP 水平能较好地反映 HF 程度,HF 患者肝功能异常与 HF 程度也有密切关系,因此有研究指出 BNP 水平检测能间接反映心源性肝损情况。BNP 为心脏收缩功能的独立预测指标,充血性 HF 肝硬化患者的 BNP 释放可能是由于心脏收缩功能异常所致。Pimenta 等对 83 例平均年龄在 56 岁、Child-Pugh 分级 10 分的肝硬化患者进行研究(排除已知有心脏病史的患者)。通过单变量分析,发现较高 BNP 水平可预测心源性肝硬化患者的 6 个月病死率。由于 BNP 水平反映心脏的收缩功能,同样该指标与心源性肝硬化失代偿患者的中期病死率也有关。值得注意的是,BNP 水平受非心脏因素如患者年龄、肾功能、血清白蛋白等影响。更重要的是,BNP 似乎更能反映心肾间的联系而非单纯心功能障碍。考虑到这些因素,反映体内情况的 BNP 水平可能对预测心源性肝硬化预后有帮助,因为此类患者的存活率多数是通过肝衰竭、肾功能及心功能来判断的。充血性 HF 并发肝硬化者,其 BNP 水平反映了心脏功能及非心源性因素(如年龄等),因此是 HF 诊断过程中以及判断病情严重程度的一个非常敏感的指标。对 HF 患者应注意其肝功能的异常变化,必要时应做 BNP 检测,动态观测肝功能及 BNP 水平有助于判断治疗效果及估计预后。

奈西立肽是利用重组 DNA 技术从大肠杆菌中获得的合成型人类 BNP,作用与人类 BNP 极其相似。已有众多临床试验研究证实:奈西立肽能改善慢性心力衰竭急性失代偿患者的症状和血流动力学状态,与多巴酚丁胺比较,明显减少严重心律失常的发生。此外还能排钠利尿、降低肺毛细血管压、降低右室压。因此近期许多研究指出奈西立肽可用于治疗由肺动脉高压导致的 RHF,从而缓解心源性肝损的症状。

左西孟坦为钙增敏剂,其主要与心肌钙蛋白 C 结合,加强收缩蛋白对 Ca^{2+} 的敏感性,从而增加心肌收缩力。左西孟坦同时能促近 ATP 依赖的钾通道开放,作用于血管平滑肌,引起血管扩张;作用于心肌细胞,有潜在保护心肌细胞的作用。因其抗心肌缺血的性质,可用于缺血性心肌病,优于其他的正性肌力药。左西孟坦在肺动脉高压引起的 RHF 患者中,可降低右室后负荷。因其有扩血管、增加心肌收缩力等作用,在国外许多临床实践中推荐使用。单纯的急性 RHF,若收缩压<90mmHg,可选用左西孟坦作为正性肌力作用。急性 HF 肝功能受损的患者,对其他治疗无反应,可以早期选用左西孟坦等。

西地那非为磷酸二酯酶抑制剂-5(PDEI-5)。许多研究证实其能降低肺动脉压,因此可用于治疗肺心病。Nagendran 等在研究中指出,磷酸二酯酶-5(PDE-5)在正常的心室中无表达。当心室压力增高、产生肥厚性心肌病时,心肌内 PDE-5 呈高表达状态。因此使用西地那非能抑制 PDE-5,其对右心室具有降低室内压、改善后负荷的作用。HF 并发肝损的治疗以改善右心室压为主要治疗目的,因此基于上述理论,西地那非可用于改善 HF 并发的肝损症状。

(刘恩香)

第六节　心力衰竭并发肾功能不全

心脏作为全身血液循环的中枢,在神经系统的控制下与肾脏共同调节机体血循环和血流动力学的稳定。不论是生理状态还是病理状态下,心脏和肾脏都不能看作两个单独的器官,而应该视为有着复杂联系的统一整体。慢性心力衰竭(CHF)时肾脏是最易受累的器官,目前越来越多的研究显示,CHF 合并慢性肾功能不全(CRI)的患病率之高远超出我们以往的认识。两者常伴发,并互为因果,加重对方的严重程度,影响预后。近年来,心肾综合征(CRS)的概念越来越受到人们的重视。尽管对 CRS 尚无统一的定义,但为了囊括各种错综复杂的内容和强调心脏—肾脏间影响的双向性本质,人们将 CRS 分为 5 个亚型:1 型 CRS 表现为心功能急进性恶化(如急性心源性休克或失代偿充血性心衰)导致的急性肾脏损伤;2 型 CRS 包括慢性心功能异常(如慢性充血性心衰)导致的慢性进展性肾脏疾病;3 型 CRS 指肾功能的急进性恶化(如急性肾缺血或急性肾小球肾炎)导致急性心功能不全(如心衰、心律失常、心肌缺血);4 型 CRS 阐述了慢性肾脏疾病(如慢性肾小球疾病)导致心脏功能减退、心肌肥厚和(或)不良心血管事件危险性增加的情况;5 型 CRS 为全身性疾病(如脓毒血症)同时导致心肾功能不全。本章内容主要涉及 2 型 CRS。

一、发病机制

CHF 时肾脏常是最早且最易被波及的器官,人们对于 CHF 发病机制的研究最早也是从心-肾模型开始的。CHF 的特征是心血管血流动力学异常、水钠潴留和普遍的神经内分泌系统激活,所有的这些均影响肾脏的血流动力学状态及功能,另外大部分治疗 CHF 的药物都以肾脏作为靶器官或通过肾脏排泄,均会影响肾功能。而 CRI 一旦发生,又可以通过压力负荷过重、容量负荷过重及尿毒症性心肌病等机制加重心功能不全的病程进展,形成恶性循环。

(一)血流动力学变化

CHF 时心排血量下降,有效循环血量降低,肾灌注不足引起肾内血流重分布,肾皮质灌注减少而髓质外丛的灌注相对增多,肾小球滤过率(GFR)降低。长期慢性肾血流量减少的患者可出现肌酐升高并有肾功能不全临床表现。

另外 CHF 患者在心肾相互作用方面常表现出显著的改变,其特征为血管硬化、神经内分泌系统的过度激活、静脉充血、血流量减少和肾脏自身调节功能的衰竭。弹性大动脉硬化导致弹性回缩力丧失,最终导致下游的肾脏微循环毛细血管床高搏动的动脉血流取代了弹性大动脉正常时平稳的层流,微循环内的搏动血流引起血管内皮和中层的损伤,从而导致血栓形成、炎症、出血和水肿。肾脏微循环一旦损伤,其对神经内分泌的调节和肾脏自身调节的反应均减弱。

(二)神经内分泌系统激活

交感神经系统和肾素-血管紧张素-醛固酮系统(RAAS)激活是 CHF 的主要发病机制之一。CHF 时由于肾灌注减少,导致 RAAS 激活,循环血管紧张素 Ⅱ 水平升高。血管紧张素 Ⅱ 在低水平时选择性地使肾小球出球小动脉收缩,导致肾小球静水压升高,这对维持 GFR 有利,而高水平的血管紧张素 Ⅱ 导致更强的入球小动脉收缩,引起继发的肾血流量和 GFR 降低;血管紧张素 Ⅱ 通过多重途径刺激多种细胞因子和生长因子的产生,诱导转化生长因子-β(TGF-β)、血小板衍化生长因子和核因子 κB(NF-κB)的激活导致炎症、成纤维细胞形成和胶原沉着,促进了肾小球硬化和肾小管间质纤维化;另外血管紧张素 Ⅱ 作用于 AT1 受体,可通过 Smads 信号转导途径诱发肾小管上皮细胞—间充质细胞转化,导致肾小管纤维化;醛固酮水平升高可刺激 TGF-β 的表达和产生,促进肾纤维化。这些肾脏效应最终导致 CRI。

CHF 时全身交感神经系统过度激活,肾小球出球小动脉和入球小动脉上密集地分布着交感神经纤维,高水平的去甲肾上腺素(NE)激动 α₁ 肾上腺素受体,通过 Gq/11-PLC 信号转导通路介导血管平滑肌的收缩,使肾血流量减少,GFR 降低,同时细胞内 Ca^{2+} 增多,对细胞产生毒性作用,均对肾功能产生不利影响。

RAAS 和交感神经系统的激活引起肾血管持续收缩,导致肾脏缺血缺氧,肾脏细胞坏死和纤维化,再加上血管紧张素、醛固酮和 NE 对肾脏的直接毒性作用,加重肾功能不全,CHF 时还会发生肾间质水肿,导致 GFR 下降,最终导致肾功能衰竭。

(三)各种体液因子的变化

CHF 时各种体液因子释放,包括内皮素-1(ET-1)、血管加压素(AVP)、心钠肽(ANP)、脑钠肽(BNP)等。

ET-1作用于血管平滑肌上的ETA受体,引起强烈的血管收缩,其中肾脏是对ET-1的缩血管作用最敏感的器官之一,这导致肾血流量显著减少。ET-1在CHF伴发CRI的病理生理学改变中起了重要作用。在健康男性志愿者中的试验性研究显示,ET-1可使GFR降低、肾血流量降低,并使肾血管阻力明显升高,促进水钠潴留。另外ET-1可促进肾脏纤维化,而ET受体拮抗剂可对抗这一效应。心衰时精氨酸加压素的分泌通常不适当地增加,在已经容量负荷过重的情况下导致了更多的水钠潴留。心衰时所有神经内分泌系统累积的血管收缩和液体潴留效应对血管收缩和肾脏灌注的减少起促进作用,导致了神经内分泌更强烈的激活,形成了一个有害的正反馈环。

和CHF时其他不利的机制不同,利钠肽的释放促进了血管舒张、钠水排泄,并抑制了醛固酮。Ito等人的研究证明,内源性和外源性的利钠肽均可降低体外培养的新生鼠心肌细胞中醛固酮合酶的基因表达,从而抑制RAAS的激活,并抑制心肌肥厚和纤维化。另外Cataliotti等人的研究证实,在CHF动物模型中,BNP可增强呋塞米的利尿和利钠作用,并增加GFR,同时降低醛固酮的激活。利钠肽系统在CHF早期通过抑制RAAS而对肾功能具有一定的保护作用,然而随着CHF的进展,这种有利作用被RAAS和自主神经系统的继续激活所压倒,同时利钠肽受体下调使机体对利钠肽的排钠利尿作用产生抵抗。

近年来,人们对于促红细胞生成素(EPO)缺乏和贫血在CHF合并CRI病程进展中的作用愈加关注,并称之为心-肾-贫血综合征。CHF可引起肾损伤,甚至发生肾衰竭,CHF和CRI又可导致贫血发生,而贫血又可使心脏缺血、缺氧,心脏负荷增加可加重心力衰竭的恶化,并使肾功能进一步恶化,形成恶性循环。

(四)心力衰竭药物治疗的影响

CHF的各种药物治疗可能会加重肾功能受损。利尿剂相关的血容量不足、RAAS阻滞剂的早期应用及药物诱导的低血压均可成为肾功能受损的促成因素。

利尿剂可迅速缓解心衰症状,使肺水肿和外周水肿在数小时或数天内消退,是唯一能够最充分控制心衰液体潴留的药物。不管是襻利尿剂还是噻嗪类利尿剂,都必须通过主动分泌进入肾小管而发挥作用,在合并CRI的患者中由于内源性有机酸聚集,其与利尿剂竞争有机酸分泌通道使药物无法到达作用部位而降低利尿作用,故需增加剂量才能达到同样的利尿作用。大剂量的利尿剂应用可导致血容量不足及神经内分泌系统的过度激活,参与了肾功能损伤的病程进展。

血管紧张素转换酶抑制剂(ACEI)是CHF药物治疗的基石。《美国家庭医生杂志》把ACEI类药物归为可能导致急性肾功能衰竭的药物,这是因为肾小球滤过依赖一定的肾小球内压,ACEI扩张出球小动脉的作用强于入球小动脉,从而降低肾小球内压,可能导致肾小球滤过率的降低。对于血容量严重不足、孤立肾肾动脉狭窄和双侧肾动脉狭窄的患者,肾小球的滤过完全依赖血管紧张素Ⅱ,这些患者使用ACEI类药物会导致肾小球滤过率显著降低,肾功能迅速恶化;另外,对孤立肾肾动脉狭窄和双侧肾动脉狭窄的患者,使用ACEI类药物后还可导致致命性低血压,因此,上述患者可以被看作使用ACEI类药物的绝对禁忌证。

β受体阻滞剂适用于所有无禁忌证的稳定性心衰患者,并可改善预后,降低病死率。但β受体阻滞剂可减少肾脏灌注,使肾小球滤过率降低;加重肾功能受损。

血管扩张剂可减轻心脏后负荷,增加心脏指数,然而过度的血管扩张可导致相对的肾动脉充盈不足,肾灌注减少,同时增加肾小管对钠的重吸收,从而加剧了CHF患者容量负荷过重的有害作用。此外,为减少心脏后负荷而过度地扩血管同样会激活RAAS和交感神经系统,对肾功能产生不利影响。

二、临床表现

CHF患者中CRI的患病率很高,且是预后不良的独立危险因素。在以往的报道中,CHF患者中约

38％合并 CRI,但 McAlister 等对 754 名 CHF 患者进行研究分析显示,超过 50％的患者存在肾功能不全的证据,有多项研究支持这一结果。几乎所有心功能在Ⅲ～Ⅳ级的患者都存在不同程度的肾功能损伤,R.de-Silva 等人对 1216 名 CHF 患者进行研究分析显示 57％的患者 GFR＜60ml/min,并在短时期内恶化,且这种肾功能不全通常具有不可逆性。肾功能不全是 CHF 患者预后不良的独立危险因素,CHF 的生存率与肾功能密切相关,即使是轻微的肾小球滤过率下降,也会使病死率明显增加,同时它也已经被作为严重心血管疾病的一个标志。有研究显示肌酐清除率每下降 1ml/min,病死率升高 1％。相关的预警因素包括高龄、高血压、糖尿病、急性冠脉综合征等。

CHF 合并 CRI 的临床表现与一般肾功能障碍相似,早期缺乏特异的临床表现,容易被忽视。中至重度的 CRI 可表现为尿量减少、浮肿加重、心衰症状加重、对治疗的反应性降低,以及一般肾功能障碍时其他各器官系统的症状体征,如:①心血管系统症状:水钠潴留,高血压,心衰症状加重,严重者可出现心包积液甚至心脏压塞,出现贫血或原有的贫血加重,且不易纠正;②消化系统症状:最早且最常见,表现为厌食、腹部不适,以后逐渐出现恶心、呕吐和腹泻等症状,严重者口中有尿臭味;③精神神经系统症状:多表现为精神萎靡不振、疲乏无力,严重者可出现嗜睡、烦躁,甚至抽搐和昏迷;④其他:皮肤干燥、脱屑和皮肤瘙痒;水电解质和酸碱平衡紊乱;内分泌、代谢紊乱等。

三、辅助检查

在 CHF 合并 CRI 的早期,实验室检查可仅发现内生肌酐清除率下降,尿浓缩功能减退及酚红排泄率降低。随着肾功能受损的进展,逐渐出现以下异常。

1.血常规　出现明显贫血,为正常细胞性贫血,白细胞数正常,血小板降低,红细胞沉降率加快。

2.尿常规　尿量减少,尿渗透压降低,尿蛋白排出增加,尿沉渣镜检可见不同的管型。

3.肾功能　血清肌酐、尿素氮及尿酸水平升高。

4.其他血清生化检测　随病情轻重可出现不同程度的低蛋白血症、电解质紊乱(低钠、高钾、低钙、高磷)、代谢性酸中毒、代谢紊乱(如不同程度的糖耐量降低,胰高血糖素、生长激素、甲状旁腺素、肾上腺皮质激素升高)等。

5.BNP 和 NT-proBNP　CHF 合并 CRI 患者 BNP 和 NT-proBNP 水平显著升高且与肾功能受损的程度呈正相关,其原因尚未完全阐明,早期人们认为仅仅是由于 BNP 和 NT-proBNP 在肾功能受损时无法正常排泄而导致的被动蓄积,目前更多的证据显示,除被动蓄积外,CRI 本身可通过多种机制引起 BNP 和 NT-proBNP 的分泌增多。

6.同位素及影像学检查　可发现不同程度的肾血流量减少和 GFR 降低。

四、早期发现的线索

CHF 合并 CRI 早期缺乏特异的临床表现,仅在实验室检查时发现内生肌酐清除率下降。临床上常采用血尿素氮、肌酐作为肾功能受损的指标,但其敏感性差,均不能及时地反映 CHF 患者中肾功能的变化。美国肾脏基金会推荐采用简化肾脏病膳食改善(MDRD)方程计算的估计肾小球滤过率(eGFR)来评估肾功能,可早期发现肾功能受损的存在。

改良 MDRD 方程操作简便,费用低廉,相关参数的数据获得相对容易,重复性好,临床应用方便,对临床 CRI 患者肾功能的准确评估、定期随诊 eGFR 变化及大规模的人群筛查方面都具有很高的实用价值。改良 MDRD 方程为：$eGFR = 186.3 \times Scr^{-1.154} \times Y^{-0.203}$ [女性 0.742]（Scr：血清肌酐水平，单位为 mg/dl；Y：年龄，单位为岁）。但 MDRD 方程是基于西方人群的研究结果，而人种是影响基于肌酐的评估方程准确性的重要因素。因此，国内有学者认为有必要对此方程进行改良，开发出适合我国 CRI 人群特点的 eGFR 评估方程。中国 eGFR 协作组基于大样本的我国 CRI 患者基线资料，对 MDRD 方程进行了改良，在原 MDRD 方程中添加了种族系数，即：$eGFR = 186.3 \times Scr^{-1.154} \times Y^{-0.203} \times$ [女性 0.742] × [中国人 1.233]，结果显示，该改良方程偏差较小，精确性和准确性均较好。该方程评估中国人群 CRI 患者早期肾功能改变有显著优势，过低估计 eGFR 参考值的程度明显降低，但由于其在肾功能正常患者中也存在轻度过低估计 eGFR 参考值的倾向，能否在未来的预测方程中添加新的预测变量，如血清胱抑素 C(CysC) 等以进一步改善 eGFR 评估方程的准确性，还有待进一步研究。

CysC 亦称半胱氨酸蛋白酶抑制剂 C，被认为是低分子量蛋白质中与 GFR 相关性优于肌酐的内源性标志物，其血清浓度不受炎症、感染、肿瘤及肝功能等因素的影响，与性别、饮食、体表面积、肌肉量无关，是反映 GFR 变化的理想的内源性标志物。

另外一些指标，如尿白蛋白、血尿 α_1 微球蛋白、血尿 β_2 微球蛋白等，均有研究证实其可作为早期肾功能受损的敏感指标，但其应用于临床检验并作为临床诊断标准仍需更多的研究结果支持。

五、早期诊断的依据

对于 CHF 合并 CRI，目前仍然没有统一的诊断标准，在临床实践中血清肌酐水平最常被作为肾功能损害的指标，但其与肌肉含量密切相关，且由于肾脏强大的代偿能力，当肌酐出现异常时肾功能损伤已较明显，甚至已进入不可逆阶段，不能及时反映肾功能受损情况，易误导临床上对 CHF 患者病情严重程度的评估及药物调整。以 MDRD 公式计算的 eGFR 来指导临床对于 CRI 的判断则可以及时地反映肾功能的改变。根据美国肾脏病基金会制定的《慢性肾病临床实践指南》(KDOQI 指南)指出，一般在 eGFR <60ml/(min·1.73m²) 时可认为患者存在 CRI 的证据，eGFR 30～60ml/(min·1.73m²) 时为中度肾功能受损，eGFR 15～30ml/(min·1.73m²) 为重度肾功能受损，eGFR ≤15ml/(min·1.73m²) 或需要透析维持为肾功能衰竭。

六、早期鉴别诊断

1.糖尿病肾病　由于 CHF 患者中糖尿病的比例较高，且其对肾功能有较大影响，故需对 CHF 引起的 CRI 和糖尿病肾病进行鉴别。糖尿病肾病患者有多年的糖尿病病史，血糖控制欠佳，以早期微量白蛋白尿及晚期的大量非选择性白蛋白尿为特点，肾脏体积增大，早期肾小球系膜基质增宽，肾小球基底膜增厚，晚期出现肾小球硬化、荒废。一般根据实验室检查和病理改变即可鉴别。

2.高血压肾病　患者多有 10 年以上的高血压病史，血压控制欠佳，病程进展缓慢，肾小管功能损害早于肾小球功能损害，尿蛋白量较少，一般小于 1g/d，尿沉渣有形成分少，常伴有高血压视网膜病变、高血压左心室肥厚。肾脏早期大小正常，晚期缩小，常表现为颗粒型固缩肾，镜下可见肾血管呈玻璃样变。

3.肾脏自身病变导致的肾功能障碍　患者多有原发性肾脏疾病，如原发性肾小球肾炎、多囊肾、肾盂肾炎等，并有相应的影像学和实验室检查异常，鉴别困难时可做肾脏活检。

4.自身免疫性疾病导致的肾功能障碍　患者多有自身免疫性疾病如系统性红斑狼疮、过敏性紫癜等的原发表现,除肾功能不全的表现外尚有原发性肾外表现,电镜和免疫荧光检查可有特异性的改变。

5.血容量不足所致的肾功能受损的表现　患者常有大量体液丢失史,并有口渴、直立性头晕、尿量减少、体重骤然减轻等症状,体检可见皮肤弹性差、静脉塌陷、皮肤黏膜干燥、直立性低血压及脉搏细速等体征。辅助检查可见血尿素氮与肌酐比值升高,中心静脉压降低等。一般通过症状体征即可鉴别。

七、早期治疗方案

在过去的几十年中,关键的心力衰竭临床试验多入选有较少合并症的患者,且多以血清肌酐水平升高作为排除标准,因此至今尚无充分的关于 CHF 合并 CRI 患者治疗方面的临床试验资料,关于这些患者的治疗仍是一个难题,目前大多采用经验性治疗。首先应该积极治疗 CHF 及其原发疾病,控制危险因素,并注意休息,控制钠盐的摄入,配合适当的药物治疗。

阻断 RAAS 是治疗 CHF 合并 CRI 的首要目标,虽然 ACEI/ARB 具有损伤肾功能及引起电解质紊乱的潜在作用,但其同时也具有心肾保护作用。ACEI/ARB 除了可逆转心肌重塑、改善心功能、降低 CHF 病死率的作用外,还可通过血流动力学效应及非血流动力学效应发挥其肾脏保护作用。由于 ACEI/ARB 能扩张肾小球入球小动脉和出球小动脉,且扩张出球小动脉的作用强于入球小动脉,故可直接降低肾小球内高压、高灌注和高滤过;ACEI/ARB 还可改善肾小球滤过膜的选择通透性,使尿蛋白排出减少;还可以保护肾小球足细胞,减少肾小球内细胞外基质蓄积,从而延缓肾小球硬化,延缓肾功能损伤的进展,适用于轻、中度 CHF 合并 CRI 的治疗。治疗时应从小剂量开始,逐渐增加剂量,并严密监测血钾和肾功能,若血钾＞5.5mmol/L,或肌酐＞265.2μmol/L(3mg/dl),则应停药。如用药过程中血肌酐较基线水平升高大于30％,也应考虑减量或停药。

β受体阻滞剂对于 CHF 患者的治疗至关重要,初始用药时由于心排血量和肾血流量降低可影响肾功能,但随着治疗的进展,患者心功能好转后肾血流量也有所改善。有小型临床研究显示在非卧床患者中应用β受体阻滞剂可改善肾功能,卡维地洛作为一种具有阻断 α_1 受体作用的非选择性β受体阻滞剂,已被证实可使合并心肾疾病的患者亚组获益,但β受体阻滞剂在已确诊肾脏疾病的患者中的效果仍未知,且缺乏大型随机对照临床试验的证据。

在 CHF 合并 CRI 的患者中,襻利尿剂常作为首选用药,通常需要大剂量、多次给药,并配合低钠饮食。如患者对最大剂量的反应仍不满意,则需要加用噻嗪类利尿剂。对于合并持续肾功能恶化、容量负荷过重及利尿剂抵抗的患者,至今仍缺乏有效的治疗方法。

曾有人主张应用正性肌力药物以促进利尿,从而保护或改善肾功能,但随机对照试验显示,在 CHF 急性期间断或持续应用正性肌力药物并无获益。既往研究表明,静脉应用血管扩张剂可改善血流动力学效应,却很少能改善肾功能。

在Ⅳ期和Ⅴ期慢性肾病(CKD)患者,联合应用阿司匹林、β受体阻滞剂、ACEI 和他汀类的比例不足50％,此现象不仅限于严重 CKD 阶段,许多患者在 CKD 的早期阶段就已经无法接受针对危险因素的适当药物治疗。这种治疗上的失败可能与肾功能恶化时代谢清除率下降和(或)药物毒副作用有关。然而一些研究显示,应用正规的抗 CHF 药物治疗时,只要经过适当的监测并及时调整用药,即可保证肾功能障碍患者的用药安全并取得良好的疗效。

八、早期预防方案

对于 CHF 患者发生 CRI 的早期预防并无已证实切实有效的方法,目前临床上仍然是仅针对已发生 CRI 的患者进行经验性治疗及对症支持治疗。在临床实践中,对 CHF 患者进行治疗时应避免肾毒性药物的应用,定期监测患者的肾功能,及早调整 CHF 的药物治疗,并采取相应的对症支持治疗,防止患者肾功能进一步恶化。由于 CRI 是继发于 CHF 而发生,故预防其发生最重要的措施就是积极有效地治疗 CHF 这一原发病,坚持正规的抗心衰治疗对于延缓肾功能受损的发生和发展具有重要意义。

九、最新治疗进展

重组人脑钠肽(thBNP)奈西立肽作为失代偿性心力衰竭的治疗新措施已受到人们的普遍关注,近来,越来越多的研究者开始关注其在 CHF 合并 CRI 患者中的应用。在 CHF 患者中,奈西立肽可通过血管舒张作用降低血压和心脏充盈压,增加心排血量,同时具有利尿和排钠的作用。一些关于奈西立肽在心、肾功能异常患者中肾脏效应的试验指出,奈西立肽在改善肾小球滤过率、肾血浆流量方面并无获益。目前,在 CHF 合并 CRI 的患者中应用奈西立肽,尽管不能改善或保护肾功能,但它在缓解临床症状和增加心排血量方面仍起到了有益作用。但需要注意的是,严重肾功能不全和低血压为其禁忌证。

钙增敏剂左西孟坦作为一种新型抗心衰药物,临床上主要用于急性心力衰竭的短期治疗。其作用机制主要是通过增加心肌对钙离子的敏感性,并开放细胞膜上 ATP 敏感的钾通道,增强心肌收缩力,扩张外周血管和冠状动脉,减轻心脏的前后负荷,而不影响心率且不增加心肌耗氧量。左西孟坦可改善左室收缩功能,同时改善舒张功能,并对顿抑的心肌具有保护作用,另外左西孟坦还可降低血浆 BNP 和 NT-proBNP、ET-1 的水平,并降低促炎细胞因子和凋亡介质的水平。左西孟坦母体药物在 NYHA Ⅲ~Ⅳ 级 CHF 患者中的半衰期约为 1 小时,其活性代谢产物 OR-1896 的半衰期长达 70~80 小时,主要通过尿液和胆汁两条途径排泄。肾功能损伤可能导致左西孟坦活性代谢产物浓度增加,从而引起更明显、更持久的血流动力学效应,故其应用于轻、中度 CRI 患者时应特别谨慎,严重 CRI(肌酐酸清除率＜30ml/min)患者禁用。另有关于左西孟坦在严重 CRI 及透析患者中应用的小型临床研究显示,与正常人相比,左西孟坦在上述患者中的半衰期延长 1.5 倍,药物峰浓度为正常人的 2 倍,而血流动力学效应和不良事件的发生率却无明显增加,但其在严重 CRI 及透析患者中的临床应用仍需要大型临床试验的循证医学证据支持。

有初步证据显示在 CHF 患者中应用选择性腺苷 A_1 受体拮抗剂可发挥利尿、利钠作用,并可升高肾小球滤过率,但其大规模应用于 CHF 合并 CRI 患者的临床治疗仍需更多的循证医学证据。

抗利尿激素(AVP)即精氨酸加压素,通过分布于血管平滑肌上的 V_{1a} 受体和分布于远端肾小球上的 V_2 受体发挥其心肾作用。CHF 患者尤其是急性失代偿性心衰患者,血浆 AVP 水平显著升高,引起血管收缩、低钠血症和水分潴留。在心衰住院患者中应用口服加压素 V_2 受体拮抗剂托伐普坦,与应用安慰剂和包括利尿剂在内的标准治疗相比,可显著减少液体潴留。然而已发表的 EVEREST 研究入选了 4133 名心衰患者,发现在中位随访时间 9.9 个月以后,口服托伐普坦的患者与安慰剂组相比无病死率获益。

贫血在 CHF 合并 CRI 患者中非常普遍,且参与了病程进展。有初步临床试验显示在 CHF、慢性肾病和贫血患者中应用 EPO 治疗可改善心功能,使左室缩小并降低 BNP 的水平,对于合并贫血的 CHF 合并 CRI 患者 EPO 不失为一种新的治疗手段。

体外超滤对于容量负荷过重的 CRI 患者是一种新的非药物治疗方法。一项随机化临床试验显示,在 200 名急性失代偿性心衰和血容量增加的住院患者中,早期血液超滤与静脉应用利尿剂相比更为安全和有效。体外超滤不会导致过度低血压、电解质紊乱,并能显著降低 CHF 患者的再住院率。

CHF 治疗的一些新措施,如心脏再同步化治疗(CRT)、口服肾素抑制剂阿利吉仑、ET 受体拮抗剂替唑生坦和 ambrisentan 等,已被证实对 CHF 的治疗切实有效,但其在 CHF 合并 CRI 患者中的疗效仍未经过系统研究,应用于临床仍需更多的循证医学证据。

(高永超)

第七节　心力衰竭并发血栓及栓塞

慢性心力衰竭(CHF)是大多数心血管疾病的最终归宿,其血栓事件的发病率比一般人群高。左心室血栓易引起全身动脉系统栓塞,如脑栓塞、外周动脉栓塞等。因右心衰形成的右心室血栓、静脉血栓栓塞(VTE)、肺栓塞(PE)和深静脉栓塞(DVT)是心衰的主要的并发症之一,也是慢性心衰合并房颤患者中较严重的并发症,在心衰病情发展和预后中起重要作用。在终末期心衰中,盆腔静脉或下肢静脉的血栓性静脉炎是常见的并发症,也是肺栓塞的来源之一。住院心衰患者是 VTE 的高危人群。MEDENOX 研究显示,在无抗凝治疗的住院心力衰竭患者(NYHA 心功能Ⅲ级和Ⅳ级)中 VTE 的发病率约为 15%。射血分数越低的心衰患者发生栓塞事件的风险越高。目前临床医生对心衰患者血栓栓塞事件危险性升高还缺乏足够的认识。本文将从病因及发病机制、危险因素、临床表现、辅助检查、早期发现线索、早期诊断的标准、早期鉴别诊断、早期治疗、早期预防方案和最新治疗进展方面一一阐述。

一、病因及发病机制

(一)血流异常

CHF 时心肌收缩力减弱、心室扩大,以及骨骼肌能量不足导致活动减少、长期卧床,心腔内血流淤滞,最终导致血栓形成和血栓栓塞。另外患者心钠素升高和利尿剂的使用也可使血液浓缩,引起血流异常。为预防在心室和血管内血栓形成,一定的血流速度是必要的。心衰中血流速度减慢,不仅因为心排血量降低,也因为心室扩张及血黏度的增加。节段性运动障碍、左室壁瘤、心室的球形化引起心尖部血流减少或缺失而促使附壁血栓形成。随着左室收缩功能降低,发生栓塞事件的风险相应提高。而这种关系会因那些射血分数极低的患者猝死、生存期缩短而减弱。二尖瓣反流虽然对预后有不良影响,但能增加腔内血流而减少心室血栓的形成。

心律失常,特别是房颤能明显减少血流,尤其是心耳部位的血流。尽管心衰和心室功能不全使房颤患者易患卒中的证据充分,但房颤患者发生血管事件或预示心衰不良预后的证据并不充分。这表明,事实上心衰与房颤相比,对栓塞事件来说是更重要的危险因素。

静脉压力升高、静脉曲张和活动减少,这些都减少来自腿部的静脉血流速度,从而易致静脉栓塞。

(二)血管壁和内皮功能异常

正常的内皮细胞不仅是血液和血管平滑肌之间的半透屏障,而且还是一个非常活跃的代谢和内分泌器官。它能够合成和分泌多种舒缩血管因子、生长因子、炎性介质与细胞因子,在凝血和防止血管内血栓形成的平衡中起着重要作用。内皮细胞可以灭活血管活性物质并影响血管张力。心衰患者中存在明显的血管内皮细胞功能异常。一旦内皮细胞受损,合成和释放血管假性血友病因子(vWF)就增加,损伤越严重,血浆中 vWF 水平越高。vWF 能加速血小板吸附、聚集,介导血小板释放相关因子,干扰纤溶过程,促进血管脂质沉积、平滑肌纤维化、平滑肌细胞增殖、粥样斑块脆性增加与破裂,从而导致血栓形成,且与疾病的轻重正相关。根据 vWF 水平可了解内皮细胞功能状态,是目前公认的有价值的内皮损伤标志物,其水平的升高被认为是血管损伤或功能紊乱的标志。心衰患者内皮功能受损,主要由于损伤内皮组织的一氧化氮(NO)释放减少,增加了心衰患者外周血管阻力,同时 NO 减少可促进单核细胞和血小板向内皮组织黏附,从而易造成损伤部位血栓形成或血栓栓塞。

血管壁和心室内壁对心衰的栓塞事件在以下方面有着重要的作用。动脉粥样斑块使血流的湍流增加,而这能促进血管栓塞事件的发生。动脉粥样斑块发生破溃,在缺少了内皮抗栓塞的防御机制之后,会暴露在血液中强烈的致血栓物表面。血管顺应性降低促使斑块破裂。有大量的证据显示在心衰中有大量反向防御机制被激活,例如利钠肽、一氧化氮和前列环素,这些物质具有扩血管和抗血小板聚集的作用。冠状血管疾病不仅是心衰的重要原因以及动脉粥样斑块事件进一步发展的结果,也是其他血管床的重要标示。心衰患者卒中最重要的原因是脑血管血栓形成,而不是来自心脏和主动脉弓的栓塞。

血管内皮功能异常在心血管疾病的血栓性疾病中起重要作用,调节内皮功能对于改善心衰预后和预防心衰中血栓相关的并发症(心肌梗死、卒中等)有重要意义。

(三)凝血功能障碍

心衰患者中由于心室内血流相对停滞、动脉粥样斑块产生、内皮细胞功能障碍以及神经内分泌激活而出现凝血功能障碍。交感神经与肾素-血管紧张素-醛固酮系统的激活,增加了释放内皮素-1、精氨酸加压素、细胞因子以及一氧化氮和缓激肽的反应,由此来扰乱凝血系统。许多神经内分泌系统在心衰治疗中视自身为靶目标。事实上,血管紧张素转换酶抑制剂(ACEI)和 β 受体阻滞剂能为减少血管动脉粥样硬化事件带来非常多的益处。

凝血和纤溶系统被激活,纤维蛋白肽 A 是纤维蛋白形成时的分解产物;凝血酶-抗凝血酶复合物Ⅲ形成在凝血酶激活的基础上;D-二聚体是纤维蛋白的分解产物,因纤维蛋白原受凝血和纤溶系统慢性激活而上调。通过测定可溶性 P 选择素可评估血小板激活,因为血小板只在被激活时才表达此表面蛋白,评估体外血小板聚集和评估可溶性 β 血栓球蛋白,虽然其机制尚未明了,但它仅分泌在激活的血小板上。内皮的血栓前变化可以通过评估释放在上皮破坏处的血管性血友病因子、评估在细胞因子刺激下表达内皮表面蛋白——可溶性 E 选择素和评估在损伤处释放的抗血栓内皮膜蛋白——可溶性血栓蛋白来进行。

心衰时心脏结构发生改变(内皮结构、功能异常、心肌收缩力减弱等),导致血流淤滞,凝血和血小板激活的生物标志物异常,都与 CHF 患者血栓栓塞事件发生有关。慢性心力衰竭发生血栓栓塞的可能机制如下。①神经体液因素:心衰时舒缩功能障碍使心排血量减少,反射性引起交感神经系统兴奋,儿茶酚胺释放增加,通过 α 肾上腺素能受体激活血小板。②心衰时心腔扩大,心肌收缩力减弱,血液形成涡流,血流的剪切应力可对心房和心室以及血管内皮细胞造成机械性损伤,使内皮细胞合成与分泌的多种血管活性物质[P 选择素、vWF、纤维蛋白原(Fg)、D-二聚体]发生改变。另外,外周血流缓慢,低流速、低剪切率增加血液黏滞度,激活的凝血因子、血小板不能及时被稀释和灭活,从而影响凝血功能、血管舒缩功能,进而引起血栓形成。凝血和纤溶系统失衡,可能是心衰发生栓塞事件的重要原因。监测血液中血栓前状态的分子标志物,可评估心衰患者发生栓塞的风险。③慢性心衰患者多存在缺血缺氧,缺氧使红细胞反应性增强,血液黏滞度进一步增高,血管内皮损伤,促凝因子释放增加及有促凝作用的内皮下成分暴露,参与心衰的血栓形成和血栓栓塞并发症。

二、危险因素

增加慢性心衰患者栓塞风险的三个主要因素为：左心室扩大及左室收缩功能障碍；左心室内血栓；心房纤颤。

（一）左心腔扩大及左室收缩功能障碍

心力衰竭时左心腔扩大，血流缓慢，漩涡形成，在受损的心内膜表面易形成血栓。NYHA 心功能＞Ⅱ级、低脉压（≤30mmHg）及左室舒张末内径扩大（≥60mm）、低射血分数（EF≤35％）等与心衰预后高度相关。

（二）左心室血栓

左室收缩功能障碍的患者易形成左室血栓，且左室射血分数（LVEF）越低，血栓形成的几率越大，提示 LVEF 降低是血栓形成重要的危险因子。

（三）心房纤颤

多项大规模临床试验已明确房颤是 CHF 患者发生栓塞的重要危险因素。心衰伴房颤患者心房失去有效的收缩，心房重构增大，心房向心室排血受阻，导致左心房内压升高，血流速度减慢，形成涡流，容易引起血栓形成，尤其心房左心耳处有发达的梳状肌，表面凹凸不平，是血栓形成的多发部位。此类患者心房收缩功能异常，影响心室充盈，引起射血分数降低、心排血量下降，影响脑血流灌注，从而可能增加卒中的发生率。

（四）其他危险因素

1.静脉血栓栓塞的病史　有深静脉血栓形成、肺栓塞既往史的患者住院期间再发的危险性与无既往史的相比可高达 8 倍之多。

2.年龄　80 岁以上人群比 20 岁以上人群发病率增加 200 倍。一般来说，年龄超过 40 岁的被认为是危险因素，每超过 10 岁，其危险性增加 2 倍。

3.大手术　在全身麻醉状态下，耗时 30 分钟以上的手术，包括胸、腹、妇科、泌尿、骨科、脑外科等。

4.骨科手术　髋关节或膝关节置换术是发生深静脉血栓的高危手术，其发生率达 38％，肺栓塞发生率为 5％。

5.骨盆、下肢骨折　胫骨骨折的石膏固定也是高危因素。

6.多发性外伤　有报道示颜面、胸部、腹部外伤者其深静脉血栓形成的阳性率为 40％～50％。

7.恶性肿瘤　恶性肿瘤术后比非肿瘤术后患者深静脉血栓形成率高 2～3 倍。恶性肿瘤自身产生血液凝固因子、纤溶抑制因子，是深静脉血栓形成发生的条件。

8.心肌梗死，心功能不全　高龄、长期卧床、充血性心力衰竭及心肌梗死患者易发生栓塞。

9.其他　包括肥胖、制动过度、妊娠、分娩、避孕药、血液的异常和人种的差异等。

三、临床表现

（一）肺栓塞

肺栓塞（PE）与深静脉血栓形成（DVT）均属于静脉血栓栓塞（VTE）。美国统计 DVT 在人群中的发病率高达 1‰，由此计算美国人每年至少有 25 万～50 万人罹患 DVT。DVT 患者中合并 PE 者达 50％，而 PE 中 15％可发展为肺梗死（PI），致死性 PI 占总数 1/3。对 PE 而言，其中 80％为静脉血栓栓子脱落所致。

PE 的临床表现多种多样,缺乏特异性。从完全没有症状和体征到出现严重休克表现,甚至可发生猝死。同时也取决于栓塞血管的范围、速度和原有心肺功能基础。

1.临床症状

(1)呼吸困难和呼吸急促:是肺栓塞最常见的症状和体征,呼吸困难伴随晕厥、低血压或发绀是急性大块肺栓塞的典型表现。这种症状只有在有效的溶栓治疗和去栓子治疗手术后才能缓解。

(2)胸痛:突发的胸膜疼痛,发生机会也很高,并与呼吸有关。常伴随咯血、咳嗽,并在肺栓塞后 36 小时内发生,这往往提示较小栓子的栓塞。严重的、类似心绞痛发作的胸骨后压痛只占胸痛发生率的 1/20,提示较大栓子的栓塞,但也有可能与冠状动脉痉挛和心肌缺血有关。部分患者的血压正常。

(3)胸闷气促:老年患者和发病前无心肺疾病的患者往往以胸闷气促为主要表现,而无明显呼吸困难和胸痛。伴有发绀、烦躁、右心室低动力学改变等。

(4)发热:50% 的肺栓塞病例有 38℃ 左右的低热,如出现局部胸痛向上肢、肩部放射,以及发绀和胸腔积液等,常提示急性肺梗死的发生。另外,肺梗死在较小栓子引起的肺栓塞中更易发生。

(5)晕厥:以休克、惊恐、晕厥、恶心、呕吐和出冷汗作为首发症状者,往往与大块肺栓塞有关。

2.体征

(1)典型体征:心率加快、发热、颈静脉扩张和肺动脉瓣第二心音亢进是肺栓塞和肺梗死的“四联征”。发绀、气急出现的比例也高达 30%,心率缓慢的发生率也有增加的趋势。

(2)心脏血管体征:主要为急慢性右心衰竭和老年人易见的类似冠状动脉缺血的体征,其他还有收缩期喷射性杂音。急性肺梗死或肺栓塞出现重症肺动脉高压时可出现程度不同的心包积液。

(3)呼吸系统体征:双肺可闻及干、湿啰音,部分患者有胸膜摩擦音。心包积液和胸腔积液时可出现相应体征。大块肺栓塞造成肺叶或全肺栓塞可出现气管向患侧移位。

3.伴随症状　肺栓塞患者往往伴有深静脉血栓家族史,可能出现下肢肿胀、皮肤色素沉着、静脉曲张和肝脾大等。

(二)深静脉血栓形成

血栓若位于深小静脉,疼痛范围小、程度轻,肿胀及静脉曲张也不易发现;若位于主干静脉,除局部疼痛和压痛外,还伴有整个肢体的胀痛不适,并迅速出现肿胀和浅静脉曲张。多发生于下肢及腹腔内深静脉。

1.疼痛　静脉血栓形成常伴有反射性疼痛,这是静脉壁炎症性变化和血栓上游静脉急剧扩张所致。疼痛多呈胀痛,疼痛的程度与血栓部位大小、炎症反应轻重和个体差异有关。

2.肢体肿胀　静脉血栓形成引起栓塞局部血流减慢和淤滞,导致血栓远端脉压升高、缺氧,使受累区血管通透性增加,出现肢体肿胀,但是由于侧支循环的建立,肿胀症状可不明显。

3.浅静脉曲张　由于静脉主干形成血栓,血栓远端静脉压升高,一些相关浅表小静脉发生充血、扩张,表现为浅表小静脉出现曲张,这是一种代偿性改变。

4.全身反应　急性发病者,常出现发热、白细胞增高等。有 38%~70% 的患者经肺灌流显像检查等可发现肺栓塞,甚至某些局部症状不明显者也能肯定其为肺栓塞。

5.栓塞后综合征　本综合征的发生率,于栓塞后 2 年为 20%,5 年可达 50%~70%。主要由于深静脉功能不全导致患肢不适、水肿、静脉曲张、皮肤色素沉着、溃疡等。

(三)腹腔内静脉血栓形成

肾静脉血栓形成可继发于肾病、骨盆与腿部的血栓的延伸,主要表现为一过性剧烈腹痛、发热、镜下血尿、尿蛋白增加、肾损害、肾脏增大。

（四）全身动脉系统栓塞

左心室血栓易引起全身动脉系统栓塞，如脑栓塞、外周动脉栓塞等。CHF 发生动脉系统栓塞，是导致再住院及死亡的主要原因之一。

CHF 时多数由系统性栓子引起脑血管的栓塞。发生缺血性卒中时可有各种神经系统表现。每年心衰患者中临床上发生明显卒中者仅约 2%，然而这个数据由于一系列原因是被远远低估的。许多脑梗死的患者没有明显的临床表现，通过磁共振检查才发现，并且表现为不可逆认知障碍。流行病学数据显示大约30%的患者发生卒中事件后 30 天内死亡。女性严重心衰患者或伴有严重心室功能障碍者发生卒中的风险性更高。尽管心衰、心室功能障碍、心房扩大增加了心衰伴有房颤患者的卒中风险，但并没有充分的证据说明房颤能增加卒中的风险和心衰患者的病死率。这反映心衰患者卒中风险高，而房颤并未明显增加卒中风险。

外周动脉栓子通常位于动脉分叉处，例如股总动脉或者腘动脉远端。栓塞可导致急性肢体缺血。患者主诉肢体麻木和疼痛，严重者可进展为运动丧失和肌肉强直。检查时发现可触及的搏动消失，而根据搏动消失的位置可以推测动脉闭塞的部位。"5P"作为一种记忆法被用于记忆急性肢体缺血患者的临床症状：感觉异常、疼痛、苍白、无脉和瘫痪。尽管深静脉血栓形成严重时也可以表现为肢体缺血，但是单纯的动脉缺血者中严重下肢水肿却很少见。偶尔有动脉缺血和静止痛的患者会使肢体保持在被动体位，所以可能会发生水肿，但若详细追问病史会发现这种情况是很少见的。

研究发现临床中隐性的血栓事件远比显性的血栓事件高发，如心衰患者猝死发生率高，原因之一可能是致命性血栓栓塞事件或冠脉内血栓形成导致心肌梗死和室性心律失常。

（五）心房血栓

有研究显示严重心衰患者伴随血浆纤维蛋白原增加和血黏度的上升。通过超声心动图或食道超声可发现心房血栓。超声心动图研究提示心衰患者中心房栓塞的发病率有所上升。

四、辅助检查

（一）肺栓塞的辅助检查

1.血液检查

(1)血气分析：当 20%的肺血管堵塞后，即有明显的氧分压降低，一般动脉血氧分压（PaO_2）<80mmHg，PaO_2>90mmHg 不考虑肺栓塞可能，肺栓塞时不伴有二氧化碳分压（$PaCO_2$）的下降。

(2)血常规：红细胞计数升高（无明显出血时），可>$5.5×10^{12}$/L；白细胞总数轻度上升，为（12～15）×10^9/L，且以中性粒细胞为主；当血沉随之增快时，常提示肺梗死的存在。

(3)止血与血栓检查：正常人血浆 D-二聚体含量为 0～144μg/L。血浆 D 二聚体水平超过 500μg/L（ELISA 法）是 90%以上肺栓塞和肺梗死患者的共同特点。这是患者血浆纤溶酶分解纤维蛋白的标志，也是体内自发溶栓的开始。在溶栓治疗的过程中，D-二聚体也明显升高，可作为溶栓治疗效果判断指标之一。

2.器械检查

(1)胸片：呼吸困难而胸片显示正常或接近正常的影像往往是肺栓塞的有力证据。较少捕捉到局限性缺血（Wesermark 征）、外周楔形阴影（Hampton 征）、右侧肺动脉影增大等异常 X 线表现。

(2)心电图检查：主要以右心负荷增大为特征，多无特异改变，但肺栓塞患者心电图完全正常者也少见。最主要的波形改变为 T 波倒置、ST 段升高或下移，也有肺性 P 波等。因 S 波以在 I 导联为主，Q 波以

在 V_3 导联为主，T 波倒置在 V_3 导联出现，故用 $S_1Q_3T_3$ 来表示肺梗死患者的心电图变化。

(3)超声血管检查：本检查无损伤，可反复进行，主要用于下肢深静脉血栓栓子脱落造成的肺栓塞，对下肢静脉血栓形成较敏感。但肺栓塞中有 1/3 的患者是没有静脉血栓病史的。

(4)肺扫描：用放射性核素 ^{131}I 或 ^{99m}Tc 标记的巨颗粒聚合人血清蛋白静脉注入进行血流扫描观察可以发现大部分肺栓塞患者因肺动脉分支阻塞，放射性颗粒不能达到毛细血管而呈扫描缺损。考虑到血流扫描缺损在肿瘤、结核和非特异性炎症时也可出现，一般加做 ^{133}Xe 的通气扫描。如通气扫描正常则考虑肺栓塞或梗死；如通气扫描也缺损，则为肿瘤或结核。需注意的是，只有少数肺栓塞患者通气扫描正常时有多个肺段的血流扫描缺损，缺损不明显的只能进一步做血管造影。

(5)肺动脉造影：这是一种创伤性的介入检查，在肺扫描不能确诊 PE 时考虑血管造影，可以检出 1～2mm 大小的栓子对于 PE 有确诊价值。但此检查可引发原有心肺疾病者突发心肺衰竭，也可以引起过敏反应。据美国统计，做肺动脉造影的意外死亡率为 0.5%。

（二）深静脉血栓的辅助检查

1.非创伤性检查　有效运用非创伤性静脉疾病诊断技术不仅需要充分了解疾病进程，还需了解各种诊断技术的适应证和优缺点。

(1)B超：寻找到静脉后以探头施加压迫，静脉顺应性消失即提示腔内血栓存在。发现管腔内部增强回声团块则可进一步确立诊断。急性新鲜栓子回声较低，质地均匀，外形轮廓比较光滑。陈旧性血栓回声较高，密度不均匀，表面不规整，受压后显得比较僵硬，与管壁连接紧密，如已造成回流障碍，则周围有大量侧支循环存在。

(2)彩色超声：系脉冲多普勒超声与 B 超的结合体，可同时检查某段静脉内的血流情况和是否有腔内血栓存在。彩色血流探头可实时显示长段静脉内的情况，对于区分动静脉也相当准确，还可以直接显示或通过彩色血流模式判断血栓充填后的管腔狭窄程度、通过血流的消失准确判断管腔的完全阻塞。大宗病例报道，彩色超声检查 DVT 的敏感性和特异性均达 90% 以上。

(3)超声血管造影：采用向静脉内注入造影剂的方法使血管内多普勒回声加强后显示图像，对低流速和低流量的血管比较适用。从足背静脉注射造影剂后，沿造影剂流经的途径进行探测，可发现血栓存在的位置，粗略判断其延伸范围，了解侧支循环情况。

(4)血管内超声：在冠脉应用比较广泛，静脉应用尚未见报道，其应用潜力有待挖掘。

(5)放射性核素：一般采用 ^{99m}Tc 大颗粒聚合蛋白为显影剂。周围静脉注射后可观察显影静脉路径。若显影延迟或不显影(放射性减低或缺损区)，同时远端有放射性潴留，可推测血栓存在。还可根据血管路径变化判断血管畸形、侧支循环等。

(6)同位素标记的纤维蛋白原：与上述放射性核素显影剂相反，同位素标记的纤维蛋白原被血栓摄取，因而显示血栓部位放射性增强。常用的同位素标记物为 ^{125}I，有定点测量和间断扫描法。该法是急性血栓的定位确诊手段，对小腿处的血栓有较高的灵敏度，髂骨静脉血栓灵敏度稍低，但总体特异度非常高。

(7)纤维蛋白降解产物：是比较方便的实验室检查方法，通过检查周围静脉血清中纤维蛋白降解产物的浓度来判断是否有血栓存在，理论上对急性血栓有很高的灵敏度，但有较高的假阳性。

(8)计算机断层静脉造影(CTV)：选用对比剂注射后的静脉相摄片。可发现大静脉内部血栓，并可粗略估计其范围，但影像欠清晰，故临床应用不多。

(9)磁共振静脉造影(MRV)：多通过时间飞逝法进行图像重建，可显示膝上静脉通畅情况，存在充盈缺损或静脉路径中断提示有血栓形成，图像质量稍好于 CTV，用于较大静脉。

2.创伤性检查

（1）下肢静脉顺行造影：仍是诊断下肢深静脉血栓的金标准。确诊血栓必须同时存在两个条件：首先是静脉内出现充盈缺损，其次是两个以上的角度投照在同一位置均表现为充盈缺损。需要注意的是，小腿的一条或两条深静脉不显影时不能确立深静脉血栓的存在；股静脉远近端均有血流而自身不显影则可判断为血栓，如有大量侧支循环则更能证实诊断。静脉造影操作本身也有导致血栓形成的可能，另外尚有疼痛、造影剂外溢、过敏、感染、静脉炎等多种并发症，水肿肢体也给穿刺造成较大困难，少数可导致造影失败。

（2）腘静脉置管造影：即直接经腘静脉穿刺置管注射造影剂使下肢深静脉或下腔静脉显影。该法一般在下肢静脉顺行造影效果不佳时使用，必要时也可采用数字减影方式使图像更清晰。

（3）股静脉穿刺置管造影：即通过 Seldinger 技术直接穿刺股静脉进行置管造影，主要检查髂总、髂外静脉和下腔静脉情况，常用于静脉血栓术中评估。缺点是股静脉穿刺常有血栓，或髂静脉全部闭塞而造成穿刺失败。优点是可高速注射造影剂并可进行数字减影，图像非常清晰。

（4）上下肢静脉压力测定：通过测定平卧位上下肢静脉压力差的变化来间接诊断肢体近端阻塞的存在。该试验特异度很差。

3.心脏超声心动图检查

（1）二维超声心动图：发现血栓为存在栓塞风险的最直接表现。多数患者可以从不同切面观察心腔内大多数血栓的部位、大小、形态和运动情况等。如心底短轴切面可显示左心耳，主要用于观察左心耳血栓。心腔内血栓表现为回声不均匀的团块，机化、陈旧性血栓回声较强，新近形成、新鲜的血栓回声较弱。左房血栓多为椭圆形，亦可不规则，基底部较宽，游离面较大，无蒂，活动性小，较小的左房血栓脱落后可致体循环栓塞，较大的血栓脱落后，游离漂浮于左房内而形成往返运动的活动血栓；而左室血栓多呈扁平形，与室壁的附着面较广，血栓表面与室壁平行，部分血栓呈半圆形突出于左室腔内，少数血栓其基底附于室壁，表面如絮状，呈多条回声带漂浮于左室腔，此种血栓极易脱落而导致体循环栓塞。临床上 5%～10% 的体循环栓塞发生于心肌梗死，左室室壁瘤形成患者其发生率更高。右房内血栓亦可附着于右房壁，形态不规则，回声不均匀也可表现为蛇样运动团块，容易脱落而导致肺栓塞。若外周静脉血栓脱落进入右房和右室，则形成右心活动性血栓。右室血栓不常见，其超声表现与左室血栓相似。

（2）M 型超声心动图：主要用于观测心腔的大小、血栓的内部回声及其活动度等。心底波群可见左房多明显扩大及左房内血栓呈多层性的条带状回声反射。二尖瓣波群可见二尖瓣狭窄时其瓣膜的活动曲线呈现城墙样改变，有助于栓塞的病因诊断。向心尖扫描中，可见近心尖处的左室壁活动明显减低、消失或呈矛盾运动，该处心腔内也可见多层性的条带状回声反射，反射光带厚薄视血栓大小而改变。

（3）三维超声心动图：显像在心腔内可观察到向心腔内突出的团块，血栓的位置比较固定，无明显活动。三维超声心动图对显示血栓的立体形态及估计其大小、部位等更为准确。

（4）多普勒超声：有彩色多普勒血流成像、脉冲多普勒、连续多普勒、组织多普勒等。其中彩色多普勒血流成像和脉冲多普勒主要用于观察原发病变所导致的瓣膜血流变化，如脉冲多普勒评价左心耳排空速度减低（<20cm/s）明显增加栓塞的风险。彩色多普勒显示时，血栓周围可见血流信号，而血栓部位则无血流信号，即形成血流充盈缺损区，对于新鲜血栓的显示更为重要。脉冲多普勒于血栓轮廓外缘取样可采集到血流信号，而在血栓轮廓内缘则无血流信号。

（5）经食管超声心动图：经食管超声探查能清晰显示左房血栓的部位、大小、形态及数目，对新近形成的血栓尤其重要。且能探测经胸壁超声探查未能显示的左房血栓，尤其是左心耳血栓。对左房云雾影（表现为弥散于左房内呈漩涡样缓慢流动的微细点状回声，其形态不固定，血栓形成和云雾影均是由于血流缓慢所致,两者常同时发生,而有云雾影的患者血栓的发生率明显增高)的检出、探查栓塞来源及心脏病变的发现,经食管超声检查的敏感性明显高于经胸壁超声检查。对于胸壁肥厚、肺气肿的患者采用经食管超声心动图时,可较为清晰地显示左室和附壁血栓,但对于急性心肌梗死的患者经食管超声心动图应慎用。

4.其他

(1)动静脉造影:选择性心脏和大血管造影可检测心脏和血管的解剖和功能。如冠状动脉造影可直接显示冠状动脉病变并确定其部位和程度,左室造影可显示左心外形、室壁运动功能、有无心肌梗死并发的室壁瘤及机械性并发症如缺血性二尖瓣反流等;升主动脉造影可显示升主动脉的宽度、有无主动脉窦瘤、主动脉瓣畸形及主动脉瓣反流等。但因其并发症多,现已多被多层螺旋CT(MDCT)取代。

(2)MDCT:MDCT检查可清晰显示心脏、大血管的病变,如冠状动脉斑块成像、管腔狭窄、先天性冠脉发育不全等;对于肺栓塞诊断的敏感性为90%,特异性为92%,在显示肺动脉管壁及血栓本身方面优于常规造影检查,且无创,已成为临床诊断肺栓塞的首选方法;脑MDCT的检查有助于检出CHF患者的缺血性卒中。

(3)核磁共振(MRI/MRA):MRI能直接显示患者心腔大小、室壁厚度、室壁瘤等,又能观察室壁节段性运动、房室瓣开放和关闭状态,识别心肌缺血和心肌活性等。MRA可清楚地显示受累的肺叶和肺段动脉的"断枝""缺枝"等充盈缺损,可与MDCT媲美。

五、早期发现的线索

外周动脉栓塞患者的主诉有肢体麻木和疼痛等。一般来说,典型的急性下肢动脉栓塞的诊断并不困难,其临床表现为"5P"征,即突发的疼痛、麻痹、运动障碍、无脉和苍白。动脉狭窄的解剖学水平可以通过触诊股动脉、腘窝和踝部的搏动来推测。例如急性肾下主动脉闭塞会使双侧动脉搏动消失;急性髂动脉闭塞患者,如在髂动脉粥样硬化基础上原位血栓形成,则患侧股动脉搏动消失;股动脉栓子患者仍易触及股动脉搏动,有时甚至表现为增强的"水冲脉",直至髂外动脉血流消失导致这支血管形成血栓时股动脉搏动才消失。腘动脉末端形成栓子的患者,可触及腘动脉搏动,但其低位搏动(足背动脉或胫后动脉)消失。继发于腘动脉瘤的小腿缺血患者通常表现为增强的且容易触及的腘动脉搏动,同时伴有严重的小腿和足缺血。动脉瘤伴随着3条股部血管的一系列栓子事件,这些血管将逐次被闭塞,最后闭塞发生时,小腿缺血,而这些患者腘动脉搏动却一直存在。动脉瘤本身保持可触及的原因是由于血流静止和无血流流出。

六、早期诊断的标准

肺栓塞的参断标准

1.国内诊断标准

(1)有下列情况可怀疑肺栓塞或肺梗死:①具有栓子形成的原发病;②发病突然,有胸痛、咯血、呼吸苦难、晕厥、休克等表现;③心电图呈典型的 $S_1Q_3T_3$ 改变或明显右心负荷加重;④血气分析 PaO_2、$PaCO_2$ 降低;⑤胸片显示肺部片状阴影或楔形阴影。

(2)肺扫描:显示肺血流扫描缺损而通气扫描正常。

(3)肺动脉造影:显示不同大小的肺血管截断或充盈缺损。

(4)明确存在下肢或其他部位的深静脉血栓。

诊断要求:上述(1)项中符合3条以上,(2)、(3)和(4)项中有任何一条符合即可诊断PET。如仅符合

(1)项,则需排除其他心肺病变。

2.国外诊断标准　国外标准提倡积分诊断法,按表2-5计算总分,若总积分1～10分,可排除肺栓塞;11～18分为可疑;19～23分为高度可疑;24～31分可确诊。

七、早期的鉴别诊断

(一)肺栓塞的鉴别诊断

1.心肌梗死和不稳定心绞痛　肺栓塞有与其程度不同的胸痛,但很少出现心肌梗死和心绞痛时的胸骨后疼痛和压迫感。心肌梗死的心电图和血清酶学改变具有确诊价值。

2.肺炎　发热、胸痛、咳嗽、白细胞增多和X线浸润阴影是肺炎和肺栓塞都有的症状和体征,是肺栓塞最易误诊的疾病,尤其是它们都可能会有明显呼吸困难时。往往需借助肺扫描的阳性发现来诊断肺栓塞和肺梗死。

3.主动脉夹层动脉瘤　胸痛、胸腔积液、休克均需与肺栓塞和肺梗死鉴别。夹层动脉瘤有高血压病史、胸痛与呼吸无关、一般不伴有发绀,可资与肺栓塞鉴别。必要时,可作超声心动图检查以发现夹层动脉瘤的特征。

4.其他　对老年性患者或原有心肺病变基础的患者诊断肺栓塞时,还需注意排除哮喘、原发性肺动脉高压、周围血管炎、肋骨炎、气胸等疾病。

(二)下肢静脉血栓的鉴别诊断

1.下肢急性淋巴管炎　发病时足和下肢出现大片的灼热、肿痛、红斑,边缘清晰,向四周扩散,常伴寒战和高热。反复发作可见淋巴管阻塞引起的淋巴水肿。下肢深静脉血栓形成者,下肢广泛性肿胀,但疼痛发红不明显,并伴浅静脉曲张。

2.下肢急性动脉闭塞　多发于风湿性心脏病、冠心病伴心房纤颤的患者,下肢突然剧痛、苍白、厥冷、感觉减弱或消失,阻塞水平以下的动脉搏动消失,肢体肿胀,浅静脉不扩张。

3.原发性下肢深静脉瓣膜功能不全　深静脉主干的管腔通畅,瓣膜外形正常,但其游离缘松弛下垂,不能紧闭对合,引起深静脉高压、淤血、倒流,发生下肢肿胀、浅静脉曲张和溃疡等。需作下肢小腿逆行静脉造影以鉴别。

4.腘窝囊肿　压迫静脉引起类似小腿深静脉血栓形成的表现,但有表现者常伴有膝关节性病变,腘部可触及肿块。可疑者应做局部穿刺及超声检查以明确诊断。

5.小腿肌肉损伤　小腿深静脉破裂出血、跖腱肌腱断裂能引起小腿肌肉肿胀和疼痛。该病多伴外伤史,小腿损伤处皮肤可见瘀斑。

6.小腿肌纤维炎　发病多与风湿有关,表现为小腿疼痛、疲劳感,可与小腿深静脉血栓形成混淆,但该病无肢体肿胀,腓肠肌局部轻度压痛,可作超声或顺行性腿深静脉造影以鉴别。

八、早期的治疗方案

(一)PE 的治疗方案

1.急救措施　肺栓塞属于急症,在发病最初48小时病死率极高。因此所有患者或怀疑PE的患者都应该进入监护病房,并连续监测血压、心率、呼吸、心电图和血气分析。要使患者保持安静,可给予非甾体类消炎止痛药、哌替啶或吗啡,并维持吸氧。

2.支持辅助治疗　用β受体阻滞剂多巴胺来加强心脏收缩和避免肺水肿，并防止右心衰竭出现。要防止血压下降引起休克，在升压药无效时可考虑加用肾上腺素。有呼吸困难的，在使用间羟胺基础上，加用氨茶碱、二羟丙茶碱（喘定）解除支气管痉挛。也可用酚妥拉明扩张肺血管。

3.抗凝治疗　对于客观上确定患有PE的患者，ACCP静脉栓塞病抗栓循证指南第8版中建议予以短期皮下注射（SC）低分子肝素 LMWH）治疗（1A），静脉注射普通肝素（UFH）（1A）和监测下皮下注射LMWH（1A），固定剂量的皮下注射 UFH（1A）或皮下注射 fondparinux（1A）。急性 PE 患者应常规评估是否行溶栓治疗。对于临床上高度怀疑PE的患者该指南建议在等待诊断性检查的结果同时予以抗凝治疗（1C）。对急性DVT的患者，指南建议持续应用LMWH、UFH或fondaparinux至少5天，直至24小时国际标准化比值（INR）≥2.0（1C）。

对急性 DVT 的患者，建议在治疗第一天予以维生素 K 拮抗剂（VKA）与 LMWH、UFH 或fondaparinux（1A）。

（1）UFH：若选用静脉注射 UFH，建议首剂量 80U/kg 或 5000U，静脉注射；以 18U/（kg·h），或1300U/h 维持。

若予以监测下皮下注射 UFH，建议首剂量 17500U，或根据体重调整剂量 250U/kg，每天 2 次。在用药后 6 小时后测定凝血功能，并采用标准算图调整以迅速达到和维持合适（肝素治疗水平）的活化部分凝血活酶时间（APTT）值。

若予以固定剂量的、不监测的皮下注射 UFH，建议首剂量 333U/kg，维持剂量 250U/kg，每天 2 次，而非不根据体重用药。

对非广泛性 PE 患者，建议予以 LMWH 治疗，而非静脉注射 UFH（1A）；对广泛性 PE 患者伴需考虑其他皮下注射吸收情况者、考虑或计划溶栓治疗的患者，建议予以静脉注射 UFH，而非皮下注射 LMWH、fondaparinux、UFH（2C）。

（2）LMWH：对急性 PE 患者不建议常规检测抗Ⅹa因子水平（1A）。对伴有严重肾功能衰竭的，建议予以 UFH，而不是 LMWH（2C）。

4.溶栓治疗　对所有 PE 患者都应迅速进行危险分层（1C）。对有血流动力学不稳定证据的患者建议溶栓治疗，除非在出血风险上存在较大的矛盾（1B）。对这些患者不能延误溶栓治疗，因会发生不可逆转的心源性休克。对高危不伴有高血压、出血风险低的患者，建议予以溶栓治疗（2B）。医师应评估 PE 患者的严重程度、预后和出血风险来决定是否行溶栓治疗。对大多数 PE 患者并不建议予以溶栓治疗（1B）。在溶栓治疗的时候需通过外周静脉而非肺动脉置管给药（1B）；予以短期输药（如 2 小时），而非延长时间（如 24小时）（1B）。

5.介入性导管治疗　对大多数患者不建议使用介入导管技术（1C）。对因出血风险高，生命体征不允许有足够时间进行有效的全身溶栓治疗者，则建议予以介入导管技术（2C）。

6.肺动脉血栓切除术　适应证包括：①大块肺栓塞；②经肝素和复苏措施，血流动力学仍不稳定（休克）；③溶栓失败或有溶栓禁忌证；④某些急性上肢深静脉栓塞，如有抗凝或溶栓禁忌证但症状持续存在，建议外科治疗及介入性导管治疗。

7.腔静脉过滤器　除抗凝外并不建议常规行腔静脉过滤器治疗（1A）。对出血风险高而无法抗凝的患者建议行腔静脉过滤器治疗（1C）。如以腔静脉过滤器替代抗凝治疗后，患者出血风险解除，则建议予以常规抗凝治疗（1C）。

（二）急性下肢静脉血栓的初步抗凝治疗

1.一般处理　静脉血栓形成的急性期，如疼痛剧烈，可给予止痛剂如巴比妥类、水杨酸盐、可待因等。

卧床休息、抬高患肢及应用湿热敷可缓解血管痉挛、减轻疼痛、协助侧支循环的建立、促进炎症的吸收。若合并动脉痉挛,可辅以区域性交感神经阻滞术,如普鲁卡因,每日 1 次直至急性期结束,以解除动脉痉挛、缓解症状。对炎症引起血栓者应积极抗感染治疗。

2.抗凝治疗 对于客观上确定患有 DVT 的患者,ACCP 静脉栓塞病抗栓循证指南第 8 版中建议予以短期皮下注射 LMWH 治疗(1A),静脉注射 UFH(1A)和监测下皮下注射 LMWH(1A),固定剂量的皮下注射 UFH(1A)或皮下注射 fondparinux(1A)。临床上高度怀疑 DVT 的患者,指南建议在等待诊断性检查的结果同时予以抗凝治疗(1C)。对急性 DVT 的患者,指南建议持续应用 LMWH、UFH 或 fondaparinux 至少 5 天,直至 24 小时 INR≥2.0(1C)。对急性 DVT 的患者,建议在治疗第一天予以维生素 K 拮抗剂与 LMWH、UFH 或 fondaparinux(1A)。

(1)静脉注射 UFH:对急性 DVT 患者,建议首剂量 80U/kg 或 5000U 静脉注射,以 18U/(kg·h),或 1300U/h 维持,并根据 APTT 延长至血浆肝素水平 0.3~0.7AXaIU/ml(amidolytic 测定法),而不是在没有凝血功能检测的情况下给药。

(2)皮下注射 UFH:和静脉注射肝素比较,对急性 DVT 患者,若予以监测下皮下注射 UFH,建议首剂量 17500U,或根据体重调整剂量 250U/kg、每天 2 次。在给药后 6 小时后测定凝血功能,维持 APTT 延长至合适的治疗值。对急性 DVT 患者,予以固定剂量的、不监测皮下注射 UFH,建议首剂量 333U/kg,维持剂量 250U/kg、每天 2 次,而非不根据体重给药。

(3)LMWH:对急性 DVT 患者,门诊患者若可能的话,需一日 1 次或 2 次给药(1C);住院患者则有必要一日 1 次或两次给药(1A);并不建议常规监测抗 Xa 因子水平(1A)。对急性 DVT 患者伴有严重肾功能衰竭者,建议予以 UFH,而不是 LMWH(2C)。

3.导管溶栓术(CDT) 对急性广泛性近端 DVT(如髂骨 DVT,症状<14 天,功能状态好,生命期望≥1 年)、出血风险低的患者,建议行 CDT 以减少急性症状和栓塞后病死率(2B)。成功行 CDT 后,建议予以支架球囊血管成形术来纠正基本静脉病变(2C);同时与没有行 CDT 患者一样行抗凝治疗(1C)。建议药物和器械联合溶栓,其比单独 CDT 能减少治疗时间(2C)。

4.全身溶栓治疗 对急性广泛性近端 DVT(如髂骨 DVT,症状<14 天,功能状态好,生命期望≥≥1 年)、出血风险低又无法行 CDT 的患者建议予以全身溶栓治疗(2C)。

5.经皮静脉血栓去栓术 对急性 DVT 患者不建议单独行经皮静脉血栓去栓术(2C)。

6.静脉血栓手术 对于急性髂股 DVT(症状持续<7 天,功能尚好,生命期望≥1 年)建议行此术以减少急性症状和栓塞后病死率(2B)。如果患者出血风险不高更建议行 CDT 而非手术(2C)。同时与没有行手术患者一样行抗凝治疗(1C)。

7.腔静脉过滤器 除抗凝外并不建议常规行腔静脉过滤器治疗(1A)。对出血风险高而无法抗凝的急性近端 DVT 患者建议行腔静脉过滤器治疗(1C)。如将腔静脉过滤器替代抗凝治疗后,患者出血风险解除后,建议予以常规抗凝治疗(1C)。

九、早期的预防方案

(一)PE 的预防方案

PE 难以诊断、治疗费用昂贵,且治疗后仍可致命。因此,预防措施具有首要的重要性。

1.机械措施

(1)分级压迫长筒袜(GCS):GCS 能提供连续血流刺激,预防腿部静脉扩张。在踝部(压力通常为

18mmHg)比腘窝或大腿上部(压力通常为 8mmHg)发挥更大压迫作用。GCS 为大多数住院患者的一线预防措施。

(2)间歇性充气压迫(IPC):IPC 装置从腿部静脉迫出血液,防止静脉血流停滞。压迫的机械力似乎能增高全身纤溶活性。IPC 对抗凝有绝对禁忌证的患者特别合适的,对术后接受华法林预防的患者,IPC 装置有特别的可利用性,因为 IPC 可立即应用,而华法林作为抗凝剂须服用 4～5 天后才完全有效。Yoshio 等人的研究显示,连续脚和小腿 IPC 比脚 IPC 对慢性心衰患者预防 DVT 更有效。

(3)下腔静脉阻断:可被施行的最多的侵袭性机械性预防措施是 IVC 过滤网装置。

2.药物制剂

(1)UFH:Collins 等随后总结 78 个研究的普通肝素试验(共 15598 例),在接受肝素预防治疗的患者中,非致命性 PE 降低 40%,致命性 PE 降低 64%。

(2)LMWH:LMWH 与普通肝素相比,较易预示剂量反应,有较多非剂量依赖的清除机制及较长的血浆半衰期。LMWH 比相等剂量的 UFH 能获得更高的血浆肝素水平而无出血。ACCP 指南中建议住院的充血性心力衰竭患者应使用 LMWH(1A)、LDUH(1A)或 fondaprinux(1A)。对于发生 VTE 风险高的患者及使用抗凝抗栓治疗有矛盾的患者应予以 GCS 或 IPC(1A)。

(二)DVT 的预防方案

1.防止静脉淤滞　术后及早下床活动是有效的预防方法。采用弹力绷带、穿弹力袜、局部加压袜,以促进静脉回流、减少静脉淤滞。

2.抗凝剂

(1)口服抗凝剂:临床实验表明,口服抗凝剂预防静脉血栓组静脉血栓的发生率为 0.5%～36.0%(平均 7.7%),而对照组为 1.1%～56.0%(平均 20.8%),提示口服抗凝剂能有效地预防静脉血栓。它的主要缺点是出血而需实验室监测,而且用于手术前预防时,因停药后抗凝作用消退减慢,可能会加重手术出血。

(2)肝素:主要用于预防手术后的静脉血栓形成,临床试验表明,它可降低 DVT 和肺梗死的发生率。目前多主张给予小剂量,如肝素钠或肝素钙 5000IU 皮下注射,术前 1～2 小时注射一次,术后 8～12 小时开始每 8～12 小时注射一次,共 5～7 天。LMWH 0.2～0.3ml,每日 1 次皮下注射.术中和术后出血并发症较轻。

3.抗血小板　阿司匹林通过抑制血小板内花生四烯酸氧化酶,从而抑制血小板聚集和释放。但它预防手术后静脉血栓形成的作用和效果尚有争议。

十、治疗进展

早期许多学者仍主张对 CHF 患者常规行抗凝治疗,也建议合并房颤、系统性血栓栓塞或超声心动图发现左室室壁瘤时应使用抗凝治疗。

(一)阿司匹林与华法林

国外存活和心室扩大试验研究(SAVE)证实,经抗凝治疗的心衰患者其总的中风危险性下降 81%,用阿司匹林治疗者下降 56%。SOLVD 分析认为华法林和阿司匹林治疗与心衰预后良好有关。但 V-HeFT 提出,轻至中度心衰患者血栓栓塞发生率低,经华法林治疗后发生率并不降低。WARCEF 比较了华法林和阿司匹林对于左室收缩功能不全患者的作用,结果显示两者并没有明显差异。房颤与心衰常互相伴随,在许多随机对照试验中有超过 50% 的心衰患者被予以房颤的抗凝治疗。而阿司匹林通常并不减少栓塞事件,对于大部分心室收缩功能障碍或心衰的患者无明显效果,在那些临床试验中也不降低病死率。

　　然而,在预防血栓栓塞事件方面,由于缺少随机、对照试验,而且回顾性分析的结论也不尽相同,对心衰患者是否应进行抗凝治疗以预防血栓栓塞事件仍存在争议。临床中,只有15%～30%的内科医生对心衰患者(有或无症状)使用抗凝剂也反映了这点。慢性心力衰竭华法林和抗血小板治疗研究(WATCH)入选的1587名患者被随机分到阿司匹林、华法林、氯吡格雷组,平均随访21个月后,三组主要的终点事件(死亡、非致命性心梗、非致死性中风)无差异,次要指标因心衰加重入院率分别为116/523(22%)、89/540(16%)、97/524(19%);与阿司匹林组相比,华法林组入院率下降(P＜0.02);与氯吡格雷组相比,差异无统计学意义。心力衰竭长期抗凝研究(HELAS)入选的197名NYHA分级Ⅱ～Ⅳ级的心衰患者(LVEF≤35%),按心肌有无缺血分类,有心肌缺血的患者被随机分配到325mg阿司匹林组或华法林组,无心肌缺血的患者被随机分配到华法林组或安慰剂组,结果只有在无心肌缺血的患者中发现,用华法林治疗有优势(分别为8.9事件/100人年,14.8事件/100人年)。

(二)ACEI和β受体阻滞剂

　　长期使用ACEI可改善CHF患者内皮功能,阻止缓激肽降解以提高局部缓激肽水平,促进一氧化氮和血管扩张物质的释放,从而改善静脉功能和组织灌注。ACEI和阿司匹林对高血压患者的血小板功能具有有利影响。

(三)血小板受体拮抗剂

　　血小板相关受体和黏附分子,尤其是糖蛋白Ⅱb/Ⅲa和P-选择素,在急性冠脉综合征中均升高,然而目前对心衰人群中人血小板受体情况知之甚少。一种血小板功能抑制剂能影响患者血管灌注的血流动力学。

(四)其他

　　LMWH比UFH有更多的优点,它可显著降低心衰患者中D-二聚体、凝血酶抗凝血酶复合物(TAT)、凝血酶原片段(F1+2)以及Ⅶ因子活性,显著升高蛋白C水平。ACCP-7指南中,对于内科住院血栓高危患者(其中包括充血性心衰患者),推荐使用UFH或LMWH预防血栓(1A)。对LMWH在非住院心衰患者中的应用尚无前瞻性研究。

　　近年来,为寻找有可预测的药效和药动力、给药方式简单、不良反应少、无需实验室监测、有特定解毒剂等优点的新型抗凝药进行了大量的研究。此项研究包括了一系列的临床试验:如直接因子Xa抑制剂(DFXal)利伐沙班、阿哌沙班、依度沙班等与华法林进行非劣势甚至优势比较的临床试验分别有ROCKET-AF、ARISTOTLE、ENGAGE-AF-TIMI、EXPLORE-AF。直接凝血酶抑制剂(DTI)达比加群与华法林相比较的临床试验有RE-COVER、RE-LY、RELY-ABLE。前期试验结果显示此类药与华法林的抗凝作用相仿甚至优于华法林,但出血风险减少,药物相互作用少,不需要常规监测INR,对于血栓栓塞的防治具有良好的应用前景。新型抗凝血药的研究正迅速改变只局限于使用维生素K拮抗剂来防治血栓栓塞的状况,欧盟和加拿大现已批准利伐沙班、达比加群酯用于选择性髋、膝关节置换术后VTE的预防。

　　慢性心力衰竭并发血栓及栓塞的发病率在逐年上升,但由于对心衰伴血栓及栓塞的诊断和防治缺乏有效措施,以及医护人员的认识不足等因素,使得其诊出率远低于患病率,治疗被延误,增加了CHF的病死率,所以其应得到更广泛的关注与重视。统一认识、深入研究,开展大规模、前瞻、随机对照、双盲、双模拟的临床试验,为心衰伴血栓栓塞的防治提供循证医学证据,建立合理的立体预防体系,从而降低发生率,显得十分重要和迫切。

(陈　苗)

第八节　心力衰竭合并心律失常

心律失常是心力衰竭(简称心衰)常见的并发症,几乎所有的心力衰竭的患者都会发生一种或多种心律失常,常见的有房早、房颤、室早、室速/室颤等。研究表明在心衰患者中,约87%的患者会发生室性早搏或者室性早搏二联律,45%～80%的患者会发生非持续性室速。事实上,很大一部分心衰患者最终发生了猝死,猝死的发生很可能和室速/室颤等致命性心律失常相关。尤其是心梗后心衰或扩张性心肌病的患者表现出的室速/室颤有可能就是导致心源性猝死(SCD)的原因。另外,心功能 NYHA Ⅱ～Ⅲ级的心衰患者中 60%～70%的患者是死于 SCD,而心功能 NYHA Ⅳ级的患者约 2/3 死于心力衰竭的恶化,因而心功能 NYHA Ⅱ～Ⅲ级的患者更易发生 SCD。由此可见,心律失常很可能是影响心力衰竭患者预后的重要因素,应重视心衰患者中发生的心律失常。

一、病因

(一)结构异常

慢性心衰患者的心室扩大、心肌结构改变、心肌纤维化、心肌纤维牵伸以及瘢痕形成使心肌细胞间的电传导发生异常,可引起折返激动及触发自律性变化。

(二)电解质紊乱

心力衰竭时长期大量使用利尿剂容易发生低钾、低镁血症。镁离子的丢失会损伤膜 Na^+-K^+-ATP 酶的功能,从而导致肾小管钾离子重吸收。低钾血症时,膜电位绝对值比正常时小,Em-Et 间距减小,0 期除极化速度减慢、幅度减小,自律性细胞 4 期自动除极过程中钾外流减少,钠离子或者钙离子内流相对增加,使除极化加快,引起心肌兴奋性增高,自律性增高,传导性降低,易发生心律失常,尤其是室性心律失常,甚至可出现心室颤动。

(三)神经内分泌变化

在心力衰竭过程中,肾素-血管紧张素-醛固酮(RAA)系统被激活,造成血管紧张素Ⅱ(ATⅡ)和醛固酮水平的增高。这一代偿机制在增强心肌收缩力的同时会使血管平滑肌、血管内皮细胞等发生重构,ATⅡ使胶原纤维增多,促使心肌间质纤维化,导致心肌蛋白缝隙连接紧密性降低,心肌组织不均一,不应状态散播,因此传导减慢的部分会导致解剖上或者功能上的折返而引发室速等心律失常。

(四)治疗药物

治疗心衰用药如利尿剂、血管扩张剂、正性肌力药物(洋地黄、磷酸二酯酶抑制剂等)以及抗心律失常药物均会引起心律失常。如洋地黄中毒会抑制心肌细胞膜上的 Na^+-K^+-ATP 酶的活性,使 Na^+-K^+ 运转与流动失衡,造成细胞内失钾,静息电位降低,心脏传导组织的自律性及应激性增强,引起频发室性期前收缩(呈二、三联律)、室性心动过速、交界性逸搏心律等。

抗心律失常药物也常致心律失常。Ⅰa 类和Ⅲ类药物会延长动作电位,导致 QT 间期延长。Ⅰc 类抗心律失常药物会抑制传导,不应期延长,可促进原有的折返或使潜伏性折返暴露出来,形成连续折返,多引起单形性室速。

二、临床表现

心衰合并房颤患者除了有心衰的明显症状外还主要表现为感到心悸,但有的患者也可能不表现出任何症状。例如,当阵发性房颤转变为持续性房颤时患者的心悸症状可能会消失,这在老年患者中非常常见。房颤会导致心衰症状加重,但是大多数患者还主要表现为心悸、胸痛、呼吸困难、乏力、头晕、晕厥。心衰时释放大量心钠肽会引起患者多尿,尤其是当房颤发生或终止时。快房颤会导致心动过速性心肌病,特别易发生在不知道自己发生心律失常的患者。而晕厥并不是常见的症状,一般发生在窦房结功能不良的患者进行复律过程中。慢性心衰合并室性心律失常的临床表现为心衰加重,包括乏力、呼吸困难、头晕、少尿、浮肿,可影响血流动力学,出现黑矇、晕厥,甚至猝死等。也可无症状,或症状轻微,多见于室早、非持续性室速。

频发室性早搏或室性心动过速,常可降低心室每搏量和心排血量,并可导致心脏进一步扩大,心功能进一步恶化,形成恶性循环。持续性室性心动过速可迅速恶化心衰,产生明显血流动力学变化、低血压、休克、心室颤动至死亡。

慢性心衰合并缓慢心律失常者表现为心排血量进一步降低,心衰症状加重,乏力、呼吸困难、浮肿等。心动过缓还可导致头晕、黑矇、晕厥、抽搐,冠心病患者可出现心绞痛反复发作、加重等血流动力学下降所致的相关症状,或心衰症状明显、心功能恶化,严重影响生活和工作质量,甚至发生 SCD。

三、辅助检查

(一)静息心电图

1.静息 12 导联心电图　标准静息 12 导联心电图不仅能检测各种先天性心脏病相关的室性心律失常(如长 QT 综合征、短 QT 综合征、Brugada 综合征、致心律失常性右室心肌病),而且各种心电图参数还能提示其他信息,如电解质紊乱或潜在心脏器质性疾病如束支传导阻滞、房室传导阻滞、心室肥大、缺血的异常 Q 波或浸润性心肌病。QRS 持续时间和复极异常都可能预测 SCD 的发生。研究表明在射血分数(EF)低于 30% 的心衰患者中,QRS 延长超过 120～130ms 与患者的病死率增加相关。前瞻性研究也报道过 ST 段压低或是 T 波异常与心血管死亡尤其是猝死的风险增加相关。这些研究提示心电图提示缺血的患者的心血管死亡危险比为 2.16～2.4,心电图有异常 T 波的患者的猝死危险比是 4.4。QTc 间期也被作为预测 SCD 的指标之一。QTc 长于 420ms 比 QTc 缩短的患者心血管源性死亡风险更大。然而尽管长 QTc 能预测 SCD,短 QTc 也能提示发生 SCD 的风险增加。例如,有研究表明在两年的随访中,24 小时动态心电图中 QTc 小于 400ms 的患者的猝死率是 QTc 在 400～440 之间的患者的 2 倍。

2.动态心电图　可以捕捉心律失常、QT 间期改变、T 波交替或 ST 改变来明确诊断,当症状只是偶尔发生而不能确定是否由心律失常引起时可进行动态心电图检测。虽然患者表现间断,但高度怀疑与心律失常相关但又不能通过传统的检测手法来确定时可以进行植入型记录检测,因此持续或间断动态心电图检测技术有助于诊断心律失常、确定心律失常发生的频率,以及判断心律失常是否与相关的症状有关。心肌缺血也可能被检测到。

(二)超声心动图

超声心动图能评估左室收缩功能和局部室壁运动,并且对于绝大部分患者还能测定左室射血分数(LVEF)。因此,对于可能有室性心律失常的患者或者猝死的高危患者来说应进行超声心动图检查,以便对心功能情况以及发生室性心律失常的危险性进行评估。

（三）电生理学检查

电生理学检查用于记录诱导的室性心动过速，指导消融，评估药物治疗效果、室速再发和猝死的风险，以及评估某些特定患者是否因心律失常而晕厥、是否有装植入型复律除颤器（ICD）的指征。大多数患者（70％～80％）于电生理检查时有诱发的室性心律失常，包括单形性室速、多形性室速和室颤，其中几乎一半的患者可诱发出单形性室速，如果表现有显著左心功能异常和非持续性室速，则是心脏骤停的高危患者。在有创性电生理检查时能诱发出持续性室速的患者，以后发生自发性室速或猝死的危险性特别高。然而，心力衰竭患者如果用室性期前收缩程序刺激（特别是1个或2个）诱发出持续性室速，则将来发生持续性室速、室颤的可能性较大看，属于高危患者；但若用过多过强的室性期前收缩程序刺激方能诱发出持续性室速，则可能为假阳性。不过，应用室速作为室性期前收缩程序刺激的检测终点，具有一定的危险性，应予注意。

四、早期发现的线索

疑似有室性心律失常的患者表现有心悸、苍白、站立不稳等昏厥前症状或者昏厥症状时需要做进一步的检查。心悸常是以突然出现又突然消失的形式表现并可能会和晕厥前症状或晕厥相关联。若没有任何预兆突然晕厥并失去意识持续几秒，则应高度怀疑是否存在传导阻滞或室性心律失常。患者也会表现出其他症状如胸部不适、呼吸困难和乏力等。另外，有研究已经证实患者的猝死家族史能作为预测患者有发生室性心律失常和猝死倾向的因素。

早期可以依据以下标准或依据进行诊断。

1. 慢性心衰伴室上性心动过速的诊断与评估　诊断确立之前需充分了解基础心脏病、有无伴随疾病（包括肺部疾病）、有无接受手术治疗、既往用药情况（特别是洋地黄类药物）等。心律失常诊断需要心电记录，心电图，特别是动态心电图对判断心律失常类型及发现无症状心律失常尤为重要。

2. 慢性心衰伴室性心律失常的诊断和评估　心电图、动态心电图对于了解心律失常类型、评估疾病程度具有重要意义，也可发现无症状性室性心律失常。记录室速时12导联心电图结合平素心电图分析，对室速起源部位可能有帮助。

慢性心衰合并室性心律失常初次评估包括判断基础心脏病变、室性心律失常类型，特别是对血流动力学、心功能的影响。猝死风险评估包括T波电交替、心率震荡、心率变异等，必要时可进行心内电生理检查评估。

3. 慢性心衰合并缓慢心律失常的诊断和评估　缓慢心律失常的诊断依赖于静息心电图、症状心电图、动态心电图等，动态观察心电图变化，对于慢性心律失常进展判断有重要意义。电生理检查有助于判断阻滞部位。

对合并缓慢心律失常的慢性心衰患者的评估包括基础心脏病、临床表现、心律失常类型、心率及心律失常对血流动力学影响、应用药物情况等综合评价。缓慢心律失常的病因及是否可逆对治疗决策有意义。

五、早期的鉴别诊断

心衰患者若伴有焦虑抑郁情绪，可引起明显胸闷、心悸等症状，这可能与心律失常的症状相混淆。心悸并不一定与早搏有关，也可以由心理障碍如焦虑抑郁引起。并且有研究表明有明显胸闷、心悸症状的早搏患者,可伴有明显的焦虑抑郁状态。因此对于疑有心律失常的心衰患者应进行静息心电图、24小时动态心电图检查以明确诊断。

甲亢患者充血性心衰的发生率大约为6%,年龄大于60岁、病程长者更易发生。患者若患有甲亢,则也会表现出心律失常,包括有窦性心动过速、房性期前收缩、阵发性心动过速、心室扑动、心房纤颤,其中最常见者为房颤。因此,对新近发生的房颤都应行常规的甲状腺功能检查以排除甲亢。偶见有甲亢并发高度房室传导阻滞,其发生机制可能与甲亢所致的心肌组织学改变有关,心肌可有淋巴细胞和嗜酸性细胞浸润及线粒体的病理改变,当这些病理变化波及心肌传导系统时可发生房室传导阻滞。

六、早期的治疗方案

(一)心衰伴房颤

1.心室率的控制　心衰伴慢房颤患者用β受体阻滞剂、地高辛控制心室率。心衰伴快房颤但不伴预激综合征(WPW综合征)者,静脉给地高辛[或毛花苷丙(西地兰)]或胺碘酮治疗;EF偏低者要减慢心率,常将地高辛和β受体阻滞剂联合使用;EF保留者可单用地尔硫卓或与地高辛联合使用;心力衰竭失代偿的患者,初始减慢心率采用地高辛[或毛花苷丙(西地兰)];其他方法无效或禁忌时,可考虑房室结消融＋起搏节律的控制。

快房颤且血流动力学不稳,引起心肌缺血、血压下降、肺水肿,药物治疗无效时,应立即电复律;若房颤≥48小时或不能确定房颤的时间,电复律前静给肝素负荷静滴,或皮下给予低分子量肝素,以防栓塞;复律前可作经食道超声心动图,以排除心房血栓,但不是必要的选择;房颤不需快速转复,应在抗凝前提下静脉给胺碘酮进行药物复律;持续房颤应考虑电复律;复律成功率取决于房颤持续时间和左房大小。复律成功后,如果要远期维持窦律,心衰或左室扩大的患者只能应用胺碘酮治疗;难治但又必须维持窦律的患者,可考虑消融治疗(肺静脉隔离),但该项治疗方法在心衰患者中尚无临床试验评估;尚无足够证据支持心衰伴持续房颤的患者进行节律控制会优于心率控制,但是心衰伴房颤的患者进行心室率控制是一项基本治疗,节律控制则是选择性的。

2.预防栓塞治疗　除非有禁忌证,所有心衰伴房颤者都应考虑抗血栓治疗;如果有过栓塞、卒中、短暂性脑缺血(TIA)等既往史的房颤高危患者应考虑华法林治疗,将国际标准化比值(INR)维持于2.0～3.0;房颤患者有一个以上中危因素,如年龄>75岁、高血压、EF≤35%、糖尿病等,则推荐进行抗凝治疗;房颤患者没有以上危险因素,可应用阿司匹林(100～300mg/d)或华法林作为栓塞的一级预防。

(二)心衰伴室性心律失常

心衰患者应选择最适剂量的β受体阻滞剂。研究表示β受体阻滞剂能抑制神经内分泌系统的激活,通过影响心肌细胞的自律性和降低发生室性心律失常的风险而减少心衰患者猝死的发生。MERIT-HF和CIBIS-Ⅱ试验的结果都表示了β受体阻滞剂能降低心衰患者中SCD的发生率。MERIT-HF试验研究结果表明控释型美托洛尔用于NYHA心功能Ⅱ～Ⅳ级以及LVEF低于40%的心衰患者能降低41%的SCD的发生率。CIBISⅡ试验再次证实β受体阻滞剂能降低SCD。这个研究发现在用比索洛尔治疗的患者中SCD降低率为41%,同时总体死亡率降低为34%。

肾素-血管紧张素转换酶抑制剂(ACEI)、血管紧张素受体阻滞剂(ARB)和醛固酮拮抗剂治疗能阻断加重心衰的神经体液因素,减少发生室性心律失常;心衰患者室性心律失常由心肌缺血引起的,则应强化抗缺血治疗,高危者应进行血运重建;不常规应用抗心律失常药物或有无症状的非持续性室速的心衰患者不能应用Ⅰc类抗心律失常药物治疗;已有血流动力学不稳定的室速,或室速伴晕厥、EF<40%的患者,除接

受最佳药物治疗外,如生存能超过一年以上,应植入 ICD 治疗;已植入 ICD,并接受了最佳药物治疗,仍有频发的室性心律失常者应加用胺碘酮治疗;已植入 ICD,仍有频发室速、频发放电,药物及调整 ICD 参数不能控制的患者,则推荐消融治疗;心衰伴室速或室颤并已接受最佳药物治疗而未接受 ICD 治疗的患者,则用胺碘酮替代治疗;心衰伴严重难治性室速,可考虑电生理评估和消融治疗。

(三)心衰伴慢性心律失常

心衰患者接受起搏治疗应保持房室同步功能,DDD 优于 VVI;有房室传导障碍的心衰患者,置入起搏器之前,必须评估和确定是否有 ICD、双心室起搏(CRT-P)、双心室除颤(CRT-D)应用指征;另外右室起搏可引起心室收缩不协调,恶化心衰症状,因此在缺乏通常起搏置入的指征时,仅仅为了能应用 β 受体阻滞剂或能使 β 受体阻滞剂加量而采用起搏治疗是不合适的。

七、早期预防方案

慢性心衰患者常常存在器质性心脏病,心肌重塑、心肌纤维化导致局部慢传导或单向阻滞,形成折返,因此对于预防心律失常的发生应重视病因治疗以去除各种引起心律失常的原因,治疗基本疾病,控制心衰,从而改善心功能。如无禁忌证,应使用 β 受体阻滞剂和 ACEI/ARB、醛固酮受体拮抗剂以纠正神经-内分泌的过度激活。注意寻求和纠正心衰的可能诱发因素,如感染、电解质紊乱(低钾、低镁、高钾血症)、心肌缺血、高血压、甲状腺功能亢进症、药物的致心律失常作用等。合理应用利尿剂、血管活性药物以改善心衰症状。

SCD 预防的重点人群应包括:心衰的患者符合 LVEF<30%～35%、心功能 NYHA 心功能 Ⅱ～Ⅲ级、正接受最佳药物治疗、预期寿命超过一年的,为减少总死亡率、减少猝死的死亡率则应进行 ICD 治疗作为一级预防措施。对于曾经发生过室颤或发生过室速伴有血流动力学不稳定和晕厥、心超提示 EF≤40%、正接受长期的最佳药物治疗、预期寿命超过一年的心衰患者来说,建议进行 ICD 治疗作为猝死的二级预防措施。

八、最新治疗进展

(一)ICD

ICD 是为了预防从 SCD 中存活的患者再次发生 SCD 而发展起来的,对于高危患者预防 SCD,它是最有效的手段。几个随机临床实验已经很清楚地证明了它的作用,尤其是在左室功能受损患者中的作用。

ICD 是经常检测心脏节律的装置,并且能迅速自动地对致命性的心律失常进行处理。ICD 是 1970 年由 Mirowski 和 Mower 首次发明的,现在能重复使用的 ICD 是一个精简的通常植入胸部皮下的装置,并有一个或者更多的经静脉导联。ICD 通过超速起搏、心脏复律和除颤能探测和处理快速心律失常。另外,ICD 能为心动过缓提供起搏。最近发展起来的双心室除颤器通过心脏再同步化治疗来提高心肌功能。

(二)导管消融

导管射频消融(RFA)方法用于治疗难治性室性心律失常。慢性心衰患者如果合并频繁发作的单形性室早或室性心动过速,心电图提示室早室速可能起源于典型的流出道或间隔部,或表现为束支折返性室性心动过速,则行导管消融成功率较高,可行心内电生理检查和导管射频消融治疗。反复室性心律失常(室早、室速)发作诱发并加重心脏扩大,使心功能下降,经过优化药物治疗无效的患者进行导管射频消融根治室性心律失常,可能能纠正心动过速性心肌病、改善心功能和逆转心肌重构。

对于合并多形室早、室速的慢性心衰患者,导管射频消融治疗效果欠佳。对于室速发作时血流动力学不稳定、术中诱发心动过速风险较高者,不建议首选射频消融治疗。

研究显示对于药物治疗无效、ICD 术后反复电风暴的心衰患者,经短期和长期随访,证明导管消融可避免或明显减少电风暴,降低死亡率。因此,对于 ICD 植入后发生电风暴、优化药物治疗无效的心衰患者,建议行导管射频消融以减少室性心律失常和 ICD 放电。

(三)心脏再同步化治疗

最近,双心室起搏或者心脏再同步化治疗(CRT)已经成为有左室非同步收缩的进展型心衰患者治疗的主要的措施。CRT 最初主要是为了减轻心功能 NYHA Ⅲ～Ⅳ 级患者的症状。研究发现 CRT 具有提高左室功能、减少功能性二尖瓣反流和缩小左室的作用。这些作用总结起来被认为能逆转心脏重构。Meta 分析和 CARE-HF 试验都提示用 CRT 起搏能明显降低总死亡率,这可能是因为它具有抑制心肌重构的长期效应。

COMPANION 研究了 CRT-P 和 CRT-D 对心功能 NYHA Ⅲ～Ⅳ 级、QRS≥120ms 的患者的发病率和死亡率的临床治疗效果。CRT-P 和 CRT-D 减少了一级终点事件——死亡,各种原因的住院率减少了20%。相比最佳药物治疗,CRT-P 减少 24% 的 1 年死亡率,CRT-D 降低 36% 的死亡率(分别 P=0.06 和 P=0.004)。COMPANION 试验说明了 CRT 对心衰发病率和病死率的都有有益的作用,并且比 ICD 更能提高严重患者的生存率。同 Meta 分析的结果一样,CRT-P 显著降低了病死率,提示 CRT 对逆转心脏重构的作用确实,增强了长期的临床效果。

最近发表的心衰再同步化治疗试验已经非常明确地以数据支持了 CRT-P 能提高生存率的结论。同时进行 CRT-P 结合最佳药物治疗能提高心功能 NYHA 心功能Ⅲ～Ⅳ级伴有 LVEF≤35%、左室扩大、QRS 明显延长(≥150ms)或者中度延长(120～149ms)以及心超证明收缩不同步的患者的生存率(36%)。这主要是因为因泵衰竭(42%)和发生 SCD(24%)的死亡有所降低。这个试验首次表示了 CRT-P 能减少SCD 并且还有除颤功能。虽然 CRT 协调左室电激活的作用可能会消除折返环,然而延迟或逆转心衰的进展可能是 CRT 预防 SCD 的主要机制。自从有研究提示 ICD 除颤预后不良后,也许 CRT 有希望成为真正的不具有致心律失常不良反应的抗心律失常的治疗方法。

近年来,我们也针对心衰伴有心律失常尤其是危险性心律失常的患者进行了多中心研究。该多中心研究收集了 2000 年 1 月～2011 年 1 月期间上海三所医院门诊及住院部经心超诊断 LVEF≤45% 的慢性收缩性心衰患者共 1080 例(NYHA 心功能Ⅱ～Ⅳ级)。对患者的一般情况、生化检查、心超资料、药物和非药物治疗以及预后情况等进行分析,我们发现心衰合并心律失常是极为常见的,大部分的心衰患者伴有一种或多种心律失常,而且伴发危险性心律失常(凡 Holter 提示出现多源性频发室早、室早连发、短阵室速、室速、室颤者,被定义为心衰伴有危险性心律失常)是随患者的年龄增长而增长的。缺血性心肌病或扩张型心肌病引起的心衰患者更容易发生危险性心律失常。心衰伴危险性心律失常的患者表现为心率更快、QT 间期更长、血清 pro-BNP 水平更高,心超提示左室舒张末期内径以及左室收缩末期内径均更大、LVEF水平则更低。随访患者 5 年,心衰伴危险性心律失常的患者比单纯心衰的患者有更高的全因死亡率。logistic 多因素回归分析结果提示危险性心律失常对于心衰患者的预后是独立的危险因子。此外,β 受体阻滞剂和 CRT 治疗能降低心衰伴危险性心律失常患者的原因死亡率。

(刘恩香)

第五章 心律失常

第一节 窦性心律失常

一、正常窦性心律

（一）定义

窦房结具有最高的固有发放冲动频率和自律性的特性,故在正常情况下,心脏的激动由窦房结支配。窦房结发出信号刺激心脏跳动,这种来自窦房结信号引起的心脏跳动,称为正常的"窦性心律",频率每分钟为60~100次。

（二）窦房结的解剖

窦房结是个卵圆形的柱体(成人的窦房结体积约为15mm×5mm×1.5mm),位于高位右心房外膜上,上腔静脉进入右心房后。它是由一组组染色浅淡,纹路很稀疏,并含有染色较深的胞核的"P"细胞组成,这一组P细胞由胶原性、弹性及网织纤维包裹而形成窦房结。这些P细胞就是窦房结自搏细胞,它们是心脏中最高级的起搏组织,发出协调的"窦性组织激动"。这些P细胞群与心房之间存在着一些移形细胞,直接将激动传入心房。

窦房结内含有丰富的神经纤维。从组化分析中也可以发现窦房结内的儿茶酚胺含量很高,同时存在着高度的抗乙酰胆碱活性。这些都说明窦房结自发的除极发生的激动外,其功能必然接受交感及副交感神经的控制。安静状态下,迷走神经占优势,心率减慢;当运动或紧张时,交感神经占主导作用,自律性增强,心率加快。

窦房结的血液供应由横贯该结中心的一条窦房结动脉供应,这条动脉多数人(55%)来自右冠状动脉,而在另一部分(45%),此动脉却来自左冠状动脉的回旋支。此外,窦房结周围还有很多来自左、右冠状动脉的细小动脉形成的左冠状动脉间吻合,也供给窦房结以及其边缘组织的血液。

（三）电生理特性

窦房结的动作电位:窦房结细胞的生物电特点是没有稳定的静息电位。动作电位复极至3期末进入第4期,便自动缓慢去极。窦房结的最大舒张电位约$-60mV$,阈电位约$-40mV$。0期去极化速度缓慢,主要是Ca^{2+}缓慢内流引起。复极化无明显的1期和2期平台,随即转入复极化3期,后者主要是K^+外流形成。4期的自动去极化主要是由于K^+通道逐渐关闭,Na^+、Ca^{2+}内流逐渐增多而引起。

（四）心电图特点

1.窦性P波有规律地发生。

2.P 波在 Ⅰ、Ⅱ、aVF、V₅ 导联直立,aVR 倒置。

3.P 波的频率 60～100 次/分。

4.P-P 间距相差不超过 0.12 秒。

5.P-R 间期＞0.12 秒。

二、窦性心律失常

(一)定义

窦性心律失常是指激动仍然起源于窦房结,但其速率及节律有所变异的一类心律失常。

(二)类型

1.窦性心动过速

(1)定义:心电图符合窦性心律的特征,成人窦性心律的频率超过 100 次/分,为窦性心动过速。

(2)诊断

1)症状:心悸,或出汗、头昏、眼花、乏力,或有原发疾病的表现。可诱发其他心律失常或心绞痛。

2)体征:听诊多为 100～150 次/分,大多心音有力,或有原发性心脏病的体征。

3)心电图特点:①P 波为窦性;②P 波频率≥100 次/分;③PR 间期＞0.12 秒。

4)鉴别诊断:阵发性房性心动过速与窦性心动过速在 P 波频率上有重叠现象,故易造成两者鉴别的困难。其鉴别主要靠心电图。下列几点可资鉴别:①阵发性房性心动过速的 P'波与窦性的 P 波不同;②阵发性房性心动过速的 P,波频率多为 100～180 次/分,大多在 160 次/分左右。而窦性心动过速的 P 波频率多在 140 次/分以下,很少超过 150 次/分。并易受运动、站立、进食、情绪激动、卧床、休息、呼吸(深吸气使心率加快、深呼气可使心率减慢)等因素的影响,而阵发性房性心动过速则不受上述因素的影响;③阵发性房性心动过速的发作为突然发作、突然终止,终止时有代偿间歇。而窦性心动过速是逐渐发生的,并且逐渐终止,终止时无代偿间歇;④阵发性房性心动过速时的 P-P 间期绝对规律,而窦性心动过速时,P-P 间期常有轻度不规则;⑤阵发性房性心动过速发作前后常有房性期前收缩出现,而窦性心动过速则无房性期前收缩;⑥用压迫眼球或颈动脉窦等刺激迷走神经的方法,自律性房性心动过速不能被终止但可诱发房室传导阻滞;而房内折返性心动过速则可被终止或诱发房室传导阻滞。窦性心动过速的频率可通过以上方法逐渐减慢,不可能突然被终止;而停止压迫时,又可恢复到原有较快水平。

(3)临床意义:窦性心动过速是人体生理性或病理性应激反应的表现。通常是由于迷走神经张力减弱,或交感神经张力增高的结果。

1)生理性原因:情绪激动、体力活动、进食、饮酒和茶或咖啡、沐浴等。

2)病理原因:心肌病、冠心病、心肌炎,亦见于结缔组织病、代谢或浸润性疾患,不少病例病因不明。病因不明者占 37.9％。少数急性发作,见于急性心肌梗死和急性心肌炎。其他疾病如发热、心脏神经官能症、甲亢、贫血、休克及缺氧等;药物如肾上腺素类、阿托品类也能引起窦性心动过速等。

(4)治疗:窦性心动过速不应作为原发性心律失常治疗,应针对病因和去除诱发因素,如治疗心力衰竭、纠正贫血、控制甲状腺功能亢进等,必要时可以加用 β 受体阻滞剂或非二氢吡啶类钙通道阻滞剂(如地尔硫卓)予以对症处理。

2.窦性心动过缓

(1)定义:成人窦性心律的频率低于 60 次/分,称为窦性心动过缓。

（2）诊断

1）症状：窦性心动过缓如心率不低于每分钟 50 次一般无症状。如心率低于每分钟 40 次时可有头晕、乏力、黑蒙，可诱发心绞痛、心功能不全或晕厥等症状。

2）体征：体检时有心率减慢（＜60 次/分），但一般＞40 次/分，常伴有窦性心律不齐。若出现缓慢而规则的心率时，需与Ⅲ度房室传导阻滞等鉴别。

3）心电图特点：①P 波具有窦性心律的特点；②PR 间期＞0.12 秒；③P 波的频率＜60 次/分；＜45 次/分为严重的窦性心动过缓；④常伴有窦性心律不齐或出现逸搏、干扰性房室脱节。

4）鉴别诊断

①Ⅱ度窦房阻滞：当发生 2：1 或 3：1 窦房阻滞时，心率很慢，类似窦性心动过缓。两者可依据下列方法鉴别，经阿托品注射或体力活动后（可做蹲下、起来运动），窦性心动过缓者的窦性心率可逐渐加快，其增快的心率与原有心率不成倍数关系；而窦房阻滞者心率可突然增加一倍或成倍增加窦房阻滞消失。

②未下传的房性期前收缩二联律：未下传的房性期前收缩 P′波，一般是较易识别的。但当 P′波重叠于 T 波上不易分辨时可被误认为窦性心动过缓。其鉴别点为：a.仔细观察可发现 TP′混合波与其他 T 波的形态是不同的；b.可从 T 波低平的导联上寻找未下传的 P′波；c.心电图描记时可加大电压（增益）：走纸速度增至 50～100 毫秒，重叠于 T 波的 P′波可显露。

③2：1 房室传导阻滞：2：1 房室传导阻滞时，由于未下传的 P 波可重叠于 T 波中，T 波形态发生增宽、变尖、切迹、倒置、双向等变化，或者误认为此 P 波为 u 波而被忽略而误认为窦性心动过缓。其鉴别点为：a.仔细观察可发现 TP 混合波与其他 T 波的形态是不同的；b.心电图描记时可加大电压（增益），走纸速度增至 50～100 毫秒重叠于 T 波的 P 波可显露；c.注射阿托品或改变心率后，则重叠于 T 波中的 P 波可显露并可与 u 波相区别。

④房性逸搏心律：房性逸搏心律较少见，其 P′波形态与窦性心律的 P 波明显不同，但如果房性逸搏点位置接近窦房结时，则其 P′波与窦性 P 波在形态上不易区别。其鉴别点为：a.房性逸搏心律通常持续时间不长，运动或注射阿托品可使窦性心率加快、房性逸搏心律消失；b.房性逸搏心律规则，而窦性心动过缓常伴有窦性心律不齐。

（3）临床意义：常见于健康成人，尤其是运动员、老年人和睡眠时，其他常见原因药物影响如 β 受体阻滞剂、钙通道阻滞剂（如地尔硫卓、维拉帕米）、洋地黄、拟胆碱药、胺碘酮等。其他病理状态如急性心肌梗死（特别下壁心肌梗死）、病态窦房结综合征、颅内疾患、严重缺氧、低温、甲状腺功能减退、阻塞性黄疸、革兰阴性杆菌败血症、颈部肿瘤、纵隔肿瘤、呕吐反射等也可导致窦性心动过缓。

（4）治疗：无症状的窦性心动过缓通常无需治疗。如因心率过慢，出现心排血量不足症状，可应用阿托品、氨茶碱或异丙肾上腺素等药物，如药物效果差且发生头晕、胸闷、心绞痛、心功能不全、黑蒙、晕厥等严重症状时可考虑心脏起搏治疗。

3.窦性心律不齐

（1）定义：凡由于窦房结不规则发放冲动而产生节律不匀齐的心律，称为窦性心律不齐。

（2）诊断：心电图特点：在同一导联描记的心电图上，最长的 P-P 间期与最短的 P-P 间期之差超过 0.12 秒。

（3）临床意义：按其表现形式分为以下几种类型：

1）呼吸性窦性心律不齐：系窦性心律失常中最常见的一种类型，与呼吸时迷走神经张力变化有关。其心电图特点是 PP 间期相差＞0.12 秒，同一导联 P 波形态一致，但由于呼吸时心脏解剖位置的改变，P 波形态可轻微变化，PR 间期＞0.12 秒。各年龄组均有发生，最多见于儿童及年轻人，也可见于老年人。为一种生理性反应,随年龄增加渐变得不明显,且屏住呼吸可使心律不齐消失或变得不明显。

2)非呼吸性窦性心律不齐:较少见,与呼吸周期无关。可见于老年人,偶见于健康人,常是病理性表现,多见于冠心病、颅内压增高、脑血管意外等。精神因素、药物因素(如应用洋地黄、吗啡、阿托品等)亦可引起非呼吸性窦性心律不齐。

3)窦房结内游走节律:激动的发生点在窦房结内移动,因此,心电图上的 P 波形态、大小与方向逐渐发生变化,其心电图特点如下:①P 波是窦性 P 波(Ⅰ,Ⅱ导联直立,aVR 导联倒置);②P 波形态、大小变化不一致;③P-R 间期发生长短变化,但均超过 0.12 秒;④PP 间期相差也常＞0.12 秒。

4)心房内游走节律:窦性起搏点可从窦房结逐渐移行到心房甚或房室交界处,而后,又逐渐移回窦房结,这便是窦房结至房室交界处的游走节律。此型心律不齐常与呼吸周期引起迷走神经张力变化有关,常见于健康青少年、运动员及老年患者。

心房内游走节律的心电图表现特征是同一导联至少有 3 种以上形态 P 波,往往缺乏主导心律,心脏激动不是窦房结单独控制,偶尔房室交界区起搏点发放冲动传入心室引起心室除极。但 PP 间期相当恒定,P 波形态、大小、方向及 PR 间期随起搏点位置的改变而变化,当起搏点从窦房结向房室交界区游走时,心率逐渐减慢,P 波变小,甚至倒置,PR 间期逐渐缩短,但一般≥0.12 秒。总之,在同一导联,心率、P 波形态及 PR 间期三者间存在着关联的同步变化是该心律失常的基本特征。

(4)治疗:一般不需特殊处理,针对病因做对症处理。

4.窦性停搏或窦性静止

(1)定义:是指窦房结不能发放冲动导致一段时间内不产生冲动,心房无除极和心室无搏动。

(2)诊断

1)症状:可表现气短、疲劳、头晕、胸闷等症状,严重时可出现晕厥,冠心病患者可出现心绞痛。过长时间的窦性停搏可令患者出现晕眩、黑蒙或短暂意识障碍,严重者甚至发生抽搐。

2)心电图特点:①在一段较平常 PP 间期显著延长的间期内无 P 波发生,或 P 波与 QRS 波群均不出现,长的 PP 间期与基本的窦性 PP 间期无倍数关系;②长时间的窦性停搏后,下位的潜在起搏点,如房室交界处或心室,可发出单个逸搏或逸搏性心律控制心室。

3)鉴别诊断

①短暂性窦性停搏与重度而显著的窦性心律不齐的鉴别:有时两者不易鉴别。重度而显著的窦性心律不齐较少见,其慢相 P-P 间期可显著延长,少数情况下,可大于两个短 P-P 间期之和,类似窦性停搏。然而窦性心律不齐时 P-P 间期的变化是逐渐的。P-P 间期呈逐渐缩短又逐渐延长的周期变化,并且慢相的 P-P 间期不是快相 P-P 间期的整倍数,表现为 P-P 间期长短不一。

②短暂窦性停搏与未下传的房性期前收缩和未下传的房室交界区性期前收缩的鉴别:a.未下传的房性期前收缩的特点有:未下传的房性期前收缩的 P' 波常重叠在前一心搏的 T 波上,使 T 波形态变化。应仔细找出,这是诊断的关键,可用加大电压或走纸速度增快的方法使 P' 波显露;未下传房性期前收缩的代偿间歇是不完全的:一般小于 2 个窦性心律 P-P 间期之和;多个未下传房性期前收缩产生的长 P-P 间期相等或大致相等;b.未下传的房室交界区性期前收缩的特点有:逆行 P' 波常重叠于前一心搏之 T 波上,可使 T 波形态发生变化,故应仔细查找;未下传房室交界区性期前收缩所引起的长 P-P 间期在心电图上互相之间应相等或大致相等。

③短暂性或较久性窦性停搏与窦房传导阻滞的鉴别:①Ⅱ度Ⅰ型窦房传导阻滞的特点是在长 P-P 间期之后的 P-P 间期逐渐缩短,又突然出现长 P-P 间期,呈"渐短突长"的特点,上述现象周而复始地出现;②Ⅱ度Ⅱ型甚至高度窦房传导阻滞的特点是无窦性 P 波的长间期是基本窦性心律 P-P 间期的整倍数,易

于鉴别,但如合并窦性心律不齐,则诊断有一定困难。

④持久性或永久性窦性停搏与Ⅲ度(完全性)窦房传导阻滞的鉴别:a.持久性或永久性窦性停搏很少出现房性逸搏或房性逸搏心律,而Ⅲ度窦房阻滞可伴有房性逸搏或房性逸搏性心律。其原因是抑制窦房结的病理因素也同时抑制心房起搏;b.在持久或永久性窦性停搏前连续描记的心电图或24小时动态心电图记录的永久性或持久性窦性停搏前,有暂时性窦性停搏的,则持久性或永久性窦性停搏的可能性大;如有Ⅱ度窦房传导阻滞出现,则Ⅲ度窦房传导阻滞可能性大;c.静脉注射阿托品后,窦房传导功能无改善为窦性停搏;有改善为Ⅲ度窦房阻滞。若两者无法区别时,不妨诊断为窦性停搏。

⑤持久性或永久性窦性停搏与房室交界区性逸搏心律和室性逸搏心律的鉴别:a.伴有室房传导的房室交界区性逸搏和室性逸搏心律者,实际上并无窦性停搏,而是房室交界区激动的室房传导引起一系列的窦性节律的顺延而已;b.伴有室房逆传阻滞后,仍未见窦性P波出现,则很可能是窦性停搏。

⑥持久性或永久性窦性停搏与窦室传导的鉴别:窦室传导即弥漫性完全性心房肌阻滞,窦性激动沿房间束下传至房室交界区和心室肌,产生QRS波,但不能通过丧失了传导性的心房肌传导,故见不到任何P波。有助于这一诊断的要点是:a.血钾过高;b.有临床上导致血钾过高的病因;c.QRS波宽大畸形;d.T波尖耸如帐篷样。

⑦持久性或永久性窦性停搏与显著的窦性心动过缓的鉴别:明显的窦性心动过缓其频率如低于同例房性逸搏心律或伴有室房传导的房室交界区或室性逸搏心律时,则窦性P波如期出现,与房室交界区性逸搏心律形成干扰性房室脱节。如同一次或其他几次心电图上曾见到窦性心动过缓的频率稍超过逸搏心律的频率,而呈现为单纯窦性心动过缓或窦性心动过缓与逸搏心律形成干扰性脱节时,则有助于窦性心动过缓的诊断。然而,由窦性心动过缓转为窦性停搏的可能性也是存在的。

(3)临床意义:迷走神经张力增高或颈动脉窦过敏均可发生窦性停搏。急性下壁心肌梗死、心肌缺血、急性心肌炎、窦房结变性与纤维化、脑血管意外等病变,电解质紊乱如血钾过高、心脏手术损伤窦房结、应用洋地黄类药物、乙酰胆碱等药物也可引起窦性停搏。

(4)治疗:治疗可参照病态窦房结综合征。

5.窦房阻滞

(1)定义:窦房阻滞(SAB)指窦房结冲动传导至心房时发生延缓或阻滞。

(2)诊断

1)症状:窦房阻滞患者常无症状,也可有轻度心悸、乏力感以及"漏跳",如果反复发作或长时间的阻滞,连续发生心搏漏跳,而且无逸搏出现,则可出现头晕、晕厥、昏迷、阿斯综合征等。

2)体征:心脏听诊可发现心律不齐、心动过缓、"漏跳"(长间歇)。

3)心电图特点:窦房传导阻滞根据心电图特点可分为一度、二度、高度、三度窦房传导阻滞。一度窦房阻滞表现为窦房传导时间的延长,在体表心电图上难以诊断;二度窦房传导阻滞根据病史、症状和心电图表现可确诊;三度窦房阻滞表现为窦性P波消失,与窦性停搏鉴别困难。

①一度窦房传导阻滞与二度窦房传导阻滞同时存在时,在心电图上有时可以做出诊断。其特点是在一组无窦性心律不齐的窦性心律后,出现长间歇。它比一个窦性周期长,而比两个窦性周期短(即长间歇小于正常窦性周期的2倍),以此可推论长间歇前面正常的窦性心律为一度窦房传导阻滞,无窦性P波的长间歇为二度窦房传导阻滞。

②当发现在长间歇后有次长间歇存在,而次长间歇加长间歇等于窦性周期的3倍,即可诊断为一度窦房传导阻滞。依据此点可与窦性停搏、窦性心律不齐、未下传房性期前收缩等决然分开,使一度窦房传导阻滞的诊断更为可靠。

③二度Ⅰ型窦房传导阻滞：二度Ⅰ型窦房传导阻滞又称文氏二度窦房传导阻滞或窦房间期递增型窦房传导阻滞。窦房间期(SP间期)是指窦房结(S)的激动通过窦房交界区传到周围心房肌(P)的时间，亦称窦房传导时间(SP传导时间)。但是窦房交界区的传导，不能像房室传导阻滞有P-R间期可供参考，而二度Ⅰ型窦房传导阻滞只有依靠P-P间期的变化来分析。二度Ⅰ型窦房传导阻滞依据P-P间期的变化特点可分为3型，即典型文氏型、变异型文氏型、不典型文氏型。典型文氏型窦房传导阻滞又称OkadaⅠ型窦房阻滞：a.发生机制：窦房结发出的激动在下传过程中，传导速度呈进行性减慢，直到完全被阻滞不能传入心房，这是一种传导功能逐渐衰减的表现。也可能系窦房交接区的相对不应期及绝对不应期发生病理性延长，尤其是相对不应期发生病理性延长所致，此现象周而复始地出现；b.心电图特点：必须为窦性心律、窦性P波；有P-P间期逐渐缩短而后出现长的P-P间期，并且周而复始；长P-P间期小于最短P-P间期的2倍。

4)鉴别诊断

①二度Ⅰ型窦房传导阻滞与窦性心律不齐鉴别：由于变异型文氏型窦房传导阻滞的P-P间期长短不一，有时难与窦性心律不齐相鉴别。根据以下几点可作鉴别：a.必须是用文氏周期所计算出的窦性激动周期：用该周期对心电图各导联出现的类似文氏周期的P-P时间所画出的梯形图结果大致符合诊断者，方能诊断此型窦房传导阻滞；b.文氏周期周而复始；c.窦性心律不齐时P-P间期与呼吸有关，呈逐渐缩短又逐渐延长的特点。而此型传导阻滞P-P间期变化是有一定规律的——逐渐缩短，最后出现一次接近2倍短P-P间期的长间期。

②二度Ⅱ型窦房传导阻滞与3∶2二度Ⅰ型窦房传导阻滞的鉴别：均可呈短的P-P间期与的长P-P间期交替出现，但二度Ⅰ型3∶2窦房传导阻滞的长P-P间期小于短的P-P间期的2倍；而3∶2二度Ⅱ型窦房传导阻滞长的P-P间期是短的P-P间期整倍数的2倍。

③二度Ⅱ型窦房传导阻滞与窦性期前收缩二联律的鉴别：窦性期前收缩二联律长P-P间期不是短P-P间期的2倍。而3∶2窦房阻滞二度Ⅱ型长间歇的P-P间期恰为窦性P-P间期的2倍。

④二度Ⅲ型窦房传导阻滞与窦性心律不齐的鉴别：不同点为二度Ⅲ型窦房传导阻滞的P-P间期突然缩短、突然延长，与呼吸周期无关。而窦性心律不齐时P-P间期为逐渐缩短，逐渐延长，与呼吸周期有关，吸气时短，呼气时长。

⑤高度窦房传导阻滞与窦性停搏鉴别：窦性停搏一般无明显规律，长短P-P间期不存在倍数关系，并且在一份心电图中很少见停搏间期相等的窦性停搏。而在高度窦房传导阻滞时，不论阻滞的程度如何，长的P-P间期总是短的P-P间期的整倍数。并且，其长度相等的长P-P间期可反复出现。窦性停搏时往往低位节律点也被抑制，一般情况下不易出现逸搏。而在高度窦房传导阻滞时，心脏停搏过久，常易出现房室交界区性逸搏及逸搏心律或室性逸搏、室性逸搏心律。

⑥三度窦房传导阻滞与持久的窦性停搏的鉴别：三度窦房传导阻滞有时有房性逸搏性心律或逸搏；窦性停搏多无房性逸搏或逸搏性心律，是抑制窦房结的自律性的病理因素，同时抑制了心房异位起搏点。但是有房性逸搏性心律者也不一定就是窦房传导阻滞。窦房传导阻滞者也不一定出现房性逸搏性心律，此时鉴别是很困难的。在动态心电图或心电监护中，如果在长时间不见P波之前曾出现过短暂的或较久的窦性停搏，则可诊断为窦性停搏；如曾出现过一、二度窦房传导阻滞，则可诊断为三度窦房传导阻滞。

⑦三度窦房传导阻滞与窦室传导的鉴别：有以下几点：a.窦房阻滞可有房性逸搏性心律，后者则无；b.窦房阻滞多以房室交接区性心律为基本心律，故QRS波多为室上性，而后者多宽大畸形；c.后者常伴有高血钾所致的高尖T波，而前者则无；d.如有血钾增高，或临床上可查知导致高血钾的疾病存在时，则常形成弥漫性完全性房内阻滞引起窦室传导，而对窦房结的影响较少。

(3)临床意义：可能是窦房结产生的冲动过弱或其周围的心房组织应激性过低所致。见于迷走神经张力过高、冠心病、心肌病、心肌炎及其后遗症、急性心肌梗塞等疾病。也可见于洋地黄、奎尼丁等药物中毒。少数有家族史。

1）大多见于器质性心脏病患者，冠心病是最常见的病因，约占40％，因心肌缺血导致窦房结周围器质性损害。急性下后壁心肌梗死，其窦房阻滞发生率为3.5％，比窦性心动过缓要少得多，其发病原因可以是继发于迷走神经张力增高，另外窦房结缺血或梗死亦常见。此外，也见于高血压性心脏病、风湿性心脏病、心肌病、先天性心脏病、慢性炎症或缺血所致的窦房结及其周围组织病变等。

2）高血钾、高碳酸血症、白喉、流感等。

3）窦房结周区的退行性硬化、纤维化、脂肪化或淀粉样变。

4）药物（如洋地黄、奎尼丁、维拉帕米、丙吡胺、胺碘酮、β受体阻滞剂等）中毒以及大剂量使用普罗帕酮亦可引起，但多为暂时性的。

5）可见于迷走神经张力增高或颈动脉窦过敏的健康人，可用阿托品试验证实。

6）少数原因不明，个别可为家族性。

7）少见于静脉推注硫酸镁所致（不能排除因注射速度过快所致），低血钾（<2.6mmol/L）时也可发生。

8）少数可同时发生房室传导阻滞，呈进行性加重，称双结综合征。

（4）治疗

1）窦房传导阻滞主要是治疗原发病。

2）对暂时出现又无症状者可进行密切观察不需特殊治疗，患者多可恢复正常。

3）对频发、反复、持续发作或症状明显者可口服阿托品0.3～0.6mg，3次/天；或静脉注射、皮下注射阿托品0.5～1mg。口服麻黄碱25mg，3次/天。口服异丙肾上腺素（喘定）10mg，3次/天。

4）严重病例可将异丙肾上腺素1mg加于5％葡萄糖200ml或100ml中缓慢静脉滴注。

5）对发生晕厥、阿-斯综合征并且药物治疗无效者应及时安装植入性人工心脏起搏器。

（陈云鹤）

第二节　房性心律失常

一、房性期前收缩

【概述】

房性期前收缩激动起源于窦房结以外的心房组织，正常成年人24小时Holter检查，约60％的患者有房性期前收缩发生，各种器质性心脏病患者亦常发生房性期前收缩。

【诊断】

房性期前收缩依靠心电图诊断，心电图表现为与窦性P波不同的房性期前收缩的P波提前发生。发生很早的房性期前收缩可重叠于前面的T波之上，且不能下传心室，易误认为窦性停搏或窦房传导阻滞。房性期前收缩常伴不完全性代偿间期，少数房性期前收缩发生为能扰乱窦房结的节律伴完全性代偿间期。

【治疗】

房性期前收缩通常不需治疗，当有明显症状或诱发室上性心动过速时应予治疗。首先应避免吸烟、饮酒、饮咖啡等诱因，药物治疗首选β受体阻滞剂，必要时选择普罗帕酮、莫雷西嗪等。

二、房性心动过速

（一）局灶性房性心动过速

【概述】

局灶性房性心动过速（简称房速）定义为激动规律性地起源自心房很小区域，然后离心地扩布，并于此后心动周期内很长的时间内无心内膜的激动，心房率通常在 100～250 次/分。

【临床表现】

症状表现为心悸、眩晕、胸痛、呼吸困难、疲乏及晕厥。儿童可出现进食困难、呕吐及呼吸急促。局灶性房速多呈短阵性、阵发持续性，少数呈无休止性。呈短阵性发作或持续时间短的房速，患者很少有症状。局灶性房速患者的临床一般为良性过程，但如无休止性发作可以导致心律失常性心肌病。

【诊断】

1.心电图诊断　局灶性房速时，心电图常表现为长 RP 心动过速，如出现房速伴房室传导阻滞，则可以排除阵发性室上速。

2.心电图 P'形态与房速的起源部位　根据局灶性房速时体表 12 导联心电图的 P'波形态，可以初步判定其起源部位。P'波在 Ⅰ 和 aV$_L$ 导联呈负相，或 V$_1$ 导联呈正相，提示左房起源。此外，下壁导联 P'波呈负相，提示激动呈由足向头部方向的传导；下壁导联 P'波呈正相，提示激动呈由头部向足方向的传导。起源于高位终末嵴或右上肺静脉房速的 P'波形态可以与窦性心律的 P 波形态相似。然而前者的 P 波在 V$_1$ 导联多呈正相。

3.心内电生理诊断　心内电生理检查表现为心房激动是从一个局灶点呈放射状传导，心内膜的激动不占据整个心房激动周长，为局灶性房速的显著特点。常规的心内电生理检查方法可以通过以下特征做出诊断：

(1)在房速时，能标测到较体表心电图 P'波明显提前和比其他心房部位更早的局部最早心房激动点；

(2)心房激动顺序符合从该局部最早心房激动点呈单一的放射状和规律性传导；

(3)在该局部行心房 S1S1 刺激的激动顺序与房速时完全相同；

(4)在局灶点行单点消融可以终止心动过速发作；

(5)排除大折返机制的房速。三维标测系统可直观展现房速的激动顺序，可见激动从最早起源点向周围传播。

【治疗】

房速急性发作伴血流动力学不稳定可采取同步直流电复律，血流动力学稳定可采用抗心律失常药物复律，或应用药物控制心室率。导管消融是症状显著反复发作的局灶性房速患者治疗的首选。

（二）折返性房速

大折返性房速少见，其机制是绕固定解剖障碍或功能性障碍区的折返，起搏拖带标测和三维电生理标测有助于明确折返性房速的机制和折返路径。

（三）多源性房速

多源性房速为一种不规律的房速，其特点是 P 波形态多变（三种或三种以上）、频率不一、节律不整，有时不易与房扑鉴别。这种心律失常的最常见原因是肺部疾病，其次是代谢或电解质紊乱和由洋地黄过量所致。抗心律失常药物很少有效，部分病例钙离子通道阻滞剂有效。由于多存在严重的肺部疾病，因此通常禁忌使用β受体阻滞剂。而治疗一般针对原发的肺部疾病和(或)纠正电解质紊乱。慢性期治疗可以应用非二氢吡啶类钙离子通道阻滞剂,而电复律、抗心律失常药物或导管消融治疗等均无效。

三、心房扑动

(一)三尖瓣峡部依赖的心房扑动

【概述】

心房扑动(简称房扑)是一种常见的快速性房性心律失常,房扑多合并器质性心脏病,发病率为88/(10万人·年),其发病率随年龄增长而显著增加。

【分类】

Ⅰ型房扑又称典型房扑,心房率为240～350次/分,可以被心房起搏拖带;Ⅱ型房扑又称不典型房扑,心房率>350次/分,常可转化为房颤,不可以被心房起搏拖带。根据心房的激动顺序,Ⅰ型房扑可分为逆钟向房扑和顺钟向房扑。

【临床表现】

房扑患者常有心悸、呼吸困难、乏力或胸痛等症状,房扑1:1下传会引起极快心室率,可导致心力衰竭、心肌缺血、晕厥和心动过速性心肌病。此外,房扑时心房机械收缩功能减低,增加了心房血栓形成引起血栓栓塞的风险。

【诊断】

1.体表心电图　逆钟向房扑下壁导联F波向下,而V₁导联F波向上,V₆导联F波向下。顺钟向房扑下壁导联F波向上。

2.心内电生理检查　多极电极的激动标测显示逆钟向房扑表现为右心房游离壁从头到足的方向激动,而顺钟向房扑表现为由足到头的方向激动。拖带标测有助于明确房扑的折返路径,通常以小于房扑周长10～30毫秒的周长起搏,如果心电图F波的形态没有变化,起搏后间期(PPI)与房扑的周长相差≤20毫秒,刺激间期与激动间期相等即可诊断为折返性心动过速。CARTOtEnSite是临床常用的三维电解剖标测系统,两者皆可以进行激动顺序标测,可以直观的显示出房扑的折返路径、验证峡部的双向阻滞。CARTO进行房扑的激动顺序标测要求心动过速持续,周长稳定,折返性心动过速具有特征性的早晚相接现象存在。在冠状窦口和低位右心房起搏时行激动顺序标测,可明确判断峡部的激动顺序,验证峡部的双向阻滞。EnSite(Array)系统理论上可以在一次心跳标测出房扑的激动顺序,对不持续的房扑的标测具有优势。

【治疗】

房速急性发作伴血流动力学不稳定或出现心力衰竭可采取同步直流电复律,血流动力学稳定可采用抗心律失常药物复律,或应用药物控制心室率。导管消融是典型房扑的一线治疗。

(二)非三尖瓣峡部依赖的房扑

相对于三尖瓣环峡部依赖的房扑而言,非三尖瓣峡部依赖的房扑不需右心房的三尖瓣环-下腔静脉口的峡部参与折返环,频率在100～400次/分之间。多数非三尖瓣峡部房扑与心房瘢痕有关,主要电生理特点为折返环的多样性。非三尖瓣峡部依赖的房扑常规电生理标测与消融存在困难,近年来随着三维标测系统的应用,对标测机制和指导消融颇有帮助。

三、心房颤动

【概述】

心房颤动（简称房颤），是一种心房电活动极度紊乱而损及机械功能为特点的室上性快速性心律失常，心电图上表现为固有P波消失，而代之以大小形态及频率均多变的快速颤动波。

【分类】

房颤分为初发房颤和反复发作的房颤。初发房颤定义为首次出现的房颤，不论其有无症状和能否自动复律。房颤发作≥2次则称为反复发作的房颤，包括阵发性房颤、持续性房颤和永久性房颤。阵发性房颤指能自行转复，持续时间＜7天的房颤，一般＜48小时。持续性房颤为持续时间＞7天的房颤，一般不能自行转复，需要进行药物或电复律。既可以由阵发性房颤发展而来也可以是房颤的首次表现。永久性房颤是指复律失败或非复律适应证或复律24小时内又复发的房颤。

【临床表现】

临床表现无特异性的诊断价值，房颤的症状取决于发作时的心室率、心功能、伴随的疾病、房颤持续时间以及患者感知症状的敏感性等多种因素。大多数患者有心悸、呼吸困难、胸痛、疲乏、头晕和黑矇等症状。由于心房利钠肽的分泌增多还可引起多尿。部分房颤患者无任何症状，而在偶然的机会或者当出现房颤的严重并发症如卒中、栓塞或心力衰竭时才被发现。同一患者即可存在症状性房颤发作也可发生无症状性房颤。

【诊断】

记录到房颤发作时的心电图是诊断房颤的"金标准"。如果房颤发作不甚频繁，可使用动态心电图；如果发作不频繁，事件记录仪对获得房颤发作的心电学资料有所帮助。

【转复房颤为窦性心律】

1.药物转复房颤　药物复律主要用于新近发生，特别是48小时以内的阵发性房颤，Ⅰ类和Ⅲ类抗心律失常药可以有效复律。2006年美国心脏病学会（ACC）/美国心脏协会（AHA）/欧洲心脏病学会（ESC）颁布的房颤指南建议将氟卡尼、普罗帕酮、索他洛尔作为无器质性心脏病的阵发性房颤的维持窦性心律的起始治疗药物，将胺碘酮、普鲁卡因胺、多非利特作为阵发性房颤的二线治疗药物。

2.体外直流电同步复律　体外（经胸）直流电复律可作为持续性（非自行转复的）房颤发作时伴有血流动力学恶化患者的一线治疗。患者空腹6小时，去除义齿，去枕平卧，监测并记录患者心电图。吸氧，建立静脉通路，静脉应用短效镇静药物，使患者处于轻度麻醉状态。同时应做好心肺复苏的准备。检测并确保除颤器的同步性非常重要，应选择R波明显的导联作为同步监护导联。ACC/AHA|ESC房颤指南推荐首次复律能量至少200J，如房颤持续，继续给予360J，必要时可重复。房颤直流电复律前应用抗心律失常药物可进一步提高房颤转复成功率。

3.房颤的体内复律治疗　心内直流电复律的研究已近20年，为了便于重复多次尽早转复房颤，20世纪90年代初期已研制出置入型心房除颤器。置入型心房除颤器发放低能量（＜6J）电击，设计目的是尽早有效地终止房颤，恢复窦性心律，尽可能减少患者的不适感觉以及使促发室性快速心律失常的危险降到最小。由于该技术为创伤性的治疗方法、费用昂贵，且不能预防复发，故不推荐常规使用。

【窦性心律的维持】

抗心律失常药物的有效性不令人满意，所以在房颤治疗中，抗心律失常药物的选择主要是考虑安全性的问题。

【控制房颤心室率】

对于房颤急性发作时,最初的治疗目标是保持血流动力学稳定。伴有快心室率的房颤,如无心绞痛、低血压等情况,控制心室率即可。使心室率控制在 100 次/分以下通常是房颤治疗的第一步和最重要的一步。静息和日常活动时的心率必须都得到控制,现有的房颤指南中将心室率满意控制的标准定为静息时 60～80 次/分,中度活动后心室率在 90～115 次/分。β 受体阻滞剂和非二氢吡啶类钙离子通道阻滞剂常作为首选药物,因为这些药物可以使心室率得到快速控制。一般在 30 分钟内即可使心室率降至 100 次/分以下。与 β 受体阻滞剂和非二氢吡啶类钙离子通道阻滞剂相比,地高辛控制心室率的作用较差,特别是控制运动时的心室率。

【房颤的抗栓治疗】

无论是阵发性房颤还是慢性房颤患者均需抗栓治疗,除非是孤立性房颤或存在抗栓治疗的禁忌证。

1.华法林应用指征　年龄≥75 岁,心功能不全和(或)充血性心力衰竭(左心室射血分数≤35% 或短轴缩短率<25%),高血压病,或糖尿病作为脑卒中的中等危险因素。既往脑卒中史、短暂脑缺血发作、体循环栓塞史,二尖瓣狭窄和瓣膜术后为卒中高危因素。具有卒中高危因素或具有≥2 项以上中等危险因素的房颤患者方推荐华法林治疗。具有一项中危因素的则既可以应用华法林也可以应用阿司匹林。

2.抗栓的强度　阿司匹林抗血小板治疗在指南中推荐的剂量则为 81～325mg/d,华法林的抗凝强度需维持国际标准化比值(INR)于 2.0～3.0 之间,机械瓣置换术后的患者 INR 应>2.5。INR 在 2.0～3.0 之间,如果仍有血栓栓塞事件发生,则建议将 INR 调整为 3.0～3.5,并不推荐联合应用阿司匹林。对于年龄≥75 岁或具有其他中危因素的患者,如果考虑出血的风险 INR 维持于 1.6～2.5 亦可。

3.房颤复律的抗凝　房颤持续时间<48 小时,复律前不需抗凝,复律后遵照卒中风险进行抗栓治疗。房颤持续时间≥48 小时或房颤持续时间未知时,传统抗凝的方案是在复律前 3 周,复律后 4 周应用华法林,并将 INR 维持于 2.0～3.0 之间。经食管超声指导下的复律可减少房颤复律前的抗凝时间,经食管超声除外血栓后,在复律前静脉应用普通肝素,监测活化部分凝血活酶时间(APTT)为正常对照的 1.5～2.0 倍,复律后应用华法林,在 INR 达到 2.0～3.0 时停用肝素并继续应用华法林 4 周。如果经食管超声发现血栓则进行华法林抗凝治疗,并在下一次复律前复查食管超声。低分子肝素在房颤复律期间的应用价值目前尚缺少足够的证据。房颤复律后长期的抗栓策略,应根据其卒中风险进行选择。

【房颤导管消融】

1.目前的消融策略、方法与适应证　近年来,房颤导管消融的主流方法包括法国 Haissaguerre 等首创的肺静脉环状标测电极指导下的肺静脉节段性消融;意大利 Pappone 等和美国 Morady 为代表的三维标测系统指导下的环肺静脉线性消融(肺静脉电隔离不是必须终点);美国 Natale 为代表的心腔内超声指导下的肺静脉前庭电隔离;德国 Kuck 为代表的三维标测系统联合双肺静脉环状标测电极指导下的环肺静脉电隔离;美国 Nademanee 为代表的复杂碎裂心房电位消融;以及美国 Jackman 为代表的心房迷走神经节消融等。随着慢性房颤导管消融的开展,世界各大电生理中心的慢性房颤的消融方法呈现出互相借鉴,多种策略互相联合的态势。因为慢性房颤的发病机制中肺静脉触发作用降低,而心房基质的变化成为慢性房颤维持的主要机制,因此自 2004 年以来针对于心房基质的复杂碎裂电位的消融颇受重视。2006 年 ACC/AHA/ESC 房颤治疗指南中导管消融是一种抗心律失常药物治疗无效的阵发性房颤的推荐治疗。中华医学会心电生理和起搏分会在 2006 年房颤的认识和建议中对于年龄<75 岁、无或轻度器质性心脏疾患、左心房直径<50mm 的反复发作的阵发性房颤患者,在有经验的电生理中心,可以考虑作为一线治疗手段。2007 年美国心律学会颁布的房颤导管和外科消融专家共识中推荐在少数情况下导管消融可以作为房颤的一线治疗策略。左心房内血栓是房颤导管消融的绝对禁忌证。

2.房颤导管消融的成功率与并发症　迄今已有多项随机对照试验证明了房颤导管消融的成功率明显高于抗心律失常药物治疗。阵发性房颤消融试验（APAF）入选 198 名一种抗心律失常药物治疗无效的阵发性房颤患者，随机分为导管消融组和抗心律失常药物治疗组，Holter 和事件记录仪随访 1 年，导管消融组 86％无房性心律失常复发，而抗心律失常药物治疗组仅有 22％，Oral 等发表的一项研究对比了抗心律失常药物与环肺静脉线性消融对于慢性房颤的效果。应用事件记录仪随访 1 年，药物组 69 例中有 53 例（77％）因药物治疗失败交叉入消融组，未服用抗心律失常药物或未接受导管消融治疗的前提下仅 4.3％（3/69）的患者无房颤发作，而导管消融组 74.0％（57/77）的患者无房颤发作。

房颤导管消融在取得令人满意的成功率的同时，其并发症的发生率亦在可以接受的范围。Cappato 等总结了 1995～2002 年间来自全球 100 家电生理中心共 8745 例房颤导管消融治疗的并发症情况：总并发症发生率为 5.9％（524 例），其中严重并发症发生率为 2.2％（195 例），包括围术期死亡 4 例（0.05％），死亡原因分别为：大面积脑梗死 2 例，肺静脉穿孔 1 例，未明 1 例，均发生在开展此项工作的早期，心脏压塞 107 例（1.22％）、败血症／心内膜炎 1 例（0.01％）、膈神经麻痹 10 例（0.11％）、脑卒中 20 例（0.28％）、短暂性脑缺血发生率 0.66％和需要介入治疗的肺静脉狭窄／闭塞 53 例（0.74％）等。房颤导管消融不同的术式并发症的发生率有其特殊性，比如肺静脉节段性隔离，肺静脉狭窄的风险要高于左心房线性消融，但术后房速的发生率低于左心房线性消融。此外，左心房线性消融，特别是采用 Pappone 的术式，左心房-食管瘘的发生率显著增加，房颤导管消融并发症发生率的高低除与消融术式有关，更重要的是房颤消融是一种高度依赖于术者经验的治疗技术，并发症的发生率与术者的经验密切相关。

3.房颤导管消融的术后随访　导管消融结果的报道需要经过 3 个月的洗脱期，主要终点是指不应用抗心律失常药物的情况下无房颤、房扑、房速发生，无房颤可以作为次要终点。任何一次记录到的持续 30 秒以上的房颤、房扑、房速均应视为失败。消融术后至少应随访 3 个月，然后在术后 2 年内至少半年随访 1 次。术后的随访手段中 24 小时 Holter 是可以接受的最低程度的随访手段，在消融术后 1～2 年内应每 3～6 个月完善 1 次 Holter 检查。当患者在随访期间诉心悸应佩带事件记录仪随访，在临床试验中所有患者均应至少随访 12 个月。虽然早期复发是消融失败的独立预测因素，但术后 1 个月内复发的患者，60％在以后的随访中是成功的，因此早期复发即刻再次消融不可取。如果早期复发患者的症状可以通过药物治疗控制，再次消融至少应于术后 3 个月后进行。

【房颤的其他治疗方法】

1.起搏治疗　有房颤病史且因心动过缓需置入起搏器的患者，应选择生理性起搏器（双腔或心房）而非心室单腔起搏器。对于房室传导正常，但需要置入双腔起搏器的患者，应尽量延长房室延迟以减少心室起搏的成分，将起搏器设置为非心房跟踪模式如 DDIR，或置入有减少心室起搏程序的起搏器。对房颤并心动过缓需置入起搏器的患者，无研究依据支持多部位右心房起搏、双房起搏、超速起搏，或抗心动过速心房起搏等。少有资料支持对没有症状性心动过缓的患者使用心房起搏来治疗房颤。不建议将房颤作为永久性起搏的指征。对无心动过缓、不需置入起搏器的患者不应考虑用起搏的方法预防房颤。

2.外科治疗　Cox 首创的迷宫术仍是经典的外科手术术式，在有经验的中心，迷宫Ⅲ型手术的成功率在 90％以上，一般在 70％～90％之间。迷宫术式复杂、手术时间较长，并发症相对较多，早期并发症主要是房扑、出血和钠水潴留，窦房结功能障碍发生率为 6％～25％左右。这些都限制了它的广泛开展，随着消融径线的简化和新器械的应用，外科手术治疗房颤死亡率已经大大降低了。房颤外科治疗的主要适应证包括：行其他心脏手术的症状性房颤，行其他心脏手术时经过选择的消融风险较低的无症状房颤，专门为治疗房颤而进行的外科手术仅限于症状性房颤而患者愿意接受外科手术、导管消融失败或不具有导管消融的指征。

（陈云鹤）

第三节　室性心律失常

一、室性期前收缩和非持续性室性心动过速

【概述】

室性期前收缩(VPB)是最为常见的心律失常,健康人群检出率从 5％(常规心电图)至 50％(动态心电图)。非持续性室性心动过速(NSVT)在健康人群检出率为 1％～3％。两者既可发生在有器质性心脏病的患者中,也可发生在无器质性病变的人群中,随年龄及心脏病变程度(如心肌梗死急性期及心功能不全)增加而增加。VPB 和 NSVT 的预后意义取决于有无基础性心脏病及其类型和严重程度,对患者进行合理的危险分层需要结合具体临床情况。通常无器质性心脏疾病的 VPB 和 NSVT 预后良好,被认为是良性的,但最近的研究表明过于频繁的 VPB(如 24 小时超过 10000 次或超过总心率的 20％)可以导致左心室收缩功能损害,甚至出现快速心律失常性心肌病;有些被认为良性的 VPB 存在潜在恶性,导致 VT、室颤的发生。另外一些 VPB 则为恶性,如 R-ON-T 性 VPB 与室颤相关。急性心肌梗死前 1～2 天内出现的 VPB 和 NSVT 通常不认为增加心源性死亡和猝死的危险.而 1 个月后的复杂 VPB 和 NSVT 可能预示不良预后。NSVT 对于非缺血性扩张型心肌病和肥厚型心肌病患者而言可能与心源性猝死相关,但也可能只是心脏疾病进展如进行性心衰的表面现象而非因果关系。

【临床表现】

通常 VPB 不引起症状,多因偶尔心电图检查发现或触摸脉搏有"偷停"(代偿间歇)来就诊。VPB 和 NSVT 最常见的症状是心悸,也可出现头部沉重感及头晕,频繁发作的 VPB 偶有影响血流动力学,持续较长时间的 NSVT 偶可导致晕厥。患者常会由心悸而焦虑,从而又使期前收缩增加。肥厚梗阻型心肌病期前收缩后由于代偿间歇后更有力收缩加重梗阻,即 Brockenbrough 征。

【诊断要点】

1.心电图、动态心电图或住院心电监护是诊断 VPB 和 NSVT 的主要方法。VPB 心电特点是提前出现的宽大畸形的 QRS 波群,时限至少 120 毫秒,T 波与 QRS 主波方向相反,其后多有完全代偿间歇,也可有不完全代偿间歇,如不影响原来的室率为插入性 VPB,多见于心率较为缓慢时。右心室流出道 VPB 最为常见,特征性的心电图形态是左束支阻滞样图形,额面电轴向下,当 V_1 及 V_2 导联 R∶S 大于 30％或 R∶QRS 大于 50％,提示 VPB 起源左心室流出道。VPB 形态一致称为单源 VPB,不一致为多源。室性期前收缩与前一个窦性综合波有固定的联律间期,通常提示为折返机制。如联律间期不等,提示并行心律,是独立发放、自主节律的起搏点。室性期前收缩落在 T 波顶点或起始点附近称为"R-ON-T"现象,与室颤相关。正常心律和 VPB 持续性交替出现,为室早二联律,可引起血流动力学障碍,三、四联律则影响较小。两个 VPB 连续出现为成对 VPB。连续 3 个及以上室性心律,持续不超过 30 秒为 NSVT,通常频率在 100～200 次/分。

2.器质性心脏病患者进行运动试验诱发复杂 VPB 或非持续性 VT 有预后意义,对于患有严重冠状动脉疾病者尤其如此。对于儿茶酚胺敏感性 VT 和长 QT 综合征患者运动试验可以诱发 VPB、NSVT 甚至室颤。

3.对于有复杂 VPB 或 NSVT 的器质性心脏病患者行心率变异性、晚电位、T 波电交替等检查,对预测

心脏性死亡或猝死有一定意义。近年发现 VPB 后的心率振荡是预测预后更好的指标。

4.心内电生理检查和程序电刺激对于无器质性心脏病的 VPB 和 NSVT 无意义,但对于有器质性心脏病患者发生恶性心律失常和猝死有一定预测意义。

【治疗方案和原则】

治疗室性期前收缩和 NSVT 的目标是减轻相关的症状和降低心脏性猝死。

1.无器质性心脏病且无症状的 VPB 和 NSVT 均无需处理。无器质性心脏病但有症状患者以心理治疗为主,无效时予抗焦虑药物和 β 受体阻滞剂常作为一线治疗,Ⅰ类和Ⅲ类抗心律失常药物也有效。对于频发的单源 VPB 和 NSVT(如 24 小时超过 10000 次或超过总心率的 20%),药物无效或不能、不愿意长期使用药物治疗,或症状明显不能耐受,或曾经、可能导致恶性心律失常者(如 R-ON-T 性 VPB),射频消融治疗安全有效。起源于流出道的 VPB 和 NSVT 普通射频消融治疗有效性可达 90% 以上,非接触式球囊电极标测系统(En Site 3000/Nav X 标测系统)和三维电磁标测定位系统(CARTO 系统)极大提高了非流出道起源的室性心律失常消融成功率。

2.有器质性心脏病的 VPB 和 NSVT 应结合具体临床情况进行合理的危险分层,治疗目的主要为预防心脏性猝死,其次才是缓解症状。现已明确,对于严重的器质性心脏病如心肌梗死、心力衰竭或心肌肥厚者,Ⅰ类抗心律失常药物增加死亡率,Ⅲ类抗心律失常药物胺碘酮不增加死亡率,可以缓解症状。置入式转复除颤器(ICD)被证明是唯一能预防心源性猝死的有效办法,其适应证应参照 ICD 置入指南。随着射频消融方法和技术的进展,射频消融成为治疗器质性心脏病 VPB 和 NSVT 的重要辅助手段。

二、室性心动过速

【概述】

室性心动过速(VT),指起源于希氏束以下水平的心脏传导系统或心室、至少连续 3 个或以上的快速性心律失常,或电生理检查中诱发出 6 个和(或)以上的心室搏动。非持续性 VT 临床表现、预后意义及处理原则相当于复杂的室性期前收缩(见上节),通常临床上 VT 是指持续性 VT,即持续超过 30 秒,或伴有血流动力不稳定者,这类患者预后差。VT 流行病学资料很少,但据估计美国每年猝死的 30 万～35 万患者中绝大多数为 VT 或室颤。VT 的分类有很多方法,根据发生部位分为左心室 VT、右(左)心室流出道 VT 和束支折返性 VT;根据发病机制分为自律性、折返性和触发活动性 VT;根据有无器质性疾病分为特发性 VT 和病理性 VT;根据对药物反应分为维拉帕米敏感性 VT 和腺苷敏感性 VT;根据心电图特点分为单形性 VT、多形性 VT、分支性 VT、双向 VT 和尖端扭转性 VT 等。

临床上常用的分类方法包括:持续和非持续 VT;单形和多形 VT;器质性和正常心脏结构 VT。持续性 VT 多见于各种类型的器质性心脏病,大约 10% 的患者并没有明显结构性心脏病。是否合并器质性心脏病是判断室性心律失常患者预后的重要因素。器质性心脏病,尤其是陈旧心肌梗死和心肌病所伴发的 VT 临床表现多样,具有更高的致命性,处理也应该更为积极。心肌梗死后 VT 由折返引起多为单形 VT(除外频率特别快者);心脏结构正常的 VT 通常也为单形 VT(离子通道病除外),起源于流出道或左心室间隔部,风险较低。除此之外,其他一些因素也可以诱发或加重室性心律失常,严重时甚至导致心脏性猝死。如果这些因素为可逆或为一过性,则患者预后相对较好,如心肌梗死急性期出现 VT、室颤等仅仅增加住院死亡率,并不增加远期死亡率。具有可逆因素的室性心律失常和心脏性猝死的治疗除了治疗基础疾病,更重要的是尽可能消除诱发或加重室性心律失常的因素,常见的可逆因素包括:心肌缺血、药物(尤其是某些抗心律失常药物)、电解质(尤其是低钾、低镁)。

【临床表现】

VT 的临床表现取决于有无基础心脏疾病及其严重程度、发作的频率及持续时间、对心脏收缩功能的影响,故症状多种多样。通常表现为心悸伴有心排出量减少和低血压的症状,包括头晕、眩晕、意识改变(如焦虑)、视觉障碍、出汗、先兆晕厥和晕厥,或者血流动力学衰竭、休克甚至猝死。少数较慢频率的 VT 患者,尤其无器质心脏疾病者无明显症状,于体检或常规心电图检查时发现。无休止性 VT 长期发作导致原先正常的心脏扩大、心力衰竭,称为心动过速介导性心肌病。

【诊断要点】

1.体表心电图和动态心电图　体表心电图和动态心电图是 VT 诊断的主要依据,多数 VT 频率在100～250 次/分之间,持续性 VT 多数在 180 次/分,小于 100 次/分者通常称为加速性室性自主节律。单形性 VT 的 RR 间期相对规则,多形性 VT 则可以极不规则。多数 VT 的 QRS 波群时限大于 120 毫秒,起源于高位室间隔或束支的 VT 也可小于 120 毫秒。仔细阅读记录图有时可见室性夺获和室性融合波。常用采用 Brugada 标准鉴别宽 QRS 心动过速的方法为:所有胸前导联均无 RS 形,诊断 VT(否则进行下一步,以下同);心前区导联 QRS 有 RS 型,且 RS 大于 100 毫秒,诊断 VT;存在房室分离,诊断 VT;胸前导联 V_1 和 V_6 形态符合 VT 诊断标准,即 V_1 呈 RS 型,RS 大于 70 毫秒,V_6 起始为正向波,R/S 大于 1 即诊断 VT。

标准的 12 导联心电图(ECG)不仅可以识别与室性心律失常和心脏性猝死(SCD)相关的各种先天性疾病(如:长 QT 综合征,短 QT 综合征,Brugada 综合征和致心律失常性右心室心肌病),还可以识别不同 ECG 参数,以鉴别是否有电解质的异常,或潜在的结构改变(如:束支传导阻滞、房室传导阻滞、心室肥厚、提示缺血性心脏病或心肌病的病理性 Q 波)。持续动态心电监测能够检测心律失常,QT 间期的变化,T 波电交替,或 ST 段的变化,以评价风险,判断疗效。如果传统方法不能明确诊断,而临床上高度怀疑晕厥或症状与心律失常相关时,可置入埋藏式事件记录仪。

2.运动试验　有室性心律失常的成年患者,运动试验可以帮助除外冠心病,对于临床上怀疑运动诱发室性心律失常者,如儿茶酚胺敏感性 VT、长 QT 综合征等,运动实验可诱发 VT,明确诊断。运动试验也可以用于已知运动诱发 VT 的患者对药物或消融治疗的疗效判断。

3.心血管影像和功能检查　对有室性心律失常者结合临床情况,选择性进行超声心动图、运动或药物负荷核素心肌显像、药物负荷心脏超声、磁共振成像(MRI)和心脏 CT 等技术,以及冠状动脉造影等检查,除外 VT 的器质性心脏疾病基础。

4.无创心电技术　对于曾经有 VT 或者 VT 高危患者,尤其伴有严重器质性心脏病者,进行心率变异、晚电位、T 波电交替、心率振荡等检查,对于预测心脏性死亡或猝死也有一定意义。

5.心内电生理检查(EP)　EP 检查通过记录心内电图和电刺激以及结合术中用药评价室性心律失常和对心源性猝死危险分层。EP 检查可以诱发 VT、指导导管消融、评价药物作用、评价 VT 复发和心源性猝死的风险、意识丧失临床上高度怀疑室性心律失常者、协助判断 ICD 的指征。

6.基因筛查　离子通道病包括一组遗传相关的疾病,如长 QT 综合征、Brugada 综合征、儿茶酚胺敏感性 VT、短 QT 综合征等,目前已确定与离子通道病相关的多个基因和位点,如怀疑 VT 是由离子通道疾病导致者可以进行基因筛查协助诊断。

【治疗方案和原则】

VT 的治疗应根据不同的类型、合并的基础心脏病以及对血流动力学影响进行个体化治疗。

1.急性期治疗　对于血流动力学不稳定者首选电复律。血流动力学稳定患者,也可先尝试药物治疗,新近发布的心肺复苏指南首选胺碘酮、索他洛尔和普鲁卡因胺,过去常用的利多卡因可作为二线药物或与一线药物联合使用,普罗帕酮用于无器质性心脏病的 VT 也较为有效,腺苷可以试用于终止左心室特发性 VT,维拉帕米对于特发性左心室分支 VT 有效,硫酸镁可以用于尖端扭转性 VT 的首选治疗。β 受体阻滞剂在阻断 VT 时交感神经的作用非常有效,是急性心肌梗死和长 QT 综合征 VT 治疗的有效药物。此外,去除致 VT 的病因或诱因很重要,如急性心肌梗死尽早再灌注治疗,纠正低钾、低镁等。

2.慢性期治疗 VT 的慢性期治疗目标是预防复发及心源性猝死。

(1)药物:抗室性心律失常治疗药物包括传统抗心律失常药物和非传统抗心律失常药物。前者主要有如工类抗心律失常药普罗帕酮、莫雷西嗪、普鲁卡因胺、阿替洛尔、胺碘酮、索他洛尔等,后者包括他汀类、血管紧张素转换酶抑制剂(ACEI)、血管紧张素Ⅱ受体拮抗剂(ARB)和醛固酮拮抗剂等。

β 受体阻滞剂对于抑制室性期前收缩、室性心律失常有一定效果,更重要的是可降低各类心脏病的死亡率和猝死率。β 受体阻滞剂是有效和安全的抗心律失常药物,目前可以作为抗心律失常药物治疗的主流药物,也可与其他抗心律失常药物联合应用。胺碘酮对长期生存率的益处目前有争论,多数研究显示与安慰剂比没有明显优势,当合并 β 受体阻滞剂可一定提高生存率。索他洛尔因有较多的致心律失常作用,也没有显示可提高生存率。而Ⅰ类抗心律失常药物已确认增加器质性心脏病 VT 的死亡率。

非传统类抗心律失常药虽然不能直接而明显地降低室性心律失常,但它们可能通过减轻炎症和改变基质的作用而达到减少心律失常和降低死亡的作用。

(2)导管消融:射频消融治疗对部分室性心律失常能够达到根治的目的。这部分室性心律失常包括起源于左心室或右心室流出道的 VT、频发室性期前收缩,特发性左心室分支 VT 等。对伴器质性心脏病的室性心律失常,射频消融治疗目前尚不能作为首选;随着导管消融技术的发展,尤其是非接触式球囊电极标测系统(En Site 3000/Nav X 标测系统)和三维电磁标测定位系统(CARTO 系统)问世,合并某些器质性心脏病的 VT 消融取得了初步疗效。目前导管消融主要用于:①存在猝死风险的单型 VT,而且药物治疗效果欠佳,或不能耐受药物,或患者不愿接受长期药物治疗者。②束支折返型 VT。③已安置置入性心律转复除颤器(ICD),反复持续性 VT 发作需反复放电,经过多次程控 ICD 或变化药物效果不佳,或患者不愿接受长时间药物治疗者。④预激综合征由于房颤通过旁道快速下传导致心脏猝死和室颤的复苏成功者,或有症状的 WPW 综合征患者,旁道不应期小于 240 毫秒。

(3)抗心律失常手术:反复发作 VT 对药物、ICD、消融效果不佳时,在有经验的治疗中心可直接外科消融或直接切除致心律失常区域。外科手术需要术前和术中的精确标测来明确心动过速的点和区域。有一些中心用标测瘢痕的方法来切除致心律失常区域。左颈胸交感神经节的切除可降低先天性长 QT 综合征患者的因心律失常导致晕厥的发生频率。

(4)再血管化治疗:如果血管严重狭窄的冠心病患者合并有室性心律失常,特别是左主干病变和左前降支的近端病变者,再血管化将减少心律失常的频率和复杂性,在一些患者中甚至可根治心律失常。

(5)除颤治疗:多个前瞻多中心临床试验已经证实对陈旧心肌梗死和非缺血性心肌病导致的左心室功能不全的高危患者,ICD 可以提高生存率。ICD 治疗比传统或经验抗心律失常药物治疗组比可降低 23%～55% 的死亡率,生存率的提高绝大多数是降低 SCD 所得。ICD 的应用主要可分一级预防和二级预防。适合一级预防的患者是没有发生过危及生命危险室性心律失常而有这种可能心脏基础病变的高危患者。二级预防适合于有心脏骤停、致命室性心律失常、或不明原因的晕厥患者高度怀疑是室性心律失常所致。

根据 2002 年 ACC/AHA 关于 ICD 的置入指南以及 2005 年 ACC/AHA 成人心衰治疗指南,下列情形应考虑置入 ICD 以预防心脏性猝死:

Ⅰ类:①VT/心室颤动(VF)所致心脏骤停幸存者;②持续 VT,伴器质性心脏病;③非持续 VT,伴器质性心脏病,诱发电位(EP)诱发 VF 或持续 VT;④心肌梗死后 1 个月或冠状动脉旁路移植术(CABG)后 3 个月,LVEF≤30%,预计生存期超过 1 年;⑤非缺血性心肌病,LVEF≤30%,预计生存期超过 1 年。

Ⅱa 类:任何原因的心肌病,LVEF30%～35%,预计生存期超过 1 年。

体外自动除颤器(AED)可以挽救生命,代表着一种院外心脏骤停有效除颤方法,它可以被专业或非专业人员有效和安全地应用。AED 仪器放置是关键,合适场所的放置可减少心脏骤停的抢救前时间耽误。在美国,联邦政府、各个州政府、社区已经努力将 AED 放在人群密集的地方,如学校、运动场、机场、高密度人群居住区、飞机上和警车及消防车上。

3.特殊类型 VT 的处理

(1)特发性流出道 VT:特发性流出道 VT 中 90%起源于右心室(RVOT),而 10%起源于左心室流出道(LVOT)。RVOT-VT 形态学特征是 LBBB 型的宽 QRS 心动过速,电轴指向下方,起源于右心室肺动脉瓣下的右心室流出道区域。如果 V1 及 V2 导联 R∶S 大于 30%或 R∶QRS 大于 50%,则一般提示心动过速起源左心室。LVOT-VT 一般起源于冠状瓣的瓣上区域或主动脉瓣冠状动脉瓣下的心内膜区域。急性期腺苷、β 受体阻滞剂、维拉帕米治疗流出道 VT 可能有效。长期治疗可以选择 β 受体阻滞剂,维拉帕米、地尔硫卓,有效率在 25%～50%左右。其他一些药物Ⅰa、Ⅰc、Ⅲ类都可以考虑。射频消融治疗的有效率达 90%以上,对频繁发作者应作为首选治疗方案。

(2)左心室特发性 VT(ILVT):大多数左心室起源的 VT 是维拉帕米敏感的、起源于左心室间隔面的束支内折返性 VT。大多数 ILVT 患者心电图形态是右束支阻滞型,电轴左偏(VT 折返出口位于左后分支),少部分人表现为 RBBB 电轴右偏(折返出口位于左前分支)。在急性期对静脉维拉帕米有反应,无效时可使用胺碘酮或电复律。射频消融治疗有效率为 85%～90%,可作为首选。

(3)束支折返性 VT:通常发生于器质型心脏病,尤其是扩张型心肌病。窦性心律时可见室内阻滞,VT 发作时表现为快频率的左束支阻滞图形,偶有折返方向相反,表现为右束支阻滞图形者。电生理检查记录到心室波前均有右束支波,导管消融右束支可根治。

(4)尖端扭转性 VT(TdP):TdP 常出现在先天性长 QT 综合征、药物相关的 QT 延长和传导系统老化所致的传导阻滞的患者。先天性长 QT 综合征处理包括 β 受体阻滞剂;(左侧)颈交感切除术;对于高危患者需要置入 ICD。对于非遗传性长 QT 导致的 TdP 处理包括:①停用可能相关的药物和纠正异常的电解质;②如 TdP 是传导阻滞、长间歇依赖或有症状的心动过缓引起,推荐急诊临时起搏和安置永久起搏治疗,通常与 β 受体阻滞剂合并使用;③静脉硫酸镁可能有效,但正常 QT 的 TdP 镁制剂一般无效;④异丙肾上腺素可用于长间歇依赖的反复 TdP 的急性处理,但应除外先天性 QT 延长综合征(LQT)。

(5)不间断性 VT:不间断性 VT 又称之为 VT 风暴,常需要多次复律。急性心肌缺血所致的反复或不间断 VT 建议再血管化治疗和使用 β 受体阻滞剂并联合使用静脉抗心律失常药物如胺碘酮。其他情形可以静脉胺碘酮联合射频消融的办法治疗。

(6)离子通道病:包括一组与编码离子通道的基因突变导致离子通道功能改变,从而发生恶性心律失常的疾病。

1)儿茶酚胺敏感性多形性 VT(CPVT):CPVT 心电图表现为双向多形性 VT,运动试验或静脉异丙肾上腺素可以诱发。三分之一患者具有早年猝死或运动诱发晕厥的家族史。运动或急性情绪激动会诱发晕厥。典型的症状开始于儿童期,成年后发病比较少见。治疗一般采用 β 受体阻滞剂。联合应用Ⅰ类药或胺碘酮治疗是无益甚至有害的。对于症状反复发作且危及生命的心律失常需要置入 ICD 治疗。

2)Brugada 综合征:Brugada 综合征是具有特征性的右束支阻滞样图形和 $V_1 \sim V_3$ 导联 ST 段抬高,临床发作威胁生命的心律失常（多形性 VT），无结构性心脏病，有家族发病倾向。心电图表现类似急性心肌梗死。氟卡尼或普鲁卡因胺可以使心电图显现典型图形。该病发病率为万分之五。猝死多由于室颤或多形性 VT。主要发病人群是年轻人。所有有症状患者应接受 ICD 治疗，无症状人群如果电生理检查诱发室性心律失常也应接受 ICD 治疗。

3）长 QT 综合征（LQTS）：LQTS 是一种心室复极异常的疾病，表现为心电图上 QT 间期延长，这种 QT 间期延长可能是先天的也可能是获得性的，伴或不伴有先天性耳聋。心律失常的特征是发作多形性 VT，又称做尖端扭转型 VT。到目前为止，在 8 个 LQTS 致病基因上共发现突变位点 350 多个。特异性的基因型不同，临床发病特征不同。LQT1 患者的心脏事件 62％发生在运动时，只有极少数患者 3％在睡眠/休息时发病；与此相反，LQT3 只有 13％的心脏事件发生在运动时，而 39％发生在睡眠/休息时。LQT2 患者介于中间。LQTS 的标准治疗是抗肾上腺素能治疗（p 受体阻滞剂，左心交感神经切除），少数需要辅以起搏器或埋藏式心脏复律除颤器（ICD）治疗。β 受体阻滞剂是当今对有症状的 LQTS 患者的首选治疗，将 β 受体阻滞剂用到患者可耐受的最大剂量，是治疗的关键。起搏器通过预防窦性停搏或心动过缓增加了对 LQTS 患者处理的有效性，但它不能作为 LQTS 的唯一治疗措施，通常联合应用 β 受体阻滞剂。如果患者在接受充分剂量的 β 受体阻滞剂和左心交感神经切除术（LCSD）治疗后仍有晕厥发作，或在 β 受体阻滞剂治疗期间有心脏骤停（需要复苏）发生，或记录到首次心脏事件是心脏骤停，应置入 ICD。

4）短 QT 间期综合征：短 QT 综合征患者心电图特点是具有短的 QT 间期，临床表现可以无症状、或房颤，反复晕厥甚至猝死。目前发现 3 个编码钾离子通道的基因与短 QT 综合征有关。ICD 治疗可以保证患者生命安全，特别对于猝死幸存者或既往有过晕厥发作的患者更应将 ICD 作为首选治疗。

三、心室扑动和心室颤动

【概述】

心室扑动和心室颤动是更为严重的室性心律失常，导致血流动力学衰竭和心源性死亡。心室扑动和快速的 VT 区分十分困难，通常只有学术上的意义。临床上典型的心室扑动并不常见，因为心室扑动会迅速退变为心室颤动导致猝死。心源性猝死占每年死亡人数的 15％，占冠心病死亡的 so％，美国每年有 350000～400000 人发生心源性猝死。院外发生的心脏骤停经复苏的患者中 75％为心室颤动，通常发生之前有 VT。75％经复苏的心源性猝死患者存在较重的冠状动脉疾病，其次为严重心功能不全。心室扑动和心室颤动预后极差，因多数发生于院外，即使在便携式自动外部除颤器（AED）和初级心肺复苏技术较为普及的美国，能抢救成功并转送医院的比例也仅为 1％～15％。

【临床表现】

许多心脏性和非心脏性原因均可导致心室颤动和心源性猝死，但大部分患者均有器质性心脏病，尤其是慢性冠心病。故发生心源性猝死前患者多有相应的基础心脏疾病表现，如冠心病、肥厚型和扩张型心肌病、致心律失常性右心室心肌病、充血性心衰等的临床表现。有些患者有晕厥、心悸等室性心律失常发生的病史。通常没有前驱症状，即使出现症状也是非特异性的，包括胸部不适、心悸、气短及虚弱。一旦发生可造成晕厥、意识丧失、抽搐、呼吸停止，抢救不及时最终死亡。

【诊断要点】

1.既往基础疾病和诱因的诊断　心源性猝死绝大部分发生于器质性心脏病患者，如冠心病、肥厚型和扩张型心肌病、致心律失常性右心室心肌病、充血性心衰等，通过相应的检查了解患者的基础疾病及严重程度有助于预测猝死的发生。与遗传相关的疾病如离子通道病、肥厚型心肌病可能提供阳性家族史。有些诱因也有助于诊断,如胸前受到撞击而猝死要怀疑心脏震击综合征。

2.体表心电图和动态心电图　心室扑动的心电图特点为规则的、连续的波形,通常振幅较大,图形很像连续的正弦波,不能区分 QRS 波群、ST 段和 T 波。频率常大于 200 次/分,与 VT 的鉴别主要根据波形而不是频率,如果不能识别单个的 QRS 波群就诊断为心室扑动。心室颤动是指心脏混乱的、非同步的、碎裂电活动。心电图表现为各个波的振幅和形态均不规则。不能识别 P 波、QRS 波群和 T 波,频率常在 150～500 次/分之间。长时间的心电监测,尤其是埋藏式闭环事件记录仪可明确不明原因的晕厥是否由严重室性心律失常所致。但临床只能在偶然的情况下才能记录到。更重要的是识别室颤高危患者。

3.其他　基因检查有助于与遗传相关的如离子通道病的诊断。心脏的运动或药物负荷试验、无创和有创电生理检查对于明确诊断和预测猝死均有意义(具体见"VT 的诊断要点")。

【治疗方案和原则】

心室扑动和心室颤动治疗的原则是立即心肺复苏(CPR)和电转复,预防复发和心源性猝死。一旦明确心脏骤停,应立刻根据目前 CPR 指南的建议步骤进行 CPR,并尽快获得体外除颤器。如是快速室性心律失常引起的心脏骤停,当用单相除颤器 360J 或双相除颤器 200J 除颤,仍有复发者可用静脉胺碘酮稳定节律。如果有导致心脏骤停的可逆病因和诱因,包括低氧、电解质紊乱、机械因素和容量不足等,在复苏后进一步生命支持中给予纠正。当心脏骤停超过 5 分钟,在除颤前先行短时 CPR(小于 90～180 秒)。除少数可纠正的因素导致的快速性室性心律失常,如电解质紊乱、心肌缺血等,均应根据 ICD 治疗指南适应证置入 ICD。

(陈　苗)

第四节　房室交界区性心律失常

一、房室交界区性期前收缩

【概述】

房室交界区性期前收缩又称为房室交界区性早搏,指起源于房室交界区域的期前激动。房室交界区域包括房室结、心房下部和希氏束。房室交界区性期前收缩可见于无或有器质性心脏病的患者。

【临床表现】

患者可无症状,或觉心悸、漏跳感等。当期前收缩发作频繁时可有胸闷、头晕、乏力等症状。

【诊断要点】

房室交界区性期前收缩依据心电图而诊断。心电图特征:交界区提前出现的激动向上逆传心房产生逆行 P 波,向下激动心室产生提前的 QRS 波;逆传 P 波出现在 QRS 波之前(PR 间期<0.12 秒)、之后(PR 间期<0.20 秒)或埋藏在 QRS 波之中;QRS 波多形态正常,一般多出现完全性代偿间歇,若存在室内差异传导,则出现宽大畸形的 QRS 波,不易与室性期前收缩鉴别。

【治疗方案与原则】

房室交界区期前收缩一般不需要治疗。如果期前收缩频发,患者有相关症状,可选择 β 受体阻滞剂、IC 类抗心律失常药或非二氢吡啶类钙离子通道阻滞剂。

二、房室交界区性逸搏与逸搏心律

【概述】

房室交界区逸搏或逸搏心律既可以是对迷走神经刺激的反应,也可以见于病理情况如严重的心动过缓或房室传导阻滞,此时的房室交界区性逸搏和逸搏心律可替代高位节律点激动心室。在正常情况下,房室交界区并不表现出自律性,为潜在心脏起搏点。当窦房结的频率低于房室交界区,或者窦房结的冲动未能传导至房室交界区,后者可以发放冲动而引起逸搏,连续出现的逸搏形成逸搏心律。可见于心脏结构正常或有器质性心脏病的患者。

【临床表现】

患者可有胸闷、头昏、乏力,与心动过缓有关。若心房收缩正逢三尖瓣处于关闭状态,查体时可见颈静脉搏动时的大 a 波。

【诊断要点】

心电图特征:在长于正常窦性 PP 间期的间歇之后出现一个正常的 QRS 波,P 波缺如,或可见逆行性 P 波位于 QRS 波之前或之后;有时也可以见到未下传到心室的窦性 P 波,即 QRS 波前有窦性 P 波,PR 间期 <0.12 秒;房室交界区性逸搏的频率多为 40～60 次/分,QRS 波形态多正常;有时也可见独立和缓慢的窦性 P 波,此时心房率慢于心室率,称为房室分离。

【治疗方案与原则】

需要根据具体情况进行个体化治疗,有些情况可能不需要任何治疗,但有些情况时需应用增加逸搏频率和改善房室传导的药物,或给予心脏起搏治疗。

三、非阵发性房室交界区性心动过速

【概述】

非阵发性房室交界区性心动过速(与房室交界区自律性增高或触发活动有关,多见于急性下壁心肌梗死、心肌炎、心脏手术后,偶见于正常人。服用洋地黄过程中出现非阵发性房室交界区性心动过速多提示洋地黄中毒;射频消融治疗阵发性房室结折返性心动过速过程中出现非阵发性房室交界区性心动过速则提示消融部位为有效部位。

【临床表现】

患者可表现为阵发性心悸、胸闷、头晕以及原有心脏病症状加重,但一般没有明显的血流动力学改变。洋地黄中毒者还会有洋地黄中毒的其他表现。

【诊断要点】

心电图特征:非阵发性房室交界区性心动过速的发作渐始渐止,心率逐渐变化,心动过速频率多为 70～130 次/分;QRS 波多呈室上性,其前或后可伴逆行 P 波。多呈规则节律,但洋地黄中毒常合并房室交界区文氏型传导阻滞而表现不规则的心室节律;多数情况下,心房活动由窦房结或心房异位节律点支配,表现为房室分离。

【治疗方案与原则】

首先应治疗基础疾病。血流动力学稳定的患者可以密切观察而无须特殊处理。若怀疑为洋地黄中毒,则必须停用洋地黄,同时予钾盐、利多卡因。

四、房室结折返性心动过速

【概述】

房室结折返性心动过速是阵发性室上性心动过速的一种常见类型,占全部室上速病例的 40%～50%,一般不伴有器质性心脏病,可发生于不同年龄和性别。其发病机制是由于房室结内(或房室交界区)存在着电生理特性不同的两条传导通路,即房室结双径路,其中快径路表现为不应期长、传导速度快;慢径路表现为不应期短、传导速度慢。AVNRT 可分为慢-快型(常见型)和快-慢型两种类型。慢-快型者冲动经慢径路下传,经快径路逆传;快-慢型者冲动经快径路下传,经慢径路逆传。

【临床表现】

AVNRT 的症状与有无器质性心脏病、心动过速时的心室率以及发作持续时间有关。心动过速呈突发突止的特点,轻者可有心悸、胸闷、紧张和焦虑;重者可出现心绞痛、心衰、晕厥甚至休克。如果发作时心室率过快,或心动过速终止时未能及时恢复窦性心律可发生晕厥。查体时可见心率增快、第一心音强度固定和心室律绝对规则。不伴有器质性心脏病的患者通常预后良好。

【诊断要点】

1.心电图特征 起始突然,常由房性期前收缩诱发;QRS 波呈室上性;心率 130～250 次/分,成人多为150～200 次/分,儿童可能更快,偶有低于 130 次/分的情况;慢-快型者 P 波常埋于 QRS 波内不易辨认,也可在 QRS 起始形成假性 q 波,或在 QRS 终末形成假性 s 波或 r'波;快-慢型者可见逆行 P 波,γ-P>P-R;少数患者由于心动过速频率过快可能出现 QRS 电交替现象。

2.心电生理检查时慢-快型表现 心动过速可由心房程序电刺激反复诱发和终止;心动过速的发作时多伴有 A-H 间期的突然延长;心房程序刺激时有房室传导的"跳跃现象",表明存在房室结双径路;由于折返环路位于房室结内,因此心房和心室本身并不参与折返环路的形成,因此心动过速时心房和心室可表现为 2:1 房室传导阻滞;心室刺激显示逆行激动顺序正常,逆传的最早心房电活动位于房室结和希氏束区域。而快-慢型 AVNRT 在心内电生理检查时表现为房室结逆传跳跃现象,RP 间期大于 PR 间期,这时需要与房性心动过速以及慢旁路参与的房室折返性心动过速相鉴别。

【治疗方案与原则】

1.心动过速急性发作的处理 选择治疗措施时应根据患者的病史、是否伴有器质性心脏病以及症状的耐受程度等综合考虑。

(1)刺激迷走神经:Valsalva 动作;颈动脉窦按压;以及双手用力握拳做下蹲动作;诱导恶心;将面部浸于冷水内等。

(2)药物终止心动过速:静脉用药过程中应持续监测心电图变化。常用药物有腺苷、钙离子通道阻滞剂、洋地黄和 β 受体阻滞剂等,Ⅰ A 和 Ⅰ C 类抗心律失常药虽能阻断快径路逆向传导,但很少用于室上性心动过速急性发作的处理,一般多用于预防阵发性室上性心动过速(PSVT)的复发。

(3)直流电复律:对于血流动力学不稳定的患者尽早考虑电复律。电复律时使用能量约 10～50J。

(4)经食管心房起搏:经食管心房起搏用于药物禁忌、药物无效和有电复律的禁忌证的患者;

2.预防复发

(1)药物预防:事先应评价患者是否有必要长期应用抗心律失常药物预防心动过速反复发作。对于心动过速偶发、发作持续时间短、发作时心率不是很快、症状不重的患者可不必长期使用药物预防其发作。

对于需要药物预防发作者,多首选毒副作用相对较小的药物,如洋地黄、长效钙离子通道阻滞剂、长效β受体阻滞剂。

（2）导管射频消融:导管射频消融根治阵发性室上性心动过速的成熟方法,具有安全、迅速和有效的优点。对于 AVNRT,目前主要采用阻断慢径路传导的方法,根治率高达 95% 以上。导管射频消融根治 AVNRT 的主要风险是房室传导阻滞和心包压塞,这些并发症在有经验的心脏中心已极少发生,因此,可作为发作频繁、症状明显患者的首选方法。

五、预激综合征

【概述】

预激综合征又称 Wolf-Parkinson-White 综合征（简称 WPW 综合征）,是指心电图上有预激表现,同时伴有心动过速。当房室之间存在除房室结以外的具有快速传导特性的异常传导通路（房室旁路）时,心房冲动可经该异常通路提前激动（即所谓的预激）局部心室肌甚至整个心室肌。大多数患者不伴有心脏结构异常,在部分患者可伴有心肌病和 Ebstein 畸形、二尖瓣脱垂等先天性心脏病。

WPW 综合征患者伴有的心动过速有以下几种:①顺向型或正向房室折返性心动过速:心动过速时冲动经房室结下传心室,经旁路逆传心房形成折返,形成房室折返性心动过速;②逆向型或逆向房室折返性心动过速:心动过速时冲动经旁路下传心室,经房室结逆传心房,同时因心室经旁路激动产生宽大畸形的 QRS 波;③心房颤动（房颤）:发生房颤可能与心室激动经旁路逆传心房有关。WPW 综合征伴房颤时由于心房激动同时经房室结和旁路前传,心室率的快慢和 QRS 畸形程度取决于旁路的电生理特性和激动心室成分的比例。

【临床表现】

房室旁路本身不会引起症状。心动过速主要类型是房室折返性心动过速（约占 80%）,也可为房颤或心房扑动（房扑）。心动过速可以发生在任何年龄,在某些患者,随着年龄增加发作会减少。房室折返性心动过速有突发突止的特点。心动过速的症状可因基础心脏疾病、心律失常类型、心室率以及发作持续时间等而轻重不一,发生房颤时可因极快的心室率和明显不规则的节律导致室颤,甚至发生猝死。

【诊断要点】

1.心电图表现

（1）窦性心律的心电图表现:PR 间期短于 0.12 秒;QRS 波起始部粗顿（预激波）,QRS 宽大畸形,部分导联 QRS 波宽度大于 0.12 秒;ST-T 呈继发性改变,方向通常与预激波或向量方向相反;旁路位置不同引起的心电图 QRS 波形态也不同,根据胸前导联,尤其是 V_1 导联可将 WPW 综合征分为 A、B 两型,A 型胸前导联的 QRS 波均为正向,提示为左侧旁路,B 型 V_1 导联的 QRS 波负向而 V_5～6QRS 波正向,提示为右侧旁路。部分患者的心电图预激波间歇出现,为间歇性预激现象,是由于传导特性的变化造成。部分房室旁路不具有前向传导（心房到心室的传导）的特性,但具有逆向传导（心室到心房的传导）功能,窦性心律时心电图无预激现象,但由于具有逆向传导功能,故可通过室房传导引起阵发性室上性心动过速,这种旁路称为隐匿性旁路。

（2）心动过速的心电图表现:绝大多数房室折返性心动过速表现为顺向型,此时 QRS 波形态正常,频率 150～250 次/分,有时在 QRS 波后可见逆行 P 波。逆向型房室折返性心动过速 QRS 波宽大畸形,类似心室完全预激时的形态,需要与室性心动过速鉴别。在极少数患者,由于存在多条房室旁路,心电图形态可能变化较多,不同旁路与房室结之间、不同旁路之间形成的折返环路会使心电图的表现更为复杂。房颤时冲动除经过房室结激动心室外,还可经旁路下传心室,出现不规则的 QRS 波节律和正常 QRS 波与宽大畸形 QRS 波并存或交替的现象。若旁路不应期很短,心室率可以极快,甚至演变为心室颤动致猝死。

2.心电生理检查 通过心电生理检查可以明确心动过速的确切机制,同时可以明确旁路的类型、位置和数目,测定旁路的不应期以间接推测房颤和房扑时的心室率。目前心电生理检查主要适用于同时要求行导管射频消融治疗的患者。WPW 综合征的心电生理特征有:心房程序刺激可反复诱发和终止心动过速;心动过速的诱发主要表现为心房期前刺激在旁路传导受阻,QRS 突然正常化,随后出现心动过速;心室刺激显示偏心性传导,最早逆传心房电活动在房室旁路所在房室环处;心房和心室本身都是折返环路的组成部分,心动过速时心房和心室冲动均呈 1∶1 关系。

【治疗方案与原则】

心电图上预激但从无心动过速发作的患者可以不进行治疗,或可先行心电生理检查以对旁路的不应期特征做出评价。对于心动过速反复发作或有房颤发作病史的患者则需要治疗。

1.急性发作期的处理

(1)顺向型房室折返性心动过速可参考房室结折返性心动过速治疗原则处理。可静脉应用腺苷、维拉帕米或普罗帕酮终止心动过速。

(2)伴有房颤或房扑的患者,应选用延长房室旁路不应期的药物,如胺碘酮、普罗帕酮或普鲁卡因胺。洋地黄、利多卡因、维拉帕米会加速预激伴房颤时的心室率,所以应避免使用。出现频率很快的逆向型房室折返性心动过速,或房颤快速的心室率造成血流动力学不稳定者应立即同步电复律。

2.预防发作 导管射频消融是根治 WPW 综合征的有效方法,由于成功率高(>98%)、复发率低(<5%),并且安全(严重并发症发生率<1%),已成为治疗 WPW 综合征的首选方法。特别适用于心律失常反复发作、药物预防效果不佳或旁路不应期短以及不愿意长期服用药物预防心动过速发作的患者。对于不接受导管射频消融的患者,可选用Ⅰc类抗心律失常药、胺碘酮和索他洛尔。

(陈云鹤)

第五节　心脏传导阻滞

冲动在心脏传导系统的任何部位传导时均可发生减慢或阻滞,如发生在窦房结与心房之间,称为窦房传导阻滞。在心房与心室之间,称房室传导阻滞。位于心房内,称房内阻滞。位于心室内,称为室内阻滞。

一、房室传导阻滞

【概述】

房室传导阻滞(房室阻滞)是指房室交界区脱离了生理不应期后,心房冲动传导延迟或不能传导至心室。可发生在房室结、希氏束及束支系统等不同部位。分为不完全性和完全性两类,前者包括一度和二度房室阻滞,后者又称三度房室阻滞。

在正常人可以出现一度房室传导阻滞;正常人或运动员可发生二度Ⅰ型房室阻滞,与迷走神经张力增高有关,常为短暂性。其他导致房室阻滞的病变有:①以各种原因的心肌炎最常见,如风湿性、病毒性心肌炎,心内膜炎等;②各种器质性心脏病如冠心病、风湿性心脏病、心肌病及先天性心脏病等;③药物:洋地黄和其他抗心律失常药物,如β受体阻滞剂、维拉帕米、地尔硫卓、胺碘酮等,多数停药后,房室传导阻滞消失;

④电解质紊乱,如高血钾等;⑤特发性的传导系统纤维化、退行性变等;⑥心脏肿瘤、外伤及心脏外科手术时误伤或波及房室传导组织可引起房室传导阻滞。

【临床表现】

1.一度房室阻滞患者通常无症状。听诊时心尖部第一心音减弱。

2.二度房室传导阻滞患者可有心搏暂停感觉,心跳可变慢、不规律或两者都有,可能会引起心悸、乏力、心功能不全、头晕或晕厥等症状。听诊时可有第一心音减弱及心搏脱漏。

3.三度(完全性)房室传导阻滞时,心房至心室间冲动的传导被完全阻断,心脏另一部分组织充当起搏点以建立心室节律,较正常起搏点的心率慢,而且经常不规律、不可靠。因此,三度房室传导阻滞常导致疲倦、乏力、心绞痛、头晕或晕厥等症状,这取决于是否建立了心室自主节律及心室率和心肌的基本情况。自主节律点较高如恰位于希氏束下方,心室率较快达40～60次/分,患者可能无症状。双束支病变者心室自主节律点低,心室率慢在40次/分以下,可出现心功能不全和脑缺血综合征(阿-斯综合征),患者可出现短暂性意识丧失甚至抽搐,严重者可猝死。如果心室自主节律未及时建立则出现心室停搏。心室率缓慢常引起收缩压升高和脉压增宽。三度房室阻滞的第一心音强度经常变化,不规则地出现响亮的第一心音。第二心音可有反常分裂。每搏量增大产生肺动脉瓣区收缩期喷射性杂音和第三心音。当心房与心室同时收缩时,颈静脉出现巨大a波。

【心电图表现】

1.一度房室阻滞　心房至心室间冲动的传导被轻度延迟。表现为:①每个P波后,均有QRS波群;②PR间期＞0.20秒。

2.二度房室阻滞　部分心房激动不能传至心室,一些P波后没有QRS波群,房室传导比例可能是2∶1;3∶2;3∶1;4∶3等。通常将二度房室阻滞分为Ⅰ型和Ⅱ型,二度Ⅰ型房室阻滞又称文氏现象,或称莫氏Ⅰ型;二度Ⅱ型房室阻滞又称莫氏Ⅱ型。

(1)二度Ⅰ型房室阻滞-文氏现象:是最常见的房室阻滞类型,心房冲动的传导逐渐受阻。表现为:①PR间期进行性延长,直至P波受阻不能下传至心室;②RR间期进行性缩短,直至P波不能下传心室;③包含受阻P波的RR间期＜2PP间期。

(2)二度Ⅱ型房室阻滞-莫氏Ⅱ型:心房冲动的传导突然受阻。表现为:①PR间期恒定不变,可正常或延长;②QRS波群有间期性脱漏,阻滞程度可经常变化。

一度和二度Ⅰ型房室阻滞,阻滞部位多在房室结,其QRS波群形态与时限均正常;二度Ⅱ型房室阻滞,其阻滞部位多在希氏束以下,此时QRS波群呈束支阻滞图形。

3.三度房室阻滞　心房冲动全部不能下传至心室。表现为:①房室分离;②心房节律可为窦性或起源于异位,心房率快于心室率;③心室节律由交界区或心室自主起搏点维持,心室率一般＜45次/分;④RR间期＞2PP间期。另外,心房率一般不宜超过135次/分,因心房率＞135次/分时,不能除外生理不应期引起的干扰性分离。房颤时心室率＜45次/分且室律匀齐也应考虑三度房室阻滞。

QRS波群的形态主要取决于阻滞的部位,如阻滞位于希氏束分支以上,QRS波群不增宽。如阻滞位于双束支,QRS波群增宽或畸形。

【治疗方案及原则】

1.首先针对病因进行,如用抗生素治疗急性感染,肾上腺皮质激素抑制非特异性炎症,阿托品等解除迷走神经的作用;停止应用导致房室传导阻滞的药物,如用氯化钾静脉滴注治疗低血钾等。

2.药物治疗:阿托品(0.5～2.0mg,静脉注射)适用于阻滞位于房室结的患者。异丙肾上腺素(1～4μg/min 静脉滴注)适用于任何部位的房室阻滞,但急性心肌梗死患者慎用。药物治疗适用于无心脏起搏条件的应急情况,条件许可时应及早给予临时性或永久性心脏起搏器治疗。

3.起搏治疗:房室阻滞的起搏器置入原则几乎与病窦完全一样,即症状性房室阻滞。包括症状性一度、二度和三度房室阻滞。

4.不同程度和类型的房室阻滞的具体治疗方案及原则。

(1)一度房室阻滞:急性一度房室阻滞多是由于心脏的病变或药物中毒所致,需针对病因治疗,较快地控制病情的发展;慢性一度房室阻滞常不需要治疗,但应注意避免使用加重传导延迟的药物。另外,一度房室阻滞是否需要治疗取决于 PR 间期延长的程度和对心功能的影响。PR<0.35 秒,一般对心功能无明显影响,不需要特殊处理。当 PR 间期持续过度延长(>0.35 秒)时,可引起二尖瓣反流及心功能不全。这时需要给以治疗,可置入双腔起搏器,通过程控 AV 间期,使二尖瓣反流减少或消失,改善心功能。

(2)二度房室阻滞:Ⅰ型房室阻滞的阻滞部位多位于房室结,常是良性的,预后较好,无需特殊治疗;Ⅱ型房室阻滞的阻滞部位几乎均位于希一浦系内,易发展成三度房室阻滞,常需要起搏治疗。

任何阻滞部位和类型的二度房室阻滞产生的症状性心动过缓为起搏器置入工类适应证。无症状的二度Ⅱ型房室阻滞,心电图表现为宽 QRS 波,应列为起搏器置入工类适应证。无症状的二度Ⅱ型房室阻滞,心电图表现为窄 QRS 波,为起搏器置入Ⅱa 类适应证。无症状的二度Ⅰ型房室阻滞,因其他原因行电生理检查中发现阻滞在希氏束内或以下水平,为起搏器置入Ⅱa 类适应证。无症状的二度Ⅰ型房室阻滞,发生于希氏束以上以及未能确定阻滞部位是在希氏束内或以下,应列为起搏器置入Ⅲ类适应证。

(3)三度房室阻滞:心室率在 40 次/分以上,无症状者,可不必治疗,如心室率过缓可试给麻黄碱、阿托品、小剂量异丙肾上腺素 5~10mg,每日 4 次,舌下含化。如症状明显或发生过心源性晕厥,可静脉滴注异丙肾上腺素(1~4μg/min),并准备安置入工心脏起搏器。

任何阻滞部位的三度房室传导阻滞伴有下列情况之一者:①有房室阻滞所致的症状性心动过缓(包括心力衰竭);②需要药物治疗其他心律失常或其他疾病,而所用药物又能导致症状性心动过缓;③虽无临床症状,但业已证明心室停搏>3 秒或清醒状态时逸搏心率<40 次/分;④射频消融房室交界区导致的三度房室阻滞;⑤心脏外科手术后发生的不可逆性房室阻滞;⑥神经肌源性疾病伴发的房室阻滞。无论是否有症状均列为起搏器置入工类适应证,因为传导阻滞随时会加重。

任何部位无症状的三度房室阻滞,清醒时平均心率≥40 次/分,尤其是伴有心肌病和左心功能不良,应列为起搏器置入Ⅱa 类适应证。

三度房室传导阻滞患者在紧急情况下,需要安临时心脏起搏器进行抢救,稳定后再安装永久心脏起搏器。当某些病因去除后心律可以恢复正常时,例如急性心肌梗死后或停用地高辛后,也可以只安装临时心脏起搏器。预期可以恢复且不再复发的房室传导阻滞为起搏器置入Ⅲ类适应证。

二、室内传导阻滞

【概述】

心室内传导阻滞(室内阻滞)是指希氏束分支以下的室内传导系统或心室肌发生传导障碍,一般分为左、右束支传导阻滞,左束支分支即左前分支、左后分支阻滞,浦肯野纤维及心室肌发生的前向传导延缓或中断。

右束支阻滞可见于正常人,其发生率随年龄而增加,也常发生于各种器质性心脏病及传导系统的退行性疾病等,亦可见于肺栓塞,还可见于先天性心脏病手术治疗后。

左束支较粗分支也早,左束支阻滞常表示有弥漫性的心肌病变。最常见的病因为冠心病、高血压性心脏病,也见于风湿性心脏病、主动脉瓣钙化狭窄、充血性心力衰竭、心肌病等,也可见于奎尼丁与普鲁卡因胺中毒,极少见于健康人。左束支又分为左前分支及左后分支两支,左前分支较细,仅接受左前降支的血供,故易受损;而左后分支较粗,接受左冠前降支及右冠后降支的双重血液供应,不易发生传导阻滞,如出现多表示病变严重。

双束支或三分支传导阻滞是严重心脏病变引起,包括急性心肌梗死、心肌炎及原因不明的束支纤维化,容易发展成完全性房室阻滞。

【临床表现】

单支、双支阻滞通常无临床表现。完全性三分支阻滞的临床表现与完全性房室阻滞相同。

单支、双支阻滞间可听到第一、二心音分裂。完全性三分支阻滞心率常极为缓慢。

临床上除心音分裂外无其他特殊表现。诊断主要依靠心电图。

【心电图表现】

1.完全性右束支阻滞　①QRS 时限≥0.12 秒;②V_1、V_2 导联呈 rsR',r 波狭小,R'波粗钝;③V_5、V_6 导联呈 qRs 或 Rs,S 波宽;④Ⅰ导联有明显增宽的 S 波、aVR 导联有宽 R 波;⑤T 波与 QRS 主波方向相反。不完全性右束支阻滞图形与上述相似,但 QRS 时限<0.12 秒。

2.完全性左束支阻滞　①QRS 时限≥0.12 秒;②V_5、V_6 导联 R 波宽大,顶部粗钝或有切迹(M 形 R 波),其前方无 q 波;③V_1、V_2 导联多呈宽阔 QS 或 rS 波形,S 波宽大;④Ⅰ导联 R 波宽大或有切迹;⑤T 波与 QRS 主波方向相反。不完全性左束支阻滞图形与上述相似,但 QRS 时限<0.12 秒。

3.左前分支阻滞　①额面平均 QRS 电轴左偏达 -45°~-90°;②Ⅰ、aVL 导联呈 qR 波形,R_{aVL}>R_I;③Ⅱ、Ⅲ、aVF 导联呈 rS 波形,S_{III}>S_{II};④QRS 时限正常或稍延长,<0.12 秒,aVL 的室壁激动时间可延长,大于 0.045 秒,$V_{1~3}$ 的 r 波低小呈 rS,V_5、V_6 可出现较深的 S 波。

4.左后分支阻滞　①额面平均 QRS 电轴右偏达 +90°~+120°;②Ⅰ、aVL 导联呈 rS 波形;Ⅱ、Ⅲ、aVF 导联呈 qR 波形,且 R_{III}>R_{II};③QRS 时限<0.12 秒;并除外常见引起电轴右偏的病变如右心室肥厚、肺气肿、侧壁心肌梗死等。

5.双束支传导阻滞　双束支传导阻滞是指左、右束支主干部位传导发生障碍引起的室内传导阻滞。每一侧束支传导阻滞有一、二及三度之分。若两侧阻滞程度不一致,必然造成许多形式的组合,出现间歇性、规则或不规则的左、右束支传导阻滞,可同时伴有房室传导阻滞。如果两侧束支同时出现三度传导阻滞,则表现为完全性房室阻滞。

6.双分支与三分支传导阻滞　前者指室内传导系统三分支中的任何两分支同时发生阻滞。不同阻滞部位导致不同心电图表现。

(1)右束支合并左前分支传导阻滞:临床上多见,心电图特点:肢体导联 QRS 波群与左前分支传导阻滞相似,但由于终末附加向量,故Ⅲ、aVF 导联出现终末 r 波,胸前导联与右束支传导阻滞的波形相同。

(2)右束支合并左后分支传导阻滞:临床上很少见,心电图特点:肢体导联 QRS 波群与左后分支传导阻滞相似;胸前导联与右束支传导阻滞相似。

(3)左前分支合并左后分支传导阻滞:这种传导阻滞心电图很难诊断,只有在两支阻滞程度不同时诊断方能确立。

三分支传导阻滞指右束支、左前分支、左后分支均有阻滞证据,也可以为双分支阻滞合并一度房室传导阻滞。阻滞可呈永久性,也可呈间歇性;三分支的组织程度、传导比例、传导同步性可以相同,也可以不同,因此,心电图表现复杂多样。如果三分支同时发生完全阻滞,表现为三度房室阻滞。

7.不定型室内传导阻滞与浦肯野纤维传导阻滞　不定型室内传导阻滞指激动在心室内的传导发生了

阻滞,但确切部位难以确定。心电图可见 QRS 间期≥0.12 秒,波形既不符合完全性右束支传导阻滞,也不符合完全性左束支传导阻滞的特征。多见于广泛心肌病患者,病变多累及双侧束支,预后较单支传导阻滞为差。

浦肯野纤维在心室内膜深层广泛交织形成浦肯野纤维网,使激动得以在心室内迅速传布,其阻滞的心电图可见 QRS 波群钝挫、切迹,多表现左束支传导阻滞的特点,可伴有 T 波及 QT 间期延长。

【治疗方案及原则】

慢性单侧束支阻滞者如无症状无需治疗。双分支与不完全性三分支阻滞不必预防性起搏治疗。急性前壁心肌梗死发生双分支、三分支阻滞,或慢性双分支、三分支阻滞,伴有晕厥或阿-斯综合征发作者,应及早考虑心脏起搏治疗。

双分支或三分支阻滞伴间歇性三度房室阻滞或伴二度Ⅱ型房室阻滞以及双侧束支阻滞,均列为起搏器置入Ⅰ类适应证。双分支或三分支阻滞患者,虽未证实晕厥由房室阻滞引起,但可排除由于其他原因(尤其是 VT)引起的,或虽无临床症状,但电生理检查发现 H-V 间期≥100 毫秒,或者电生理检查时,由心房起搏诱发希氏束以下非生理性阻滞,均列为起搏器置入Ⅱa类适应证。神经肌源性疾病伴发的任何程度的分支阻滞,无论是否有症状,因为传导阻滞随时会加重,故列为起搏器置入Ⅱb类适应证。分支阻滞无症状或不伴有房室阻滞,以及分支阻滞伴有一度房室阻滞,但无临床症状,则均列为起搏器置入Ⅲ类适应证。

(张书敏)

第六章　心源性休克

一、概述

心源性休克是心血管领域的一个重要疾患和严峻挑战。Goldberg 最近的研究提示由于急性心肌梗死导致的心源性休克的发生率在最近几十年来变化不大,平均约为 7.1%,尽管由于冠心病监护病房的实施、危及生命的室性心律失常的复律、溶栓治疗以及急诊 PCI 的开展,明显提高了急性心肌梗死的存活率,但心源性休克患者的住院死亡率仍高达 71.7%,显著高于心肌梗死的平均死亡率 12%。心源性休克是心血管疾病中处理十分棘手,预后十分恶劣的危重病患,且不同病因和病理生理状态下,心源性休克的诊治都存在一定的差别。必须了解心源性休克的病理生理,才能了解心源性休克死亡率高的原因,制定降低心源性休克死亡率的最佳策略。

心源性休克是指由于严重的心脏损伤或合并因素,导致心输出量显著下降的临床综合征,患者主要表现为低血压和低组织灌注,常常合并急性肺淤血或水肿。心源性休克的临床特征和血流动力学特征有:①组织低灌注,患者常精神萎靡,表情淡漠,四肢厥冷,尿量<30ml/h;②低血压,收缩压常低于 80mmHg;③心输出量下降,心脏指数小于 2.2L/(min·m²);④肺动脉楔压大于 18mmHg。心源性休克的确定需结合以上临床和血流动力学指标,例如,仅有低血压而无组织低灌注的表现,或虽有精神状态改变或尿量减少但血压正常的患者都不能诊断为休克。

二、病因

心源性休克主要为左室或右室心肌衰竭的结果,最终使心排血量显著下降,不能满足组织灌注。心血管系统可以从各个方面引起休克:低血容量、非缺血性瓣膜病变、心律失常和舒张期充盈异常等。不同的病因其心源性休克的病理生理、治疗和预后有很大差异。表 6-1 列出了各种导致心源性休克的原因。心脏压塞、肺栓塞导致的心源性休克和其他非心源性休克(如低血容量性休克)均有其特殊的机制和诊治方法,不在此处详细描述。

表 6-1　心源性休克的病因

急性心肌梗死及其并发症
广泛的左心室梗死
广泛的右心室梗死
急性心梗合并室间隔穿孔
急性心梗合并急性二尖瓣反流
其他情况
暴发性心肌炎

续表

急性心肌梗死及其并发症

　　快速性心律失常(伴严重血流动力学异常)

　　严重的瓣膜狭窄

　　急性主动脉瓣或二尖瓣反流(如主动脉夹层、感染性心内膜炎)

　　主动脉夹层

　　心脏压塞

　　大面积肺动脉栓塞

　　终末期心脏疾患

　　钙通道阻滞剂或β受体阻滞剂过量

　　本章主要阐述心肌衰竭所致的心源性休克和心肌梗死时其他机械性原因所致的休克。分别列举如下:①急性心肌梗死,心源性休克可发生于首次大面积梗死的患者,亦可发生多次小面积再次梗死的患者。无明显左室梗死或功能不全的右室梗死可引起休克。低血容量或低血容量性休克,虽然根据定义与心源性休克有明显区别,在急性心肌梗死发生休克的过程中亦起重要作用。②心肌梗死伴机械性并发症,如室间隔破裂、乳头肌断裂或功能不全及心脏破裂等。③在左室功能障碍时,顽固性快速与缓慢心律失常偶尔亦为心源性休克的原因,心律失常可为室性,也可为室上性。④心源性休克亦为进行性心肌功能障碍(缺血性心脏病和特发性扩张型心肌病)、肥厚型心肌病和限制型心肌病终末期的共同转归。

三、病理生理

　　大面积急性心肌梗死可引起心源性休克,大量的心肌(如果在左室,梗死常常达到40%以上)功能障碍使其作为血泵不能满足组织的最低需要。首次梗死通常是前降支近段,但在以前有过心肌梗死的病人可以是任何冠状动脉。冠脉阻塞导致心肌缺血和梗死,心肌收缩力下降,左室功能受损。随后心排血量和血压下降导致冠脉灌注减少,引起进一步缺血,左室功能障碍加重,形成恶性循环。此时血清酶居高不下,而不是典型心肌梗死表现的酶学峰形,说明其坏死过程很长。大多数急性心肌梗死伴休克的患者有广泛冠状动脉病变。在死于心源性休克的患者中,2/3以上有严重的3支病变。

　　急性心肌梗死的临床和血流动力学分型有预后价值。Killip分型为临床分型(见表6-2);Forrester分型为血流动力学分型(见表6-3)。虽然两种分型不完全相同,但无论临床或血流动力学均证实,随着分级增加,左室功能不全进行性加重,具有较大的预后价值,同时Forrester分型还是心源性休克进行血流动力学调整的理论基础。在急性心肌梗死时,机械性并发症引起的心源性休克其病理生理机制略有差异。乳头肌或腱索断裂引起的急性严重二尖瓣反流明显减少心排血量,导致肺水肿。心衰刺激交感神经活动增强,增加后负荷,进一步增加二尖瓣反流量。这也是血流动力学恶化最终导致心源性休克的例子。

表 6-2　Killip 分级

分级	临床特点	发生病人(%)	院内死亡率(%)
1	无心衰症状	33	6
2	第三心音,奔马律,肺部啰音,影像学显示心衰表现	38	17
3	肺水肿	10	38
4	心源性休克	19	81

表 6-3　Forrester 分级

分级	肺毛细管楔压(mmHg)	心脏指数[L/(min·m²)]	病人(%)	死亡率(%)
1	<18	>2.2	25	3
2	>18	>2.2	25	9
3	<18	<2.2	15	23
4	>18	<2.2	35	51

右室梗死占下壁梗死的接近一半,是急性心肌梗死引起心源性休克的常见原因。左室功能障碍程度不同,甚至左室无功能障碍也可以发生休克。右室衰竭导致右室每搏量减少,减少左室回心血量(前负荷),左室充盈压显著降低,导致心排血量下降。

心室游离壁破裂引起的休克为心肌梗死罕见并发症,多发生于心肌梗死后一周内,其死亡率占急性心肌梗死总死亡率的 10%～30%。急性出血,血液进入相对不能扩张的心包腔,迅速导致心脏压塞。

室间隔破裂形成室间隔缺损占急性心肌梗死的 1% 左右,大的室间隔缺损引起大量左向右分流,右室容量负荷增加。与急性二尖瓣反流相同,交感神经兴奋加大分流量。

如前所述,心律失常也是引起休克的原因。持续性心律失常,即使最终不引起室颤和猝死,但对于受损的心室,也可导致休克的发生。室性和室上性快速心律失常都可以减少心室和心房充盈时间。前负荷减少引起左室回心血量减少,根据 Frank-Starling 定律,减少心排血量。这些因素,再加上左室本身的功能障碍,最终导致心力衰竭。

许多类型的心脏病可以引起终末期扩张型心肌病,包括特发性扩张型心肌病、高血压、缺血性心脏病、糖尿病心肌病、淀粉样变性、特发性肌病、中毒性心肌病、限制型心肌病、肥厚型心肌病终末期等。所有这些原因(无法逆转的心肌疾病、容量和压力负荷过重)最后都导致心源性休克。

四、临床表现

(一)症状

休克前的症状和体征取决于病因,急性心肌梗死的患者一般有典型的胸痛病史,可能有冠心病病史,也可能无冠心病病史,常在心梗发病的当天或几天内进展到心源性休克。左心梗死导致的心源性休克常伴有急性左心衰竭导致的急性肺水肿,而扩展到右室的下壁梗死肺野常常清晰,主要表现为低血压和低灌注,常伴有严重的传导阻滞和心动过缓。急性心肌梗死的机械并发症通常在心肌梗死后数天或一周内发生,可能以胸痛为先兆,但更常见的为突然发生的急性肺水肿或心脏骤停。心源性休克患者常常病情危重,可出现胸闷胸痛、呼吸困难、神情淡漠或烦躁不安,全身冷汗以及其他伴随症状。

(二)体征

1.生命体征,未治疗的患者,收缩压常低于 80mmHg。由于交感神经的刺激,心率常增快。由于肺淤血,呼吸频率一般增快。

2.胸部,在大多数病例,胸部听诊可闻及肺部啰音。有右室梗死的病人或低血容量的病人可以无肺淤血的证据。

3.心血管系统,颈静脉通常充盈,但在低血容量的患者可正常。在有扩张型心肌病的患者,心尖搏动移位。在心包积液或心脏压塞的病人心音减弱。奔马律,尤其第 3 心音奔马律提示左室功能障碍。二尖瓣反流或室间隔缺损的杂音有助于确立诊断。有明显右心衰的病人可以有相应体征,如外周水肿、肝大及胸腹水等。

4.四肢,周围脉搏减弱,可有外周水肿。紫绀和四肢冰冷表明组织灌注减少,外周血管明显收缩可引起腹部的网状青斑。

五、辅助检查

1.心电图,心电图通常有助于鉴别心源性休克的病因。有冠心病和急性心肌梗死的病人可有陈旧和急性梗死的证据。下壁心肌梗死的患者,在右心导联可发现右室梗死的证据。心电图常可发现心源性休克伴有的心律失常,但它常不能精确地鉴别休克是因急性心肌梗死或心律失常所致。

2.X线胸片,在有严重左室功能不全的患者,X线胸片显示心脏增大、肺淤血或肺水肿。急性心肌梗死伴室间隔缺损或二尖瓣反流时将引起肺淤血,但不一定有心脏增大。在右室衰竭或低血容量患者,肺淤血可以不明显或没有。

3.超声心动图,二维和多普勒超声心动图由于其方便和无创性,可对休克患者进行即刻的检查,从而有利于对许多类型的心脏病做出床旁诊断。从超声心动图得到的信息包括:左右室功能、瓣膜功能、右室压、检测分流(左向右分流的室间隔缺损)、心包积液或填塞等。超声心动图对诊断心肌梗死机械性并发症特别有价值。

4.氧饱和度,动静脉氧饱和度可用于两个方面。氧饱和度反映呼吸功能的状态,严重肺水肿导致的缺氧在心源性休克中比较常见,对疾病的监测和抢救具有重要意义;动静脉氧含量差为估计心排血量的有用指标。在心排血量降低时,血氧含量明显降低,进行一系列的测量对监测患者的病程和对治疗的反应特别有价值。

5.血流动力学监测,使用 Swan-Ganz 导管测量肺动脉压和肺毛细血管嵌压(PCWP)非常有用。可确定心源性休克的诊断及其原因,用于心源性休克的监测及治疗。由于严重左室功能障碍引起的心源性休克的患者一般有肺毛细血管嵌压升高。在急性心肌梗死的患者,PCWP 大于 18mmHg 表明无血容量不足。右室衰竭或明显的低血容量的患者,PCWP 可正常或减低。PCWP 出现大的 V 波代表明显的二尖瓣反流。

血流动力学监测的价值在于其能够帮助达到最佳的心室功能,因此,能够达到最佳的组织灌注。Frank-Starling 心脏功能定律(通过测量心排量、每搏量作为充盈压的参数)证实,在一定程度上充盈压增加,心脏做功将增加。在衰竭的心脏,即便充盈压增加,心脏做功也无进一步增加,出现曲线的扁平部分。左室充盈压和心脏功能测量的各种参数表明,最佳前负荷即为在最佳做功状态下最低的前负荷。通过血流动力学参数的监测也可计算后负荷(全身血管阻力)。减轻后负荷是很重要的,因为增加后负荷等于减小收缩力,从而减少心排血量。右心充盈压(中心静脉压或右房压)通常正常,但右室梗死、心脏压塞和已有肺部疾病患者除外。心源性休克的血流动力学定义如前所述包括心脏指数低于 2.2L/(min·m²)。

六、治疗

1.一般原则及方法　虽然总的治疗原则可适用于所有心源性休克的患者,但如能明确病因,则治疗更有效。心源性休克如被延误治疗,其死亡率更高。在许多情况下,确诊后能即刻解决主要问题。在休克时,患者的病情危重,及时正确的治疗可以逆转病程。因此,虽然针对暂时性稳定患者的措施可以提供足够的时间开始进行特殊治疗,仅当了解病因后,才能挽救生命。尽管在实际工作中,心源性休克的治疗可能很复杂,但如下原则仍然是最关键的(见表 6-4)。

表 6-4　心源性休克的处理

心源性休克的确诊
气管插管,使用呼吸机,给氧
Swan-Ganz 导管
PCWP<18mmHg 时应补充液体
PCWP>18mmHg 时应给正性肌力药物
心电图,超声心动图
无心肌梗死时:进行血流动力学监测
有急性心肌梗死时:行主动脉内球囊反搏、冠脉成形术或外科搭桥术
心肌梗死伴机械性并发症:使用主动脉内球囊反搏,急诊手术

2.心肌梗死泵衰竭所致心源性休克　对大面积心肌梗死或心肌顿抑导致的心源性休克患者,减少死亡率的唯一治疗方法是血运重建(介入或外科手术)。许多药物和非药物的措施在进行血运重建前可有助于稳定患者。

(1)给氧及辅助呼吸。

因为心源性休克时常伴呼吸衰竭,应尽一切努力保证适当的通气和给氧。必须适当给氧,以避免低氧血症减少氧气输送到组织。大多数有心源性休克的患者需要机械通气。通气不足可导致呼吸性酸中毒,从而加重组织灌注低下导致的代谢性酸中毒。酸中毒可影响心功能,从而影响正性肌力药物的疗效。

(2)扩容。

虽然低血容量不是心源性休克的主要问题,在心肌梗死后许多发生休克的患者可以有相对性的低血容量。血容量减少的原因包括静水压增加及血管通透性增加。体格检查不能完全确定左室充盈压的程度,而且,因为在休克时中心静脉压和 PCWP 的相关性很差,对诊断休克帮助不大,特别是在单次测量时。这些事实强调了肺动脉导管对精确估计左室充盈压的重要性。休克患者的最佳充盈压高于正常人,因为左室功能受损时,需要较高的前负荷才能达到合适的心排血量。通常,PCWP 在 $18\sim22$mmHg 是合适的,超过此值时将导致肺淤血而不能进一步增加心排血量。当 PCWP 降低或正常时,应首先静注 $200\sim300$ml 生理盐水进行扩容,然后进行血流动力学监测,特别要注意监测心排血量和 PCWP。

(3)正性肌力药物。

这是维持心源性休克患者病情稳定的主要措施。不同于心力衰竭的治疗主要依靠利尿剂缓解症状,低血压患者主要依靠扩容和升压药物升高血压,心源性休克患者主要以正性肌力药物增强心肌的收缩提高心输出量,减少肺淤血,升高外周血压。正性肌力药物用以增加心脏的收缩力,可明显改善血流动力学,主要使用 β 受体激动剂或磷酸二酯酶抑制剂,洋地黄类疗效很差。

常用药物有:①多巴胺,多巴胺为内源性的儿茶酚胺,常用剂量为 $5\sim20\mu g/$(kg・min)。在剂量不同时,其效果不同。低剂量时[$<5\mu g/$(kg・min)],主要刺激多巴胺受体,扩张各种动脉床,尤其是肾动脉。中等剂量[$>51\mu g/$(kg・min)]引起 β_1 受体兴奋,增加心肌收缩力。大剂量时,可明显增加 α 受体的兴奋性,引起周围血管收缩。多巴胺增加心排血量,它可同时兴奋心脏和引起周血管收缩,特别适用于休克患者的初始治疗。②多巴酚丁胺,多巴酚丁胺为合成的拟交感胺,在两个重要方面与多巴胺不同。它不引起肾血管扩张,有更强的扩张小动脉作用。在低血压患者,其血管扩张作用可以减弱,因为可导致血压的进一步下降。另一方面,许多有心源性休克的患者使用正性肌力药物,如多巴胺,使血管过度收缩,由于交感神经的作用导致后负荷的显著增加,对这些患者,合用多巴酚丁胺和多巴胺,可改善心排血量而不影响动脉压。③磷酸二酯酶抑制剂,如米力农和氨力农抑制 cAMP 被磷酸二酯酶降解,增加环磷酸腺苷(cAMP)

水平,增加钙内流进细胞,增加心肌收缩力。在治疗心源性休克方面,磷酸二酯酶抑制剂与 β_1 受体激动剂相似。④去甲肾上腺素,为比多巴胺更强的 α 和 β_1 受体兴奋剂,对尽管使用大剂量多巴胺[20μg/(kg・min)以上]仍为低血压的患者有效。它引起强烈的周围血管收缩,可减少其他血管床如肾、四肢、肠系膜的灌注。因此,去甲肾上腺素不能长时间使用,除非准备进行特殊的治疗。β 受体激动剂对改善心源性休克患者的循环状态非常有效,但也有很大的副作用。它们在增加心排血量的同时,增加氧耗量。加快心率,升高血压,这些对已经缺血的心肌非常有害。此外,β 受体激动剂可致严重的室性或房性快速性心律失常。⑤异丙肾上腺素,也是一种合成的拟交感胺,它有很强的正性肌力和正性频率作用,引起氧耗量过度增加和心肌缺血。因此一般不推荐用于心源性休克,除非缓慢性心律失常时,可使用它提高心率。

(4)血管扩张剂。

血管扩张(尤其是减少后负荷的小动脉的扩张)常为必要。因为增加儿茶酚胺的浓度最终可导致周围血管的收缩。血管扩张剂也有助于需要增加 β 兴奋性的患者,以增加心肌收缩力。在血管收缩的状态下(尤其在使用多巴胺时),可以不恰当地增加后负荷,此外,许多患者前负荷可异常增加,血管扩张剂对减少充盈压有益。常用药物有:①硝普钠,可直接松弛血管平滑肌,对动静脉均有扩张作用,通常与正性肌力药物联合使用,剂量为 0.25~10μg/(kg・min)。硝普钠降压作用强大,低血压亦为其主要副作用,需要密切监测动脉压,因为其半衰期很短暂,血压下降过度时随时调整剂量可以纠正。②硝酸甘油,主要扩张静脉,但在大剂量时亦有扩张动脉的作用。它可以减少肺淤血,通过扩张冠状动脉减少心肌缺血,但它不常用于心源性体克。除非认为心肌缺血为冠脉痉挛所致。③酚妥拉明,为 α 受体拮抗剂,它主要作用于动脉的仅受体,产生血管扩张。它不常用,因为可引起心脏去甲肾上腺素的释放,引起心动过速。

(5)循环支持装置。

在用于辅助左室的机械装置中,主动脉内球囊反搏(IABP)最为重要。主动脉内球囊反搏是经过股动脉将球囊置于降主动脉的装置,球囊根据心动周期进行膨胀或收缩。在舒张期,在主动脉瓣关闭后即刻,球囊膨胀,增加舒张压(超过收缩压),增加冠脉灌注及其他组织的灌注。在舒张期末(在左室收缩前即刻),球囊回缩,减少后负荷,改善左室射血。

使用 IABP 的适应证包括严重缺血、严重心室衰竭、室间隔破裂、二尖瓣反流所致的休克。在室间隔破裂和二尖瓣反流时,当球囊回缩时,引起的后负荷减少为其主要益处。这时大量左室的血液射入主动脉而不会逆流入左房(经过二尖瓣反流)或右室(经过室间隔破裂处)。

使用该装置的主要并发症为血管损伤。所以,IABP 禁用于有明显周围血管病的患者。在某些病人,可以通过切开腋动脉将球囊置于降主动脉,虽然这些装置可在短期内明显改善血流动力学,但它本身不能改善存活率,关键还应进行病因治疗。

近年来,已经发展了许多其他循环支持装置。如经体外循环装置,是将一个有大孔的导管置于右心房和主动脉,产生 3~5L/min 的流速。人工心脏和各种左室辅助装置亦用于心源性体克的患者,作为心脏移植的过渡。

(6)血运重建。

血运重建为心肌梗死后发生的心源性休克患者减少死亡率的唯一方法。早期的关于冠脉成形术(PCI)和冠脉搭桥的回顾性研究表明,血运重建患者存活率为 60%~80%,而单用内科治疗的患者,其存活率仅为 0~30%。最近多中心的随机研究 SHOCK 试验表明,在随机进行血运重建的患者,30 天存活率明显改善,6 个月的存活率亦明显改善。这种益处可持续至 1 年。值得注意的是 75 岁以上急性心梗伴心源性休克的患者,是否积极行血运重建尚有争议,因为这些患者存活率明显低于 75 岁以下患者。许多专家认为,SHOCK 试验根据 30 天、6 个月和 1 年的数据,不足以显示死亡率的改善。亦有研究证实,PCI 对于改善这些老年患者的生存率有一定帮助。Meta 分析发现,早期的血运重建可以使 75 岁以上老年患者明显获益,虽然死亡率仍高于 75 岁以下患者。故应谨慎评估 PCI 风险,选择适当的治疗方案。目前推荐,对急性心肌梗死导致的心源性休克的患者进行血运重建,血运重建术包括冠脉成形术、冠脉搭桥术和溶栓治疗。

冠脉成形术在心源性休克中的研究发现,年龄较大的患者(65 岁以上)不能从中获益。虽然成功的冠脉成形术可以明显改善存活率,但对那些手术不成功的患者存活率仍然很低(20% 左右)。目前尚不清楚,是否这些患者应该进行进一步的冠脉搭桥治疗。将来的研究将致力于预测高危的 PCI 失败的患者,决定更好的治疗方法。

在因急性心肌梗死引起休克的患者,也进行了急诊冠脉搭桥的研究。同 PCI 一样,这种研究为回顾性,也显示存活率明显改善(60%～80%),优于内科治疗。这些益处在 1980 年后改善了外科技术后更为明显。和 PCI 一样,年龄较大的患者不能从中获益。

对无心源性休克的心肌梗死患者,溶栓治疗和 PCI 一样,是减少死亡率的再灌注方法。从理论上,心源性休克的患者也可以通过溶栓治疗获益,但这种益处没有被证实。心源性休克患者溶栓治疗试验的存活率数据分析显示,死亡率仍高达 70%～80%,与保守治疗无异。溶栓在心源性休克患者很少成功,再通率很低。这提示,休克时血流速度很慢。可以解释适当的心排血量对成功溶栓是必要的,但如果患者不是 PCI 和冠脉搭桥的适应证,假如血管再通不能立即进行,溶栓治疗亦是无害的,可成功用于部分病人。

3.其他原因所致心源性休克

(1)右室梗死:急性下壁心肌梗死可伴有右室梗死,而心源性休克可发生于右室梗死,没有或仅有轻度的左室功能障碍。如果能及时确诊并给于适当治疗,长期存活的可能性很大。血流动力学资料提示,右室功能障碍与左室功能障碍不成比例。患者心电图常常显示,Ⅲ导联 ST 段高于Ⅱ导联 ST 段,Ⅰ及 aVL 导联 ST 段压低,最敏感和准确的是 V_{3R-5R} ST 段抬高,尤其是 V_{4R} ST 对确诊极有帮助。最初的治疗为扩容,以增加右室的前负荷和心排血量。需要大量的液体(2L 左右),以满足心室充盈的前负荷。当右室衰竭十分严重,尽管通过适当的补液休克仍持续,必须给予正性肌力药物。右室梗死的患者心排血量取决于心房的收缩。因此,单腔心室起搏不适用于需要起搏的患者。为增加心排血量,需要使用房室顺序起搏。

(2)心肌梗死的机械并发症:继发于乳头肌功能障碍、断裂的二尖瓣反流或室间隔缺损可迅速导致心源性休克。对这些机械并发症唯一有效的治疗为外科修补术。如果患者能够存活,在确诊后应迅速送往手术室。药物及主动脉内球囊反搏仅为稳定病情的临时性措施,不应影响外科治疗。心室游离壁破裂的患者如果破口大,导致休克和心包填塞,很少能存活。破口较小被局部心包或纤维素、血栓封堵者,可能能够存活,和其他重大的机械并发症一样,急诊外科手术为唯一的选择。

(3)心律失常:通过心电图监测已经发现心律失常可促使心源性休克发生,应该及时治疗。快速性心律失常(室性心动过速、室上性心动过速)应进行电复律。缓慢性心律失常在某些情况下可进行药物治疗(如阿托品、异丙肾上腺素等),但必要时应进行体外或经静脉起搏。

七、预后

虽然随着急诊血运重建术的开展,心源性休克患者的预后明显改善,但休克仍然是急性心肌梗死死亡的主要原因。早期的报告存活率不到 30%,成功血运重建后存活率可达 60%～80%。应该看到,这一数字存在入选病人的差异。假如血运重建术失败,存活的可能性很小。

(王　莹)

第七章 　冠心病

第一节 　稳定型心绞痛

一、概述

　　心绞痛是由于暂时性心肌缺血引起的以胸痛为主要特征的临床综合征,是冠状动脉粥样硬化性心脏病(冠心病)的最常见表现。通常见于冠状动脉至少一支主要分支管腔直径狭窄在50%以上的患者,当应激时,冠状动脉血流不能满足心肌代谢的需要,导致心肌缺血,而引起心绞痛发作,休息或含服硝酸甘油可缓解。

　　稳定型心绞痛(SAP)是指心绞痛发作的程度、频度、性质及诱发因素在数周内无显著变化的患者。心绞痛也可发生在瓣膜病(尤其主动脉瓣病变)、肥厚型心肌病和未控制的高血压以及甲状腺功能亢进、严重贫血等患者。冠状动脉"正常"者也可由于冠状动脉痉挛或内皮功能障碍等原因发生心绞痛。某些非心脏性疾病如食道、胸壁或肺部疾病也可引起类似心绞痛的症状,临床上需注意鉴别。

二、流行病学

　　心绞痛是基于病史的主观诊断,因此它的发病率和患病率很难进行评估,而且评估结果也会因为依据的标准不同产生差异。

　　一项基于欧洲社区心绞痛患病率的调查研究显示:45～54岁年龄段女性患病率为0.1%～1%,男性为2%～5%;而65～74岁年龄段女性高达10%～15%,男性高达10%～20%。由此可见,大约每百万个欧洲人中有2万～4万人罹患心绞痛。

　　最近的一项调查,其标准为静息或运动时胸痛发作伴有动脉造影、运动试验或心电图异常证据,研究结果证实了心绞痛的地域差异性,且其与已知的全球冠心病死亡率的分布平行。例如,心绞痛作为初始冠脉病变的发病率,贝尔法斯特是法国的两倍。

　　稳定型心绞痛患者有发生急性冠脉综合征的危险,如不稳定型心绞痛、非ST段抬高型心肌梗死或ST段抬高型心肌梗死。Framingham研究结果显示,稳定型心绞痛的患者,两年内发生非致死性心肌梗死和充血性心脏病的几率,男性为14.3%和5.5%,女性为6.2%和3.8%。稳定型心绞痛的患者的预后取决于临床、功能和解剖因素,个体差别很大。

　　左室功能是慢性稳定性冠脉疾病存活率最有力的预测因子。其次是冠脉狭窄的部位和严重程度。左冠状动脉主干病变最为严重,据国外统计,年死亡率可高达 30％左右。此后依次为三支、二支与一支病变。左前降支病变一般较其他两大支严重。

三、病因和发病机制

稳定型心绞痛是一种以胸、下颌、肩、背或臂的不适感为特征的临床症候群,其典型表现为劳累、情绪波动或应激后发作,休息或服用硝酸甘油后可缓解。有些不典型的稳定型心绞痛以上腹部不适感为临床表现。William Heberden 在 1772 年首次提出"心绞痛的概念",并将之描述为与运动有关的胸区压抑感和焦虑,不过那时还不清楚它的病因和病理机制。现在我们知道它由心肌缺血引起。心肌缺血最常见的原因是粥样硬化性冠状动脉疾病,其他原因还包括肥厚型或扩张型心肌病、动脉硬化以及其他较少见的心脏疾病。

心肌供氧和需氧的不平衡产生了心肌缺血。心肌氧供取决于动脉氧饱和度、心肌氧扩散度和冠脉血流,而冠脉血流又取决于冠脉管腔横断面积和冠脉微血管的调节。管腔横断面积和微血管都受到管壁内粥样硬化斑块的影响,从而因运动时心率增快、心肌收缩增强以及管壁紧张度增加导致心肌需氧增加,最终引起氧的供需不平衡。心肌缺血引起交感激活,产生心肌耗氧增加、冠状动脉收缩等一系列效应从而进一步加重缺血。缺血持续加重,导致心脏代谢紊乱、血流重分配、区域性以至整体性舒张和收缩功能障碍,心电图改变,最终引起心绞痛。缺血心肌释放的腺苷能激活心脏神经末梢的 A1 受体,是导致心绞痛(胸痛)的主要中介。

心肌缺血也可以无症状。无痛性心肌缺血可能因为缺血时间短或不甚严重,或因为心脏传入神经受损,或缺血性疼痛在脊的和脊上的部位受到抑制。患者显示出无痛性缺血证据、气短以及心悸都提示心绞痛存在。

对大多数患者来说,稳定型心绞痛的病理因素是动脉粥样硬化、冠脉狭窄。正常血管床能自我调节,例如在运动时冠脉血流增加为平时的 5～6 倍。动脉粥样化斑块减少了血管腔横断面积,使得运动时冠脉血管床自我调节的能力下降,从而产生不同严重程度的缺血。若管腔径减少＞50％,当运动或应激时,冠脉血流不能满足心脏代谢需要从而导致心肌缺血。内皮功能受损也是心绞痛的病因之一。心肌桥是心绞痛的罕见病因。

用血管内超声(IVUS)观察稳定型心绞痛患者的冠状动脉斑块,发现 1/3 的患者至少有 1 个斑块破裂,6％的患者有多个斑块破裂。合并糖尿病的患者更易发生斑块破裂。临床上应重视稳定型心绞痛患者的治疗,防止其发展为急性冠脉综合征(ACS)。

四、诊断

胸痛患者应根据年龄、性别、心血管危险因素、疼痛的特点来估计冠心病的可能性,并依据病史、体格检查、相关的无创检查及有创检查结果作出诊断及分层危险的评价。

(一)病史及体格检查

1.病史　详尽的病史是诊断心绞痛的基石。在大多数病例中,可以通过病史就能得出心绞痛的诊断。

(1)部位。典型的心绞痛部位是在胸骨后或左前胸,范围常不局限,可以放射到颈部、咽部、颌部、上腹部、肩背部、左臂及左手指侧,也可以放射至其他部位,心绞痛还可以发生在胸部以外如上腹部、咽部、颈部等。每次心绞痛发作部位往往是相似的。

（2）性质。常呈紧缩感、绞榨感、压迫感、烧灼感、胸憋、胸闷或有窒息感、沉重感，有的患者只述为胸部不适，主观感觉个体差异较大，但一般不会是针刺样疼痛，有的表现为乏力、气短。

（3）持续时间。呈阵发性发作，持续数分钟，一般不会超过10min，也不会转瞬即逝或持续数小时。

（4）诱发因素及缓解方式。慢性稳定性心绞痛的发作与劳力或情绪激动有关，如走快路、爬坡时诱发，停下休息即可缓解，多发生在劳力当时而不是之后。舌下含服硝酸甘油可在2～5min内迅速缓解症状。

非心绞痛的胸痛通常无上述特征，疼痛通常局限于左胸的某个部位，持续数个小时甚至数天；不能被硝酸甘油缓解甚至因触诊加重。

2.体格检查　稳定型心绞痛体检常无明显异常，心绞痛发作时可有心率增快、血压升高、焦虑、出汗，有时可闻及第四心音、第三心音或奔马律，或出现心尖部收缩期杂音，第二心音逆分裂，偶闻双肺底啰音。体检尚能发现其他相关情况，如心脏瓣膜病、心肌病等非冠状动脉粥样硬化性疾病，也可发现高血压、脂质代谢障碍所致的黄色瘤等危险因素，颈动脉杂音或周围血管病变有助于动脉粥样硬化的诊断。体检尚需注意肥胖（体重指数及腰围），有助于了解有无代谢综合征。

（二）基本实验室检查

（1）了解冠心病危险因素，空腹血糖、血脂检查，包括血总胆固醇（TC）、高密度脂蛋白胆固醇（HDL-C），低密度脂蛋白胆固醇（LDL-C）及甘油三酯（TG）。必要时做糖耐量试验。

（2）了解有无贫血（可能诱发心绞痛），检查血红蛋白是否减少。

（3）甲状腺，必要时检查甲状腺功能。

（4）行尿常规、肝肾功能、电解质、肝炎相关抗原、人类免疫缺陷病毒（HIV）检查及梅毒血清试验，需在冠状动脉造影前进行。

（5）胸痛较明显患者，需查血心肌肌钙蛋白（cTnT或cTnI）、肌酸激酶（CK）及同工酶（CK-MB），以与急性冠状动脉综合征（ACS）相鉴别。

（三）胸部X线检查

胸部X线检查常用于可疑心脏病患者的检查，然而，对于稳定型心绞痛患者，该检查并不能提供有效特异的信息。

（四）心电图检查

1.静息心电图　所有可疑心绞痛患者均应常规行静息12导心电图。怀疑血管痉挛的患者于疼痛发作时行心电图尤其有意义。心电图同时可以发现诸如左室肥厚、左束支阻滞、预激、心律失常以及传导障碍等情况，这些信息可发现胸痛的可能机制，并能指导治疗措施。静息心电图对危险分层也有意义。但不主张重复此项检查除非当时胸痛发作或功能分级有改变。

2.心绞痛发作时心电图　在胸痛发作时争取心电图检查，缓解后立即复查。静息心电图正常不能排除冠心病心绞痛的诊断，但如果有ST-T改变符合心肌缺血时，特别是在疼痛发作时检出，则支持心绞痛的诊断。心电图显示陈旧性心肌梗死时，则心绞痛可能性增加。静息心电图有ST段压低或T波倒置但胸痛发作时呈"假性正常化"，也有利于冠心病心绞痛的诊断。24h动态心电图表现如有与症状相一致ST-T变化，则对诊断有参考价值。

（五）核素心室造影

1.^{201}TI心肌显像　铊随冠脉血流被正常心肌细胞摄取，休息时铊显像所示主要见于心肌梗死后瘢痕部位。在冠状动脉供血不足部位的心肌，则明显的灌注缺损仅见于运动后缺血区。变异型心绞痛发作时心肌急性缺血区常显示特别明显的灌注缺损。

2.放射性核素心腔造影　红细胞被标记上放射性核素，得到心腔内血池显影，可测定左心室射血分数及显示室壁局部运动障碍。

3.正电子发射断层心肌显像(PET)　除可判断心肌血流灌注外,还可了解心肌代谢状况,准确评估心肌活力。

(六)负荷试验

1.心电图运动试验

(1)适应证

1)有心绞痛症状怀疑冠心病,可进行运动,静息心电图无明显异常的患者,为诊断目的。

2)确定稳定型冠心病的患者心绞痛症状明显改变者。

3)确诊的稳定型冠心病患者用于危险分层。

(2)禁忌证:急性心肌梗死早期、未经治疗稳定的急性冠状动脉综合征、未控制的严重心律失常或高度房室传导阻滞、未控制的心力衰竭、急性肺动脉栓塞或肺梗死、主动脉夹层、已知左冠状动脉主干狭窄、重度主动脉瓣狭窄、肥厚型梗阻性心肌病、严重高血压、活动性心肌炎、心包炎、电解质异常等。

(3)方案(Burce方案):运动试验的阳性标准为运动中出现典型心绞痛,运动中或运动后出现ST段水平或下斜型下降≥1mm(J点后60ms～80ms),或运动中出现血压下降者。

(4)需终止运动试验的情况:包括:①出现明显症状(如胸痛、乏力、气短、跛行);症状伴有意义的ST段变化;②ST段明显压低(压低>2mm为终止运动相对指征;≥4mm为终止运动绝对指征);③ST段抬高≥1mm;④出现有意义的心律失常;收缩压持续降低10mmHg(1mmHg＝0.133kPa)或血压明显升高(收缩压>250mmHg或舒张压>115mmHg);⑤已达目标心率者。有上述情况一项者需终止运动试验。

2.核素负荷试验(心肌负荷显像)

(1)核素负荷试验的适应证

1)静息心电图异常、LBBB、ST段下降>1mm、起搏心律、预激综合征等心电图运动试验难以精确评估者。

2)心电图运动试验不能下结论,而冠状动脉疾病可能性较大者。

(2)药物负荷试验:包括双嘧达莫、腺苷或多巴酚丁胺药物负荷试验,用于不能运动的患者。

(七)多层CT或电子束CT

多层CT或电子束CT平扫可检出冠状动脉钙化并进行积分。人群研究显示钙化与冠状动脉病变的高危人群相联系,但钙化程度与冠状动脉狭窄程度却并不相关,因此,不推荐将钙化积分常规用于心绞痛患者的诊断评价。

CT造影为显示冠状动脉病变及形态的无创检查方法。有较高阴性预测价值,若CT冠状动脉造影未见狭窄病变,一般可不进行有创检查。但CT冠状动脉造影对狭窄病变及程度的判断仍有一定限度,特别当钙化存在时会显著影响狭窄程度的判断,而钙化在冠心病患者中相当普遍,因此,仅能作为参考。

(八)有创性检查

1.冠状动脉造影　冠状动脉造影至今仍是临床上评价冠状动脉粥样硬化和相对较为少见的非冠状动脉粥样硬化性疾病所引起的心绞痛的最精确的检查方法。对糖尿病、>65岁老年患者、>55岁女性的胸痛患者冠状动脉造影更有价值。

(1)适应证

1)严重稳定型心绞痛(CCS分级3级或以上者),特别是药物治疗不能很好缓解症状者。

2)无创方法评价为高危的患者,不论心绞痛严重程度如何。

3)心脏停搏存活者。

4)患者有严重的室性心律失常。

5)血管重建(PCI,CABG)的患者有早期中等或严重的心绞痛复发。

6)伴有慢性心力衰竭或左室射血分数(LVEF)明显减低的心绞痛患者。

7)无创评价属中、高危的心绞痛患者需考虑大的非心脏手术,尤其是血管手术(如主动脉瘤修复,颈动脉内膜剥脱术,股动脉搭桥术等)。

(2)不推荐行冠状动脉造影:严重肾功能不全、造影剂过敏、精神异常不能合作者或合并其他严重疾病,血管造影的得益低于风险者。

2.冠状动脉内超声显像　血管内超声检查可较为精确地了解冠状动脉腔径,血管腔内及血管壁粥样硬化病变情况,指导介入治疗操作并评价介入治疗效果,但不是一线的检查方法,只在特殊的临床情况及为科研目的而进行。

五、治疗

(一)治疗目标

1.防止心肌梗死和死亡,改善预后　防止心肌梗死和死亡,主要是减少急性血栓形成的发生率,阻止心室功能障碍的发展。上述目标需通过生活方式的改善和药物干预来实现①减少斑块形成;②稳定斑块,减轻炎症反应,保护内皮功能;③对于已有内皮功能受损和斑块破裂,需阻止血栓形成。

2.减轻或消除症状　改善生活方式、药物干预和血管再通术均是减轻和消除症状的手段,根据患者的个体情况选择合适的治疗方法。

(二)一般治疗

1.戒烟　大量数据表明对于许多患者而言,吸烟是冠心病起源的最重要的可逆性危险因子,因此,强调戒烟是非常必要的。

2.限制饮食和酒精摄入　对确诊的冠心病患者,限制饮食是有效的干预方式。推荐食用水果、蔬菜、谷类、谷物制品、脱脂奶制品、鱼、瘦肉等,也就是所谓的"地中海饮食"。具体食用量需根据患者总胆固醇及低密度脂蛋白胆固醇来制定。超重患者应减轻体重。

适量饮酒是有益的,但大量饮酒肯定有害,尤其对于有高血压和心衰的患者。很难定义适量饮酒的酒精量,因此提倡限酒。稳定的冠心病患者可饮少量(<50g/天)低度酒(如葡萄酒。)

3.ω-3 不饱和脂肪酸　鱼油中富含的 ω-3 不饱和脂肪酸能降低高甘油三酯血症,被证实能降低近期心肌梗死患者的猝死率,同时它也有抗心律失常作用,能降低高危患者的死亡率和危险因素,可用作此类患者的二级预防。但该脂肪酸的治疗只用于高危人群,如近期心梗患者,对于稳定性心绞痛伴高危因素患者较少应用。目前只提倡患者每星期至少吃一次鱼以保证该脂肪酸的正常摄入。

4.维生素和抗氧化剂　目前尚无研究证实维生素的摄入能减少冠心病患者的心血管危险因素,同样,许多大型试验也没有发现抗氧化剂能给患者带来益处。

5.积极治疗高血压,糖尿病及其他疾病　稳定型心绞痛患者也应积极治疗高血压、糖尿病、代谢综合征等疾病,因这些疾病本身有促进冠脉疾病发展的危险性。

确诊冠心病的患者血压应降至 130/85mmHg;如合并糖尿病或肾脏疾病,血压还应降至 130/80mmHg。糖尿病是心血管并发症的危险因子,需多方干预。研究显示:心血管病伴 2 型糖尿病患者在应用降糖药的基础上加用吡格列酮,其非致死性心肌梗死、中风和死亡率减少了 16%。

6.运动　鼓励患者在可耐受范围内进行运动,运动能提高患者运动耐量、减轻症状,对减轻体重、降低血脂和血压、增加糖耐量和胰岛素敏感性都有明显效益。

7.缓解精神压力　精神压力是心绞痛发作的重要促发因素,而心绞痛的诊断又给患者带来更大的精神压力。缓解紧张情绪,适当放松可以减少药物的摄入和手术的必要。

8.开车　稳定型心绞痛患者可以允许开车,但是要限定车载重和避免商业运输。高度紧张的开车是应该避免的。

(三)急性发作时治疗

发作时应立即休息,至少应迅速停止诱发心绞痛的活动。随即舌下含服硝酸甘油以缓解症状。对初次服用硝酸甘油的患者应嘱其坐下或平卧,以防发生低血压,还有诸如头晕,头胀痛、面红等副作用。

应告之患者,若心绞痛发作>10~20min,休息和舌下含服硝酸甘油不能缓解,应警惕发生心梗并及时就医。

(四)药物治疗

1.对症治疗,改善缺血

(1)短效硝酸酯制剂:硝酸酯类药为内皮依赖性血管扩张剂,能减少心肌需氧和改善心肌灌注,从而改善心绞痛症状。快速起效的硝酸甘油能使发作的心绞痛迅速缓解。口服该药因肝脏首过效应,在肝内被有机硝酸酯还原酶降解,生物利用度极低。舌下给药吸收迅速完全,生物利用度高。硝酸甘油片剂暴露在空气中会变质,因而宜在开盖后3月内使用。

硝酸甘油引起剂量依赖性血管舒张副作用,如头痛、面红等。过大剂量会导致低血压和反射性交感神经兴奋引起心动过速。对硝酸甘油无效的心绞痛患者应怀疑心肌梗死的可能。

(2)长效硝酸酯制剂:长效硝酸酯制剂能降低心绞痛发作的频率和严重程度,并能增加运动耐量。长效制剂只是对症治疗,并无研究显示它能改善预后。血管舒张副作用如头痛、面红与短效制剂类似。其代表药有硝酸异山梨酯、单硝酸异山梨酯醇。

当机体内硝酸酯类浓度达到并超过阈值,其对心绞痛的治疗作用减弱,缓解疼痛的作用大打折扣,即发生硝酸酯类耐药。因此,患者服用长效硝酸酯制剂时应有足够长的间歇期以保证治疗的高效。

(3)β受体阻滞剂:β受体阻滞剂能抑制心脏β肾上腺素能受体,从而减慢心率、减弱心肌收缩力、降低血压,以减少心肌耗氧量,可以减少心绞痛发作和增加运动耐量。用药后要求静息心率降至55~60次/分,严重心绞痛患者如无心动过缓症状,可降至50次/分。

只要无禁忌证,β受体阻滞剂应作为稳定型心绞痛的初始治疗药物。β受体阻滞剂能降低心肌梗死后稳定性心绞痛患者死亡和再梗死的风险。目前可用于治疗心绞痛的β受体阻滞剂有很多种,当给予足够剂量时,均能有效预防心绞痛发作。更倾向于使用选择性 $β_1$ 受体阻滞剂,如美托洛尔、阿替洛尔及比索洛尔。同时具有 α 和 β 受体阻滞的药物,在慢性稳定性心绞痛的治疗中也有效。

在有严重心动过缓和高度房室传导阻滞、窦房结功能紊乱、明显的支气管痉挛或支气管哮喘的患者,禁用 β 受体阻滞剂。外周血管疾病及严重抑郁是应用 β 受体阻滞剂的相对禁忌证。慢性肺心病的患者可小心使用高度选择性 $β_1$ 受体阻滞剂。没有固定狭窄的冠状动脉痉挛造成的缺血,如变异性心绞痛,不宜使用 β 受体阻滞剂,这时钙拮抗剂是首选药物。

推荐使用无内在拟交感活性的 β 受体阻滞剂。β 受体阻滞剂的使用剂量应个体化,从较小剂量开始。

(4)钙拮抗剂:钙拮抗剂通过改善冠状动脉血流和减少心肌耗氧起缓解心绞痛作用,对变异性心绞痛或以冠状动脉痉挛为主的心绞痛,钙拮抗剂是一线药物。地尔硫卓和维拉帕米能减慢房室传导,常用于伴有心房颤动或心房扑动的心绞痛患者,而不应用于已有严重心动过缓、高度房室传导阻滞和病态窦房结综合征的患者。

长效钙拮抗剂能减少心绞痛的发作。ACTION 试验结果显示,硝苯地平控释片没有显著降低一级疗效终点(全因死亡、急性心肌梗死、顽固性心绞痛、新发心力衰竭、致残性脑卒中及外周血管成形术的联合终点)的相对危险,但对于一级疗效终点中的多个单项终点而言,硝苯地平控释片组降低达到统计学差异或有降低趋势。值得注意的是,亚组分析显示,占 52% 的合并高血压的冠心病患者中,一级终点相对危险下降 13%。CAMELOT 试验结果显示,氨氯地平组主要终点事件(心血管性死亡、非致死性心肌梗死、冠状血管重建、由于心绞痛而入院治疗、慢性心力衰竭入院、致死或非致死性卒中及新诊断的周围血管疾病)与安慰剂组比较相对危险降低达 31%,差异有统计学意义。长期应用长效钙拮抗剂的安全性在 ACTION 以及大规模降压试验 ALLHAT 及 ASCOT 中都得到了证实。

外周水肿、便秘、心悸、面部潮红是所有钙拮抗剂常见的副作用,低血压也时有发生,其他不良反应还包括头痛、头晕、虚弱无力等。

当稳定型心绞痛合并心力衰竭而血压高难于控制者必须应用长效钙拮抗剂时,可选择氨氯地平、硝苯地平控释片或非洛地平。

(5)钾通道开放剂:钾通道开放剂的代表药物为尼克地尔,除了抗心绞痛外,该药还有心脏保护作用。一项针对尼克地尔的试验证实稳定型心绞痛患者服用该药能显著减少主要冠脉事件的发生。但是,尚没有降低治疗后死亡率和非致死性心肌梗死发生率的研究,因此,该药的临床效益还有争议。

(6)联合用药:β受体阻滞剂和长效钙拮抗剂联合用药比单用一种药物更有效。此外,两药联用时,β受体阻滞剂还可减轻二氢吡啶类钙拮抗剂引起的反射性心动过速不良反应。非二氢吡啶类钙拮抗剂地尔硫卓或维拉帕米可作为对β受体阻滞剂有禁忌的患者的替代治疗。但非二氢吡啶类钙拮抗剂和β受体阻滞剂的联合用药能使传导阻滞和心肌收缩力的减弱更明显,要特别警惕。老年人、已有心动过缓或左室功能不良的患者应尽量避免合用。

2.改善预后的药物治疗　与稳定型心绞痛并发的疾病如糖尿病和高血压应予以积极治疗,同时还应纠正高脂血症。HMC-CoA 还原酶抑制剂(他汀类药物)和血管紧张素转换酶抑制剂(ACEI)除各自的降脂和降压作用外,还能改善患者预后。对缺血性心脏病患者,还需加用抗血小板药物。

阿司匹林通过抑制血小板内环氧化酶使血栓素 A_2 合成减少,达到抑制血小板聚集的作用。其应用剂量为每天 75～150mg。CURE 研究发现每日阿司匹林剂量若＞200mg 或＜100mg 反而增加心血管事件发生的风险。

所有患者如无禁忌证(活动性胃肠道出血、阿司匹林过敏或既往有阿司匹林不耐受的病史),给予阿司匹林 75～100mg qd。不能服用阿司匹林者,则可应用氯吡格雷作为替代。

所有冠心病患者应用他汀类药物。他汀类降脂治疗减少动脉粥样硬化性心脏病并发症,可同时应用于患者的一级和二级预防。他汀类除了降脂作用外,还有抗炎作用和防血栓形成,能降低心血管危险性。血脂控制目标为:总胆固醇(TC)＜4.5mmol/L,低密度脂蛋白胆固醇(LDL-C)至少应＜2.59mmol/L;建议逐步调整他汀类药物剂量以达到上述目标。

ACEI 可防止左心室重塑,减少心衰发生的危险,降低死亡率,如无禁忌可常规使用。在稳定型心绞痛患者中,合并糖尿病、心力衰竭或左心室收缩功能不全的高危患者应该使用 ACEI。所有冠心病患者均能从 ACEI 治疗中获益,但低危患者获益可能较小。

(五)非药物治疗(血运重建)

血运重建的主要指征:有冠脉造影指征及冠脉严重狭窄;药物治疗失败,不能满意控制症状;无创检查显示有大量的危险心肌;成功的可能性很大,死亡及并发症危险可接受;患者倾向于介入治疗,并且对这种疗法的危险充分知情。

1.冠状动脉旁路移植手术(CABG)　40多年来,CABG逐渐成为了治疗冠心病的最普通的手术,CABG对冠心病的治疗的价值已进行了较深入的研究。对于低危患者(年死亡率<1‰)CABG并不比药物治疗给患者更多的预后获益。在比较CABG和药物治疗的临床试验的荟萃分析中,CABG可改善中危至高危患者的预后。对观察性研究以及随机对照试验数据的分析表明,某些特定的冠状动脉病变解剖类型手术预后优于药物治疗,这些情况包括:①左主干的明显狭窄;②3支主要冠状动脉近段的明显狭窄;③2支主要冠状动脉的明显狭窄,其中包括左前降支(LAD)近段的高度狭窄。

根据研究人群不同,CABC总的手术死亡率在1‰～4‰之间,目前已建立了很好的评估患者个体风险的危险分层工具。尽管左胸廓内动脉的远期通畅率很高,大隐静脉桥发生阻塞的概率仍较高。血栓阻塞可在术后早期发生,大约10‰在术后1年发生,5年以后静脉桥自身会发生粥样硬化改变。静脉桥10年通畅率为50‰～60‰。

CABC指征:

(1)心绞痛伴左主干病变(ⅠA);

(2)心绞痛伴三支血管病变,大面积缺血或心室功能差(ⅠA);

(3)心绞痛伴双支或3支血管病变,包括左前降支(LAD)近端严重病变(ⅠA);

(4)CCSⅠ～Ⅳ,多支血管病变、糖尿病(症状治疗ⅡaB)(改善预后IB);

(5)CCSⅠ～Ⅳ,多支血管病变、非糖尿病(ⅠA);

(6)药物治疗后心绞痛分级CCSⅠ～Ⅳ,单支血管病变,包括LAD近端严重病变(ⅠB);

(7)心绞痛经药物治疗分级CCSⅠ～Ⅳ,单支血管病变,不包括LAD近端严重病变(ⅡaB);

(8)心绞痛经药物治疗症状轻微(CCSⅠ),单支、双支、3支血管病变,但有大面积缺血的客观证据(ⅡbC)。

2.经皮冠状动脉介入治疗(PCI)　30多年来,PCI日益普遍应用于临床,由于创伤小、恢复快、危险性相对较低,易于被医生和患者所接受。PCI的方法包括单纯球囊扩张、冠状动脉支架术、冠状动脉旋磨术、冠状动脉定向旋切术等。随着经验的积累、器械的进步、特别是支架极为普遍的应用和辅助用药的发展,这一治疗技术的应用范围得到了极大的拓展。近年来冠心病的药物治疗也获较大发展,对于稳定型心绞痛并且冠状动脉解剖适合行PCI患者的成功率提高,手术相关的死亡风险为0.3‰～1.0‰。对于低危的稳定性心绞痛患者,包括强化降脂治疗在内的药物治疗在减少缺血事件方面与PCI一样有效。对于相对高危险患者及多支血管病变的稳定性心绞痛患者,PCI缓解症状更为显著,生存率获益尚不明确。

经皮冠脉血运重建的指征:

(1)药物治疗后心绞痛CCS分级Ⅰ～Ⅳ,单支血管病变(ⅠA);

(2)药物治疗后心绞痛CCS分级Ⅰ～Ⅳ,多支血管病变,非糖尿病(ⅠA);

(3)稳定型心绞痛,经药物治疗症状轻微(CCS分级Ⅰ),为单支、双支或3支血管病变,但有大面积缺血的客观证据(ⅡbC)。

成功的PCI使狭窄的管腔减少至20‰～50‰以下,血流达到TIMIⅢ级,心绞痛消除或显著减轻,心电图变化改善;但半年后再狭窄率达20‰～30‰。如不成功需紧急行主动脉-冠脉旁路移植手术。

(刘海淑)

第二节　非ST段抬高型急性冠状动脉综合征

冠心病是目前我国最常见的心血管疾病,急性冠状动脉综合征(ACS)是在冠状动脉粥样硬化的基础上,粥样斑块破裂、破损或出血、血管痉挛,导致血栓形成,继发完全或不完全闭塞性血栓形成的一组临床综合征。此时,心肌的氧需和氧供之间出现了急性或亚急性失衡,患者的症状严重程度及预后结果取决于缺氧的持续时间和程度,临床表现较为多变,包括不稳定型心绞痛(UA)、非 ST 段抬高型心肌梗死(NSTE-MI)、ST 段抬高型心肌梗死(STEMI)和心源性猝死(SCD)。

ACS 的发病率和死亡率在我国逐年增加,且呈年轻化的趋势,及时的诊断和治疗是降低其致残率和致死率的关键。根据心电图表现可将 ACS 分为两类:①ST 段抬高型 ACS(STE-ACS):即 STEMI,具有典型的突发性胸痛和持续性 ST 段抬高,提示突发冠状动脉完全闭塞。②非 ST 段抬高型 ACS(NSTE-ACS):表现为突发胸痛(或其他缺血症状),心电图无 ST 段抬高,可出现持续或一过性 ST 段压低或 T 波倒置、低平、假性正常化,或心电图变化不明显;此时,冠状动脉虽严重狭窄,但常常存在富含血小板的血栓性不完全闭塞,根据心肌损伤血清标志物[肌酸激酶同工酶(CK-MB)或心脏肌钙蛋白(cTn)]的检测结果进一步划分为 UA 和 NSTEMI。流行病学调查显示 NSTE-ACS 是临床上最常见的冠心病类型之一,较 STEMI更为常见。多数 STEMI 的严重事件发生在入院前及入院后几天内,而 NSTE-ACS 严重心血管事件的风险则持续至发病后的数天到数周,两者 6 个月的死亡率类似,因此对于 NSTE-ACS 的治疗策略不仅针对急性期,还需注重远期治疗。本章主要讨论 NSTE-ACS 的诊断及治疗。

一、病因和发病机制

ACS 虽然临床表现多样,但患者的冠状动脉具有相似的病理生理改变,即动脉粥样硬化斑块由稳定转变为不稳定,继而发生破裂,导致血栓形成,心肌供氧不能满足心肌对氧的需求。因此,ACS 的病理生理过程可分为 3 个阶段:①不稳定斑块的破裂;②急性缺血事件的发生;③急性缺血事件后复发冠状动脉事件的风险。NSTE-ACS 患者共同的病理生理机制主要包括:①斑块破裂:导致急性、非闭塞性的血栓形成;②斑块腐蚀:以血栓黏附于斑块表面而无斑块破裂为特征,尸检发现这种斑块腐蚀在 NSTE-ACS 中占25%～40%,女性多于男性。

1.斑块破裂　动脉粥样硬化病变存在于全身所有主要的血管,主要包括脂核和纤维帽。与稳定斑块相比,具有破裂危险的易损斑块形态学特征有:①大而富含脂质的核心(≥40%斑块体积);②胶原和平滑肌细胞缺少的薄纤维帽,血管外层扩张伴正向重塑;③纤维帽、脂质核心周围炎性细胞浸润(单核.巨噬细胞、T 细胞、树突状细胞、脱颗粒的肥大细胞等);④斑块内新生血管增加及斑块内出血。斑块破裂的主要机制包括:单核巨噬细胞或肥大细胞分泌的蛋白酶(如胶原酶、凝胶酶、基质溶解酶等)消化纤维帽;斑块内 T 淋巴细胞通过合成 γ-干扰素抑制平滑肌细胞分泌间质胶原,使斑块纤维帽变薄;动脉壁压力、斑块位置和大小、血流对斑块表面的冲击;冠状动脉内压力升高、血管痉挛、心动过速时心室过度收缩和扩张所产生的剪切力以及斑块滋养血管破裂,诱发与正常管壁交界处的斑块破裂。斑块的大小、管腔的狭窄程度与斑块破裂的危险程度无关,回顾性分析发现,近 2/3 的斑块破裂发生在管腔狭窄<50%的部位,几乎所有破裂发生在管腔狭窄<70%的部位。同时,冠状动脉造影发现,具有相同斑块数目及冠状动脉狭窄程度的患者,有些患者可长期无症状,而有些患者能发生严重的心脏事件。NSTE-ACS 患者通常存在多部位斑块破裂,因此多种炎症、血栓形成及凝血系统激活的标志物增高。

2.斑块腐蚀　通常指血栓黏附于斑块表面(无斑块破裂),但斑块与血栓连接处内皮缺失。这些斑块通常被认为相对容易形成血栓,但实际上,血栓发生的诱因常位于斑块外部,而并非斑块本身。多见于女性、糖尿病和高血压患者,易发生于轻度狭窄和右冠状动脉病变处。

继发性 NSTE-ACS 患者常有稳定型冠心病病史,冠状动脉外疾病导致心肌氧需与氧供不平衡,剧烈活动、发热、心动过速(如室上性心动过速、房颤伴快速心室率)、甲状腺功能亢进、高肾上腺素能状态、精神压力、睡眠不足、过饱进食、左心室后负荷增高(高血压、主动脉瓣狭窄)等均可增加心肌需氧量;而低血压、严重贫血、正铁血红蛋白血症及低氧血症等减少心肌氧供。另外,少数 NSTE-ACS 由非动脉硬化性疾病所致(如动脉炎、外伤、夹层、血栓栓塞、先天异常、滥用可卡因或心脏介入治疗并发症等)。

二、临床表现

1.症状　绝大多数 NSTE-ACS 患者有典型的缺血性心绞痛表现,通常表现为深部的、定位不明确的、逐渐加重的发作性胸骨后或者左胸部闷痛,紧缩感,可放射至左侧颈肩部、手臂及下颌部等,呈间断性或持续性,通常因体力活动和情绪激动等诱发,常伴有出汗、恶心、呼吸困难、窒息甚至晕厥,一般可持续数分钟至 20 分钟,休息后可缓解。以加拿大心血管病学会(CCS)的心绞痛分级为判断标准,UA 患者的临床特点包括:①静息时心绞痛发作＞20 分钟(不服用硝酸甘油的情况下);②初发心绞痛:严重、明显及新发心绞痛(就诊前 1 个月内),表现为自发性心绞痛或劳力型心绞痛(CCS 分级 Ⅱ 或 Ⅲ 级);③恶化型心绞痛:原来的稳定型心绞痛最近 1 个月内症状加重,时间延长及频率增加(至少 CCS 分级 Ⅲ 级)。表现为 UA 的患者,如心肌损伤标志物(如 CK-MB、cTn)阳性,则应考虑 NSTEMI。

心绞痛发作时伴低血压或心功能不全,常提示预后不良。贫血、感染、炎症、发热和内分泌紊乱(特别是甲状腺功能亢进)易促进疾病恶化与进展。NSTE-ACS 的不典型临床表现有:右胸或者肩胛部疼痛、胸背部疼痛、牙痛、咽痛、上腹隐痛、消化不良、胸部针刺样痛或仅有呼吸困难等,这些常见于老年、女性、糖尿病、慢性肾功能不全或痴呆症患者,应注意鉴别。临床缺乏典型胸痛,特别是当心电图正常或临界病变时,常易被忽略和延误治疗,应注意连续观察。

2.体征　绝大多数 NSTE-ACS 患者无明显的体征。但常有出汗、焦虑,甚至坐立不安、期前收缩增多、心率加快等情况。患者血压通常正常,但如果患者疼痛和(或)焦虑严重,血压会由于肾上腺素释放而增高。UA 患者体温通常不高,但心肌梗死患者(包括 STEMI 和 NSTEMI)通常在心肌梗死 4～8 小时后出现低热,持续 4～5 天。心脏听诊常无阳性体征,但如出现第一心音减弱,则要注意有无急性左心功能不全或者房室传导阻滞的存在;第四心音常在胸骨旁能听到,表明左心室顺应性降低;如出现全收缩期杂音,应考虑有无二尖瓣反流。高危患者心肌缺血引起心功能不全时,可有新出现的肺部啰音或啰音增加、第三心音。

三、诊断和鉴别诊断

(一)诊断

1.病史及体格检查

(1)病史:对病史认真的询问是明确胸痛患者诊断的重要部分,大约 80％ 的 NSTE-ACS 患者有冠状动脉疾病史,且本次胸痛发作常有诱因,如过量运动、情绪激动等,但是许多 NSTE-ACS 症状不典型,因此单纯的依赖病史是不够的。尽管典型心绞痛的胸部不适常被描述为胸闷或压迫感,但研究发现缺血相关胸痛的患者中有 1/4 表现为锐痛或刺痛。所有 NSTE-ACS 患者中 13％ 表现为胸膜炎样疼痛,7％ 触诊时可产生疼痛。提示 ACS 的胸痛特征有:①胸痛为压迫性、紧缩性、烧灼感、刀割样或沉重感;②无法解释的上腹痛或腹胀;③放射至颈部、下颌、肩部、背部、左臂或双上臂;④烧心、胸部不适伴恶心和(或)呕吐;⑤伴持续性气短或呼吸困难;⑥伴无力、眩晕、头晕或意识丧失;⑦伴大汗。提示非典型 ACS 的胸痛特征有:①胸痛为锐痛,与呼吸或咳嗽有关;②胸痛与转动身体或按压身体局部有关;③持续时间很短(<15秒)。但非典型胸痛不能完全除外 ACS,应注意连续观察和鉴别。

(2)体格检查:绝大多数是正常的,包括胸部检查、听诊、心率及血压测定。体格检查的目的是发现外部诱因和排除非心源性胸痛表现(如主动脉夹层、急性肺动脉栓塞、气胸、肺炎、胸膜炎、心包炎、心瓣膜疾病),焦虑惊恐症状等。

2.心电图 静息12导联心电图是对疑诊 NSTE-ACS 患者进行筛查和评估的重要首选方法。ST-T 动态变化是 NSTE-ACS 最有诊断价值的心电图表现:症状发作时可记录到一过性 ST 段改变(常表现为2个或2个以上相邻导联 ST 下移≥0.1mV),症状缓解后 ST 段缺血性改变改善,或者发作时倒置 T 波呈"伪正常化",发作后恢复至原倒置状态更具有诊断意义,并提示有急性心肌缺血或严重冠状动脉疾病。陈旧性束支传导阻滞提示患者有潜在的冠状动脉疾病,但新出现的或可能为新出现的束支传导阻滞是高危患者的标志。有无症状时均应记录心电图,症状发作时的12导联心电图非常有价值。必要时应将不同时间的心电图做前后比较,如果有动态 ST-T 变化,应考虑可能存在 NSTE-ACS。但有胸痛症状的患者即使心电图正常也不能除外 NSTE-ACS。TIMI-Ⅲb 研究发现,60%的 NSTE-ACS 患者心电图无变化。

发作时心电图显示胸前导联 T 波对称性深倒置并呈动态改变,多提示左前降支严重狭窄(Wellen 现象)。有冠心病病史的患者如出现胸前导联和(或)aVL 导联的 ST 段改变时应加做后壁导联心电图,以明确是否存在后壁心肌梗死。变异型心绞痛常呈一过性 ST 段抬高。胸痛明显发作时心电图完全正常,还需考虑非心源性胸痛。NSTEMI 的心电图 ST 段压低和 T 波倒置比 UA 更加明显和持久,并可有一系列演变过程(如 T 波倒置逐渐加深,再逐渐变浅,部分还出现异常 Q 波)。约25%的 NSTEMI 可演变为 Q 波心肌梗死,其余75%则为非 Q 波心肌梗死。反复胸痛的患者需进行连续多导联心电图监测,才能发现 ST-T 波变化及无症状性心肌缺血。

心电图不仅对 NSTE-ACS 的诊断非常关键,其类型及变化幅度也能为预后提供重要参考信息。ST 段压低的患者在未来6个月内死亡风险最大;仅有单纯的 T 波变化的患者相比心电图正常的患者,长期风险并不增加;ST 段压低的患者,随着压低的程度及 ST 段最低水平点的数目增加,其死亡风险或再发心肌梗死的几率也将增加。

3.心肌损伤标志物 心肌细胞损伤后坏死,细胞膜完整性破坏,导致这些细胞内大分子释放入循环血液,从而能够被检测到。主要的心肌坏死标志物包括肌红蛋白(MYO)、肌酸激酶(CK)、肌酸激酶同工酶(CK-MB)、心肌肌钙蛋白(cTnT、cTnl),在 NSTE-ACS 患者的诊断和预后判断中十分重要。主要心肌坏死标志物及其检测时间见表7-1。

表7-1 主要心肌坏死标志物及其检测时间

时间	MYO	cTnT	cTnl	CK-MB
开始升高时间(小时)	1~2	2~4	2~4	6
峰值时间(小时)	4~8	10~24	10~24	18~24
持续时间(日)	0.5~1.0	10~21	7~14	3~4

(1)CK、CK-MB:迄今为止,CK、CK-MB 仍是评估胸痛患者的重要生化指标。但由于它们在正常患者血中也有一定低水平的浓度;除心脏外还存在于其他组织中,特别是骨骼肌;这些特点限制了它们的预测价值。

(2)cTnT、cTnl:与传统的心肌酶(如 CK、CK-MB)相比,cTn 具有更高的特异性和敏感性,是理想的心肌坏死标志物。cTn 在正常人体的血液中含量极少,因此具有高度的特异性。cTn 的检测使我们能够发现

1/3 的 CK-MB 正常的 UA 患者的心肌坏死,目前已成为 NSTEMI 患者诊断和危险分层的必备条件,也为 NSTE-ACS 的早期诊断和预后提供了新的评估内容。高敏肌钙蛋白(hs-cTn)敏感性为 cTn 的 10～100 倍,胸痛发作 3 小时后即可检测到,因此,2011 年 ESC 指南首次推荐 hs-cTn 对 NSTE-ACS 患者进行快速诊断筛查(Ⅰ,B)。

床旁生化标志物能快速提供 NSTE-ACS 的早期诊断及治疗指导。如果症状发作后 3～4 小时内 cTn 测定结果为阴性,应该在症状出现后 6～9/12～24 小时再次监测。但是 cTn 升高也可见于以胸痛为表现的主动脉夹层和急性肺动脉栓塞、非冠状动脉性心肌损伤(如慢性和急性肾功能不全、严重心动过速和过缓、严重心力衰竭、心肌炎、脑卒中、骨骼肌损伤及甲状腺功能减退等疾病),应注意鉴别。

4.影像学检查　冠状动脉 CTA 推荐用于没有明确冠心病病史,肾功能正常者检查,应考虑 CT 检查的辐射以及造影剂对患者的影响。超声心动图能发现严重心肌缺血引起的左心室射血分数(LVEF)降低和室壁节段性运动异常。利用影像学技术(如 MRI、PET 等)能进行心肌核素显像,评价心肌灌注、心肌细胞活力及心功能。

(二)鉴别诊断

临床上持续性胸痛除 ACS 外还可能会有其他疾病,特别是危重疾病,应注意鉴别。主动脉夹层是首先要鉴别的疾病,当夹层累及冠状动脉开口时可伴发 ACS,心脏彩超、主动脉增强 CT 有助于鉴别。肺动脉栓塞常表现为突发呼吸困难、胸痛、咯血、晕厥等,心电图可出现典型 SⅠQⅢTⅢ表现,血气分析、D-二聚体、肺动脉 CT 有助于鉴别。还应与以下疾病相鉴别:①其他心脏疾病:如心包炎、肥厚型心肌病伴发的非典型心绞痛;②骨骼肌肉疾病:颈椎、肩部、肋、胸骨等骨骼肌损伤,可表现为非特异性胸部不适,类似心绞痛的症状,但通常为局部疼痛;③病毒感染,如带状疱疹;④消化道疾病:如食管反流伴痉挛、消化道溃疡、胆囊炎等,常与心绞痛混淆;⑤胸腔内疾病:如肺炎、胸膜炎、气胸等都可导致胸部不适;⑥神经精神相关疾病:可表现为惊恐发作及过度通气,也可被误认为 NSTE-ACS。

四、治疗和预后

虽然 ACS 包括 STEMI 和 NSTE-ACS,但两者的治疗原则完全不同。NSTE-ACS 冠状动脉病变为未完全闭塞的富含血小板的白血栓,纤维蛋白溶解剂可进一步激活血小板和凝血酶,促进血栓再形成,从而使原来未完全闭塞冠状动脉病变完全闭塞,使 NSTE-ACS 恶化为 STE-Ml,甚至发生死亡。因此,NSTE-ACS 不宜溶栓治疗,而是进一步评估发展为心肌梗死和死亡的潜在危险程度,并根据危险度分层采取不同的治疗策略。

(一)危险分层

对 NSTE-ACS 患者进行危险分层有助于早期干预策略的选定,同时也能早期发现高危患者并给予积极药物或早期介入治疗,降低不良心血管事件的发生率,节约后期治疗的投入。因此,早期危险分层已成为 NSTE-ACS 处理策略的首要任务。一般来讲,危险分为血栓事件所导致的急性期危险,与基于动脉粥样硬化程度的远期危险。风险评估应根据具体情况个体化进行,并分为早期风险评估和出院前风险评估,前者目的是明确诊断并识别高危患者,以采取不同的治疗策略(保守或血运重建),并初步评估早期预后;后者则着眼于中远期严重心血管事件的复发,以选择合适的二级预防。

1.早期风险评估　评估患者的风险,包括冠状动脉疾病(CAD)发生危险因素在内的年龄、性别、CAD 家族史、吸烟史、血脂异常、高血压、糖尿病、肾功能障碍、既往 CAD 病史和吸毒史。12 导联心电图、心肌损伤标志物以及炎性标志物(CRP、纤维蛋白原、IL-6)都是进行危险分层的重要辅助检查手段。指南要求对疑似 NSTE-ACS 的患者,应据病史、症状、体格检查、心电图和生物标志物结果进行诊断及短期缺血/出血危险分层(Ⅰ,A)。患者早期死亡及心血管事件的风险评估是一个复杂的过程,并非一成不变。大量研究结果显示,cTn 浓度升高有重要的判断意义,而且治疗获益与 cTn 水平有持续的相关性。对 cTn 阴性的NSTE-ACS 患者,高敏 C-反应蛋白(hs-CRP)升高程度可预测其 6 个月至 4 年的死亡风险。OPUS-TIMI16 研究表明,基线 B 型利钠肽(BNP)水平增高的 ACS 患者在 10 个月内死亡和心力衰竭发生率显著增高。还有研究表明 N-末端 B 型利钠肽原(NT-proBNP)水平与 NSTE-ACS 患者死亡率密切相关,连续测量 NT-proBNP 水平与单次测量相比显著增加其预测价值。BNP 和(或)NT-proBNP 与其他风险评分系统(TIMI,GRACE 积分系统)联合使用,则可提高评估 NSTE-ACS 患者预后的价值。对低危患者可考虑负荷试验(Ⅰ,A),中低危患者可考虑冠状动脉 CTA 检查(Ⅱb,B)。

(1)缺血评估:NSTE-ACS 风险评估涉及多个因素,可采用多种方法进行危险分层,目前多采用 TIMI积分系统和 GRACE 积分系统。Antman 等开发的 TIMI 风险评分是一种简单的工具,由就诊时 7 个方面的分数总和决定,有下述情况者分别计 1 分:年龄≥65 岁、至少 3 个冠心病危险因素、既往冠状动脉狭窄≥50%、心电图有 ST 段变化、24 小时内至少有 2 次心绞痛发作、7 天内曾使用过阿司匹林、心肌坏死标志物水平升高。随着 TIMI 风险得分的增加,联合终点(14 天全因死亡率、新发或复发心肌梗死或复发心肌缺血需要行血运重建治疗)的发生率也相应增加。根据 GRACE 试验开发的预测住院死亡率的 GRACE 风险模型涉及 8 个变量:老年、Killip 分级、收缩压、ST 段改变、就诊时心脏骤停、血清肌酐水平、初始心肌坏死标志物阳性和心率。该模型对 STEMI、NSTEMI 和 UA 患者的住院死亡率的预测作用在 GRACE 和GUSTOⅡb 试验中已得到证实。新指南建议临床医师应用包括 TIMI 和 GRACE 在内的风险分层模型,以协助确定拟诊 NSTE-ACS 患者的治疗方式和强度。

(2)出血评估:NSTE-ACS 既存在缺血导致的心血管风险,同时也存在使用抗凝、抗血小板药物导致的出血风险(如消化道出血、脑出血等)。CRUSADE 出血积分系统包括基础血细胞比容、肾功能、心率、性别、糖尿病、外周血管疾病或卒中、收缩压及入院时心力衰竭 8 个指标(表 7-2)。CRUSADE 出血风险积分对预测 NSTE-ACS 患者严重出血发生率具有参考价值(表 7-3)。对高出血风险患者进行经皮冠状动脉介入治疗(PCI)、抗凝和抗血小板治疗时,应高度警惕出血并发症。

表 7-2 CRUSADE 出血风险评估

危险因素	积分	危险因素	积分	危险因素	积分
基线血细胞比容(%)		收缩压(mmHg)		心率(次/分)	
<31.0	9	≤90	10	≤70	0
31.0~33.9	7	91~100	8	70~80	1
34.0~36.9	3	101~120	5	81~90	3
37.0~39.9	2	121~180	1	91~100	6
≥40.0	0	181~200	3	101~110	8
肌酐清除率(ml/min)		≥201	5	111~120	10
≤15	39	性别		≥121	11
16~30	35	男性	0	心力衰竭体征	
31~60	28	女性	8	否	0
61~90	17	糖尿病		是	7

续表

危险因素	积分	危险因素	积分	危险因素	积分
91～120	7	否	0	外周血管疾病或卒中	
≥121	0	是	6	否	0
				是	6

表 7-3　CRUSADE 出血风险分级

风险	积分	出血发生率（%）
很低	1～20	3.1
低	21～30	5.5
中度	31～40	8.6
高	41～50	11.9
很高	51～91	19.5

2.出院前风险评估　　出院前危险分层主要着眼于中远期再发严重冠状动脉事件的风险评估。应就临床病程的复杂性、左心室功能、冠状动脉病变严重程度、血运重建状况及残余缺血程度进行仔细评估,以选择适当的二级预防,减少再住院率,提高患者的生存率及生活质量。

（二）药物治疗

药物治疗是 NSTE-ACS 患者抗心肌缺血的基础措施和最重要的内容之一,不仅可缓解缺血症状,更重要的是改善预后,提高远期生存率。

1.抗缺血和抗心绞痛药物治疗

(1)硝酸酯类药物:主要通过介导一氧化氮的产生,刺激鸟苷酸环化酶增加循环环鸟苷酸(GMP)水平,减少缩血管物质,扩张静脉血管,降低心脏前负荷,减少心肌氧需量。同时扩张冠状动脉血管,增加冠状动脉血流。所有血流动力学稳定的胸痛患者应在进行心电图检查后给予舌下含服硝酸甘油片剂。早期的心电图检查对于观察是否存在动态演变及右心室梗死是非常重要的。如果存在右心室梗死,硝酸酯类应禁用(Ⅲ,C)。硝酸酯类主要的不良反应为低血压及反射性心动过速,从而增加心肌氧耗量。如患者症状缓解不满意需应用其他治疗,如β受体阻滞剂和静脉硝酸酯类药物,硝酸酯类药物与β受体阻滞剂联合应用可以增强抗心肌缺血作用,并相互抵消药物的不良反应(例如心动过速)。磷酸二酯酶抑制剂能明显加强和延长硝酸甘油介导的血管扩张,可导致严重的低血压、心肌梗死甚至死亡。急性期持续给予硝酸酯类药物可能会由于疏基消耗而出现耐药,因此,应维持每天至少 8 小时的无药期。硝酸酯类药物可以减轻症状和心肌缺血程度,但并不能降低死亡率。硝酸酯类对 NSTE-ACS 患者远期临床终点事件的影响尚缺乏随机双盲试验证实。

(2)β受体阻滞剂:通过减慢心率、降低体循环血压和减低心肌收缩力从而降低心肌氧耗量,改善缺血区氧供;同时,通过延长心肌有效不应期,提高心室颤动阈值,可减低恶性心律失常发生率。β受体阻滞剂在缓解心绞痛症状的同时,还能降低急性期患者的死亡率。因此,NSTE-ACS 患者排除禁忌后应早期(24小时内)给予口服的β受体阻滞剂(Ⅰ,B),并将其作为常规治疗,从小剂量开始,逐渐加量,注意观察患者的心率及血压。口服药治疗要将静息心率降至 50～60 次/分。首选具有心脏选择性的β受体阻滞剂,有阿替洛尔、美托洛尔、比索洛尔、卡维地洛等。如患者不能耐受β受体阻滞剂,可考虑应用非二氢吡啶类钙拮抗剂(维拉帕米或地尔硫卓)(Ⅰ,B)。NSTE-ACS 患者使用β受体阻滞剂的禁忌证:①心力衰竭的体征,或未稳定的左心衰竭;②低心排状态;③发生心源性休克的危险性高;④其他相对禁忌证(PR 间期＞0.24 秒,二度或三度房室传导阻滞,急性哮喘或反应性气道疾病)。

(3)肾素-血管紧张素-醛固酮系统抑制剂:主要作用机制是通过影响心肌重构、减轻心室过度扩张而减少充血性心力衰竭的发生。大量临床试验证实,血管紧张素转换酶抑制剂(ACEI)可以对 NSTE-ACS 患者发挥心肌保护作用,并降低左心室收缩功能障碍者、糖尿病伴左心功能不全者和包括左心室功能正常的高危患者的死亡率。TRACE 试验随访显示在心肌梗死伴心功能不全患者中使用 ACEI,死亡率和住院率的长期受益可维持 10～12 年。研究证实血管紧张素受体阻滞剂(ARB)对于心肌梗死后高危患者与 ACEI 同样有效,对于不能耐受 ACEI 的患者可使用 ARB 替代,但联合使用 ACEI 和 ARB 可增加不良事件。EPH-ESUS 研究显示选择性醛固酮受体阻滞剂可降低心肌梗死合并心功能不全或糖尿病患者的致残率和死亡率。在无禁忌证的情况下,抗凝、抗血小板治疗后血压稳定即可开始使用,剂量和时限根据患者情况而定,一般从小剂量开始,逐渐增加,长期应用。ACEI/ARB 的禁忌证如下:①ACS 急性期收缩压<90mmHg;②严重的肾衰竭(血肌酐>265μmol/L);③双侧肾动脉狭窄;④对 ACEI/ARB 过敏;⑤妊娠、哺乳期妇女。

(4)钙拮抗剂(CCB):主要通过减轻心脏后负荷、降低心肌收缩力、减慢心率,从而缓解心绞痛症状和(或)控制血压,但目前尚无证据显示 CCB 可以改善 NSTE-ACS 患者的长期预后。主要不良反应为头痛、脸红、低血压、反射性心动过速及周围血管扩张导致的心肌氧耗量增加。因短效 CCB 能引起血压波动及交感兴奋,故禁用于 NSTE-ACS 患者。指南推荐:①在应用 β 受体阻滞剂和硝酸酯类药物后患者仍然存在心绞痛症状或难以控制的高血压,可加用长效的二氢吡啶类 CCB(Ⅰ,C);②如患者不能耐受 β 受体阻滞剂,应将非二氢吡啶类 CCB 与硝酸酯类合用;③非二氢吡啶类 CCB 不宜用于左心室收缩功能不良的 NSTE-ACS 患者,并尽量避免与 β 受体阻滞剂合用(Ⅲ,C)。

(5)吗啡:对于硝酸酯类药物不能控制胸痛的 NSTE-ACS 患者,如无禁忌证可予静脉应用吗啡控制缺血症状。虽然吗啡也在血流动力学方面带来益处,其最主要的益处仍然是缓解疼痛和抗焦虑,从而使患者平静,减少儿茶酚胺的释放,对 NSTE-ACS 患者有潜在的益处。但镇痛的作用可能掩盖持续心肌缺血的表现。因此,对于应用吗啡后症状缓解的患者,应密切观察是否存在持续心肌缺血的证据,以免延误治疗。现有的大规模注册登记资料提示,使用吗啡的患者死亡风险较高,因此新指南将使用吗啡的建议从Ⅰ类降为Ⅱa类。

2.抗凝治疗　NSTE-ACS 患者的初始治疗给予阿司匹林及足量的静脉肝素,能使心肌梗死及死亡的发生危险降低 30%～40%。有证据显示,在抗血小板基础上联合抗凝治疗较单一用药更为有效。抗凝和双联抗血小板治疗被推荐为 NSTE-ACS 初始阶段的一线用药。因此,所有 NSTE-ACS 患者如无禁忌证,均应接受抗凝治疗(Ⅰ,A)。

(1)低分子肝素(LMWH):肝素和 LMWH 间接抑制凝血酶的形成和活性,从而减少血栓的形成和促进血栓的溶解。与普通肝素相比,LMWH 有更高的抗Ⅹa/Ⅱa 活性比。LMWH 的优势在于无须监测,可皮下注射给药。各种 LMWH 之间是有差别的,它们的抗Ⅹa/Ⅱa 活性不同。这种差别是否意味着治疗获益的差别目前尚不清楚,但在 NSTE-ACS 患者的治疗中依诺肝素是唯一有证据优于普通肝素的 LMWH。

(2)磺达肝癸钠:是目前临床使用的唯一选择性 Xa 因子抑制剂,为人工合成戊糖,通过抗凝血酶介导选择性抑制Ⅹa 因子,对凝血酶本身无抑制作用。在 OASIS5 研究中,磺达肝癸钠较依诺肝素在 30 天和 6 个月的严重出血发生率都有显著降低,6 个月联合终点事件发生率也显著降低,但磺达肝癸钠组 PCI 术中导管内血栓发生率高于依诺肝素组,因此,对于 PCI 术前使用磺达肝癸钠治疗的患者,术中应在此基础上加用标准剂量普通肝素或 GPⅡb/Ⅲa 受体拮抗剂(Ⅰ,B)。

(3)直接凝血酶抑制剂:比伐卢定是一种人工合成的拟水蛭素,能够可逆性地结合凝血酶,从而抑制血栓的形成。ACUITY 研究比较了比伐卢定和肝素合并糖蛋白Ⅱb/Ⅲa(GPⅡb/Ⅲa)受体拮抗剂的疗效。

在术前接受氯吡格雷负荷组的患者中,单独使用比伐卢定的缺血发生率低于联合使用肝素和GPⅡb/Ⅲa受体拮抗剂,且严重出血事件的发生率降低。但在术前未接受氯吡格霄负荷治疗的患者中,单独使用比伐卢定的联合缺血终点事件发生率高于肝素合并GPⅡb/砸α受体拮抗剂治疗组。因此,比伐卢定推荐用于NSTE-ACS患者需急诊或择期PCI术的抗凝替代治疗。

(4)华法林:一些临床试验将长期口服华法林抗凝加用或不加用阿司匹林及单独应用阿司匹林进行了比较,目前的研究结果并不能明确说明NSTE-ACS患者在阿司匹林的基础上加用华法林长期抗凝能够带来获益。目前NSTE-ACS的治疗中并不推荐服用华法林,但对有明确使用华法林指征的NSTE-ACS患者(中高危心房颤动、人工机械瓣或静脉血栓栓塞者),可与阿司匹林和(或)氯吡格雷合用,但需严密监测,建议将INR控制在2.0～2.5(Ⅰ,B)。

近年来出现了一些新型的抗凝药物(如利伐沙班、阿哌沙班、达比加群等),但目前在NSTE-ACS中的应用仍处于临床研究阶段。综上所述,对NSTE-ACS患者保守治疗和行侵入性治疗的抗凝策略进行了总结,表7-4和表7-5。

表 7-5　保守治疗的抗凝策略

抗凝药物	用法及注意点
普通肝素	负荷量60U/kg,维持量12U/(kg·h),调整APTT 1.5～2.0倍
	维持至PCI术或者最长48小时(Ⅰ,A)
依诺肝素	年龄<75岁,负荷量30mgiv,15分钟后1mg/kg皮下注射q12h(最大100mg)
	年龄>75岁无负荷量,0.75mg/kg皮下注射q12h(最大75mg)
	肌酐清除率<30ml/min者1.0mg/kg皮下注射qd
	PCI术前8小时内应用无须另外给药,8～12小时追加0.3mg/kg
	维持至PCI术或者最长住院8天(Ⅰ,A)
磺达肝素	2.5mg iv,维持2.5mg皮下注射qd
	维持至PCI术或者最长住院8天
	肌酐清除率<30ml/min者禁用(Ⅰ,B)
	出血风险增加者,磺达肝素优于依诺肝素和普通肝素(Ⅰ,B)
	磺达肝素或依诺肝素优于普通肝素(Ⅱa,B)

表 7-5　侵入性治疗的抗凝策略

普通肝素	负荷量60U/kg,维持量12U/(kg·h),调整APTT 1.5～2.0倍
	维持至PCI结束(Ⅰ,A)
依诺肝素	年龄<75岁负荷量30mgiv,15分钟后1mg/kg皮下注射q12h(最大100mg)
	年龄>75岁无负荷量,0.75mg/kg皮下注射q12h(最大75mg)
	肌酐清除率<30ml/min者1.0mg/kg皮下注射qd
	PCI术前8小时内应用无须另外给药,8～12小时追加0.3mg/kg
	维持至PCI术结束(Ⅰ,A)
磺达肝素	2.5mgiv,维持2.5mg皮下注射qd
	维持至PCI术,术中需另加抗凝剂或GPⅡb/Ⅲa受体拮抗剂(Ⅰ,B)

	肌酐清除率＜30ml/min 者禁用（Ⅰ,B）
比伐卢定	负荷量 0.75mg/kg,维持量 1.75mg/(kg·h)
	肌酐清除率＜30ml/min 者1.0mg/(kg·h)（Ⅰ,B）
	维持至 PCI 术后或术后 4 小时

3.抗血小板治疗

（1）阿司匹林:通过不可逆的抑制血小板环氧化酶-1 减少血栓素 A2 的生成,从而抑制血小板的活化。在所有阿司匹林的临床研究中,针对 NSTE-ACS 的治疗作用最为突出。所有入院的 NSTE-ACS 患者,如无禁忌,立即给予阿司匹林（Ⅰ,A）。对于植入支架的患者,则建议使用较大剂量的阿司匹林维持,依据支架获准的临床试验,并根据出血风险和研究资料的更新,建议初始剂量为每日 150～300mg,金属裸支架植入术后维持 1 个月,药物洗脱支架植入术后维持 3 个月。阿司匹林的治疗不仅能够在急性期带来获益,长期治疗还可以带来长期益处。因此,阿司匹林是 NSTE-ACS 患者抗血栓治疗的基石。

（2）P2Y12 受体拮抗剂:噻氯吡啶和氯吡格雷均为 ADP 受体拮抗剂,通过特异性抑制 P2Y12-ADP 受体而阻断 ADP 诱导的血小板激活途径,从而抑制血小板的活化和聚集。噻氯吡啶的副作用（血小板减少、骨髓衰竭等）限制了其使用,氯吡格雷成为应用最广泛的 P2Y12 受体拮抗剂。由于达到完全的抗血小板作用需要一段时间,现有的研究表明给予 1 次负荷剂量氯吡格雷可缩短达到有效抗血小板效果的时间。随着负荷剂量的增加,对血小板抑制的程度增加、发挥作用所需的时间缩短,但最佳的负荷剂量尚未确定。氯吡格雷不可逆的抑制血小板 P2Y12-ADP 受体,从而抑制血小板活性。CAPRIEC 研究结果显示氯吡格雷的疗效等于或大于阿司匹林。作为合理的二级抗血小板药物,当患者存在阿司匹林禁忌时,优先选用氯吡格雷（Ⅰ,A）。

氯吡格雷和阿司匹林通过不同的机制抑制血小板活性,因此两者合用其抗血小板的效应相加。两者合用所带来的临床获益在 CURE 研究中得到了证实,在用药早期即可出现,并且平均随访 9 个月,可以观察到获益的持续增加。因此,无论选择介入治疗还是保守治疗,排除禁忌后,均应使用阿司匹林＋氯吡格雷（负荷量＋维持量）（Ⅰ,A）。

ACCF/AHA 基于 TRITON-TIMI38 研究和 PLATO 研究结果在 2012 年的 UA/USTEMI 治疗指南更新增加了普拉格雷和替格瑞洛用于 NSTE-ACS 的抗血小板治疗,2011 年 ESC 指南也强烈推荐普拉格雷和替格瑞洛两种 P2Y12 受体拮抗剂,推荐力度甚至高于氯吡格雷。我国 2012 年指南也推荐普拉格雷和替格瑞洛用于 NSTE-ACS。另一种可静脉应用的、选择性的、可逆的 P2Y12 受体拮抗剂坎格雷洛目前正在进行 Ⅱ 期临床试验。

（3）GPⅡb/Ⅲa 受体拮抗剂:与血小板激活机制无关,血小板的聚集依赖于血小板之间通过血小板表面的 GPⅡb/Ⅲa 受体及纤维蛋白原的相互作用。GPⅡb/Ⅲa 受体拮抗剂通过阻止血小板表面 GPⅡb/Ⅲa 受体与纤维蛋白原的结合,从而抑制血小板聚集。研究显示,在 P2Y12 受体拮抗剂使用之前,阿司匹林和 GPⅡb/Ⅲa 受体拮抗剂联合使用可使高危 ACS 患者获益。CAP-TURE 研究和 ISAR-REACT-2 研究证实,NSTE-ACS 患者给予阿昔单抗治疗后,PCI 术后 30 天死亡和心肌梗死的发生率均明显降低。ESPRIT 研究证实依替巴肽可显著降低 PCI 术后 48 小时死亡、心肌梗死和需紧急血运重建的发生率,上述获益可维持 30 天甚至 6 个月。RESTORET 研究证实替罗非班降低 NSTE-ACS 患者 48 小时及 7 天的缺血事件的发生风险。因此,当 NSTE-ACS 患者行 PCI 治疗前,在应用其他抗凝药物的基础上 GPⅡb/Ⅲa 受体拮抗剂(阿昔单抗、替罗非班、依替巴肽)可作为一线药物使用。

对于 GPⅡb/Ⅲa 受体拮抗剂使用时间,EARLYACS 研究和 ACUITY 研究结果均表明早期使用 GP Ⅱb/Ⅲa 受体拮抗剂和 PCI 术中使用在主要终点上无显著差异,但 EARLYACS 研究还表明早期使用组患者 TIMI 大出血风险显著增加。因此,新指南推荐在已经使用双联抗血小板的基础上,GPⅡb/Ⅲa 受体拮抗剂可在 PCI 术中选择性应用,特别在处理高度血栓负荷的急性病变时。

综上所述,PCI 术后口服双联抗血小板药物是目前指南所公认的,在高风险 NSTE-ACS 患者(如反复心肌缺血、伴心电图动态改变、cTn 水平增高、血栓负荷重等),GPⅡb/Ⅲa 受体拮抗剂是应用指征,但应权衡出血风险,进行个体化调整。我们对 NSTE-ACS 保守治疗和行侵入性治疗的抗凝策略进行了总结(表 7-6 和表 7-7)。

表 7-6　保守治疗的抗血小板策略

抗血小板药物	用法及注意点
阿司匹林	立即负荷量 150～300mg,维持量 75～100mg qd(Ⅰ,A)
	不能耐受者应使用氯吡格雷(负荷量＋维持量)(Ⅰ,A)
	有胃肠道出血史或有多个消化道出血危险因素者单用或联合使用氯吡格雷时,应使用质子泵抑制剂(奥美拉唑除外)和胃黏膜保护剂(Ⅰ,A)
氯吡格雷	负荷量 600mg,维持量 75mg qd;至少 1 个月(Ⅰ,A),最好 1 年(Ⅰ,B)
替格瑞洛	用于中、高危缺血和未知冠状动脉病变的患者
	负荷量 180mg,维持量 90mg bid(Ⅰ,B)
CPⅡb/Ⅲa	保守治疗的患者因病情变化需要行 PCI,在阿司匹林＋抗凝药物的基础上＋GPⅡb/Ⅲa 受体拮抗剂(替罗非班或依替巴肽)(Ⅰ,A)
受体拮抗剂	阿昔单抗不用于未计划行 PCI 的患者(Ⅲ,A)

表 7-7　行侵入治疗的抗血小板策略

抗血小板药物	用法及注意点
阿司匹林	立即采取双联抗血小板治疗(负荷量＋维持量同上)(Ⅰ,A)
	有胃肠道出血史或有多个消化道出血危险因素者应使用质子泵抑制剂(奥美拉唑除外)和胃黏膜保护剂(Ⅰ,A)
氯吡格雷	负荷量 600mg,维持量 75mg qd;DES 至少 1 年,BMS 最长 1 年(Ⅰ,A)
替格瑞洛	负荷量 180mg,维持量 90mg bid;DES 至少 1 年,BMS 最长 1 年(Ⅰ,B)
普拉格雷	用于冠状动脉病变明确,拟行 PCI 的患者;有卒中史或 TIA 史禁用(Ⅲ,B)
	负荷量 60mg,维持量 10mg qd;DES 至少 1 年,BMS 最长 1 年(Ⅰ,B)
GPⅡb/Ⅲa 受体拮抗剂	替罗非班:负荷量 $25\mu g/kg$,维持量 $0.15\mu g/(kg \cdot min)$ 12～18 小时 肌酐清除率＜30ml/min 者减半(Ⅱa,B)
	依替巴肽:负荷量 $180\mu g/kg×2$ 次,间隔 10 分钟,维持量 $2\mu g/(kg \cdot min)$ 18 小时;肌酐清除率＜50ml/min 者减半(Ⅱa,B)
	替罗非班或依替巴肽优先选择(Ⅰ,A)
	已接受阿司匹林准备行 PCI 的高危患者,出血风险较小时,术前使用 GPⅡb/Ⅲa 受体拮抗剂(Ⅰ,A)

抗血小板药物	用法及注意点
	术前使用比伐卢定或 6 小时前使用氯吡格雷（＞300mg），可不使用 GPⅡb/Ⅲa 受体拮抗剂（Ⅱa,B）

4.他汀类药物　目前所有指南均把 LDL-C 作为首要干预的靶点（Ⅰ,A），而未把 HDL 作为干预靶点（Ⅲ,C）。如无禁忌证,无论基线 LDL-C 水平如何,所有 NSTE-ACS 患者（包括 PCI 术后）均应尽早给予他汀类药物治疗（Ⅰ,A）。我国 2007 年《血脂异常管理指南》建议 ACS 患者 LDL-C 目标值达到＜2.07mmol/L(80mg/dl)或原基线上下降 40%（Ⅰ,A）,2011 年 ESC 血脂异常管理指南建议 LDL-C 目标值更低,达到＜1.8mmol/L(70mg/dl)或原基线上下降 50%（Ⅰ,A）。LDL-C 达标后,长期维持治疗,有利于冠心病二级预防。他汀类药物所带来的临床获益与 LDL-C 降低程度有关,与他汀种类无关,因此他汀类药物选择依赖于 LDL-C 降低程度。

（三）血运重建治疗

心肌血运重建使 NSTE-ACS 患者缓解症状、缩短住院时间和改善预后。其指征和最佳时间以及优化采用的方法［PCI 或冠状动脉搭桥术（CABG）］取决于临床情况、危险分层、合并症和冠状动脉病变的程度和严重性。但目前 NSTE-ACS 患者行血运重建的时机与预后关系的研究尚较少,其最佳时机目前仍存在争论。

1.侵入性策略（冠状动脉造影/PCI）：早期的ⅡMIⅡB 研究和 VANQWISH 研究将介入治疗与传统治疗相比,未见更多获益,甚至提示可能有害。近期 FRISCⅡ研究和 TACTICS-TIMI 18 研究得到了一致的结论,肯定了介入治疗的获益,对于高危的,尤其是 cTn 升高的患者,介入治疗获益明显。循证医学证据表明,对危险度高的患者,早期介入治疗策略显示出了明显的优势。应在危险分层的基础上明确这些患者 PCI 治疗的指征。如前所述,危险分层的方法常用有 TIMI 危险积分和 GRACE 预测积分,这些危险分层的指标都是将患者的症状、体征、心电图、心肌坏死标志物及其他辅助检查指标进行分析,权重后总结得出。其中胸痛持续时间过长、有心力衰竭表现、血流动力学不稳定、心肌坏死标志物显著升高和心电图提示 ST 段显著压低等方面更为重要。对于低危和早期未行 PCI 的 NSTE-ACS 患者,出院前应进行必要的评估,根据心功能、心肌缺血情况和再发心血管事件的危险采取相应的治疗。对中、高危以上的 NSTE-ACS 患者行 PCI 应遵循首先进行危险分层,合理规范的术前、术中用药和恰当的 PCI 策略,危险度越高的患者越应尽早行 PCI,术前、术中的用药如抗血小板治疗、抗凝治疗等也随着危险度的增加应适当加强。

2.CABG 约 10% 的 NSTE-ACS 患者在病情稳定后需要行 CABG,NSTE-ACS 选择血运重建的原则与 STEMI 相同。①左主干病变、三支病变的患者（尤其是合并糖尿病）,优先选择 CABG（Ⅰ,A）；②前降支病变累及前降支近段且伴 LVEF＜50% 或无创性检查提示心肌缺血的患者宜 CABG 或 PCI（Ⅰ,A）；③强化药物治疗下不适宜行 PCI 的可考虑 CABG（Ⅰ,B）。为防止出血等并发症,CABG 前应进行抗凝及抗血小板药物调整,具体要求见表 7-8。

表 7-8　CABG 前抗凝及抗血小板药物调整要求

要求	推荐,证据
继续使用阿司匹林	Ⅰ,A
术前停用氯吡格雷至少 5 日	Ⅰ,B
术前停用替格瑞洛至少 5 日	Ⅰ,C

续表

要求	推荐,证据
术前停用普拉格雷至少7日	Ⅰ,C
术前4小时停用依非巴肽或替罗非班	Ⅰ,C
继续使用UFH	Ⅰ,B
术前12～24小时停用依诺肝素以UFH代替	Ⅰ,B
术前24小时停用磺达肝素以UFH代替	Ⅰ,B
术前3小时停用比伐卢定以UFH代替	Ⅰ,B

(四)二级预防

1.控制血脂　大量的证据表明,降低胆固醇治疗可以减少冠心病合并高胆固醇血症患者的心血管事件发生率和死亡率。新近的临床试验证实,无论基线LDL-C水平是否升高,他汀类药物治疗均可使患者受益。PROVE-IT TIMI 22研究支持NSTE-ACS后早期强化降脂可获益。因此,指南推荐:

(1)所有患者入院24小时应评估空腹血脂谱(Ⅰ,C)。

(2)所有NSTE-ACS后的患者(包括血运重建治疗后的患者),如无禁忌证,无论基线LDL-C和饮食改善情况如何,均应给予他汀类药物治疗(Ⅰ,A)。

(3)住院患者出院前应开始使用降脂药(Ⅰ,A);建议降低非HDL-C包括强化降低LDL-C的治疗(Ⅰ,B);对于LDL-C>2.6mmol/L(100mg/dl)的NSTE-ACS患者,应该开始降低胆固醇治疗或强化达标至LDL-C<2.6mmol/L(100mg/dl)(Ⅰ,A),可以进一步降低至<1.8mmol/L(70mg/dl)(Ⅱa,A);LDL-C达标后,若甘油三酯>2.26mmol/L,则联合使用贝特类或烟酸类药物。

(4)可以鼓励使用ω-3脂肪酸降低风险,降低甘油三酯治疗时可以使用大剂量(2～4g/d)降低风险(Ⅱa,B)。

2.控制血压　指南建议血压控制在<130/80mmHg,治疗和控制血压的方法:①患者应开始改变生活方式;②对于血压>140/90mmHg的患者,首先使用β受体阻滞剂和(或)ACEI(必要时加用其他药物如噻嗪类)有助于血压达标(Ⅰ,A)。

3.其他　包括:①强调戒烟,建议戒烟并避免二手烟;②控制体重,强调控制饮食和适量运动,体重指数控制在18.5～24.9kg/m²;③积极治疗糖尿病,使糖化血红蛋白<6.5%;④根据过去的体力活动情况或运动试验制订运动方案,鼓励NSTE-ACS后的患者每天参加30～60分钟的体力活动;⑤叶酸、维生素不再用于二级预防;⑥发病前已开始使用雌激素替代治疗的绝经后女性应继续该治疗;⑦可筛查是否存在精神抑郁,使用抗抑郁药治疗抑郁。

(陈　苗)

第三节　ST段抬高型心肌梗死

ST段抬高型心肌梗死(STEMI)是指在冠状动脉病变的基础上,冠状动脉血流中断,使相应的心肌出现严重而持久的急性缺血,最终导致心肌的缺血性坏死。在临床上常有持久的胸骨后压榨性疼痛、发热、白细胞计数增高、血清心肌损伤标志物升高,以及特征性心电图动态演变,并可出现多种心律失常、心源性休克或心力衰竭,是急性冠状动脉综合征(ACS)的最严重类型。STEMI是动脉粥样硬化患者的主要死亡原因之一。

一、病因和发病机制

冠状动脉内阻塞性血栓形成的最初事件是动脉粥样硬化斑块的破裂或溃疡形成。斑块破裂导致斑块中的致栓物质暴露于循环中的血小板,如胶原纤维蛋白、血管病性血友病因子、玻璃体结合蛋白、纤维蛋白原、纤维连接蛋白等。血小板黏附在溃疡表面,随之引起血小板激活与聚集,导致血栓形成,纤维蛋白原转变成纤维蛋白,继而激活血小板及引起血管收缩,这其中部分也是由于血小板源性血管收缩物质所致。这种血栓前的外环境促进了一个活动血栓(包括血小板、纤维蛋白、凝血酶及红细胞)的形成和建立,引起梗死相关动脉(IRA)的阻塞,心肌缺血坏死。

由于心外膜冠状动脉前向血流的中断,相应血管供应的心肌缺血,立即失去了正常的收缩功能,异常的心肌收缩方式包括:运动不协调、运动减弱、运动消失和运动障碍,其严重程度主要取决于梗死部位、梗死程度及范围。缺血区心肌功能失调可通过增强功能正常的心肌运动来弥补,这主要通过急性代偿机制(包括交感神经系统活性增强)及 Frank-Starling 机制(即增加心脏前负荷,使回心血量增多,心室舒张末容积增加,从而增加心排血量及提高心脏做功)来实现。

二、临床表现

1.前驱症状　患者发病前几天或几周内会出现典型前驱症状。其中以新发心绞痛和原有心绞痛加重最为突出。心绞痛发作较前频繁、程度加重、持续时间延长、硝酸甘油效果差等较常见。

2.症状

(1)疼痛:胸痛是 STEMI 患者最早出现、最为突出的症状,但患者疼痛程度不一,通常都较为严重,在某些情况下是患者无法忍受的,疼痛持续时间较长,通常超过 30 分钟,甚至可持续达数小时。这种不适可描述为:紧缩感、烧灼感、压迫感或压缩感。常位于胸骨后或心前区,可向左肩、左臂及左手尺侧及后背部放射,引起左手臂、手指及后背部不适感。在部分 STEMI 患者中,疼痛最初发生于上腹部,引起腹部的一系列症状而被误认为消化道疾病。某些患者可出现疼痛向肩背部、上肢颈部、下颚甚至肩胛区放射。STEMI 引起的胸痛通常持续时间长,多在 30 分钟以上,甚至可达数小时,休息或含服硝酸甘油后不能缓解,患者常有濒死感。但有大约 8%～10% 的 STEMI 患者为无痛性的,尤其多见于老年患者,一般有较高的心力衰竭发生率。

(2)全身症状:常有大汗、发热、心动过速及白细胞增高等表现。发热常出现在发病后 1～2 天,主要是由于心肌坏死物吸收引起,通常为低热,在 38℃ 左右,很少高于 39℃,持续约 1 周。

(3)消化道症状:50% 以上的 STEMI 患者有恶心、呕吐,可能由于迷走神经反射或与左心室内的机械刺激感受器有关。下壁 STEMI 患者比前壁 STEMI 患者这些症状更为多见。

(4)心律失常:见于绝大多数 STEMI 患者,分为快速性心律失常和缓慢性心律失常,多发生于发病后1～2 天。前壁 STEMI 多数易引起快速性心律失常(如室性期前收缩、室性心动过速、心房扑动、心房纤颤等),以室性期前收缩最为常见,如室性期前收缩连续出现短阵室速,甚至出现 RonT 现象,为室颤发生的先兆。部分患者入院前死亡的主要原因为室颤。下壁 STEMI 易引起缓慢性心律失常(如窦性心动过缓、房室传导阻滞、束支传导阻滞、窦性停搏等),主要与右冠闭塞引起窦房结或房室结血供减少有关。

(5)急性左心衰竭或心源性休克:在部分患者,尤其是老年人,STEMI 的临床表现通常不是疼痛而是表现为更严重的急性左心衰竭和(或)心源性休克,这些症状可能同时伴有出汗、呼吸困难、恶心和呕吐、意识不清等。

3.体征　心脏听诊常有心动过速、心动过缓、各种心律失常。第一心音、第二心音减弱以及第四心音也较常见,提示心脏收缩力和左心室顺应性降低。在 STEMI 以及二尖瓣功能失调(乳头肌功能不全,二尖瓣关闭不全)引起的二尖瓣反流患者可闻及收缩期杂音。第三心音通常反映为左心室充盈压力增加,左心室功能严重失调。右心室 STEMI 患者常表现出明显的颈静脉怒张和 V 波,以及三尖瓣反流。大面积心肌缺血患者及既往有心肌梗死患者常在心肌梗死早期就存在左心功能不全表现,如呼吸困难、咳嗽、发绀、肺部啰音等。

三、诊断和鉴别诊断

(一)诊断

2012 年 ESC/ACCF/AHA/WHF 第三次重新定义了急性心肌梗死的诊断标准,见表 7-9。

表 7-9　急性心肌梗死的诊断标准

一、急性心肌梗死的诊断标准

在符合急性心肌缺血的情况下,当存在心肌坏死的证据时,应当使用急性心肌梗死的术语。在这些情况下,下述标准任何一条均符合急性心肌梗死的诊断:

1.心肌损伤标志物[首选肌钙蛋白(cTn)]升高和(或)下降,至少有 1 次超过 99％参考值上限,并且至少包含以下 1 条:

(1)心肌缺血症状

(2)新出现的或推测新出现的明显的 ST-T 改变或新发左束支传导阻滞(LBBB)

(3)心电图出现新近的病理性 Q 波

(4)新出现的存活心肌丢失或新出现的局部室壁运动异常的影像学证据

(5)经冠状动脉造影(CAG)或尸检证实有冠状动脉内血栓

2.提示心肌缺血症状的心脏死亡和推测新的心电图改变或新的 LBBB,但死亡发生在心脏标志物获得或者升高之前

3.PCI 相关的心肌梗死:基线 cTn 正常时,cTn 升高＞5×99％参考值上限;基线 cTn 升高或稳定或逐步下降时,cTn 较基线升高＞20％。此外,需包含以下任意 1 条:

(1)心肌缺血症状

(2)新的心电图缺血改变

(3)CAG 发现一条主要冠状动脉或一条边支丢失或持续慢血流或无血流或栓塞;有新近出现的存活心肌丢失的影像学证据或新的局部室壁运动异常

4.支架内血栓相关的心肌梗死:存在心肌缺血的症状,通过 CAG 或尸检发现心肌梗死,心脏标志物升高和(或)下降,至少有 1 次超过 99％参考值上限

5.冠状动脉搭桥术(CABG)相关的心肌梗死:基线 cTn 正常时,cTn 升高＞10×99％参考值上限;基线 cTn 升高、稳定或逐步下降时,cTn 较基线升高＞20％。此外,需包含以下任意 1 条:

(1)新发的病理性 Q 波或者新出现的 LBBB

(2)CAG 证实桥血管或冠状动脉新的闭塞

(3)有新近出现的存活心肌丢失的影像学证据或新的局部室壁运动异常

二、既往心肌梗死的诊断(下述任意一项均符合既往心肌梗死的诊断)

1.在没有心肌缺血的情况下,出现有症状或无症状的病理性 Q 波

2.在没有心肌缺血的情况下,有局部存活心肌细胞减少的影像学证据,局部心肌变薄或不能收缩

3.既往心肌梗死的病理学改变

1.病史及体格检查

(1)病史:STEMI患者临床表现多变,有些患者症状较轻,未能引起患者重视,而有些患者发病急骤,病情严重,以急性左心衰竭、心源性休克甚至猝死为主要表现。但大多数有诱发因素,最常见有情绪变化(紧张、激动、焦虑等)和过度体力活动,其他的如血压升高、休克、脱水、出血、外科手术、严重心律失常等。这些诱发因素能促发不稳定的粥样斑块发生破裂,形成血栓,从而导致 STEMI 的发生。对于典型的心肌梗死引起的胸痛诊断难度不大,但对于不典型胸痛(如上腹痛、呼吸困难、恶心、呕吐等)、无痛性心肌梗死以及其他不典型症状均应引起高度重视,特别多见于女性、老年患者、糖尿病患者,因为这些症状常不易让医生联想到与心脏疾病有关,从而延误诊治。STEMI 常见非典型表现有:①新发生或恶化的心力衰竭;②典型心绞痛,但性质不严重,无较长持续时间;③疼痛部位不典型的心绞痛;④中枢神经系统症状;⑤过度焦虑,突发狂躁等;⑥晕厥;⑦休克;⑧急性消化道症状。

(2)体格检查:所有 STEMI 患者应密切注意生命体征,并观察患者有无外周循环衰竭的表现,如面色苍白、皮肤湿冷等。血压除早期升高外,绝大多数患者血压下降,有高血压的患者,血压常在未服药的情况下降至正常。前壁 STEMI 多表现为交感神经兴奋引起的心率增快及快速性心律失常,而下壁 STEMI 多表现为副交感神经兴奋引起的心率减慢及缓慢性心律失常。心脏听诊可出现第一心音、第二心音减弱以及第四心音。

2.心电图

(1)心电图的特征:心电图不仅是诊断 STEMI 的重要手段之一,而且还可以起到定位、定时的作用。ST 段弓背向上抬高,尤其是伴随 T 波改变以及相对应导联的 ST 段压低以及病理性 Q 波,并伴有持续超过 20 分钟的胸痛,强烈支持 STEMI 的诊断。2012 年第 3 版《心肌梗死全球统一定义》推荐 STEMI 的心电图诊断标准为:两个相邻导联新出现 J 点抬高;在 V_2、V_3 导联,男性(>40 岁)≥0.2mV,男性(<40 岁)≥0.25mV,女性≥0.15mV;在其他导联≥0.1mV。

(2)动态演变:ST 段的动态演变及 T 波改变伴随病理性 Q 波出现对 STEMI 的诊断具有高度特异性。

(3)定位诊断:根据心电图特征性改变的导联可对急性心肌梗死进行定位诊断,但是许多因素限制了心电图对于 STEMI 的诊断和定位:心肌损伤的范围、梗死的时间、梗死的部位(如 12 导联心电图对于左心室后外侧区敏感程度较差)、传导异常、既往梗死或急性心包炎、电解质浓度的改变以及心血管活性药物的使用。心电图诊断前壁及下壁 STEMI 意见统一,对侧壁及后壁 STEMI 无统一依据。另外,在部分 STEMI 患者中,由于梗死位置的因素,心电图并不能出现典型的 ST 段改变。因此,即使缺乏 STEMI 的典型心电图改变,也需要立即开始针对心肌缺血进行必要的治疗,并尽可能完善相关检查排除 STEMI,避免恶性心律失常的发生。

所有疑似 STEMI 的患者入院后 10 分钟内必须完成一份 12 导联心电图。如为下壁心肌梗死,需加做后壁及右胸导联。如早期心电图不能确诊,需 5~10 分钟后重复行心电图检查,并注意动态观察。

3.心脏生化标志物　心肌损伤标志物呈动态升高改变是 STEMI 诊断的标准之一。敏感的心脏标志物测定可发现尚无心电图改变的小灶性梗死,对于疑似 STEMI 的患者,建议于入院即刻、2~4 小时、6~9 小时、12~24 小时行心肌损伤标志物测定,以进行诊断并评估预后。

(1)cTn:是诊断心肌坏死特异性和敏感性最高的心肌损伤标志物,主要有 cTnI 和 cTnT,STEMI 患者症状发生后 2~4 小时开始升高,10~24 小时达到峰值,cTnI 持续 5~10 天,cTnT 持续 5~14 天,但 cTnI/cTnT 不能对超过 2 周的心肌梗死患者进行诊断。需要注意的是,cTn 的灵敏度相当高,但在某些情况(如肾衰竭、充血性心力衰竭、心脏创伤、电复律后、射频消融后、病毒感染等)下 cTn 也同样可以升高,出现假阳性情况。因此,不能单凭 cTnI/cTnT 升高而诊断急性心肌梗死,还应结合心电图、患者临床情况等进行全面分析。

（2）肌酸激酶同工酶（CK-MB）：对判断心肌坏死的临床特异性较高，STEMI后6小时即升高，24小时达到高峰，持续3～4天。由于首次STEMI后cTn将持续升高一段时间（7～14天），CK-MB更适于诊断再发心肌梗死。连续测定CK-MB还可作为判断溶栓治疗效果的指标之一，血管再通时CK-MB峰值前移（14小时以内）。

（3）其他：天门冬氨酸氨基转移酶（AST）、乳酸脱氢酶（LDH）对诊断STEMI特异性差，已不再推荐用于诊断STEMI。肌红蛋白测定有助于早期诊断，敏感性较高，但特异性差，并且检测的时间窗较短。STEMI后1～2小时即升高，4～8小时达到高峰，持续12～24小时。

4.影像学检查　超声心动图可作为早期诊断急性心肌梗死的辅助检查之一，可发现节段性室壁运动异常和室壁反常运动，收缩时室壁运动变薄是心肌缺血的典型表现。同时，超声心动图能检测STEMI患者的心功能情况，对其预后进行评估。在STEMI患者出现心源性休克时，超声心动图可用于检测导致低心排血量的机械性因素（如新出现的室间隔穿孔或乳头肌功能失调），并将之与左心室收缩功能障碍相互鉴别。超声心动图可作为STEMI患者常用的影像学检查，但注意急性心肌梗死早期患者必须行床旁超声心动图检查。X线检查能够早期发现心力衰竭和心脏扩大的迹象，以及急性左心衰竭引起肺水肿时的改变，即肺血管周围的渗出液可使纹理模糊、肺门阴影不清楚，相互融合呈不规则片状模糊影，弥漫分布或局限于一侧或一叶，或见于肺门两侧，由内向外逐渐变淡，形成所谓"蝶形肺门"，同时小叶间隔中的积液可使间隔增宽，形成小叶间隔线，即KerleyA线和B线等。放射性核素心肌显像可评判心肌灌注情况，同时可评价患者的心功能情况。STEMI强调早期再灌注治疗，因此影像学检查在急性STEMI的应用受到了很大的限制。必须指出，不应该因等待患者血清心脏生化标志物测定和影像学检查结果而延迟再灌注治疗。

（二）鉴别诊断

STEMI的持续性胸痛应与以下疾病相鉴别，特别是危重疾病：

1.主动脉夹层　胸痛呈撕裂样、剧烈且很快达到高峰，常放射至肩背部及下肢，心率增快、血压升高，当夹层累及冠状动脉开口，会出现ACS，心脏彩超、主动脉增强CT有助于鉴别。

2.肺动脉栓塞　常表现为突发呼吸困难、胸痛、咯血、晕厥等，肺动脉瓣第二心音亢进，心电图可出现典型SIQⅢTⅢ表现，心肌损伤标志物常不高，血气分析、D-二聚体、肺动脉CT有助于鉴别。

3.急性心包炎　胸痛常伴发热，深呼吸时加重，早期可闻及心包摩擦音，心电图有ST段弓背向下型抬高，心肌损伤标志物常不高。

4.不稳定型心绞痛　胸痛时间较短，一般少于20分钟，心电图常呈ST段下移，T波倒置，但变异型心绞痛有ST抬高，但无病理性Q波，心肌损伤标志物常不高。

5.急腹症　如食管反流伴痉挛、消化道穿孔、急性胰腺炎、急性胆囊炎等急腹症常与STEMI混淆，但一般无心电图改变和心肌损伤标志物增高。

四、治疗和预后

（一）初始处理

1.持续心电、血压和血氧饱和度监测　所有STEMI患者到院后应立即予以心电、血压和血氧饱和度监测，并建立静脉通路，必要时开通大静脉。

2.吸氧　所有STEMI患者到院后应立即予以鼻导管吸氧，急性左心衰竭、肺水肿或有机械并发症的患者常伴有严重低氧血症，需面罩加压给氧或气管插管并机械通气。

3.绝对卧床休息 所有 STEMI 患者入院后应绝对卧床休息,可以降低心肌氧耗量。一般患者卧床休息 1～3 天,如有血流动力学不稳定、心力衰竭、心肌梗死后并发症的患者应延长卧床时间。

4.镇痛 STEMI 患者常伴剧烈胸痛,引起交感神经过度兴奋,产生心动过速、血压升高,从而增加心肌氧耗量,并易诱发快速室性心律失常。因此,应迅速给予有效镇痛剂,可静脉注射吗啡 3mg,必要时 5 分钟重复 1 次,总量不宜超过 15mg。吗啡不仅可以起到镇痛作用,还能扩张血管,降低左心室前后负荷,减少心肌氧耗量。吗啡的不良反应有恶心、呕吐、低血压和呼吸抑制,一旦出现呼吸抑制,可每隔 3 分钟静脉注射纳洛酮 0.4mg(最多 3 次)拮抗。

5.饮食和排便 STEMI 患者需禁食至胸痛消失,然后给予流质、半流质饮食,逐步过渡到普通饮食。必要时使用缓泻剂,以防止便秘产生,排便用力,导致心律失常或心力衰竭,甚至心脏破裂。

(二)再灌注治疗

STEMI 通常是在冠状动脉粥样硬化的基础上突发斑块破裂、血栓形成,引起冠状动脉急性闭塞,从而导致血供中断,心肌出现缺血性坏死。在冠状动脉急性闭塞后的 20 分钟,心肌开始由内膜向外膜坏死,这一过程大约需 4～6 小时。心肌再灌注治疗开始越早,心肌坏死面积越小,预后相对越好。但单纯的心外膜血管开通不等于有效的再灌注,组织水平的再灌注才是任何再灌注治疗的终极目标。因此,早期、迅速、完全、持续和有效的再灌注治疗是 STEMI 最有效的治疗。再灌注治疗的方法主要有:溶栓治疗、PCI 和 CABG。

1.溶栓治疗 在纤溶酶原激活剂(PA)的作用下,纤溶酶原可转变成纤溶酶,降解血栓上的不溶性纤维蛋白,从而使血栓溶解,梗死血管再通。早期大规模临床研究结果表明,溶栓治疗可显著降低 STEMI 患者的病死率。在 PCI 成为标准治疗之前,溶栓治疗是再灌注治疗的优先选择。在没有介入治疗的社区医院或者转诊到可开展介入治疗的医院需要很长时间的情况下,溶栓治疗是 STEMI 的首选。尽管溶栓治疗后 90 分钟内 80%以上患者的 IRA 可以再通,但是 40%～70%的患者 IRA 不能达到正常冠状动脉血流(TIMI3 级),而且即使是成功的再灌注后,至少 20%的患者会发生再闭塞,再梗死率达到 19%。因此,使用溶栓治疗的患者大约只有 25%可以达到理想且稳定的血流。

(1)溶栓治疗有严格的适应证,指南推荐:①发病 12 小时以内到不具备急诊 PCI 治疗条件的医院就诊、不能迅速转运、无溶栓禁忌证的 STEMI 患者均应进行溶栓治疗(Ⅰ,A);②患者就诊早(发病≤3 小时)而不能及时进行 PCI 介入治疗者(Ⅰ,A),或虽具备急诊 PCI 治疗条件,但就诊至球囊扩张时间与就诊至溶栓开始时间相差>60 分钟,且就诊至球囊扩张时间>90 分钟者应优先考虑溶栓治疗(Ⅰ,B);③对再梗死患者,如果不能立即(症状发作后 60 分钟内)进行 CAG 和 PCI,可给予溶栓治疗(Ⅱb,C);④对发病 12～24 小时仍有进行性缺血性疼痛和至少 2 个胸导联或肢体导联 ST 段抬高>0.1mV 的患者,若无急诊 PCI 条件,在经过选择的患者也可溶栓治疗(Ⅱa,B);⑤STEMI 患者症状发生 24 小时,症状已缓解,不应采取溶栓治疗(Ⅲ,C)。

(2)溶栓治疗的禁忌证

1)绝对禁忌证:①既往任何时间出血性脑卒中病史;②已知的脑血管结构异常(如动静脉畸形);③3 个月内有缺血性脑卒中发作(除外 4.5 小时内急性缺血性脑卒中);④已知的颅内恶性肿瘤(原发或转移);⑤未排除的主动脉夹层;⑥活动性出血或者凝血功能障碍者;⑦3 个月内严重头部闭合性创伤或面部创伤;⑧2 个月内颅内或者脊柱外科手术。

2)相对禁忌证:①慢性的、严重的、没有得到良好控制的高血压史或者目前血压增高(SBP≥180mmHg 或 DBP≥110mmHg);②缺血性脑卒中病史超过 3 个月;③痴呆;④外伤或持续>10 分钟的心肺复苏;⑤3 周内大手术史,2～4 周内的内出血;⑥已知的颅内病理学改变(不包括在绝对禁忌证内);⑦不能压迫止血部位的大血管穿刺；⑧妊娠；⑨活动性的消化道溃疡；⑩目前正在应用抗凝剂。另外，根据综合临床判断，患者的风险/效益比不利于溶栓治疗，尤其是有出血倾向者，包括严重肝肾疾病、恶病质、终末期肿瘤等。由于流行病学调查显示中国人群的出血性脑卒中发病率高，因此，年龄≥75 岁的 STEMI 患者应首选 PCI，选择溶栓治疗时应慎重，酌情减少溶栓药物剂量。

（3）溶栓药物的选择、剂量及用法：溶栓药物目前有三代，可分为非特异性纤溶酶原激活剂和特异性纤溶酶原激活剂，前者有链激酶和尿激酶，后者包括人重组组织型纤溶酶原激活剂（rt-PA）、替奈普酶（TNK-tPA）、阿替普酶（tPA）和瑞替普酶（rPA）。应严格掌握溶栓药物的用法及剂量，通常优先选择特异性纤溶酶原激活剂。

（4）疗效评估：GUSTO-Ⅰ研究表明，TIMI 3 级血流者的预后明显好于 TIMI 2 级者。TIMI 3 级血流对预测 STEMI 患者近期和远期的死亡率非常重要。因此，早期溶栓的目的就是迅速达到并维持 TIMI 3 级血流。溶栓开始后 60～180 分钟内应监测临床症状、心电图 ST 段抬高和心律/心率的变化。IRA 再通的间接判定指标包括：①60～90 分钟内抬高的 ST 段至少回落 50%；②cTn 峰值提前至发病 12 小时内，CK-MB 酶峰提前到 14 小时内；③2 小时内胸痛症状明显缓解；④治疗后的 2～3 小时内出现再灌注性心律失常，如加速性室性自主心律、房室传导阻滞或束支传导阻滞，之后突然改善或消失；或者下壁 STEMI 患者出现一过性窦性心动过缓、窦房传导阻滞伴或不伴低血压。上述 4 项中，心电图变化和心肌损伤标志物峰值前移最重要。CAG 判断标准：TIMI 2 或 3 级血流表示 IRA 再通，TIMI 3 级为完全性再通，溶栓失败则 IRA 持续闭塞（TIMI 0～1 级）。TIMI 血流分级见表 7-10。

表 7-10　TIMI 血流分级

分级	CAG 结果
0 级	血管闭塞远端无前向血流
1 级	造影剂部分通过闭塞部位，但不能充盈远端血管床
2 级	造影剂可完全充盈 IRA 远端血管床，但造影剂充盈及排空的速度较正常冠状动脉延缓
3 级	造影剂可完全充盈 IRA 远端血管床，且充盈及排空的速度正常

注：IRA，梗死相关动脉

2.PCI 治疗　近年来已经证实急诊 PCI 在 STEMI 患者中比溶栓治疗更有益处，因为 PCI 比溶栓治疗能获得更高的 IRA 再通率及 TIMI 3 级血流。长期随访结果显示，急诊 PCI 患者较溶栓治疗，其死亡率、再梗死率及再缺血发生率低。心肌梗死后早期 CAG 检查还可以带来额外的获益，可对发生再梗死或者心血管并发症的患者进行早期危险分层及鉴别。对于 STEMI 患者在急诊 PCI 同时行支架植入，特别是药物涂层支架，可使患者进一步获益。急诊 PCI 优于溶栓治疗，即便是转移到专科医院需要较长时间，同样优先选择急诊 PCI 治疗。研究表明，如果 STEMI 患者可在 2 小时内转运至可行 PCI 的临床中心，即使延误了开始的治疗，行 PCI 的患者较之溶栓治疗的患者也会有较好的预后。

（1）直接 PCI：指 STEMI 患者不进行溶栓治疗，而直接对 IRA 进行球囊扩张和支架植入。指南对直接 PCI 推荐如下：

1）Ⅰ类推荐：①如果即刻可行，且能及时进行（就诊-球囊扩张时间＜90 分钟），对症状发病 12 小时内的 STEMI（包括正后壁心肌梗死）或伴有新出现或可能新出现左束支传导阻滞的患者应行直接 PCI。急诊 PCI 应当由有经验的医师（每年至少独立完成 50 例 PCI），并在具备条件的导管室（每年至少完成 100 例 PCI）进行（证据水平 A）；②年龄＜75 岁，在发病 36 小时内出现心源性休克，病变适合血管重建，并能在休克发生 18 小时内完成者，应行直接 PCI，除非患者拒绝、有禁忌证和（或）不适合行有创治疗（证据水平 A）；

③症状发作<12小时,伴有严重心功能不全和(或)肺水肿(KillipⅢ级)的患者应行直接PCI(证据水平B);④常规支架植入(证据水平A)。

2)Ⅱa类推荐:①有选择的年龄≥75岁、在发病36小时内发生心源性休克、适于血管重建并可在休克发生18小时内进行者,如果患者既往心功能状态较好、适于血管重建并同意介入治疗,可考虑行直接PCI(证据水平B);②如果患者在发病12～24小时内具备以下1个或多个条件时可行直接PCI治疗:严重心力衰竭、血流动力学或心电不稳定、持续缺血的证据(证据水平C)。

3)Ⅲ类推荐:①无血流动力学障碍患者,在直接PCI时不应该对非梗死相关血管进行PCI治疗(证据水平C);②发病>12小时,无症状、血流动力学和心电稳定的患者不宜行直接PCI治疗(证据水平C)。

(2)转运PCI:高危STEMI患者就诊于无直接PCI条件的医院,尤其是有溶栓禁忌证或虽无溶栓禁忌证但已发病>3小时的患者,可在抗栓(抗血小板或抗凝)治疗的同时,尽快转运至可行PCI的医院(Ⅱa,B)。根据我国国情,也可尽快请有资质的医师到有PCI硬件条件的医院行直接PCI(Ⅱb,C)。STEMI患者如溶栓失败或有溶栓禁忌证时,应迅速转院行PCI,尽快开通IRA。

(3)溶栓后紧急PCI

1)Ⅰ类推荐:接受溶栓治疗的患者具备以下任何一项,推荐其接受CAG及PCI治疗:①年龄<75岁、发病36小时内的心源性休克、适合接受再血管化治疗(证据水平B);②发病12小时内的严重心力衰竭和(或)肺水肿(KillipⅢ级)(证据水平B);③有血流动力学障碍的严重心律失常(证据水平C)。

2)Ⅱa类推荐:①年龄≥75岁、发病36小时内已接受溶栓治疗的心源性休克、适合进行血运重建的患者,进行CAG及PCI(证据水平B);②溶栓治疗后血流动力学或心电不稳定和(或)有持续缺血表现者(证据水平C);③溶栓45～60分钟后仍有持续心肌缺血表现的高危患者,包括中等或大面积心肌处于危险状态(前壁心肌梗死,累及右心室下壁的心肌梗死或胸前导联ST段下移)的患者急诊PCI是合理的(证据水平B)。

3)Ⅱb类推荐:对于不具备上述Ⅰ类和Ⅱa类适应证的中高危患者,溶栓后进行CAG和PCI治疗的策略也许是合理的,但其益处和风险尚待进一步确定(证据水平C)。

4)Ⅲ类推荐:对于已经接受溶栓治疗的患者,如果不适宜PCI或不同意接受进一步有创治疗,不推荐进行CAG和PCI治疗(证据水平C)。

(4)早期溶栓成功或未溶栓患者(>24小时)PCI:在对此类患者进行详细临床评估后,择期PCI的推荐指征为:①病变适宜PCI且有再发心肌梗死表现(Ⅰ,C);病变适宜PCI且有自发或诱发心肌缺血表现(Ⅰ,B);②病变适宜PCI且有心源性休克或血流动力学不稳定(Ⅰ,B);③左心室射血分数(LVEF)<0.40、心力衰竭、严重室性心律失常,常规行PCI(Ⅱa,C);④急性发作时有临床心力衰竭的证据,尽管发作后左心室功能尚可(LVFF>0.40),也应考虑行PCI治疗(Ⅱa,C);⑤对无自发或诱发心肌缺血的IRA的严重狭窄于发病24小时后行PCI(Ⅱb,C);⑥对IRA完全闭塞、无症状的1～2支血管病变,无心肌缺血表现,血流动力学和心电稳定患者,不推荐发病24小时后常规行PCI(Ⅲ,B)。

3.CABG 对治疗急性期的STEMI有一定的限制,对下列情况可行急诊CABG:①STEMI患者行PCI失败,如合并持续性或反复心肌缺血、心源性休克、严重心力衰竭或者有高危特征者(Ⅰ,B);②对于有机械性并发症(如心室游离壁破裂、乳头肌断裂、室间隔穿孔)的STEMI者(Ⅰ,B);③左主干狭窄>50%以上或三支病变,且存在危及生命的室性心律失常者;④年龄<75岁,严重左主干病变或者三支病变,STEMI后36小时发生心源性休克,并能在休克发生18小时内行CABG者;⑤STEMI患者血流动力学不稳定和需要紧急CABG时机械循环支持是合理的(Ⅱa,C)。抗血小板及抗凝药物在行CABG前应调整,指南推荐:①急诊CABG前阿司匹林不应用(Ⅰ,C);②紧急辅助泵CABG前氯吡格雷或替格瑞洛应至少

停用 24 小时（Ⅰ，B）；③急诊 CABG 前 2～4 小时应停用 GPⅡb/Ⅲa 受体拮抗剂（Ⅰ，C）。

在临床上，如果患者出现 STEMI 的临床症状，心电图表现符合 STEMI 诊断标准，应该立即开始治疗。在这种情况下，等待血清心脏标志物检查结果是错误的，因为患者在出现症状后立即查血清标志物可能结果并不高。直接 PCI 和溶栓治疗是急诊再灌注的方法，应根据具体情况选择（表 7-11）。

表 7-11　急诊再灌注方法的优先选择

首选 PCI	首选溶栓
有熟练 PCI 技术的人员及导管室设备及心外科支持	PCI 不可进行：导管室被占用或不能使用，人员及导管室设备不熟练
就诊到球囊扩张的时间＜90 分钟	发病时间≤3 小时且不能及时行 PCI
就诊到球囊扩张比就诊到开始溶栓时间＜1 小时	转运延迟，就诊到球囊扩张的时间＞90 分钟
有心源性休克、心功能不全、血流动力学不稳定的高危 STEMI	
有溶栓禁忌证	
发病时间超过 3 小时	
STEMI 的诊断不确定	

（三）药物治疗

正确选择治疗方案可以降低急性 STEMI 的死亡率。包括早期再灌注治疗（PCI 或溶栓治疗）和阿司匹林的使用和（或）其他抗血小板药物、β 受体阻滞剂、血管紧张素转换酶抑制剂（ACEI）/血管紧张素受体拮抗剂（ARB）和他汀类药物。

1.抗血小板治疗　冠状动脉内斑块破裂诱发局部血栓形成，是导致 STEMI 的主要原因。在急性血栓形成中血小板活化起着十分重要的作用，抗血小板治疗已成为急性 STEMI 的常规治疗，溶栓前即应使用（Ⅰ，A）。常用的抗血小板药物有：阿司匹林、P2Y12 受体抑制剂、血小板糖蛋白（GP）Ⅱb/Ⅲa 受体拮抗剂等。

（1）阿司匹林：通过抑制血小板环氧化酶使血栓素 A_2 合成减少，达到抑制血小板聚集的作用。虽然目前阿司匹林的最佳剂量仍未确定，各国指南推荐也不一样，但 STEMI 急性期所有患者只要无禁忌证，均应立即口服水溶性阿司匹林或嚼服肠溶阿司匹林，我国指南推荐负荷量 300mg（Ⅰ，B），继以 100mg/d 长期维持（Ⅰ，A）。2013 年 ACCF/AHA 指南推荐负荷量 162～325mg（Ⅰ，B），继以 81～325mg 维持（Ⅰ，A），推荐 81mg 维持（Ⅱa，B）。

（2）P2Y12 受体抑制剂：主要包括氯吡格雷、普拉格雷、替格雷洛，主要抑制 ADP 诱导的血小板聚集，口服后起效快。CLARITY 研究和 COMMIT/CCS-2 研究均证实阿司匹林联合氯吡格雷优于单用阿司匹林。若服用 P2Y12 受体抑制剂治疗时，出血风险大于预期疗效导致病死率增高时，则应提前停药（Ⅰ，C）。对阿司匹林禁忌者，可长期服用氯吡格雷（Ⅰ，B）。

（3）GPⅡb/Ⅲa 受体拮抗剂：是目前最强的抗血小板药物，主要有阿昔单抗、依替巴肽和替罗非班。一般用于急诊 PCI 中，一方面可以减少支架植入后的支架内血栓形成，另一方面可以减少 IRA 的无复流，改善心肌供血。Meta 分析显示，急性心肌梗死 PCI 术中使用 GPⅡb/Ⅲa 受体拮抗剂可减少死亡率。在当前双重抗血小板治疗及有效抗凝治疗的情况下，GPⅡb/Ⅲa 受体拮抗剂不推荐常规应用，可选择性用于血栓负荷重的患者和噻吩并吡啶类药物未给予适当负荷量的患者。静脉溶栓联合 GPⅡb/Ⅲa 受体拮抗剂可提高疗效，但出血并发症增加，使用时应权衡利弊。

2.抗凝治疗　凝血酶是使纤维蛋白原转变为纤维蛋白最终形成血栓的关键环节,因此抑制凝血酶至关重要。主张所有 STEMI 患者急性期均进行抗凝治疗(Ⅰ,A)。

(1)普通肝素:已成为 STEMI 溶栓治疗和急诊 PCI 术中最常用的辅助用药。随溶栓剂不同,肝素用法亦不同。非特异性纤溶酶原激活剂(如尿激酶和链激酶)对全身凝血系统影响很大,因此溶栓期间不需要充分抗凝治疗,溶栓后 6 小时开始测定活化部分凝血酶时间(APTT)或活化凝血时间(ACT),待 APTT 为正常 1.5~2.0 倍时开始皮下注射。特异性纤溶酶原激活剂(如 rt-PA、TNK-tPA、tPA 和 rPA)必须与充分抗凝治疗相结合,因此应静脉注射负荷量肝素,再静脉滴注维持量,调整 APTT 为正常 1.5~2.0 倍。使用肝素期间应监测血小板计数,及时发现肝素诱导的血小板减少症。

(2)低分子肝素(LMWH):由于其应用方便、不需监测凝血时间、肝素诱导的血小板减少症发生率低等优点。目前一般除急诊 PCI 术中外,均可用低分子肝素代替普通肝素。

(3)磺达肝癸钠:是间接 Xa 因子抑制剂。接受溶栓或不行再灌注治疗的患者,磺达肝癸钠有利于降低死亡和再梗死率,而不增加出血并发症(Ⅰ,B)。不主张磺达肝癸钠单独用于 STEMI 患者直接 PCI 治疗时,需联合普通肝素治疗,以减少导管内血栓形成的发生率。

(4)比伐卢定:凝血酶直接的、特异的、可逆性抑制剂。直接 PCI 时可考虑用比伐卢定,不论之前是否用肝素治疗(Ⅰ,B)。

(5)华法林:STEMI 患者急性期后,有以下情况需口服华法林:超声心动图提示心腔内有活动性血栓,口服华法林至少 3 个月;合并阵发性或持续性心房纤颤者;不能耐受阿司匹林和氯吡格雷者,可长期服用华法林,维持 INR 2.0~3.0(Ⅱa,B)。

3.抗心肌缺血及其他药物

(1)硝酸酯类:可通过扩张血管及冠状动脉,降低心脏前负荷,增加冠状动脉血流,降低心肌氧耗量,改善心肌缺血,并可预防和解除冠状动脉痉挛。指南推荐:①STEMI 患者早期给予静脉滴注硝酸酯类药物 24~48 小时,可用于缓解持续缺血性胸痛、控制高血压或减轻肺水肿(Ⅰ,B);②发病 48 小时后,为控制心绞痛复发或心功能不全,在不影响 β 受体阻滞剂和 ACEI 使用的前提下,仍可静脉或口服应用(Ⅰ,B);③硝酸酯类药物不应给予 SBP<90mmHg 或较基础血压降低>30%、严重心动过缓(心率<50 次/分)或心动过速(心率>100 次/分)、右心室梗死和已使用 24~48 小时磷酸二酯酶抑制剂的 STEMI 患者(Ⅲ,C)。常用的硝酸酯类药物包括硝酸甘油、硝酸异山梨酯和 5-单硝酸异山梨醇酯。静脉滴注硝酸甘油应从低剂量(5~10μg/min)开始,酌情逐渐增加剂量(每 5~10 分钟增加 5~10μg,最大剂量 100μg/min),直至症状控制、收缩压降低 10mmHg(血压正常者)或 30mmHg(高血压患者)的有效治疗剂量。在静脉滴注硝酸甘油过程中应密切监测血压(尤其大剂量应用时),如果出现心率明显加快或收缩压<90mmHg,应减量或停药。最初 24 小时静脉滴注硝酸甘油一般不会产生耐药性,若 24 小时后疗效减弱或消失,可酌情增加滴注剂量。硝酸酯类药物的不良反应有头痛、反射性心动过速和低血压等。当该类药物造成血压下降而限制 B 受体阻滞剂的应用时,则不应使用硝酸酯类药物。此外,硝酸酯类药物会引起青光眼患者眼压升高。

(2)β 受体阻滞剂:通过抑制交感神经系统、减慢心率、降低体循环血压和减弱心肌收缩力,以减少心肌氧耗量和改善缺血区的氧供需失衡,缩小心肌梗死面积,减少复发性心肌缺血、再梗死、室颤及其他恶性心律失常,可改善 STEMI 患者的预后。指南推荐:①所有 STEMI 患者,在无禁忌证时,应于尽早(24 小时内)常规口服应用(Ⅰ,B);②如患者早期因禁忌证未使用 β 受体阻滞剂,在第 1 个 24 小时后应重新评估使用(Ⅰ,C);③有高血压或持续缺血的 STEMI 患者静脉使用 β 受体阻滞剂是合理的(Ⅱa,B)。常用的 β 受体阻滞剂有阿替洛尔、美托洛尔、比索洛尔、卡维地洛等,用药期间应严格观察患者的心率及血压情况,做到个体化用药,若患者耐受良好,可转换为相应剂量的长效控释制剂。急性心肌梗死患者使用 β 受体阻滞剂的禁忌证有：①心力衰竭的体征，或未稳定的左心衰竭；②低血压；③心率＜60次/分；④其他相对禁忌证（PR间期＞0.24秒、二度或三度房室传导阻滞、急性哮喘或反应性气道疾病、末梢循环灌注不良）。

（3）ACEI和ARB：ACEI主要通过影响心室重构、减轻心室过度扩张，从而减少充血性心力衰竭的发生，降低病死率。几项大规模临床随机试验（如ISIS-4、GISSI-3、CCS-1和SMILE）已明确STEMI早期使用ACEI能降低病死率（尤其是前6周的病死率降低最显著），高危患者应用ACEI临床获益明显，前壁STEMI伴有左心功能不全的患者获益最大。指南推荐：①对于前壁、LVEF≤0.40或心力衰竭的STEMI患者，只要无使用此药的禁忌证，应该尽早应用（Ⅰ，A）；②如果患者不能耐受ACEI可考虑给予ARB（Ⅰ，B）；③所有STEMI患者只要无禁忌证，均应给予ACEI长期治疗（Ⅱa，A）。STEMI早期ACEI应从低剂量开始，逐渐加量。另外，不推荐常规联合应用ACEI和ARB；对能耐受ACEI的患者，不推荐常规用ARB替代ACEI。

（4）醛固酮受体拮抗剂：通常在ACEI治疗的基础上使用。对于LVEF≤0.40、有症状的心力衰竭或有糖尿病的STEMI患者，醛固酮拮抗剂应给予已接受β受体阻滞剂和ACEI的患者（Ⅰ，B）。ACEI和螺内酯联合应用较ACEI和ARB联合应用有更好的价效比，一般不建议三者联合应用。

（5）钙拮抗剂：主要通过降低血压、减慢心率和减弱心肌收缩力来减少心肌氧耗，但同时会反射性引起交感神经活性增高。临床研究表明，在急性心肌梗死早期或者晚期使用钙拮抗剂均不能降低患者的死亡率，对部分患者甚至不利。因此，指南不推荐钙拮抗剂作为STEMI的一线用药。

（6）他汀类药物：除调脂作用外，他汀类药物还具有抗炎、改善内皮功能、减少炎症反应、稳定斑块、改善糖耐量、抑制血小板聚集、逆转左心室肥厚等作用。多项大规模的临床试验结果确立了他汀类药物在ACS治疗上的地位。因此，指南推荐：①所有无禁忌证的STEMI患者入院后应尽早开始强化他汀类药物治疗（Ⅰ，B）；②24小时内明确STEMI患者血脂情况是合理的（Ⅱa，C）；③所有STEMI患者均应使用他汀类药物使LDL-C目标值达到＜2.6mmol/L（100mg/dl）。调脂治疗不仅对血脂异常的STEMI患者有益，对血脂正常，甚至基线LDL-C＜1.8mmol/L（70mg/dl）的患者仍有益。LDL-C达标后，长期维持治疗有利于冠心病的二级预防。

（四）干细胞移植

目前干细胞移植治疗大多采用骨髓间充质干细胞或骨骼肌成纤维细胞。Meta分析表明干细胞移植治疗STEMI可轻度提高患者LVEF。但由于样本量较小，不同临床试验结果存在较大差异，大部分临床终点（如死亡、靶血管血运重建、因心力衰竭再次住院率等）均无显著改善，因此，安全性和有效性尚需多中心、大样本随机双盲对照研究证实，目前不宜作为常规治疗选择。尽管目前干细胞在心肌再生的动物和临床试验中取得了令人鼓舞的结果，但是干细胞治疗心肌梗死目前仍处于起步阶段，仍有许多问题亟待解决。

（五）并发症及处理

1.心力衰竭和心源性休克

（1）心力衰竭：多见于大面积心肌梗死的患者，如广泛前壁心肌梗死。左心室舒张功能不全可导致肺静脉高压及肺淤血，收缩功能不全可导致心排血量明显降低与心源性休克。急性左心衰竭时患者常表现为烦躁、呼吸困难、端坐呼吸、面色发绀、咳粉红色泡沫痰，血压增高、心率增快，听诊两肺满布湿啰音及哮鸣音，第一心音减弱、肺动脉瓣第二心音亢进及奔马律。如病情进一步发展，血压可持续性下降，直至心源性休克甚至死亡。

（2）心源性休克：是急性心肌梗死后泵衰竭最严重的并发症。绝大多数是由于梗死后心肌坏死所致，但也有部分是机械性因素引起，如游离壁破裂、假性动脉瘤破裂、室间隔穿孔或乳头肌断裂等。患者呈严重的低血压及低灌注状态,表现为意识不清、四肢厥冷、少尿等。心源性休克患者死亡率极高,预后极差。

综上,急性左心衰竭和心源性休克是 STEMI 的严重并发症,是致命性的,必须立即进行有效处理。

2.心律失常　由于心肌严重缺血,导致心肌细胞电不稳定性,STEMI 患者可发生室性期前收缩、室性心动过速、心室颤动或加速自主心律等;窦性心动过缓,有时伴有房室传导阻滞与低血压,可能与迷走神经活动性增强有关;交感神经兴奋可引起窦性心动过速、房性期前收缩、心房纤颤等;缺血性损伤可发生房室传导阻滞或室内传导阻滞。应及时消除心律失常,以免演变为严重的恶性心律失常甚至猝死。首先应排除患者是否存在再发心肌梗死、严重电解质紊乱和代谢异常等诱因。发生心室颤动或持续多形性室性心动过速时,应尽快非同步直流电除颤;持续单形性室性心动过速可先予以药物治疗,如胺碘酮 150mg iv,然后 1mg/min 6 小时,后 0.5mg/min 维持,或者利多卡因 50～100mg iv,必要时重复;频发室性期前收缩、非持续性室速也可使用利多卡因;对窦性心动过缓者可给予阿托品 0.5～1.0mg iv,3～5 分钟可重复,最大量 2～3mg;高度房室传导阻滞或严重的束支传导阻滞可行临时起搏。

3.其他　STEMI 后其他并发症,包括再发胸部不适、缺血及再梗死、机械并发症(如左心室游离壁破裂、室间隔穿孔、乳头肌功能不全或断裂等)等。此外,心包积液、心肌炎及 Dressler 综合征也可能发生。STEMI 患者(尤其是前壁 STEMI)大约 5%～10% 发生左心室室壁瘤,心电图可出现 ST 段持续抬高,应及时行超声心动图明确。

(六)二级预防

所有 STEMI 患者出院前应接受健康教育,包括生活方式改变和药物治疗。STEMI 患者的家属应监督患者进行生活方式的改变,STEMI 患者及家属同时还应学会识别常见心脏病(如心绞痛、心肌梗死)的症状以及院前处理措施。STEMI 患者出院后,应继续进行科学合理的二级预防,以降低心肌梗死复发、心力衰竭以及心源性死亡等主要不良心血管事件的危险性,并改善患者的生活质量。STEMI 患者的二级预防措施包括生活方式改善、药物治疗以及心血管危险因素的综合防控。

1.生活方式改变

(1)戒烟:吸烟是一项主要的危险因素。在 STEMI 患者住院期间,烟草依赖者常常能主动或被动的暂时停止吸烟,而出院后能否永久戒烟并避免被动吸烟是戒烟能否成功的关键。医务人员应在出院前对 STEMI 患者及家属进行宣教,指导并制订正规的戒烟计划,督促其戒烟,必要时可给予适当的药物治疗(尼古丁替代品等)。

(2)运动:适量的运动对 STEMI 患者是有益的,指南推荐 STEMI 患者以运动锻炼为主的心脏康复训练(Ⅰ,B)。STEMI 患者出院前应做运动耐量评估,并制订个体化运动方案。对病情稳定的患者建议每日进行 30～60 分钟中等强度的有氧运动(如快步行走等),每周至少坚持 5 天,应循序渐进,避免过度运动。

(3)控制体重:肥胖是一项重要的危险因素。出院前以及出院后随诊时应监测体重,并建议其通过合理饮食与运动将体重指数(BMI)控制在 24kg/m² 以下。

2.药物治疗

(1)抗血小板治疗:若无禁忌证,所有 STEMI 患者出院后均应长期服用阿司匹林(75～150mg/d)治疗。

(2)ACEI 和 ARB:若无禁忌证,所有伴有心力衰竭(LVEF<0.40)、高血压、糖尿病或慢性肾脏疾病的 STEMI 患者均应长期服用 ACEI 治疗。

(3)β受体阻滞剂:在 STEMI 患者二级预防中的价值已经被广泛证实。若无禁忌证,所有 STEMI 患者均应长期服用β受体阻滞剂治疗,并根据患者耐受情况确定个体化的治疗剂量。

(4)醛固酮拮抗剂:无明显肾功能损害和高血钾的 STEMI 患者,经过有效剂量的 ACEI 与β受体阻滞剂治疗后其 LVEF＜0.40,可考虑应用醛固酮拮抗剂治疗,但须密切观察相关不良反应(特别是高钾血症)的发生。

3.控制心血管危险因素

(1)控制血压:STEMI 患者出院后应继续进行有效的血压管理。对于一般患者,应将其血压控制于＜140/90mmHg,合并慢性肾病者应将血压控制于＜130/80mmHg。近来有证据显示,冠心病患者血压水平与不良事件发生率之间可能存在 J 形曲线关系,即血压水平过高或过低均可对其预后产生不利影响,因此在保证血压(特别是收缩压)达标的前提下,需避免患者舒张压＜60～70mmHg。

(2)调脂治疗:STEMI 患者出院后应坚持使用他汀类药物,将 LDL-C 控制在＜2.60mmol/L(100mg/dl),并可考虑达到更低的目标值[LDL-C＜2.08mmol/L(80mg/dl)]。对于合并糖尿病者,应将 LDL-C 控制在＜2.08mmol/L(80mg/dl)以下。达标后需要进行随访来调整剂量,不可盲目停药或减小剂量。

(3)血糖管理:对所有 STEMI 患者均应询问其有无糖尿病病史,并常规检测空腹血糖,对糖尿病患者应严格控制血糖。

(4)植入式心脏除颤器(ICD)的应用:对于心脏性猝死复苏成功者,植入 ICD 可以显著降低其心脏性死亡发生率以及总病死率。研究显示,以下两类患者植入 ICD 可以显著获益:①LVEF＜0.40,且伴有自发非持续性室速和(或)电程序刺激可诱发出单形持续性室速者;②STEMI 至少 40 天后患者仍存在心力衰竭症状(NYHA 心功能Ⅱ～Ⅳ级),且 LVEF＜0.30 者。STEMI 后虽经最佳药物治疗仍存在轻度心力衰竭症状且 LVEF＜0.35 者也可考虑植入 ICD。为保证患者心功能有充分的时间恢复,应在 STEMI 患者接受血运重建至少 3 个月后方需评估其是否需要植入 ICD。

(陈云鹤)

第四节　心肌梗死后心源性休克

心源性休克(CS)是由于心排血量降低导致的低血压和终末器官灌注不足。心源性休克是心肌梗死(MI)后最常见的死亡原因。在 MI 住院患者中,ST 段抬高型 MI(STEMI)患者心源性休克的发生率为5%～8%,在非 ST 段抬高型 MI 患者中,其发生率为 2.5%。尽管随着时间的推移,MI 的介入治疗和药物治疗取得了较大进步,但 CS 的发生率仅有轻微下降,其死亡率仍然高达 50%。

一、病因和发病机制

心肌梗死后心源性休克通常继发于严重的左心室功能不全。这可能源于大面积 MI 或原有左心室功能不全的患者继发急性损伤。在 SHOCK 试验中,有 4/5 的患者有显著的左心功能不全,入选试验的病例中有近 1/3 的患者具有先前发生过 MI 的证据。

急性血流动力学崩溃是一组较为少见的临床状况。急性心肌梗死的机械合并症包括乳头肌断裂或功能障碍引起的急性二尖瓣关闭不全,室间隔破裂或心室游离壁破裂是最常引起 MI 后心源性休克的状态;右心室心肌梗死引发的单纯右心衰竭或同时合并左心衰竭也可出现急性血流动力学崩溃。临床医师需要注意由于不恰当的药物治疗,如 β 受体阻滞剂引起的医源性休克。由于临床操作引起的隐蔽性出血并发症,同时合并抗凝、抗血小板和溶栓治疗也可导致低血压和休克。

（一）严重的左心衰竭

传统的心源性休克定义是,在左心室充盈压正常或升高的情况下,收缩压<90mmHg,同时伴有末梢器官灌注不足的证据。斑块破裂/血栓形成引起的急性缺血能导致急性心肌功能障碍。MI时,由于左心室每搏输出量下降引起心排血量减少,首先导致收缩压下降。低血压使冠状动脉灌注压进一步下降,导致心肌缺血更加严重。心肌缺血也可能来自梗死相关血管远处的心外膜冠状动脉的血流受限的固定性狭窄,因此形成缺血,进一步加重缺血的恶性循环,导致血流动力学衰竭并最终死亡。在传统的心源性休克概念中,认为心排血量减少引起低血压时,血管收缩是机体通过神经激素系统进行代偿的一个主要机制。在临床工作中观察到许多患者在这种状态下意外的表现为血管舒张和体循环血管阻力下降,提示心源性休克的定义可能需要修改。研究观察到的证据显示,心源性休克患者体内的炎症因子水平,如白介素6(IL-6)、IL-1和肿瘤坏死因子-α(TNF-α)明显升高,其升高程度与败血症患者相似。这些发现提示MI可能会导致机体产生一种类似于感染或创伤所致的全身炎症反应综合征,并产生与缺血性坏死无关的心肌抑制和低血压。这些发现对心源性休克患者的诊断评价和最佳治疗方案的制订也具有重要意义。

（二）右心衰竭

右心室功能障碍通常出现在右冠状动脉缘支供应区域的急性心肌梗死。右心衰竭的典型表现为肺野清晰的低血压,并且常伴有缓慢性心律失常,包括高度房室传导阻滞,甚或完全性房室传导阻滞。右心室导联 V_3R 和 V_4R 的 ST 段抬高是右心室心肌梗死的特征性心电图表现。所有表现为急性下壁心肌梗死和可疑右心室心肌梗死的患者都应该做右心室导联心电图检查。右心室心肌梗死时,通过肺循环流入左心室的前向血流减少,右心室充盈压迅速升高。右心室舒张末期压升高使室间隔向左心室弓形突出,左心室的血液充盈量减少。结果导致左心室充盈不足,心排血量进一步下降。再灌注右冠状动脉可以改善右心室功能,恢复传导,最终促成血流动力学的正常化。

（三）二尖瓣关闭不全

描绘了二尖瓣的解剖,显示了二尖瓣瓣叶的关闭是如何依赖于乳头肌功能的。每个二尖瓣瓣叶都通过腱索连接于后中和前外侧乳头肌。后中乳头肌易于受到缺血性损伤的影响.因为它只有一支来自后降支动脉的血供,而前外侧乳头肌通常有分别来自前降支和旋支动脉的双重血供。因此,下壁和后壁的心肌梗死易于引起乳头肌功能失调/断裂,结果导致严重的二尖瓣关闭不全。其他乳头肌断裂的危险因素包括老年、女性、初次 MI、低血压和单支血管病变。这种状态下二尖瓣反流的喷射是偏心的,背离受累的连枷样二尖瓣瓣叶的方向;相反,因心肌缺血导致的二尖瓣后叶活动障碍所致的二尖瓣关闭不全,其反流方向为中心后方。

乳头肌断裂导致的急性严重二尖瓣关闭不全预后很差,3/4 的患者于发病 24 小时内死亡,仅 6% 的患者能存活 2 个月以上。严重的二尖瓣关闭不全使左心房和肺毛细血管楔压显著上升,结果导致肺水肿和低血压。在 SHOCK 试验中,尽管急性严重二尖瓣关闭不全患者的平均左心室射血分数较高,但他们的住院病死率与左心衰竭患者相似。除了血运重建外还进行了外科修补的患者,与只单独进行血运重建的患者相比,其住院存活率呈上升趋势(40%～70%,P=0.003)。急性 MI 时,是否合并缺血性二尖瓣关闭不全在发病初期可能难以确定。因此,在评价合并心源性休克的 MI 患者时需要注意鉴别是否同时存在二尖瓣关闭不全。目前,对合并二尖瓣关闭不全的 MI 患者推荐联合进行紧急血运重建和二尖瓣外科修补或置换术。

（四）室间隔破裂

急性 MI 并发室间隔破裂引起的心源性休克其死亡率超过 75%。以往室间隔破裂被描述为 MI 的晚期并发症,实际上它也可能出现于病程早期。在 SHOCK 试验中,从 MI 发病到出现室间隔破裂平均时间只有 16 小时。前壁和下壁 MI 都可能发生室间隔破裂。下壁梗死引起室间隔下段基底部位的中隔破裂，这种破裂比较复杂，呈匐行性，并常延伸至右心室。与之相反，前壁梗死引起的室间隔破裂在室间隔顶端。与缺血性二尖瓣关闭不全/乳头肌断裂一样，对 Ml 所致的室间隔破裂的主要治疗是外科手术；然而，即使接受了手术，患者的死亡率仍然很高。由于室间隔顶端破裂修补的手术操作比较简单，所以其治疗效果好于室间隔下端破裂。经导管封堵破裂的室间隔被越来越多的用于这种情况，特别是合并重大外科疾病的患者。

（五）游离壁破裂

心脏破裂是 MI 的一个灾难性并发症。易患因素为老年和女性。根据 1975 年对 50 具尸体的尸检结果将游离壁破裂划分为三种类型：Ⅰ型破裂主要发生于 MI 发病后的 24 小时之内，表现为穿过正常厚度梗死心室壁的一道裂口；Ⅱ型破裂多发生在后壁心肌梗死，表现为梗死心室壁上的一个局部侵蚀；Ⅲ型破裂常见于前壁心肌梗死，发生在严重扩展、变薄和膨胀了的梗死心肌。心脏破裂通常会导致瞬间死亡。在一些患者中，破裂可能会被包裹并形成一个假性动脉瘤。所有这类患者的处理都是紧急心脏手术。

急性 MI 时，首先是溶栓治疗的常规运用使室间隔破裂和游离壁破裂的发生率下降，而经皮冠状动脉介入治疗的运用则使该发生率进一步下降。然而，这两种并发症在临床仍有发生，必须早期诊断和早期治疗以减少 MI 机械并发症的死亡率。

【临床表现】

心源性休克的临床表现和体征与其病理生理改变相一致。MI 的患者多主诉胸痛，再发的胸痛则提示存在进行性的缺血或再次梗死，但也可能反映了机械并发症的出现，如乳头肌断裂、室间隔破裂或游离壁破裂。缺血相关的症状包括恶心、呕吐、烦躁不安和焦虑。终末器官组织灌注不足，机体通过选择性的血管收缩使血液重新分配至重要的组织器官，引致四肢湿冷。同时也可能出现尿量减少和精神状态改变。

左心室充盈压升高引起肺水肿和呼吸困难，体格检查有呼吸急促和两肺湿啰音。实验室检查可发现有急性肝肾损伤和乳酸性酸中毒的证据。

二、诊断和鉴别诊断

（一）诊断

心肺体格检查能提供导致血流动力学崩溃的病因学线索。心尖搏动弥散、响亮的第三心音奔马律、颈静脉压增高和肺部湿啰音都是心力衰竭的特异性体征。新出现的全收缩期杂音提示可能有二尖瓣关闭不全(尽管杂音在这种急性状态下可能较难检出)、室间隔破裂，或由于右心室扩张和容量负荷过重引发伴有功能性三尖瓣关闭不全的右心衰竭。心前区震颤有助于室间隔破裂的鉴别。低血压合并脉压减小、奇脉和心音遥远提示可能存在游离壁破裂引致的心包填塞。

超声心动图是 MI 患者重要的诊断工具。在心源性休克时，超声心动图能提供病因学的详细信息，并能提供病史和体格检查的补充信息。超声心动图能提供关于左心房和左心室大小及其功能的信息，还能发现是否存在瓣膜和结构并发症。

（二）鉴别诊断

当患者出现低血压，怀疑有心源性休克时，必须要排除一些非缺血性的、心脏外的病因可能。继发于感染或中毒的急性心肌炎可以在首发症状出现后的数小时内病情迅速进展并导致心源性休克。Tako-Tsubo 心肌病又称心尖球形综合征，是另一个能导致急性左心室功能障碍的疾病，该病多发生于情绪或生理应激后，临床表现类似于心源性休克。另外还要注意与急性主动脉夹层鉴别，该病可能合并主动脉瓣反流、冠状动脉夹层、主动脉破裂和心脏压塞。心脏压塞也可能继发于心脏手术或外伤后的心肌局部血肿、恶性肿瘤、心肌梗死和感染导致的心包积液。肺栓塞能使右心室的容量负荷和压力负荷增大，阻塞右心室流出道，并最终导致血流动力学崩溃。此外，还要注意与感染性休克后的心肌抑制相鉴别。

三、治疗

严重多支冠状动脉病变的患者，其 MI 后心源性休克的治疗以早期再通闭塞的冠状动脉为中心，以完全血管重建为目的。首选冠状动脉造影后血运重建治疗，其次是纤维蛋白溶解治疗。在 SHOCK 试验中，与早期接受药物治疗接着根据临床情况决定进行或不进行后期血运重建治疗组相比，接受早期血运重建治疗组 1 年内每 1000 个患者中有 132 人被成功救活。在＜75 岁的患者中这种获益更明显，并且长期随访也证实了这种生存获益。在合并休克时，积极血运重建治疗的临床获益时间窗大于已确定的 STEMI 再灌注治疗时间窗。SHOCK 试验入选了 MI 发病后 36 小时内的患者，遍及整个获益时间窗。在观察记录中发现当选择有经验的医师进行手术时，一些年龄＞75 岁的患者也能从血运重建治疗中获益。血运重建的方式需要根据冠状动脉病变的范围和严重程度来决定。对于能进行血运重建的单支和双支血管病变患者，建议予以 PCI 加支架植入术。除开通梗死相关动脉以外，在这种急性状态下，尚需要考虑对其他严重狭窄病变的多支血管 PCI。三支冠状血管严重阻塞或严重的左主干狭窄需要考虑紧急冠状动脉旁路移植手术，特别是在不能施行 PCI 的情况下。

心源性休克时使用血流动力学监测（Swan-Ganz，SG 导管）对治疗有一定的帮助，当作为独立因素研究时，并没有证据显示 SG 导管能影响患者的存活率；但是，它对心源性休克的诊断和治疗有一定的帮助。当引起低血压的原因不清楚时，如 SG 导管监测到心内充盈压升高则提示该低血压与心排血量降低有关，休克的原因是心源性的而不是其他。右心衰竭、乳头肌断裂和室间隔破裂的存在可以通过 SG 导管的血流动力学检测进一步证实。此外，还可以实时监测主动脉内球囊反搏（IABP）和药物治疗调整后机体的血流动力学反应。

IABP 是心源性休克治疗的另一个辅助措施。它由心电图或心动周期中的压力波触发，通过舒张期充气膨胀，收缩期放气收缩球囊发挥作用。在收缩期，IABP 产生一种真空效应，减少左心室后负荷；舒张期时，IABP 增加舒张期血压，理论上讲可以增加冠状动脉灌注压。美国心脏病学院/美国心脏病协会的治疗指南支持在心源性休克时把 IABP 作为一个稳定病情的治疗措施使用。

诱导型一氧化氮合成酶的表达在休克的发生和转归中起着重要作用。然而，多中心随机试验显示一氧化氮合成酶抑制剂 L-N(G)-甲基精氨酸并不能降低心源性休克患者的死亡率。

常规的 MI 和心源性休克的处理方法是在积极准备冠状动脉造影的同时稳定患者的血氧饱和度、血压和心律。一旦确定了冠状动脉闭塞病变的解剖位置，则应进行血管再通。当治疗中心缺乏心导管条件时，对于 STEMI 和休克 3 小时以内或休克症状刚出现的患者，可以考虑先进行溶栓再灌注治疗。然后将患者转送至具有心脏导管介入治疗和冠心病重症监护病房的中心。

重症监护病房的密切监测对大面积 MI 或 MI 合并血流动力学不稳定的患者并发症的诊断及治疗管理非常有益。机械并发症的早期发现促进了及时的外科手术治疗。必须谨慎使用血管活性药物以避免医源性休克。右心室心肌梗死患者对前负荷的减少非常敏感。硝酸甘油用于这类患者可能会导致低血压和心肌缺血加重。同样的，右心室梗死的患者可能需要大容量的补液（数升）才能达到血流动力学稳定。对于这些患者补液量需要个体化，检测平均血压以确定液体量已给足，通过体格检查和血氧饱和度检测注意观察患者有无液体超负荷的迹象。大面积梗死合并严重左心室功能障碍的患者可表现为心动过速,以维持足够的心排血量。β受体阻滞剂的使用可能会使这类患者心排血量下降,并引发血流动力学崩溃。在COMMIT试验中,β受体阻滞剂的早期使用使AMI患者心源性休克的发生率升高。过于激进地使用血管紧张素转换酶抑制剂同样可引起医源性低血压。

(战丙霞)

第五节　经皮冠状动脉介入治疗

一、经皮冠状动脉介入治疗操作

(一)程序和设备

PCI在心导管室操作,使用和诊断性冠状动脉造影同样的X线机器,动脉入路可以是股动脉、桡动脉或肱动脉。股动脉径路是最常用的,也是大部分培训中心教导最多的方法。桡动脉途径由于减少手术入路的出血并发症和减少PCI的合并症,因而近年来越来越受到欢迎。桡动脉径路的不利之处是学习曲线延长和可能桡动脉闭塞。尺动脉通畅、掌弓血循环完整是行桡动脉径路的先决条件,这样即使桡动脉闭塞也保证患者没有症状。

介入治疗用指引导管比诊断用导管稍粗,以便容纳球囊、支架和介入器材通过。冠状动脉和靶病变通过冠状动脉造影显影后,导引导丝通过病变部位并且进入到远端血管;在导丝引导下,球囊导管被送到病变部位,球囊扩张器用来扩张球囊,通过对斑块的挤压和斑块的破裂,扩张狭窄的病变。现在冠状动脉支架植入几乎是冠状动脉成形术不可缺少的一部分,未释放的支架被放置并压缩于球囊导管的球囊上,通过导丝将支架球囊放置到已预扩张的病变部位,球囊扩张使支架撑开并植入于血管壁上;支架植入后使用高压球囊后扩张使支架扩张更完全。随着器械的不断改进,不经球囊预扩张而直接支架植入的操作越来越多,并且支架球囊可以使支架完全扩张而不需要后扩。

PCI手术结束,介入器材退出后,常常在ACT下降到正常范围内(常在170秒左右)可以手工压迫止血。近年来,在股动脉穿刺部位用血管缝合器闭合动脉比较普遍,股动脉穿刺部位伤口可以在手术后用缝线或胶原塞子立即闭合住,这样在适合的患者可以得到马上止血,并且允许患者早期活动。

(二)辅助的药物治疗

所有拟行PCI的患者术前都必须服用阿司匹林和氯吡格雷,手术时要给予完全肝素化(抗凝)以防止手术器械内产生血栓。传统上,肝素作为抗凝剂在手术中使用,在急性冠状动脉综合征患者中,由于其围术期心肌梗死和缺血事件的发生率高,因而往往增加使用血小板Ⅱb/Ⅲα受体拮抗剂进一步对抗手术中的血栓形成。近年来,水蛭素成为另一种介入手术中抗凝选择,临床研究发现水蛭素和肝素加血小板Ⅱb/Ⅲα受体拮抗剂围术期缺血事件的发生率相似,但水蛭素有明显半衰期短的优势,手术的出血并发症减少。

血管内支架最主要的问题是内皮化不完全部位支架内血栓形成,药物洗脱支架明显抑制了支架内皮化过程,可能需要数月或更长时间支架才能完全被内皮覆盖。支架植入1年以后形成的晚期支架内血栓是现在使用药物支架的主要担心,基于这方面的考虑,药物支架植入后至少口服抗血小板药物阿司匹林和氯吡格雷1年以上,以减少支架内血栓的风险。由于药物支架存在晚期支架内血栓形成的风险,而长期双联抗血小板治疗又存在出血并发症的可能,因而近年来药物支架的使用热情已明显下降。

(三)经皮冠状动脉介入治疗结果

随着冠状动脉介入治疗技术的改进、支架设计的改良、操作者经验的增加,PCI治疗的结果已得到显著改善。选择合适的患者以及适宜的操作时机,有经验的操作者手术成功率(定义为病变部位残余狭窄<20%,前向血流正常)可达到95%以上。手术并发症,如引起血管急性闭塞的夹层或血管穿孔等在导管室已很少发生。虽然仍然存在争议,一些操作者已建议在PCI手术医院不一定需要外科保驾。

经皮冠状动脉介入治疗手术安全性与术者经验呈正相关,美国心脏学院(ACC)和心脏协会(AHA)指南中指出,冠状动脉介入治疗应该在手术量在400例以上的单位,操作者每年手术量75例以上的医师中开展。

在冠状动脉内支架常规应用之前,再狭窄成为冠状动脉介入治疗的主要障碍,球囊扩张对血管壁的损伤促进血管内膜增殖,导致术后3～6个月血管再狭窄。金属裸支架的使用使得再狭窄发生率显著降低,药物洗脱支架是在支架表面涂以免疫抑制或抗增生的药物(如西罗莫司、紫杉醇等)在支架植入后缓慢释放以防止血管内膜增殖,这种方法使再狭窄率进一步下降,晚期再次血运重建率从裸支架的15%～20%下降到药物洗脱支架的5%～7%。由于药物洗脱支架植入后存在发生晚期支架内血栓形成的风险,并且需要长时间抗凝治疗,因而对于特定的人群需要权衡利弊,选择合适的支架,如对于直径较大的冠状动脉狭窄,不一定必须植入药物洗脱支架。

冠状动脉介入治疗的诸多进展,使得许多以前需要冠状动脉搭桥的患者现在可以在导管室进行有效的治疗;虽然CABG现在仍然是复杂冠状动脉病变的治疗手段,但其所占比例已明显降低。

(四)冠状动脉介入治疗手术操作并发症

PCI最常见的并发症是和动脉穿刺点有关。穿刺部位出血和血肿的发生率在3%～5%之间,大部分可以用保守治疗处理,只有少部分需要输血或外科处理。穿刺部位的假性动脉瘤发生率不到1%,大部分可以在超声指导下压迫解决。后腹膜血肿发生率很低,如未能及时发现,可能威胁生命,有时需要外科处理,在PCI后继续进行抗凝治疗的患者必须非常警惕后腹膜血肿的存在。经桡动脉的介入治疗,可能会导致桡动脉闭塞,但大部分是无症状的,因为手部供血是双环的。

冠状动脉介入治疗的心脏并发症并不多,球囊扩张或支架植入可以导致粥样硬化斑块的栓塞和(或)在远端血管床的血栓形成,相应产生的心肌梗死常是小灶的和可以忍受的。水蛭素或肝素加Ⅱb/Ⅲα受体拮抗剂可以明显减少围术期心肌梗死的发生。心肌缺血诱导的心律失常,包括室性心动过速或心室颤动常常对药物治疗或心脏电复律反应较好。冠状动脉介入手术中的冠状动脉夹层撕裂和(或)血栓性闭塞导致Q波心肌梗死、急诊冠状动脉搭桥和手术相关的死亡,发生率相当低,有经验的操作者结合现代的PCI技术已经使这些并发症的发生率下降到1%以下。

(五)辅助器材

1.高速斑块旋磨术　高速旋磨技术是利用高速旋转的表面带有金刚石颗粒的磨头研磨斑块至小的颗粒,这些颗粒再随血液至下游吸收。最初它主要用于高度钙化病变、开口病变和分叉病变。旋磨后往往要植入支架。

2.远端保护装置　冠状动脉静脉桥血管病变往往存在易碎斑块和血栓性病变,并且在介入治疗时容易引起远端血管栓塞。有几种远端保护装置在临床应用,最常用的是冠状动脉过滤器。现在设计的过滤器是附着于冠状动脉导丝上,在释放前由鞘管束缚住。过滤器系统放置到静脉桥血管病变的远端,移去束缚的鞘管过滤器被释放并且自膨胀开堵塞病变远端。通过过滤器的导丝在滤器近端行球囊扩张和支架植入;在支架植入过程中粥样硬化斑块和血栓性碎片脱落并被滤器拦截,不致引起下游毛细血管床的栓塞

（可能会引起心肌损伤）。在支架植入结束后，用回收鞘将滤器回收。

部分不适合使用远端保护装置的静脉桥病变可以使用近端保护装置，这两种保护装置都可以减少静脉桥血管介入治疗围术期心肌梗死的发生率。

3.血栓去除装置　血栓常常出现在闭塞性冠状动脉病变中，特别是在 ST 段抬高型心肌梗死和其他急性冠状动脉综合征状态。血栓可能导致远端冠状动脉床的栓塞并且影响 PCI 的结果。常用去除血栓的方法是血栓抽吸装置，该装置有两个腔孔，尖端中心腔为导丝通过腔，侧面有较大的侧孔腔与导管末端相通为抽取血栓。该装置常用于血栓负荷重的 ST 段抬高型心肌梗死的治疗，已有临床试验证实血栓抽吸装置用于该状态可以改善冠状动脉介入治疗的结果。

另一种是通过血液流变血栓抽吸装置去除血栓。该装置在导管末端部分有外部管腔，通过该管腔向血管内高速注射生理盐水并折回至导管内，这种高速生理盐水喷射在其后产生一低压区（伯努利原理），通过导管末端周围的孔道将血栓抽吸入导管内。高速喷射的生理盐水可以打碎血栓至微颗粒并且推进它们至导管的近端腔。这种装置对于大量血栓负荷的病变特别有效。

4.血管内超声血管内超声（IVUS）　是通过冠状动脉指引导丝将超声转换器送入冠状动脉内。IVUS可以提供粥样硬化斑块的形状和血管壁的状况，并且能提供冠状动脉造影不能给予的冠状动脉病变信息。在 PCI 之前使用 IVUS 评估冠状动脉病变的严重性及血管大小帮助决定是否需要使用辅助性装置和支架的大小。PCI 之后的 IVUS 常常用来评估支架是否被完全扩张和支架与血管壁的贴壁情况。在目前药物支架年代，理想的支架植入和完全支架贴壁对减少早期和晚期支架内血栓是非常重要的因素，出于这方面的考虑，IVUS 使用频率已明显增加。几项关于血管内超声的研究是关于药物治疗冠状动脉斑块容量进展或逆转的观察。

5.切割球囊　切割球囊作为冠状动脉普通球囊的改进品，常用来处理复杂的冠状动脉病变，如支架内再狭窄病变、冠状动脉分叉病变和开口病变以及小血管病变。最常用的切割球囊表面装有三片切割刀片，在球囊扩张时造成血管壁有控制的内膜切割，与标准的球囊相比，切割球囊会产生更好的管腔扩大。相似的切割装置有将 3～4 根螺旋形的镍钛合金钢丝附着于半顺应性的球囊表面，在球囊扩张时切割斑块，其结果更具有可预测性。

6.冠状动脉压力导丝　冠状动脉压力导丝测量是用来评估临界病变的功能性严重度的一种重要工具。压力导丝的压力敏感器被安放在 PCI 导丝的末端，测量时压力导丝置于病变冠状动脉远端，通过冠状动脉病变远端压力和近端无病变部位压力的比值判断冠状动脉功能储备分数（FFR）值，该数值来自于冠状动脉充分扩张后常用腺苷获得。FFR 值与非创伤性功能检查结果相似，对冠状动脉病变是否应该行 PCI 术的判断很有帮助。

二、PCI 适应证

PCI 所进行的冠状动脉血运重建可以缓解狭窄性冠状动脉病变患者的心绞痛症状，在部分患者中可以改善存活率。AHA/ACC 关于冠状动脉造影和冠状动脉介入治疗指南中已经对 PCI 的适应证给予界定。要决定是否行 PCI 需要在冠状动脉搭桥、药物治疗和 PCI 手术成功率以及远期收益之间平衡。手术操作的成功率和晚期获益很大程度上取决于病变和患者的选择以及医疗单位和手术者的经验。

（一）PCI 患者选择

对于无症状或仅有轻度心绞痛的冠状动脉狭窄患者以及那些在无创负荷试验中无或仅有轻微心肌缺血者通常可以采用药物治疗；然而，即使是无症状的患者，他们在无创负荷试验中有明显的心肌缺血或在心导管检查中冠状动脉有严重狭窄,往往是心血管疾病发病的高危人群,应该考虑使用 PCI 或 CABG 进行血运重建。

和药物治疗相比较,稳定型心绞痛患者或冠状动脉存在 1～2 支血管明显狭窄的患者一般来说 PCI 可以改善临床症状和改善生活质量;然而,对大部分稳定型心绞痛患者 PCI 并不改善患者的死亡率或再梗死的发生率。PCI 一般推荐为单支或双支病变且病变适合行介入治疗患者,作为优于 CABG 的选择。对于多支血管病变者,CABG 和 PCI 都是可以选择的,大部分比较 PCI 和 CABG 临床研究的结果提示两者的死亡率和心肌梗死的发生率相似,但 CABG 者需要再次血运重建率较低。对于 CABG 或 PCI 的选择取决于合并疾病的存在(它们可能会增加开胸手术的风险),以及病变的特征(它们可能会影响 PCI 的结果)、患者的倾向性;可能还需要在开胸手术的最初的风险以及后续的合并症和 PCI 后多次血运重建之间平衡。糖尿病合并多支血管病变者 CABG 的存活率高于 PCI 者。

对于急性冠状动脉综合征的患者从急诊 PCI 手术中收益特别大。对于不稳定型心绞痛和非 ST 段抬高型心肌梗死患者相对于单纯使用药物治疗,使用介入治疗(如 PCI)可以明显减少主要事件(死亡或心肌梗死)的发生率,因而对这类患者应尽早进行冠状动脉造影,并且根据冠状动脉解剖或合并存在疾病状况分配至 PCI、CABG 或药物治疗。

ST 段抬高型心肌梗死患者进行急诊介入治疗的收益最大。对于急性 ST 段抬高型心肌梗死患者的急诊 PCI 疗效明显优于溶栓治疗,明显降低这类患者的死亡、再次心肌梗死以及卒中的发生率,如果患者就诊在恰当的时间内,并且由有经验的医师手术,急诊 PCI 已成为这类患者首选的再灌注治疗手段。急诊 PCI 在抢救心源性休克或不能溶栓治疗的 AMI 患者有特别优势。对于 AMI 首诊在不能行 PCI 的医院,是就地进行溶栓治疗,还是转运到有条件行 PCI 的中心还存在争议,因为转运确实存在治疗延迟的问题。近年来,全国范围内都在争取降低转运时间以使大部分 AMI 患者能进行急诊 PCI。如果急性心肌梗死患者最初接受溶栓治疗,但溶栓没有成功,患者仍有持续性胸痛和 ST 段抬高,这些患者应该进行补救性 PCI,这样仍能改善结果。在心肌梗死后的早期阶段或成功溶栓后几天内进行 PCI 可以减少再发心肌缺血的频率。

(二)PCI 冠状动脉病变选择

冠状动脉病变的特征是决定患者进行 PCI、CABG 或药物治疗的重要因素。复杂的冠状动脉病变包括非常长的病变、极度扭曲或钙化病变、高度成角病变,某些分叉病变、开口病变、退变的静脉桥血管病变、小血管病变和慢性完全闭塞性病变;这些复杂病变的存在可以使 PCI 手术更困难并且影响手术后的长期疗效。如果冠状动脉病变复杂,并且可能 PCI 的疗效不理想,则药物治疗或 CABG 可能会是更好的选择。

冠状动脉搭桥后静脉桥血管病变已越来越受到关注。静脉桥血管病变常常是弥漫性病变,易碎的和血栓性斑块多,并且在 PCI 中容易发生远端血管栓塞。桥血管局灶性病变可以在远端保护装置应用下行支架植入。但对于多个静脉桥血管弥漫性退行性病变以再次冠状动脉搭桥为较好的选择。之前,对于左主干病变标准的治疗手段是 CABG,然而随着 PCI 技术的改进以及药物洗脱支架的应用,使得左主干支架植入术成为可能,并且这种可能性还在进一步增加。

(高永超)

第六节　冠状动脉旁路移植术

心血管疾病是全人类,特别是发展中国家的主要死亡原因。急慢性冠心病导致了心肌的氧供应不足,随之引起氧代谢紊乱。冠状动脉血流对心肌细胞的灌注不足引起心绞痛发作,如果持续时间较长,将可能导致心肌细胞的坏死。解决冠状动脉血流中断最简单有效的方法是建立另一条通路作为替代途径,以绕过阻塞的冠状动脉,达到供应心肌血液的目的。正是基于这种认识,就产生了冠状动脉旁路移植术(CABG)。

一、适应证

对于急性冠状动脉综合征(ACS)来说,CABG 只适合于那些血管解剖上不能行经皮冠状动脉介入治疗(PCI)或者 PCI 风险太高的患者,在这种情况下,CABG 被广泛证明能减少死亡率、减少再住院率、改善生活质量。对于多支血管病变适合行 PCI 的患者来说,PCI 和 CABG 都是合理的,多数研究均证实了 PCI 和 CABG 在住院期间死亡率和再梗死率是无显著差异的,但 PCI 术后再狭窄率显著高于 CABG。CABG 的适应证有:

1.药物治疗不能缓解或频发的心绞痛患者。

2.冠状动脉造影(CAG)证实左主干或类似左主干病变、严重三支病变。

3.稳定型心绞痛患者如存在包括左前降支近端狭窄在内的两支病变,若左心室射血分数(LVEF)＜50％,或无创检查提示心肌缺血存在,也推荐行 CABG。

4.不稳定型心绞痛患者在进行正规的抗凝、抗血小板及抗心肌缺血药物治疗后仍不能控制心肌缺血症状,且患者冠状动脉病变不适合行 PCI 或反复出现再狭窄者;如发生持续性胸痛或胸痛恶化,可行急诊 CABG。

5.PCI 不能进行或失败,当出现危险的血流动力学改变,患者有明显的心肌梗死的危险或导丝、支架误置到关键部位、导丝穿出、冠状动脉破裂者。

6.急性心肌梗死患者如在静息状态下有大面积心肌持续缺血和(或)血流动力学不稳定,非手术治疗无效者。

7.心肌梗死后出现急性机械性并发症(如室间隔穿孔、二尖瓣乳头肌断裂或游离壁破裂等)者,应急诊行 CABG 或全身状态稳定后行 CABG。

8.室壁瘤形成可行单纯切除或同时行 CABG。

9.陈旧性较大面积心肌梗死但无心绞痛症状或左心功能不全、LVEF＜40％的患者,应行心肌核素和超声心动图检查,通过心肌存活试验判定是否需要手术。如有较多的存活心肌,手术后心功能有望得到改善,也应行 CABG。

二、技术

1.手术时机　一旦明确了外科血运重建治疗的适应证,重点就集中在时机选择(紧急、限期或者择期)和手术方法的选择上。关于急性心肌梗死何时行 CABG 目前尚无定论。急诊 CABG 是相对于常规的 CABG 来说的,通常指患者在明确有手术指征后数小时内完成手术。急诊 CABG 死亡率高,特别是发病 6 小时内手术者,可高达 17.4％。但有些患者,如心肌梗死后并发机械并发症、行 PCI 失败或者出现意外,只有行急诊 CABG 才能挽救生命。对于那些 CAG 证实为冠状动脉闭塞并伴有血流动力学不稳定和(或)强化药物治疗后仍反复发生心肌缺血的患者,可以考虑紧急 CABG 术。对于那些稳定型心绞痛、血流动力学稳定、病变程度较轻的患者,可考虑择期手术。多因素分析显示:LVEF＜0.30、年龄＞70 岁、心源性休克及低心排状态均为 CABG 患者死亡的独立危险因子。因此,心内科医师和心外科医师应组建"心脏小组",针对每个患者手术时机进行商讨,共同决定冠心病患者的最佳治疗策略,以确保 CABG 能获得最大疗效。

2.手术方式　CABG 的金标准是实现完全的再血管化,这一点也是与 PCI 的重要区别。CABG 的手术方式主要有传统的心脏停搏、体外循环支持(CPB)和非体外循环的 CABG(OP-CABG)。一般搭桥的顺序是先做心脏背侧,即左侧边缘支,再做右冠状动脉,最后做前降支。如果先做前降支,再做其他吻合,可能会损伤前降支;但如果用非体外循环,则可能先解决左心室缺血区域,即做完前降支,再做边缘支或右冠状动脉。桥血管分为动脉桥和静脉桥,前者主要有乳内动脉、桡动脉、胃网膜动脉和腹壁下动脉,后者主要是大隐静脉、小隐静脉和上肢头静脉。乳内动脉是最常用的动脉桥,吻合前降支年通畅率可达 95.7%,10 年通畅率在 90% 以上,显著优于静脉桥。大隐静脉是最常用、最易取的静脉,长度长、口径大,但其 10 年通畅率在 50% 左右,长期效果不如乳内动脉。CABG 的核心是选择和找到正确的靶血管并在病变远端合适位置上做好端端吻合,高质量的血管吻合是保证近期和远期通畅率的最重要条件。

目前普遍使用的体外循环系统包括一个转动泵(大多是滚压泵)、一个膜氧合器和一个开放的贮存池。在停搏的心脏上操作允许术者仔细地检查病变血管,将移植血管与直径小到 1.5mm 的冠状动脉进行精细地吻合。传统的外科血运重建技术需要放置一个主动脉阻断钳在升主动脉上来控制手术区域。为了最大限度的减少心肌损伤,通常采用心肌灌注液和降低心脏温度以减少代谢的方法来保护心肌。在完成主动脉夹闭和灌注液的引导后,首先进行的是远端血管的吻合。最先吻合的是心脏下面的血管(右冠状动脉、后降支、左心室支),然后以逆时针方向依次吻合后缘支、中间的缘支、前面的缘支、中间支、对角支,最后为左前降支;最后进行左乳内动脉与前降支(或者其他最重要的远端血管)的吻合。按照动脉血管吻合方式,使用 4mm 开孔器吻合桥血管与近端主动脉。如果升主动脉有严重动脉粥样硬化病变,则不主张放置主动脉阻断钳夹进行近段血管吻合,从而降低血栓或粥样斑块脱落的风险。许多外科医师在近端主动脉吻合口放置一个不锈钢垫圈(能被荧光透视法显像),以便于以后的 CAG 导管操作。近远段吻合都完成后,再次充盈主动脉和移植血管,随即去除阻断钳。此时,心肌开始得到再灌注,可以准备结束体外循环。常规体外循环下行 CABG,术野清晰,操作精确,吻合口通畅率高,是大多数外科医师常用的手术技术,尤其适用于血管条件较差、病变广泛弥漫的患者。

随着 CABG 技术的发展与手术器械的改进,OPCABG 逐渐被推广。与传统的 CABG 手术相比,OP-CABG 可以免除体外循环对患者的不利影响,如代谢紊乱、体内血管活性物质的激活和释放、心肌顿抑、对肺功能和肾功能处于边缘状态患者的打击、出血和血栓形成等并发症;同时,还能减少手术创伤,缩短手术、气管内插管、术后监护和住院时间,节省医疗费用。但 OPCABG 的选择具有一定的局限性,病变冠状动脉一般局限于前降支、对角支或右冠状动脉,也可以为多支病变。对于那些心脏显著扩大、心律失常、冠状动脉管腔小、管壁硬化严重或同时要做其他心脏手术的患者,宜行传统的 CABG。一项 Meta 分析结果表明,接受 OPCABG 患者的死亡率、脑血管意外和心肌梗死发生率低于接受常规 CABG 患者。近期的 PRAGUE-6 研究结果表明,对于高危患者(EuroSCORE 评分≥6 分),OPCABG 比传统停跳 CABG 近期获益更多。

无论在体外循环下还是非体外循环下行 CABG,围术期的处理、术中麻醉和体外循环均很重要,要维持好血压和心率。停体外循环和心脏复跳后,要密切观察血流动力学变化和心电图改变,必要时采用左心辅助措施,如及早使用主动脉内球囊反搏(ICBP)等。由于 OP-CABG 应用时间尚短,与常规体外循环下的 CABG 的长期疗效比较有待继续观察随访。

微创外科手术是近年来另一种常用的技术。简单地说,这种方法就是 OPCABG 和小切口技术的结合。采用左前侧切口从第 4 肋间进入而不需切开或切除肋骨。打开心包后,将靶冠状动脉与周围的组织分离,将吻合口前后一小段血管缝住后悬吊至一片心包组织上,使血流暂时中断。如果心功能保持稳定,可在不应用体外循环的情况下进行吻合,用稳定装置固定吻合口局部。这种方法手术视野小,不适用于血流动力学不稳定和多支血管病变的患者。因为移植血管只能取自胸内的动脉,一般只用于单支病变血管,特别是左前降支的血运重建。

3.围术期处理　围术期处理的中心是心肌保护,术前心肌保护主要在于保护心肌储备,包括减少活动、控制血压和心率、防治心律失常,对于危重患者可行 ICBP。术中正确控制好心肌缺血的时间。术后维持好血压和心率,保护好心功能。

(1)循环稳定:一旦决定行 CABG,应就地开始准备,维持循环稳定。术前或者术中循环不稳定者应及时放置 ICBP 或使用正性肌力药物。ICBP 能增加冠状动脉血流和心排血量.改善其他脏器灌注,同时降低心脏前负荷和心肌氧耗量。

(2)药物调整:应予以阿司匹林 100~325mg/d,可持续到术前。通常在术后 6 小时内即开始使用阿司匹林,这可以提高大隐静脉移植物的通畅率。剂量<100mg 的阿司匹林虽然对冠状动脉疾病患者有效,但维持大隐静脉通畅的效果较差。对于稳定、择期的患者,最好在 CABG 前 5 天停用 P2Y12 受体阻滞剂,如氯吡格雷和替卡格雷;但对于血栓前状态和需要接受急诊手术的不稳定患者,可持续到术前 24 小时;普拉格雷则应在术前至少 7 天就停用。所有患者在围术期都应该接受他汀类药物治疗。研究表明,没有接受他汀类药物治疗的患者 CABG 后出现心血管并发症的几率较高。围术期使用 β 受体阻滞剂可以降低 CABG 相关房颤的发生率及其影响。短期或长期使用 β 受体阻滞剂还能降低缺血和死亡风险。

(3)血糖控制:糖尿病患者术后应接受胰岛素持续输注,以便将血糖控制在 10mmol/L 以下。就目前而言,还不太清楚将血糖控制在 7.8mmol/L 目标水平的价值到底有多大。

(4)术后管理:术后常规送 ICU 加强监护,积极防治并发症,包括控制感染、营养支持、维持水电解质及酸碱平衡等。急诊 CABG 比择期 CABG 术后行机械通气时间长,因此,应注意呼吸道管理,避免肺部感染。对于所有 CABG 患者,只要符合条件均要进行心脏康复指导,包括早期步行等适当锻炼、家庭宣教等。

4.术后并发症及处理　CABG 对手术操作要求轻巧、快捷,吻合要精确、严密。同时手术本身带来创伤较大,并发症多,如处理得好,绝大多数患者可顺利康复。CABG 术后常见并发症如下:

(1)心律失常:CABG 术后最常见的心律失常是心房纤颤,发生率可达 20%~30%,多发生在术后 1~3天,常为阵发性。术前不停用及术后尽早应用 β 受体阻滞剂可有效减少心房纤颤的发生。治疗的原则是先控制心室率,然后进行复律。可选用 β 受体阻滞剂、钙拮抗剂、胺碘酮等。

(2)术后出血:是 CABG 术后最常见的并发症之一,发生率 1%~5%,常发生在术后 24 小时内。当胸腔引流量>200ml/h,并持续 4~6 小时,24 小时>1500ml,或者出现心包填塞时,应尽早转回手术室开胸探查。同时应检测 ACT,防止凝血功能障碍引起的出血。

(3)低心排综合征:CABG 术后发生低心排的原因主要有:低血容量、外周血管阻力增加导致的心脏后负荷过重和心肌收缩不良等。表现为低血压、心率快、四肢厥冷、少尿或无尿等。应用温血停跳液及正性肌力药物可减少术后低心排综合征的发生。如由于心肌收缩不良引起,可使用正性肌力药物,如多巴胺、多巴酚丁胺等。当正性肌力药物剂量过大,血压仍偏低者,可行 ICBP 植入。

(4)术后再发心肌梗死:CABG 患者本身血管条件差,术后可再发心肌梗死,发生率 2.5%~5.0%,原因可能有:心肌再血管化不良、术后血流动力学不稳定、桥血管出现问题等。通过心电图及心肌酶谱可及时诊断。应采用及时的血流动力学支持、药物治疗以及维持水、电解质、酸碱平衡,必要时可采取急诊介入治疗或外科手术。

(5)感染:CABG 术创伤大,感染几率较高,纵隔感染的发生率为 1%~4%,是 CABG 术后死亡的主要原因之一。研究表明,术前使用抗生素可明显降低 CABG 术后感染。在胸骨深部感染尚轻时,应积极外科清创,并采用肌瓣移植覆盖创面,早期恢复血运。

(6)肾衰竭:急性肾衰竭是 CABG 术后常见的并发症,为 CABG 死亡的独立危险因素。

(7)脑血管意外:患者高龄、脑动脉硬化或狭窄,或有高血压、脑梗死病史,手术时肝素化和体外循环对动脉压力和血流量的影响,都可加重脑组织损害;术中循环系统气栓以及各种原因的脑血栓、栓塞或脑出血,均可引起术后患者昏迷,应对症处理。个别患者有精神症状,如烦躁、谵妄等,口服奋乃静治疗,一般 3 天内可恢复。良好的麻醉和体外循环技术是避免脑部并发症的关键。

5.疗效

(1)早期疗效

1)手术死亡率:目前在西方发达国家,CABG 死亡率降到 2% 以下。近期住院死亡率不仅受到病例选择、医院条件、手术时间、手术技术的影响,而且与高龄、女性、既往 CABG、急诊手术、左心功能不全、左主干病变、冠心病严重程度等因素有关。尽管我国患者就医和手术时间晚、病程长、病情重、血管条件差的病例多,但是如能提高手术技术,可获得同发达国家相近的疗效。

2)心绞痛缓解:CABG 可有效缓解心绞痛,疗效肯定,已被全世界所公认。90%～95% 的患者心绞痛完全缓解,5%～10% 的患者症状明显减轻或减少用药。症状缓解与否的相关因素为:手术技术、是否完全血管化、冠状动脉移植血管有无再狭窄、患者病变范围以及血管远端条件。

(2)远期疗效

1)远期生存率:不同研究组的报告大致相似,1 个月生存率为 94%～99%,1 年为 95%～98%,5 年为 80%～94%,10 年为 64%～82%,15 年以上为 60～66%。这不仅与患者年龄、病情轻重、术后自我保护意识增强与否有关,还受患者本身血管病变以及冠状动脉移植血管是否发生再狭窄等因素的影响。手术 6 年后死亡率逐渐增加,患者多死于心脏原因,其他原因死亡者约占 25%。近期研究表明,对于不需要急诊治疗的多支血管病变的老年患者,CABG 治疗会比 PCI 治疗得到更长的生存期。

2)症状缓解:CABG 术后,患者心绞痛症状缓解,心功能改善,生活质量提高;1 年后,除年老体弱者外,大部分患者均可恢复工作能力。手术后 3 个月和 4 年是心绞痛可能复发的两个关键时期,远期心绞痛缓解率为 90% 左右。

3)再手术:静脉桥由于在取材过程中受到牵拉、内膜损伤等原因易造成内膜增厚,10 年通畅率较动脉桥显著降低,发生再狭窄的几率显著增高,静脉桥狭窄或阻塞 5%～10% 发生于 1 年内。吻合不良、血管损伤、血流量低、病变进展都会引起血管狭窄,静脉瓣对此可能亦有影响;静脉桥长度不够或过长,导致血管扭曲、内皮损伤,引起血栓形成,这些情况都需要再手术治疗。根据不同的报告,97% 的患者 5 年内免于再手术,90% 和 65% 的患者分别在 10 年和 15 年内免于再手术。乳内动脉的使用使再手术率有所下降,但年轻患者再手术率增加。再手术危险性是第 1 次手术的 2 倍,冠状动脉左主干受累、三支以上血管狭窄和左心室功能不全是最重要的危险因素。

4)再梗死:除了发生围术期心肌梗死外,有学者报告 96% 的患者术后 5 年和 64% 的患者术后 10 年不会发生再梗死。

5)左心室功能:65% 的患者术后左心室功能明显改善,缺血心肌得到血液供应,顿抑和冬眠心肌功能恢复,节段心肌收缩能力增强,左心室舒张功能在手术后改善更快。1 年后,这些疗效会更明显。但是如果再血管化不完全或吻合口不通畅,将会影响心功能恢复。

(高永超)

第七节　冠心病的药物治疗

近几十年来随着医学科技领域的研究进展,新的治疗方法不断出现,展示了广阔的前景。过去的20年,已经认识到一氧化氮(NO)与动脉粥样硬化进程有关。动物实验已经证实,NO供体具有减缓动脉粥样硬化进程的作用。临床研究也表明,NO供体应用可治疗冠心病伴发的心绞痛。在ACS的患者,现在认为炎症是斑块破裂的中心环节。因此抗炎治疗,无论是针对特异性炎症,还是非特异性炎症,都可以作为新的治疗靶点。早在20世纪初,就有学者应用各种方法促进缺血心肌的血管再生,在血管再生分子机制的研究过程中,试图找到一种在这一过程起关键作用的细胞因子,将其应用于临床性血管再生。研究较多的是血管内皮生长因子(VEGF)和成纤维母细胞生长因子(bFGF),它们作用于血管生成的多个环节,在理论上及体外实验均起启动和加速血管再生数个关键步骤的作用。新近研究表明,在不稳定型心绞痛(UA)、AMI、心肌冬眠、缺血再灌注损伤中都存在细胞凋亡的解剖学证据。通过对细胞凋亡的调控以延缓粥样硬化的过程,促进斑块消退,防止斑块破裂及其并发症,改善预后,可以成为一个新的治疗方向。

目前临床上用于冠心病的药物种类主要有抗血小板聚集药、调脂药、硝酸酯类药、β受体拮抗药、钙通道阻滞药、血管紧张素转化酶抑制药等。

一、抗血小板药物的应用

阿司匹林通过抑制环氧化酶和血小板血栓烷A2的合成来达到抗栓作用。在3000例以上稳定型心绞痛患者应用阿司匹林治疗,心血管不良事件的危险性平均降低33%。在UA者,阿司匹林能够减少短期或长期致死或非致死性心肌梗死的危险。研究显示,择期给予无症状患者300mg阿司匹林,可降低心肌梗死的发生率。在稳定型心绞痛患者进行的试验显示,索他洛尔治疗基础上加用75mg阿司匹林,作为主要终点事件的心肌梗死和死亡减少34%,二级终点事件血管事件减少32%。

噻氯匹定是沙纳吡定衍生物,它抑制腺苷酸诱导的血小板积聚,并降低凝血酶、胶原和血栓烷A2、血小板活化因子的浓度。它还可减少纤维蛋白原并增加红细胞变形,从而降低血液黏滞度。虽然噻氯匹定可降低稳定型心绞痛患者的血小板功能,但不像阿司匹林,它没有显示能够减少心血管事件。然而,它可引起白细胞计数减少,偶尔可发生血栓性血小板减少性紫癜。

氯吡格雷也是一种沙纳吡啶衍生物,在化学结构上与噻氯匹定相近,但具有更强的抗血栓功能。它选择性地不可逆地抑制腺苷＝磷酸与血小板受体结合,因而阻断依赖腺苷二磷酸激活的糖蛋白Ⅱb/Ⅲa复合物,阻止腺苷二磷酸介导的血小板激活。一项在陈旧性心肌梗死、卒中或有症状周围血管性疾病(即有发生缺血事件危险)者比较氯吡格雷与阿司匹林的随机试验显示,氯吡格雷对减少心肌梗死、血管性死亡或缺血性卒中的联合危险性方面比阿司匹林更有效。然而,没有进一步的试验证实氯吡格雷治疗稳定型心绞痛患者有效果。

双嘧达莫是一种嘧啶类衍生物,具有扩张冠状动脉阻力血管的作用,并还有抗血栓作用。它通过抑制磷酸二酯酶,激活腺苷酸环化酶,增加血小板细胞内cAMP,并抑制从血管内皮细胞和红细胞内摄取腺苷。血浆内腺苷浓度增加导致血管扩张。由于常规口服剂量的双嘧达莫就可加重稳定型心绞痛患者运动诱发的心肌缺血,因此,它不应作为抗血小板药物使用。

冠心病患者无论是否有症状,只要没有禁忌证,就应常规每日应用阿司匹林75～300mg。荟萃分析

287 项随机试验的结果显示,75～150mg/d 剂量组血管事件减少与 160～300mg/d 剂量组相近,然而,＜75mg/d 受益较小。

二、抗凝血药的应用

已经发现,组织纤溶酶原激活物抗原(tPA-ag)增加、纤溶酶原激活物抑制剂(PAI-1)浓度增高和运动后 tPA-ag 反应降低,都可与稳定型心绞痛患者发生继发性心血管死亡危险性增高有关,这就为长期抗血栓治疗提供了理论依据。在稳定型心绞痛患者进行的小规模安慰剂对照研究显示,每日皮下注射低分子肝素能够降低纤维蛋白原水平,这与改善临床症状和提高运动到 ST 段压低 Imm 或最大 ST 下降的时间有关。然而,这种治疗的临床经验非常有限。还没有确立新型抗血小板及抗血栓药物加糖蛋白 Ⅱ b/Ⅲ a 抑制药和重组水蛭素在治疗稳定型心绞痛患者的效果。在有动脉粥样硬化危险因素但没有症状的心绞痛患者进行的随机试验表明,使用华法林口服低强度抗凝(INR1.47)可降低缺血事件(冠心病死亡和致死性及非致死性心肌梗死)的危险。阿司匹林可增强这种获益。

三、调脂药物的应用

使用胆汁酸螯合药、纤维酸衍生物(吉非贝齐和氯贝丁酯)或者烟酸等较早的降脂试验表明可将总胆固醇降低 6％～15％。汇总这些研究得到的资料还表明,总胆固醇每减少 1％,冠状动脉事件的发生减少 2％。采用冠状动脉造影的试验解释了调脂治疗对冠状动脉粥样硬化斑块出现解剖学变化的作用。积极治疗可延缓斑块发展,使斑块更加稳定,减少临床事件的发生。对 37 项试验的荟萃分析证实,降低胆固醇治疗与冠心病病死率和总病死率降低有明显的关系。

降低低密度脂蛋白(LDL)的药物可减少冠心病患者不良缺血事件的危险。试验显示,在基线胆固醇 2.12～3.08g/L 的冠心病(包括心绞痛)患者应用 HMG-CoA 还原酶抑制药治疗,可将病死率和主要冠状动脉事件降低 30％～35％。一项研究显示,在有陈旧性心肌梗死并血浆总胆固醇＜2.4g/L(平均 2.09g/L)和 LDL-胆固醇在 1.15～1.74g/L(平均 1.39glL)的男性和女性,应用 HMGCoA 还原酶抑制药(他汀类)治疗,可将致死性或非致死心肌梗死降低 24％0 这些临床试验表明,在冠心病包括稳定型心绞痛者,主张进行调脂治疗,即使只是出现轻到中度 LDL-胆固醇升高。

四、血管紧张素转化酶抑制药（ACEI）的应用

曾一直认为 ACEI 有潜在的心血管保护作用。早在 1990 年,两项研究显示,ACEI 能够降低复发性心肌梗死发生率,这种效应与单纯降低血压的作用有关。与此同时,研究证实,血浆肾素高值与心肌梗死合并轻度高血压患者的病死率明显增高有关,并这种效应与血压水平无关。

90％以上的血管紧张素转化酶与组织结合,而仅有 10％的血管紧张素转化酶在血浆内以可溶解的形式出现。在非动脉粥样硬化的动脉,大多数组织内血管紧张素转化酶与血管壁管腔面的内皮细胞的细胞膜结合,并高浓度血管紧张素转化酶出现在血管内皮外。粥样硬化代表了一个过程的不同阶段,它主要由内皮细胞介导。因此,在早期,对于内皮细胞功能有重要影响的局部血管紧张素 Ⅱ 和缓激肽浓度,主要位于内皮细胞的血管紧张素转化酶是一个非常重要的介质。应用喹那普利(40mg/d),能够消除没有严重高脂血症或心力衰竭证据患者的冠状动脉内皮功能紊乱。在更严重的病变,血管紧张素转化酶也可位于贯

穿整个斑块的微血管结构的内皮并伴有血管紧张素Ⅱ增高。

血管紧张素转化酶使得血管紧张素Ⅰ转变为血管紧张素Ⅱ,并通过水解作用使缓激肽降解成为无活性的代谢物。因此,血管紧张素转化酶为血浆内的血管紧张素Ⅱ和缓激肽之间的平衡,提供了一个重要的生理学功能,但在血管壁内更加重要。已经表明,与安慰剂比较,雷米普利治疗导致心肌梗死后患者的血浆凝血酶原激活物抑制剂1(PAI-1)抗原水平降低44%(P=0.004),PAI-1活动度降低22%(P=0.02)。因此,雷米普利使心肌梗死后的纤溶平衡移向溶解这一侧,这种生物化学作用与临床试验中降低心肌梗死的危险性有关。总之,血管紧张素转化酶抑制药具有有利于促进血管扩张、抗凝集、抗增生和抗血栓效应的血管作用机制。

五、抗心绞痛和抗缺血药物的应用

抗心绞痛和抗缺血药物治疗与其他防止心肌梗死和死亡的药物联合应用。但在某些高危患者,有些干预(例如β受体拮抗药和外科搭桥术)在防止心肌梗死和心脏性猝死的同时,可改善心绞痛和缺血。然而,抗心绞痛治疗的主要目的是减轻心肌缺血的症状,因而改善体力活动功能和提高生命质量。减轻缺血和心绞痛的最有效药物是β受体拮抗药、钙通道阻滞药和硝酸盐制剂,

(一)β受体拮抗药

应用β受体拮抗药减慢心率、抑制心肌收缩力和降低动脉压力,可减少心肌氧耗。心率减少可延长舒张期灌注时间,从而增加左心室灌注。尽管β受体拮抗药可能通过形成环腺苷酸(cAMP)来增加冠状动脉血管阻力,但尚没有证实这种药效学的临床意义。心率显著减慢可增加左心室舒张期室壁张力,从而增加心肌需氧量,但与硝酸盐制剂同时使用可抵消β受体拮抗药的这种潜在不良反应。

目前有多种β受体拮抗药都可用于治疗高血压和心绞痛。所有β受体拮抗药对心绞痛可能具有相同的作用。在稳定型劳累性心绞痛患者,这些药物可减少运动时的心率与血压的乘积,因此,心绞痛的发作或运动时缺血阈值延迟或避免。在治疗稳定型心绞痛时,常规将β受体拮抗药的剂量调整到静息心率为55~60/min。在严重心绞痛患者,假如没有与窦性心动过缓有关的症状和没有发生心脏传导阻滞,可将心率减慢到<50/min。在稳定型劳累性心绞痛者,β受体拮抗药限制运动性心率增加,理想心率为低于缺血发作时心率的75%。已经发现,具有血管扩张作用的β受体拮抗药对稳定型心绞痛有效。同时具有。肾上腺素能受体和β肾上腺素能受体拮抗作用的药物,在稳定型心绞痛的治疗中也有效,β受体拮抗药对于控制劳累性心绞痛具有明显效果。比较β受体拮抗药和钙通道阻滞药的对照研究显示,这两种药物对控制稳定型心绞痛同样有效。对于梗死后稳定型心绞痛和血管重建治疗后需要抗心绞痛治疗者,应用β受体拮抗药治疗,能够有效地控制有症状或无症状心肌缺血的发生。文献报道,在有高血压但无明显冠山病的老年患者,与利尿药相比,作为一线治疗的β受体拮抗药不能够降低心源性病死率和各种原因的病死率。然而,β受体拮抗药仍然是治疗老年稳定型心绞痛患者可供选择的抗缺血药物。

许多随机试验已经显示β受体拮抗药能改善新近发生心肌梗死患者的存活率。几个大规模的随机试验也显示,β受体拮抗药能改善高血压患者的存活率并预防卒中和心力衰竭。一些小规模的随机对照试验观察到β受体拮抗药对既往没有心肌梗死或高血压的稳定型心绞痛患者的作用。

(二)钙通道阻滞药

钙通道阻滞药包括新的第二代选择性二氢吡啶类药物和如维拉帕米、地尔硫草等非二氢吡啶类药物,它们能够减少冠状动脉血管阻力,增加冠状动脉血流。所有这些药物都可使心外膜冠状动脉血管和小动脉阻力血管扩张。心外膜冠状动脉扩张是钙通道阻滞药缓解血管痉挛性心绞痛的主要受益机制。钙通道

阻滞药还能主要通过减轻血管阻力和动脉压力来减轻心肌需氧。

比较钙通道阻滞药与β受体拮抗药的随机试验显示,钙通道阻滞药对于减轻心绞痛大体上与β受体拮抗药的效果相当,并能够延长运动到心绞痛或缺血发生的时间。不同剂量的二氢吡啶类药物或非二氢吡啶类药物,其临床效果都很明显。钙通道阻滞药能有效降低血管痉挛性心绞痛患者的心绞痛发生率。短效的硝苯地平、地尔硫草和维拉帕米在约70%患者可完全解除心绞痛发作,还有20%患者的心绞痛发作频率明显降低。应用新一代血管选择性长效二氢吡啶类药物氨氯地平治疗血管痉挛性心绞痛的安慰剂随机对照试验将52例血管痉挛性心绞痛患者随机分为氨氯地平组或安慰剂组,与安慰剂组比较,氨氯地平治疗组的心绞痛发生率明显下降,摄入硝酸甘油片的量也明显减少。

(三)硝酸甘油和硝酸制剂

硝酸甘油是内皮依赖性血管扩张药,它通过减少心肌需氧和改善心肌灌注而产生有益的作用。心肌需氧和氧耗下降主要是由于前负荷降低所致左心室容积和动脉压力降低。大动脉压力降低也可是由于硝酸甘油使大动脉的顺应性改善的结果。在稳定型心绞痛患者,硝酸甘油还具有抗血栓和血小板的作用。有些患者由于反射性的交感神经兴奋性增加,结果心率增加,心肌收缩力增强。但一般硝酸甘油和硝酸制剂的净作用是减少心肌需氧量。

硝酸甘油能够扩张心外膜冠状动脉和侧支血管。这种对有或没有粥样硬化性冠心病的心外膜冠状动脉的扩张作用,可有效地缓解血管痉挛性心绞痛患者的冠状动脉痉挛。由于硝酸甘油减少需氧并改善心肌灌注,因此,这些药物能够有效地缓解需氧性和供氧性心肌缺血。

对于劳累性心绞痛患者,硝酸甘油能提高运动耐量,延缓心绞痛发生时间,减轻踏板运动试验中ST段下降的程度。与β受体拮抗药或钙通道阻滞药联合应用,硝酸盐制剂能增强在稳定型心绞痛患者抗心绞痛或抗缺血效果。

(四)其他抗心绞痛药物

吗多明是一种与硝酸盐制剂具有相同药理特性的斯德酮亚胺,能够有效地控制有症状的稳定型心绞痛患者。尼可地尔是一种钾通道激活药,也与硝酸盐制剂具有相同的药理特性并可有效地治疗稳定型心绞痛。代谢性药物如曲美他嗪、雷诺嗪和左旋肉毒碱在一些患者具有抗心绞痛作用。心动过缓药物如阿普林定和扎替雷定已经用于治疗稳定型心绞痛,但其有效性还有待进一步观察。研究者一直在对ACEI治疗稳定型心绞痛的作用进行观察,但尚不能肯定其疗效。文献报道,在使用β受体拮抗药的稳定型心绞痛并左心室功能正常者,加用ACEI可减轻运动诱发的心肌缺血。5-羟色胺拮抗药酮色林可能对稳定型心绞痛无效。拉贝洛尔是一种β受体和α受体拮抗药,已经证实具有抗心绞痛作用。文献报道,非选择性的磷酸二酯酶抑制药如茶碱和曲匹地尔具有抗心绞痛作用。泛托法隆是一种钙通道阻滞药,具有抑制窦房结兴奋性的作用,因而能减慢心率。与其他钙通道阻滞药一样,它具有强烈扩张外周血管和冠状动脉血管的作用。对照研究中已经观察到它对稳定型心绞痛患者具有抗心绞痛作用。

六、稳定型心绞痛药物治疗的选择

稳定型心绞痛治疗有两个目的:①降低病死率和发生不良事件的危险;②减轻症状。从患者的角度,往往更加关注后者。稳定型冠心病的主要症状有绞窄性胸痛或相当于劳力性呼吸困难一样的症状。患者往往不仅有症状本身而感到不适,还可有伴随的活动受限或症状引起的焦虑。有关预后的不确定也是导致焦虑的另一个原因。对于有些患者,主要症状可以是心律失常引起的心悸或晕厥;或者心功能不全导致的疲劳、水肿或端坐呼吸。

由于患者中症状的不同、患者本身独特的感觉、期望和选择不同,不可能制订一个统一的治疗成功的定义。例如对一例除心绞痛之外无其他疾病的活动量很大的患者,治疗目的是完全消除心绞痛,恢复积极的体力活动。相反,对于一例有严重心绞痛并伴有其他严重疾病的老年患者,减轻症状并能进行日常有限的活动就很满意了。

对大多数患者来说,治疗目标应是完全或几乎完全地消除绞窄性胸痛,恢复正常活动并恢复到 CCS 分级为Ⅰ级的功能状态。完成这种目标的同时,治疗的不良反应应尽可能少。这种成功的定义应根据每一例患者的具体临床特征和选择来确定。

治疗心绞痛的药物选择主要考虑应是改善预后。一级预防或二级预防试验已经显示,阿司匹林和调脂治疗能够降低病死率和非致死性心肌梗死的危险。这些资料强烈提示,在稳定型心绞痛患者,心脏事件也可减少,这得到应用阿司匹林小样本随机试验的直接证据的支持。

β 受体拮抗药作为心肌梗死后患者的二级预防应用时,也能够减少心脏事件并降低高血压患者的病死率和患病率。基于 β 受体拮抗药可降低患病率和病死率,应着重考虑将 β 受体拮抗药作为稳定型心绞痛的首先治疗,但目前应用较少。糖尿病不是使用 β 受体拮抗药的禁忌证。尚没有研究显示硝酸盐制剂能够降低急性心肌梗死或冠心病患者的病死率。但即刻释放或短效二氢吡啶类钙通道阻滞药可增加心脏不良事件。然而,长效或缓释的二氢吡啶药或非二氢吡啶类药物,可缓解稳定型心绞痛患者的症状,不会增加心脏不良事件的危险。没有结论性证据表明,长效硝酸盐制剂或钙通道阻滞药能够有效地长期治疗和缓解心绞痛症状。长效钙通道阻滞药由于可维持 24h,在维持治疗方面比长效硝酸盐制剂有效。然而,也应考虑到患者和医师的选择。

新一代血管选择性长效钙通道阻滞药如氨氯地平或非洛地平,可用于左心室收缩功能下降者。在窦房结功能失调、休息时心动过缓或房室传导阻滞者,应避免应用 β 受体拮抗药或减慢心率的钙通道阻滞药。在胰岛素依赖的糖尿病患者,应慎用 β 受体拮抗药,因为 β 受体拮抗药可掩盖低血糖症状,轻微外周血管疾病者,没有应用 β 受体拮抗药或钙通道阻滞药的禁忌证。然而,有静息性缺血症状的严重外周血管疾病患者,最好避免使用 β 受体拮抗药,但优先应用钙通道阻滞药。在梗阻性肥厚型心脏病患者,应避免应用硝酸盐制剂和二氢吡啶类钙通道阻滞药。对这些患者,β 受体拮抗药和减慢心率的钙通道阻滞药可能有用。有严重主动脉瓣狭窄者,应慎用所有血管扩张药,包括硝酸盐制剂,因为血管扩张药有引起低血压和晕厥的危险。

心绞痛患者可伴随其他心脏问题,例如充血性心力衰竭,需要其他特殊治疗,如利尿药和 ACEI。

(史文奇)

第八节　冠状动脉介入手术相关的药物应用

一、技术特点

(一)技术发展

20 世纪 80 年代以来,由于器械的不断更新、经验的日趋丰富和新技术的开发,经皮腔内冠状动脉成形术(PT-CA)术被广泛地应用于冠心病的治疗中。1987 年,瑞士医师 UlrⅠchSigwart 首次在冠状动脉内置入支架,成为介入心脏病学新的里程碑。

早期 PTCA 是在采用 Seldinger 经皮股动脉穿刺技术和 Judkins 导管的基础上开展起来的。由于股动脉内径大,定位明显,穿刺容易,因此成为常规途径。但随着介入治疗病例的增加,伴随出现的并发症例数也相应增加,严重出血问题使人们认识到经股动脉途径存在一定的缺陷。1989 年,加拿大医师 Campeau报道了首例经皮穿刺桡动脉进行冠状动脉造影,发现与股动脉途径相比可以显著降低并发症的发生率。人路的改变不仅提高了手术的安全性,患者术后可以立即下床活动成为巨大的优势。1992 年和 1993 年荷兰医师 Kiemeniji 相继报道了首例经桡动脉途径开展 PTCA 及支架置入术,引领介入心脏病学进入了又一个发展阶段。从 1977 年到现在,经皮冠状动脉介入治疗经历了 3 个里程碑式的飞跃,即 PTCA、金属裸支架(BMS)和药物洗脱支架(DES)。

PTCA 术后靶血管再狭窄率高达 30％～50％,弥漫性血管病变、慢性完全闭塞病变以及纤维化或钙化斑块病变手术成功率低,而冠状动脉支架置入术的临床应用解决了大部分 PTCA 术后急性血管闭塞问题,并且通过改善血管的负性重塑使靶血管再狭窄率较 PTCA 下降了 15％～20％。支架置入术虽然有效地阻止血管弹性回缩和负性重塑,使再狭窄率降低,但由于血管壁损伤、血栓形成以及炎性反应刺激各种生长因子和细胞因子产生,通过血管平滑肌受体使平滑肌细胞分裂、平滑肌细胞增生、基质分泌,向内膜迁移,使新生内膜过度增生,内膜增厚,导致病变血管再狭窄,因而支架置入术后再狭窄发生率仍高达 20％～30％。通过支架携带抑制平滑肌细胞增生的药物,可以抑制新生内膜增生,从而降低再狭窄的发生率。在已完成的 SIRIUS 系列研究中,雷帕霉素洗脱支架(SES)治疗单支病变的再狭窄率为 5％～9％,在TAXUS Ⅰ～Ⅵ系列研究中,紫杉醇洗脱支架(PES)治疗单支病变的再狭窄率在 10％以下。

近年来,应用 DES 治疗复杂病变如弥漫血管长病变、分叉病变、慢性完全闭塞病变、支架内再狭窄、开口病变和无保护左主干病变显示出良好的临床效果,再狭窄率为 10％～24％。2006 年最新 ACC 会议公布的 TYPH00N 试验显示,应用 DES 治疗 ST 段抬高型 AMI,其支架内再狭窄率明显低于金属裸支架(3.5％ vs 20.3％,P＝0.001)。多项 PTCA 与 CABG 的随机对照临床试验显示:在药物洗脱支架问世前,根据 RITA 研究结果,单支病变患者 PTCA 与冠状动脉旁路移植术(CABG)组相比,病死率相同,住院期间心肌梗死发生率 CABG 组略高于 PTCA 组,靶病变需血管重建(TLR)者 PTCA 组显著高于 CABG 组,然而 3 年时两组心绞痛发生率相似。ARTI 研究证实,多支病变金属裸支架置入术与 CABG 相比,病死率相似,但糖尿病患者 CABG 组存活率高于支架组,1 年主要心脏事件发生率支架组明显高于 CABG 组。对于多支病变合并左心功能不全患者(射血分数＜40％)特别是并发糖尿病、不稳定型心绞痛、高危病变和(或)前降支近端病变者,如果 PCI 不能达到完全血管重建,最好行 CABG 治疗。

(二)应用指征

1.慢性稳定型冠心病　PCI 是缓解慢性稳定型冠心病患者症状的有效方法之一。与药物治疗相比总体上不能降低死亡率及 MI 发生率,但有证据表明,在有较大范围心肌缺血的患者中 PCI 仍比药物治疗具有优势。

2.不稳定型　心绞痛和非 ST 段抬高 MI 在这些患者中,可采取早期保守策略和早期介入策略。循证医学证据表明:对危险度高的患者,早期介入治疗策略显示了明显优势。

3.急性 STEMI　包括直接 PCI、转运 PCI、补救 PCI、易化 PCI。循证医学证据表明,PCI 能有效降低STEMI 总体死亡率。但总体死亡率降低的获益仍取决于以下因素的影响:患者发病时间,梗死部位及心功能状况所构成的总体危险度,患者年龄及合并疾病情况,患者用药情况,医生经验及导管室人员熟练配合程度以及进门球囊扩张时间。所以,合理、有效的使用 PCI 手段是 STEMI 再灌注治疗的关键。

(三)治疗方法

1.单纯球囊扩张　心肌供血范围不大、血管内径小(＜2.5mm)的冠状动脉发生病变并引起临床症状时,经球囊扩张后达"支架样"管腔疗效,则行单纯球囊扩张术。分叉病变 PCI 时,如分支血管内径较小且仅起始部狭窄,通常主张仅对主支血管行支架术,而分支血管行球囊扩张术即可。有时,经"对吻"球囊扩张后疗效满意,也无需置入支架。

2.BMS 和 DES 支架置入　BMS 的安全性和疗效均优于单纯 PTCA,但术后由于内膜增生,支架内再狭窄,导致再次血管重建率高,在小血管长病变、冠状动脉慢性完全闭塞和分叉病变以及糖尿病患者尤其明显;而 DES 可显著抑制内膜增生,从而大大降低支架术后再狭窄率和再次血管重建率(5%~10%)。支架的主要问题是支架内血栓形成。

3.冠状动脉斑块旋磨术　冠状动脉斑块旋磨术是用高速旋转的金刚钻磨头(14 万~18 万转/min)将粥样斑块销蚀。

4.定向性冠状动脉斑块旋切术　理论上,通过定向性冠状动脉斑块旋切术,切除阻塞性斑块(而非用球囊导管或支架挤压斑块),可获得足够大的血管腔。但研究显示,与普通球囊扩张术相比,定向性冠状动脉斑块旋切术早期并发症增多,临床益处不明显。定向性冠状动脉斑块旋切术是惟一可对阻塞性动脉粥样硬化斑块或再狭窄病变进行活组织检查的方法。

5.支架内再狭窄放射疗法　尽管单纯球囊扩张术治疗支架内再狭窄安全,但复发率较高。以往某些 BMS 的随机、安慰剂对照试验指出,血管内放射疗法能降低自身冠状动脉或静脉桥支架内再狭窄。但是,近年来的研究证明冠状动脉内 DES 治疗再狭窄,较血管内放射疗法更安全、有效。

6.切割球囊　切割球囊通常装有 3~4 把纵向排列的金属刀片,以便在低压球囊扩张时能对斑块做切开。

7.远端保护装置　应用远端保护 GuardWire 系统显著改善桥血管 PCI 时心肌灌注分级。

8.血栓抽吸装置　在支架置入前用血栓抽吸装置能显著降低微循环阻塞和心肌功能障碍。

二、用药方法

无论是否行 PCI,药物治疗都是冠心病治疗和二级预防的基石。PCI 可改善心肌缺血并减少由此引发的急性和慢性不良事件风险,但 PCI 术中对病变斑块的挤压、促凝组织的暴露以及支架等器械置入等可促进血小板激活、血栓形成而导致 PCI 围术期不良心血管事件。PCI 术后由于基础疾病进展、PCI 局部病变处再狭窄或血栓形成等,发生不良心血管事件和再次入院治疗的风险仍较正常人群高。近年大量循证医学的证据表明,合理应用抗血小板、抗凝、他汀类、β 受体拮抗药及血管紧张素转化酶抑制药(ACEI)等药物能够明显降低 PCI 围术期及术后长期不良心血管事件风险,对达到 PCI 预期效果和改善患者预后具有重要意义。

(一)抗血小板药物的应用

1.阿司匹林　环氧化酶阻断药阿司匹林是应用最广泛的血小板聚集的抑制药,它通过乙酰化环氧化酶 1(COX-1)中 529 位丝氨酸的羟基而不可逆地灭活该酶活性,而阻碍花生四烯酸与 385 位酪氨酸的活性位点结合,阻止 TXA 的形成。评价 PCI 术中应用阿司匹林的早期研究旨在确定阿司匹林是否具有预防再狭窄的作用。尽管阿司匹林对预防再狭窄无效,但这些研究表明阿司匹林是具有预防近期缺血性并发症的。

稳定冠心病患者,如患者术前没有长期服用阿司匹林,需要术前 3h 负荷剂量给予口服 300mg。术前规律服用阿司匹林(70~160mg/d)的患者:在 PCI 术前口服阿司匹林 75~300mg。术前未规律服用阿司匹林的患者:因阿司匹林的生物利用度及抗血小板作用可能延迟,PCI 术前至少 2h(最好 24h 前)给予阿司匹林 300mg。若应用小剂量阿司匹林(75~100mg)至少应于术前 24h 服药。

STEMI 患者一旦确诊必须立即口服阿司匹林 300mg。

阿司匹林敏感的患者应用噻吩吡啶类衍生物替代,也可以在术前应用糖蛋白GPⅡb/Ⅲa拮抗药替代。阿司匹林绝对禁忌的患者,于PCI前6h给予氯吡格雷负荷剂量

300mg,和(或)PCI时应用GPⅡb/Ⅲa拮抗药。

2009年经皮冠状动脉介入治疗中国指南推荐:

(1)术前已经接受长期阿司匹林治疗的患者应在PCI前服用100~300mg。

(2)以往未服用阿司匹林的患者应在PCI术前至少2h,最好24h前给予300mg口服。

(3)PCI10术后,对于无阿司匹林过敏或高出血风险的患者,口服100~300mg/d,置入BMS者至少服用1个月,置入雷帕霉素洗脱支架者服用3个月,置入紫杉醇洗脱支架者服用6个月,之后改为100mg/d长期服用。

(4)对于担心出血风险者,可在支架术后的初始阶段给予75~100mg/d的低剂量阿司匹林治疗。

2.氯吡格雷 腺苷二磷酸(ADP)受体拮抗药主要通过与ADβ受体P.Y:发生不可逆结合而竞争性抑制ADP(PAF)的血小板聚集,还可以抑制由血小板活化因子(PAF)GP引起的血小板聚集和释放,其最终作用是干扰血小板GPⅡb/Ⅲα受体与纤维蛋白原结合,从而抑制血小板的激活。氯吡格雷在体内的活性代谢产物可以选择性、不可逆地与血小板表面的ADβ受体结合(减少ADβ受体结合位点但是不影响受体的亲和力),阻断ADP对腺苷酸环化酶的抑制作用,抑制纤维蛋白原受体(GPⅡb/Ⅲ。)活化进而抑制血小板的聚集。此外,氯吡格雷还能阻断ADP释放后引起的血小板活化扩增,从而抑制其他激动药诱导的血小板聚集。它对血栓素A、前列环素合成及磷脂酶活PCI)用药选择:①稳定型冠心病:鉴于、目前绝大多数进PCIcI的患者最终可能均置入了支架,因此,所有计划行Pc75m患者均应该尽早开始在阿司匹林基础上应用氯吡格雷75mg/d。②NSTEMI患者:不论是否决定进行PCI治疗,均应立即给予300mg或600mg氯吡格雷负荷剂量。CURE、PCICURE和CREDO研究(300mg负荷剂量+75mg/d)均证实及早应用氯吡格雷可降低PCI术前和术后的缺血事件发生率,即使是对需要进行CABG手术的患者,可能获益超过风险。③STEMI患者:CLARITY(负荷剂量300mg或600mg)和COMMIT/CCS-2(无负荷剂量,75mg,1/d)研究均显示阿司匹林加氯吡格雷比单用阿司匹林更加有效。如进行直接PCI或置入支架需要再次服用负荷剂量。PCI-CLARITY研究,证实即使急性STEMI患者溶栓后在PCI前应用氯吡格雷(负荷剂量300mg)可使死亡、心肌梗死复发或卒中减少38%。PCI-CLARITY研究,氯吡格雷负荷剂量预处理能显著降低STEMI患者PCI术前和术后的心血管死亡及缺血事件的发生,并且没有显著出血危险的增加。

(2)给药时间:噻吩吡啶类药物的抗血小板抑制作用滞后,但给予负荷量后抗血小板作用迅速出现,应于PCI术前6h以上预先给予氯吡格雷负荷量600mg或300mg。PCI术前给更高剂量的氯吡格雷(450~600mg)较常规负荷量300mg可以使其抗血小板作用更为迅速,从而使行紧急介入治疗术的患者获得更多的益处,6h内行PCI患者可加大负荷剂量致600mg,但是该剂量对于高危PCI能否与GPⅡb/Ⅲa拮抗药合用还不清楚。氯吡格雷最佳的负荷剂量和治疗时间,还需要进一步的研究来证实。

(3)并发症防治:如果由于特殊病变(不适合PCI)或PCI相关并发症而需要考虑急诊CABG术的患者,在考虑预先给予氯吡格雷治疗获益的同时,还需要权衡其增加出血的风险。一般情况下,CABG术前应该停用5~7d,以减少出血并发症。

2009年经皮冠状动脉介入治疗中国指南推荐:

(1)PCI术前应当给予负荷剂量氯吡格雷。术前6h或更早服用者,通常给予300mg负荷剂量;急性心肌梗死行急诊PCI或术前6h以内服用者,为更快达到高水平的血小板抑制,可给予600mg负荷剂量;对溶栓治疗12~24h行PCI者,可口服300mg负荷剂量的氯吡格雷。

(2)置入DES的患者,如无高出血风险,PCI术后服用氯吡格雷75mg/d至少12个月。接受BMS的

患者,氯吡格雷 75mg/d 至少 1 个月,最好 12 个月(如患者出血风险增高,最少应用 2 周)。

(3)对阿司匹林禁忌的患者,应在 PCI 术前至少 6h 给予 300mg 负荷剂量的氯吡格雷和(或)PCI 时加用血小板糖蛋白 II b/III α 受体拮抗剂。

(4)置入 DES 的患者,可考虑将氯吡格雷服用时间延至 1 年以上。

3.GP II b/III a 拮抗药 血小板膜糖蛋白 II b/III a 拮抗药抗血小板 GP II b/III a 单克隆抗体与血小板结合可以抑制血小板聚集,在 GP II b/III a 分子上存在着纤维蛋白原的受体,它们与纤维蛋白原 A 链上的 RGD(精氨酸甘氨酸门冬氨酸)肽段连接,引起血小板聚集,抗血小板 GP II b/III a 单克隆抗体,则能阻断这种连接而抑制血小板聚集。GP II b/III a 拮抗药按制剂的性质分为三类:非肽类、合成肽、抗血小板 GP II b/III a 单克隆抗体,阿昔单抗,埃替巴肽和替罗非班是美国 FDA 已批准上市的三种静脉注射型 GP II b/III a 拮抗药。

(1)阿昔单抗(e7E3):阿昔单抗是一种人、鼠嵌合的 GP II b/III a 单克隆抗体 7E3 的 Fab 片段,相对分子质量为 47.6kD。它的抗血小板作用是阻断纤维蛋白原受体而抑制血小板聚集,阻碍经皮冠脉介入治疗(PCI)部位的血小板栓子形成,降低血管堵塞危险,减少组织因子诱发血小板所介导的凝血酶生成,延长活化的凝固时间,减少血栓的形成。此外,阿昔单抗有促进溶栓的作用,其可能的机制是:①增加血块的多孔性,阻碍血块回缩;②降低凝血酶活化纤溶酶抑制物的形成;③减少血小板释放 Pal-1 和 Pal-2 纤溶酶抑制物;④减少凝血因子 XIII 介导的纤维蛋白交链。

(2)埃替巴肽:它是根据 barbourin 蛇毒的介离素的 KGD(赖氨酸-甘氨酸-门冬氨酸)结构所合成的一种环形七肽。相对分子质量为 0.823kD,血浆中半衰期为 2.5h,约 50% 由肾排泄。它是肽类 GP II b/III α 受体拮抗药,通过与血小板膜上糖蛋白 II b/III a 受体结合,占据其结合位点,使血小板膜上糖蛋白 II b/III a 受体与纤维蛋白原不能结合而抑制血小板的聚集。

(3)替罗非班:它是一种含 RGD 肽的酪氨酸类似物,相对分子质量为 0.495kD,血浆中的半衰期为 1~2h,39%~69% 由肾排泄。它是非肽类 GP II b/III α 受体拮抗药,不具有抗原性,可以与 GP II b/III α 受体可逆性结合,选择性抑制 GP II b/III a,进一步阻断纤维蛋白原与 GP II b/III a 结合,抑制血小板聚集。

GP II b/III a 拮抗药是目前最强的抗血小板药物,根据现有的证据 GP II b/III a 拮抗药适用于 UA/NSTEACS 患者或有其他临床高危因素的患者。GP II b/III a 拮抗药主要降低 PCI 的急性缺血事件,如存在残余夹层、血栓或干预效果欠佳时,常常在 PCI 术中或术后即刻使用阿昔单抗来进行补救,但这种作法并没有经过前瞻性研究验证。

开始用药的时间,在诊断性血管造影前开始还是 PCI 前开始应用还没有更多的证据,根据现有的证据,在血管造影前即患者已经诊断应用替罗非班和埃替非巴肽能明显获益。而阿昔单抗主要对 24h 内计划行 PCI 的患者有益,对于非介入治疗的患者不建议应用阿昔单抗。

稳定型冠心病患者:ISAγ-REACT 和 ISAγ-REACT 研究在低危非 ACS 患者中没有发现阿昔单抗优于安慰剂,出于对费用和出血并发症的考虑,不常规推荐 GP II b/III a 拮抗药。对不同病例需要具体分析,如冠状动脉造影发现为复杂病变,或者有威胁生命的血管闭塞或可见血栓,或血流缓慢或无复流的患者,考虑 GP II b/III a 拮抗药。

NSTEACS 患者:具有急性血栓并发症高危的 NSTEACS 患者建议选择 GP II b/III a 拮抗药。如患者没有服用氯吡格雷,强烈建议术中应用 GP II b/III a 拮抗药。已经合用氯吡格雷的高危患者可选择应用。PCI 尤其是直接 PCI 者或顽固性心绞痛、其他高危患者,使用 GP II b/III a 拮抗药(阿昔单抗或埃替非巴肽)。

若伴有肌钙蛋白水平升高接受 PCI 的 NSTEMI/UA 患者,在介入干预前 24h 内开始使用阿昔单抗。

而不准备做介入治疗的患者,阿昔单抗没有益处。预期在短期内行 PCI(2.5h 内)的患者,术前 GPⅡb/Ⅲa 拮抗药可以延缓,可以在导管室中开始,选择阿昔单抗或埃替非巴肽。

ISAγ-REACT2 研究再次证实了 GPⅡb/Ⅲa 拮抗药对肌钙蛋白阳性的 ACS 高危患者明显获益。对有心绞痛发作并且伴肌钙蛋白升高或 ST 段压低超过 0.1mV 或一过性 ST 段抬高超过 0.1mV《20min》或新出现束支传导阻滞,原位血管或静脉桥具有明显的病变可进行 PCI 的患者,至少术前 2h 应用大剂量氯吡格雷 600mg。结果阿昔单抗组主要终点事件 30d 内的死亡、MI、缺血导致目标血管紧急血运重建下降(8.9%vs11.9%)。住院期间的严重出血(均为 1.4%)和轻微出血事件均没有显著差异。

STE-MI 患者:GPⅡb/Ⅲα 受体拮抗药在 STEMI 患者中的使用是有争议的。接受 PCI 的 STE-MI 患者,应早期应用阿昔单抗,能降低 6 个月后的病死率和靶血管血运重建。而替罗非班或埃替非巴肽在 STE-MI 患者的研究资料有限。

2009 年经皮冠状动脉介入治疗中国指南推荐:

(1)不稳定型心绞痛/非 STE-MI(UA/NSTEMI)行 PCI 的患者,如未服用氯吡格雷,应给予一种血小板糖蛋白Ⅱb/Ⅲα 受体拮抗药。在实施诊断性 CAG 前或 PCI 术前即刻给药均可。

(2)UA/NSTE-MI 行 PCI 的患者,如已服用氯吡格雷,可同时给予一种血小板糖蛋白Ⅱb/Ⅲα 受体拮抗药。

(3)STE-MI 行 PCI 的患者,可尽早应用血小板糖蛋白Ⅱb/Ⅲα 受体拮抗药。

(4)接受择期 PCI 并置入支架的高危患者或高危病变(如 ACS、近期 MI、桥血管狭窄、冠状动脉慢性闭塞病变及 CAG 可见的血栓病变等),可应用血小板糖蛋白Ⅱb/Ⅲα 受体拮抗药,但应充分权衡出血与获益风险。

(二)他汀类药物的应用

经皮冠状动脉内介入术(PCI)已经成为冠状动脉疾病血运重建的最佳手段之一。但是,PCI 本身可能会引起血管壁的损伤和炎症反应,进而引起心肌损伤。近年来他汀类药物在 PCI 围术期的应用受到普遍重视,展现出美好的前景。

他汀类药物是羟甲基戊二酰辅酶 A(HMG-CoA)还原酶抑制药,此类药物通过竞争性抑制内源性胆固醇合成限速酶还原酶,阻断细胞内羟甲戊酸代谢途径,使细胞内胆固醇合成减少,从而反馈性刺激细胞膜表面(主要为肝细胞)低密度脂蛋白(LDL)受体数量和活性增加、使血清胆固醇清除增加、水平降低。

1.他汀类药物的非降脂作用及机制

(1)对内皮功能的影响:内皮功能失衡是动脉粥样硬化的启动机制之一。他汀类药物主要通过稳定内皮细胞一氧化氮合成酶(eNOS)的转录,阻止低氧导致的内皮细胞 eNOS 的下调,从而使内皮细胞的一氧化氮(NO)产生增加,同时减少内皮素(ET-1)合成而抑制其缩血管作用。此外,氧化低密度脂蛋白(oxLDL)可损伤血管内皮细胞,抑制 eNOS。他汀类药物可减少内皮细胞摄取 oxLDL,从而增强 eNOS 的活性,可在短时间内迅速改善内皮依赖的血管舒张功能。

(2)他汀类药物的抗炎作用:炎症过程参与动脉粥样硬化斑块的形成,而动脉粥样硬化是冠心病的病理基础。他汀类药物可以抑制炎症反应而起到抗动脉粥样硬化作用,其抗炎机制包括:①抑制黏附分子表达;②抑制巨噬细胞生成细胞因子、降低巨噬细胞的活性,稳定动脉粥样硬化斑块;③降低 C 反应蛋白(CRP)。

(3)稳定动脉粥样硬化斑块:他汀类药物可以通过以下机制稳定动脉粥样硬化斑块:①降低管腔内中膜厚度及钙斑形成;②控制斑块的易损性;③减少巨噬细胞分泌金属蛋白酶(MMPS)。他汀类药物可减少巨噬泡沫细胞的大小和脂纹面积,减少炎症细胞,抑制泡沫细胞和平滑肌细胞产生的 MMPS,从而减少胶原蛋白和弹力蛋白的降解,稳定粥样斑块,防止血栓形成,避免 ACS 的发生。

(4)抗血小板聚集和血栓形成:当斑块破裂时暴露出内膜下胶原纤维,激活由组织因子介导的外源性凝血途径,导致急性血栓形成。他汀类药物可抑制人体巨噬细胞组织因子的表达,抑制外源性凝血过程。此外,他汀类药物增强组织型纤溶酶原激活物(t-PA)的表达;抑制纤溶酶原激活物抑制药(PAI)的表达。

2.他汀类药物在 PCI 围术期应用的循证医学证据

(1)ARMYDA-1(阿托伐他汀减少血管成形术中的心肌损伤)研究入选 153 名未接受过他汀类药物治疗的稳定型心绞痛患者,在择期 PCI 术前随机分为 2 组,即阿托伐他汀(40mg/d)组和安慰剂组,7d 后发现,心肌梗死(MI)发生率在阿托伐他汀组及安慰剂组分别为 5% 及 18%(P=0.025)。ARMYDA-1 研究直接提示阿托伐他汀在稳定型心绞痛患者中有明确的降脂外作用,而且抗炎、抗氧化、保护血管内皮作用发生很早,更充分地提示了阿托伐他汀早期获益作用。

(2)ARMYDA-2(高负荷剂量的氯吡格雷减少 PCI 围术期心肌梗死)研究入选拟行 PCI 的患者 255 例并随机分成 2 组,分别在术前 4~8h 给予氯吡格雷 600mg(n=126)和氯吡格雷 300mg(n=129)的负荷剂量。随后分别在基线、术后 8h、24h 检测肌酸激酶 MB,肌钙蛋白 I 和肌红蛋白的水平,随访 30d 发现,高负荷剂量治疗方案可使发生 MI 的危险性降低 50%(OR=0.48,95%CI:0.15~0.97,P=0.044)。更有甚者,被随机分入 600mg 氯吡格雷治疗组的患者中,服用他汀类药物可使 MI 危险降低 80%。

(3)他汀类药物不仅能预防 PCI 术中 MI 的发生,而且能降低心外科术后心房颤动的发生率。MⅠaR-MYDA-3(阿托伐他汀预防心脏外科术后心房颤动)研究入选术前无心房颤动病史及他汀类药物治疗史、拟行选择性心脏手术的患者 200 例,分为阿托伐他汀组(101 例,40mg/a)和安慰剂组(99 例),7d 后结果显示,与安慰剂相比较,阿托伐他汀组患者术后心房颤动发生率明显下降(35% vs 57%,P=0.003)。阿托伐他汀治疗使发生心房颤动的风险降低 61%(95%CI:0.18~0.85,P=0.017)。阿托伐他汀联合 β 受体拮抗药治疗可使发生心房颤动的风险降低 90%(OR=0.01,95%CI:0.02~0.25,P<0.0001)。

(4)对于急性冠状动脉综合征(ACS)患者,他汀类药物作用更明显。阿托伐他汀 PCI 前治疗减少 ACS 患者心肌损伤研究(ARMYDA-ACS)为多中心、前瞻性、随机、对照试验,纳入包括不稳定型心绞痛和非 ST 段抬高型心肌梗死(NSTE-MI)的患者 171 例,均服用氯吡格雷 600mg 的负荷量,治疗组(n=86)于术前 12h 随机给予阿托伐他汀 80mg,然后在 PCI 术前即刻再给予 40mg 阿托伐他汀,对照组予安慰剂(n=85)。PCI 术后,所有的患者均接受 40mg/d 的阿托伐他汀长期治疗。随访 30d 发现,阿托伐他汀组发生心血管并发症的危险降低 88%(OR=0.12,95%CI:0.00~0.50,P=0.004)。ARMYDA-ACS 研究提示短期术前大剂量使用阿托伐他汀(120mg)可以减少行 PCI 的 ACS 患者的心肌损害并改善患者的预后终点,丰富了他汀类药物在围术期应用的循证医学证据。

高负荷剂量阿托伐他汀降低择期 PCI 围术期 MI 的发生率(NAPLES Ⅱ)研究:入选既往未行他汀类药物治疗拟行择期 PCI 的患者 668 例,平均年龄 64 岁,随机分配为术前 24h 口服 80mg 阿托伐他汀组(n=338)和非他汀类药物对照组(n=330)。PCI 术后 6h 和 12h 测定肌酸激酶心肌同工酶(CK-MB)和心肌钙蛋白水平。主要终点为围术期 MI 发生率(围术期 MI 定义为 CK-MB 高于正常上限 3 倍)。结果显示,阿托伐他汀组和对照组术后 6h、12h CK-MB 高于正常上限 3 倍的比例分别为 9.5% 和 15.8%(P=0.014,OR=0.56),cTnl 高于正常上限 3 倍的比例分别为 26.6% 和 39.1%(P<0.001,OR=0.56)。次级终点(住院期间死亡、再次血运重建、Q 波心肌梗死)无显著差异。该研究证实单次、大剂量(80mg)、短时内(24h 内)给予阿托伐他汀具有心脏保护的作用,并降低围术期 MI 的发生率。

2009 年,公布的长期他汀类药物治疗的 PCI 患者再应用阿托伐他汀的疗效(ARMYDA-RECAPTURE)研究,入选 352 例稳定型心绞痛或非 ST 段抬高 ACS 患者,平均年龄 66±10 岁,所有患者均接受长期他汀类药物治疗 30d 以上，随机分为 2 组，一组 PCI 术前 12h 给予阿托伐他汀负荷量 80mg，术前 2h 再给予 40mg(n＝177)，另一组给予安慰剂(n＝175)；术后所有患者均给予阿托伐他汀 40mg/d。结果显示，阿托伐他汀组主要终点 30d 主要心血管事件(MACE，包括心源性死亡、心肌梗死或靶血管血运重建率)发生率较对照组显著减少(3.4% vs 9.1%，P＝0.045)，相对风险降低了 48%(NNT＝17)，尤以围术期 MI 发生率下降显著(3.4% vs 8.6%，P＝0.06)。该研究进一步验证了 PCI 术前强化他汀类药物治疗的重要价值。

(5)他汀类药物还可以预防造影剂肾病。造影剂肾病(CIN)定义为介入治疗后血清肌酐超过 5mg/L 或超过基线值的 25%。阿托伐他汀减少血管成形术时心肌损伤——造影剂肾病(ARMYDA-RENAL)试验纳入 434 例接受 PCI 手术治疗的患者，随机分为 PCI 前接受他汀类药物治疗组(260 例)及安慰剂组(174 例)。他汀组稳定型心绞痛患者术前接受 40mg 阿托伐他汀治疗 7d，ACS 患者术前 12h 接受 120mg 他汀类药物治疗，两者术后均接受每日 40mg 他汀类药物长期治疗。随访 4 年发现，与安慰剂相比，PCI 术后他汀类药物治疗组 CIN 患病率显著降低(3% vs 27%，P＜0.0001,)肌酐清除率显著升高(80＋/－20 vs 65＋/－16ml/min，P＜0.0001)，心血管事件发生率显著降低(53% vs95%)。该研究还表明，PCI 前他汀类药物预治疗在预防造影剂肾病的同时，还可有效预防患者的长期心血管事件及死亡，为 PCI 前应用他汀类药物进行辅助性药物治疗提供了佐证。

(三)抗心绞痛药物的应用

1.硝酸酯类药物　这类药物主要通过一氧化氮(NO)途径，扩张容量血管和大冠状动脉，降低心脏前、后负荷，减少心肌耗氧量，发挥抗心绞痛作用。研究表明，硝酸酯类药物能缓解心绞痛发作，改善运动耐量，延长运动试验中至心绞痛出现的时间，减少 ST 段压低。至今没有任何药物能够替代硝酸甘油迅速缓解心绞痛发作的作用。

2%年，《国际心脏病学杂志》发表了一篇荟萃分析，对 51 项硝酸酯相关临床研究、3595 例患者进行分析发现，硝酸酯可有效延长运动耐力和减少心绞痛发作次数，但对患者生命质量无显著影响，而且硝酸酯间歇给药的效果优于连续给药，其原因是减少了硝酸酯发生耐药的可能性。文章指出，间歇给药需注意"零点现象"，避免出现心绞痛发作反跳。《硝酸酯在心血管疾病中应用专家共识》在肯定硝酸酯缓解心绞痛发作作用的同时，也指出：硝酸酯类药物耐药现象需引起临床医师的重视。此荟萃分析中，硝酸酯类药物的常见不良反应头痛的发生率高达 51.6%，是患者不能耐受此类药物的最主要原因。

目前，较大规模的 GISSI-3、ISIS-4 等研究均未能证实硝酸酯可改善长期预后。现行的美国心脏病学会(ACC)、欧洲心脏病学会(ESC)及中国指南均将硝酸酯类归为改善症状的药物。日本在 2006 年修订的《心肌梗死后二级预防指南》中甚至提到，在心肌梗死后患者中，如无缺血发作及心力衰竭症状，长期使用长效硝酸酯可能增加心血管事件发生率，这来源于石川等的研究结果。但经皮冠状动脉介入治疗(PCI)或冠状动脉旁路移植术(CABG)术后症状已完全缓艇的患者仍长期使用硝酸酯类药物，或给予所有冠心病患者长效硝酸酯长期治疗，是不妥的。

2.β 受体拮抗药　ARMYDA-ACS 多因素分析的结果表明，经皮冠状动脉介入(PCI)治疗围术期的药物治疗对主要心脏事件(MACE)能够产生显著影响。β 受体拮抗药、血管紧张素转化酶抑制药(ACEI)和阿托伐他汀显著减少 30d 内发生的 MACE(OR 值分别为 0.75、0.88 和 0.12)，使相对风险显著降低。自 20 世纪 90 年代初期以来，除他汀类药物、ADβ 受体拮抗药应用显著增加外，β 受体拮抗药的应用在原来已较广泛的基础上更加充分，无疑对改善预后起了重要作用。

少数几项研究观察了急性心肌梗死(AMI)患者原发性 PCI 的长期预后。长期病死率的研究结果表明，除年龄是影响远期预后的重要因素外，术后未用 β 受体拮抗药者的长期病死率显著增加。Jul I ard 等对 228 例 STEAMI 患者的研究结果发现,平均随访 497±640d,术后 2 年和 4 年的生存率分别为(94.46±0.02)%和(86.86±0.06)%,多元分析结果表明:除年龄增加死亡的风险(RR1.09/年;95%C1:1.03~1.16)外,未使用 β 受体拮抗药者相对风险显著增高(RR6.5;95%CI:1.97~21.47),且不依赖于左心室射血分数(LVEF),是两个独立的后期病死率的预测因素。

既往研究表明,未溶栓的原发性 PCI 患者,在再灌注治疗前使用 BB 可提高生存率,但对于 AMI 前已经长期口服了 BB 的患者,其效果如何,值得关注。Halkin 等完成的 CADILLAC 研究,对 2082 例 AMI 者随机给予美托洛尔 5mg/5min 静脉注射,共 3 次(n=1136)。结果与未给予美托洛尔的对照组(n=946)比,术后 30d 的病死率为 1.5% vs 2.8%(P=0.03)。在静脉注射美托洛尔的患者中,其中此次 AMI 前未接受 β 受体拮抗药治疗的患者效果更显著(P=0.007),而此次 AMI 前已经接受过 β 受体拮抗药治疗者则效果不显著(P=0.47)。对于此次 AMI 前已经接受过 β 受体拮抗药治疗者,用与不用美托洛尔静脉注射者术后 1 年的生存率为 96.3% vs 95.1%(P=0.15)。表明在 AMI 前未用过 BB 者,在 AMI 后行直接(原发性)PCI 前静脉注射 β 受体拮抗药可促进心肌恢复、降低术后 30d 的病死率。

Wang 等采用随机、双盲、安慰剂对照试验,在 PCI 过程中对 150 例中的 75 例通过冠状动脉内注射普萘洛尔,与安慰剂组(n=75)对照比较术后 24h 心肌坏死的生化标志物升高程度和术后 30d 的临床转归,结果发现:安慰剂组 PCI 后血 CK-MB 和 TnT 升高 3 倍者分别占 36% 和 33%,而用药组仅 17% 和 13%(P=0.01;P=0.005);术后 30d 安慰剂组复合终点(死亡、操作后发生的 MI、PCI 后住院期间 NQ-MI 为 40%,用药组仅 18%(HR2.14;95%CI:1.24~3.71,P=0.004)。从而,认为 PCI 中从冠状动脉内用 β 受体拮抗药具有心肌保护作用、显著减少 PCI 操作所致 MI 的发生率,改善短期内临床转归。但类似的研究较少,具体应用需要根据患者的总体病情和耐受状况而定。

3.血管扩张药物的应用

(1)PCI 术中为了正确测量真实血管直径并减少血管痉挛反应,建议常规冠状动脉内注射硝酸甘油,可根据患者血压在术中或手术结束时重复注射。少数对硝酸甘油无反应的患者,可用维拉帕米代替。

(2)对慢血流、无复流现象,建议应用腺苷、维拉帕米和硝普钠。

(四)慢性肾功能不全患者的术前准备

随着老龄化社会的形成,慢性肾功能不全(CRI)的发病率越来越高,估计其发病率为 8%~8.9%。CRI 加速冠状动脉粥样硬化的发展,因此,CRI 患者冠状动脉病变一般较复杂,且多合并高血压、糖尿病。因此,CRI 患者的 PCI 术操作复杂,术后出血、无复流、再狭窄、支架内血栓等并发症发病率高。其次,CRI 患者造影剂肾病的发生率高、后果严重。因此,如何安全地提高 CRI 患者复杂冠状动脉治疗的成功率以及减少并发症已经成为介入医师迫切解决的问题。

1.术前全面评估患者的肾功能　推荐使用 Ccm 来评价 CRI 患者的肾功能,Ccm<60ml/min 是 PCI 术后预后不良的独立预测因子。

2.预防造影剂肾病(CIN)的发生　在高危人群,CIN 的发生率可达 30%~70%,在药物性急性肾衰竭中 CIN 高居第 2 位,CIN 是医院获得性肾衰竭的第三大最常见原因,CIN 是 PCI 患者预后不良的独立预测因子。因此,如何有效预防 CIN 的发生是 CRI 患者 PCI 术成功与否的关键。根据我国、美国以及欧洲 PCI 最新指南指出,术前停用肾毒性药物;术前水化,选用生理盐水:术前 2~3h 开始静脉滴注生理盐水,术后持续滴注 10h 或至充足尿量;可适当应用利尿药;选用非离子型造影剂;严重肾功能不全患者(血肌酐>176.8μmol/L 的患者),必要时做好血液透析准备。合理选择造影剂,采用低渗或等渗透造影剂;严重肾功能不全患者可考虑术前术后预防性透析;严格控制造影剂用量等措施能够有效控制 CIN 的发生。

3.手术策略的选择　CRI 患者多合并有心功能不全、糖尿病等合并症,要求 PCI 手术时间越短越好,造影剂用量越少越好。因此,其复杂病变不一定要求完全血运重建,3支非闭塞病变时首先治疗最重血管,2支闭塞时优选近期闭塞支治疗,分叉病变首选保证主干血管。

4.调整用药 CRI患者各种药物代谢受到影响,因此要注意抗凝药物剂量调整,以免发生严重出血并发症。

5.术后严密监测患者肾功能

6.对造影剂或多种药物过敏患者的术前准备 选用非离子型造影剂;术前进行抗过敏治疗;操作开始前静脉注射地塞米松。

(五)抗凝药物的应用

1.普通肝素 普通肝素是含有多种氨基葡聚糖苷的混合物。分子中主要重复结构是二糖三硫酸链,仅少数二糖组成五糖序列链。抗凝作用依赖于肝素五糖序列链中几个硫酸基团与抗凝血酶Ⅲ(ATⅢ)的亲和力。肝素作为辅因子,能增强ATⅢ、中和活化的凝血因子如Ⅱa、Ⅸa、Ⅹa、Ⅺa、Ⅻa及纤溶酶的作用。因此,肝素对凝血过程的多环节都有影响。目前认为肝素与ATⅢ以电子键形成暂时性抑制复合物。复合物的形成改变了ATⅢ构型,暴露出活化中心,使ATⅢ能与丝氨酸蛋白酶的活化中心形成不可逆的共价键结合的1:1化学当量计的复合物,丝氨酸蛋白酶在此过程中被灭活。共价键的形成使ATⅢ对肝素的亲和力减弱,肝素能被释放出再利用。肝素加速ATⅢ活化的血浆浓度理论上仅需0.01U/ml。若血浆肝素水平>11U/ml,则反应速率增加2000倍,能使血浆凝血酶$t_{1/2}$<40s缩短至0.01s,肝素在此过程中并不消耗。低剂量肝素的抗凝作用主要由于能中和FXa,从而阻止凝血酶原转化成凝血酶。低剂量肝素时凝血酶的中和能力低,因此,低剂量肝素只对凝血酶未完全生成前,通过抑制凝血酶的生成,有低度抗栓功能。主要适于血液淤滞情况下抑制凝血酶生成,作为预防性应用。足量肝素治疗能中和凝血酶(Ⅱa)从而阻止纤维蛋白原转化成纤维蛋白。全量肝素并能通过抑制凝血起始阶段生成的凝血酶而抑制纤维蛋白稳定因子FⅧ的活化,阻止稳定的纤维蛋白凝块的形成;抑制Ⅱa对血小板聚集的影响、抑制FV和FⅧ的活化而起有效抗凝作用。肝素无溶栓作用,不能溶解已形成的血块。肝素与口服抗凝药不同点是抗凝作用迅速,体内外都有抗凝活性。

(1)PCI术中肝素应用:自从PCI问世,一直应用UFH来预防导管和血管内的血栓形成。UFH是PCI术中最常用的抗凝药,由于需要达到的抗凝水平超过APTT测量范围,在导管室测定活化凝血时间(ACT)来监测PCI术中肝素的剂量。未联用GPⅡb/Ⅲa抑制药时,建议肝素剂量为60~100U/kg,靶ACT 250~350s(HemoTec法)或300~350s(Hemachron法)。联合使用GPⅡb/Ⅲa抑制药时,肝素剂量为50~60U/kg,靶ACT为200~250s。

术中应根据ACT来决定肝素用量,尤其是手术时间延长和需要追加肝素时,能减少过度抗凝,如负荷剂量后ACT没有达标,可以追加2000~5000U,ACT值低于150~180s可拔除股动脉鞘管。

(2)PCI术后肝素应用:随机研究表明,延长肝素用药时间并不能减少心血管事件,尚可增加鞘血管部位的出血,简单病变、无并发症的成功PCI(包括单纯PTCA和支架置入)术后不常规应用静脉肝素,尤其是已经合用GPⅡb/Ⅲa抑制药的患者。但对于ACS的患者,术后突然停用肝素可能会出现"反跳"的危险,如果有残余血栓或夹层时术后也应继续应用。目前STEACS术后一般维持48h,而NSTEACS术后临床中多采用低分子肝素,一般7~10d。

2009年经皮冠状动脉介入治疗中国指南推荐:

(1)行PCI的患者应该使用普通肝素。

(2)UA/NSTEMI拟行早期侵入检查或治疗的患者,建议优先选用普通肝素(与血小板糖蛋白Ⅱb/Ⅲα受体拮抗药合用)。

（3）STEMI 行直接 PCI 者应使用普通肝素。

（4）PCI 术前用过普通肝素者，PCI 术中必要时追加普通肝素，并考虑是否应用血小板糖蛋白Ⅱb/Ⅲα受体拮抗药。

（5）应用普通肝素剂量的建议：与血小板糖蛋白Ⅱb/Ⅲα受体拮抗药合用者，围术期普通肝素剂量应为 50～70U/kg，使活化凝血时间（ACT）＞200s；如未与血小板糖蛋白Ⅱb/Ⅲα受体拮抗药合用，围术期普通肝素剂量应为 60～100U/kg，使 ACT 达到 250～350s（HemoTec 法）或 300～350s（Hemochron 法）。当 ACT 降至 150～180s 或以下时，可拔除鞘管。

（6）对于行非复杂性 PCI 者，术后不应常规应用普通肝素。

（7）严重肾功能障碍患者（肌酐清除率＜30ml/min）建议优先选用普通肝素。

2.低分子肝素（LMWH）　LMWH 在抗凝活性方面具有独特的优势。

（1）普通肝素（UFH）：由长短不一的多糖链组成。UFH 制剂中仅 1/3 肝素链含有与 ATⅢ有强亲和力的戊糖序列，而 LMWH 每条链都含有戊糖序列，但因制备过程中的损伤，与 ATⅢ的亲和力减弱。

（2）LMWH 对 FXa 的抑制作用比对Ⅱa 大，其抗栓作用大于抗凝作用。

（3）LMWH 抗栓作用强而不影响血小板功能。LMWH 不被 PF4（血小板因子 4）中和，半衰期延长。由于肝素链所包含的单糖少于 18 个，它与 PF4 的亲和力降低，以致不发生中和反应，所以，LMWH 仍能在血小板聚集物表面有效地抑制凝血酶的生成。反之，UFH 能被 PF4 中和，在血小板聚集物表面的抗凝作用相对减弱。

（4）其他特征：LMWH 能刺激内皮细胞释出组织因子抑制物（TFPI），作用强于 UFH。

LMWH 与 UFH 都是通过与抗凝血酶结合来增强其对凝血酶的抑制，但 LMWH 具有很多优势，根据体重调整剂量、使用方便、无需监测等。STEEPLE 研究是第一个 PCI 术中应用 LMWH（依诺肝素）与 UFH 比较的大规模临床试验，入选了 3528 例非急诊介入治疗患者，被随机分为 3 组：依诺肝素（0.5mg/kg）组、依诺肝素（0.75mg/kg）组和 UFH 组，结果依诺肝素组严重出血减少 57%。STEEPLE 研究推进了 PCI 术中 LMWH 取代 UFH 的进程。

稳定型心绞痛：根据术前情况来决定 UFH 剂量或 LMWH 的剂量。

NSTEACS：大量研究比较了 NSTEACS 应用 LMWH 与普通肝素，LMWH 逐渐取代了 UFH。在临床中，多数 NSTEACS 患者接受 PCI，而且术前绝大多数可能已应用 LMWH。对于 PCI 前已皮下注射 LMWH 的患者，建议额外抗凝治疗应根据最后一次使用 LMWH 的时间。如果 PCI 术前最后一次使用依诺肝素的时间≤8h，建议不再追加抗凝治疗。如果 PCI 术前最后一次使用 LMWH 的时间在 8～12h，建议在 PCI 开始时静脉注射 LMWH（依诺肝素 0.3mg/kg）。如果 PCI 术前最后一次使用依诺肝素的时间＞12h，建议在 PCI 过程中按常规抗凝治疗。

STEACS：最新的 EXTRACT-TIMI25 研究为 STEACS 患者介入术中抗凝提供了新的循证医学证据。进行 PCI 的 STEACS 患者应用依诺肝素与 UFH 比较，死亡和（或）非致死性心肌梗死相对风险下降 23%，而严重出血没有明显增加。

LMWH 对 ACT 没有影响或影响较少，不能用来监测。最后一次 LMWH 静脉给药后 4h 或皮下给药后 6～8h，可以拔除鞘管。在 PCI 中依诺肝素与替罗非班或埃替非巴肽联合应用是安全的，有报道在 PCI 术中达肝素与阿昔单抗联合应用有益的结果。PCI 术后继续应用 LMWH 并没有显著减少早期缺血事件，成功无并发症的 PCI 术后无需常规应用。

2009 年经皮冠状动脉介入治疗中国指南推荐：

（1）UA/NSTEMI 接受早期保守治疗或延迟 PCI 者，建议使用低分子肝素。

（2）如 PCI 术前已用低分子肝素抗凝，建议在 PCI 术中继续使用低分子肝素：如 PCI 术前 8～12h 接受过标准剂量依诺肝素皮下注射，应于 PCI 前静脉追加 0.3mg/kg 的依诺肝素，如 PCI 术前 8h 内接受过标准剂量依诺肝素皮下注射，无需追加依诺肝素。但应注意防止鞘管内血栓发生，必要时增加抗凝药的使用。

（3）不推荐普通肝素与低分子肝素混用及不同低分子肝素之间交叉使用。

（4）因低分子肝素对 ACT 影响较小，故 PCI 术中使用低分子肝素者无须常规监测 ACT，术后亦不应将 ACT 作为拔除鞘管的依据。出血高危患者必要时可监测 Xa 因子活性。

（5）严重肾功能障碍患者（肌酐清除率＜30ml/min）如需使用低分子肝素抗凝，其用量应减少 50%。

（6）术前使用磺达肝癸钠者，PCI 术中需补充普通肝素。

3.直接凝血酶抑制药　　直接凝血酶抑制药的主要适应证为发生肝素诱导血小板减少（HIT）时替代肝素，并非首选治疗。3 种直接凝血酶抑制药水蛭素、比伐卢定和阿加曲班在 PCI 术中作为肝素替代物进行了评价。水蛭素可减少早期缺血事件，但出血危险增加。而多肽类抑制药比伐卢定在 PCI 患者中进行的研究令人鼓舞，与单用普通肝素比较，具有出血危险少的优势。ACUITY 研究为临床中高危 NSTEACS 患者早期进行介入治疗的抗凝治疗提供新的思路，比伐卢定可以替代普通肝素或依诺肝素，尤其当与糖蛋白 Ⅱb/Ⅲα 受体拮抗药合用时，单独应用比伐卢定的临床净获益更多。目前国内仅有阿加曲班，但未见 PCI 术中应用的报道。

4.维生素 K 拮抗药　　随机试验已经表明华法林对于支架置入患者早期的效果与单用阿司匹林比较仅提供很少益处。对于无其他抗凝治疗指征的 PCI 患者，无需 PCI 术后常规使用华法林（或其他维生素 K 拮抗药）。

近期公布的一项大规模前瞻性队列研究 RIKS-HⅠa，显示合并急性心肌梗死和心房颤动的患者，与单用抗血小板药物比较，口服抗凝药物明显减少缺血性心脏病和致死性卒中导致的死亡。PCI 术后患者有其他抗凝指征时，如心房颤动、静脉血栓栓塞、瓣膜置换术后，置入支架后联合应用氯吡格雷（75mg）、较低剂量阿司匹林（75～100mg）和华法林 INR 维持在 2.0～3.0，但应加强监测，并采取最低的有效抗血小板药物剂量，平衡发生出血和预防血栓的利弊。如患者不能服用阿司匹林和氯吡格雷可以采用较高强度的华法林 INR2.5～3.5，但没有大规模临床研究的证据。

5.Xa 抑制药（磺达肝癸钠）凝血因子　　Xa 是凝血"启动途径"和凝血"放大途径"的共同通路的关键环节，使凝血酶原转换为凝血酶并最终导致血栓的形成，也是抗凝药物的主要靶点。磺达肝癸钠是第一个人工合成的凝血因子 Xa 选择性抑制药，化学合成，不含来源于动物的成分。磺达肝癸钠以 1:1 的比例与抗凝血酶（AT）上的戊糖结构结合而抑制凝血因子 Xa，但这种结合是可逆的，磺达肝癸钠活化一个分子的 AT 后，以原型释放并结合其他的 AT 分子。磺达肝癸钠与 AT 结合后，使 AT 抑制凝血因子 Xa 的速率增加约 300 倍。对凝血因子 Xa 的抑制作用影响了凝血级联反应的进程，并抑制了凝血酶的形成和血栓的增大。但是，磺达肝癸钠并不影响 AT 对凝血酶（Ⅱa 因子）的抑制。此外，磺达肝癸钠与血小板没有相互作用，也不影响出血时间。磺达肝癸钠能更加有效的抑制前凝血活酶的生成，即凝血因子 Xa、膜磷脂、钙离子和凝血因子 Va 的复合物。磺达肝癸钠/AT 对于已经形成的前凝血活酶中的凝血因子 Xa 没有抑制作用。磺达肝癸钠还能剂量依赖性的抑制组织因子/凝血因子Ⅶa，以及凝血因子Ⅶa 的产生和活性。与 UFH 和 LMWH 不同，磺达肝癸钠对于组织因子途径抑制物没有影响。与 UFH 和 LMWH 不同的另外一个重要的特点是，磺达肝癸钠不与血小板结合，不能抑制血小板的聚集，也不与血小板因子 4 相互作用，临床罕有肝素诱导的血小板减少症（HCI）发生。体外试验显示，即使在很高的药物浓度下，也不会活化血小板，而 UFH 和 LMWH 在临床治疗浓度下可激活血小板。

相当一部分早期未进行 PCI 的 ACS 患者中，可能需要进行冠状动脉造影或延迟 PCI，包括选择非手术治疗的 NSTEACS 患者,溶栓后的择期造影或补救性 PCI,以及早期没有再灌注治疗的患者。在造影或 PCI 术之前接受磺达肝癸钠抗凝治疗以及在术后继续磺达肝癸钠抗凝治疗的患者。患者如已经给予磺达肝癸钠,并拟行造影或 PCI 术,建议术中追加普通肝素,50~100U/kg。PCI 术后,如果使用血管闭合器或经桡动脉途径可立即拔除鞘管,如未使用闭合器,需距上次注射磺达肝癸钠 6h 后拔除。拔除鞘管后重新开始用磺达肝癸钠治疗的时间不早于拔除鞘管后 2h。

(六)对比剂的应用

1.类型　对比剂是冠状动脉造影(CAG)和 PCI 中血管显影的基本药物。目前用于心血管系统检查的对比剂均为有机碘对比剂。根据渗透压的高低可将对比剂分为等渗对比剂(300~330mOsm)、相对低渗对比剂(640~900mOsm)和高渗对比剂(1500~2300mOsm)。高渗对比剂由于不良反应多,已被淘汰。目前常用的对比剂以低渗或等渗对比剂为主。低渗对比剂(非离子型单体有机碘对比剂)具有低渗透压特性,化学毒性较低,有高度的亲水性,不影响心率和节律,亦不减低心肌收缩力。其对凝血功能和纤维蛋白的溶解功能及补体活性无明显影响,且全身耐受性好,极少有过敏反应及恶心、呕吐等不良反应。等渗对比剂(非离子型二聚体有机碘对比剂)与血浆等渗,适用于易于发生对比剂肾病的高危人群。理想的对比剂应具备成分含量高、显像效果佳、无生物活性、过敏反应少、体内、外稳定性好,且肾毒性低等特点。

2.用量　对比剂的用量和毒副作用密切相关,因此,应尽量减少对比剂的用量。CAG 时,应根据病情需要,在保证造影质量和手术操作的前提下,尽量采取合适的投照体位和减少每次推注量,以减少总的对比剂用量。并应避免短时间内大量快速和连续推注对比剂。

(1)对慢性闭塞或复杂多支血管病变,PCI 程序应尽量简化。应控制对比剂推注次数,减少对比剂用量,其对比剂总量最好控制在 300~400ml,并予充分的水化疗法。

(2)对心力衰竭、低血压、低血容量、心源性休克及急诊 PCI 等重症高危患者,在治疗原发病和控制疾病状态的同时,谨慎选择和应用合适的对比剂种类,严格控制对比剂剂量,并注意控制推注速度,延长推注间隔时间,以免造成严重的心、肾等不良事件。

(3)对肾功能障碍患者,CAG 和 PCI 时对比剂用量应更为严格,接受对比剂的总量不应超过其基础 GFR 毫升数的 2 倍。也可参考 Cigarroa 计算公式:[0.05ml×体重(kg)/Cr(g/L)]。以等渗对比剂(非离子型二聚体有机碘对比剂)较好,有条件者可选用,同时应给予足量水化疗法。

对比剂的使用原则是在保证 CAG 和 PCI 操作的前提下,尽量减少对比剂的用量,同时还应考虑到患者重要脏器对对比剂推注的容积/速度的耐受性。

3.不良反应　对比剂不良反应可分为特异质反应(变态反应)与物理-化学反应,前者与剂量、注射速度无关,而后者则与剂量、注射速度和注入方式有明确的关系。对比剂的特异质反应的发生率很低,但出现迅速,可引起一系列过敏样表现,严重者可出现休克甚至危及生命。引起对比剂过敏反应的高危患者为有对比剂过敏史或过敏体质者(如哮喘、荨麻疹、神经性皮炎、湿疹、食物及花粉过敏等)。物理化学反应主要是肾毒性、心脏负荷过重和局部疼痛等,其高危者有:慢性肾病、心力衰竭、糖尿病、高龄、血管炎、甲状腺功能亢进或减退以及同时应用其他肾毒性药物等。

(1)过敏反应:①正确掌握 CAG 和 PCI 的适应证,对必须行 CAG 和 PCI 的过敏体质患者,应尽量选用本身不良反应性小的对比剂。②对有对比剂过敏史或过敏体质者造影前可预先使用抗组胺药和(或)糖皮质激素等以减少过敏反应的发生。术中应密切观察患者,以便及早发现过敏反应,并及时给予抗组胺药、地塞米松、肾上腺素等药物治疗并及时采取相应有效措施。③高危患者应选用非离子型等渗或低渗对比剂,并控制对比剂的单次剂量和总量。

(2)对比剂肾病(CIN):CIN 是指排除其他肾损害因素后使用对比剂后 24~72h 发生的急性肾损害.现

在新的命名为对比剂导致的急性肾损伤。通常以血清肌酐(SCr)水平较使用对比剂前升高 25% 以上或 SCr 绝对值增加 44.2μmoL/L(5mg/L)以上作为诊断标准。临床多表现为非少尿型急性肾衰竭,故 CAG 后 2～5d 忽略检查尿及肾功能时易造成漏诊。多数患者。肾功能可于 7～10d 恢复。CIN 的主要危险因素为原有肾功能障碍、糖尿病和使用对比剂的剂量过多,其他可能危险因素有心力衰竭、高血压、并用肾毒性药物和高龄患者等。

4.CIN 的防治

(1)水化疗法:水化疗法是使用最早、目前被广泛接受的、可有效减少 CIN 发生的治疗方法。使用等渗晶体液(生理盐水或碳酸酸盐溶液)比低渗溶液可能更为有效。由于目前尚无充分证据表明重碳酸盐溶液比生理盐水更好,因此,目前提倡使用等渗盐水静脉水化疗法。方法:从造影前 6～12h 至造影后 12h,应用生理盐水持续静脉滴注,保持尿量 75～125ml/h。但对心功能障碍的患者要注意补液速度,以免加重心力衰竭。尚无充分证据表明口服补液的效果和静脉持续生理盐水输注相当。

(2)药物治疗:目前研究较多的有 N 乙酰半胱氨酸(NAC)、抗氧化药(抗坏血酸)、他汀类药物、前列腺素 Ei、腺苷受体抑制药(茶碱)、多巴胺受体激动药、小剂量多巴胺、钙离子拮抗药等,但尚无证据表明上述药物的预防和治疗 CIN 的效果。应在术前至少 24h 停用双胍类、非甾体类抗炎药等药物,尽量不用襻利尿药。

目前尚无一种理想的 CIN 预防药物,重视术前对患者肾功能的评价,选择适合的对比剂剂型,并严格限制对比剂剂量是预防 CIN 的有效手段。对已经发生的 CIN 也没有特效治疗药物,故足量有效的水化疗法仍是预防和治疗 CIN 的主要措施。

三、并发症的处理

(一)急性冠状动脉闭塞

急性冠状动脉闭塞在支架时代以前,择期 PTCA 的急性闭塞发生率为 2%～11%,其中 50%～80% 发生在导管室,其余也多数发生在术后 6h 以内。急性心肌梗死直接 PTCA 与完全闭塞病变 PTCA 患者发生迟发(>24h)急性闭塞更为多见。支架的应用已使急性冠状动脉闭塞的发生率降低至 1% 以下。

1.发生机制 在介入手术中,最常引起冠状动脉急性闭塞的原因是冠状动脉夹层以及在此基础上继发的血栓形成和冠状动脉痉挛。血管内膜/中层破裂伴管壁内出血、破裂的内膜片、粥样斑块均可导致机械性闭塞;冠状动脉夹层导致血流减慢和组织损伤,可促进血栓形成;PTCA 时球囊扩张导致纤维包裹的血栓破裂,血栓性物质的释放能进一步引起新的血栓;同时在冠状动脉夹层、血栓形成的基础上继发冠状动脉痉挛,也是冠状动脉闭塞的一个因素。

2.临床表现 冠状动脉急性闭塞后患者常出现胸痛,心电图改变,血压下降或升高,心律失常如心室纤颤和房室传导阻滞等。冠状动脉造影显示在 PCI 处冠状动脉突然截断,远端无造影剂充盈。同时可发现血栓、夹层、冠状动脉痉挛等表现。

3.处理方法 ①一般治疗包括维持血流动力学稳定,静脉注射阿托品纠正迷走神经反射;纠正高血压或低血压;处理出现的心律失常;在血压允许的条件下使用抗心绞痛药物或者吗啡以缓解胸痛;检测活化凝血时间必要时加用抗凝药,保证足够的抗凝强度。②迅速冠状动脉内推注硝酸甘油 100μg 或维拉帕米 100～200μg 处理合并的血管痉挛。静脉应用 GPⅡb/Ⅲα 受体拮抗药。③器械治疗:在 PCI 处球囊扩张;置入支架治疗;外科手术治疗。

4.预防措施 ①抗血小板药物:术前应用阿司匹林可降低 PTCA 的急性闭塞率 50%～70%。氯吡格雷首剂 300mg,然后 75mg/d。Restore 试验证实盐酸替罗非班联用肝素可明显降低 PCI 患者血栓闭塞的发生率。②充分抗凝:术中抗凝可降低急性闭塞的发生率。③技术合理:选择适合病变的导丝和球囊/血管直径比值,在 PCI 术中对高危病变使用长球囊(30～40mm)扩张,扩张球囊时逐渐增大扩张的压力,采用小直径球囊预扩张可降低急性闭塞的风险。

(二)无复流现象

无复流现象是指在病变局部没有夹层、血栓、痉挛或者严重残余狭窄的情况下,冠状动脉血流减少的现象(TIMI0～1 级)。受损程度较轻(TIMI0～2 级)的冠状动脉血流一般被称为"慢血流",然而对急性心肌梗死患者的研究表明,在冠状动脉造影中没有慢血流的病例,也就是说对于某些患者冠状动脉造影不能显示出微血管的损伤。

1.发生机制　无复流现象的发生机制还不清楚,但最终的结果是严重的微血管功能障碍。微血管功能障碍可能的发生机制包括血管痉挛、远段血栓或者其他栓子形成的栓塞、氧自由基对血管内皮的损伤、红细胞和中性粒细胞淤滞毛细血管以及细胞内和细胞间质水肿。

2.临床表现　无复流现象对患者的影响和急性闭塞相似,但由于原复流时有侧支循环功能障碍,其后果比急性闭塞更为严重。其临床表现与其支配的心肌的范围、基础心室功能和其他血管状况有关。患者可以没有症状,也可表现为胸闷、胸痛、心律失常、血压下降、心肌梗死、心源性休克,甚至死亡。

3.处现方法

(1)冠状动脉内注射硝酸甘油:首先可于冠状动脉内注射硝酸甘油(200～800μg)以排除和缓解合并的血管痉挛,对非痉挛原因引起的无复流现象基本无效。

(2)冠状动脉内注射钙离子拮抗药是重要的治疗方法,维拉帕米(每次 100～200μg,总量 1.0～1.5mg)或地尔硫䓬(每次 0.5～2.5mg,总量 5～10mg)。可经球囊中心腔或灌注导管给药,使药物达到远端血管,从而发挥较好疗效。

(3)其他的冠状动脉血管扩张药如罂粟碱、腺苷、硝普钠、Nicorandil(钾通道激活药)有利于对抗无复流。冠状动脉内注射硝普钠(10～50μg)对处理静脉桥和 AMI 时出现的无复流效果较好。

(4)清除微血管栓塞:快速冠状动脉内注射肝素盐水或造影剂有助于清除由损伤的内皮细胞、红细胞、中性粒细胞或微栓子引起的血管填塞。

(5)循环支持无复流伴有低血压的患者,要应用升压药物(如多巴胺 2～3mg 静脉注射、心动过缓时阿托品 1～2mg 静脉注射)和 ICBP 以维持血流动力学状态和增加冠状动脉灌注压,同时支持冠状动脉内注射钙离子拮抗药治疗。

(6)血小板 GPⅡb/Ⅲα 受体拮抗药治疗。

4.预防措施　药物预防临床研究表明:肝素、硝酸甘油、维拉帕米、腺苷、血小板 GPⅡb/Ⅲα 受体拮抗药可以预防冠状动脉无复流的发生。器械预防远端保护装置对静脉桥病变介入治疗和因 AMI 而直接行 PCI 的患者的冠状动脉无复流具有预防作用。

(三)支架内血栓

支架内血栓是指成功置入支架(靶血管置入支架后 T1M1 血流分级达到 3 级并且残余狭窄<25%)后支架内急性、亚急性及晚期血栓形成。造影显示支架内有被造影剂包绕的椭圆形、长条形或略不规则形的低密度影像,造影剂消散后血栓存在处及近端仍有少量造影剂潴留。

1.发生机制　支架内血栓形成的机制尚未完全阐明,但可能与以下几个因素有关:

(1)球囊扩张时对血管内皮的损伤。

(2)药物支架所释放药物的影响雷帕霉素、紫杉醇可抑制血管内皮细胞的增殖,延迟支架内有效的血管内皮化,可导致晚期支架内血栓的形成。

(3)药物支架聚合物载体的影响:血管对聚合物载体的炎性或过敏反应可能会导致内皮化不完全,导致晚期支架内血栓的形成。

2.临床表现　支架内血栓分为早期支架内血栓(术后 30d 内)、晚期支架内血栓(30d 至 1 年)以及极晚期支架内血栓(>1 年)。早期支架内血栓又分为急性(发生于术后 24h 内)和亚急性(发生于术后 24h 至 30d)。支架内血栓临床后果严重,有 70%～87%的概率发生死亡和非致命性心肌梗死,包括 15%～48%的死亡率和 60%～70%的心肌梗死率。

3.处理方法

(1)PCI 治疗发现患者出现支架内血栓后立即进入导管室,造影明确诊断后进行 PCI。

(2)静脉应用 GPⅡb/Ⅲα 受体拮抗药可作为一项基础用药,采用其他方法治疗时也常联合该药。

(3)溶栓治疗目前缺乏足够的循证医学证据评价溶栓治疗对支架内血栓的有效性。对急性、亚急性血栓形成可于静脉或冠状动脉内进行溶栓治疗。

4.预防措施

(1)抗血小板治疗:支架置入前应常规用阿司匹林并争取加用负荷量氯吡格雷,阿司匹林常规剂量为 100～300mg/d,氯吡格雷 75～300mg/d。如果术前未应用抗血小板药物治疗,术中给予负荷量,阿司匹林 300mg,氯吡格雷 300mg。同时术后要坚持抗血小板治疗,术后不坚持抗血小板治疗与支架血栓的发生密切相关。近年来 GPⅡb/Ⅲα 受体拮抗药得到应用,对于高危患者(如 ACS)、病变复杂以及存在血栓易患因素的患者,于术前、术中或术后开始连续使用 GPⅡb/Ⅲα 受体拮抗药可以减少支架术中和术后住院期间血栓形成的发生率。

(2)抗凝治疗:冠状动脉介入治疗术中给予肝素 10000U(依诺肝素 0.75mg/kg),术后延续皮下给予低分子肝素治疗 3～5d。

四、术后二级预防用药

冠心病经积极 PCI 治疗达到血运重建的目的,但冠心病 PCI 后二级预防用药是冠心病防治的重要环节,需要引起重视。预防目标是降低 PCI 后人群的病死率并减少不良心血管事件的复发。PCI 术后的用药建议。

1.抗血小板/抗凝治疗

(1)阿司匹林:无过敏及出血风险增加的支架术后患者,阿司匹林 100mg/d,长期服用。

(2)氯吡格雷:①置入 DES 者,无高危出血风险时 75mgld 至术后至少 12 个月,置入 BMS 者,75mg/d 至少 1 个月,最好 12 个月(出血风险增高者最少 2 周);②所有接受 PCI 但未置入支架的 STEMI 患者,氯吡格雷应至少持续 14d;③未行再灌注治疗的 STEMI 和非 STEMI 患者择期 PCI 后可长期(1 年)口服氯吡格雷 75mg/d;④阿司匹林过敏或不能耐受者可用氯吡格雷替代。

(3)华法林和阿司匹林长期合用:①华法林联用阿司匹林和(或)氯吡格雷时可增加出血风险,应尽量选用 BMS,且术后应密切观察出血情况;②PCI 后需用华法林、氯吡格雷和阿司匹林时,建议 INR 应控制在 2.0～2.5,阿司匹林采用低剂量(75mg/d),氯吡格雷 75mg/d。

2.调脂治疗　使用他汀类药物达到以下目标:①LDL-C<2.60mmol/L;②极高危患者(如 ACS、糖尿病)I。DLC<2.08mmoL/L。

3.β 受体拮抗药　除非有禁忌,对 MI 后、ACS、左心室功能障碍(无论有无心力衰竭症状)的患者,均应长期应用。

4.ACEI　除非有禁忌证,所有 LVEF≤40％及高血压、糖尿病或慢性肾疾病的患者均应开始并长期服用 ACEI。

5.血管紧张素受体拮抗药　①建议用于不能耐受 ACEI 的患者,以及心力衰竭或 MI 后 LVEF≤40％的患者;②用于不能耐受 ACEI 的高血压患者。

6.醛固酮拮抗药　建议用于 MI 后无明显肾功能障碍或高钾血症,且已接受治疗剂量 ACEI 和 β 受体拮抗药、LVEF≤40％、合并糖尿病或心力衰竭的患者。

7.抗高血压治疗　初始治疗使用 β 受体拮抗药和(或)ACEI,必要时加用其他降压药物,以使血压达标[＜140/90mmHg,慢性肾病或糖尿病者应＜130/80mmHg]。

8.糖尿病治疗　进行生活方式调整和药物治疗以使 HbAlc＜6.5％。

五、研究展望

在药物洗脱支架时代,PCI 近期和远期疗效较以往有了明显的提高,ARTⅡ的结果提示,PCI 无疑是多支血管病变患者可供选择的理想治疗手段。经过大量实验和临床研究,药物洗脱支架的临床应用取得了非常显著的效果,使 PCI 的适应证得以进一步扩展。虽然 DES 明显降低了支架内再狭窄的发生率,改善了患者的生命质量,然而 DES 也同时存在一些未解决的问题:如 DES 再狭窄、血栓形成、聚合物载体(Polymer)残留在血管内等。对于单支原位病变 DES 再狭窄发生率在 10％以下,如果包括复杂病变,其再狭窄发生率仍为 10％~24％。对局限性或弥漫性 DES 内再狭窄,可选择单纯球囊扩张或切割球囊扩张治疗.效果不佳则应选择外科手术治疗,在病变部位再次置入相同或不同类型的药物支架,目前效果还难以肯定。继 2006 年 ESC/WCC 大会之后,DES 急性、亚急性和晚期血栓形成已引起相当大的关注,主要原因与 DES 置入不当、支架内皮化不良、Polymer 致敏诱发慢性炎症导致血管内皮损伤或提前停服抗血小板药物等有关。但之后陆续发表的数项研究得出了不同的结论。

(高永超)

第九节　冠状动脉介入手术后再狭窄的防治用药

冠状动脉介入手术后再狭窄是指支架置入后 6~9 个月冠状动脉造影发现其管腔净丢失率≥50％。Mehran 等根据再狭窄的严重程度将支架内再狭窄分为Ⅳ型:Ⅰ型,局限性狭窄(病变长度＜10mm);Ⅱ型,弥漫性狭窄(病变长度＞10mm;局限在支架内);Ⅲ型,增殖性狭窄(病变长度＞10mm;并超出支架两端);Ⅳ型,完全闭塞(支架内再狭窄造成血管完全闭塞)。

经皮腔内冠状动脉成形术(PTCA)是用球囊牵伸血管壁的弹性成分,并撕裂血管壁和斑块的非弹性成分造成局灶的血管壁夹层,以达到增大管腔的目的。自 1977 年 Gru-entzig 实施第一例手术以来,它挽救了许多冠心病患者的生命。然而随着对 PTCA 研究的深入,人们发现其术后半年有高达 30％~50％的再狭窄率,支架术后仍有 20％~30％的狭窄率。因此,如何解决再狭窄问题、解除患者的病痛,是心血管病医师,尤其是介入心脏病医师面临的亟待解决的现实问题。

一、发生机制

针对支架内再狭窄国内外做了大量的临床及实验研究,目前对再狭窄的发生机制仍未完全明了。但通常认为血管中层平滑肌细胞的迁移、过度增殖和大量合成细胞外基质是导致血管内膜增厚、慢性缩窄、管腔狭窄的最主要机制。

(一)发生原因

1.血小板激活血栓形成　手术损伤深达中膜,血管内皮细胞被破坏,暴露出内皮下组织,启动细胞 2 配体间的黏附反应,血小板活化,黏附于血管损伤处,之后分泌并聚集,形成血栓。血小板活化可释放包括化学因子和丝裂原等物质,如血小板衍化生长因子(PDGF)、β 型转化生长因子(TGF-β)和碱性成纤维细胞生长因子(bFGF),刺激中层平滑肌细胞的迁移和增殖,从而导致一系列血管损伤的修复反应,引起血管狭窄。血栓期发生于血管损伤后,并于数小时达到高峰。

2.炎症影响　手术球囊作为外来物体必然引起机体免疫应答,炎性细胞(如 T 淋巴细胞、中性粒细胞、单核—巨噬细胞)会浸润靶血管段。炎性细胞的浸润和血小板的聚集共同作用会释放出各种的细胞因子和生长因子激活血管中层平滑肌细胞,使平滑肌细胞的一系列基因异常表达,迁移增生,分泌细胞外基质,最终导致内膜的增厚和血管的重塑。

3.平滑肌增生　中层平滑肌细胞有收缩和合成两种表型,前者为成年人正常动脉壁平滑肌的主要类型,可维持血管壁的张力,控制血压。收缩表型的平滑肌细胞含有较多的肌丝,几乎没有粗面内质网和合成细胞器,细胞分裂和合成细胞外基质的能力较低,对生长因子几乎无反应。一旦血管损伤,平滑肌细胞能够从收缩表型转变为合成表型,表现为复制能力增加,几乎无收缩能力,合成功能随着粗面内质网增加而增强,细胞外基质的产生是收缩表型平滑肌细胞的 5 倍,参与血管损伤后组织修复。中层平滑肌细胞的增殖、迁移和表型改变是介入治疗后再狭窄的主要原因之一。中层平滑肌细胞的增殖在血管中膜平滑肌损伤后立即发生,48h 到达高峰,平均 4d 左右,增殖的中层平滑肌细胞通过内弹性膜的网状孔间隙迁移到内膜,进一步增殖肥大,并由收缩表型转变为合成表型。在损伤后 2 个月左右增殖、肥大的平滑肌大量合成,分泌细胞外基质,引起内膜进一步增厚。

4.细胞外基质分泌　正常的细胞外基质在血管壁中呈同心圆分布。内膜由成线性排列的内皮细胞和少量富含蛋白多糖、透明质酸的细胞外基质构成。内膜和中膜由一层致密的弹性膜—内弹力板分隔。中膜由富含弹性成分、胶原和糖蛋白的细胞外基质及镶嵌于其内的中层平滑肌细胞构成。外弹力板分隔中膜和外膜,外膜主要由纤维性胶原、成纤维细胞和营养血管壁的脉管构成。PTCA 术后内皮下基质和胶原纤维的暴露启动凝血系统,并且细胞外基质是新生内膜的主要成分。

(二)危险因素

许多研究观察了各种临床、造影和支架及操作因素均与支架内再狭窄有关,有些因素是可治性的,有些因素是不可治的。

1.年龄　Kasaoko 等认为年龄每增长 10 岁,所有血管和受损血管处发生再狭窄的相对危险性分别增加 14%～19%。

2.吸烟　吸烟可以加速动脉粥样硬化,Sahara 等在比较局灶型冠状动脉支架内再狭窄和弥散型冠状动脉支架内再狭窄时,吸烟者比率分别高达 76%～85%。但最近一些国内外研究显示,吸烟与再狭窄关系不大,不过,大量吸烟肯定是不利的。

3.饮酒　Niroomand 等研究表明每周饮酒≥50ml 的患者相对每周饮酒<50ml 的患者,平均晚期丢失

直径较少,支架放置节段术后再狭窄率低,且重复血管成形术的比率较低。

4.糖尿病　胰岛素依赖型糖尿病是支架置入术后冠状动脉支架内再狭窄发生的独立危险因素,可能是胰岛素抵抗致内皮功能不全并加速血小板聚集,激活生长因子,促进平滑肌细胞的增殖,造成冠状动脉内膜增生,导致支架置入术后再狭窄的发生。

5.病变血管因素　包括病变血管部位、病变长度、病变大小。冠脉支架内再狭窄发生率左前降支＞左旋支＞右冠状动脉。冠状动脉支架内再狭窄发生率与原血管病变长度、大小呈正相关。

6.手术因素　支架及支架长度的选择,术者的熟练度以及术者的经验,均是影响冠状动脉支架内再狭窄发生的因素。

7.其他遗传因素、不稳定型心绞痛也是再狭窄的危险因素。

二、临床诊断

(一)临床表现

胸痛是最常见症状,一般在术后 6 个月内,出现阵发性胸痛,由劳力、饱餐、激动等因素诱发,休息或舌下含服硝酸酯类药物可以迅速缓解。临床上约 1/3 有症状者无再狭窄,而 is％无症状者实际存在再狭窄(无症状再狭窄),胸痛的预测价值远低于人们所期望的。

(二)辅助检查

1.心电图　胸痛发作时罪犯血管供血区域相邻至少两个导联 ST 段抬高或压低 1mm。心电图运动试验:运动中及运动后出现罪犯血管供血区域相邻至少两个导联 ST 段抬高或压低 1mm,停止运动后持续超过 2mm。适用于无症状者的筛查及就诊时处于发作间歇期的患者。假阳性较多。

2.CT 冠状动脉显像　经静脉注射造影剂后应用 64 排以上螺旋 CT 对冠状动脉进行快速成像,可以清晰显示冠状动脉走行及狭窄。最近出现的 CT 测定冠状动脉血流储备分数技术弥补了 CT 冠状动脉显像假阳性率高的缺陷。但由于金属支架对血管影像质量有影响,限制了该项检查对再狭窄的诊断价值。

3.SPECT 负荷心肌灌注显像　常用双嘧达莫等药物作为负荷因素,缺血心肌部位呈现灌注不足或缺损,与 CT 冠状动脉显像结合可提高准确率。

4.冠状动脉造影　经皮冠状动脉造影结合血管内超声或光学相干成像是诊断再狭窄的金标准,不仅可以精确测量管腔狭窄程度,还可以对增生的内膜成分进行分析,对进一步治疗具有重要指导意义。

(三)诊断与鉴别诊断

有典型胸痛症状伴有一过性心电图缺血性 ST-T 改变可以临床诊断。症状不典型或无症状者可行 CT 冠状动脉显像或无创性负荷试验进行筛查。确诊有赖于经皮冠状动脉造影结合血管内超声或光学相干成像。

支架内再狭窄要注意与支架内血栓形成及靶血管以外的其他血管狭窄相鉴别。支架内血栓形成往往有抗栓药物不足史,起病突然,病情凶险,往往表现为急性心肌梗死或猝死。幸存者冠状动脉造影检查支架内无固定狭窄。靶血管以外的其他血管病变引起的心肌缺血反映在心电图上缺血部位与靶血管供血部位不同,影像学检查可以明确。

三、治疗策略

一旦再狭窄已经形成,尚无有效药物使其逆转,主要依靠非药物治疗手段,因此,预防为主是药物治疗的主要策略。针对再狭窄的发病环节应用相关药物以外也要注意控制各种危险因素。

(一)预防血栓形成的用药方法

1.抗血小板药物

(1)抑制花生四烯酸代谢的抗血小板药。①阿司匹林:对血小板环氧化酶有选择性的抑制作用,可阻断血栓素-2(TXA_2)的生成,进而抑制血小板的聚集,这种抑制作用不可逆。对腺苷二磷酸或肾上腺素诱导的血小板二相聚集作用也有抑制作用,可抑制低浓度胶原、凝血酶、抗原-抗体复合物所致的血小板聚集和释放反应以及自发性凝集。目前阿司匹林已成为支架术前、术后常规用药,常规量多在 $75\sim325mg/d$。②其他:TXA。合成酶抑制药、一型多烯脂肪酸类(多烯康、鱼油)等。

(2)增加血小板内环核苷酸的抗血小板药。①双嘧达莫:抑制磷酸二酯酶,阻止环腺苷酸的代谢,使血小板中的环腺苷酸升高,降低血小板黏附和聚集而发挥抗血栓作用。但该药有冠状动脉盗血作用,临床应用受到很大的限制,作为冠状动脉支架术前、术后的用药目前主要与阿司匹林或噻氯匹定联合使用。②西洛他唑:近年合成的一种新型抗血小板药。能抑制Ⅲ型磷酸二酯酶,阻止环腺苷酸降解,提高血小板内环腺苷酸浓度,阻止血小板聚集。某些动物实验显示该药具有抑制损伤血管内皮细胞过度增生的作用,可能是一种非常有前途的预防再狭窄的药物。

(3)血小板腺苷二磷酸拮抗药。噻氯匹定(抵克力得)及其衍生物氯吡格雷(波立维):不可逆地抑制腺苷二磷酸诱导的血小板聚集;抑制胶原、凝血酶、肾上腺素诱导血小板聚集的花生四烯酸代谢,减少 TXA_2 产生。临床研究表明噻氯匹定 250mg,每日 2 次能够明显降低 ISR 的发生率和再狭窄的程度。目前临床上氯吡格雷有取代噻氯匹定的趋势。

(4)血小板膜糖蛋白Ⅱb/Ⅲα受体拮抗药:血小板表面具有 TXA_2 受体、纤维蛋白原受体、血小板活化因子受体等多种受体,纤维蛋白原受体的表达是血小板聚集的终末共同途径。阻断这一途径可以有效地抑制血小板的聚集和血栓的形成。一种单克隆抗体阿昔单抗是一种血小板表面糖蛋白Ⅱb/Ⅲα受体拮抗药,可以不可逆与血小板膜表面糖蛋白Ⅱb/Ⅲα受体特异性结合,从而抗血栓形成。阿昔单抗对血管平滑肌细胞上的 β 受体也有交叉作用,使血小板及平滑肌细胞中的整合素不能正常发挥作用,在减少血栓形成的同时又抑制平滑肌细胞增生,这类药物可能是未来研究发展的方向。Lincoff 等在 EPISTENT 试验提示支架置入+阿昔单抗能产生互补性远期临床益处。

2.抗凝血药

(1)肝素:肝素与血管内皮有较强的亲和力,能置换覆盖在血管内皮表面的硫酸乙酰肝素,增强内皮的抗凝和抗血栓作用;可以与血小板结合,抑制血小板的聚集和释放、抑制血小板表面凝血酶的形成;体外实验证明能抑制血管内皮损伤所导致的 VSMC 增殖,使其停留在 G_0/G_1 状态,并抑制 VSMC 的迁移以及改变 SMC 周围基质的组成。肝素还可促进内皮细胞的再生,且能与碱性成纤维细胞生长因子结合,使之失活。肝素已成为 PCI 术后防治亚急性血栓形成及 ISR 的常规用药,而肝素涂层支架的应用大大强化了其局部防治作用。

(2)低分子肝素(LMWH):常用的肝素给药不方便,易引起出血,低分子肝素抗凝作用较肝素弱,但作用时间长;对血小板功能影响小;毒性及个体差异小。这类药物包括 dalteparin(法安明)、fraxiparin(速避凝)、enoxaparin(克塞)等,是目前临床最常用的 PCI 术后抗凝药物。低分子肝素虽缺乏抗血栓能力,但仍保留抗凝血因子 Xa 的活性及较显著的抑制内膜增生的能力,而且,低分子肝素的血浆半衰期较一般肝素长,临床上只需皮下注射一次,很少出现出血等不良反应,是一个可以长期使用、有效的防治内膜增生的药物。一般认为应在术后 24h 内给药,并应持续至内膜增生的高峰期(1 个月)以后。

(3)溶栓药:溶栓药为内源性或外源性纤溶酶原激活剂,直接或间接激活纤溶酶原,使其转化为纤溶酶,从而溶解血栓。这类药物有尿激酶、链激酶、组织型纤溶酶原激活剂(t-PA)等。溶栓药对支架置入术后急性或亚急性血栓性血管闭塞有良好的溶栓和再通效果。

(4)华法林:华法林的作用机制是抑制维生素 K 环氧化物还原酶和维生素 K 还原酶,限制维生素 K 依赖性凝血因子Ⅱ、Ⅶ、Ⅸ、Ⅹ的合成,同时抑制 C 蛋白和 S 蛋白的羧化,限制其对凝血过程的调节,从而达到抗凝的作用。但现有的研究表明华法林在预防再狭窄方面并不比阿司匹林更有效。

(二)预防血管弹性回缩和重构的用药方法

1.肾素血管紧张素醛固酮系统阻滞药　肾素-血管紧张素醛固酮系统(RAAS),尤其是器官局部的(RAAS)可通过影响细胞内皮功能及刺激细胞外基质增生等作用导致局部组织增生、血管重构,对 ISR 有促进作用。支架后再狭窄与血管平滑肌细胞增生和基质增殖相关,RAAS 参与了平滑肌细胞增生。血管紧张素转化酶抑制药(ACEI)与血管紧张素Ⅱ受体拮抗药(ARB)能通过抑制 RAS,显著减少内膜损伤反应的形成。血管紧张素Ⅱ主要通过 AT₁受体促进内膜增生。在研究已证实血管紧张素转化酶抑制药和 AT₁受体拮抗药分别可以阻止新生内膜的形成,其机制可能是阻止血管紧张素Ⅱ的产生和 AT1 受体的活性,从而抑制内膜增生。

2.钙通道阻滞药　钙通道阻滞药能减轻血管弹性回缩,抑制内膜增生和血小板聚集。理论上可以用于预防再狭窄,但循证医学依据不足,尚未被常规使用。

(三)预防炎症反应和细胞增生的用药方法

1.免疫抑制药和消炎药　可能对预防再狭窄有一定帮助,目前已进行过临床研究的免疫抑制药和消炎药主要包括糖皮质激素、秋水仙碱等,皮质类固醇因能影响循环和聚集的淋巴细胞、单核细胞的数量和质量;有效降低白细胞的黏附性,能防止白细胞在各种化学因子上的聚集,抑制前列腺素合成;还可以减少过氧化物的产生;抑制血小板激活因子的形成和 SMC 的增殖等生物学功效。但由于不良反应大,临床应用受到限制。

2.抑制细胞增殖药物　应用生长因子抑制药的理论基础是它能抑制 VSMC 的调整、增生和迁移。生长抑素及其类似物如生长抑肽通过其特异的细胞膜受体进行调控,它们通过抑制局部血管壁损伤处血管平滑肌增生、迁移及加速内皮细胞再生、促进新生内皮细胞的代谢达到防治 ISR 的作用。针对不同生长因子如血小板衍生生长因子、表皮生长因子等受体的单克隆抗体和抑制药可在体外抑制 SMC 的增长,但这些尚未在人体及动物身上得到证实。

3.他汀类药物　他汀类药物除具有降血脂作用外,还具有不依赖于胆固醇降低的非调脂抗动脉粥样硬化机制,如降低炎症反应,抑制动脉损伤后内皮的增生,抑制血小板聚集,促进斑块稳定等作用。包括辛伐他汀、氟伐他汀、阿托伐他汀和西立伐他汀等。他汀类药物有一个重要的功能是清除氧化自由基并呈剂量依赖性。同时它们均能以剂量依赖的方式降低了平滑肌细胞的增殖和移动。已有报道显示辛伐他汀通过抑制平滑肌细胞的移动和增殖抑制大隐静脉内膜的形成。人的冠状动脉支架置入术后,他汀类药物治疗组 50%的血管造影再狭窄率为 25.4%,明显低于非他汀类药物治疗组 38%,而且多变量分析显示他汀类药物治疗是以后支架再狭窄发生的独立的预报因子。

他汀类药物能够对抗支架狭窄形成的多个环节,而且已经从分子、细胞和组织的体内外试验初步证实了上述理论在实际上的正确性。所以他汀类药物可能是降低支架再狭窄发生的有希望的药物。但是,由于目前他汀类药物对支架再狭窄的效果仅在少数试验中得到证实,因此,还需大规模多中心的试验来进一步进行验证。

(四)其他药物的应用

1.抗氧化药　具有阻断低密度脂蛋白氧化修饰,抑制血管内皮的炎症反应及加速创伤愈合,抑制血小板聚集、血栓形成、血管收缩及 SMC 增生等诸多生物学活性。常见的抗氧化药普罗布考通过抗氧化作用，抑制巨噬细胞释放白细胞介素，进而抑制 VSMC 增生和血管重构而使再狭窄率降低。

2.曲匹地尔 血小板生长因子拮抗药，通过竞争性阻断血小板衍生生长因子受体发挥作用，同时也是 TXAz 的抑制药。

3.曲尼司特 可干扰由血小板衍生生长因子和转化生长因子 B 所诱导的 VSMC 增生和迁移抑制胶原合成和环氧化酶的释放或产生，并能恢复细胞因子所诱导的一氧化氮生成，能通过其膜稳定作用抑制化学介质、细胞因子和活性氧的转移、释放或生成，从而达到改善内皮功能、防治 ISR 的目的。

4.全反式维 A 酸 是一种具有广泛生物学效应的维生素 A 类衍生物。近年的研究报道指出了全反式维 A 酸对机械性损伤后的血管内膜增生具有抑制作用。机制可能是通过维 A 酸受体来介导有关基因的表达，也可通过干预细胞循环周期从而抑制 VSMC 的增殖，全反式维 A 酸在许多研究中显示出在血管损伤后血管壁的形态改变上有作用，包括减少新生斑块的面积，促进血管壁向外重塑。

5.β 受体拮抗药 β 受体拮抗药疗效对再狭窄防治尚未确定，EUROCARE 研究研究了卡维地洛对冠状动脉旋切术后再狭窄的防治作用得出阴性结果。Jackson 等研究认为 β 受体拮抗药对防治再狭窄有效。

6.降低血浆同型半胱氨酸治疗 血浆同型半胱氨酸水平增高是心血管病的独立影响因素。应用叶酸 $1mg/d$＋维生素 B_{12} $400yg/d$＋维生素 B_6 $10mg/d$(叶酸盐疗法)6 个月可减少 PCI 后冠状动脉造影和临床再狭窄。

7.Angiopeptin 是一种具有抗增殖作用的生长抑素样物质，在支架置入后应用能明显减少支架内增生内膜的面积。有报道表明衣原体感染引起的血管内皮炎症与动脉粥样硬化有关。因此，应用罗红霉素杀灭肺炎衣原体来减少内膜的炎症反应是其减少支架内再狭窄的理论依据。但随机对照实验表明罗红霉素不能减少冠状动脉动脉造影和临床再狭窄。

（五）基因治疗的方法

主要是把带有细胞毒性基因、细胞稳定基因、抗迁移基因的支架置入病变处，防治细胞基质增殖和迁移。Reis 把其分为 3 个层次：引入反义寡核苷酸阻断蛋白质合成；导入外源性基因产生细胞毒作用，促使细胞凋亡；构建基因工程细胞减轻创伤反应。目前，该治疗还有待更进一步的研究，相信在不远的将来，基因治疗能对再狭窄起到巨大的作用。

在有关再狭窄发病机制的研究中已经发现，显著而持久的内皮功能不良在再狭窄发生中起重要作用。如果应用血管内皮生长长子(VEGF)促使在支架置入后能尽快内皮化并正常发挥功能，就能预防再狭窄。

为达到上述目的，最可靠的方法是使与支架直接接触的血管节段能自身合成大量 VEGF 并发挥作用。vanBelle 等的动物实验将目的基因 hVEGF165 转移至巨细胞病毒载体内并使之"固定"于支架上，在支架置入过程中含目的基因的病毒转染血管内皮细胞，并通过病毒复制而产生大量有生物活性的 VEGF。因在局部组织内检测到了相应的蛋白质产物，证明了其可行性。在 VEGF 作用下，支架内表面内皮化速度明显加快，87％的受试动物在 7d 内支架全长即被覆一层完整的内皮细胞，而且能够显著地减少支架上的附壁血栓形成和内膜增生。在 1998 年的 AHA 年会上已报道了将上述方法试用人体治疗血管性疾病获得成功。这一成果若能尽早在临床推广将使再狭窄预防向前迈进一大步。

四、研究展望

虽然再狭窄是近几年才逐渐被认识和重视的一个问题，有关研究进展却是非常迅猛的，仅防治措施就有十几种。但不难看出，上述任何一种防治方法都或多或少有其自身局限性，有的应用干临床后疗效不佳或有并发症,有的目前尚停留于动物实验阶段。因此,在深入开展有关再狭窄的基础研究,进一步阐明其发生机制的同时,积极开展对再狭窄防治技术方法的研究工作亦任重而道远。

(高永超)

第十节　冠心病的预防用药

流行病学研究表明,冠心病是一种受多因素影响的疾病。许多流行病学家将影响冠心病发病的主要危险因素分为:①致动脉粥样硬化的因素,包括高血压、高血糖、脂肪代谢紊乱以及纤维蛋白原升高。②一些易患冠心病的生活习惯包括过量进食、缺乏体力活动、吸烟以及 A 型性格。③冠状动脉循环受累的临床指征,包括休息、运动或监测时心电图异常、以及心肌灌注不良等。这些指征并非致冠状动脉病变的危险因素,但可预示冠状动脉已有相当程度的病变。④其他先天易患因素,如早期患冠心病的家族史。

由于流行病学的资料显示出冠心病是造成人类死亡的最重要的疾病之一,而临床上尚缺乏根治性措施,因此,对冠心病的积极预防有着十分重要的意义。冠心病的预防包含着一级预防和二级预防两方面。一级预防是指对尚未患上冠心病的人群采取措施控制或减少冠心病的危险因素,以防止患病,减少发病率。二级预防是指对已患上冠心病的患者采取药物或非药物措施,以预防病情复发或防止病情加重。

冠心病的一级预防措施包括两种情况:①健康教育:对整个人群进行健康知识教育,提高公民的自我保健意识,避免或改变不良习惯,如戒烟、注意合理饮食、适当运动、保持心理平衡等,从而减少冠心病的发生;②控制高危因素:针对冠心病的高危人群,如高血压、糖尿病、高脂血症、肥胖、吸烟以及有家族史等情况,给予积极处理。当然,这些危险因素中有些是可以控制的,如高血压、高脂血症、糖尿病、肥胖、吸烟、少活动的生活方式等;而有些是无法改变的,如冠心病家族史、年龄、性别等。处理方法包括选用适当药物持续控制血压、纠正血脂代谢异常、戒烟限酒、适当体力活动、控制体重、控制糖尿病等。

冠心病患者的二级预防内容也包括两个方面,第一方面包含了一级预防的内容,也即要控制好各种冠心病的危险因素;第二方面,采用已经验证过有效的药物,预防冠心病的复发和病情加重。目前已肯定有预防作用的药物有抗血小板药、β 受体拮抗药、ACEI、他汀类降脂药。另外,针对冠状动脉造影有冠状动脉粥样硬化轻度狭窄性病变而临床上尚未出现缺血症状者,尽管还不能明确诊断为冠心病,但应视为冠心病的高危人群,给予积极预防,也可给予小剂量阿司匹林长期服用,并祛除血脂异常、高血压等危险因素。

一、发病现状

冠心病发病率的增加,主要是由于心血管危险因素的流行。据 2002 年世界卫生组织(WHO)报告,全球因心血管疾病所致死亡中,约 50% 归因于高血压,31% 归因于高胆固醇,14% 归因于吸烟,约 65% 的心血管死亡归因于此 3 个危险因素的综合作用。2004 年全球 52 个国家参与的 In-terheart 研究结果公布,再次证明,个体未来心肌梗死的发病危险 90% 可以由目前已知的 9 种传统心血管危险因素预测:高胆固醇,吸烟、糖尿病、高血压、腹型肥胖、缺乏运动、饮食缺少蔬菜水果、精神紧张、大量饮酒。欧美发达国家心血管疾病的流行趋势充分证明了心血管疾病的治疗中加强心血管危险因素控制的重要性。美国从 20 世纪初开始心血管死亡逐年增加,但自 20 世纪 50 年代把心血管病预防、积极控制危险因素纳入国家卫生工作重点后,近 40 年来美国心血管疾病病死率下降了 25%。2007 年美国卫生统计报告分析了美国心血管疾病病死率下降的原因,发现 44%～76% 归功于心血管危险因素的控制,只有 23%～47% 与治疗相关。其中强调控制血压达标、控制胆固醇达标以及吸烟率下降功不可没,贡献值分别为降低胆固醇24%、降低血压20%、减少吸烟12%。增加体育锻炼5%。同样,英国通过改善医疗保健措施,近20年间人口死亡率逐年下降,在所减少死亡人数中,约2/3可归因于整个人群吸烟、胆固醇和血压的下降。综合分析显示,英美两国人口死亡率大幅降低的关键因素是将心血管疾病的治疗战线迁移,加强了心血管疾病的一级预防。

在欧美发达国家心血管疾病死亡人数下降的同时,我国心血管疾病的发病率、病死率却急剧增加。2006年心血管疾病年报公布数据显示,目前我国每年新发卒中200万人,现患卒中700万人;每年新发心肌梗死50万人,现患心肌梗死200万人,1984~1995年仅北京市男性心肌梗死的病死率就增加了111%;1990年、1995年、2000年、2005年中国城乡居民心血管疾病病死率持续居首位。估计目前每年全国心血管病死亡人数达300万人,约占总死亡人数的1/3以上。心血管疾病造成我国35~64岁人群每年损失300亿美元,如果这个趋势持续下去,2005~2015年我国因心血管疾病造成的累计损失将达到5560亿美元。

对我国不同地区14组人群(年龄3559岁,17330人)进行的前瞻性队列研究,平均随访6.4年,结果显示,我国人群中缺血性心血管病(冠心病、缺血性卒中)同样与目前公认的心血管危险因素密切相关,约34.9%归因于高血压,31.9%归因于吸烟,11.4%归因于高胆固醇,3%归因于糖尿病,约24%归因于其他因素。

我国人群心血管危险因素控制不利。2002年公布的中国城乡居民健康营养调查表明,我国烟民达3.5亿,被动吸烟5.4亿,高血压患者1.6亿,血脂异常患者1.6亿,糖尿病4000万,肥胖6000万,超重2亿。1992~2002年10年间,我国居民超重和肥胖患者数增加了1亿,其中18岁以上成年人超重和肥胖率分别上升40.7%和97.2%,同期大城市人群糖尿病患病率上升40%。《2006年中国心血管病报告》显示,中国每年新增高血压患者或血脂异常人数1000万人,估计2006年高血压人数或血脂异常人数各达2亿。随着我国经济发展,人民生活水平的提高,上述不健康状态人群仍将不断增加。在我国人群高血压、血脂异常、糖尿病、超重和肥胖的发病率增加的同时,控制率却极低,2002年调查资料显示全国血压控制率仅为6.1%,2006年第二次中国临床血脂控制状况多中心协作研究表明,血脂控制率仅为50%,高危、极高危人群仅为49%和38%,2003年、2004年和2006年调查表明糖尿病患者HbAle达标(<6.5%)仅占25%。2002年全国第三次吸烟流行病学调查显示,男性吸烟率为高达66.0%。与1996年比,尽管吸烟率略有下降,随着总人口的增加,吸烟人数仍然增加了3000万。吸烟者中只有26%的人希望戒烟,戒烟成功率仅为11.5%,超过70%的吸烟者没有意识到吸烟对心血管健康的危害,而吸烟的危害在未来10年会逐渐显现,将是我国巨大的医疗和经济负担。所以在我国,心血管疾病危险因素的控制任重而道远。

二、危险因素

冠心病的发病是多种危险因素共同作用的结果,"整体危险评估"的概念已经为全球心血管预防和控制专家广泛认可,从20世纪末以来,国际上各种心血管疾病控制指南均采用了"根据整体危险度大小决定危险因素控制措施"的策略。这些指南都一致强调,心血管一级预防中危险分层的重要性,根据不同危险分层决定干预的强度。虽然危险评估方法并不一定适用于所有年龄、性别和种族,但作为一种心血管危险初筛工具仍具有明确的临床价值,已被广泛采用,包括Framingham危险评估模型、欧洲SCORE危险评估模型、WHO提出的WHO/ISH风险预测图、中国缺血性心血管病危险评估模型。其中最经典的、被广泛使用的仍是Framingham危险评估模型,包括评估未来10年发生冠心病或卒中风险两种评分方法。评估未来10年发生冠心病风险的危险因素包括:年龄、糖尿病、总胆固醇、高密度脂蛋白胆固醇、吸烟、血压;评估未来 10 年发生卒中风险的危险因素包括:年龄、高血压、糖尿病、吸烟、心血管病史、心房颤动、左心室肥厚。根据不同危险分层决定控制目标和干预力度,不但有益于降低高危患者心血管风险,同时避免了低危患者的医疗风险和不必要的医疗资源浪费。对未来 10 年心血管事件发生风险为高危的个体,应进行强化干预,包括生活方式改变、阿司匹林和降脂治疗、降压、降糖治疗;评分在 5%～10% 的中危个体,临床医师要考虑强化干预的风险和获益大小,选择治疗方案;评分在 5% 以下的低危个体应集中在生活方式的改变。

由于这些危险评分工具计算的是个体未来 10 年发生心血管事件绝对风险的大小,对于年轻个体来说,其未来 10 年心血管事件绝对风险很低,不能准确识别出危险程度较高的对象,因此,2008 年中国医师协会心血管内科医师分会组织相关专家制定了"knowyourrisk"危险评估量表,该量表包括 6 种元素,分别为年龄、性别、血胆固醇水平、血压、糖尿病和吸烟,是与同年龄、同性别、健康个体比较,评估个体未来 10 年发生心血管事件的相对风险。该量表可预测个体未来 10 年发生心血管事件的相对危险,分别增加 2 倍、3～4 倍和 5 倍以上。动脉粥样硬化性疾病一级预防共识建议:40 岁以上或有 2 个以上危险因素的个体,应该至少每 5 年进行一次危险评估。危险评估推荐使用 Framingham 危险评估模型,所有 40 岁以上个体应该了解其发生心血管疾病的绝对风险。对绝对风险低的个体推荐使用"knowyourrisk"危险评估量表,了解其心血管疾病的相对危险程度。

三、预防策略

目前公认的心血管危险因素包括:年龄、性别、种族、家族史、高胆固醇、吸烟、糖尿病、高血压、腹型肥胖、缺乏运动、饮食缺少蔬菜水果、精神紧张、大量饮酒。除年龄、性别、家族史和种族不可改变,其他 9 种心血管危险因素都是可以改变的,因此,也是可以预防的。除上述已知的危险因素,血小板的激活是动脉粥样硬化性心血管事件的最终共同环节,因此,抗血小板治疗也是一级预防的重要内容。

(一)阿司匹林的应用

6 项大规模、前瞻性阿司匹林一级预防临床研究(美国和英国医师研究,TPT,HOT,PPP,HOT,WHS)的荟萃分析显示,应用小剂量阿司匹林进行心血管病一级预防可使所有心血管事件相对风险降低 15%,非致死性卒中减少 25%,非致死性心肌梗死减少 33%,使心肌梗死相对风险降低 30%,但同时发现阿司匹林有增加胃肠道出血和脑出血风险,因此,《2008 年 ACCP 第 8 版抗栓和溶栓治疗循证临床实用指南》中在强调阿司匹林一级预防重要性、提高推荐级别的同时(Ⅱa 类提高到Ⅰ类),强调要权衡获益和出血的风险,建议阿司匹林用于 10 年心血管风险>10% 的中、高危患者,对于 10 年心血管风险<6% 的低危患者,出血风险与获益相抵,不建议应用。该指南还明确推荐心血管一级预防单用阿司匹林,不需加用氯吡格雷(Ⅰa 类推荐)。

各种心血管相关指南均明确提出阿司匹林用于心血管病一级预防的重要性。AHA/ASA2006 年缺血性卒中一级预防指南建议阿司匹林用于 10 年心血管风险>6%～10% 患者(Ⅰ类推荐),《ESC2007 年心血管病预防指南》建议阿司匹林用于糖尿病和 10 年心血管风险>10% 的高血压患者;美国《2003JNCⅦ高血压治疗指南》《2007ESC/ESH 欧洲高血压治疗指南》.2005 年《中国高血压防治指南》、2007 年《中国糖尿病防治指南》和 2008 年《ADA 糖尿病防治指南》均建议 10 年心血管风险>10%～20% 的高危患者应用阿司匹林进行一级预防。

2009 年美国预防工作特别服务小组更新阿司匹林一级预防指南,扩大了阿司匹林一级预防的人群,提出了阿司匹林一级预防的获益与性别有关,男性获益于心肌梗死风险下降,女性获益于卒中风险下降。建议男性 10 年冠心病风险>4%(相当于 45-59 岁健康男性),55 岁以上女性 10 年卒中风险>3%(相当于

55-59 岁健康女性),如果不存在胃肠道出血高风险,应用阿司匹林进行一级预防。胃肠道出血的高危因素包括:上消化道疼痛、消化道溃疡病史以及正在使用 NSAID 类药物。对于 10 年心血管风险＞6％的中、高危患者,如果未使用 NSAID 类药物,建议应用阿司匹林进行一级预防(A 级证据)。关于阿司匹林一级预防的合适剂量,《2008 年 ACCP 第 8 版抗栓和溶栓治疗循证临床实用指南》和《2009 年美国预防工作特别服务小组更新阿司匹林一级预防指南》均建议为 75～100mg/d。建议:阿司匹林 75～100mg/d 作为以下人群的一级预防措施,45 岁以上健康男性和 55 岁以上健康女性,没有胃肠道出血的高危因素;10 年心脑血管事件危险 6％～10％的中危患者,未服用 NSAIDs 药物;10 年心血管病危险＞10％或合并下述 3 项及以上危险因素,包括血脂异常、吸烟、肥胖、年龄＞50 岁、早发心血管疾病家族史(男＜55 岁,女＜65 岁);高血压患者 50 岁以上或高血压合并靶器官损害(包括血肌酐中度增高)、糖尿病或 10 年心脑血管事件风险＞10％,且血压控制满意(150/90mmHg);糖尿病患者 40 岁以上,或 30 岁以上有 1 项心血管危险因素,包括冠心病家族史、吸烟、高血压、超重或肥胖、白蛋白尿、血脂异常;30 岁以下人群应用阿司匹林进行心血管疾病一级预防证据不足;80 岁以上的老年人应用阿司匹林进行一级预防要慎重。

(二)调脂药物的应用

2007 年《中国成人血脂异常防治指南》强调心血管危险评估的重要性,不同的危险分层,降脂治疗的措施和血脂目标值不同。用于血脂异常危险评估的心血管危险因素包括:①高血压;②吸烟;③低 HDL-C 血症;④肥胖(BMI≥28kg/mz);⑤早发缺血性心血管病家族史(一级男性亲属发病＜55 岁,一级女性亲属发病＜65 岁);⑥年龄(男性≥45 岁,女性≥55 岁)。危险分层定义为:低危(无高血压且其他危险因素＜3 个)、中危(高血压或其他危险因素≥3)、高危(冠心病或等危症)和极高危(冠心病合并糖尿病或急性冠状动脉综合征)。建议:①血脂测定正常人群,每 2～5 年检测一次血脂;40 岁以上人群至少每年进行一次血脂检测;②根据危险分层决定治疗方案和血脂目标值;③所有血脂异常患者首先进行治疗性生活方式改变;④LDL 是降脂治疗的首要目标,首选他汀类药物。在 LDL 达标时,非 HDL 成为降脂治疗的次级目标(LDL-C 的目标＋0.78mmol/L),当 TG≥5.65mmol/L(5g/L)时,首要目标是降低 TG;⑤血脂异常患者 TC 和 LDL-C 目标值,参照《2007 中国成年人血脂异常防治指南》。

他汀类药物是冠心病预防和家族性高胆固醇血症的首选药物,也可使用胆汁酸螯合药(树脂类)和烟酸,药物治疗的首要目标就是使 LDI_-C 达标,对于治疗前胆固醇水平很高患者,单一药物不能使 LDL-C 达标时,可以考虑联合用药(他汀类十树脂类,他汀类十烟酸)。当 LDL-C 达标后,还需考虑 TG 的浓度,如果 TG 为 1.7～2.3mmol/L(1.5～1.99g/L)时,需要进行治疗性的饮食改变;TG＞2.3～5.5mmol/L(2～4.99g/L)时,增加他汀类药物的剂量或合用烟酸或贝特类药物;TG＞5.5mmol/L(＞5g/L)时,需要烟酸和贝特类药物治疗,以减少急性胰腺炎发作的危险。对于 HDL-C 低的患者:男性＜1.0mm01/L(400mg/L)和女性＜1.3mmol/L(500mg/L),首先应进行积极的治疗性饮食方式的改变,高危患者,可以考虑使用药物如烟酸、贝特类和他汀类药物升高 HDL-C。

(三)合并糖尿病的用药

糖尿病是冠心病重要危险因素,糖尿病患者心血管疾病风险增加 2～5 倍,未来 10 年发生心肌梗死危险高达 20％。荟萃分析显示,在 HbAlc 水平＞5％的患者中,HbAlc 水平每升高 1％,心血管危险增加 21％。英国前瞻性糖尿病研究(UKPDS 研究)、糖尿病控制与并发症研究(DCCT)以及 DCCT-EDIC 研究报道进一步证实随着 HbAlc 的降低,微血管并发症显著下降,心血管疾病风险有降低趋势。但 2008 年 ACCORD 研究显示强化降糖组(HbAlc＜6％)与标准治疗组(HbAlc＜7.5％)比较,强化降糖不但没有降低反而增加心血管事件的风险。因此,目前认为降糖治疗有个底线,即不低于 6％,低于这一底线将会弊大于利。糖尿病多重危险因素综合干预获益大于单纯控制血糖。Steno-2 人选高危的 2 型糖尿病患者,针对多种危险因素综合强化治疗(调脂、降压、降糖及抗血小板),平均随访 13.3 年,与单存控制血糖相比,全因死亡绝对风险下降 20%,心血管死亡的绝对风险下降 13%。ADVANCE 研究提示糖尿病患者同时严格控制血压,把血压降到 130/80mmHg 以下,比单独控制血糖进一步降低心血管死亡 18%。CARDS 研究发现糖尿病患者强化降脂治疗,将 LDL 降到 1g/L 甚至<0.8g/L 以下,可以使主要心血管事件降低 37%。有两项经典研究显示 ACEI、ARB 在改善糖尿病患者心血管疾病预后方面有独特作用。HOPE 研究糖尿病亚组应用 ACEI 进一步降低心血管高危的糖尿病患者心血管死亡、卒中和心肌梗死 25%,卒中降低 33%。LIFE 研究糖尿病亚组应用 ARB,与 β 受体拮抗药比较,使主要血管事件和卒中进一步降低 21%。糖耐量异常患者通过生活方式干预和药物治疗可以预防糖尿病的发生。瑞典 MalmoIGT 研究和中国大庆 IGT 研究,分别证明生活方式干预可使糖尿病发病危险降低 50% 和 30%~50%。STOP-NIDDM 研究和 DPP 研究为两项 IGT 干预研究,证明阿卡波糖和二甲双胍可延缓或预防糖耐量异常进展为糖尿病。建议:①健康人 45 岁开始或超重者定期检测血糖,正常时 3 年检查 1 次,有高血压或冠心病患者常规进行糖耐量试验(OGTT)检测,正常时每 3 年检测 1 次;②IGT 患者首先进行生活方式改变,无效口服二甲双胍或阿卡波糖;③糖尿病患者空腹血糖<6mmol/L(1.08g/L),糖化血红蛋白≤6.5%,在没有低血糖发生的情况下,HbAlc 的目标要尽可能的接近 6%;④糖尿病患者血压控制到 130/80mmHg 以下,首选 ACEI 或 ARB;⑤糖尿病患者应用他汀类强化降脂治疗,使 TC<4mmol/L,LDL<2.6mmol/L。

糖尿病的治疗应是综合性的,特别是 2 型糖尿病,高血糖只是代谢综合征的一部分,因此治疗应包括降糖、降压、调脂和改变生活方式等多种综合治疗。生活方式的改变包括通过降低热能的摄入和有氧锻炼控制体重,控制饮食,饮食要求和降低脂质的饮食相似,戒烟等。轻型糖尿病患者,改善生活方式 2~4 个月后无效者,或糖尿病合并严重代谢紊乱、冠心病和其他合并症者,应进行药物治疗。治疗药物包括胰岛素、磺脲类、双胍类、"葡萄糖苷酶抑制药、噻唑烷二酮类药物和苯甲酸衍生物。积极控制血糖能中度减少冠心病危险,而积极地控制糖尿病患者的血压和血脂异常能明显地降低冠心病危险。因此,对于糖尿病患者,积极控制高血压和治疗血脂异常是非常重要的。

(四)合并高血压的用药

大量的流行病学资料和临床研究证实,血压从 115mmHg 开始和心血管风险之间呈连续的线性关系,且独立于其他危险因素。我国研究资料显示,高血压是我国人群发生心血管事件的首要危险因素,其独立致病的相对危险为 3.4,人群归因危险度为 35%。2007 年 ESC/ESH 欧洲高血压治疗指南全面评价近年来的高血压研究循证医学证据,强调高血压治疗中总体心血管风险评估的重要性,建议根据血压水平、危险因素数目、靶器官损害以及并存的临床疾病,评估未来 10 年发生心脑血管事件危险的程度,将高血压分层为低危、中危、高危和极高危,根据危险分层决定降压治疗的策略。建议:①健康成年人每 2 年监测血压 1 次,40 岁以上成年人至少 1 年监测血压 1 次。②高血压诊断、治疗中应综合考虑总心血管风险的评估。③所有高血压患者降至 140/90mmHg 以下,如能耐受,还应降至更低,糖尿病以及卒中、心肌梗死以及肾功能不全和蛋白尿患者至少降至 130/80mmHg 以下。所有高血压患者最佳血压控制在 120/80mmHg 以下。④降压治疗根据 2007 年 ESC/ESH 欧洲高血压治疗指南建议进行。

高血压的治疗措施包括改变生活方式和药物治疗,改变生活方式是高血压治疗的基础,适合所有高血压患者。健康的生活方式在一级预防中起重要的作用,并有助于控制与高血压有关的其他危险因素。这些措施包括:控制体重,限制酒精摄入,规律性的有氧健身锻炼(每周 5d,每天至少 30min),低盐饮食(钠盐摄入量低于 4g/d),保证足够钾盐、钙盐、镁盐,减少饱和脂肪酸和胆固醇的摄入,戒烟等。如果生活方式改善 6~12 个月后血压≥140/90mmHg 或开始时血压>160/100mmHg 或>130/85mmHg 伴有心力衰竭、肾功不能全或糖尿病,即可考虑降压治疗。治疗高血压的一线药物分为 5 类:噻嗪类利尿药、β 受体拮抗药、血管紧张素转化酶抑制药（ACED、钙通道阻滞药、血管紧张素受体拮抗药。治疗从低剂量开始，根据年龄和药物的反应逐渐增加剂量，效果不佳时，可以联合用药。尽量选用24h平稳降压的长效制剂。高血压的药物治疗必须遵循个体化的原则，即根据年龄、种族、合并症以及药物的不良反应等不同情况选用不同的药物治疗。

（五）预防措施

1.控制吸烟　吸烟是心血管疾病重要的致病因素，原则上也是惟一能够完全控制的致病因素。大量的流行病学调查和前瞻性临床研究结果证实吸烟与心血管疾病的因果关系。戒烟治疗所花费用远远低于药物治疗的费用，或者不花费用，因此，戒烟是挽救生命最经济的干预措施。一项由8个公共场所戒烟研究的荟萃分析显示，公共场所戒烟显著降低所在城市心肌梗死发病率，证明烟草暴露对心血管病的危害。Interheart研究不仅明确了当前吸烟是全球范围心肌梗死第二大危险因素，同时强调吸烟对年轻人的危害，吸烟是年轻人心肌梗死的最重要危险因素，与老年人相比，年轻吸烟者心肌梗死危险进一步增加400％。我国现有3.5亿吸烟者，有近1/2的人口遭受被动吸烟的危害，更让人忧心的是开始吸烟年龄较1984年提前了4～5年，而且15～19岁吸烟和女性吸烟人数在增加。控烟形式不容乐观，任重道远。烟草依赖是一种成瘾性疾病，戒断很困难。一系列研究显示，行为治疗、心理社会支持以及戒烟药物治疗可增加戒断率。70％～90％的吸烟者每年与医师接触，约70％的戒烟成功者由医师的劝告实现，医师仅给予3min戒烟咨询，可提高戒断率30％，因此，医师在劝导吸烟者戒烟中发挥重要作用。建议：①劝告所有吸烟者戒烟。每次诊视询问吸烟情况，劝导每个吸烟者戒烟，评估戒烟意愿的程度，通过咨询和拟订戒烟计划帮助戒烟，进行随访，转至戒烟专业部门或给予药物治疗，在工作地点或家中避免被动吸烟。②避免环境中二手烟的危害。

2.体力活动和控制体重　缺乏体力活动是冠心病的独立的危险因素。流行病学的证据表明体力活动能够降低冠心病的危险。体力活动可以消耗热能，减少脂肪，降低TG和LDL-C，升高HDL-C，增加胰岛素的敏感性，降低血糖和血压。医师应该向所有缺乏体力活动的患者推荐安全、娱乐和实用的锻炼计划。典型的计划包括3个阶段：5～10min的轻度热身活动；20min或更长时间的耐力或有氧运动；最后为放松阶段。怀疑有呼吸系统、心血管系统、神经系统和肌肉等方面疾病的患者，或年龄超过40岁以上的中老年人或长期缺乏活动的人，应在医师的指导下进行体育锻炼，开始训练的强度和时间应适当减少，以后逐渐增加活动量。运动量的大小取决于运动持续时间、运动强度和锻炼次数。判断运动强度的方法有主观判断和客观的脉搏监测，主观判断是根据患者的自我感觉来判断活动量，活动时的轻微气促在休息后4min减轻的运动为适宜运动，如果出现恢复时间延长、胸痛、晕厥或持续性咳嗽，应及时向医师汇报。运动量也可通过锻炼时脉搏率来监测，开始锻炼时，训练目标为达到各年龄段最大心率60％的运动量，随着适应性的增加，可以增加至75％。对于那些高危者，在参加大运动量锻炼之前应该行运动心电图检查。超重和肥胖增加了冠心病发生的危险，同时增加脂质紊乱、高血压和糖尿病等其他心血管危险因素的发生率和严重程度。控制体重能有效治疗这些危险因素。控制体重的目标是使体重指数（BMI）21～25kg/m²，特别需要重视向心性肥胖者的体重控制。控制体重最关键的方法是限制能量的摄入，同时配合体育锻炼以增加热能的消耗。需严格控制的食物包括酒精、所有油脂类、糖类，尽可能多吃绿色蔬菜，适量摄入新鲜水果。

（刘海淑）

第八章　高脂血症

1.脂类　分为真脂和类脂两大类。真脂就是我们常说的脂肪,又称三酰甘油,是脂类的主要部分。类脂结构类似脂肪,主要包括磷脂和类固醇。脂肪绝大部分存在于脂肪组织中,主要分布于骨骼肌和肝脏中,是人体能量储存的一种形式。

胆固醇具有形成胆汁酸、构成细胞膜、合成激素等功能;磷脂是构成生物膜的重要组成成分,磷脂还可促进脂类代谢和转运,保证血管的通畅及正常肝脏功能。从膳食中摄取的营养物质,有些是脂溶性的,比如维生素 A、维生素 D、维生素 E、维生素 K,与脂肪一起存在,才能在肠道被溶解吸收。脂肪是体内最高效的产热物质,是机体能量的来源,脂肪还是必须脂肪酸的来源,并具有保温、保护内脏和肌肉免受振荡和摩擦的作用。因此,人体离不了脂质,那些"谈脂色变"的认识是不对的,在日常生活中一味地拒绝脂类,对人体是有害的。问题只是需要控制血脂过高而已。

2.血脂　血浆中的脂类统称为血脂,包括脂肪和类脂。脂肪主要是三酰甘油(TG),此外还包括少量二酰甘油和单酰甘油。类脂包括胆固醇(TC)、胆固醇酯、磷脂和糖脂。除此以外血脂还包括非酯化脂酸(游离脂酸、自由脂酸)。血脂的来源有二:一是外源性的,即消化道吸收来的;二是内源性的,即由体内组织动员或由肝脏合成而来。血脂只占体重的 0.04%,其含量受到饮食、营养、疾病等因素的影响,因而是临床上了解患者脂类代谢情况的一个重要窗口。

3.血浆脂蛋白　由于胆固醇和三酰甘油都是疏水性物质,不能直接在血液中被转运,同时也不能直接进入组织细胞中。它们必须与血液中的特殊蛋白质和极性类脂(如磷脂)一起组成一个能溶于水的球状巨分子,才能在血液中被运输,并进入组织细胞。这种球状巨分子复合物就称作脂蛋白。用超速离心法可把血浆脂蛋白分为:乳糜微粒(CM),极低密度脂蛋白(VLDL),低密度脂蛋白(LDL),高密度脂蛋白(HDL)。

(1)乳糜微粒(CM):乳糜微粒是血液中颗粒最大的脂蛋白,由饮食脂类吸收后形成,是血液运送饮食中三酰甘油及胆固醇的主要形式。

(2)极低密度脂蛋白(VLDL):是身体内部产生三酰甘油的主要形式,由肝脏合成。极低密度脂蛋白及乳糜微粒因三酰甘油含量高,而称为富含三酰甘油的脂蛋白。

(3)低密度脂蛋白(LDL):低密度脂蛋白(LDL)是血浆中含胆固醇最多的脂蛋白。

(4)高密度脂蛋白(HDL):主要来源是 CM 和 VLDL 等脂蛋白在血浆中降解所释放的表面成分,主要功能是转运细胞膜上胆固醇与磷脂。

在以上脂蛋白中,与动脉粥样硬化有关的是高密度脂蛋白和低密度脂蛋白。低密度脂蛋白胆固醇(LDL-C)能对动脉造成损害,被称为"坏"胆固醇。如果血液循环中低密度脂蛋白胆固醇水平过高,它可引起动脉粥样硬化,进而造成斑块破裂和血栓形成,阻塞动脉血管,引起冠心病。

高密度脂蛋白胆固醇(HDL-C)则具有清洁疏通动脉的功能,可将周围组织细胞中的胆固醇转移,清除血管壁上部分"作恶多端"的胆固醇并带回到肝脏中去,进行集中处理,起到清洁卫士的作用,故它被称作是"好"胆固醇。

4.发病特点 我国人群血脂水平和血脂异常患病率虽然尚低于多数西方国家,但随着社会经济的发展,人民生活水平的提高和生活方式的变化,人群平均的血清总胆固醇(TC)水平正逐步升高。与此同时,与血脂异常密切相关的糖尿病和代谢综合征在我国也十分常见。2002 年的调查显示:我国 18 岁以上血脂异常患病人数已高达 1.6 亿人,35 岁以上的人群中有 2500 万人同时患有高血压和高脂血症。虽然血脂异常没有明显的症状,可一旦发病即可能造成伤残或死亡的后果。但我国居民对血脂异常的重视度还远远不够,没有意识到血脂异常的危害性,大量患有血脂异常的人未能被及时发现,多数确诊患者的血脂控制并不理想。

5.诊断标准 临床上一般将高脂血症按表型分为高胆固醇血症、高三酰甘油血症、混合型高脂血症及低高密度脂蛋白血症。其中前三种统称为高脂血症,在我国比较多见,据调查成人中血清总胆固醇(TC)或三酰甘油(TG)升高者占 10%～20%,甚至儿童中也有近 10%血脂升高,而且高脂血症的发病率还有逐渐上升的趋势,这与我国人民的生活水平明显提高、饮食习惯发生改变等原因有密切关系。

(1)高胆固醇血症:正常人的血 TC 应低于 5.18mmol/L,如超过 6.22mmol/L 可诊断为高胆固醇血症,血总胆固醇含量介乎二者之间者(5.18～6.19mmol/L)为边缘性或临界性升高,也属不正常情况。血总胆固醇升高的确切病因尚不详知。绝大多数患者是胆固醇合成过多或分解代谢过少;有的患者可能因长期大量进食含胆固醇甚多的食物,如:肥肉、猪油、动物内脏、贝壳类海鲜等,而使血总胆固醇升高;有的发病与家族遗传有关,其家人中多有血胆固醇升高者,而且有的很年轻即发生了冠心病。此外,肥胖、年龄增长(老年)、女性绝经等也与血总胆固醇升高有关。

(2)高三酰甘油血症:凡血 TG 超过 1.7mmol/L 即为本症。其病因也与饮食过量有密切关系,长期进食含脂质和糖类过多的食品、饮酒、吸烟,以及体力活动过少都可引起其发生。三酰甘油明显升高常见于家族遗传疾病,与遗传基因异常有关,这些患者的血液抽出后,上层往往像奶油状,下层则混浊,他们较易发生急性胰腺炎。糖尿病、胆道阻塞等疾患也可促使"继发性高三酰甘油血症"的产生。三酰甘油增高也是冠心病和动脉粥样硬化的危险因素,患者还同时有极低密度脂蛋白(VL-DL)、血清总胆固醇升高,如果其高密度脂蛋白胆固醇(HDL-C)明显降低,便更易促发冠心病。

(3)混合型高脂血症:血中血清总胆固醇(TC)与三酰甘油(TG)同时升高者即可诊断为本病。其病因也与遗传、饮食或其他疾病有关,由于两种血脂成分均异常,以及高密度脂蛋白胆固醇(HDL-C)常常明显降低,引发冠心病的可能性更大。血脂异常确诊后,患者应检查血糖、肝、肾功能和有关的心脑血管疾病,并注意尽可能确定有无促发血脂异常的其他疾病,必要时还需化验家族中有关成员的血脂,以便查明病因,为进一步治疗打下基础。

(4)低高密度脂蛋白血症:低高密度脂蛋白血症即高密度脂蛋白(HDL)水平＜1.04mmol/L(＜40mg/dl)。许多流行病学的研究显示,低水平的高密度脂蛋白(HDL)与冠心病发病率的上升有关联。此病不仅与基因遗传因素有关,而且与肥胖、少活动的生活方式、吸烟、糖尿病、尿毒症和肾病综合征及一些药物(噻嗪利尿药、β受体阻滞药、雄激素类固醇、促孕药物如丙丁醇)等因素有关。

《中国成人血脂异常防治指南 2007》制定了适合我国居民的高血脂诊断标准,对适应我国心血管病防治形势的需要,加强心血管病的防治具有十分重要的指导意义。

6.主要危害 血脂本来是人体内的必备物质,但含量过高时则变成危害健康的"杀手"。高脂血症可并发动脉粥样硬化,损害心脑血管而导致冠心病、高血压病、心肌梗死、脑梗死、脑出血、心力衰竭等严重疾病。有不少高脂血症患者没有明显的临床表现,仅在查体做血脂检查时才发现本病,还有的患者甚至在合并了糖尿病、脑卒中、冠心病、脂肪肝等病症后做血脂分析才确诊本病。因此又被称为"无声的杀手"。当今世界,高脂血症引起的心脑血管疾病是人类健康的大敌,已经成为造成人类高致残率、高病死率的"无声杀手"。必须高度重视其防治。

7.危险因素

(1)遗传因素:遗传可通过多种机制引起血脂异常。据统计,每500人中约有一个人患家族性高胆固醇血症,他们常常过早地发生冠心病。

(2)膳食因素:胆固醇和动物脂肪摄入过多与高胆固醇血症有关。脂类和糖类摄入过多,可影响胰岛素分泌,加速低密度脂蛋白的合成,引起高三酰甘油血症。

(3)肥胖:肥胖症常伴发高三酰甘油血症,部分患者胆固醇含量也可增高。

(4)体力活动过少:缺乏运动、多坐少动的生活方式可导致肥胖、血脂升高。

(5)性别和年龄:血液中胆固醇水平会随着年龄的增长而增加,妇女在50岁以后,胆固醇水平高于男性。

(6)饮酒:过度饮酒可损害肝脏和心肌,导致高血压和三酰甘油水平升高。

(7)精神压力:许多研究都证明,长时间的精神压力可引起血胆固醇升高。另一方面,有些人往往吃许多高脂肪食物来对付压力,这也是血胆固醇升高的重要因素。

8.防治措施 因为高血脂与饮食和生活方式有着密切关系,所以饮食治疗和改善生活方式是血脂异常治疗的基础措施。《中国成人血脂异常防治指南2007》指出,无论是否进行药物调脂治疗都必须坚持控制饮食和改善生活方式。当进行药物治疗时,应根据血脂异常的类型及治疗的目的,选择合适的调脂药物,并需要定期监测调脂疗效和药物不良反应。

大多数血脂异常的患者通常无任何症状,因此人们往往并不知道自己的血脂情况,此时只有通过检测血浆中血脂含量才能得知血脂是否异常。明确血脂情况可早期预防冠心病或脑卒中。30岁以上男性和绝经期后女性可考虑作为接受血脂检查的对象。普通人应每两年检查一次血脂;40岁以上者:每年检查一次血脂;高危人群和血脂异常者:听从医生指导定期复查血脂。

(陈　苗)

第九章 高血压

第一节 高血压诊断及评价方法

一、诊所血压

诊所血压一般是在门诊或病房,病人取坐位,由医护人员在标准条件下采用标准水银柱血压计测量所得,一般测得数值比较准确,但不一定代表患者真实血压数值,亦称诊所偶测血压。WHO推荐高血压诊断标准即由诊所血压确定的。它简单、方便、易学,精确度及可信度较高,是高血压病诊断和治疗观察的主要测量方法,在医院中最为常用。诊所血压作为临床常规测量方法,为医务人员诊断和治疗病人提供便利和依据。但由于其测血压差异大,重复性差,且偶测血压易受体位、周围环境和医务人员的影响,故所得血压不能全面反映出病人日常血压波动情况,有时易得出错误诊断。在临床实践中,由医务人员测出的高血压患者中,约有20%~30%是假性高血压,即"白大衣高血压",是由于测血压时患者情绪紧张所致,因此根据诊所血压值来诊断高血压,可能过高估计实际流行情况,且易造成不必要的长期服用降压药和一部分人产生心理压力。

诊所血压是由医护人员在标准条件下按统一的规范进行血压测量。目前大多使用水银柱血压计,但也可使用其他血压计(尤其电子血压计)。水银柱血压计的使用,因环境污染将逐步减少,最终禁止。

（一）测量器具的选择

血压计选择:选择符合计量标准的水银柱式(汞柱式)、弹簧式(表式)和符合国际标准的全自动或半自动电子血压计进行测量。袖带选择:使用水银柱式、弹簧式血压计时,应选择大小合适的袖带,其长度一般为35cm,宽度为12~13cm,袖带气囊至少应能包裹80%以上上臂,太短或太窄将使血压读数偏高。测量儿童血压时应使用小规格袖带。

（二）血压测量前的准备

被测量者在检测血压前30分钟内禁止吸烟和饮用咖啡,排空膀胱,至少休息5分钟。使用水银柱式血压计前,先将血压计汞柱开关打开,汞柱凸面水平应在零位。使用弹簧式血压计时,应先检查表针指示是否在零位。

（三）如何测量血压

被测量者最好取坐位,坐在有靠背的座椅上,也可取仰卧位。无论采取何种体位,被测者的上臂、血压计应与心脏处于同一水平。被测上臂裸露,伸开并外展45°为宜。将血压计袖带紧缚于被测者上臂,气囊中部对准肱动脉,袖带的松紧以恰好能放进一个手指为宜。袖带下缘在肘弯上2~3cm左右,将听诊器膜面置于肘窝部肱动脉搏动处,测量时使袖带气囊快速充气,应同时听诊肱动脉搏动音,观察汞柱上升高度,在气囊内压力达到使肱动脉搏动音消失后,再升高 20～30mmHg。然后,松开气球上的放气旋钮,使气囊匀速缓慢放气(下降速率 2～3mmHg/s),同时应水平注视汞柱凸面。在放气过程中,仔细听取柯氏音,当听到第一次肱动脉搏动声响(柯氏第一音)时,汞柱凸面所示数值为收缩压;当随汞柱下降,声音突然变小,最终消失时(柯氏消失音),汞柱所示数值为舒张压。但在儿童,妊娠,甲状腺功能亢进,老年人等少数人群中,以变音(柯氏第二音)时汞柱所示数值为舒张压。压检测完毕,将气囊排气,关闭开关,卷好袖带,平整地放入血压计盒中。

(四)注意事项

首次测血压时,应分别测量左右上肢的血压,左右两侧血压不同时,以较高一侧的读数为准。测血压时,一般需重复测 2 次,取其平均值;如果收缩或舒张压两次读数相差 5mmHg 以上,应再次测量,以 3 次读数的平均值作为测量结果。重复测量血压时,应将气袖完全放气 1～2 分钟后再测。对老年人、糖尿病患者或疑有直立性低血压者,应在卧位血压测量后加测站立位 1 分钟和 5 分钟后血压,血压计应定期检测校正。

二、自测血压

自测血压是自我测量血压的简称,由于通常在家中进行,所以也称为家庭血压监测(HBP)。从理论与实践上自测血压在反映血压水平和评价降压治疗过程方面能弥补诊所血压的不足和缺陷,有利于患者提高治疗依从性和血压控制率以及对疾病处理的参与意识。在信息技术日益发展并普及的可以预见的将来,自测血压数据通过互联网还可以实施人群血压监控和高血压治疗随访。由于电子血压计测量血压简便直观、无主观偏差,大部分自测血压采用电子血压计,家庭使用的产品类型,最好是使用"振动描记法"原理测量血压,优点是不需要在肱动脉部位安放传感器,袖带位置移动不影响测量结果,外界的噪声对测量也无干扰,获得的读数较准确。关于自测血压的部位,目前仍主张在上臂肱动脉处,其他部位测量,手腕部位置因明显低于心脏水平,测量数据相对偏低;手指部位的动脉压力波形提前受到反射波叠加,测量数据相对偏高并且变异较大,因此在手腕和手指部位进行自测血压有待继续研究。虽然自测血压有其优点,但应防止病人发生"报告偏差","主观选择"血压读数报告,影响医生的判断。对精神紧张不安的病人或常自行改变治疗方案的病人,不建议自测血压。

HBP 测量次数、正常参考值和治疗目标值目前尚无一个国际上普遍认同的统一标准。大多数专家及指南指导委员会认为 HBP 测量次数最好测定 1 个月自测血压,取平均值。2003 年 ESH 血压测量指南推荐:每天早晨和晚间各测 2 次血压,连续测 7 天,剔除第 1 天的血压数据后,取 24 个血压读数的平均值。2008 年 AHA 也推荐使用 ESH 的方案。一项荟萃分析发现:家庭自测的 SBP、DBP 比诊所血压低,未治疗高血压病人,分别低 6.9mmHg 和 4.9mmHg,降压治疗人群,分别低 5.3mmHg 和 3.1mmHg。因此,目前推荐 HBP 正常值<135/85,>135/85mmHg 可考虑降压治疗,降压目标值<130/80mmHg,此标准也已为我国高血压防治指南所接受和应用。

自测血压在高血压诊断中的价值在诊断或排除"白大衣高血压"(WCH)时,HBP 可作为动态血压(ABP)的一个替代方法,有人甚至倡导综合运用 HBP 和 ABP,以提高诊断的准确性。根据这种方法,持续诊所高血压而没有靶器官损害证据的患者,首先进行 HBP,若 HBP>135/85mmHg,则开始降压治疗,若 HBP<125/76mmHg 为正常血压,HBP 在 125～135/76～85mmHg 进行 ABP 监测以明确白大衣性高血压的诊断。在根据 HBP 或 CBP 指导降压治疗(THOP)研究的亚组分析发现,以白天 ABP 作为诊断白大

衣高血压的参考标准,HBP 诊断白大衣高血压的特异性,阴性预测值及敏感性分别为 89%,97% 和 68%,George 等发现用 HBP 和 ABP 诊断白大衣高血压有很高的一致性(r=0.83)。HBP 目前仍不能代替 ABP 用于诊断 WCH,但 HBP 是对 ABP 方法的一种补充。对于少数诊所血压正常,但存在靶器官损害的患者建议进行 HBP 或 ABP 监测,若增高,则诊断为隐蔽性高血压,并开始降压治疗。SHEAF 研究发现 463/4939(9.4%)高血压病人是隐蔽性高血压,用 HBP 评估隐蔽性高血压特异性为 94%~98%,敏感性为 69%~94%,并提出至少 2 次不同时间诊所血压,2 天早晚 6 次 HBP 测定有助于诊断隐蔽性高血压。

　　HBP 指导高血压治疗是否比常规方法更好?对于指导长期降压治疗,HBP 是否比 CBP 更好,THOP 是目前唯一已完成的一个前瞻性研究。400 例高血压患者随机分成两组,一组根据 HBP 调整治疗(203 例),另一组依照 CBP 指导治疗(197 例),按照 DBP>89mmHg,80~89mmHg,<80mmHg 3 个目标血压水平,医师随机分别予强化降压,维持不变,减少降压药甚至停药,观察 1 年。结果发现:HBP 组病人停止降压治疗的比例明显高于 CBP 组(25.6 比 11.3,P<0.001),而需多种药物联合治疗的比例,HBP 组为 38.7%,诊所血压组为 45.1%。2 组症状和左室肥厚的心电图指标均无显著性差别。每 100 人每月医疗费用,HBP 组为 4473 美元,CBP 为 4921 美元。结果提示:①相对于 CBP,根据 HBP 指导降压治疗可减少降压药物的使用及降低医疗费用;②HPB 有助于白大衣高血压的诊断,从而避免不必要的降压治疗,但本实验结果并不支持 HBP 在指导降压治疗方面比诊所血压更优越。

　　家庭自测血压投资少,无需特殊培训,由病人在家里就可测量血压。不仅可以获得许多数据,更重要的是避免了白大衣效应,可以真实反映病人的血压水平和严重程度,提高了诊断准确性。自测血压可以真实反映治疗效果,能够得到不同时间、不同情况下的多个血压测值,了解血压的动态变化,可以部分替代动态血压的作用;发现自测血压之早/晚比率可作为谷/峰比的补充或代替等,并可校对诊所血压,可为医生合理用药提供依据。因为病人主动参与治疗,改善了医护关系和治疗的顺从性,有利于治疗控制率的提高。自测血压具有很大的应用潜力和发展前景,虽然目前阶段它还不具备条件成为决定临床诊治的主要依据,但是随着更准确可靠的有记忆功能的电子血压计问世,随着在长期前瞻性随访研究和临床治疗试验中证实自测血压比诊所血压能更有效地判断预后与指导治疗,自测血压将成为临床实践的一个重要组成部分。

三、动态血压

　　动态血压监测(ABPM)技术经过 30 多年的不断发展和完善,目前已逐渐应用于临床。动态血压监测不仅真实地反映了各时间点的血压状况,而且揭示了高血压患者血压波动特点及昼夜变化规律,较偶测血压有诸多优点,有助于筛选临界高血压及轻度高血压,鉴别"白大衣高血压",预示靶器官损害程度,还能更好地评价降压药的疗效,指导合理降压治疗,但是动态血压不能取代诊所血压测量。

(一)动态血压仪器

　　动态血压监测技术包括直接(动脉内)和间接(无创性)动态血压记录两种。1966 年 Bevan 等设计了动脉内直接测压的方法:经皮穿刺,于肱动脉内留置 5cm 长的导管,直接与传感器相连,测压后记录在 Oxford 仪内,最后加以还原。该方法准确度高,受外界干扰少,目前在英国仍用于药物疗效观察。但具有价格贵、有创性、需肝素持续抗凝、难以多次重复进行和偶有正中神经麻痹等缺点。20 世纪 80 年代起开始采用无创性动态血压仪。1962 年 Hinmall 等最先应用半自动动态血压测定仪,患者需自己充气测压。不能连续测量夜间血压,使用不方便。1966 年 Sokoloco 使用改良的 Remlev 仪,精密度增加、方便,目前仍被用于降压治疗的研究。1968~1975 年,Schneider 增加了有程序的电子定时器和电脑装置,发展成自动无创性动态血压测定仪,为盒式,携带方便。一种是通过装有传感器的听诊器获取 Korotkoff 音,经音换能器转换成血压,用数字显示并打印;另一种是通过震荡器,从肱动脉搏动中记录收缩压和舒张压。所测血压与动脉内测压高度相关,并与手测标准水银柱血压计测压相关。具有安全、价廉、使用方便等优点,但约10％资料不够满意,尤其是采取听诊器获取信号,易受外界干扰或肌肉抖动而产生误差。1989 年美国 Sunteck 公司制造了一种 AccutrackerⅡ型动态血压仪,利用与心前区心电导联同步原理,充分利用 R 波的阈值及复杂的后信号处理,消除噪声,较精确。使用动态血压仪能连续昼夜测压达 125～200 次,并定时将血压及心率记录贮存。监测值超出有效期测量范围时,监测仪能自动删除后重测补充;重测 2 次仍超出读取范围内数值时,则该时刻测值被自动识别为无效。24 小时血压读数≤80％,为无效监测,需隔日重测。动态血压监测期间,被测者生活规律应照常。

(二)诊断标准

研究表明,正常血压者的动态血压往往高于或接近于诊所血压;相反大多数未经治疗的高血压病患者的动态血压低于诊所血压。因此,用诊所血压的标准作为 ABPM 的标准来诊断高血压显然是不合适的。Kennedy 报道,正常人经动态血压测定,有 45％的收缩压＞140mmHg 和 19％的舒张压＞90mmHg,而 Horan 等对 42 例临界高血压患者进行研究,有 25％的收缩压和舒张压低于正常。Drayer 对正常人及高血压病患者进行动态血压观察,高血压病患者中有 46％的收缩压＞140mmHg,56％的舒张压＞90mmHg,而正常血压者中有 12％的收缩压＞140mmHg,14％的舒张压＞90mmHg。高血压病患者中 14％的收缩压负荷＜25％,而正常血压者中 10％的收缩压负荷＞25％,14％舒张压负荷＞25％。心率同血压基本呈同步上升和同步下降趋势。故 WHO 制定的高血压标准应用于动态血压有一定局限性,尤其是诊断边缘性或轻型高血压,利用 24 小时动态血压有助于排除一些不甚明确的高血压患者。

动态血压诊断及监测标准是:①诊断标准:治疗前,清醒血压＞140/90mmHg,与睡眠血压＞120/80mmHg 的读数之和≥50％24 小时血压监测的总读数;②疗效判定:治疗后昼夜血压非正常数值读数下降至正常＞90％为显效,50％～90％为有效,50％为无效。张维忠等总结了国内 7 个医疗单位平均 20.79 岁的 283 名临床健康者的动态血压,结果表明 24 小时动态血压均值为 118/68mmHg,白天血压均值为 115/70mmHg,夜间血压均值为 130/80mmHg。白昼均值为 135/85mmHg,夜间均值为 120/75mmHg,夜间血压下降率＞10％,推荐为暂时的动态血压正常参照值标准。Staessen 等对 3304 名正常血压者进行研究,得出 24 小时动态血压平均值为 118/72mmHg,白天及夜间平均血压值分别为 123/76mmHg 和 106/64mmHg,提出若 24 小时血压＞129/87mmHg 或白天血压＞146/91mmHg 或夜间血压＞127/79mmHg 应为高血压。中国高血压防治指南(2005 年修订版)推荐的动态血压正常值标准为:24 小时平均值＜130/80mmHg,白昼平均值＜135/85mmHg,夜间平均值＜125/75mmHg。正常情况下,夜间血压均值比白昼血压均值低 10％～15％。

(三)血压昼夜变化及血压变异性生理状态下的血压具有波动性

兴奋、恐惧或运动时由于交感神经活动增强,血压尤其是收缩压(SBP)可明显增高,剧烈运动时 SBP 甚至可高达 180～200mmHg,舒张压(DBP)可高达 100mmHg。停止运动时血压急剧下降,这是由于腹肌舒张所致,以后又出现血压的二次上升。睡眠时血压也是下降的。环境温度降低时由于末梢血管收缩,外周阻力增加常使血压上升。一般正常人血压波动呈长柄"勺"型,凌晨 2～3 时处于血压低谷,清晨起床后血压急骤上升,约在 8～9 时达第一峰值,17～18 时可略高些,此为第二峰值,18 时开始缓慢下降,呈双峰一谷。收缩压波动范围大于舒张压,日间血压波动范围大于夜间。血压波动的机制不清,已知受机体生物钟控制的昼夜节律可影响神经体液活性,使诸如血去甲肾上腺素、皮质醇浓度等发生节律性变化,从而使血压、心率等也出现节律性改变。夜间血压下降也可能与睡眠时交感神经张力降低,副交感神经张力增高有关。有作者认为血压波动是以神经调节为主,青年人表现为心排出量下降,老年人则表现为外周血管阻力降低。偶测血压不能充分反映血压的 24 小时动态变化,并且不能除外生理性因素的影响。24 小时动态血压监测能较客观地反映血压的生理性和病理性变化,使我们深刻认识血压的昼夜模式。大多数轻、中度高血压患者,血压昼夜波动曲线与正常人相类似,但总的水平较高,波动幅度较大。24 小时内的血压波动度平均为 30/15～20mmHg。血压最高值一般多在下午出现,但也可能在早晨,这是由于原发性高血压患者从睡眠时的抑制相转向兴奋相较困难,而且时间较长所致。最高值与睡眠最低值之间的差距能够反映患者在日常生活和工作中及应激状态下血压的反应性。即使在降压药治疗后血压已下降,节律可依然存在一般情况,继发性高血压患者 24 小时血压的变化小于原发性高血压患者。嗜铬细胞瘤患者的夜间血压反而升高,与原发性高血压的昼夜节律差异最大。肾性高血压患者的血压昼夜节律明显减弱,收缩压和舒张压的夜间下降值明显小于原发性高血压患者。当夜间血压(主要是收缩压和平均动脉压)均值比白昼血压均值下降大于 10% 或大于 10mmHg,即为夜间血压下降或"勺型者",反之夜间血压下降趋势小于 10%,昼夜血压曲线平缓,为"非勺型者"。夜间血压下降百分率,即血压的昼夜节律,以(白天平均血压－夜间平均血压)/白天平均血压×100% 来计算。也有作者将夜间收缩压下降＞10mmHg 或舒张压＞5mmHg 定为勺型,反之为非勺型。由于各位作者昼夜时段划分和血压下降幅度判定的差异及其他因素的影响,文献中非勺型血压发生率相差很大,从 17%～40%。维持高血压患者的勺型血压有利于阻止或延缓靶器官损害,如左室肥厚、脑卒中的发生或进展。血压的昼夜节律是否正常是判断高血压病情严重程度的良好指标之一。当靶器官受损时,副交感神经活性下降.自主神经功能失调,血压昼夜节律即可减弱或消失。血压变异性即血压波动性,是个体在单位时间内血压波动的程度,反映了血压随心血管的反应性、昼夜节律、行为及心理变化的程度。一般分为三种类型:瞬时变异(几秒钟到几分钟)、长时变异(24 小时内)和季节变异。瞬时变异大多由呼吸变化、脑力和体力活动引起。长时变异主要受睡眠和日常活动的影响,但也有中枢作用、神经反射、机械活动以及内分泌激素如儿茶酚胺、血管加压素等因素参与。高血压患者阻力小动脉的结构重塑,壁/腔比值增加,造成血管收缩反应性增强。另外,机体压力反射敏感性下降也可导致血压变异性增大。血压升高对心血管的不良影响在一定程度上由血压变异的大小决定,但这种血压变异非短时性,而是长时性的,长时血压变异比短时血压变异能更好地代表整体血压变异,与靶器官损害程度有关。长时血压变异即 24 小时动态血压均值的标准差无论是否有高血压,收缩压的变异总是大于舒张压的变异,白天血压变异大于夜间血压变异;而高血压病患者的血压变异性更大。靶器官损害不仅与血压高度有关,还与血压变异有关,血压急骤升高可使心肌梗死、猝死、脑卒中和短暂性心肌缺血的发生率明显上升。血压波动大的高血压病患者,其靶器官损害的发生率与严重程度均明显升高。一些作者观察到血压变异性增高的高血压病患者的颈动脉、眼底动脉和左室肥厚发生率分别较血压变异性正常的患者高 3.5 倍、2.5 倍和1.8 倍。血压变异性对于判断高血压病患者靶器官损害情况及预后有一定参考价值。目前,血压变异性研究还存在许多方法学和参数指标问题。采用标准差作时域分析只能解决变异大小,尚不能阐明变异来源和变异速度。

(四)24 小时动态血压均值

24 小时动态血压可提供每 15 分钟、20 分钟或每 1 小时内的收缩压、舒张压、平均动脉压,心率的最低、最高值及其平均值和标准差,24h 内的血压波动图及血压出现频率的直方图。24 小时平均血压越高,变异性越大,导致并发症也越严重,可根据它们的变化判断病情轻重。轻、中度高血压患者的动态血压水平,尤其是收缩压平均值可以作为判断心脏舒张功能损害程度的指标之一。24 小时平均动脉血压高的患者的心血管事件、脑血管病和肾损害的发生率明显大于平均动脉血压低者。据研究,平均动态血压水平低于 120/80mmHg 者很少有并发症,而超过 160/100mmHg 者则出现不同程度并发症。Moulopulos 认为日间血压均值升高与心脏左室重量指数相关,而夜间血压均值升高与左室后壁厚度、室间隔厚度和左室重量指数均有很好相关性。日间平均血压升高的患者,休息时左心衰竭的发生率和剧烈运动时心排出量的降低明显高于诊所高血压正常者。

(五)血压负荷

血压负荷指收缩压或舒张压的读数大于正常值的次数占总测量次数的百分比。Zachariah 等认为,血压负荷与动态血压的平均血压值相比,与心血管死亡率更密切相关,更能精确地预测心血管事件。有作者报道收缩压或舒张压负荷程度>30%时,可有显著的心室舒张功能下降。而且舒张压负荷>30%时,心室舒张功能下降更明显,同时随着血压负荷程度的增加,舒张压更能影响左室的收缩功能,所以舒张压或舒张压负荷程度的升高可作为早期预测心脏舒张功能受损的一个敏感指标。White 等以清醒时血压均值>140/90mmHg,睡眠时血压均值>120/80mmHg 作为不正常血压负荷进行研究,结果表明 24 小时血压负荷与左室重量指数呈正相关,与左室充盈率呈负相关,提出收缩压及舒张压负荷>40%是预测左室功能不全的指征,左室肥厚或舒张功能减退时可达 60%～90%,故对动态血压提示血压负荷>40%的患者应积极治疗,以防止靶器官损伤的发生。Lee 等发现健康老年人收缩压和舒张压负荷为 36%和 21%,比 40%偏低。ABPM 提供的血压负荷为诊断高血压病及预测其靶器官受累程度均提供了有用的信息,并对指导临床高血压治疗具有重要意义。

(六)动态血压对预后的评估

1.**左室肥厚**　动态血压与偶测高血压相比,与左室肥厚的相关程度明显增大。日均动态血压值高的患者比日均动态血压值低者的左心室重量指数(LVMI)明显高。夜间的平均动态血压值较日均动态血压值与左心室重量指数、左室后壁厚度及室间隔厚度有更高的相关性。左心室重量指数与动态收缩压水平呈显著正相关,与夜间血压下降率呈显著负相关。有报道,血压昼夜节律消失者的左心室肥厚发生率增高。White 等指出,收缩压与舒张压负荷超过 40%是预测左室肥厚,左室功能不全的指标。夜间动态血压下降幅度>10%的患者发生心室肥厚就会延迟。左心室重量指数与夜间血压呈正相关,提示夜间血压持续升高和变异节律消失使心血管系统更长时间地处于过重负荷状态,易导致和加重左室肥厚。在我国大样本的流行病学研究证实,无论是正常人还是高血压病患者,血压的勺型规律不如欧美人群明显,夜间血压降低者少,夜间收缩压降低与左室肥厚相关性差,因此在我国勺型血压的诊断和预后意义还有待于进一步研究。

2.**脑卒中**　血压昼夜节律的消失与卒中的发生也有关系,昼夜节律消失的高血压病患者有较大可能发生脑卒中。动态血压昼夜节律消失的高血压病患者 24 小时血压处于较高水平,特别是夜间血压也呈持续增高水平,脑血管长时间处于高负荷压力下,血管的张弛作用减弱,势必造成脑血管意外事件发生增多。夜间血压水平与心脑血管并发症的关系可能比白昼或总的血压水平更为密切,较低的夜间血压对脑血管有保护作用。Shimada 等通过磁共振技术和动态血压检测发现,在老年高血压病患者和老年正常人中,无症状的脑腔隙性梗死和脑室周围白质损害的发生与动态血压的相关程度较偶测血压高,夜间平均血压较日均动态血压与腔隙性梗死和脑室周围白质损害的相关系数大。纵向随访研究显示,24 小时动态血压均值较偶测血压值低 10mmHg 以上者要比低 10mmHg 以下者有较低的心脑血管死亡率和病残率。另外,血压昼夜节律的存在也取决于组织器官灌注良好,有学者认为器官缺血,尤其是脑缺血可能激活维持器官血流量的心血管调节机制,抑制夜间血压下降。

3.**急性心肌梗死和心脏性猝死**　临床和流行病学调查均显示,急性心肌梗死(AMI)和心脏性猝死并不随机发生于任何时间,而更多发生于上午 6～12 时,即起床后数小时。AMI 和心脏性猝死可由冠脉内血栓形成或急性心肌缺血所致,发病时间相对集中的原因可能为:①正常人的血小板聚集率最高值发生在上午

6～9时,这可解释此时间内较多发生心脏急性事件。但当醒来后不起床活动,此种现象不再发生;②急性冠状动脉闭塞可能是动脉粥样硬化斑块破裂和继发血栓形成的后果。血压早晨升高,同时血中去甲肾上腺素、皮质醇浓度增高,循环中组织型血浆素原激活物活性降低,使冠脉收缩、斑块破裂,导致原有的非阻塞性斑块变成迅速发展的冠状动脉血栓形成.使心肌供血急剧减少;③清晨高血压患者交感神经活性和血管张力增强,可导致心肌氧供需失衡,引起缺血。动态心电图显示,伴 ST 段下降的短暂心肌缺血发作最多的是在上午 6～12 时,室性心律失常也多发作于此时。这进一步揭示,早晨心脏性猝死发生率较高与此时间内易出现心肌缺血和室性心律失常有关。研究报道,昼夜节律消失的患者较易出现心肌缺血。应用 24 小时动态血压监测可更好地了解血压昼夜节律和变异性,预测高血压和冠心病患者的预后。

(七)动态血压对降压药物疗效的评价

动态血压监测可显示 24～48 小时内的降压疗效,证实在剂量相关的一定时间内药物的有效性,避免了诊所测压的随意性,所测血压趋向均值,反映患者真实的血压变化情况,可排除白大衣性高血压和安慰剂的降压作用,并能发现潜在的过度降压,从而指导临床医生更全面地掌握病情,进行合理的降压治疗。动态血压可用于观察各种降压药物的疗效,服药后的首次剂量反应,确定选药剂量和给药频度与时间,以及用于不同剂量或不同给药间隔的降压疗效的比较。动态血压尚可监测长效药物半夜到清晨的降压疗效。应用动态血压可因人而异地指导高血压的个性化治疗。一般原发性高血压患者,在无降压药的影响下,睡眠时收缩压与舒张压均可下降达 20%,这样睡眠中血压可自动降至正常或接近正常,如不合理用药,则易出现低血压而导致脑血栓或冠状动脉供血不足,故应根据血压变化的生理节律及降压药在体内的高峰时间合理用药。只有在血压最高峰时也能降至正常,血压最低谷时不出现低血压,方能有效地预防心血管并发症的发生。动态血压监测为非药物降压措施的疗效判断提供了有效的手段。长期以来,减轻体重,行为疗法的抗高血压作用一直存在争论。研究表明,减轻体重可降低肥胖高血压患者的血压。与偶测值比较,动态血压的测值不受安慰剂的影响,为消除安慰剂效应提供了方法。

降压谷峰比率是评价长效抗高血压药物降压疗效及持续时间的一项新指标。降压药物应在各时段保持大部分峰效应,应至少保留峰效应的 50%～66%。一般认为,谷峰比值≥50% 具有平稳降压疗效。降压峰值即抗高血压药物的最大降压效应;降压谷值即降压药物在再次用药前的最低降压效应。谷峰比率＝谷值/峰值×100%。目前计算降压谷峰比的方法尚不统一。动态血压监测可在标准化及可重复的条件下进行一系列血压测定,准确识别峰效应时间,计算峰值。研究表明,在 24 小时内计算 2 小时时段的峰值是较可靠的方法,其值较大且变异较小。由于 24 小时动态血压中单次血压值及每小时血压平均值的重复性有限,血压重复性随着用于分析的时间段延长而增加,以 4 小时计算的谷值重复性较好,但时间太长易受觉醒时间不同的影响,故选择服药间隔的最后 2 小时计算谷值最合适。以所有患者的平均谷值与平均峰值计算谷峰比率,不能显示个体变异情况。而且按各组治疗前、后总体的降压效应曲线计算峰值时,未考虑达峰时间的个体差异,所得峰值明显小于个体峰值的均数,因为谷值相同,故总体方法计算的谷峰比率较大,谷峰比率最好以个体为基础进行计算。最近又提出了新的降压指标——平滑指数(SI),其计量方法是以血压变异性(CV)为基础,SI 采用 CV 的倒数即 1/CV,CV＝每小时血压降低值的标准差/24 小时平均降压值,根据药物的降压实际情况得出不同的 SI。这种 SI 指标较好地克服了谷峰比测定中可能存在的虚假现象,能真实地表达药物的实际效果内涵。SI 指标的分数越高,说明其平稳性越好,对降压效果有更好的保护作用。动态血压监测可区分不同降压药物的抗高血压效应及药物治疗效果,尚可区分各种不同抗高血压药物及同一种降压药的不同剂型对血压昼夜节律的不同影响。一般认为,短效降压药增加血压变异,长效降压药则可达到 24 小时内平稳降压和减少血压变异。因此,目前趋向于选用长效制剂,即使用高降压谷峰比的制剂,通过降低 24 小时的血压水平,而减少血压变异性。较高的谷峰比值(≥50%)可避免在峰作用时血压过度下降,而在谷作用时仍保持大部分峰值效应,使血压在 24 小时内维持稳定水平。良好的降压药是每天 1 次给药而可以在 24 小时内稳定降压。同时应注意给药时间,以防止早晨血压过度升高及夜间血压过低,以减少高血压的并发症和死亡率。合理的治疗不仅要使 24 小时血压恒定地控制在适当水平,而且要注意恢复正常的血压昼夜节律。临床治疗中应注意:①降压药尽可能使 24 小时血压得以控制,使用高谷峰比的药物。注意给药时间以防止早晨血压过度升高及夜间血压过低;②更有效地使用长效硝酸盐(包括贴敷),宜在起床之前使用,以防止清晨心肌缺血,而在夜间又宜保持无药物作用时间,以避免耐药性;③β 受体阻滞剂可有效防止心肌耗氧量的增加,夜间给予长效制剂有可能防止起床时心率增快和心肌缺血。β 受体阻滞剂对夜间收缩压的降低作用较小,而使舒张压相对下降较多;④血管紧张素转换酶抑制剂使夜间收缩压和舒张压均明显下降。钙拮抗剂和利尿剂降低日间及夜间血压的作用类似;⑤抗血小板药物如阿司匹林可降低清晨血小板聚集增加。

(八)动态血压监测在高血压研究中的应用

动态血压监测对高血压的发病机制的研究有重大意义,可综合全面分析随血压波动而升高或降低的体内生理活动变化或生化指标的变化,对研究高血压的发病机制具有实际意义。通过动态血压监测可以真实地反映血压变化与血管内皮功能改变之间的关系,并可以研究血压波动变化与心肌缺血、心律失常发作及卒中的因果关系,对研究高血压相关并发症的发病机制具有重要意义。有学者提出动态血压监测的推荐应用范围:①正常血压高值者伴靶器官损害;②评价难治性高血压;③发作性高血压;④白大衣性高血压;⑤降压药引起的低血压症状;⑥夜间心绞痛和肺水肿时血压的改变;⑦自主神经功能障碍;⑧颈动脉窦昏厥和起搏综合征。

(九)诊所血压与动态血压监测的比较

1.诊所血压的缺点

(1)由于测量者测量方法的偏差,受环境或时间的影响,尤其是出现"白大衣性高血压",使诊断的准确性受到影响。"白大衣性高血压"约占 20%,而且 90% 的血压末位读数为 0～5,即医生普遍只选最后一个近似值为 0 或 5,从而影响血压值的准确性。

(2)对高血压治疗疗效了解不全面,偶测血压不能了解降压药物发挥作用的高峰、低谷及持续时间和是否有治疗过度或不足。

(3)不能连续详细了解高血压患者和危重患者血压动态变化,以及与各种因素的关系。不能准确判断高血压的治疗效果。

2.对动态血压的评价

(1)动态血压监测的优点:①动态血压可获得较多的血压信息(80～2000 个),无测量者的偏差和"白大衣"效应,重复性高,准确性好,有助于对影响血压波动的因素及机制的研究,并且能更准确可靠地确诊高血压,判断药物疗效;②大量研究提示安慰剂可明显降低血压,现发现,安慰剂只降低诊所血压,而不降低动脉内测得的动态血压及无创性测量的动态血压,故应用动态血压评价抗高血压药物疗效可省去安慰剂对照;③动态血压监测可使患者生活在完全熟悉的环境中,避免了环境紧张因素造成的血压升高。有报道发现动态血压比诊所血压低 10～30mmHg,但也有报道近 10% 的人动态收缩压比诊室收缩压高;④每15～30 分钟测定的 24 小时血压平均值与动脉内直接测压数据有很好的相关性;⑤动态血压监测可避免对高血压患者的治疗过度,而诊所血压可致过度诊断及治疗。给动态血压正常者降压药物治疗是不妥的,而治疗过度导致血压过低会加重心、脑、肾靶器官缺血损害,引起不良后果;⑥24 小时动态血压对疗效的判断更全面、详细、可靠。动态血压监测反映的血压水平,昼夜节律状况与心、脑、肾靶器官损害程度之间有较好的相关性。在同等水平诊所血压和同等程度靶器官损害者中,较高动态血压水平和血压昼夜节律消失者更易发生并发症。目前认为,评估血压升高的程度与波动状况要比单纯诊断高血压更为重要。动态血压监测可正确评价治疗过程中休息、活动状态下昼夜节律及药物作用的持续时间。动态血压监测能测定降压药物的降压谷峰比值,可根据血压高峰、低谷的发生时间,选择作用时间长短不一的降压药物,做到个体化选择用药,更有效地控制血压,减少药物的不良反应。

(2)动态血压监测的局限性:①间断性测压不能获得全部 24 小时的血压波动资料,无法取得短时间内血压波动的信息;②剧烈活动或运动会导致较大的血压误差;③动态血压监测过程中的仪器噪声虽已得到显著改善,但对患者的日常生活,尤其是夜间睡眠仍有影响,从而影响到血压水平;④约 10%～15% 的数据因可信度较差,在分析时被舍去;⑤动态血压监测的参数分析尚未建立合理、科学的解释标准,世界各地正进行较大样本的人群调查,短时期内还只能从临床正常者中获得参数值。动态血压监测的降压疗效标准和提供预后的参数指标均有待建立。

四、有关高血压鉴别诊断的特殊实验室检查

有关高血压鉴别诊断的特殊实验室检查,主要包括测定血和尿中的激素、血管活性物质及其代谢产物,临床上主要用于肾动脉狭窄、肾素瘤、肾性高血压以及包括醛固酮增多症、皮质醇增多症、嗜铬细胞瘤等在内的内分泌性高血压等继发性高血压的诊断和鉴别诊断。

(一)肾素-血管紧张素系统的测定及意义

1.外周血浆肾素活性(PRA)

(1)测定方法:肾素是 RAS 系统的限速因素,因此 PRA 基本能反映循环中 Ang I 生成的能力。PRA 指单位时间内 Ang I 的生成速率。目前采用放射免疫法测定体外生成的 Ang I。

(2)参考值:0.33～5.5ng/(ml·h)。由于方法学及试剂的差异,正常值存在一定差异。

1)基础状态:受试者钠平衡饮食(钠 160mmol/d、钾 60mmol/d)5～7 天。采血前保持卧位 6～7 小时,取清晨血样。

2)激发状态:①限盐加立位试验:低钠饮食[20mmol/d(2g/d)]＋钾(60mmol/d)×3 天后立位 2 小时后采血;②呋塞米(速尿)加立位试验:过夜卧床 8 小时以上,晨 8 时卧位取静脉血,后肌注速尿 0.7mg/kg(最多不超过 40mg),站立 2 小时,10 时取立位血;③坐位试验:取坐位 15 分钟后,上午 11 时采血。

(3)影响因素:①钠摄入:高钠摄入时 PRA 降低,反之则升高;②体位:卧位 PRA 值仅为立位的 50%,坐位介于卧位及立位之间;③年龄:PRA 值随年龄增加而降低;④慢性肾损害:一方面肾脏产生肾素能力下降,另一方面钠潴留也引起肾素降低。但由于肾病的病程、肾脏受累的程度不同,肾素的活性可以增高或降低;⑤药物:利尿剂、ACEI、二氢吡啶类钙拮抗剂、α 受体阻滞剂可使 PRA 升高。而 β 受体阻滞剂、可乐定(可乐宁)可使 PRA 降低。测定 PRA 前,必须停服降压药 2～6 周以上。避孕药可使 PRA 值升高,必须停药 12 周以上。

(4)临床意义

1)对于低肾素伴低血钾的高血压患者,应进一步排除原发性或获得性醛固酮增多症及一些盐皮质激素或类盐皮质激素过多性高血压(如糖皮质激素抑制性醛固酮增多症、羟化酶缺乏症、表征性盐皮质激素过多综合征、Liddle 综合征等)。PRA 降低还见于双侧肾动脉狭窄患者以及服用盐皮质激素、β 受体阻滞剂、利血平、甲基多巴和甘草等药物时。

2)PRA 升高见于高肾素性原发性高血压、肾血管性高血压(单侧肾动脉狭窄)、肾素分泌瘤、肝硬化腹腔积液和心衰等。某些药物如口服避孕药、利尿剂、硝普钠、肼苯达嗪等及低钠饮食也可使 PRA 升高。

（5）卡托普利试验：虽然许多肾血管性高血压患者的 PRA 升高，但外周血 PRA 测定对于诊断肾血管性高血压的灵敏度和特异性都很局限。卡托普利试验是通过增加肾素释放以提高 PRA 在诊断肾血管性高血压中的灵敏度和特异性。

1)用途：为肾血管性高血压筛选试验。在肾血管性高血压，ACEI 抑制 ACE 后，PRA 代偿性升高；然而在原发性高血压，这一变化并不明显。

2)方法：受试者维持正常钠摄入量，停用抗高血压药物至少 3 周以上。低钠摄入者或服利尿剂者可能出现假阳性。试验前静坐至少 30 分钟，采血测 PRA 基础值。采血后立即口服卡托普利 50mg。服药后 60 分钟时再次采血测定 PRA。

3)诊断标准（根据 MullerFB,1986)：口服卡托普利 60 分钟后，PRA≥12ng/(ml·h)，PRA 绝对增加值≥10ng/(ml·h)，PRA 相对增加值≥150%，如 PRA 基础值＜3ng(ml·h)，PRA 的相对增加值应≥400%。但近来报道该试验存在假阳性，尤其在 PRA 基础值高的患者(如肾功能不全的高血压患者)中的假阳性率较高。

2.分侧肾静脉肾素测定　此项技术被用于肾血管性高血压的诊断和手术疗效的预测。对可疑为肾动脉狭窄的患者分别取左、右肾静脉，下腔静脉和外周血测定 PRA。判断为异常的标准为：患侧肾静脉 PRA 值为健侧的 1.5 倍或以上。有人对 1960～1983 年间的有关报道作了总结，根据这一标准预示手术有效率可达 92%。但在未达到上述标准的患者中，手术治疗有效者仍然可达 65%。造成假阴性除了技术上的原因外(如未停用抑制 PRA 的药物)，可能还有其他病理生理方面的原因，如两侧肾均存在肾动脉狭窄等。

根据对肾静脉和下腔静脉 PRA 的测定结果，可算出左右肾各自的"肾/外周肾素指数"，计算方法为：肾/外周肾素指数＝肾静脉肾素-外周(下腔静脉)肾素/外周(下腔静脉)肾素。如该指数＞0.24，提示一侧肾肾素分泌过多，如该指数＜0.24，提示该侧肾的肾素分泌受抑制。与两侧肾静脉肾素比值相比较，肾/外周肾素指数有更好的灵敏度和特异性。如当两侧肾动脉均有狭窄时，两侧肾静脉肾素比值可以＜1.5，但如计算肾外周肾素指数时，两侧肾的这一指数都＞0.24，其数值大小还可反映两侧的肾动脉的不对称狭窄状况。在单纯性一侧肾动脉狭窄时，患侧肾外周肾素指数＞0.24；而健侧肾由于肾素分泌被完全抑制，其肾/外周肾素指数为 0，这类患者术后可得到完全治愈。对于两侧肾动脉不对称狭窄者，严重狭窄侧经手术后，病情也可得到改善，这可能部分解释两侧肾静脉肾素比值在预示手术效果时出现的假阴性。分侧肾静脉肾素测定的缺点是有较高的假阴性率，因而作为肾血管性高血压的筛选指标。分侧肾静脉肾素测定的意义在于可评定肾动脉狭窄的功能改善。

3.血管紧张素Ⅱ(AngⅡ)

（1）测定方法：放射免疫法。

（2）参考值：18～103pg/ml，由于方法学及试剂的差异，正常值存在一定差异。

（3）影响因素：①雌激素：妊娠、避孕药及口服雌激素等可使之增高；②糖皮质激素：库欣综合征、口服糖皮质激素时也可升高；③肝硬化时 AngⅡ 的生成减少。

（4）临床意义：由于准确测定 AngⅡ 存在一定困难，而且 PRA 与 AngⅡ 为临床提供信息基本一致，因此，对高血压患者进行临床分型或鉴别诊断时，多采用 PRA。当需要评估 ACEI 阻断 ACE 的有效性时，PRA 则不能替代 AngⅡ。

（二）肾上腺皮质激素的测定与评估

1.血尿醛固酮测定

（1）测定方法放射免疫法测定。

（2）正常值：血浆醛固酮：卧位：27.7～138.5pmol/L(1～5ng/dl)；立位：138.5～415pmol/L(5～15ng/dl)。

（3）影响因素：生理及药物影响因素与 PRA 相似。

（4）临床意义

1）血浆醛固酮增高见于原发性、继发性和获得性醛固酮增多症，女性黄体期、妊娠以及某些药物如利尿剂、女性避孕药和雌激素等均可使醛固酮的分泌增加。

2）醛固酮降低见于失盐型先天性肾上腺皮质增生、Addisions 病以及药物如 β 受体阻滞剂、可乐定、利血平、甲基多巴等的影响。

2.诊断试验 用于鉴别醛固酮增多的原因。

（1）立卧位试验

1）方法：卧床 8 小时以上，于上午 8 时卧位取血测量醛固酮，直立位两小时以上，于上午 10：00～12：00 立位取血测量醛固酮。

2）临床意义：正常人限钠、体位刺激均可使 PRA 升高 3～5 倍，血浆醛固酮增高 2 倍。原发性醛固酮增多症（简称原醛），患者在刺激前，血、尿醛固酮均处于较高水平，PRA 受抑制。刺激后，醛固酮无明显增加（腺瘤尤然），PRA 增加很少或不能达到正常饮食及立位时的水平。此点对低钾不明显或血钾正常的原醛尤具重要诊断价值。低肾素型高血压以及应用外源性盐皮质激素、β-肾上腺能受体阻断剂所导致的低 PRA，对刺激有反应，并且血醛固酮正常或仅偏低。继发性醛固酮增多症，血浆醛固酮水平及 PRA 均增高。

3）结果分析：①正常人立位醛固酮水平高于卧位；②血管紧张素 Ⅱ 无反应性醛固酮腺瘤（A Ⅱ-U-APA）、糖皮质激素可抑制性醛固酮增多症（GRA）、原发性肾上腺增生（PAH）患者大多数 12 时立位醛固酮水平下降。少数患者升高不超过 25%。PAH 患者 100% 呈阳性结果，这与 ACTH 节律有关；③血管紧张素 Ⅱ 反应性醛固酮腺瘤（A Ⅱ-R-APA）、特发性醛固酮增多症（IHA）患者 12 时立位醛固酮明显升高。IHA 升高达 150% 左右。这与该病患者肾素的活性仅被部分抑制，立位时 RAS 激活有关。

（2）血管紧张素 Ⅱ（Ang Ⅱ）输注试验

1）原理：同立位试验，可用于鉴别 A Ⅱ-U-APA 和 IHA。

2）方法：①试验前 2 周停用一切降压药物；②试验前 3 天每日口服地塞米松 2mg，摄钠 155mmol；③试验当天卧位 2 小时后开始静脉输注 Ang Ⅱ，速度 0.1、0.5、1.0、2.0ng/（kg·min），每 30 分钟增加 1 次滴速。完毕后输注生理盐水 30 分钟；④实验前后及每次调整滴速时取血测醛固酮水平。

3）临床意义：①A Ⅱ-U-APA 试验前后醛固酮无明显变化（升高小于 7ng/dl）；②IHA 增加量大于 18ng/dl。

（3）低钠实验

1）原理：原醛患者进低钠饮食时，抵达肾远曲小管的钠减少，钠钾交换减少。因此，尿钠钾降低，血钾上升。

2）方法：留 24 小时尿测钠、钾、氯的浓度，次日晨抽血测钠、钾、氯作对照：固定低钠（Na＜20mmol/d，NaCl＜1.2g/d）7 天，第 3、5、7 天留 24 小时尿测钠钾氯，次日晨抽血测钠、钾、氯。

3）临床意义：①正常人限钠后，血清钠、钾无大变化；②原醛患者限钠后尿钠/钾明显减少，血钾上升，PRA 处于抑制状态；③伴失钠的肾病患者由于肾小管的功能破坏，不能储钠，限钠后，钠的排泄不降低。

（4）高钠实验 1

1）原理：正常人进高钠饮食时，醛固酮分泌受抑制，肾远曲小管对钠的重吸收减少，血钾不受影响。原醛患者自主分泌大量的醛固酮（不受高钠饮食的影响），在进高钠饮食时，肾远曲小管对钠的重吸收增多，钠钾的交换量很大，尿钾排出增多，低血钾更趋明显。

2)方法:留 24 小时尿测钠、钾、氯,次日晨抽血测钠、钾、氯作对照,并测血 CO_2 结合力,记录血压。①固定高钠饮食($Na>240mmol/d$,$NaCl>14g/d$ 或普通饮食加 $NaCl$ $6g/d$)4~6 天;②第 3、6 天留 24 小时尿测钠、氯,次日晨抽血测钠、钾、氯,并测血 CO_2 结合力;③每天记录血压 1 次,并观察临床症状。

3)结果分析:①正常人在钠负荷饮食后,血钾不应低于 3.5mol/L,醛固酮分泌减少。血钾减少,尿钾增多,醛固酮无明显变化时则应高度考虑为原醛;②本试验不仅用于区别原醛和非原醛的高血压。近年,尚有报告认为此试验对原醛的腺瘤或增生和良性原发性高血压的鉴别诊断有帮助。高钠摄入所致的细胞外液容量扩张后,良性原发性高血压,血浆醛固酮分泌完全受抑制,而原醛不受抑制或抑制不完全。此外,扩容加立位时,腺瘤的血醛固酮水平降低,而增生和原发性高血压则升高。

(5)高钠实验 2

1)方法:每餐服用 $NaCl$ 2~3g,第 4 天收集 24 小时尿液,测定 Na、肌酐、醛固酮、皮质醇,同步取血测 K、PRA。

2)结果分析:①正常人血钾无明显变化,醛固酮分泌抑制,尿醛固酮<10~14ng/24h;②原醛患者血钾降低、尿钾高排,醛固酮水平无明显变化。敏感性 96%,特异性 93%。

(6)盐水静滴负荷实验

1)方法:静点生理盐水 4 小时(上午 8:00~12:00),500ml/h,受试者保持卧位,静点前后分别采血测醛固酮及血钾。

2)结果分析:①试验后醛固酮>8.5ng/dl,诊断原醛的敏感性为 77%;与 PRA,血 K 水平相结合,敏感性为 95%;②试验后醛固酮<5ng/dl,可除外原醛;③APA 试验后血 18-羟皮质酮(18-OHB)/皮质醇>3.7;④IHA 试验后血 18-OHB/皮质醇<3。

(7)开博通(卡托普利)抑制试验

1)方法:①正常钠盐饮食($NaCl$)7~10 天,试验当天 9:30 卧床休息,10:00 空腹口服开博通 25mg,12:00 静脉取血测 PRA 和醛固酮;②2~3 天后早晨 8:00 静脉取血测量作为基础状态的 PRA 和醛固酮。

2)结果分析:①正常值:血醛固酮试验后<15ng/dl,下降幅度>50%;②APA 血醛固酮试验后>15ng/dl,试验前后醛固酮无明显变化,ARR>50;③IHA 血醛固酮试验后>15ng/dl,下降幅度>50%,ARR>50;④实验前后血醛固酮≥8.9ng/dl,ARR≥12.6,诊断原醛的特异性为 97%。

(8)地塞米松抑制试验

1)方法:实验前一天 23:00 时服用地塞米松 1mg,试验当天口服地塞米松 0.5mg,q4~6h,于 8、12、17、23 时分别取静脉血测醛固酮。

2)结果分析:①AⅡ-U-APA 受 ACTH 调节,醛固酮节律与皮质醇平行,地塞米松对醛固酮的合成具有抑制作用;②IHA 受 ACTH 影响,醛固酮节律与皮质醇不平行,地塞米松对醛固酮的合成不具有完全的抑制作用。

(9)地塞米松治疗试验

1)方法:地塞米松 0.5mg,q6h,口服 2 天。以试验后醛固酮降至 4ng/dl 为阳性结果。

2)结果分析:①PRA 实验后血醛固酮抑制状态可维持 3 天以上;②部分 APA、IHA 可出现阳性结果。

(10)氟氢可的松抑制试验:氟氢可的松抑制试验(FST)是确诊原醛的"金标准",已被列入 2003 年欧洲高血压指南。该检查可靠,不需要重复。可疑原醛患者服用氟氢可的松 0.1mg,每 6 小时口服 1 次,或服用氟氢可的松 0.2mg,每 12 小时口服 1 次,共 4 天。期间饮食不限制钠盐摄入,试验前后测血浆醛固酮,服药 4 天后测定立位血浆醛固酮未被抑制到 138.5pmol/L 以下者,可确诊为原醛。

3.放射性碘化胆固醇肾上腺扫描

(1)原理:胆固醇是醛固酮合成的前体物质,将放射性碘化胆固醇注入体内,APA 患者摄取增加,并抑制对侧摄取功能;IHA 患者双侧肾上腺摄取能力均增强。

(2)方法

1)停用利尿剂、考来烯胺(消胆胺)、避孕药。

2)实验前 1 周服用复方碘液 5 滴,2 次/日,3 天后停药;扫描后继续服用 2 周。

3)实验前 7 天,试验后 5 天,口服地塞米松 1mg,q6h。

4)实验室注射^{131}I-19-碘代胆固醇(19-IC)/^{131}I-6β-碘甲基-19 甲基碘代胆固醇(NP-19),NP-19 优于19-IC。

(3)结果分析

1)诊断 APA 准确率 72%,服用地塞米松后提高到 91%。

2)增生性病例诊断符合率 70%。

3)不能诊断 PAC。

4.血浆醛固酮/肾素活性比值(ARR)　由于影响肾素活性及醛固酮水平的因素较多,单独分析肾素活性及醛固酮水平易出现漏诊,自 20 世纪 80 年代以来,临床上开始应用 ARR 比值作为筛选指标,使原醛的诊断率不断提高,目前已成为临床上原醛的主要筛查指标。

(1)测定方法:用放免法测得的醛固酮水平(ng/dl)/肾素活性(ng/ml・h),测定条件及注意事项同前,一般以卧位为基础,坐位及立位为主要参考指标。

(2)参考范围:由于原醛患者醛固酮水平显著升高而 PRA 明显受抑制,醛固酮/肾素比值往往超过 30,而正常人和原发性高血压低肾素患者其比值一般不超过 25。

(3)临床意义:目前认为此比值不易受到体位、测量时间、血钾水平、盐的摄入、降压药物、肾功能情况及年龄等诸多因素的影响。但在测量前仍应尽可能地去除这些因素的影响,并确定一个可信的筛选界值、避免假阴性或假阳性结果,仍然是当今备受关注的问题。Michael Stowasser 等人对原醛症患者进行了大量的临床研究,认为应将 ARR 值作为所有的高血压患者筛选 PAL 的指标,此比值超过 30 可作为筛选标准,20～35 之间为可疑。但 β 受体阻滞剂、高血钾及肾功能损害情况下可导致假阳性结果;而在低血钾、过度限盐、肾血管性高血压,服用利尿剂、二氢吡啶类钙拮抗剂、ACEI 或 ARB 等可造成假阴性结果,应综合分析其 ARR 值的可靠性。如服用利尿剂、二氢吡啶类钙拮抗剂、ACEI 或 ARB 等降压药时 ARR 值升高,则高度提示 PAL;服用 β 受体阻滞剂时 ARR 值如正常,则提示 PAL 可能性较小。

5.肾上腺静脉血醛固酮水平测定　在静息状态下,或应用 ACTH 刺激的状态下,取肾上腺静脉血测定醛固酮水平,观察醛固酮水平的绝对值或计算醛固酮/皮质醇比值,肾上腺静脉血醛固酮/皮质醇比值与外周血的比值。

临床意义:明确原醛患者肾上腺皮质病变的定性及定位。经 ARR 初筛后高度怀疑或确诊原醛拟定侧的患者,可结合肾上腺 CT 定位。但由于肾上腺 CT 存在以下弱点:①可能漏诊肾上腺小腺瘤(<1cm);②不能准确定位功能病灶。在已经考虑原醛,需要进一步明确以上问题时,应进行肾上腺静脉取血术。此项技术难度大、要求高,必须由有相应设备及经验丰富的医师操作。

6.肾上腺核素闪烁显像　能反映病损及正常肾上腺功能状态,多认为诊断肾上腺增生效果好,被用于腺瘤较大(>1.5cm)、又需判断对侧肾上腺功能状态,以便于选择手术方案的患者,但这种方法对直径小于1～1.5cm 的肾上腺结节缺乏敏感性,因而其在临床上的应用受到一定的限制。

7.皮质醇水平检测

（1）皮质醇昼夜节律

1）测量方法：放射免疫法。皮质醇分泌有明显昼夜节律变化，目前多采取上午 8 时、下午 4 时和午夜 0 时分别取血测其含量，以了解其含量和节律变化。

2）参考范围：正常人以早晨 8 时血浆皮质醇浓度最高，均值为（10±2.1）μg/dl[（276±58）nmol/L]，下午 4 时的均值为（4.7±1.9）μg/dl[（138±52）nmol/L]，至午夜 0 点最低，均值为（3.5±1.2）μg/dl[（97±33）nmol/L]。

3）临床意义：库欣综合征患者昼夜节律消失，早晨 8 时高于正常，而下午 4 时、午夜 0 时不明显低于清晨值提示异常。

（2）地塞米松抑制试验：原理是地塞米松能抑制垂体 ACTH 分泌，使血浆及尿皮质类固醇减少。而库欣综合征患者血浆及尿的皮质类固醇不减少。

1）小剂量地塞米松抑制试验

①方法：a.午夜 1mg 法：试验前 1 周内禁用 ACTH 及其他肾上腺皮质激素类药物和避孕药，女性激素，中枢兴奋剂、抑制剂和抗癫痫药等。于上午 8 时、下午 4 时和午夜 0 时分别取血测定血浆皮质醇，以了解皮质醇的昼夜节律。试验当日午夜口服地塞米松 1mg，次日上午 8 时取血测定血浆皮质醇；b.2mg 法：试验前 1 天留 24 小时尿测定皮质醇，第 2 天上午 8 时检查血皮质醇后开始服药，每次口服地塞米松 0.5mg，q6h 或 0.75mgq8h，服 2 天，服药第 2 天留 24 小时尿测定皮质醇，第 3 天上午 8 时检查血皮质醇。

②结果分析：a.正常人或单纯性肥胖者，血浆皮质醇均比对照值下降 50% 以上（包括 1mg 和 2mg 方法）；b.库欣综合征患者服药后血浆皮质醇较对照抑制不足 50%。

2）大剂量地塞米松抑制试验

①原理：大剂量地塞米松抑制试验用以鉴别库欣病（垂体病变引起的双侧肾上腺皮质增生）、异位 ACTH 综合征及肾上腺肿瘤。在库欣病，下丘脑-垂体-肾上腺皮质轴可被超生理剂量的糖皮质类固醇所抑制，而肾上腺皮质肿瘤及异位 ACTH 综合征患者，皮质醇分泌是自主性的，不被糖皮质类固醇抑制。

②方法：试验日口服地塞米松每次 2mg，q6h，8mg/d，连服 2 天。收集服药前、服药时及服药后各 2 天的 24h 尿，测定血浆及尿皮质醇。

③结果分析：若皮质醇抑制率＞50%，提示双侧肾上腺皮质增生；若抑制率＜50%，提示有肾上腺肿瘤的可能。异位 ACTH 综合征亦不被抑制。

（三）肾上腺髓质激素检查

1.血儿茶酚胺（CA）的测定

（1）方法：血浆 CA 反映瞬间的血浆浓度，对于嗜铬细胞瘤阵发性发作时及激发试验的血压升高时，有很高的诊断价值。近年来，由于采用高效液相色谱法（HPLC）-电化学检测法的灵敏度已可满足需要，故应用本法直接分离测定血浆中去甲肾上腺素（NE）及肾上腺素（E），对本病的诊断价值更高。但包括静脉穿刺取血在内的紧张及各种应急状态，甚至体位改变，均可刺激肾上腺髓质释放 E 及 NE；而取血后室温下 5 分钟内不除去红细胞，将使 E 和 NE 浓度迅速下降。因此应在清晨平卧时，插入保留式静脉取血管，至少 30 分钟后待病人安静时再取血，转入盛有冰冻过的抗凝剂和抗氧化剂的试管中，迅速低温离心分离血浆进行测定。

（2）参考范围：按上述条件测得的正常成人血浆参考值范围为 E：109～437pmol/L（20～80pg/ml）；NE：0.615～3.240nmol/L（104～548pg/ml）。嗜铬细胞瘤时，二者明显升高，若 E 升高较 NE 显著则提示可能为肾上腺髓质嗜铬细胞瘤。血浆甲氧去甲肾上腺素（NME）和甲氧肾上腺素（MN）的测定，一般正常人 NME<500pg/ml,MN<100pg/ml。

（3）临床意义：正常人在应激状态下,肾上腺髓质分泌 E 和 NE 也可增加。但嗜铬细胞瘤患者持续性或阵发性发作时血浆 E＋NE 明显升高,达到 500～1500pg/ml 即可诊断,＞2000pg/ml 或基础状态偏高而发作时明显增高,或每 30 分钟一次持续增高,均有高度诊断意义。甲氧去甲肾上腺素（NME）和甲氧肾上腺素（MN）的测定是嗜铬细胞瘤最敏感的筛查指标,多数嗜铬细胞瘤均升高,分别反映 E 和 NE 的产物。

2.尿儿茶酚胺的测定

（1）尿儿茶酚胺（CA）测定

1）常用方法有荧光法：以肾上腺素为标准高于 50μg,以去甲肾上腺素为标准高于 100μg。留取标本前应停用有关影响结果的药物 2～5 天,如抗坏血酸、吗啡、钾盐、香蕉、B 族维生素、金霉素、奎尼丁、单胺氧化酶抑制剂和 5-羟色胺等,正常范围 25～125μg,由于荧光法易受外界干扰,准确性较差,并且不能区分 E、NE 和多巴胺。

2）参考范围：正常人 24 小时尿游离 CA 包括去甲肾上腺素（NE）及肾上腺素（E）等排量在 100μg 左右。而嗜铬细胞瘤患者尤其是持续性高血压患者,CA 排量多在正常高限的 2 倍以上。

3）临床意义：嗜铬细胞瘤患者发作时及发作日尿 CA 排量明显高于正常。在非发作日,尿 CA 含量则可在正常范围或仅轻度增高。对于阵发性型的患者,可在发作后立即排空膀胱内尿液,开始留取一段时间内尿液,测量 CA,并以单位时间内或每毫克尿肌酐计算其排量,可作为重要的临床参考,但目前缺乏明确的正常值界限,严格地讲最好留 24 小时尿测量 CA 排出量。

（2）尿 3-甲氧基-4 羟基苦杏仁酸（VMA）测定

1）VMA 是 CA 的最终代谢产物。正常值为 11～35mol/24h,2～7mg/24h。

2）嗜铬细胞瘤患者在持续高血压或阵发性高血压发作时,尿 VMA 排泄量明显增高,可达基础值的3～5 倍,但近年更主张测量尿 3-甲氧基去甲肾上腺素（NMN）和 3-甲氧基肾上腺素（MN）,因 VMA 并不是敏感的指标。

（3）尿 3-甲氧去甲肾上腺素（NMN）和 3-甲氧肾上腺素（MN）测定

1）系 NE 和 E 的中间代谢产物。

2）正常值分别<5.07μmol/24h（1.0mg/24h）和<6.59μmol/24h（1.3mg/24h）。

（4）尿高香草酸（HVA）测定

1）HVA 是多巴胺（DA）的最终代谢产物。

2）正常值范围为 3～8mg/24h。若 DA 和 HVA 均超过正常范围,多提示恶性嗜铬细胞瘤。

3.诊断试验

（1）组胺激发试验

1）适应证：①持续性高血压其血压水平<170/110mmHg 怀疑嗜铬细胞瘤的患者；②阵发性高血压在间歇期。

2）禁忌证：心绞痛、视力障碍、老年病人、发作时症状严重。

3）方法：试验前停用降压药 1 周,停用镇静剂及麻醉剂 48h。实验时先做冷压试验。（SBP＞160mmHg 或 DBP＞120mmHg 不宜行冷压试验）血压恢复至冷压试验前的基础值时,快速静推组胺 0.05mg,每 30 秒测血压 1 次,2 分钟血压升到最高值（超过冷压试验的最高值）多出现典型的发作症状,可持续 5 分钟以上（通常较自然发作轻）。同时建议留 4 小时及 24 小时尿,观察儿茶酚胺及其儿茶酚胺代谢产物水平的变化。

4)结果判断:①血压较基础水平升高＞60/40mmHg——阳性结果(一旦出现,立即注射酚妥拉明5mg,防止心脑并发症)本实验假阳性结果少见;②假阴性结果与组胺注射太慢/试验前服用镇静剂相关。

5)注意事项:①有发生药物过敏和组织胺反应的可能;②可因血压急骤升高,导致脑血管意外,心肌梗死、急性心衰、严重心律失常(如室颤)的可能;③可能出现低血压和休克。因此进行此项检查时应使用生命体征监护仪,准备好酚妥拉明注射液和除颤器,以防意外。阳性率约50％,假阳性约10％,也可以用酪胺0.5～2.0mg静注,代替组织胺,副作用较轻,但假阳性率约15％。

(2)胰高血糖素试验

1)方法:注射胰升血糖素1mg后,90％以上的嗜铬细胞瘤病人会出现发作症状。若试验结果阴性,对仍然高度怀疑嗜铬细胞瘤的患者,可进一步进行组胺试验。

2)禁忌证及注意事项同组胺试验。

(3)可乐定抑制试验

1)临床意义:可乐定能抑制神经源性因素引起的儿茶酚胺释放,而对嗜铬细胞瘤自主性儿茶酚胺的释放无明显抑制作用。

2)方法:采血标本前2～3小时口服可乐定0.3mg。

3)目的:排除精神紧张所致的儿茶酚胺增高。

(4)酚妥拉明试验

1)适应证:①血压持续高于170/110mmHg怀疑嗜铬细胞瘤的患者;②阵发性高血压发作时血压高于170/110mmHg怀疑嗜铬细胞瘤的患者。

2)方法:在反复测量血压,充分评估血压水平的基础上,静脉注射酚妥拉明5mg,之后5分钟内每30秒、5分钟后每1分钟测1次血压,收缩压下降超过35mmHg,舒张压下降超过25mmHg,且能维持3～5分钟者为阳性。正常人及高血压病患者,使用酚妥拉明后血压下降一般不超过30mmHg。

3)临床意义:阳性结果提示嗜铬细胞瘤之可能,但阴性结果不能除外嗜铬细胞瘤。

4)注意事项:可能发生血压显著降低,血容量不足,呈休克状态,引起心肌梗死和脑血管意外。试验前应备用去甲肾上腺素等抢救药品。

(5)试验性药物治疗

1)方法:口服酚苄明10mg q8h,观察血压。

2)意义:嗜铬细胞瘤患者3天后血压可恢复正常、临床症状减轻或消失,诊断嗜铬细胞瘤的价值较酚妥拉明试验更高。

(6)腔静脉分段取血测量儿茶酚胺:即通过导管分别取双侧颈静脉,上腔静脉,右心房下腔静脉胸段、腹段肾静脉开口上部及开口下部,以及下腔静脉盆腔段的血测定血浆CA含量,结合影像资料,根据CA含量的变化判断异位嗜铬细胞瘤的可能部位。

(7)临床意义

1)根据峰值可初步将嗜铬细胞瘤定位于头颈部、胸部、腹部和盆腔部位,对异位、多发及恶性的嗜铬细胞瘤的定位均有价值。

2)峰值部位可作为影像检查的重要参考,如CT可在峰值水平区域加大密度断层显像,以查出小肿瘤。

4.^{131}I-MIBG显像

(1)检查方法:停用影响碘摄取显像剂的药物如β-受体阻滞剂、利尿剂、钙通道阻滞剂、旷受体阻滞剂、左旋多巴、甲基多巴、拟交感药物、胍乙啶、吩噻嗪停药1周。利血平、拉贝洛尔停药4周。在此基础上于检查前 3 天口服复方碘或饱和 KI 溶液 10 滴,1 日 3 次,并持续至检查结束,检查当日清洁灌肠 1 次以减少肠道残留物的影响。

(2)临床意义:诊断嗜铬细胞瘤特异性 94%～99%,敏感性 79%～81%。可用于神经母细胞瘤和其他内分泌肿瘤诊断。

结果判定的影响因素:假阴性的原因在于无功能的嗜铬细胞瘤、嗜铬细胞瘤坏死、肾上腺髓质肿瘤伴皮质肿瘤和未停服影响 MIBG 摄取的药物。假阳性结果受到未清洁肠道、肾积水、尿污染、肾盂扩张、膀胱憩室的影响。检查的缺点在于不能显示肿瘤与周围脏器之间的关系,如在 MIBG 的显像水平上加作 CT 检查会相互取长补短得到更好的结果。

(四)可引起高血压的其他常见内分泌疾病的实验室检测

1.甲状旁腺功能亢进的实验室检测

(1)血甲状旁腺素(PTH):放免法测定的正常值为 $(0.86\pm0.15)\mu g/L$,绝大多数甲旁亢患者血 PTH 值增高。

(2)血钙:血钙增高对本病诊断价值最大,如血钙多次超过 2.65mmol/L(10.6mg/dl)应怀疑为甲旁亢,超过 2.75mmol/L(11mg/dl)则可能性更大。

(3)血磷:正常值为 0.97～1.45mmol/L(3.0～4.5mg/dl),甲旁亢患者多数<0.97mmol/L(3.0mg/dl),严重肾功能损害的患者血磷可正常,高钙伴低磷则更支持甲旁亢诊断。

(4)尿钙:甲旁亢患者尿钙排泄量明显升高。

(5)尿磷:正常值为 0.02～0.05mmol/24h(0.7～1.5g/24h),甲旁亢患者尿磷排泄量增高。测定方法:肾小管回吸收率正常人为 83%～95%,甲旁亢患者平均为 79%;磷酸盐清除率正常人为 10.8ml/min,甲旁亢患者增高至 16～40ml/min。

(6)血碱性磷酸酶(AKP):甲旁亢患者 AKP 多数明显升高,其水平与骨病水平相平行。

2.甲状腺疾病的实验室检查

(1)甲状腺功能亢进症:基础代谢率、血清总 T_3、血清总 T_4、血清游离 T_3、血清游离 T_4 均增高,甲状腺吸 ^{131}I 功能增强,高峰提前;甲状腺兴奋性抗体(TSAB)在病情活动期多为阳性,甲状腺球蛋白抗体、甲状腺微粒体抗体阳性;甲状腺激素抑制甲状腺吸 ^{131}I 试验不能被抑制,促甲状腺激素释放激素(TRH)兴奋试验阴性。

(2)甲状腺功能减退症:基础代谢率降低,在 20% 以下,血 TSH 大于 $16\mu U/ml$,血清总 T_3、总 T_4、游离 T_3、游离 T_4 均降低,甲状腺吸 ^{131}I 低于正常,血胆固醇增高。

应用于高血压相关疾病的特殊实验室检查和临床试验还很多,由于篇幅所限,在这里只介绍了部分常见疾病常用的实验室检查和临床试验,需要强调的是高血压这一临床表现往往是多种临床综合征的表现之一,其病因和发病机制错综复杂,常缺乏特征性的症状、体征或特异性的实验室检测结果,应结合患者的临床表现、影响因素、治疗效果,综合分析临床试验和实验室检查结果,避免误诊,得出正确的判断。同时对高血压患者的临床检测应科学合理使用医疗资源,根据患者的具体病情由浅入深,分基本检查和专科检查两步进行,对基本检查已经能够排除继发性高血压的患者,不应再进行深入的专科检查,以避免对患者和国家增加不必要的医疗负担。

(宋忠举)

第二节　原发性高血压

一、概述

原发性高血压(EH)是一种以体循环动脉压升高为主要临床表现而病因未明的独立性疾病,占所有高血压90%以上。2005年美国高血压协会一(ASH)将高血压定义为:高血压是由多种复杂和相关因素引起的处于不断进展状态的心血管综合征,在血压持续升高以前即有早期标志物出现,其发展过程与心血管功能和结构的异常密切相关,最终导致心脏、肾脏、大脑、血管和其他器官的损害。近年来有关高血压临床研究为高血压的治疗积累了大量循证医学证据。因此,用循证医学结果指导临床科学控制血压,早期干预各种危险因素,改善糖、脂代谢紊乱,预防和逆转靶器官的不良重塑已成为防治高血压的重要途径。

二、流行病学

高血压是心血管疾病中最常见的疾病之一。据2002年调查资料显示,我国18岁及以上居民高血压患病率为18.8%,相比1991年上升了31%,全国约有高血压患者2.0亿人。中国南北方共14省市的自然人群调查显示,高血压总患病率为27.86%,且北方多于南方。国外资料显示,美国现有高血压患者约5千万,而全球约有10亿。预计2025年全球高血压的患病率将增长60%,达15.6亿。2002年,我国高血压的知晓率、治疗率及控制率分别为30.2%、24.7%、6.1%,远远低于美国(2000年)的70%,59%和34%。血压升高使脑卒中、冠心病事件、终末期肾病的风险显著增加。高血压是脑卒中的最重要危险因素。资料显示,高血压患者的死亡率比无高血压者高48%。根据WHO调查,每年大约有1700万人死于高血压。目前我国每年用于治疗高血压及其导致的相关心脑血管疾病费用高达3000亿元。高血压已经成为危害人类健康的主要疾病之一。

三、病因和发病机制

(一)病因

高血压是一种多因素多基因联合作用而导致的疾病,其具体发病原因并不十分清楚。研究发现,父母均患高血压,其子女的高血压发生率可达46%,父母中一人患高血压,子女高血压发生率为28%,显示高血压与遗传因素有关。不良生活方式如膳食过多的钠盐、脂肪,以及缺少体力活动、长期精神紧张、吸烟、过量饮酒均可引发高血压。资料表明,每天摄入食盐增加2g,则收缩压和舒张压分别升高2.0mmHg及1.2mmHg。男性持续饮酒者比不饮酒者4年内高血压发生危险增加40%。年龄、性别及肥胖也与高血压密切相关。另外,糖尿病和胰岛素抵抗也是高血压的重要危险因素,据WHO资料,糖尿病患者中高血压的患病率为20a/o~40%。近来研究发现,炎症及细胞因子、氧化应激、睡眠呼吸暂停等均是高血压发病的重要原因。

(二)发病机制

高血压的发病机制较为复杂。心排出量升高、交感神经过度兴奋、肾素分泌过多、血管内皮细胞分泌过多内皮素等是高血压的传统发病机制,其中 RAS 的过度激活起着至关重要的作用。这些因素通过中枢神经和交感神经系统功能亢进、肾脏钠水潴留、离子转运异常、血管内皮细胞功能异常、胰岛素抵抗等环节促使动脉内皮反复痉挛缺氧,不能承受血管内压力而被分开,血浆蛋白渗入,中膜平滑肌细胞肥大和增生,中膜内胶原、弹性纤维及蛋白多糖增加,最后导致血管的结构和功能发生改变,即血管重塑。因此,外周血管重塑、顺应性下降、血管阻力增加是高血压的主要病理生理表现。随着病情的进一步发展,血压不断升高,最终导致心脏、大脑、肾脏及眼底等靶器官循环障碍、功能受损。

四、诊断

(一)血压水平

我国高血压防治指南(2%修订版)(以下简称我国指南)将血压分为正常、正常高值及高血压三类。高血压诊断标准采用国际公认标准,即在未用抗高血压药情况下,收缩压≥140mmHg 和/或舒张压≥90mmHg。由于血压水平与心血管发病危险之间的关系呈连续性特点,各国在血压水平定义上也不完全一样。我国指南将血压 120～139/80～89mmHg 定为正常高值,该人群 10 年中心血管发病危险较<110/75mmHg 水平者增加约 1 倍以上。而美国高血压预防、检测、评估和治疗联合委员会第七份报告(简称JNC-7)则将血压 120～139/80～89mmHg 定为高血压前期,目的是为了对高血压进行提前干预,而将收缩压≥160mmHg 或舒张压≥100mmHg 定为 2 级高血压,不设 3 级高血压,认为 2 级以上高血压其临床处理相似,操作更为简便。收缩压≥140mmHg 和舒张压<90mmHg 单列为单纯性收缩期高血压。

(二)危险分层

根据高血压危险因素、靶器官的损害程度及血压水平对患者进行危险分层及风险评估。2007ESC/ESH 欧洲高血压指南(以下简称 2007 欧洲指南)强调"高血压诊断分类中要综合考虑总体心血管危险的重要性"。认为高血压的治疗与预后不单纯取决于血压升高水平,同时也取决于总体心血管危险,并提出临床上应更加关注亚临床靶器官损害。包括颈动脉增厚(IMT>0.9mm)或斑块形成、颈股动脉脉搏波速率>12m/s、踝臂血压指数<0.9、轻度血肌酐升高(男 1.3～1.5mg/dl,女 1.2～1.4mg/dl)、肾小球滤过率或肌酐清除率降低、微量白蛋白尿(30～300mg/24h)等。虽然亚临床靶器官损害常常无明显临床表现,但与预后密切相关,研究表明纠正上述亚临床损害可降低患者的心血管病发病率与死亡率。

五、治疗

(一)治疗原则

降压治疗的最终目的是降低患者心血管总体危险水平,减少靶器官的损害,进而最大程度改善患者的预后。

降压目标:我国指南建议,普通高血压患者血压降至<140/90mmHg;老年人收缩压降至<150mmHg,如能耐受,还可进一步降低;年轻人或糖尿病及肾病患者降至<130/80mmHg;糖尿病患者尿蛋白排泄量如达到 1g/24h,血压控制则应低于 125/75mmHg。将血压降低到目标水平可以显著降低心脑血管并发症的风险。但在达到上述治疗目标后,进一步降低血压是否仍能获益,尚不确定。有研究显示,将老年糖尿病患者或冠心病患者的舒张压降低到 60mmHg 以下时,可能会增加心血管事件的风险。

1.非药物治疗 主要是进行生活方式的干预。资料显示,进行生活方式干预可有效预防和控制高血压,降低心血管风险,并且可提高降压药的效果。我国指南认为血压在正常高值时,就应进行早期干预;

JNC7 设定"高血压前期",也是强调早期血压控制及进行健康生活方式干预的重要性;2007 欧洲指南更是强调高血压的防治要考虑"总的心血管危险因素",说明非药物治疗的重要性及必要性。非药物治疗措施包括减轻体重,减少钠盐及脂肪摄入,多吃水果和蔬菜,限制饮酒、戒烟,减轻精神压力,适当有氧运动等。低脂饮食不仅可使血脂水平降低,还可以延缓动脉粥样硬化的进程。WHO 建议每人每日食盐量不超过6g,建议高直压患者饮酒越少越好。目前非药物治疗已成为高血压防治必不可少的有效手段。

2.药物治疗　大量的临床试验研究证实,降压治疗的主要收益来自于降压本身,且血压降低的幅度与心血管事件的发生率直接相关。因此,进行非药物治疗的同时,还要进行药物降压治疗。其用药原则:早期、长期、联合、用药个体化。目前常用于降压的药物主要有以下 5 类,即利尿剂、β 受体阻滞剂、血管紧张素转换酶抑制剂(ACEI)、血管紧张素 Ⅱ 受体阻滞剂(ARB)、钙拮抗剂。

(1)利尿剂:利尿剂用于高血压的治疗已有半个世纪了。多年来的临床经验证明,无论单用或联合使用都能有效降压并减少心血管事件危险,是抗高血压的常用一线药物之一。传统复方降压制剂如复方降压片、北京降压 O 号以及海捷亚等均含有利尿剂。但随着 ACEI、ARB 以及长效 CCB 等新药的开发,加之长期使用利尿剂所带来的糖脂代谢异常副作用,使利尿剂在高血压中的地位也经受过考验。2002 年发表的迄今为止规模最大的降压试验 ALLHAT 显示,利尿剂氯噻酮在减少主要终点事件(致死性冠心病和非致死性心肌梗死发生率)上与 CCB 氨氯地平或 ACEI 赖诺普利无差别,但在减少两个次要终点(脑卒中和联合的心血管事件)上利尿剂优于赖诺普利,而且氯噻酮组心衰发生率较氨氯地平组低 38%,较 ACEI 组低 19%,中风发生率减少 15qo。利尿剂减少心衰及卒中发生率的作用在 CONVINCE 及 HYVET 试验中也得到证实。HYVET 研究显示,在收缩压 160mmHg 以上的高龄老年(80 岁)高血压患者中进行降压治疗,采用缓释吲哒帕胺 1.5mg/d 可减少脑卒中及死亡危险。但 ALLHAT 试验发现氯噻酮组的新发糖尿病的发生率为 11.6%,明显高于赖诺普利组或氨氯地平组。后来的 ASCOT-BPLA 的研究也证实,利尿剂与 β 受体阻滞剂搭配使用全因死亡率比 CCB 和 ACEI 高 11%,新发生的糖尿病的比率大于 30%,提示利尿剂与 β 受体阻滞剂合用时有更大的副作用。

但是另外一些大规模临床试验(SHEP、STOP 和 MRC)证实,利尿剂与其他降压药一样不仅具有良好的降压效果,而且小剂量对糖、且旨肪、电解质代谢无不良影响,其相关不良反应呈剂量依赖性。美国的一项近 24 万人的 42 个临床试验分析表明,小剂量利尿剂在预防心血管病方面比其他抗高血压药更为有效。基于大量的临床试验证据,JNC7 将噻嗪类利尿剂作为降压的首选药物,并提出大多数患者需首选利尿剂或以其作为联合用药的基础。我国指南及 2007 欧洲指南也将利尿剂作为一线和基础用药。适用于轻中度高血压患者、老年人单纯收缩期高血压、肥胖及高血压合并心力衰竭的患者。慎用于有糖耐量降低或糖尿病、高血脂、高尿酸、痛风以及代谢综合征的患者,特别注意不要与 β 受体阻滞剂联合使用。常用量:双氢克尿噻片 12.5～25mg/d。

(2)ACEI:ACEI 用于治疗高血压始于 20 世纪 80 年代。通过抑制 RAS、减少 Ang Ⅱ 的生成及醛固酮分泌、增加缓激肽及前列腺素释放等机制降低血压。ACEI 在高血压的治疗中疗效明确,作用肯定。CAPPP 和 ALLHAT 试验发现,ACEI、利尿剂或 CCB 长期治疗能同等程度地降低主要终点事件和死亡率。BPLTTC 的汇总分析表明,使用 ACEI 治疗使高血压患者的脑卒中发生率降低 28%、冠心病事件减少 20%、心力衰竭减少 18%、主要心血管病事件减少 22%、心血管病死亡率降低 20%、总死亡率降低 18%。

大量循证医学证据也证实,ACEI 具有很好的靶器官保护作用,如 SOLVD、CONSENSUS 及 V-HeFT Ⅱ 试验证实 ACEI 能显著降低心力衰竭的总死亡率。SAVE、AIRE 及 TRACE 均证实,ACEI 不仅使心肌梗死患者的死亡率显著降低且能防止心梗复发。HOPE、ANBP2 发现,ACEI 对冠心病高危人群预防干预中有重要作用。ALLHAT 试验中 ACEI 显著减少新发糖尿病风险。PROGRESS 证实,脑卒中后无论患者血压是否升高,ACEI 与利尿剂合用有益于预防脑卒中复发。BENEDICT 研究结果显示,ACEI 单独应用也能够预防和减少 2 型糖尿病时微量白蛋白尿的发生。AIPRI 及新近 ESBARI 研究均证明贝那普利对肾功能作用的很好保护作用。基于大量的循证医学证据,在 JNC7 中,ACEI 拥有心力衰竭、心肌梗死后、冠心病高危因素、糖尿病、慢性肾病、预防中风复发 6 个强适应证。研究发现,ACEI 可以与多种降压药组合使用,与利尿剂搭配可增加降压疗效,降低副作用。ADVANCE 研究结果显示,在糖尿病患者中采用低剂量培哚普利(2~4mg)/吲达帕胺(0.625~1.25mg)复方制剂进行降压治疗,可降低大血管和微血管联合终点事件 9%。ASCOT-BPLA、INVEST 显示,ACEI 和钙拮抗剂组合使总死亡率、心血管病死亡率、脑卒中及新发生糖尿病均显著降低,被誉为最合理组合。我国指南也将其作为一线和基础降压用药。其用法注意从小剂量开始,逐渐加量以防首剂低血压。

(3)ARB:近十多年来,ARB 在心血管药物治疗领域得到迅速发展。它能阻断 RAS 的 AT1 受体,降低外周血管阻力,抑制反射性交感激活及增强水钠排泄,改善胰岛素抵抗和减少尿蛋白,其降压平稳而持久,长期应用耐受性好。在 LIFE 研究中,ARB 氯沙坦与 β 受体阻滞剂阿替洛尔降压效果相似,但前者可使高血压伴左室肥厚的患者心血管事件发生率显著降低 13%,卒中发生率降低 25%,新发糖尿病的危险进一步下降 25%。SCOPE 研究发现,老年高血压患者使用 ARB 坎地沙坦的降压效果优于对照组,同时该药显著减少非致死性卒中的发生。MOSES 证实高血压合并脑血管病史的患者,ARB 依普沙坦较尼群地平更能显著减少心血管事件和再发卒中的发生。

虽然 VALUE 试验未显示出缬沙坦用于高危高血压治疗的总体心脏预后优于氨氯地平,但发现前者比后者心力衰竭发生率显著降低 19%,新发糖尿病显著减少 23%。IRMA2 及 IDNT 提示 ARB 能降低 2 型糖尿病患者患肾病的风险,其效应与降压无关。最近的 JIKEIHEART 研究认为,高血压合并冠心病、心衰、糖尿病等高危因素的患者加用 ARB 缬沙坦,不但增强降压效果,而且卒中发生率较对照组显著降低 40%,充分说明 ARB 在抗高血压的同时具有超越降压以外的心脑血管保护作用。鉴于 ARB 的突出表现,2007 欧洲指南指出 ARB 可广泛用于心血管病:心力衰竭、心肌梗死后、糖尿病肾病、蛋白尿/微量蛋白尿、左室肥厚、心房颤动、代谢综合征以及 ACEI 所致咳嗽。但是否 ARB 可以完全代替 ACEI 呢?有关 ARB 与 ACEI 的对照研究(ELLITE2、OPTIMAL、VALⅠaNT 等)均未能证实 ARB 在高危高血压患者(MI 史)或合并心力衰竭的患者中降低终点事件方面优于 ACEI。但最近 HIJ-CREATE 结果显示,合并高血压的冠心病患者应用 ARB 与应用 ACEI 相比,两者对心血管事件的复合终点的影响相似,但前者在预防新发糖尿病及保护肾功能方面具有更多优势,推测合并高血压的冠心病患者可能更适于应用 ARB 类药物治疗。但这方面的证据目前尚不多。建议不能耐受 ACEI 者可选用 ARB。ONTARGET 试验提示,ARB 或 ACEI 等治疗心血管高危人群(冠心病、脑卒中、周围血管病、伴靶器官损害的糖尿病),可预防心血管事件的发生。

(4)CCB:CCB 用于治疗高血压已有二十多年的历史。常用的抗高血压药代表药为硝苯地平,现已发展到第三代氨氯地平。大量研究证实,CCB 的降压幅度与利尿剂、ACEI、β 受体阻滞剂及 ARB 相似。ALLHAT 试验发现,与赖诺普利组相比,氨氯地平组致死性与非致死性脑卒中发生率显著下降 23%,我国 FEVER 研究证实,CCB 与利尿剂联用可进一步降低脑卒中事件。PREVENT、CAME10T 以及 IDNT 的结果表明,氨氯地平在平均降低收缩压 SmmHg 的情况下,可使心肌梗死危险下降 31%。VALUE 与 IDNT 的研究提示氨氯地平在预防卒中及冠心病、心肌梗死方面均显著优于 ARB。虽然在预防新发糖尿病风险方面,VALUE、IDNT 及 ALLHAT 证实 CCB 不及 ARB;但在 HOT 和 ALLHAT 研究中证实,长效 CCB 在糖尿病高血压患者中应用具有很好的安全性和有效性,降压的同时能延缓或阻止肾功能损害进展。CHIEF 研究阶段报告表明,初始用小剂量氨氯地平与替米沙坦或复方阿米洛利联合治疗,可明显降低高血压患者的血压水平,高血压的控制率可达 80％左右,提示以钙通道阻断剂为基础的联合治疗方案是我国高血压患者的优化降压方案之一。另外,PREVENT、INSIGHT、BPLT、Syst-Eur 及中国几组研究也证明,CCB 对老年人、SBP、ISH、颈动脉粥样硬化、糖尿病及外周血管病均有良好效果。研究发现,在 ALLHAT 中单用 CCB 苯磺酸氨氯地平或 ACEI 赖诺普利其疗效并未优于传统药物噻嗪类利尿剂,但在 ASCOl 试验中两药联合使用时疗效却明显优于传统组合,不但显著减少了总的冠心病事件,而且大幅度减少了新发糖尿病的发生率,充分显示新药组合带来的良好收益。目前我国指南、2007 欧洲指南、JNC7 及 2006 英国成人高血压指南都将 CCB 作为一线降压药。JNC7 中 CCB 的强适应证为高血压合并冠心病的高危因素及糖尿病者。我国指南及 2007 欧洲指南中其适应证为老年高血压、单纯收缩期高血压、高血压合并心绞痛、外周血管病、颈动脉粥样硬化及妊娠等。

(5)β 受体阻滞剂:β 受体阻滞剂通过对抗交感神经系统的过度激活、减轻儿茶酚胺的心脏毒性、减慢心率、抑制 RAS 的激活等发挥降压、抗心肌重构、预防猝死的作用。多年来一直作为一线降压药物使用。随着有关 β 受体阻滞剂临床试验的开展,其临床地位也备受争议。

LIFE 研究发现,氯沙坦组比阿替洛尔组新发生的糖尿病减少 25％。在高危的糖尿病亚组中结果更为显著,氯沙坦组的主要终点比阿替洛尔组减少 24.5％,总死亡率减少 39％。在 ASCOT 试验中也证实,β 受体阻滞剂/利尿剂组合效果不及 CCB/ACEI 组合,并证明使用 β 受体阻滞剂可以显著增加新发糖尿病的风险。学术界对此也展开了一场大讨论。2006 年英国高血压协会(BHS)指南不再将 β 受体阻滞剂作为高血压患者的首选药物,将其地位从第一线降至第四线。但后来分析发现以上有关 β 受体阻滞剂研究中多选用传统药物阿替洛尔,并不能代表所有的 β 受体阻滞剂,而且不同的研究对象也会产生不同的结果。在 IN-VEST 中,发现患有高血压冠心病的患者,使用 β 受体阻滞剂阿替洛尔和使用 CCB 维拉帕米其在降低死亡率,减少心梗发生以及预防中风上的效果一样,这说明,对于高血压伴有冠心病的患者,β 受体阻滞剂仍然大有作为。BPLTTC 荟萃分析显示,β 受体阻滞剂在降低血压和降低心血管危险方面与 CCB 或 ACEI 无显著差别。MAPHY 研究中,美托洛尔与利尿剂具有相同的降压疗效,且总死亡率、心源性死亡、猝死发生率美托洛尔组显著低于利尿剂组。一些大型临床研究(STOP-H、UKPDS、CAPP、STOP-2)均证实 β 受体阻滞剂治疗高血压能显著改善患者的预后。基于这些大量的荟萃分析和临床试验,2007 欧洲新指南认为 β 受体阻滞剂在高血压降压治疗中仍占有重要地位,并将 3 受体阻滞剂仍放在一线降压药物之列。我国指南也指出,β 受体阻滞剂与其他几类降压药物一样可以作为降压治疗的起始用药和维持用药。特别适用于伴有冠心病心绞痛、心肌梗死、快速心律失常、心功能不全、β 受体功能亢进等患者,但因其对脂类和糖类代谢的不良影响,不主张与利尿剂联合使用。β 受体阻滞剂使用也应从小剂量开始,逐渐加大至最大耐受量。

3.调脂治疗　我国高血压患者有 30％—50％的患者伴有高脂血症。血清总胆固醇水平升高,对高血压病患者的冠心病危险起协同增加作用。虽然在 ALLHAT 中加用普伐他汀治疗没有显现出较大优势,但 ASCOT 研究表明,CCB(氨氯地平)组加用阿托伐他汀使冠心病事件降低了 53％,而在 β 受体阻滞剂(阿替洛尔)治疗组中,则只减少了 16％。表明氨氯地平与阿托伐他汀联用在预防冠心病事件上存在明显的协同作用,提示对伴有高血脂的高血压患者,配合调脂治疗获益更大。有人认为以 CCB 为基础加上他汀的治疗方案是最好的联合治疗方案,称其为"ASCOT 方案"。REVERSAL、IDEAL 和 ASTEROID 均证明,强化降脂可以实现动脉粥样斑块的逆转。他汀类药物除降脂外,还与其降脂外作用如抗炎、抗氧化、内皮修复等有关,它能直接抑制血管壁和肝脏中的胆固醇生成,稳定或逆转动脉粥样硬化斑块,并最终降低临床心血管事件的发生率。最近的研究试图从升高 HDL-C 角度上寻找依据,如最新发布的 ILLUMINATE 试验结果,发现胆固醇酯转移蛋白(CETP)抑制剂 Torcetrapib 虽可显著升高 HDL-C 水平,但增加总死亡率和主要心血管事件,这方面证据不多,尚需进一步积累。目前普遍认为,降压的同时给予调脂治疗是降压治疗的新策略。

4.抗血小板治疗　阿司匹林抑制血小板聚集抗血栓的特性使其在心血管疾病预防中具有重要地位。目前已常规用于冠心病二级预防。以前由于抑制血小板聚集导致脑出血的危险性增加,多年来人们一直谨慎用于高血压患者。近年来的大量临床试验证实,对于既往有心脏事件史或心血管高危患者,抗血小板治疗可降低脑卒中和心肌梗死的危险。在 HOT 试验中,小剂量阿司匹林的应用使主要的心血管事件减少15％,心肌梗死发生危险降低 36％,且对脑卒中和致死性出血的发生率无影响。CHARISMA 结果显示:对于心血管事件高危患者(一级预防)和心血管疾病患者(二级预防),单纯阿司匹林组疗效和氯吡格雷加阿司匹林组相比主要疗效终点(心肌梗死、卒中和心血管性死亡)无显著性差异,但氯吡格雷组出血并发症发生率显著高于阿司匹林组,进一步确定阿司匹林在心血管事件一级、二级预防中长期应用的基石地位。JNC7 推荐:血压控制良好的高血压患者应该考虑使用阿司匹林。我国指南指出,小剂量阿司匹林对 50 岁以上、血清肌酐中度升高或 10 年总心血管危险≥20％的高血压病人有益,建议对高血压伴缺血性血管病或心血管高危因素者血压控制后可给予小剂量阿司匹林。推荐 100mg/d(75～150mg)阿司匹林为长期使用的最佳剂量。

5.高血压疫苗　高血压疫苗-CYT006-AngQb,主要作用于血管紧张素Ⅱ。目前已进入Ⅱa 期试验。研究发现注射疫苗 14 周后,日间收缩压和舒张压下降幅度分别为 5.6mmHg 和 2.8mmHg,明显低于基线水平。收缩压整体下降幅度也显著优于安慰剂组。特别令人感兴趣的发现是高血压疫苗可有效控制晨峰血压。研究显示,高浓度组可将凌晨收缩压稳定控制在 130～140mmHg 之间,而安慰剂组该时间段收缩压则在 130～160mmHg 间变化。与降压药物相比,高血压疫苗比普通降压药更具有优势:半衰期长(123d),可有效控制晨峰血压;每 4 月注射一次,依从性好;可有效控制血压,而降压药物只能使 1/4 的患者血压得到控制。主要不良反应表现为注射部位疼痛、皮疹或红肿等。目前研究仍在继续中。如果试验成功并最终用于临床,那么患者每年注射 2～3 次即有望控制血压,这将是高血压治疗史上具有里程碑意义的进展。

6.基因治疗　高血压是一种多基因遗传性疾病,是某些基因结构及表达异常的结果,具有家族聚集倾向且药物控制并不十分满意,所以研究者们试图从基因水平探索新的防治方法。与降压药物相比,基因治疗特异性强、降压效果稳定、持续时间长、毒副作用小,有望从根本上控制具有家族遗传倾向的高血压。

高血压基因治疗包括正义(基因转移)和反义(基因抑制)两种方式。正义基因治疗高血压是指以脂质体、腺病毒或逆转录病毒为载体,通过静脉注射或靶组织局部注射将目的基因转染到体内,使之表达相应蛋白以达到治疗高血压的目的。常用的有肾上腺髓质素基因、心房利尿肽基因、一氧化氮合酶基因、血红素加氧酶基因等。反义基因治疗是根据靶基因结构特点设计反义寡核苷酸(ASODN)分子,导入靶细胞或机体后与双链 DNA 结合形成三聚体或与 mRNA 分子结合形成 DNARNA 和 RNARNA 杂合体,从而封闭或抑制特定基因的复制或表达。目前 ASODN 在恶性肿瘤、病毒感染性疾病(肝炎、流感等)、某些遗传性疾病等试验治疗中已取得一定效果。反义基因主要有:Ⅰ型 AngⅡ受体基因、酪氨酸羟基酶基因、血管紧张素原基因。随着心血管分子生物学的快速发展,基因技术也将不断克服困难,最终造福于广大高血压患者。

(宋忠举)

第三节　继发性高血压

一、概述

(一)继发性高血压的病因和特点

高血压按发病机制不同分为原发性与继发性两种。继发性高血压亦称症状性高血压,是指由于某些确定的疾病或原因引起的血压升高,此种高血压存在明确的病因。因为易误诊、漏诊等原因,继发性高血压的发病率尚无很准确的统计。以前认为此种高血压占所有高血压患者的5%～10%左右,国内王志华等在2274例高血压患者中发现继发性高血压占14%。在继发性高血压中,肾血管性高血压占24.8%;肾性高血压占22.3%;原发性醛固酮增多症比例最高,占40.2%。新疆维吾尔自治区高血压诊断治疗研究中心自1997年成立至2005年收住院的4514例高血压患者中继发性高血压占17.9%,其中肾血管性高血压占10.5%,原发性醛固酮增多症占9.9%,嗜铬细胞瘤占6.3%。继发性高血压常是临床综合征的表现之一,与原发性高血压相似,当原发病的其他症状不多或不典型时,非常容易被误诊为原发性高血压。由于许多继发性高血压可以通过去除诱因或手术治疗而阻止病情的发展,避免对靶器官造成更加严重的损害。因此,在临床工作中对继发性高血压早期正确的诊断十分重要。

继发性高血压常具有以下共同特点:①年轻患者血压中、重度升高;②老年患者原来血压正常,突然出现了高血压;③症状、体征或实验室检查具有继发性高血压的线索,如肌无力、周期性四肢麻痹;明显怕热、多汗、消瘦;阵发性高血压伴头痛、心悸、多汗;肢体脉搏不对称或腹部闻及粗糙的血管杂音;血尿、蛋白尿;严重低血钾等;④规律地联合应用常规降压药物疗效较差;⑤急进性和恶性高血压,病程进展迅速,靶器官损害严重。

继发性高血压的原因很多,主要有以下几类:①肾脏的实质性病变,如各类型肾炎、慢性萎缩性肾盂肾炎、多囊肾、巨大肾积水、肾脏肿瘤、肾结石、肾结核等;②肾血管性疾病,如大动脉炎、肾动脉纤维性结构不良、肾动脉粥样硬化、外伤导致的肾动脉血栓等;③全身性疾病,如系统性红斑狼疮、硬皮病等风湿病;糖尿病、痛风等代谢性疾病;④内分泌疾病,如肾上腺疾病,常见为库欣综合征、嗜铬细胞瘤及原发性醛固酮增多症;甲亢、肾素分泌瘤等;⑤心血管疾病如主动脉瓣关闭不全、主动脉缩窄;⑥神经系统疾病,如颅压增高、间脑综合征等。

(二)继发性高血压的筛查思路

继发性高血压的病因和机制非常复杂,涉及多个器官、多个系统甚至多个学科,要求专业技术人员具有非常广泛和深入的医学知识。同时高血压患者又是一个庞大的患病群体,如果盲目地对所有高血压患者进行全方位的继发性高血压的排查,势必对患者个人和社会带来沉重的医疗负担。为此,对继发性高血压的排查,建议由浅入深,分初步筛查和专科精细检查两步进行。

继发性高血压的初步筛查思路:对所有就诊的高血压患者都应想到继发性高血压的可能性,首先详细询问病史和仔细进行体格检查,并有选择性地通过血、尿常规、血糖、血脂、血浆离子、肾功、心电图、双肾B超、颈动脉B超、眼底甚至血醛固酮/肾素比值(ARR)等检查,在进行心血管危险因素评估的同时,对常见继发性高血压进行初步的排查。例如:若出现血尿、蛋白尿、肾功异常和(或)双肾结构异常,初步诊断为肾实质性高血压;若以舒张压升高为主(大于110mmHg),腹部有血管杂音、双肾不等大伴有高血浆醛固酮、高肾素,可初步诊断为肾血管性高血压;若有向心性肥胖、皮肤紫纹、低血钾、高尿钾、高 ARR 或阵发性血压升高伴头痛、心悸、多汗,可初步诊断为内分泌性疾病所致的继发性高血压;若四肢脉搏不对称,下肢血压低于上肢,主动脉闻及血管杂音,可初步诊断为主动脉缩窄等等,从而更进一步地进行专科深入检查,以明确诊断。若专科精细检查不能证实初步诊断时,应重新考虑和审视自己的诊断思路。

二、肾实质性高血压

(一)病因

引起高血压的常见肾实质性病因为急性和慢性肾小球肾炎、慢性肾盂肾炎、妊娠高血压综合征、先天性肾脏病变(多囊肾、马蹄肾、肾发育不全)、肾结核、肾结石、肾肿瘤、继发性肾脏病变(各种结缔组织疾病、糖尿病性肾脏病变、肾淀粉样变、放射性肾炎、创伤和泌尿道阻塞所致的肾脏病变)等。

肾实质性高血压的发生主要是由于肾小球玻璃样变性、间质组织和结缔组织增生、肾小管萎缩、肾细小动脉狭窄等导致肾单位大量丢失。肾脏既有实质性损害也有血液供应不足,后者为肾内血管病变所引起。造成肾缺血缺氧的情况下,肾脏可以分泌多种升高血压的因子,主要是肾小球旁细胞分泌大量肾素。过多的血管紧张素Ⅱ通过直接缩血管作用、刺激醛固酮分泌导致水钠潴留和兴奋交感神经系统使血压升高。高血压反过来又可引起肾细小动脉病变,进一步升高肾小球内囊压力.加重肾脏缺血。这样互相影响,遂使血压持续增高,形成恶性循环,加重肾脏病变。近年研究结果提示,一些抗高血压因子的缺乏可能也参与肾性高血压的发病。与同等水平的原发性高血压比较,肾实质性高血压的药物疗效较差,眼底病变更重,心血管并发症多而严重,更易进展成恶性高血压。值得强调的是:肾实质性高血压又将反过来危害肾脏,明显加速肾实质损害的进程,形成恶性循环。

(二)诊断

首先详细地询问病史可以获得许多重要资料,有利于病因诊断。发病前有链球菌等细菌或病毒的感染史,伴有发热、水肿、血尿,有助于急性肾小球肾炎的诊断;如病人过去有肾小球肾炎的病史,或有反复水肿史,有利于慢性肾小球肾炎的诊断;有反复尿路感染的病史,有发热、腰酸痛、尿频、尿痛、血尿等,则提示慢性肾盂肾炎的可能。

其次尿常规、肾功能对肾实质性高血压诊断有重要价值。急性肾小球肾炎患者可有蛋白尿、红细胞和管型尿;血中尿素氮、肌酐水平可略增高。若再有较明显贫血、血浆白蛋白降低和氮质血症而视网膜病变不明显,蛋白尿出现在高血压之前,蛋白尿持续而血压增高不显著,都提示为慢性肾小球肾炎。慢性肾盂肾炎患者急性期和慢性活动期尿中白细胞增多,也可同时有蛋白、红细胞和颗粒管型,尿细菌培养多为阳性(菌落数>1000/ml)。后期尿浓缩功能差,为低比重尿(可在 1.012 以下)。单侧慢性肾盂肾炎患侧肾萎缩或排尿功能明显受损,膀胱中的尿主要为健侧肾所排时,则常规尿检查时可能阴性。

特殊检查项目如静脉肾盂造影有助于鉴别诊断。急性肾小球肾炎患者静脉肾盂造影常因肾小球滤过率明显降低而不显影。静脉肾盂造影如显示造影剂排泄延迟,双侧肾影缩小等情况,有利于慢性肾小球肾炎的诊断。慢性肾盂肾炎患者静脉肾盂造影可显示肾盂与肾脏的瘢痕和萎缩性变化。需要注意的是慢性肾小球肾炎的症状可能比较隐蔽,与高血压病肾损害的鉴别有时不易,当晚期发生肾衰竭及双侧肾影缩小时,就更不易与高血压病相鉴别。

高血压病肾损害系原发性高血压引起的良性小动脉肾硬化(又称高血压肾小动脉硬化)和恶性小动脉肾硬化,并伴有相应临床表现的疾病。发病年龄多在 40～50 岁以上,高血压病史在 5～10 年以上。早期仅有夜尿增多,继之出现蛋白尿,个别病例可因毛细血管破裂而发生短暂性肉眼血尿,但不伴明显腰痛。常合并动脉硬化性视网膜病变、左心室肥厚、冠心病、心力衰竭、脑动脉硬化和（或）脑血管意外史。病程进展缓慢，少部分渐发展成肾衰竭，多数肾功能轻度损害和尿常规异常。鉴别诊断困难者在早期应作肾活检。

三、肾血管性高血压

20 世纪 70 年代，Mexwell 等就肾血管性高血压进行了多中心的合作研究，他们对 339 例原发性高血压和 91 例动脉粥样硬化性肾血管性高血压患者的年龄、病程及临床表现进行对照，得出以下结果：后者起病年龄常＞45 岁，病程短，不到 2 年，临床表现常为进展性高血压，眼底改变的发生率高，特别是腹、胁部的血管杂音发生率高达 41％，而原发性高血压患者腹、胁部的血管杂音发生率仅为 7％。

（一）病因

RVH 是由于各种病因导致单侧或双侧肾动脉主干或分支狭窄引起血流动力学严重障碍而出现的动脉血压升高。在轻、中度高血压人群中 RVH 的发生率虽＜1％，但随着高血压的程度及人群年龄而增加。西方国家 70％～90％的肾动脉狭窄是由动脉粥样硬化引起的。以往的研究表明，大动脉炎为我国肾动脉狭窄的首位病因，占 61.9％。但北京大学第一医院 1979～2003 年间经肾动脉造影证实为肾动脉狭窄的 144 例患者中，动脉粥样硬化性肾动脉狭窄 87 例，占 60.4％，居首位；大动脉炎 43 例，占 29.9％；纤维肌性发育不良（FMD）9 例，占 6.3％。动脉粥样硬化性肾动脉狭窄无论病例数还是在肾动脉狭窄中所占的比例在近 10 余年来均明显上升。动脉粥样硬化已取代大动脉炎成为我国肾动脉狭窄的首要病因，这与近年来我国动脉粥样硬化性疾病发病率升高的趋势相符。

由于肾动脉狭窄引起肾脏血流灌注的固定性减少，肾脏缺血，激活肾素-血管紧张素醛固酮系统（RAAS）引起血压升高。

（二）诊断

1.高血压　高血压是 RVH 最突出的临床表现，病史中有突然发生的高血压，尤其青年或老年人，高血压呈恶性，或良性高血压突然加重，舒张压呈中，重度升高以及对药物治疗无反应的高血压患者，都应怀疑 RVH。动脉粥样硬化性肾动脉狭窄患者高血压的发生率可达 92％～93％，患顽固性高血压和恶性高血压的比例也高于原发性高血压患者中的比例。

2.血管杂音　约 50％的 RVH 患者腹部听诊有血管杂音，肾动脉狭窄杂音多位于脐上 3～7cm 处及两侧，有时在脊肋角处可闻及高音调的收缩-舒张期或连续性血管杂音。Davis 等报道腹部或胁部杂音的出现在筛选试验中对肾血管性高血压具有较好的预测价值。Svetkey 等发现与肾动脉狭窄相关最好的是腹部或胁部杂音，也是唯一有统计学意义的体征。腹部听诊有血管杂音的高血压患者如为年轻女性要首先考虑大动脉炎，其次为 FMD，前者在活动期尚有发热、血沉快、C 反应蛋白阳性，血 α_1、α_2 及 γ 球蛋白增多。

3.上下肢收缩压差　正常人经动脉内直接测压时，上肢与下肢血压相等。当采用固定宽度袖带（成人为 12cm）血压计测压时，则下肢动脉收缩压水平较上肢高 20～40mmHg，乃因收缩压与肢体粗细呈正比，与袖带宽度呈反比所致。大动脉炎病人若下肢较上肢收缩压小于 20mmHg，则反映主动脉系统有狭窄存在。

4.RVH 的筛选检查　对怀疑本病者，可做以下检查：

（1）腹部超声波检查：如见一侧肾脏纵轴显著小于对侧，直径差 1.5cm 以上则高度怀疑本症。

（2）卡托普利试验和周围静脉血浆肾素活性（PRA）测定：卡托普利试验：试验前不限盐饮食，停用利尿剂及 ACEI 类药物 2 周，检查肾功能。试验当天不用任何降压药，口服卡托普利 25mg 后 1 小时测定血浆肾素活性。

试验阳性诊断标准为:刺激后的血浆肾素活性(PRA)≥12μg/(L·h),PRA 增加值≥10μg/(L·h),并且 PRA 较刺激前增加 50％以上,其诊断的敏感性和特异性均≥95％。缺点是对 ACEI 类药物过敏、中至重度肾功能损害的患者(Cr>221μmol/L)等不适于做此试验。

采用口服卡托普利的试验可使血管紧张素Ⅱ(AngⅡ)生成减少,因此醛固酮减少,血容量下降而降低了醛固酮对肾素分泌的负反馈抑制作用,使 RVH 的高肾素状态得以表现出来。

(3)静脉肾盂造影:如见一侧肾排泄造影剂迟于对侧、肾轮廓不规则或显著小于对侧(直径差 1.5cm 以上)、造影剂密度深于对侧或输尿管上段和肾盂有压迹(可能为扩大的输尿管动脉的压迹)、提示有肾血管病变的可能。

(4)放射性核素肾图测定:通过分析曲线血管相、实质相和排泄相,有助于判断两侧肾脏的血液供应、肾小管功能和排尿情况,从而估计有无肾缺血的存在。

(5)选择性肾动脉造影和分侧肾静脉 PRA 测定:选择性肾动脉造影仍是目前确诊 RVH 的金标准。对有阳性发现者,可进一步做选择性肾动脉造影和分侧肾静脉 PRA 测定。前者用以确定狭窄部位,后者通过证实患侧肾脏肾素产生增多而评定肾动脉狭窄的功能意义。分侧 PRA 测定如显示病侧的 PRA 为健侧 1.5 倍或以上,且健侧不高于下腔静脉血,可诊断本病且预测手术治愈率可达 80％～90％。也有人认为由于患侧 PRA 明显增高,通过反馈机制抑制健侧肾脏分泌肾素,故与远端下腔静脉的 PRA 相近。健侧肾静脉与远端下腔静脉 PRA 比值<1.3,就说明无血管病变或无有意义的病变。但必须注意如病侧的 PRA 与健侧的比值<1.5 者,不能排除 RVH,特别是双侧肾动脉均有狭窄者。

测定前给予一定的激发措施,包括倾斜体位、低盐饮食或给予血管扩张剂、利尿剂或转换酶抑制剂(如测定前 24 小时口服卡托普利 25mg)可刺激患侧肾脏释放肾素。如不做激发,或测定前未停用抑制肾素分泌的降压药(β受体阻滞剂,交感神经抑制剂和神经节阻滞剂),可导致假阴性结果。

总之,当临床上怀疑 RVH 时,可先采用非介入检查,如:多普勒超声、磁共振及螺旋 CT 血管造影。当临床上高度怀疑 RVH 时,可直接应用肾动脉造影来证实病变,评价血流动力学和压力阶差,从而指导治疗。

四、原发性醛固酮增多症

(一)病因

原发性醛固酮增多症(PA)是 1954 年由 ConnJW 首次报道的,以血压升高、低血钾、高血浆醛固酮(Ald)、低血浆肾素活性(PRA)为特征的继发性高血压的常见病因之一,又称 Conn 综合征。PA 是由于肾上腺皮质肿瘤或增生,分泌过多的醛固酮所致,但以腺瘤为多见,故经手术切除肾上腺腺瘤后,PA 可得到治愈,但是如不能早期诊断和及时治疗,则长期高血压可导致严重的心、脑、肾及血管损害。

PA 患者因其肾素分泌被抑制,与正常及高血浆肾素活性的高血压患者相比,曾被认为是伴有较低的血管并发症发生率的一种相对良性的高血压。近年来研究报道在 PA 患者中,心血管并发症的发生率可高达 14％～35％,认为高醛固酮血症是心脏损害的危险因素之一。DuCailar 的研究也发现血浆醛固酮浓度与心肌肥厚程度正相关。醛固酮分泌的自主性增多可导致体内钠和水潴留,进而导致有效血容量增加和肾素释放受抑。高血压的产生部分与血容量增加有关,外周血管阻力的增高在高血压的维持中也起重要作用。低血钾是醛固酮对肾小管作用的直接结果。

(二)诊断

既往的研究资料中均认为 PA 大约仅占高血压病人的 0.5％～2.0％。但是,已有研究报道提示 PA 的实际患病率可能被远远低估了,应用 ARR,可提高 PA 的诊断率。汪璐云等对 549 例门诊及住院的高血压患者进行 ARR 筛查发现 14%(77/549)的高血压患者诊断为 PA。对高血压伴肌无力,怀疑 PA 的患者需要进行一系列的实验室检测,通常我们用以筛选和确诊的检查有血钾、24 小时尿钾、基础血 Ald、24 小时尿Ald 及 ARR。

1.低血钾　近年研究认为 PA 已成为继发性高血压中最常见的形式。本症多见于成年女性,其发病年龄高峰为 30～50 岁,临床上以长期的血压增高和顽固的低血钾为特征。表现为肌无力、周期性四肢麻痹或抽搐、烦渴、多尿等。实验室检查有低血钾、高血钠、代谢性碱中毒、尿比重低而呈中性或碱性、尿中醛固酮排泄增多、血浆肾素活性低且对缺钠的反应迟钝、尿 17-酮皮质类固醇和 17-羟皮质类固醇正常等发现。高血压病人伴有低血钾时要考虑到本病的可能。PA 的诊断线索主要依据:①自发性低血钾(血清 K$^+$<3.5mmol/L);②中度或严重低血钾(血清 K$^+$<3.0mmol/L);③服用常规剂量的噻嗪类利尿剂而诱发严重低血钾,并且补充大量钾盐仍难以纠正;④停用利尿剂 4 周内血清钾仍不能恢复正常;⑤除外由其他继发性原因所致的难治性高血压。但也要注意排除失钾性肾炎、长时间应用利尿剂引起尿排钾过多和各种原因所致的继发性醛固酮增多症。

传统观点认为,只有在高血压患者出现自发性低钾血症和与之不相称的尿钾增多时才考虑 PA 的诊断。新近多项研究显示,大部分 PA 患者,特别是早期患者并无低钾血症。有文献报告有 7%～38%的 PA病人其血清钾离子浓度正常,甚至 Mosso 等发现的 37 例病人中只有 1 例病人发生低血钾。因此,血钾正常并不能排除 PA,特别是在患者饮食中限制钠盐摄入或摄钾增多的情况下。在不控制饮食的情况下所测的 PRA 和血浆或尿中醛固酮水平对 PA 的诊断没有帮助。仅以低血钾作为筛查线索常常导致漏诊,这也可能为既往 PA 发病率低的原因之一。因此有作者建议将 PA 的筛查范围扩大到整个高血压人群。

2.醛固酮/血浆肾素活性比值(ARR)　1994 年(Jordon 等采用醛固酮/血浆肾素活性比值{ARR,ARR＝Ald(ng/dl)/PRA[ng/(ml·h)]}法作为初步筛选方法,调查 199 例血清钾均正常的原发性高血压的病人,发现至少有 8.5%病人为 PA。有学者指出,PA 的实际患病率可能被远远低估了。目前,国外越来越多的研究提示 PA 的患病率至少在 5%以上,可能达到 6.1%～9.5%。Gordon 等采用这一方法对包括正常血钾在内的高血压人群检测,发现 ARR 以 30 为临界值时阳性率高达 10%,可使 PA 的检出率增加 10 倍,而且这一方法可以在血浆 Ald 水平还未升高的时期对 PA 作出早期诊断。Loh 对新加坡高血压人群进行研究发现,其 ARR 升高者高达 18%,而其中仅有 21%伴有低钾血症。由此可见,自发性低钾血症仅仅是 PA晚期的一个临床表现,如果以其作为 PA 的筛查的必要条件将会使大部分的患者漏诊。国外 ARR 标准是以 30 为临界值,国内也多以此为标准。王执兵等应用 ARR 比值法,以两次 ARR 大于 30 者作为筛查标准,随后给以高钠试验,血浆 Ald 水平不被抑制者(即 Ald>10ng/24h),诊断为 PA。从 308 例高血压病人中筛选出 11 例 PA,占调查人群的 3.6%。总之,ARR 比值法可作为疑诊病人的初筛试验之一,可提高 PA的诊断率,尤其是在血钾正常者。此外,目前已发现有血压正常的 PA,或临床前 PA。以往的研究对象多为高血压者,对血压正常的 PA 或临床前 PA 的发病情况,有待进一步研究。

3.醛固酮抑制试验　醛固酮抑制试验是给予患者高盐饮食 3 天,收集其 24 小时尿,检测其醛固酮、钠离子、钾离子和皮质醇水平,24 小时尿钠分泌超过 200mEq 显示钠负荷充分,PA 患者尿醛固酮水平不被高钠负荷所抑制,24 小时尿醛固酮超过 12μg,尿钾离子分泌超过 40mEq。对于 ARR 检测筛查阳性者,醛固酮抑制试验具有明确诊断的价值。

4.螺内酯(安体舒通)试验　螺内酯拮抗醛固酮受体从而对抗醛固酮在远端肾小管的潴钠排钾,可以有效控制 PA 患者的钾丢失。平衡饮食 7 天条件下测定血尿钠、钾,血 CO$_2$-CP 及尿 pH。之后仍在平衡饮食下每日服用螺内酯 320～400mg 分 4 次,总共 5～7 天,最后 2 日再次测定上述指标做比较。PA 患者尿钾减少,血钾升高,血钠降低,碱中毒可纠正,部分患者血压下降。

5.定位和分型诊断　PA 常见的亚型为醛固酮瘤(APA)和特发性醛固酮增多症(IHA),少见亚型主要为一侧肾上腺球状带增生所致单侧增生。目前所知的家族性 PA 主要有两种类型:Ⅰ型,即糖皮质激素可治性醛固酮增多症(GRA),为常染色体显性遗传,而家族性 APA 和 IHA 则归为Ⅱ型。引起 PA 的肾上腺的原发性疾病不同,其治疗方法各异,如 APA 可通过手术治疗,IHA 除手术治疗外,另需配合其他方法治疗。因此,对 APA 与 IHA 的鉴别诊断很重要。Blumenfeld 等报道,PA 者中 APA 约占 60%～70%,IHA 约占 25%～35%。Sawka 等对 97 名行一侧肾上腺切除术的 APA 和肾上腺皮质增生患者随访 29 个月,结果显示 98% 的患者高血压得到改善,并且 33% 的患者得到根治。刘定益等报道 APA 手术后患者血、尿醛固酮及血钾、血压完全恢复正常者为 65%。

(1)体位激发试验(PST):患者于清晨 8 时卧位抽血测血 Ald 及 PRA,然后肌注呋塞米 0.17mg/kg(通常 40mg)并站立 2 小时再次抽血测定血 Ald 及 PRA。

体位激发试验是目前较常使用的 PA 患者分型诊断的方法之一。一般认为 APA 患者醛固酮分泌有一定的自主性,不受肾素-血管紧张素的影响,取站立位后血醛固酮不上升;而 IHA 患者醛固酮分泌呈非自主性,且对肾素-血管紧张素的反应增强,在站立位时,血肾素的轻微升高即可使血醛固酮增多。韩志坚等的研究中 192 例 APA 患者中 86 例体位试验血浆醛固酮水平无显著性变化,而 39 例 IHA 患者中 15 例血浆醛固酮明显升高。因此,体位激发试验结合 B 超、CT 和 MRI 等影像学检查,可以对 APA 与 IHA 进行鉴别诊断。

(2)赛庚定试验:当临床与生化检查支持原醛诊断,而肾上腺 CT 定位不典型时需进行增生与腺瘤的鉴别,可做赛庚定试验。

正常饮食下晨 8 时取卧位测定血浆 Ald 作为对照,再口服赛庚定 8mg,于服药后 2 小时内每 30 分钟抽血,测定血浆 Ald。腺瘤患者血 Ald 较基础值下降＜30% 或下降＜4ng/dl;而增生型则血清素被赛庚定所抑制,使血清素兴奋 Ald 分泌的作用减少,因此血 Ald 明显下降。

(3)影像学检查:超声检查对于直径大于 1.3cm 以上的醛固酮瘤可以显示出来,然而难以将直径较小的腺瘤和特发性肾上腺增生鉴别。肾上腺 CT 和磁共振可检出直径小至 5mm 的肿瘤,当其显示一侧肾上腺单个小肿块对于诊断 APA 有重要的价值,然而双侧肾上腺增生可以表现为非对称性多个结节,肾上腺 CT 和磁共振显像难以鉴别出 APA 或 IHA。Lingam 等发现 IHA 患者的肾上腺较 APA 患者显著增大,如果将肾上腺脚的宽度大于 3mm 作为 IHA 的诊断标准,则其敏感性为 100%,而如果将大于 5mm 作为诊断标准,则其特异性为 100%。

(4)肾上腺静脉抽血(AVS):肾上腺插管抽血检查,肾上腺的影像学检查在 PA 的诊断及分型诊断中有着非常重要的价值,是目前 PA 患者术前鉴别诊断的主要手段。但对于直径小于 1cm 的肿瘤,与增生难以区别。AVS 是 PA 分型诊断的重要方法之一,被认为是确定 PA 病因的金标准,由于操作难度大,在国内尚未广泛开展,新疆高血压诊断治疗研究中心和上海瑞金医院开展了此项工作。该技术在 DSA 引导下,将导管直接插入两侧肾上腺静脉取血,测醛固酮及皮质醇。能较精确地反映患者两侧肾上腺分泌醛固酮的量。患侧醛固酮增高不到健侧 2 倍则提示为双侧增生,超过 3 倍者提示为腺瘤,可判断肾上腺的功能状态,作为影像学检查的补充。

总之,应在高血压人群中采用 ARR 来更加广泛地筛查 PA 患者,确定为 PA 者需行体位试验或影像学检查,必要时作 AVS 激素检测以明确其类型,指导治疗。对于影像学检查未能发现明显占位性病变或病灶小于 1cm 的患者,AVS 是首选的检查。

五、皮质醇增多症

(一)病因

皮质醇增多症(Cushing 综合征)是下丘脑-垂体分泌 ACTH 样物质刺激肾上腺皮质增生或肾上腺皮质自身发生肿瘤,使调节糖类和盐类的肾上腺皮质激素分泌增多,导致水钠潴留和高血压。

Cushing 综合征分为 ACTH 依赖型,包括:库欣病(Cushing 病)、异位 ACTH 综合征;ACTH 非依赖型,包括:肾上腺皮质腺瘤、肾上腺皮质腺癌和原发性肾上腺结节性增生。

1.ACTH 依赖型　①垂体分泌 ACTH 过多(也称 Cushing 病):最常见,有研究显示 Cushing 病占 Cushing 综合征的 59.4%;②异位 ACTH 综合征:是垂体以外肿瘤产生了 ACTH,有报道可达全部皮质醇增多症的 20%,最常见的是肺燕麦细胞癌,其次为胸腺癌和胰腺癌。

2.ACTH 非依赖型　(肾上腺性皮质醇增多症,也称 Cushing 综合征)。

(二)诊断

1.临床特征　本病除高血压外,还有向心性肥胖、面色红润、皮肤紫纹、毛发增多以及血糖增高等临床特征。依发生率可排序为向心性肥胖、高血压、多血质、月经紊乱、糖代谢异常、紫纹、痤疮、多毛、水肿、精神症状、色素沉着等;有以上症状常可作为临床诊断线索。异位 ACTH 综合征多数无典型的外貌,高血钠、碱中毒和低血钾明显。色素沉着发生率以异位 ACTH 综合征最高,其次为 Cushing 病,与 ACTH 水平较高有关。

由于此症有典型的向心性肥胖及其他高皮质醇血症的体征,且血、尿皮质醇水平增高,诊断一般并不困难。但病因诊断非常重要,它对手术时部位的确定有决定性作用,常常需要借助于实验室检查进行病因诊断。

2.实验室指标

(1)血皮质醇昼夜规律测定:测上午 8:00 血皮质醇为对照值,当日下午 4:00 及午夜 0:00 测血皮质醇,0:00 血皮质醇低于对照值的 50% 时判断为昼夜节律正常。Cushing 综合征患者昼夜节律消失,上午 8:00 高于正常,而下午 4:00、午夜 0:00 点不明显低于上午 8:00 值。

(2)午夜 0:00 1mg 地塞米松抑制试验:第 1 日测上午 8:00 血皮质醇为对照值,当晚午夜 0:00 服地塞米松 1mg,第 2 天测上午 8:00 血皮质醇,次日皮质醇水平高于对照值的 50% 判断为不抑制。

(3)2 日小剂量地塞米松抑制试验:口服地塞米松 0.75mg,每 6 小时 1 次,共用 8 次,试验后观察上午 8:00 血皮质醇。判断方法有两种:①不能抑制到正常范围以下判断为不抑制;②不能被抑制到对照值的 50% 以下判断为不抑制。

地塞米松能抑制垂体 ACTH 分泌,使血浆及尿皮质类固醇减少。而 Cushing 综合征患者这种反馈抑制作用不正常,血浆皮质类固醇不减少。1mg 地塞米松抑制试验及 2 日小剂量地塞米松抑制试验用于鉴别 Cushing 综合征与单纯性肥胖,正常人或单纯性肥胖者,血浆皮质醇均比对照值下降 50% 以上(包括 1mg 和 2mg 法)。Cushing 综合征患者服药后血浆皮质醇较对照抑制不足 50%。

(4)大剂量地塞米松抑制试验:口服地塞米松 2mg,每 6 小时 1 次,共 8 次,观察项目同小剂量地塞米松抑制试验。判断标准:试验后可被抑制到对照值的 50% 以下为可被抑制,不能被抑制到对照值的 50% 以下为不被抑制。大剂量地塞米松抑制试验用以鉴别 Cushing 病、异位 ACTH 综合征及肾上腺肿瘤。在 Cushing 病,下丘脑-垂体-肾上腺皮质轴可被超生理剂量的糖皮质类固醇所抑制,而肾上腺皮质肿瘤及异位 ACTH 综合征患者皮质醇分泌是自主性的,不被糖皮质类固醇抑制。

3.影像学检查　用 CT、MRI、B 超、X 线等,CT、MRI 提示肾上腺有肿瘤、增生或垂体肿瘤,B 超提示肾上腺有肿瘤、增生,X 线提示蝶鞍区扩大为阳性。

六、嗜铬细胞瘤

(一)病因

嗜铬细胞瘤为起源于神经节的肿瘤,通过释放大量儿茶酚胺(肾上腺素和去甲肾上腺素)引起患者血压阵发性或持续性增高。嗜铬细胞瘤较少见,发生率仅为 1/20 万,又有"10％肿瘤"之称,即肿瘤中 10％双侧性、10％多发性、10％复发性、10％家族性、10％恶性、10％异位。随着诊断技术的提高,Manger 等发现约 15％恶性、18％异位、20％的是家族性的,家族性嗜铬细胞瘤是嗜铬细胞瘤的一种特殊类型。

(二)诊断

1.临床特征

(1)高血压:嗜铬细胞瘤病人最常见的临床症状即是血压增高,由于肿瘤分泌肾上腺素及去甲肾上腺素的方式不同,高血压可表现为阵发性、持续性或在持续性高血压的基础上阵发性加重。约 50％～60％的病人为持续性高血压,其中有半数病人呈阵发性加重;40％～50％的病人为阵发性高血压,发作持续的时间可为几分钟、几小时、1 天或数天不等;开始时发作次数较少,以后逐渐发作频繁,可由数周或数月发作一次逐渐缩短为每天发作数次或十余次;其血压明显升高,收缩压可达 200～300mmHg,舒张压可达 150～180mmHg 以上。阵发性高血压发作是嗜铬细胞瘤病人的特征性表现,平时血压正常,而当体位变换、压迫腹部、活动、情绪变化或排大、小便等时可诱发发作。有的病人病情进展迅速,严重高血压发作时可出现眼底视网膜血管出血、渗出、视盘水肿、视神经萎缩以致失明,甚至发生高血压脑病或心、肾严重并发症而危及生命。嗜铬细胞瘤病人高血压发作时,一般降压药治疗常无明显效果。

(2)嗜铬细胞瘤三联症:嗜铬细胞瘤高血压发作时最常见的伴发症状为头痛、心悸、多汗三联症,其发生率分别为 59％～71％、50％～65％、50％～65％。因血压突然升高而出现剧烈头痛,甚至呈炸裂样,病人往往难以忍受;心悸常伴有胸闷、憋气、胸部压榨感或濒死感,病人感到十分恐惧;有的嗜铬细胞瘤病人平时即怕热及出汗多,发作时则大汗淋漓、面色苍白、四肢发凉。高血压发作时伴头痛、心悸、多汗三联症,对嗜铬细胞瘤的诊断有重要意义,其特异性及灵敏性均为 90％以上。

阵发性血压增高伴有头痛、心悸、多汗等症状,对一般降压药无反应,高血压伴有高代谢表现和体重减轻、糖代谢异常,以及对诱导麻醉和降压药治疗的升压反应均提示为嗜铬细胞瘤可能。定性诊断主要依据尿 VMA 和血、尿儿茶酚胺的检测。定位诊断有 B 超、CT、MRI 和间碘苄胍(^{131}I-MIBG)。

2.实验室指标

(1)24 小时尿儿茶酚胺、3-甲氧基-4 羟基苦杏仁酸(VMA)和 3-甲氧基肾上腺素测定:测定前患者须充分休息。

(2)血浆儿茶酚胺:对 24 小时尿儿茶酚胺、3-甲氧基-4 羟基苦杏仁酸(VMA)和 3-甲氧基肾上腺素增高者可作血浆儿茶酚胺(CA)测定。嗜铬细胞瘤患者的血浆儿茶酚胺水平较高血压病患者明显增高。对有一定症状而休息时血浆儿茶酚胺水平在临界状态的高血压患者,可在给予可乐定后复查血浆儿茶酚胺水平,正常人和高血压病患者的儿茶酚胺水平将下降,而嗜铬细胞瘤患者则不受影响。但对已在接受降压药治疗者应慎用,曾有报道可乐定抑制试验引起严重的低血压。

3.药理试验

(1)酚妥拉明试验:酚妥拉明为肾上腺素能 α-受体阻滞剂,消除或减弱去甲肾上腺素的升压效应。对于血压持续＞170/110mmHg 者及阵发性高血压型于发作持续时间较长才可进行此诊断试验。

试验前 1 周左右应尽可能停用降压药物,尤其利血平,试验前 8 小时停用镇静药及安眠药。平卧位,静脉滴注生理盐水。基础血压需测 5～10 次,待血压平稳在 170/110mmHg 以上时才可开始试验。

通过三通管迅速静脉注射酚妥拉明 5mg＋NS 1ml,之后每 30 秒测血压 1 次,共 6 次,以后每分钟测血压 1 次,共 10 次。正常人注入酚妥拉明后,血压下降＜35/25mmHg。嗜铬细胞瘤患者注入酚妥拉明 2 分钟后血压下降＞35/25mmHg,且持续 5 分钟以上。在试验前应备好升压药物(如去甲肾上腺素),防止低血压反应。凡有冠心病或脑动脉硬化者禁用此试验。

(2)可乐定抑制试验:可乐定系中枢 α_2 肾上腺素能受体兴奋剂,可抑制神经源介导的儿茶酚胺释放,但不能抑制嗜铬细胞瘤患者肿瘤自主性儿茶酚胺的释放。

空腹 10 小时过夜,试验日清晨平卧,测血压并抽血测定儿茶酚胺为基础值,口服可乐定 0.3mg 后每 30 分钟测血压 1 次,每小时抽血 1 次测定儿茶酚胺共 3 小时。非嗜铬细胞瘤高血压患者的血浆儿茶酚胺降至 500pg/ml 以下,或较用药前降低 50％以上,而绝大多数嗜铬细胞瘤患者血浆儿茶酚胺仍＞500pg/ml。由于 β 受体阻滞剂可干扰儿茶酚胺的清除而出现假阳性,因此试验前应停用。

4.影像学检查　能明确病变的数目、位置。影像手段检查出嗜铬细胞瘤的敏感性及特异性各不相同。B 超可发现大的肿块,用 B 超进行定位诊断简便易行,可全方位扫描以及可重复性,阳性率高,安全可靠,可作为嗜铬细胞瘤尤其对伴有肾上腺外嗜铬细胞瘤定位诊断的首选方法,但敏感性和特异性均不如 cT 和 MRI。CT 检查能更清晰地显示肾上腺区病变,可为定位诊断提供更详尽的影像学资料。嗜铬细胞瘤典型者直径常＞5cm,甚至超过 20cm。CT 表现多样,常呈边缘清楚的混杂密度肿块,伴有囊变或中心坏死,可有钙化,肿瘤实体部分强化明显。MRI 与 CT 比较有以下优势:①无需碘对比剂,不引起过敏反应;②组织分辨率高,与肝脏相比,T_1WI 上为略低信号,T_2WI 则为明显高信号,注射 Gd-DTPA 后呈明显延迟强化;③可任意方位成像,当肿瘤较大时有利于判断肿瘤的起源。当 CT 检查为阴性时,冠状位并有脂肪抑制技术的 T_2WI 特别有意义,它可发现肾上腺外的,特别是位于脊柱旁和心旁区的异位嗜铬细胞瘤。

本病的影像学特征取决于病理组织结构:瘤体较小时,病理检查可见其内含有丰富而形态一致的肿瘤细胞,分布均匀,血管及纤维很少,因而在 CT 片上肿瘤密度类似肾脏;当肿瘤增大后,其内肿瘤细胞大小不一、排列不均匀或囊性变,CT 片示肿瘤中心呈相对低密度,周边呈厚度不均匀的软组织密度。增强扫描不论肿瘤大小,其实体部位信号明显强化。大多数嗜铬细胞瘤 T_1WI 低于或类似于肝脏信号强度,半数以上增强后病灶明显强化。这是由于 T_1WI 的低或等信号区相当于横切面上的肾实质区,T_2WI 的高信号区相当于肿瘤内的坏死或液化区,因而表现为 T_1WI 低信号,T_2WI 明显高信号,加之强化效果高于其他肾上腺肿瘤,并可显示肿瘤与主动脉、腔静脉等血管的关系,故有利于与其他肾上腺肿瘤鉴别。现代影像技术的广泛应用,对无典型高血压表现,儿茶酚胺及尿 VMA 均正常的无症状嗜铬细胞瘤的检出率在迅速增加。

5.[131]I-间碘苄胍([131]-MIBG)嗜铬细胞瘤显像　[131]I-MIBG 与嗜铬细胞瘤有很强的亲和力,对嗜铬细胞瘤具有功能与解剖诊断双重意义。Ilias 等报道[131]I-MIBG 诊断嗜铬细胞瘤的特异性达 95％～100％,灵敏度为 77％～90％。[131]I-MIBG 的特异性、敏感性、分辨率高于 B 超和 CT 扫描,对恶性嗜铬细胞瘤还具有治疗作用。饮食和一些药物(如拉贝洛尔、抗抑郁药、某些钙拮抗剂等)可能干扰肿瘤摄取或贮留[131]I-MIBG,检查前应避免这些因素。

近来 PET 显像用于嗜铬细胞瘤定位也较多。[18]F-多巴胺、[18]F-多巴、[18]F-脱氧葡萄糖(FDG)、[11]C-对羟麻黄碱 PET 显像都是非常灵敏的功能显像,可以取代[131]I-MIBG 或在[131]I-MIBG 显像阴性时使用。Mamede 等比较了[18]F-多巴、[18]F-FDG 和[131]I-MIBG 显像,认为[18]F-FDG 灵敏度更高,但只是当[18]F-FDA 和[131]I-MIBG 显像阴性时才建议用[18]F-FDG 显像。

以上检查方法均可有假阴性存在,因此必要时可作选择性血管造影或分侧静脉插管测定局部血浆儿茶酚胺水平,但这些方法都有一定的危险性,要严格掌握应用指征。

七、主动脉缩窄

先天性主动脉缩窄或多发性大动脉炎引起的降主动脉和腹主动脉狭窄,都可引起上肢血压增高,下肢血压低,甚至测不到血压。本病多见于青少年,多为先天性血管畸形,少数为多发性大动脉炎所致。

先天性主动脉缩窄和多发性大动脉炎,可在主动脉各段造成狭窄,如狭窄发生于主动脉弓的降部至腹主动脉分叉处之间,其所引起的体循环血流变化可使下肢血液供应减少而血压降低,大量血液主要进入狭窄部位以上的主动脉弓的分支,因而头部及上肢的血液供应增加而血压升高。由于狭窄部位以下的降主动脉与腹主动脉血供不足,且肾动脉的血液供应也不足,遂使肾脏缺血的因素亦参与了这类疾病高血压的形成机制。

正常人平卧位用常规血压计测定时下肢收缩压较上肢高 20～40mmHg。主动脉缩窄病人的特点常是上肢血压高而下肢血压不高或降低,形成反常的上下肢血压差别,下肢动脉搏动减弱或消失,有冷感和乏力感。在胸背和腰部可听到收缩期血管杂音,在肩胛间区、胸骨旁、腋部和中上腹部,可能有侧支循环动脉的搏动、震颤和杂音。胸部 X 线片可能显示肋骨受侧支循环动脉侵蚀引起的切迹,主动脉造影可以确立诊断。多发性大动脉炎在引起降主动脉或腹主动脉狭窄的同时,还可以引起主动脉弓在头臂动脉分支间的狭窄或一侧上肢动脉的狭窄,这时一侧上肢血压增高,而另一侧血压降低或测不到。

总之,继发性高血压发生的部位分布广泛,涉及的病种及学科多,在平时诊治病人的过程中,不可能对每例高血压都从头到脚,从内到外进行筛查与鉴别,也不可能将有关学科的疾患都列入考虑之中,应该按照初步诊断和筛查思路,学会从病史、临床的症状、体征及常规实验室检查中,寻找出继发性高血压的诊断线索。获得诊断线索后,再联想到继发性高血压的各种疾病及其临床特点,确定某种继发性高血压的可能性,有目的地通过专科精细检查加以确诊或排除,使更多的继发性高血压患者早期明确诊断,得到正确及时的治疗,避免对靶器官造成严重的损害。

（王芳芬）

第四节　老年高血压

老年高血压是威胁老年人健康和生命的主要疾病之一。流行病学调查资料显示,我国老年高血压的患病率高达 40%～60%,已成为我国老年人群心脑血管病发病、死亡最重要的危险因素。由于老年人高血压在发病学、临床表现及诊断治疗等方面都有与非老年人不同之处,了解和掌握这些特点,将有助于提高老年人高血压的诊疗水平。

一、老年高血压的定义

老年是一个生物学分界概念,目前我国将 60 岁或以上者列为老年人范畴。老年高血压系指年龄≥60岁,通过 3 次非同日血压测量,收缩压≥140mmHg 和(或)舒张压≥90mmHg 者。若收缩压≥140mmHg,而舒张压<90mmHg,称单纯收缩期高血压(ISH),多在老年期发病;收缩压和舒张压均升高,称混合型高血压,多由中年高血压延续而来。

二、老年高血压的流行病学特点

(一)患病率高

美国 1991 年第 3 次国家健康调查资料显示：≥18 岁非老年人高血压患病率为 23％,而≥65 岁老年人高达 50％。1991 年我国高血压抽样调查资料显示：非老年人高血压患病率为 13.6％,≥60 岁人群的高血压患病率是 40.4％,这表明老年人高血压患病率明显高于非老年人。目前我国老年人高血压患者已超过 5450 万人,并且其人数在继续增加,增加的主要原因有：①我国人口老龄化的不断发展,WHO 公布的数据显示 2000 年中国≥65 岁人群占总人口的比例为 7.0％,2020 年为 11.0％,到 2040 年将达到 19.7％;②我国老年人高血压患病率呈增加趋势,1991 年全国高血压抽样调查显示,64～74 岁人群的高血压患病率是 41.9％;2000～2001 年顾东风等对全国 12 省市人群的高血压抽样调查显示,64～74 岁人群的高血压患病率为 48.8％,与 1991 年相比增加了 16.5％。我国庞大的老年人高血压患病人数使国家医疗资源以及心脑血管病的防治工作面临严峻挑战。

(二)地区及性别差异

老年人高血压患病率的地区差别未显现"北高南低"的特点;老年女性高血压患病率接近甚至超过男性,但≥80 岁老年人这种性别差异在缩小。

三、老年高血压的临床表现

(一)单纯收缩期高血压多见

研究报道显示,在老年高血压患者中,单纯收缩期高血压占 47.4％～74.8％,这是老年高血压的一个显著特征。并且随着年龄增长,ISH 逐渐增多,而混合型高血压减少。老年人 ISH 主要是大动脉粥样硬化使其顺应性降低所致。研究表明,大动脉顺应性降低 35％,可使收缩压升高 25mmHg,舒张压下降 12mmHg。由于收缩压比舒张压更准确地预测心血管事件的发生,临床更应重视 ISH 的治疗。

(二)脉压增大

老年人 ISH 患者由于大动脉顺应性降低,心室射血时不能有效缓冲主动脉内压力升高而引起收缩压升高,同时心室舒张时又无足够弹性回缩而导致舒张压降低或不变,最终造成脉压升高,这是老年人 ISH 的另一特征。脉压反映了血液循环的波动性,是衡量大动脉僵硬程度的可靠指标。脉压升高是老年人心血管事件发生和死亡的独立危险因子,其预测价值大于收缩压和舒张压。脉压＞65mmHg 时,心血管病、脑卒中及周围血管病的发生率明显升高。脉压每升高 10mmHg,冠心病发生率增高 36％,脑卒中增高 11％,总病死率增高 16％。最近研究表明,＜50 岁组舒张压仍然是发生心血管事件最强的预测因子;50～59 岁舒张压、收缩压和脉压在心血管事件的预测价值相似;而≥60 岁老年人脉压是心血管事件最重要的预测因子,且几乎都伴有收缩压升高。对老年人而言,脉压和收缩压已经取代了舒张压,成为预测心血管事件最重要的指标。

(三)血压波动大

随着年龄增长,压力感受器敏感性降低,血压调节功能减退,致使老年高血压患者的血压波动范围明显大于非老年人,尤以女性、收缩压为甚。主要影响因素有：①进食:老年高血压患者餐后低血压发生率为 48.9％,住院老年患者高达 78.5％。多发生于早餐后 20～80 分钟,一般血压下降 20～40/10～25mmHg,高碳水化合物饮食后明显。其机制可能与餐后内脏血液灌注增加、压力感受器敏感性降低及餐后交感神经张力不足有关；②体位：老年高血压患者从蹲位、卧位快速变为坐位、直立位可发生直立性低血压，重者可下降80/30mmHg，而且恢复时间比非老年人长。主要与老年患者压力感受器敏感性降低有关；③昼夜：一般老年患者高血压昼夜节律未发生明显变化，但一天内血压可波动40/20mmHg，个别达90/40mmHg，易误为嗜铬细胞瘤；④季节：1/3老年患者血压呈季节性变化，一年内收缩压可波动（61±36）mmHg，通常是夏季低、冬季高。老年人血压波动范围大，不仅影响了血压总体水平和治疗效果的评价，而且药物选择时需特别谨慎。

（四）并发症多且严重

老年高血压患者的并发症发生率为40.0%，明显高于非老年人（20.4%）。随着病情进展，血压持续升高，造成靶器官损害，最终导致各种并发症。①与高血压本身有关的并发症：心力衰竭、脑出血、高血压脑病、肾小动脉硬化、肾衰竭、主动脉夹层；②与加速动脉粥样硬化有关：冠心病、一过性脑缺血发作、脑梗死、肾动脉狭窄、周围血管病。这些并发症的发生与血压密切相关，收缩压升高10~12mmHg或舒张压升高5~6mmHg，脑卒中的危险就增加35%~40%，急性冠状动脉综合征增加20%~25%。与正常血压者比较，老年高血压患者心衰发生率高2倍、冠心病发生率高3倍。

（五）"白大衣高血压"多见

白大衣高血压是指患者仅在诊室内测得血压升高而诊室外血压正常的现象，又称"诊所高血压"。原发性高血压中"白大衣高血压"约占20%，这种现象在老年收缩期高血压患者中更为多见，约42%的老年收缩期高血压患者的动态血压监测是正常的。老年人血管顺应性下降，紧张等应激反应引起的收缩压反应性升高增大，并且血压波动增大也使压力感受器的敏感性下降，从而更易出现"白大衣现象"。女性ISH的发病率比男性高43%，可能与女性中"白大衣现象"更多见有关。24小时动态血压监测可鉴别"白大衣现象"。

（六）假性高血压多见

老年高血压患者还存在假性高血压（PHT）的问题。有关老年人假性高血压，国内外的报道基本一致，其检出率约为50%。假性高血压是指常规袖带测压法所测得的血压高于通过动脉穿刺而直接测得的血压值。多数学者认为如果袖带测压所测收缩压和（或）舒张压分别高于直接测压所测收缩压和（或）舒张压10mmHg即可诊断为PHT。临床上PHT包括3种不同的情况：①第1种情况为直接测压完全正常，但袖带测压高于正常，此为单纯PHT；②第2种情况为直接测压高于正常，但袖带测压更高，PHT的出现并不能排除真正的高血压，此为PHT现象；③第3种情况为直接测压完全正常，袖带测压亦正常，但后者比前者高10mmHg以上，亦为PHT现象。但我们通常所说的PHT指前两种情况。

老年人假性高血压与动脉硬化有关，在某种程度上反映了动脉硬化的程度。如果发现老年人血压的读数高、但无靶器官受累，周围血管触诊时缺乏弹性感，应高度怀疑PHT。其临床意义在于：如果血压正常的老年人存在PHT现象，药物降压治疗可能会带来严重的副作用；而老年高血压患者如果存在PHT现象，则会过高地估计其高血压的严重程度，并可能导致过度治疗。

（七）治疗难度大

经过系统药物治疗而未达标患者中，老年人占68%，提示老年人高血压比非老年人治疗难度大。在老年患者，未达标者占58%，绝大多数为ISH。联合用药能使收缩压和舒张压达标者分别为60%和90%，表明收缩压控制更难。与舒张压比较，收缩压又是更为重要的危险因素。老年人高血压常与糖尿病、高脂血症、动脉粥样硬化、前列腺肥大、肾功能不全等疾病共存。这些疾病相互影响，使老年高血压的治疗变得复杂。

（八）病死率较高

大多数由靶器官受损引起严重并发症所致。如脑血管意外、冠心病心肌梗死、心力衰竭及肾衰竭而死亡。

四、老年高血压诊断

（一）定期测压

老年高血压患者通常在靶器官出现损害之前很长时间没有任何症状，常称高血压为"隐性杀手"。对老年人特别是有高血压家族史者，应定期测量血压，有利于早期诊断。

（二）区分真假

老年人假性高血压的检出率可高达50％。在诊断老年人高血压时，是真性高血压还是假性高血压，必须给予充分重视。假性高血压是指常规袖带测压法所测得的血压高于通过动脉穿刺而直接测得的血压值。若发现血压较高，临床上既无症状又无靶器官损害的证据，应高度怀疑假性高血压的可能。1985年，Messerli首先提出了Osler征可作为假性高血压的无创性诊断方法，即将袖带充气超过收缩压20mmHg以上，此时能触及桡动脉的搏动，表示Osler试验阳性，提示假性高血压。但是由于Osler征可重复性不尽如人意，因而限制了其临床应用，确诊假性高血压要依据动脉内直接测压。

（三）明确病因

在诊断老年高血压时，必须排除继发性高血压。首先，重点排除肾动脉粥样硬化性狭窄，因为该病在老年人相对常见，占终末期肾病的5％～15％，同时双侧肾动脉粥样硬化性狭窄是转换酶抑制（ACEI）的绝对禁忌证，治疗前必须明确。老年人如出现难治性高血压和（或）原因不明的进行性氮质血症，提示本病的可能。由于造影剂可加重老年人的肾损害、诱发急性肾衰，应做超声、MRI、螺旋CT及肾图等无创检查确诊。其次，老年人过量饮酒和使用非甾体抗炎药亦可导致继发性高血压，且常常被忽略，宜在病史询问中明确。其他鉴别内容与非老年人相同。

（四）评估病情

随着年龄的增长，老年人不仅高血压患病率增加，同时合并其他心脑血管病危险因素（例如肥胖、血脂异常、糖尿病等）或靶器官损害的情况也增加。应按照2004年《中国高血压防治指南》，根据血压水平、心血管病危险因素、靶器官损害、并存临床情况及血压波动情况等资料，进行危险性分层，以便评估病情和指导治疗。对于老年高血压患者更应从以下三个方面进行评估考虑：一是高血压水平的评估；二是靶器官受损情况的评估；三是危险因素合并存在与否，并进行危险度的评估。

五、老年高血压的治疗

老年人高血压降压治疗的总目的是降低外周血管阻力，防止或减少心脑血管及肾脏并发症，同时避免直立性低血压及药物性低血压等危险，降低死亡率和病残率，改善病人生活质量，延长病人寿命。

（一）老年高血压降压目标值

就降压目标值而言，2003年欧洲心脏病学会与欧洲高血压学会（ESC/ESH）和美国高血压防治指南7（JNC-7）指出一般人群应＜140/90mmHg，伴糖尿病或肾病者＜130/80mmHg，未另行提出老年人目标值。1999年WHO/ISH指南指出，降压治疗应使血压达正常或理想水平，老年人至少应达正常高限（130～139/85～89mmHg）。危险越高的人群，血压达标越重要。只有将血压降至目标水平（高血压患者＜140/

90mmHg,高血压合并糖尿病的患者<130/80mmHg,肾功能受损蛋白尿<1g/d者<130/85mmHg,肾功能受损蛋白尿>1g/d者<125/75mmHg),才能达到延缓、防止或逆转靶器官损害,减少心血管事件及降低死亡率,提高生活质量的目的。由于多数老年人经联合用药后也难以达到收缩压<140mmHg,同时老年人具有病程长、衰老程度重、动脉粥样硬化明显、靶器官损害严重等特点,2004年中国高血压防治指南提出了老年人收缩压目标值<150mmHg,而一般人群<140/90mmHg,表明老年人目标值不同于非老年人,可能更符合老年人的临床实际。

单纯收缩期高血压是老年高血压的一种常见的特殊类型,表现为高收缩压、正常或低舒张压。当舒张压低于维持重要器官的灌注所需水平时,心血管病危险性增加,所谓J曲线。尽管有资料不支持J曲线的假说,但最近一组老年人单纯收缩期高血压研究表明,治疗前平均舒张压为77mmHg,降压治疗后舒张压每降低5mmHg,心血管危险性增加11%,提示老年单纯收缩期高血压仍然存在J曲线的现象。因此,老年单纯收缩期高血压在采取积极降压治疗的同时,不能使已经降低的舒张压进一步下降。当舒张压<65mmHg时可能是影响冠状动脉灌注的不良因素,目前主张单纯收缩期高血压的舒张压不能<65mmHg。因此,老年单纯收缩期高血压的治疗有两个血压目标值,即收缩压<150mmHg和舒张压≥65mmHg。这不仅是与非老年人不同之处,而且增加了治疗难度,因为现有降压药对收缩压和舒张压都有降低作用。

老年人常有多种疾病同时存在,不同的疾病有不同的病理生理变化,降压目标值也有所不同。伴有糖尿病或肾病者血压控制的目标值是<130/80mmHg,因为这能更有效地防止病情进展和降低心血管疾病发生的危险性。脑卒中急性期因交感神经兴奋、脑血管自动调节机制受损以及高颅压、焦虑、膀胱充盈等因素影响,导致血压升高(脑出血高于脑梗死),通常在1周后降低。如果此阶段过度降压,有可能加重脑缺血,导致更严重的后果。因此,在急性期,血压控制的目标值相对放宽,即脑梗死为160~180/90~105mmHg,而脑出血为150~160/90~100mmHg。无论脑出血还是脑梗死,一旦病情稳定,应逐步恢复降压治疗,并逐渐将血压控制在150/90mmHg以下。颈动脉粥样硬化常导致颈动脉狭窄,影响脑供血。因此,颈动脉狭窄的程度和范围也影响降压治疗的目标值。颈动脉狭窄<70%,目标值与JNC-7的标准相同;单侧颈动脉狭窄≥70%,收缩压目标值为130~150mmHg;双侧颈动脉狭窄≥70%,收缩压应>150mmHg。

(二)降压速度宜缓慢,避免血压大幅度波动

老年人由于压力感受器的损害,对血压过大的波动难以作出迅速而准确的调节,不能耐受短时间内大幅度的降压,否则容易发生重要器官供血不足,加重靶器官损害。因此,老年人的降压速度比非老年人缓慢。在非紧急情况下,降压药应从小剂量开始、逐渐增量,60~79岁老年人可在3个月内达到血压目标值,≥80岁老年人达标时间更长,数月甚至1~2年。如血压>180mmHg时,先将血压降至160mmHg以下,如血压在160~179mmHg先降低20mmHg,如能耐受,再逐步降低些,最好降至血压目标值。对于急症高血压的治疗,要求非老年人平均血压在24小时内降低20mmHg,而老年人只需降低10~20mmHg,然后采取缓慢降压~总之,老年人降压治疗特别强调平稳降压。

老年患者对药物代谢、药物清除率均降低,血压的波动性大是常见现象,故对老年患者,尤其体质较弱者,不力求快速、立即将血压降到正常,可采用动态血压监测,家庭血压监测和医院血压测量相结合的方式确定血压的特性(是勺型、非勺型及凌晨高血压),随时调整治疗方案。在减少血压波动方面,尽可能选择副作用小、服用方便、能持续24小时作用的长效制剂药物。

老年高血压患者用降压药发生直立性低血压较多,为此,JNC7将直立性低血压改为:立位时SBP下降>10mmHg伴有眩晕或虚弱即可诊断。因此老年高血压不宜采用大剂量利尿剂、神经节阻滞剂、α受体阻滞剂及肼屈嗪(肼苯达嗪)等药物或静脉血管扩张药,也不宜使用使血容量明显减少的药物或降压药加量太快。

（三）纠正可逆性危险因素

高血压的主要治疗目标是最大限度地降低心血管病致残、致死的危险性,这不仅要积极降压,而且要全面纠正可逆性危险因素(如吸烟、高脂血症或糖尿病等)和正确处理并存的临床情况。

（四）老年高血压的非药物治疗

近年来高血压治疗的重要进展之一是重视非药物治疗,包括:低盐、减重、戒烟、限酒及运动等,这些措施的落实对控制和稳定血压十分重要,是药物治疗的基础,现已成为治疗各级高血压的基本方法。如果老年人肥胖,合并糖尿病者,应限制热量,使体重控制在合适水平,膳食应减少总热量,强调低盐低脂饮食,钠盐每日限制在 5g 以下,并应限制碳水化合物的摄入,同时注意补钾补钙。适当增加蛋白质,尤其是增加牛奶、豆类、海鱼、海藻类食品及纤维素食品的摄入。提倡必要的活动和适当的体育锻炼,限制饮酒,提倡戒烟,并应定期进行健康检查,及早发现与防治相关的疾病。研究表明超重、饮酒、高钠饮食是高血压的 3 大危险因素。超重与血压水平呈正相关,但未见有年龄上差异。饮酒量越大血压越高,老年人比非老年人更加突出。老年人对钠很敏感,钠摄入量与血压呈正相关,钠摄入量每增加 100mmol,血压相应升高 4/2mmHg,而且钠的升压作用是随增龄而增强。这表明饮酒和高钠饮食对老年人的危害性比非老年人大,若采取积极干预措施(戒酒、低钠)后,其疗效也比非老年人更明显。老年人低钠饮食的疗效相当于利尿剂的一半,而且能减少降压药的用量,从而降低药物的不良反应。有研究表明,单纯的限钠、运动、减肥方案能使老年高血压降低 6/5mmHg。

老年人情绪最易波动,它是影响血压的一个重要因素。因此,在治疗老年高血压时,应尽量减少或消除引起血压波动的情绪因素,如焦虑、生气等。为老年人营造一个适合的生活环境和作息制度,鼓励老年人适当地做一些力所能及的社会活动和体育运动,这样不但有利于高血压治疗,而且也能使晚年生活更加充实,有利于延年益寿。

（五）老年高血压药物治疗

根据高血压危险分层的结果,建议老年高血压低危患者,首先应生活方式干预数月,无改善者可考虑开始药物干预;中危患者在强化性生活方式干预数周后如无效,可予药物治疗;对高危和很高危者应立即启动降血压药物治疗。在临床药物治疗中,对于高危和很高危患者,可以考虑一开始启动两种药物联合治疗的方案,以保证患者的最大获益和安全。

老年人药物降压治疗应遵循以下原则:

1.个体化选药　个体化原则对治疗高血压具有普遍意义,而对老年高血压患者则尤为重要。老年人个体差异很大,体力和健康状况大不相同,往往合并有不同的其他疾病。用药时应针对个人病情,采取疗效最佳、不良反应最少的药物,做到用药个体化。药物选择要考虑 3 方面因素:①老年人病理改变:如血压水平和类型、危险因素、靶器官损害及并存疾病等。治疗前应正确评估病情,合理选择治疗药物。如单纯收缩期高血压首选利尿剂和二氢吡啶类钙离子拮抗剂,亦可选血管紧张素受体阻滞剂(ARB)。混合性高血压首选 ACE 抑制剂、ARB。伴糖尿病、糖尿病肾病、肾功能不全(血肌酐$<265\mu mol/L$)者首选 ACE 抑制剂、ARB。伴冠心病、心肌梗死者首选 β 受体阻滞剂、ACE 抑制剂、长效 CCB。伴左心室肥大者可选用 ACE 抑制剂、CCB。伴心衰者首选 ACE 抑制剂、利尿剂、β 受体阻滞剂。伴肾衰竭者可用 β 受体阻滞剂、CCB。伴哮喘、慢性阻塞性肺病、间歇性跛行的老年人首选 CCB,而不能用 β 受体阻滞剂。单侧肾动脉狭窄者选 ACE 抑制剂。而伴有前列腺增生的患者宜用 α 受体阻滞剂;②老年人的特殊生理改变:老年人机体代谢和内环境平衡功能呈生理性退化,易出现药物不良反应和内环境紊乱、直立性低血压、餐后低血压、心排出量、血容量、肾功能和智力改变等。所以老年人应避免使用强利尿剂、α 受体阻滞剂和神经节阻滞剂,避免发生直立性低血压或餐后低血压,以防止重要器官供血不足。也不宜应用利血平、可乐定、甲基多巴

等中枢性降压药,以免引起健忘、多梦、抑郁等症状;③药物特性:利尿剂和二氢吡啶类钙离子拮抗剂可作为老年人高血压急症患者的首选药物;ACE抑制剂和Ang Ⅱ受体拮抗剂适用于老年高血压,但恶性高血压肾功能急剧恶化时不能作为首选;β受体阻滞剂和非二氢吡啶类钙离子拮抗剂因其负性肌力和负性传导作用,在老年高血压急症患者常不作首选,但当合并心绞痛或心律失常时可选为辅助药物;中枢性降压药因会加重直立性低血压需特别慎用;α受体阻滞剂适用于合并前列腺肥大的老年高血压患者。在药物剂型选择方面,老年人应以长效制剂(谷峰比值>50%)为主,它不仅能提高依从性,而且能平稳降压、减少血压的波动、保护靶器官。

2.小量开始、缓慢增量 老年人血管压力感受器敏感性降低,肝肾功能减退,自身调节功能低下,对药物敏感性改变,在使用降压药时,初始用量应从小剂量或半量开始,逐渐增加到有效剂量,使血压缓慢下降,达到目标水平,忌急剧降压和血压大幅度波动而影响重要脏器血供,诱发肾功能不全、心绞痛、心肌梗死和脑血管意外。伴餐后低血压者应适当减少降压药用量,如为短、中效制剂,应将原餐前或餐后用药改为两餐之间用药,以减少餐后低血压的发生。

3.顺序疗法优先 降压药物的使用方法有阶梯疗法和顺序疗法两种。当使用的第一种药物无效时,阶梯疗法在此基础上加第二种,再无效加第三种,依此类推;而顺序疗法则是更换另一种,再无效又换一种。老年人常常是多病共存、多药合用,药物不良反应发生率很高,用药更宜少而精。并且老年人多健忘,选择药物的品种不宜过多。老年人应优先采用顺序疗法,可以减少用药种类和药物不良反应。在应用新药或增加剂量前后,均应测量坐位和立位血压,以警惕直立性低血压发生。多种药物单用无效时,再采取联合用药。

4.联合用药 老年人的联合用药应强调低剂量联合,既可增加疗效又可减少药物不良反应。常用的联合用药包括:①ACE抑制剂或ARB+利尿剂:前者可减轻后者引起的低钾血症和对抗后者引起的交感激活,后者带来的血容量相对减少可增强前者的降压作用;②利尿剂+β受体阻滞剂:β受体阻滞剂的缩血管和潴钠的副作用可被利尿剂抵消,利尿剂增加心率的副作用可被β受体阻滞剂抵消;③β受体阻滞剂十二氢吡啶类CCB:β受体阻滞剂能减轻CCB引起的反射性心率增快的不良反应,CCB能克服β受体阻滞剂的缩血管作用;④CCB+ACE抑制剂或ARB:二者可通过不同的机制降低外周血管阻力而增强降压作用,而且可明显减少单用钙拮抗剂引起的水肿不良反应。如果三种以上降压药联合应用,其中一种应是利尿剂,否则很难达到理想的降压效果。但由于β受体阻滞剂和利尿剂对血脂和血糖代谢均有一定的不良影响,还可引起性功能障碍,所以不宜长期联合应用。下列药物配伍的疗效不确定:①利尿剂+CCB:因为二者都能激活肾素-血管紧张素系统,不能产生联合的降压作用;②r受体阻滞剂+ACE抑制剂或ARB:因为后两者有功能上的β肾上腺素能阻滞剂的作用,也不能产生联合的降压作用。但是在特殊情况下,这种联合用药仍经常使用,如充血性心力衰竭、心绞痛和急性心肌梗死等。而β受体阻滞剂+非二氢吡啶CCB、CCB+α受体阻滞剂属于不合理用药。

(六)改善大动脉顺应性

老年人单纯收缩期高血压主要发病机制是大动脉顺应性降低,通过改善大动脉顺应性就能降低收缩压,升高舒张压,从而降低脉压。因此,改善大动脉顺应性已成为单纯收缩期高血压的治疗目标。目前,正在探讨改善大动脉顺应性的治疗措施。在现有降压药中,利尿剂和CCB具有改善大动脉顺应性作用。硝酸酯类药物由于对肌性大动脉有强大扩张作用,提高其顺应性,使主动脉内收缩压降低,但对肱动脉血压无明显改善。由于收缩压在不同的大动脉中是不同的,降低主动脉压是降压治疗的关键,因而硝酸盐类药物有可能进入单纯收缩期高血压的治疗领域,但长期用药可产生耐受性,可能影响疗效。雌激素和ω-3脂肪酸也有类似作用。此外,有氧运动和低盐饮食也能改善大动脉的顺应性。

六、老年高血压的预后

(一)老年高血压病死率高

老年高血压患者的病死率(13%)明显高于非老年人(6.9%)。从死因来看,西方国家是心衰占首位,脑卒中和肾衰次之;我国则以脑卒中最多(每年死亡>100万人),其次是心衰和肾衰。无论是收缩压还是舒张压,其病死率都随血压升高而增高。

(二)老年人高血压致残率高

老年高血压患者主要并发症是脑卒中和心衰。以脑卒中为例,全国每年新发病例150万,死亡100万,患病人数约600万,其中75%以上患者留有不同程度的残疾,重度致残者>40%,大多数为老年人,估计每年因此项造成的经济损失>100亿元人民币。这不仅降低了老年人的生活质量,而且给家庭和社会带来了沉重的负担。因此,老年高血压的防治有重要的临床意义和社会意义。

(王芳芬)

第五节　儿童及青少年高血压

高血压是成人常见的心血管系统疾病之一,其并发症脑卒中是导致死亡和残疾的主要原因,严重威胁着人们的健康和生命。我国是高血压大国,全国成人高血压患病率18.8%,高血压人口1.6亿。面对高血压流行的严峻态势,如何防治高血压已经成为迫在眉睫的重要公共卫生问题。控制高血压病人的血压水平是世界性难题,成人高血压患者中70%以上病人的血压水平难以得到有效控制,而我国成人高血压控制率只有6.1%。20世纪70年代以来,越来越多的研究证明:血压存在轨迹现象,成人原发性高血压可能起源于儿童时期。因此,从儿童期开始预防高血压是高血压防治的治本之策。

儿童青少年期高血压防治的关键环节在于识别高血压患者和易患个体,进而采取早期干预。但由于儿童青少年处于持续的生长发育状态,其生理状态下的血压水平也随之呈现动态变化规律,因此,对儿童青少年高血压的诊断难度要远远大于成人。到目前为止,国内外尚无统一的儿童青少年高血压诊断标准和评价方法。美国自20世纪70年代起,建立起本国健康儿童青少年人群的血压参照值或诊断标准,并依据全国健康和营养调查(NHANES)数据定期进行更新修改,目前已经形成世界上唯一比较完善的国家级儿童青少年高血压诊疗规范。规定对3岁以上儿童应每年常规测量血压,从而保证对高血压儿童能够及时检出,早期干预。本节着重对儿童青少年高血压的测量方法、诊断标准和评估规范做一综合阐述。

一、儿童青少年血压测量

儿童原发性高血压患者在临床上常无明显的症状,除血压改变外无其他体征。因此,定期测量血压是最简单、直观和唯一的识别初始高血压个体的方法和途径。

(一)方法和仪器

1.听诊法　一直是儿童血压测量的基本方法。其原理是将袖带充气膨胀压迫肱动脉阻断其中血流通过时,听不到任何血流声音。当缓慢放气使肱动脉血流再次出现,血流通过狭窄的动脉,引起动脉壁震动,此时用听诊器在体表肱动脉处可听到科罗特夫音(Korotkoff音,柯氏音),根据音质特点和响度将

Korotkoff 音分为五期,其中人耳能分辨的并具有临床意义的主要是第一、四和五期,分别记为收缩压(SBP)、舒张期 K4(变调音)和 K5(消音)。听诊法能够有效区分 K4 和 K5,因此被视为儿童血压测量的金标准。

听诊法采用汞柱式血压计测量儿童血压,尽管水银对人体和环境的危害已越来越被重视,但鉴于其性能稳定、价格便宜和维修方便,以及目前的儿童血压标准均基于该测量方法建立,因此,仍然是目前测量儿童血压首选的方法和仪器。

2.示波测量法　　正逐渐应用于儿童血压测量,其测量方法简便,可排除测量者间误差,主要用于新生儿和婴儿的血压测量,重症监护病人血压的连续测量,鉴别白大衣高血压现象,高血压靶器官和抗高血压药物治疗效果的评估,以及对周期性高血压、慢性肾脏疾病、糖尿病和自主神经功能紊乱等患者的评估都很重要。示波测量法测量的是动脉平均血压,然后根据公式计算出收缩压和舒张压。由于各公司及仪器间的计算公式不一致,导致不同来源的示波仪所测的结果差异很大。这种方法的优点是不需放置传感器,故袖带的位置不重要;不易受外界噪声的干扰,且能减少测量误差。但其结果与听诊法测得血压水平不完全一致,需要定期进行校正。采用示波测量法判定的血压偏高儿童,需要以听诊法重复测量后进一步确诊。

(二)测量部位和袖带

儿童一般测量右上臂肱动脉血压。测量时,被测者肘部屈曲,前臂与心脏水平相当,听诊器置于肘部肱动脉上。选择右上臂测量的原因是,右侧肱动脉来自主动脉的第一大分支无名动脉,而左侧肱动脉来自主动脉的第二大分支左锁骨下动脉,在血液运行中能量稍有消耗,压力有所下降,故右侧血压稍高于左侧,两侧差别 SBP 一般 10mmHg 以内,DBP 5mmHg 以内,但高血压患者的差异比较明显。另外,主动脉狭窄时左上臂血压读数较低。因此,右上臂是儿童血压测量的首选部位。

袖带大小对于儿童血压的准确测量非常重要,通常根据被测儿童的右上臂围度选择合适的袖带。理想袖带的气囊宽度应至少等于右上臂围(即尺骨鹰嘴与肩峰连线中点处的周长)的 40%,气囊长度要求能包绕上臂围的 80%～100%,气囊宽度与长度的比值至少达到 1∶2。在大规模流行病学调查时可参照以下方法选择合适尺寸的袖带,即袖带宽度为上臂长度(肩与肘距离)的 2/3,袖带总长度足够围绕上臂一周。实际测量中,也可参考美国国家高血压教育项目(NHB-PEP)儿童血压工作组给出的选择袖带尺寸的简易方法。

实际测量中,如果袖带过小可导致血压水平被高估,而当袖带过大时,所测量的血压偏低。因此,要以理想袖带为原则,参考尺寸为依据,为儿童血压测量选择合适的袖带。对于肥胖或上臂较粗的儿童应采用标准成人袖带、较大成人袖带、甚至大腿袖带也是允许的,每个袖带均应标明其适用的臂围范围以便能正确地使用。

(三)K4、K5 的选择

在成人,以 K5 作为 DBP 已经形成共识,但长久以来,儿童青少年期究竟使用 K4 还是 K5 作为 DBP 一直存在争论。支持 K4 的观点主要基于以下研究结论:①儿童期尤其是青春期前 K4 与 K5 可相差几毫米至十几毫米汞柱,平均差异达到 10mmHg,采用 K4 或 K5 定义舒张压将直接影响对个体血压水平的判断;②相当一部分儿童尤其是 12 岁以下者,当袖带压力降为零时仍能听到柯氏音,即没有 K5 音或 K5 音趋近于 0mmHg;③对测量者而言,K4 变调音较 K5 消音更易于把握,测量者间误差和测量重复性较好;④大量研究表明,儿童期 K4 与成年期 DBP 和 SBP 的相关程度优于 K5,也能较好地预测成年期高血压状态,笔者最近对 1970～2006 年国内外正式发表的 50 篇队列研究文献进行荟萃分析也得出一致结论。而倾向于儿童青少年期使用 K5 作为 DBP 的观点主要是考虑儿童血压的测量方法应该与成人衔接。

美国 NHBPEP 儿童血压工作组自 1977 年以来先后 4 次发布儿童青少年高血压诊疗规范,1977 年的第 1 版建议采用 K4 作为 DBP；1987 年第 2 版规定：≤12 岁儿童采用 K4，≥13 岁青少年则采用 K5；1996 年第 3 版首次提出以 K5 定义 DBP；2004 年第 4 版再次重申以 K5 为主，同时强调当气囊内压力趋于零但仍能听到柯氏音时，可通过减小听诊器胸件对皮肤表面的压力，重复测量获取 K5。如果柯氏音仍持续存在，则以 K4 作为 DBP。1996 年世界卫生组织（WHO）关于血压控制的报告中建议在儿童青少年中采用 K4 作为 DBP。2005 年《中国高血压防治指南》也规定 12 岁以下儿童以 K4 定义 DBP。

鉴于目前儿童舒张压对 K4、K5 的选择尚无统一观点，在实际儿童血压测量中宜将 K4 和 K5 同时记录，并分别予以评价。

（四）测量步骤和质量控制

由于儿童血压自身的不稳定性，在测量环节应注意以下几点：

1. 保证测量环境的安静和温暖（理想室温 21℃左右），以及令被测者在测量前及测量过程中始终处于安静状态，是获取准确的血压读数的前提。

2. 根据被测儿童臂围选择理想袖带进行测量，是保证儿童血压测量结果真实准确的关键，特别要注意气囊环绕上臂一周但不要互相交叠。

3. 鉴于目前儿童青少年的舒张压究竟取 K4 还是 K5 尚不确定，因此，测量中要同时记录 K4 和 K5 的读数，K4 与 K5 的判别如前所述。

4. 与 K4 相比，K5 测量的重复性和测量者间误差较高，因此，在进行大规模人群流行病学调查前，要充分对测量者进行培训；在测量过程中，宜采用多头听诊器每天按比例抽查核准每位测压员测量的准确度，确保测量误差控制在 4mmHg 以内。

二、儿童青少年高血压的定义和诊断标准

儿童青少年的血压模式，即血压处于高水平的持续状态比偶然测量得到的血压高值更有意义，而定期测量血压是诊断个体高血压的前提。为了确定每个儿童的血压水平是否正常，需要一个可供比较的标准，这个标准来源于参照人群血压的测量值（参照标准）；根据参照人群的血压值分布状况，分别取同年龄、性别和（或）身高的第 90、95、99 百分位值（P_{90}、P_{95}、P_{99}）作为诊断"正常高值血压"（等同于成人的"高血压前期"）、"血压偏高"（等同于成人的"高血压"）和"严重高血压"（一次测量结果就可诊断为高血压）的诊断界点。这里，儿童青少年高血压诊断标准广义上等同于血压"参照标准"，狭义上等同于"参照标准"中的几个诊断界值（P_{90}、P_{95}、P_{99}）。由于儿童青少年血压变动幅度较大，发育过程中暂时的血压偏高状态不等同于高血压，多数专家建议对儿童要慎用"高血压"术语的诊断，要更重视个体血压持续处于人群高水平的状态，因此，儿童青少年的血压"参照标准"或"评价标准"比"高血压诊断标准"更准确。

迄今为止，国内外尚无一个公认的能被广泛接受的儿童青少年高血压诊断标准，其原因在于：①儿童青少年的血压水平与年龄、性别和身高密切相关，而来自不同地区、种族和社会经济水平的儿童青少年发育模式不同，决定了无法采用单一的评价参照标准（诊断标准）；②儿童青少年血压诊断标准取同年龄、性别和（或）身高人群的几个百分位值（P_{90}、P_{95}、P_{99}），是与参照人群比较的相对结果，其诊断的稳定性、对成年高血压以及相关健康危害的预测能力，到目前为止还鲜有来自纵向研究数据的验证；③与成人标准不同，儿童血压标准的产生依赖于建立参照人群的血压数据库，而开展大规模儿童青少年人群的血压测量其难度远大于成年人群，特别是在测量的方法学上（DBP 取 K4 或 K5）尚有未解决的课题。

（一）国际标准

WHO 高血压与冠心病专家委员会曾于 1959 年提出儿童青少年的血压正常值上限：≤12 岁：135/

85mmHg;≥13 岁:140/90mmHg。随着高血压的健康危害逐渐被认识,以及成人高血压诊断界点的逐渐下移,显然上述标准已不再适用。儿童青少年处于生长发育期,不同性别、年龄、身高、地区、种族人群的血压水平存在较大差异,因此很难采用单一界值进行评价。1971 年,Londe 等研究了 1473 名 4~14 岁健康儿童的血压分布后提出建议,对偶测血压值超过同年龄、性别的第 95 百分位值(P95)或持续 1 年以上超过第 90 百分位值(P90)者可诊断为高血压。但该标准仅包含部分年龄组,且距今已有 30 多年,用此评价当今儿童血压水平也不合适。目前,国际上关于儿童青少年高血压的定义主要分为美国标准和 WHO 标准。

1.美国标准　美国儿童血压标准历史最长,也最为系统,过去 30 年,美国 NHBPEP 儿童血压工作组先后发布了 4 版儿童血压诊断标准(1977,1987,1996,2004)。4 个标准均强调对血压异常儿童要进行反复测量,只有连续 3 次及以上(每次间隔 4~6 周)测量的 SBP 和(或)DBP≥P_{95}时才可诊断为高血压。除上述相同点外,4 个标准的发展过程及差异如下:①1977 标准来自 3 个研究人群,其年龄和种族代表性较局限,规定以 K4 定义 DBP。该标准适用于 2~18 岁儿童;②1987 标准的产生来自包括英国在内的 9 个研究人群的 70000 余名儿童青少年的数据,标准适用对象扩大至 0~18 岁所有儿童。首次提出针对不同年龄儿童(0~2 岁、3~12 岁、13~18 岁)采用不同的测量技术,如:≤12 岁以 K4 定义 DBP,13 岁以上采用 K5 定义 DBP。该标准随后被 WHO 采用作为儿童青少年高血压诊断标准,因此,成为 4 个标准中使用频率较高的一个;③1996 标准在补充了 1988~1991 年 NHANES 数据基础上,对 1987 标准进行了更新,规定对所有儿童统一采用 K5 定义 DBP,只当 K5 缺失或接近零时,才记录 K4 作为 DBP。同时强调对血压异常儿童诊断时要考虑身高因素;④2004 标准作为最新一个版本,有以下三个特点:在原来性别、年龄别血压百分位值表基础上,新增加了对应身高的血压百分位值;新定义 P_{99}为“严重高血压”的诊断界点;为与成人诊断标准一致,使用“高血压前期”代替前期的“正常高值”术语,并规定:当 SBP 和(或)DBP<P_{90},但≥120/80mmHg 时,也应该被诊断为“高血压前期”。

2.WHO 标准　WHO 专家委员会在 1996 年《血压控制》报告中推荐在国际范围使用的儿童青少年血压诊断标准,该标准本质上就是美国 1987 标准,仅仅增加了“正常高值血压”的诊断界值,即 SBP 和(或)DBP≥P_{90}~<P_{90}。但该标准中 16~18 岁组“高血压”的诊断界点为 142/92mmHg,已经超过目前成人的诊断水平,显然是不合理的。

使用以下标准时,需要同时考虑性别、年龄和身高变量,比较复杂。因此,临床上也使用以下较简便的标准:美国 Monica 提出以血压>90/60mmHg 诊断小婴儿高血压,幼儿动脉压>同年龄组均值＋2 个标准差为高血压。2003 年 Somu 等提出儿童及青少年高血压年龄换算公式:1~17 岁,SBP(P_{95})=100＋(年龄×2);1~10 岁,DBP(P_{95})=60＋(年龄×2);11~17 岁,DBP(P_{95})=70＋年龄。该计算公式简便,已被一些儿科和心内科医师接受,在临床上用于对可疑高血压儿童的初筛。但该计算公式忽略了身高对于儿童血压的影响,对于身材过高的儿童,以该公式计算的血压诊断界点会将其误诊为高血压;而对于身高过矮的儿童,则会被错分为正常。简言之,对于身高处于极端值的儿童,将会导致血压错分。

(二)国内标准

截止目前,我国尚没有适合本国儿童青少年的血压评定标准,有据可查的几个标准均未明确规定以 K4 或 K5 定义 DBP,导致各调查结果缺乏可比性,也影响高血压一级预防的实施。因此,制定儿童青少年血压诊断标准已经成为我国高血压防治环节中亟待解决的课题。

国内主要使用的标准可归纳为以下几类:①百分位数法:即以所调查人群的年龄、性别血压的百分位值作为评定标准,以 SBP 和(或)DBP≥P_{90}~<P_{95}诊断为“高血压前期”或“正常高值血压”;以 SBP 和(或)DBP≥P_{95}为“高血压”;②《儿科学》标准:学龄前儿童血压水平>120/80mmHg,学龄儿童>130/90mmHg定义为高血压;③1988 年《中国学生体质与健康研究》数据中汉族学生的标准,采用性别、年龄别的界值点作为高血压诊断标准,没有区分"高血压前期"和"高血压"。该标准主要用于每五年一次的全国学生体质和健康调查;④以"均值±2倍标准差($\overline{X}+2S$)"作为诊断高血压的标准;⑤北京标准:1987年,首都儿科研究所牵头实施国家"七五儿童血压研究"课题,对北京城区5916名6~18岁健康儿童青少年血压进行调查,同时记录K4和K5,但只发表了K4结果。首次发布北京儿童血压参照标准,以SBP/DBP(K4)$\geqslant P_{95}$(同年龄、性别)为"血压偏高"诊断界点。2004年首都儿科研究所再次对北京城、乡2万余3~18岁儿童青少年血压进行测量,所获血压数据在人群、地区和年龄代表性上均超过1987年,可作为目前北京儿童青少年的血压水平,本次调查舒张压只记录了K4。

与成人高血压标准的制定原理不同,截至目前,无论国际标准还是国内标准,其原理是建立在与健康儿童比较基础上的血压参照标准,据此筛查出的血压异常儿童,只有在随后连续2次以上不同时期的血压测量中血压值均超过诊断界点后,方可诊断为高血压。需要强调的是,上述标准均来源于横断面调查数据,其诊断的真实性、稳定性以及对成年高血压和心血管病的预测价值还有待于长期队列研究证实。因此,儿童青少年血压动态变化的模式比单一的诊断结果更有意义。

(三)血压评估

进行儿童血压评估的目的是寻找高血压病因和鉴别诊断、评估心血管危险因素,制定治疗或干预措施,并进行预后判断。评估包括三方面内容:①确定血压水平及其他心血管病危险因素;②判断高血压的原因(明确有无继发性高血压);③寻找靶器官损害以及相关临床症状。所需信息来自患者的家族史、疾病史、体格检查及实验室检查。

2004年,美国NHBPEP工作组关于儿童青少年高血压的第四次诊疗规范公布了对应于性别、年龄和身高的血压百分位值,其中P_{90}、P_{95}和P_{99}分别作为"高血压前期"(相当于前版的"正常高值")、"高血压"和"严重高血压"的诊断界点。"高血压前期"是进行生活方式干预的适应证。初次测量被筛查为高血压者,需要随后连续2次以上不同时点测量血压,只有3次或3次以上测量结果均超过诊断值才可证实为高血压,随后按照以下原则进行高血压分期:①高血压1期:$P_{95}\sim P_{99}+5mmHg$;②高血压2期:$>P_{99}+5mmHg$。另外,儿童中"白大衣高血压"现象较为常见,可通过动态血压监测予以鉴别。考虑到儿童血压尚不稳定,随着生长发育存在波动性,且高血压的药物治疗负担重、副作用大,同时考虑对个体的心理负担,建议临床上不宜给个体儿童过早带上"高血压"标签,诊断时以"正常高值血压"代替"高血压前期","血压偏高"代替"高血压"。

在诊断环节中需要对血压异常的真实性进行评估。由于儿童青少年期,血压随年龄增长而逐渐增高,并与体重和身高相关联,因此,在对儿童血压评估时,除考虑年龄外,还必须同时测量身高和体重。如果一名儿童血压在P_{95},而其身高和体重超过P_{95},则不认为其血压偏高;如果矮而瘦的儿童其血压居同样水平(超过P_{95}),应被视为异常。

由于儿童中继发性高血压比成人更常见,因此对高血压儿童的评估应包括其他危险因素的评估。对儿童进行非卧床血压监测可以鉴别原发性高血压与继发性高血压,有利于提供肾脏或其他系统等与继发性高血压相关的病因线索。测量下肢血压也有助于确定有无继发性高血压。

左心室肥厚是儿童青少年高血压最突出的靶器官损害。在血压持续处于高百分位的个体儿童中可检测到原发性高血压所引起的早期心血管结构异常改变。但儿童高血压造成的靶器官损害不如成人明显,所以在有明确高血压的患儿中,应及早进行干预,改变不良的生活方式,并在诊断时点和以后定期进行超声心动图检查,对左心室质量进行评估和监测。如果存在左室压力升高,则应开始降压治疗或加强降压治疗。

三、儿童青少年高血压流行状况

随着儿童肥胖的流行，儿童高血压的发生率也显著上升。过去普遍认为，儿童原发性高血压非常少见，大多是因肾脏疾病引起的继发性高血压。但近年来的许多研究证实，儿童继发性高血压发生率远低于原发性高血压。由于高血压是一种慢性病，尚无明确统一的诊断界值，难以用发病率对其进行测量，现有文献报告也都以患病率或检出率进行描述。

（一）国际流行状况

虽然儿童高血压远较成人高血压少，但是近年来儿童青少年的高血压检出率逐年升高。1986～1987年，美国和巴西研究了 19452 名 10～15 岁学龄儿童的血压，采用美国 1987 标准诊断，一次测量的 SBP 和 DBP 偏高（即高血压）检出率分别为 1.0％和 3.5％；而用 1996 年更新的儿童高血压标准（采用 K5 代替 K4 定义 DBP），SBP 和 DBP 偏高检出率分别为 2.7％和 2.0％，高血压总检出率依然维持在 1％左右。来自科威特的 1312 名 6～10 岁儿童研究表明，以不同时点 3 次以上平均 SBP 和（或）DBP 大于年龄性别 P_{95} 为标准，小学生总高血压检出率为 5.1％，男、女生分别为 5.7％和 4.6％。这与沙特阿拉伯的研究结果小学生高血压检出率 4.8％较接近。

1999 年，比利时一项关于 15～19 岁青春晚期青少年的血压研究，采用美国 1996 标准，SBP 偏高检出率 3.0％，男、女性分别为 5.0％和 2.0％；DBP 偏高检出率 3.5％，男、女性分别为 1.0％和 5.0％。而来自印度 5～14 岁学龄儿童的血压研究报道，以平均 SBP 和（或）DBP 大于等于年龄别 P_{95} 为标准，男童高血压检出率达 11.9％，女童 11.4％。此两项研究没有做到重复多次不同时间测量，对高血压患病率的真实水平可能会有一定程度的高估。而在巴西某市 607 名 7～14 岁的儿童系统性高血压研究显示，以血压平均值大于等于性别年龄组的 P_{95} 为标准，第一次测量评价高血压检出率 16.6％，第二次不同时点重复测量后降至 4.6％，第三次测量后高血压患病率仅为 2.5％。印度关于 11～17 岁青少年高血压的研究报道，以超过均数 2 倍以上标准差为高血压诊断标准，高血压检出率城市为 6.69％，农村为 2.56％，且随 BMI 的增加而增高。而在此之前有报道儿童高血压最高患病率达 16.2％，最低的不到 1％。休斯敦在 2002 年进行的 10～19 岁学龄儿童高血压筛查显示，以大于性别、年龄、身高别的血压 P95 为标准，1 次筛查高血压检出率为 19.4％，经 2 次筛查后降为 9.5％，而测量 3 次以后为 4.5％，其中肥胖儿童中高血压检出率高达 11％。由此可见，高血压已成为儿科领域相当普遍的可预防性疾病。

（二）国内流行状况

我国自 20 世纪 80 年代以来陆续有健康儿童（排除器质性疾病）血压抽样调查报告，但不同地区、不同人群的调查显示儿童青少年中的高血压患病率高低不一，低者 0.5％，高者达 9.36％。北京曾调查 2866 名儿童，血压偏高者为 6.8％，持续偏高者为 1.29％，有高血压家族史的检出率高达 8.91％。1987 年对北京城区 5916 名 6～18 岁健康学龄儿童血压调查显示，血压偏高率为 9.36％。2004 年，王予川等对贵阳市区 8～17 岁儿童青少年血压调查发现高血压患病率男性为 6.37％，女性为 3.93％。本文作者于 2004 年对北京市 2 万余名 3～18 岁儿童血压调查，按照本次调查健康儿童年龄、性别 SBP 和（或）DBP≥P95 诊断，高血压患病率为 9.0％；采用 WHO 1996 标准诊断，高血压总患病率为 4.1％，男、女性分别为 5.3％和 3.0％，并呈现郊区县高于城区的特点。我国幅员辽阔，自然环境、经济水平和膳食习惯有很大不同，各组调查人群特征有很大差异，同时选用高血压评定标准不一，因此儿童高血压患病率调查结果差异较大。迄今为止，具有全国代表性的青少年高血压人群数据来源于 2002 年全国营养调查（NCHS），以 SBP 和（或）DBP≥调查人群性别、年龄别、身高别的 P_{90} 为诊断标准，15～17 岁血压偏高（包括正常高值和高血压）总检出率为

16.0%,SBP 和 DBP 偏高检出率分别为 5.1% 和 33.9%。农村学生高于城市,男生高于女生。体重正常组、超重组和肥胖组血压偏高检出率分别为 14.3%、32.1% 和 40.9%。在调整居住地、性别、生活习惯及家庭经济水平等可能的混杂因素之后,超重和肥胖组患高血压的风险分别是正常组的 3.3 倍和 3.9 倍。随着儿童肥胖的流行,估计近年来儿童青少年高血压仍有增加趋势。

四、儿童青少年血压变化规律

(一)儿童血压随年龄的自然增长趋势

据国内外资料报道,不同地区、不同人群中儿童血压水平表现出一定程度的差异,但血压随年龄增长而增高的趋势是相对一致的。一般足月产的婴儿出生后第 1 天收缩压为 70mmHg,1 周后大约可增至 85mmHg,1 个月后达 103mmHg,2 岁时达 112mmHg,随着年龄的增长血压逐年增高。学龄前儿童的血压值倾向于与其年龄相匹配。

儿童血压随年龄变化是生长发育的一种伴随现象,还是血压自身变化的结果,目前国内外许多学者认同儿童血压随年龄发生变化是身体生长发育过程中的一种伴随现象。男、女童的血压水平均随年龄增长而增长,且增长幅度表现为 SBP 大于 DBP,男童大于女童。血压随年龄的增长,在青春发育期前后表现出不同特点,青春发育期前,男女童血压均增长迅速,男童比女童血压略高;青春发育期后,血压增长速度明显减缓,青少年男性血压较女性明显要高,说明儿童血压的发展变化趋势与身体发育之间存在着密切关系。王兴田等对昆明市 2～5 岁儿童进行为期 3 年的血压追踪研究,认为儿童时期血压自身是比较稳定的,其血压随年龄上升的现象是儿童生长发育的一个伴随现象,主要与生长发育有关,反映儿童生长发育时体重、身高的增长结果,到生长发育停止后,血压有可能不随年龄的增长而增加,年龄对血压的影响不是一种必然结果。

(二)血压的轨迹现象

儿童血压轨迹现象,即血压处于某一百分位的儿童,经一段时间后其血压值仍保持在原相对百分位不变。自 20 世纪 70 年代以来,国外很多学者的研究成果都表明儿童血压存在一定程度的轨迹现象,而且这种轨迹从婴幼儿期开始,贯穿于儿童青少年时期,一直延伸至成年期。Nelson 等学者研究表明,6 岁学龄儿童血压对其 30 岁时血压有阳性预测意义,而学龄期儿童和青少年的血压可大致预测其 50 岁时的血压。Klumbiene 等对 505 名 12～13 岁的儿童追踪了 20 年的血压动态变化显示,成年期的血压与儿童期血压存在正相关关系,在男性,SBP 和 DBP 的相关系数分别为 0.40 和 0.14;女性分别为 0.24 和 0.34。Bogalusa 心脏研究中对 1505 名 5～14 岁儿童 15 年的随访研究也表明儿童期血压与成年期血压呈正相关关系,SBP 的相关系数为 0.36～0.50,DBP 为 0.20～0.42,相关强度存在着种族、性别和年龄上的差异。

国内关于儿童血压变化规律的研究多为儿童青少年时期的短期随访,鲜有长期系统的儿童期至成年期血压随访研究。近期,首都儿科研究所对 1987 年调查的 412 名 6～18 岁儿童进行相隔 18 年后的追踪研究,证明血压轨迹现象由儿童期持续至成年期,随儿童期血压升高,成年高血压的患病率呈显著上升趋势,说明个体血压在儿童期所处的百分位水平对其成年血压水平具有重要的预测价值。然而影响血压轨迹现象的因素是多方面的,如初测年龄、追踪观察的时间、间隔和测量次数等。有学者指出必须在多次测量的基础上才能获得较稳定的轨迹状态,且测量次数越多轨迹状态就越稳定。

越来越多的研究证明,成人原发性高血压始于儿童期,儿童青少年初始血压水平高者,是成人高血压的易感人群。因此,在儿童时期预防高血压,及早干预高危人群,对预防成年后罹患高血压及其相关慢性病都具有非常重要的意义。

五、儿童青少年高血压的影响因素

儿童血压随着年龄的增长除轨迹现象以外,还因遗传和环境因素而出现个体间的变异。体质量、身高、肥胖、自然地理条件、家族史、饮食生活习惯及喂养方式等都对儿童血压有影响,其中体质量影响最显著。大量研究证明,儿童期血压偏高现象是遗传、环境和生长发育状况等多种因素综合作用的结果。

(一)原发性高血压家族史

儿童原发性高血压具有明显的家族聚集倾向,这在婴幼儿期即可被察觉,而且这种影响在其他危险因素存在的情况下可以被增强。Montreal 收养研究和 Minneapolis 儿童血压研究表明,来自母亲一方的遗传因素对子女血压的影响更大。当受到紧张或竞争等负性因素影响时,双亲为高血压的子女其心率和血压的增加幅度均大于血压正常双亲的子女。有资料表明,家庭内的高血压大约 60%～70% 可归因于遗传因素的作用,儿童青少年血压的变异性 40%～50% 可以由遗传的多态性来解释。可见,高血压是一种由多基因与多环境危险因子交互作用而形成的慢性疾病,高血压的家族聚集现象既有遗传因素的作用,也有家庭共同生活环境的作用。

(二)种族背景

血压分布及高血压的流行病学调查表明血压在种族间存在差异,黄种人和黑种人的血压水平及高血压患病率均高于白种人,儿童也不例外。前瞻性队列研究结果显示,在调整身高、体重指数(BMI)、社会经济状况等因素后,血压的种族差异依然存在。国内研究也显示各民族之间血压存在一定差异。1984 年胡虞志等对我国 13 个少数民族及当地汉族 7～17 岁的近 6 万名健康儿童的血压调查结果显示:血压平均水平及高血压患病率均以拉祜族、哈萨克族、蒙古族较高,以土家族、回族和维吾尔族较低;少数民族与当地汉族居民的血压水平普遍存在差异。1997 年对延边地区朝鲜族、汉族共 1697 名中学生进行血压调查发现,朝鲜族学生的血压偏高率高于当地汉族学生。2002 年对云南红河州不同民族 3～6 岁儿童血压抽样调查表明,在汉族、回族、哈尼族、彝族等民族中,无论是血压平均水平还是血压偏高率或者高血压率,均以回族居首位。可见,儿童血压也具有种族背景。

(三)超重和肥胖

肥胖或超重是血压升高的重要危险因素。体重指数(BMI)、腰围等肥胖评价指标均与血压水平有着明显的正相关关系。即使在体重正常的人群中,随着 BMI 的增加,血压水平也相应增加。肥胖儿童高血压的患病率是正常体重儿童的 2～3 倍,且肥胖发生的年龄越早,肥胖程度越重,发生高血压的危险性就越大。BMI 可以作为儿童青少年时期高血压的独立预测指标。一项随访 42 年的研究提示,儿童期的 BMI 与其中年后肥胖、超重、糖尿病、原发性高血压的患病率呈正相关性。调整家族史、社会环境因素、种族和性别等因素对血压的影响后,肥胖儿童成年后高血压的发病率仍然高于体重正常的儿童。Qing 等在一个包括非裔美国人、亚洲人和高加索人的大规模样本中研究儿童体脂肪分布与血压的关系,无论是采用何种测量方法(皮皱厚度,DEXA)均显示:青春期男童中腹型肥胖与血压呈正相关。表明体脂肪量和体脂肪的向心性分布均是高血压的重要影响因素。

(四)高胰岛素血症和胰岛素抵抗

胰岛素抵抗与肥胖的相关性已有定论,但胰岛素与高血压之间的联系是否与肥胖有关仍不十分明确。多数研究发现儿童青少年胰岛素水平和血压直接正相关,这种相关性独立于肥胖,且无明显种族差异。Bogalusa 心脏研究表明,在调整了 BMI 后,5 岁时的空腹胰岛素水平即与血压之间存在正相关关系。但是也有研究对胰岛素抵抗的致高血压作用提出质疑,尚无法确定血浆胰岛素与血压的独立关系。因此,高胰岛素血症与胰岛素抵抗在高血压发病机制中的作用仍存在争议。

(五)胎儿期和生命早期生长发育的影响

英国的 Barker 教授等学者提出"成人疾病的胎源学说",认为胎儿宫内发育迟缓和出生时相对较低的体重是发展为原发性高血压的危险因素,且不依赖于吸烟、肥胖、社会经济地位、母亲妊娠年龄而独立存在。大量流行病学研究证实儿童青少年乃至成年期的血压水平与出生体重呈负相关关系,特别是收缩压与出生体重的负相关关系更密切,调整 BMI 后,出生体重与成年人收缩压的关系依然存在,而且出生时体重越轻,成年后发生高血压的危险越大。来自不同地区和种族人群的研究结果也表现为高度的一致性。据观察早产儿出生时血压一般较低,但生后第一年内其血压增长幅度比足月婴儿大。Lex 等研究发现极低出生体重的青少年较正常出生体重者有更高的平均收缩压。出生体重和儿童早期体重对于血压的影响是相互独立的。有人认为上述宫内发育与血压的联系可能依赖于儿童期的生长发育模式,例如,低出生体重儿在出生以后是否伴随快速的追赶生长,因为儿童期的线性生长与后期血压的升高密切相关。英国学者通过队列研究发现,出生时体重低下的男童,在 2 岁以前体重快速增加可降低罹患高血压的风险;但是 8 岁以后体重快速增加则会增加儿童青少年期罹患高血压的风险。身高在所有年龄阶段对血压都有独立影响,并表现为正相关性,血压持续处于高水平者皆是比较高大儿童,而血压水平逐渐升高至高水平者皆是生长比较快者。

(六)母亲妊娠期的影响

母亲与孩子血压的相关性显著高于父亲与孩子血压的相关性,提示母亲在妊娠期对孩子的血压有影响。研究发现,母亲在妊娠期患有高血压且产后仍持续高血压者,她们的后代在青少年时期的血压显著高于母亲在妊娠期及产后血压都正常的后代。一项饮食干预追踪研究发现,在妊娠后半期进食肉和鱼等动物蛋白较多的孕妇,其子女成年后有较高的收缩压;进食鱼较多而肉不多的妇女,其后代有较高的舒张压。提示母亲在妊娠后期高动物蛋白、低碳水化合物类型的饮食与其后代血压偏高有关,这些相关性不受孕妇的个体大小、妊娠期血压水平以及吸烟习惯的影响。其机制可能与摄入过量的必需氨基酸与母体自身对这些氨基酸的需要和利用之间不平衡,导致对新生儿的新陈代谢形成压力。另外,妊娠期吸烟的孕妇,其子女成年期舒张压偏高。

(七)饮食和行为习惯

目前已公认,血压随每日食盐摄入量增加而升高,对盐的敏感性与家族高血压史、肥胖及种族有关。儿童早期钙的摄入量与儿童收缩压呈负相关,低钙饮食可使血压升高,促进高血压的形成,而高钙饮食对血压增高具有一定的对抗作用。钾盐摄入不足和钠盐摄入过高同样与青少年高血压有关。1987 年对北京儿童青少年血压调查中发现,对照组(血压正常)儿童每日水果食用量(含丰富的钾盐)明显高于高血压组。除横断面研究外,一些实验性研究也证实膳食限钠、补钾可有效降低血压。不良的饮食和行为习惯,如常吃油腻食物、喜好甜食、过多吃零食、食欲好、食量大、进食速度快、每天看电视时间过长、不喜欢参加体育运动等因素引起的儿童肥胖是高血压的一个重要原因。

循证医学的研究证实.完全母乳喂养的婴儿至少在其婴儿期的某些阶段,血压比同龄但采用混合喂养或人工喂养的婴儿低,而且母乳喂养时间越长,儿童和成年后血压越低。Martin 等通过长期跟踪性研究发现,母乳喂养儿童成年后的血压水平比人工喂养儿童低,控制母亲受教育程度、社会经济地位以及出生体重等因素后,母乳喂养儿童成年后的血压水平更低。Lawlor 等认为母乳喂养可能是通过干预影响水钠代谢的激素而起到降压效果的,同时,母乳中含有其他婴儿配餐中不存在的特定脂肪酸,后者可能对血压有保护作用。但母乳喂养对儿童成年后血压的具体影响和作用机制尚未明确。

（八）儿童继发性高血压

与成人高血压一样,儿童高血压也分为原发性和继发性。新生儿、婴儿和小年龄儿童的高血压以继发性为主。随着年龄增长,原发性高血压的比例逐渐升高,进入青春期的儿童青少年高血压多为原发性。凡儿童青少年中呈现严重高血压者,通常存在原发疾病,需要通过临床检查发现和诊断。表 9-1 列出儿童继发性高血压的常见病因。

表 9-1　儿童继发性高血压的常见病因

原发病器官/系统	原发病因	临床表现
肾脏	最常见的原因为急、慢性肾小球肾炎,其次为肾动脉狭窄、先天性肾脏发育不全、先天性泌尿道畸形、隐匿性肾炎及肾盂肾炎等	发育迟缓,面色苍白,消瘦等,随着病情发展,可发生严重肾性高血压
心血管	先天性主动脉狭窄、腹主动脉发育不全、主动脉瓣关闭不全、动静脉瘘及动脉导管未闭等	影响正常发育,个子不高
内分泌	主要有嗜铬细胞瘤、原发性醛固酮增多症、皮质醇增多症等	发育迟缓、面色绯红、汗毛多而又黑又长,尤其前额和背部更为明显
维生素 D 过剩	肾钙化、大血管钙化	影响正常发育,个子不高
神经系统	感染、颅内高压	
外源性	药物、毒物中毒,如铅中毒、汞中毒等	

继发性高血压中肾脏实质病变最常见,约占 80% 左右。其中尤以各种类型的急、慢性肾小球肾炎(包括各种结缔组织病所引起的肾脏病变)为多见,其次为慢性肾盂肾炎及其他先天性泌尿系统疾患。肾脏血管性疾患约占继发性高血压的 12% 左右,其中以肾动脉狭窄最常见。新生儿高血压中 93% 为肾血管性疾患,与近年来较多地采用保留脐动脉导管引起脐动脉血栓有关。也有报道因天热腹泻、丧失水分过多,血液浓缩而致脐静脉血栓引起婴幼儿高血压。内分泌疾患引起高血压者多为肾上腺疾病,如皮质醇增多症、嗜铬细胞瘤等。神经母细胞瘤由于瘤细胞分泌儿茶酚胺类物质,是 2 岁以下婴幼儿高血压常见的病因。心血管系统疾患中主动脉狭窄是儿童时期高血压常见原因,虽然国内发病数较国外为低,但必须注意鉴别诊断。大动脉炎是国内儿童期严重高血压常见的病因之一。此外,尚有神经系统疾患以及重金属铅和汞中毒所致的继发性高血压。

尽管目前儿童青少年高血压的发病率与成人比较尚处于较低水平,但越来越多的研究证据表明,相当一部分成人高血压患者,其血压偏高状态在 20 岁以前就已经开始形成,如果此期间通过恰当的干预使其血压值即便只有很小幅度的下降,也将对日后降低高血压致残率和病死率具有非常重要的意义。在人生的早期阶段对血压的关注程度越高,对一生的心血管健康越有益。因此,高血压的防治应该从儿童及青少年时期开始。

（陈　苗）

第六节　白大衣高血压

白大衣高血压(WCH)指患者仅在诊室内测得的血压升高,而在家里自己测血压正常的现象,又称诊所高血压。随着动态血压监测技术的应用,白大衣高血压越来越受到人们的关注。但至今白大衣高血压发生机制不甚明了,过去对白大衣高血压是否能影响病人心脑肾等重要器官的损害认识不足,甚至有些学者认为白大衣高血压不影响心、脑、肾,可以不予治疗。近年,各国专家对白大衣高血压患者进行了广泛深入的研究。本章介绍白大衣高血压患者诊断标准、占高血压患者的比率、发生机制、靶器官损害情况,提出对白大衣高血压患者的处理原则和方法。

一、白大衣高血压诊断标准及占高血压的比率

(一)诊断标准

1940年,Ayman和Goldshine首次报道了38例未治疗的高血压患者在诊室内测量的血压高于在家测量的血压,他们认为这种诊室内血压升高是由于患者到诊室产生的应激及紧张造成的。1988年Pickering首次提出白大衣高血压的定义,并指出单纯白大衣高血压患者在诊室测量血压总是升高的,在诊室外血压始终正常,尽管白大衣高血压患者多次到医院与医护人员接触,其诊室血压也不会自动降低。既往应用偶测血压方法,患者或家属在自己家里测血压来发现白大衣高血压,近年来由于动态血压监测方法的广泛应用,强调用动态血压来确诊白大衣高血压。但白大衣高血压的诊断标准尚存在争议。

1.动态血压诊断标准　1997年Verdechia等提出白大衣高血压的诊断标准为诊室偶测血压值≥140/90mmHg,24小时动态血压的白昼平均血压<135/85mmHg。ICC7提出最理想的诊断标准是诊室内偶测血压值≥140/90mmHg,而24小时动态血压的白昼平均血压<130/80mmHg。但这两种方法均未考虑夜间血压情况,众所周知在白昼血压相同的情况下,夜间血压下降率<10%的高血压患者有更严重的靶器官损害,Pose Reinoa等的研究显示在白大衣高血压患者中夜间血压下降者左室肥厚(LVH)的发生率为28.6%;不下降者,左室肥厚(LVH)的发生率为90.9%,两者的差异有统计学意义。所以白大衣高血压的定义似乎更应该包括诊室血压,动态血压的白昼平均血压及夜间血压。目前常用的诊断标准为:患者在诊室收缩压≥140mmHg和(或)舒张压≥90mmHg,并且24小时动态血压的白昼平均血压<135/85mmHg或24小时动态血压的全天平均血压<130/80mmHg。

但Montevideo研究24小时动态血压白昼平均血压值<125/80mmHg者左室肥厚发生率白大衣高血压患者仍高于血压正常者。在pamela研究中Robert等采用了诊室偶测血压>140/90mmHg,24小时动态血压白昼平均血压<125/79mmHg的标准,在未经治疗的1563名被调查者中,有12%为白大衣高血压患者,其左室体积指数及左室肥厚的发生率明显高于正常人群。PoseReinoa等的研究揭示24小时动态血压白昼平均血压<121/78mmHg时白大衣高血压患者靶器官损害程度与血压正常者相同。因此白大衣高血压诊断标准的最科学定义尚有争议。

此外,应用动态血压诊断白大衣高血压也存在一些问题:Hermida的研究显示一个人第一次佩带动态血压仪测出的结果并不能反映其真实血压,第一个4小时内测得的血压值比实际血压平均高7/4mmHg,这种现象一直持续到第9个小时,称为“动态血压效应”。Hermida的研究发现73%的高血压患者存在这种情况。“动态血压效应”在第2次或以后几次佩带动态血压仪将不再明显。这些结果显示,由于“动态血压效应”的存在,白大衣高血压的诊断若单纯依靠动态血压仪,会将一部分白大衣高血压患者误诊为持续高血压患者。Palatini等进行HARVEST试验的一个亚组的研究也反映了类似的情况:他们对565名诊所高血压患者和95名正常血压者进行为期3个月的动态血压监测,结果第一次佩带动态血压仪诊断为白大衣高血压患者的90名中有58%在随后的监测中归为持续高血压患者,11%的持续高血压患者在第2次动态血压监测中收缩压<130mmHg,舒张压<80mmHg。这些数据表明只依靠一次动态血压结果诊断白大衣高血压存在选择偏差,不能总是充分、准确诊断白大衣高血压。

2.家庭自测血压的应用　　2003 年欧洲高血压协会—欧洲心脏病协会高血压治疗指南和一些专家提出可以应用家庭自测血压诊断白大衣高血压:患者在诊室收缩压≥140mmHg 和(或)舒张压≥90mmHg,并且家庭自测血压<135/85mmHg。家庭自测血压应保证:①应用准确并且有效的仪器;②袖带大小合适;③测量前休息 5 分钟;④测量至少 7 天,每天早晚各测量 2 次。由于紧张和不熟练,第一天测量的结果不计算在内。由于家庭自测血压仪的精确性和测量者熟练性的限制,这种方法没有广泛地应用于临床。

3.新的诊断方法的提出　　一些学者建议把家庭自测血压和动态血压监测结合起来诊断白大衣高血压。若患者持续出现诊所高血压且无靶器官损害证据,先进行家庭自测血压(筛选试验),如果结果正常,再用动态血压监测诊断白大衣高血压(诊断试验)。然而,目前尚没有正式的国际和国内指南支持这种方法。实际上一个好的诊断标准不仅应该有较高的特异性和阴性预测值,也应有较高的灵敏性。一些试验验证了上述方法有较高的特异性(81%~93%),和较高的阴性预测值(77%~97%),但它的灵敏性很低(43%~68%)。这意味着用常用的动态血压监测方法诊断的白大衣高血压将有 32%~57%用这种方法不能诊断。而且用动态血压监测和家庭自测血压方法诊断白大衣高血压的 Kappa 系数仅中度一致(0.38~0.42),这表明用这两种方法诊断白大衣高血压一致性不高。

总之,白大衣高血压诊断的最佳对策还没建立,需要大量循证医学证据。目前,我们建议临床上采用现在常用的标准,根据年龄及其他危险因子情况采取不同的诊疗方法。

(二)白大衣高血压患者占高血压患者的比率

白大衣高血压患者占高血压患者的比率因诊断标准的不同而不同,因高血压的级别,患者年龄、性别不同而有一定差异。一项 2492 人参与的国际试验证明女性、老人、在诊室收缩压较低的患者更易发生白大衣高血压。大多数报道白大衣高血压在 1 级高血压患者中占 20%~30%,在老年人中甚至高达 40%。所以对白大衣高血压的诊断和治疗应该予以重视。

二、白大衣高血压的发生机制与转归

(一)发生机制

白大衣高血压的发病因素及机制尚未明了,近期的一些试验提示白大衣高血压的发生可能与以下因素有关:

1.应激反应　　Mancia 等发现医生出现在诊室给患者测血压时,一些患者的血压明显升高。而由护士测血压则较少引起这种现象。Germn 等的研究发现,白大衣高血压患者的血压升高不是医生出现才出现,而是当患者到诊所时这一现象就已经发生。提示白大衣高血压是一种与对某种医疗环境的防御反应和警觉反应相关的应激反应。

2.神经调节异常　　齐藤等对 25 例正常血压者,25 例白大衣高血压患者,23 例持续高血压患者的研究发现,白大衣高血压患者,持续高血压患者在门诊所测得的血浆肾上腺素浓度、肾素活性、醛固酮浓度及皮质醇浓度均较血压正常者高,脉率也比正常人加快,提示白大衣高血压的发生与交感神经系统、肾素-血管紧张素-醛固酮系统、垂体-肾上腺皮质系统亢进有关。Grassi 等用钨微电极研究白大衣高血压患者的骨骼肌和皮肤的交感神经节后纤维传出的神经活性,发现皮肤交感神经的传出活性显著增强,在骨骼肌则被抑制,说明白大衣高血压可能存在交感神经系统活动亢进。Smith PA、Graham LN 等利用微神经图比较白大衣高血压组、持续高血压组和正常血压组的 MSNA 与 sMSNA,结果白大衣高血压组 MSNA 和 sMSNA 均高于血压正常组,提示白大衣高血压的形成与交感神经过度兴奋有关。Serina 等通过研究白大衣高血压组、持续高血压组、血压正常组的心率变异性证实白大衣高血压患者中存在心脏交感神经、副交感神经功能失调,交感神经活动亢进,副交感神经活动受到限制。这种失调与持续高血压者相同。

3.心理因素　有些学者认为白大衣高血压的发生还可能与心理因素有关。Muneta 等对 49 名白大衣高血压患者和 53 名持续高血压患者进行心理测试,结果发现白大衣高血压患者更易压抑自我的情感,对周围环境适应障碍,证明心理因素与白大衣高血压发生有相关关系。Nakao 等对 11 例白大衣高血压患者和 10 例持续高血压患者进行心理计算反应测试,发现白大衣高血压患者的升压反应明显较高,说明白大衣高血压患者对心理应激格外敏感。

4.代谢紊乱　Curgunlu 对 33 名白大衣高血压患者、35 名持续高血压患者和 32 名正常血压者随诊 20 年,结果显示白大衣高血压患者和持续高血压患者比血压正常者胰岛素敏感性降低,空腹葡萄糖升高,血清胰岛素水平升高。一些试验分别对白大衣高血压患者和血压正常者进行调查发现,后者比前者有更好的血脂构成。提示代谢性因素可能是白大衣高血压发生的原因之一。

5.内皮功能失调　Curgunlu 研究发现白大衣高血压患者的血浆同型半胱氨酸浓度大于血压正常者,小于持续高血压患者。有研究显示高血压的发生与血浆同型半胱氨酸浓度升高和血管内皮功能失调有关,血浆同型半胱氨酸升高可以使内皮依赖性舒张因子减少,血压升高。然而,Framingham heart 研究及 Stehouwer 证实血浆同型半胱氨酸浓度升高与血压升高的关系不确切。但最近一些试验显示白大衣高血压患者比血压正常者更多地出现内皮功能失调,其内皮功能与持续高血压患者相似或更好。因此,血管内皮功能失调可能是导致白大衣高血压发生的又一个原因。

(二)白大衣高血压患者的转归

目前研究证明,交感神经兴奋导致儿茶酚胺升高,为高血压发生的启动因素。白大衣高血压患者因受环境因素影响,交感神经兴奋性增强,出现血压升高。有些学者认为白大衣高血压是良性的,是介于持续性高血压和正常血压之间的中间状态;另一些学者认为不能认为白大衣高血压是无害的,白大衣高血压患者已经存在代谢异常,这是将来发生动脉硬化的强有力的预测因子。因此,白大衣高血压不是一种良性状态。Marquez 等设计了一项前瞻性队列研究,将观察对象分为血压正常组 43 例,白大衣高血压组 43 例,用动态血压仪分别监测两组的临床血压、动态血压,比较两组持续高血压的发生率。在 1 年的随访期间,血压正常组持续高血压的发生率为 9.8%(95%可信区间为 0.31～1),而白大衣高血压组持续高血压的发生率为 46.3%(95%可信区间为 0.205～0.721),$RR=4.63$,$P=0.001$。Ugajin 等的研究也显示了相似的结果,他们对 128 名白大衣高血压患者和 649 名血压正常者进行为期 8 年的随访,研究结束时,60 名(46.9%)白大衣高血压患者发展为持续高血压患者,144 名(22.2%)血压正常者发展为持续高血压患者,$RR=2.86$,$P<0.001$。因此,白大衣高血压不是一种良性状态。

三、白大衣高血压患者的靶器官损害

白大衣高血压患者靶器官损害的发生率及程度是评价白大衣高血压预后及决定治疗原则和方法最有力的指标。但大量临床试验得出的结论不尽相同。以往一些研究显示白大衣高血压是一种良性状态,无明显的靶器官损害;但近年来的研究证明白大衣高血压是介于持续高血压和正常血压之间的一种中间状态,且已经存在靶器官损害。而且白大衣高血压常与心血管病的其他危险因素并存如血糖升高,血脂异常,吸烟等,其他危险因素的严重程度可能对白大衣高血压本身所引起的危险性起了决定性作用。Strandberg TE 的一项 21 年的随访研究也支持这一观点,当白大衣效应>30mmHg 时,男性患者的病死率显著增高。Riberiro 等的研究证实单纯的不伴有其他危险因素的白大衣高血压不会增加心血管病的发生率。

（一）对心脏的影响

1.对心脏结构的影响 长期血压升高,使左室后负荷增加,代偿性左室心肌肥厚,早期以向心性肥厚为主,此时舒张功能受限而收缩功能正常。随着病程的延长,形成离心性肥厚,心脏的收缩和舒张功能均受限。

目前多采用左心室质量指数(LVMI)反映心脏结构的变化。表9-2归纳了近年来各学者观察的白大衣高血压患者、持续高血压患者、血压正常人群的LVMI。

表9-2 不同血压类型人群的左心室重量指数

作者	参数	WCHT与NT	WCHT与SHT
Karter	LVMI	WCHT>NT	WCHT<SHT
Grandi	LVMI	WCHT>NT	WCHT<SHT
Sega	LVMI	WCHT>NT	WCHT<SHT
Pose-Reino	LVMI	WCHT>NT	WCHT=SHT
Segre	LVMI	WCHT、NT、SHT的差别无统计学意义	
Ormezzano	LVMI	WCHT~NT	WCHT<SHT

注:WCHT:白大衣高血压组;NT:血压正常组;SHT:持续高血压组。

从表9-2中可以看出:①多数白大衣高血压患者LVMI低于持续高血压患者,但高于血压正常者;②大多数学者证实白大衣高血压患者LVMI与血压正常者相差显著。所以可以认为白大衣高血压患者已存在左心室结构变化。

2.对心脏功能的影响

(1)对心脏舒张功能的影响:金伟东对35例白大衣高血压患者、30例持续性高血压患者,30例血压正常人群用超声心动图检查发现,二尖瓣E/A比值在三组人群中分别为1.17 ± 0.28,0.78 ± 0.18,1.40 ± 0.39,持续性高血压患者与白大衣高血压患者的E/A比值明显低于血压正常人群($P<0.05$)。李静等对65名白大衣高血压患者、169名持续性高血压患者,18名血压正常人用超声心动图测量E波流速峰值(E),A波流速峰值(A),舒张早期流速积分(ETVI),心房收缩期流速积分(ATIV)用于判定白大衣高血压对舒张功能的影响,结果显示白大衣高血压对舒张功能的影响与持续高血压相当,二者与血压正常者的差别有统计学意义。Bjoklund对49例白大衣高血压患者、158例持续性高血压患者,81例血压正常人群进行研究,也同样证实白大衣高血压患者E/A比值低于血压正常者。白大衣高血压患者为0.94 ± 0.3,血压正常者为1.03 ± 0.4($P<0.005$)。邵也常等将观察对象分为白大衣高血压组32例、持续性高血压组32例、血压正常组30例,各组年龄、性别无差异,用彩色多普勒超声诊断仪测量相关参数,发现白大衣高血压组左心室舒张功能下降与血压正常组比较有显著性差异。综上所述,白大衣高血压患者已出现左心室舒张功能明显异常。

(2)对心脏收缩功能的影响:金伟东对35例白大衣高血压患者、30例持续性高血压患者,30例血压正常人群用超声心动图检查发现,左室射血分数在三组人群中分别为0.66 ± 0.10,0.64 ± 0.11,0.67 ± 0.08,其差别没有统计学意义。Bjoklund的研究显示白大衣高血压组、持续高血压组、血压正常组的左室射血分数分别为0.66 ± 0.07,0.66 ± 0.09,0.66 ± 0.08,$P=0.8$。李静等的研究也发现在左室收缩功能方面白大衣高血压患者与血压正常者无显著性差异。

（二）对肾脏的影响

高血压可导致肾脏损害,容易引起肾小动脉硬化,动脉基层肥厚,内膜纤维组织增生及全层玻璃样变性,从而造成血管管腔狭窄,肾小球及肾小管血供不足。由于肾小管对缺血较肾小球敏感,故高血压患者临床上首先出现远端肾小管浓缩功能受损表现,继而出现轻度蛋白尿或伴少许红细胞及管型。对于白大衣高血压患者的肾功能改变,学者们进行了一些观察与分析,学者们对白大衣高血压患者、持续性高血压患者,血压正常者进行的观察与分析的肾功能指标。

①Bjorklund 等研究发现持续性高血压患者与白大衣高血压患者微量蛋白尿发生率及尿白蛋白分泌率均高于血压正常者,但白大衣高血压患者低于持续性高血压患者($P<0.001$);②Karter 的研究显示白大衣高血压患者、持续性高血压患者的尿蛋白排泄率高于血压正常者,但其差异无统计学意义。综上所述,白大衣高血压患者已引起肾功能轻度损害。

(三)对动脉结构和粥样硬化的影响

颈动脉内膜增厚、管腔直径和颈动脉粥样斑块的发生率常被用来判断高血压对动脉的影响。颈动脉内膜增厚与压力负荷导致的动脉粥样硬化和动脉壁重构有关,与冠状动脉疾病和心肌梗死呈相关关系。颈动脉粥样硬化可使颈动脉狭窄甚至闭塞,造成脑供血障碍,引起 TIA 发作。血栓、斑块的脱落可致脑梗死,故颈动脉厚度和粥样斑块的发生率是评价高血压时靶器官损害的重要指标。

Muldoon 研究发现白大衣高血压组颈动脉内膜厚度和动脉粥样硬化指数较正常血压组为高,与持续高血压组相似。Landray 等经研究认为白大衣高血压组颈动脉粥样硬化的发生率高于血压正常组。Cavallini 等通过颈动脉超声发现颈动脉粥样硬化的发生率,持续性高血压组为 50%,白大衣高血压组 25%,血压正常人群为 21%($P<0.05$)。Nakashima 对 30 名白大衣高血压患者,30 名持续性高血压患者,30 名血压正常者进行研究,结果白大衣高血压组和持续性高血压组的颈总动脉内膜厚度和横截面积明显大于血压正常组。综上所述,白大衣高血压可以引起血管顺应性、弹性下降,内膜增厚,并发生动脉粥样硬化。

四、白大衣高血压患者的治疗

(一)是否治疗

高血压患者存在心脑肾等靶器官损害,抗高血压治疗能保护患者心脑肾等重要器官的功能。对白大衣高血压患者是否需要治疗过去存有争议。1997 年 Staessen 等发现根据动态血压或诊所血压调整降压药剂量将导致动态血压组用药量小,但血压控制程度和左室肥厚的发生率两组相似,提示白大衣高血压的预后不能通过降压药物得到改善。最近,他用家庭自测血压代替动态血压重新做了上述实验发现:在家庭自测血压组用药量小,12 个月后的血压控制情况差于另一组,但总的获益及左室肥厚的发生率两组的差异无统计学意义。从试验结果来看,对白大衣高血压患者采用药物治疗似乎并无益处。然而,值得注意的是试验入组的高血压患者诊所基线血压仅为 159/101mmHg,而许多评价降压药物疗效的大型临床试验,如 LIFE 试验(基线血压 174/98mmHg)、HOP 试验(基线血压 175/105mmHg)、INSIGHT 试验(基线血压 173/99mmHg)入选者的血压明显高于 Staessen 的试验入选者血压。我们知道,降压治疗能使高血压患者获益,且血压越高,获益越明显,但白大衣高血压多发生于轻、中度高血压患者中,降压药物的益处不容易观察。而且,就 Staessen 的试验本身而言,12 个月后诊所血压组血压控制情况差于家庭自测血压组,很易推断后者的长期预后好于前者。

学者认为对于白大衣高血压患者应积极降压,原因如下:①很多白大衣高血压患者有明显的症状,影响日常工作、学习;②白大衣高血压容易发展成持续性高血压:已经 Marquez 和 Ugajin 的试验证实;③白大衣高血压常与心血管病的其他危险因素并存,其他危险因素的严重程度可能对白大衣高血压本身所引起的危险性起了决定性作用。2003 年欧洲高血压协会-欧洲心脏病协会高血压治疗指南提出:是否开始初始的药物治疗取决于心血管病的其他危险因素是否存在及是否有靶器官的损害;④白大衣高血压患者多已经存在靶器官损害:Montevideo 研究 24 小时动态血压白昼平均血压值<125/80mmHg 者左室肥厚发

生率白大衣高血压患者仍高于血压正常者。Pose Reinoa 等的研究揭示 24 小时动态血压白昼平均血压＜121/78mmHg 时白大衣高血压患者靶器官损害程度与血压正常者相同。

（二）白大衣高血压患者的治疗

对白大衣高血压患者治疗的具体措施：①对白大衣高血压患者心、脑、肾等靶器官的结构与功能密切观察；②按时随访：建议白大衣高血压患者每半年至一年随访动态血压，因为研究发现白大衣高血压患者发展为持续性高血压患者的几率为正常人群的 2 倍；③改善患者生活方式，如戒烟、戒酒、低盐低脂饮食、增加活动以及减肥。一项 20 年随访研究发现白大衣高血压患者与持续性高血压患者之间存在体重指数（BMI）和脂肪摄入的差异[前者在 50 岁时的 BMI(23.9 ± 2.5)kg/m^2，后者(24.7 ± 2.7)kg/m^2（$P<0.01$)]。脂肪摄入更合理，脂肪摄入占总能量的比例：(33.8 ± 5.2)％ vs (35.5 ± 5.7)％（$P<0.01$)；而碳水化合物摄入较高，碳水化合物占总能量的比例：(49.2 ± 5.6)％ vs (47.7 ± 6.0)％，（$P<0.05$)中国的台湾学者对 43 例白大衣患者进行研究，其中 23 例每周进行 3 次运动，12 周后与对照组比较收缩压下降 11mmHg，舒张压下降 5mmHg，同时血脂也明显下降，而每人每日摄入食盐量增加 2g，收缩压升高 2mmHg，舒张压升高 1.2mmHg。可见改善生活方式可以控制白大衣高血压患者的血压；④松弛能应对压力；⑤选用药物要针对白大衣高血压产生机制来用药，同时强调应用生理性降压药物。因此，β 受体阻滞剂、血管紧张素转换酶抑制剂、钙拮抗剂均可以用于临床，但应进一步通过密切设计的临床试验或长期随诊来验证。

（三）白大衣高血压对评价抗高血压药物及治疗方案效果的影响

有研究表明，部分患者尽管应用了 3 种或 3 种以上降压药物，在诊室内测血压仍然高，而在诊室以外的地方测血压是正常的。因此，高血压患者当治疗无效时应该考虑到白大衣高血压的可能。反过来说，白大衣高血压患者降压药的疗效可能被低估。在 MRC 试验中的 8654 例随机接受安慰剂治疗的 1 级高血压患者，进行 5 年随访，其中有 339 例发生心血管事件，并证实心血管病危险性单独与血压、吸烟、高胆固醇血症呈正相关。在与血压的相关中，与进入试验时护士测量的血压的关系要强，而与医生测量的关系要弱。这种结果的一个重要原因是：在病人心目中对护士的白大衣效应比医师要低一些。女性在进入试验时血压升高较明显，而女性比男性心血管病危险性要低。因此，在白大衣高血压中的心血管的危险性与血压的高度并不成平行关系，这就是白大衣高血压对研究的影响。这也提示在进行高血压处理和安慰剂对照设计中需要改变这种影响，当我们了解到上述现象后，在临床与科研中应该注意以下几方面：①对于确诊的白大衣高血压患者，在应用抗高血压药物时，不应因诊室血压不降而过多增加降压药的种类及剂量；②对于临床难以治疗的顽固性高血压，并无明显靶器官损害的临床证据者，应考虑白大衣高血压，让病人或家属在自己家里测血压和（或）24 小时动态血压监测，如果在家里测血压正常或平均白昼动态血压正常者，应劝病人放松紧张情绪，以家里测量的血压作为评价疗效的依据；③在开展评价某一药物或抗高血压治疗方案时，应注意到白大衣高血压会给实验带来的影响。

（宋忠举）

第七节　盐敏感性高血压

一、盐与高血压

在人类漫长的进化史上，几乎都处于非常低的食盐摄入状态，而现代社会人类普遍大量摄入食盐，远远超过了其本身的需要量,这一嗜好是人类社会发展的一个产物,犹如人类现在普遍吸食香烟和饮用酒精饮料一样。过量的食盐摄入不仅无益于身体,甚至在存在尿钠排泄障碍的患者,由于钠盐在体内的潴留,导致细胞外液容量的扩增,从而产生血压升高。其实,盐与高血压的密切相关,早已引起人们的重视。

(一)流行病学证据

全球范围内的调查说明,饮食中钠的平均摄入量与人群高压血的流行性之间具有一定的相关性。世界上一些食盐量较高的民族,如在日本某些地区的平均钠摄入量高于 400mmol/d,人群高血压的发病率高达 50%。与此相反,某些特定内陆地区的人群,其钠摄入量很低(0.5~51mmol/d),人群中几乎没有高血压患者,血压也不会随着年龄的增长而升高。同样,非洲博茨瓦那 Kung Bushman 土著人由于生活环境和习俗的关系,摄盐量较低,日均尿钠排泄量仅为 30mmol,其人群平均血压很低,少有高血压发生,且个体血压不随年龄增长而升高。在 Cook 岛的研究证明,Roratonga 人的血压较 Pukapuka 人的血压高,此差异不能以体重等因素来解释而与尿钠排泄量显著正相关,前者日平均钠排泄量为 110mmol,而后者为 69mmol。此外,对大多数移民的研究发现,那些生活在低钠低血压环境的人移居到高盐生活环境后,随着其钠盐摄入增加,动脉血压也随之升高,高血压患病率也增多。在我国,传统上北方地区人群食盐量多于南方,多次流行病学调查表明,北方地区高血压患病率高于南方。INTERSALT 研究调查了 32 个国家 10000 余人的饮食钠摄入量(以 24 小时尿钠排泄量来确定)与血压之间的相关性,所得数据用年龄、性别、体重和酒精摄入量进行调整后,钠的摄入量与血压之间存在着显著的正相关。这一调查结果说明,习惯性高钠饮食(>150mmol/d)是引起高血压在多数都市人群中高度流行的关键性环境因素,而终生的低钠饮食(<50mmol/d)则可预防高血压。极度高钠饮食(>800mmol/d)可导致血压正常健康人的血压升高,而且摄入钠低于 10mmol/d 则可降低大多数高血压患者的血压。另外,对成年人群的研究发现,长期低钠饮食可降低高血压的发病率,并伴有脑血管病的死亡率下降,这一事实也进一步说明了饮食钠在高血压发生中的重要性。

饮食成分对血压的影响,是公众健康问题的重要课题之一。饮食疗法控制高血压(DASH)的研究证明,以水果、蔬菜和低脂肪食品为主,含全谷物、家禽、鱼和坚果,含少量红肉、甜食和含糖饮料以及含低水平的总脂肪、饱和脂肪和胆固醇的饮食,与美国典型的饮食相比可显著降低血压。近期,有研究报道了不同的饮食钠摄入水平对患有和不患有高血压个体的影响。412 名参与者随机分为对照组(典型的美式饮食)和 DASH 饮食组,每一位参与者食用高钠食品(150mmol/d,美式饮食典型的消耗量)、含中等水平钠的食品(100mmol/d,相当于不加食盐的饮食)和低钠食品(50mmol/d),以随机顺序各连续食用 30 天。无论为何种饮食钠水平,DASH 饮食组的收缩压都明显的较低,且饮食钠的减少显著降低了对照组和 DASH 饮食组的收缩压和舒张压,对照组饮食钠摄入降低的降压效果大约是 DASH 饮食组的 2 倍。饮食钠从高水平降至中等水平可降低收缩压,对照组降低了 2.1mmHg($P<0.001$),DASH 饮食组降低了 1.3mmHg($P=0.03$)。饮食钠从中等水平降至低水平可进一步降低收缩压,对照组继续降低了 4.6mmHg($P<0.001$),DASH 饮食组继续降低了 1.7mmHg($P<0.01$)。饮食钠减少引起的血压降低,对于高血压患者的降压效应要显著高于对于血压正常者,DASH 组低钠饮食的血压正常参与者的平均收缩压较对照组的高钠饮食者低 7.1mmHg。饮食钠对于血压的影响的观察对象包括高血压和血压正常参与者、美国黑人及其他人种、男性与女性。根据这项研究中饮食钠摄入的实际水平,研究结果提示对于典型的美式饮食或 DASH 饮食,无论从 140mmol/d(美国人的平均钠摄入量)降至中等水平 100mmol/d(现在推荐的不加食盐饮食),还是从中等水平 100mmol/d 降至更低的水平 65mmol/d(相当于 1.5g 钠或 3.8g 氯化钠),饮食钠的减少都可降低血压。这一研究对于公众健康的意义依赖于人们长期改变饮食习惯的能力和超市内增加低钠食品的可能性。

一些研究特别是人群内的流行病学调查,未能显示盐摄入量与血压的联系。由于盐摄入量与血压的关系存在所谓"饱和效应"与"阈值效应",这些在一定程度上掩盖了人群研究中盐摄入与血压及高血压的联系。此外,就盐与高血压的关系而言,盐属环境因素,而个体血压对盐的敏感性为遗传因素。如同 Dahl盐敏感性大鼠一样,只有那些遗传上存在对盐敏感的人才表现出盐对高血压的致病作用。因此,人群研究能否发现盐摄入量与血压联系的关键是取决于所研究人群中盐敏感者所占比例。调查发现,世界各国、各地区人群中盐敏感者所占比例不一,低者 5%,高的可达 25%~30%,高血压患者以及有高血压家族史人群中比例在 30%~60%,老年人、黑人人群中比例较大。人群中盐敏感者所占比例越大,则盐与血压的联系就越强。相反,比例越小联系越弱,甚至消失。有人研究认为,人群中盐敏感者比例小于 10%时,血压与盐的联系就可能被掩盖。因此,在个体日均摄盐量差别不大的人群中,由于遗传易感性不同,很可能难以发现盐与血压的联系。

(二)实验动物证据

盐与高血压的密切关系也有实验方面的证据。在 20 世纪 60 年代,Dahl 成功培养了盐敏感大鼠,给以高盐饮食后大鼠血压急剧增高,成为高血压大鼠。从动物实验证实了盐与高血压的关系。同时,部分大鼠则不发生高血压,成为盐抵抗种系(高钠饮食下血压仍保持正常)大鼠。从动物实验方面明确了盐与高血压的密切关系,在部分个体,盐易于诱导高血压的形成,形成盐敏感性高血压。在未经选择的普通 Sorague-Dawlev(SD)大鼠中,高盐食物对血压作用差异很大。Dahl 等首先测定一组未经选择的 SD 大鼠对摄入高盐食物(8%氯化钠)的血压反应。将血压增高最明显者进行配对,同时也将血压变化最小者配对。前者及后者分别为盐敏感及盐拮抗者的祖先。第一代选择性配种后,即可见高盐时升压反应的显著差异。依此再继续选择性配种二代。三代以后高盐时两组血压升高已无重叠。经选种培育的大鼠在高盐时血压显著升高者称为 Dahl 盐敏感性大鼠(DS 大鼠),而血压变化不明显者称为 Dahl 盐拮抗性大鼠(DR 大鼠)。血流动力学检查发现,DS 大鼠可表现为心排出量及总周围阻力均增高,但后期仅见血管阻力增加。DS 大鼠可发生心室肥大及心力衰竭。John Rapp 等进一步分别对 DS 及 DR 大鼠进行配对选种达 20 代,称为Dahl/Rapp 大鼠,其所有遗传基因座几乎为 100%纯合子。Dahl/Rapp 大鼠对盐敏感者称为 DS/Jr 或 SS/Jr 大鼠,对盐拮抗者称为 DR/Jr 或 SR/Jr 大鼠。

喂养高盐(8%氯化钠)食物后,DS/Jr 大鼠迅速无例外地产生低肾素型高血压。高盐 3~4 周后,DS/Jr大鼠可出现恶性高血压伴发严重血管及肾损害,8~12 周内死亡。死亡原因主要是肾小动脉及肾小球硬化所致肾衰竭。其肾脏病理改变与高血压病人的高血压性肾硬化类似。相反,DR/Jr 大鼠摄入高盐食物不发生高血压,且维持正常肾功能。此外,摄入低盐(0.4%氯化钠)食物,DS/Jr 大鼠至少需 3~4 个月才开始发生高血压及伴发的血管和肾病变。

DS 大鼠及 DS/Jr 大鼠的盐敏感性高血压的发病原理尚不明了,但大多认为可能主要与高盐负荷时肾脏排钠功能受限而致钠潴留有关,表现为体重及血浆容量增加。经肾移植,将 DS 大鼠肾脏取代 DR 大鼠肾脏,则 DR 大鼠摄入高盐食物即发生高血压;相反,R 大鼠肾脏替换 DS 大鼠肾脏,则可防止 DS 大鼠发生盐敏感性高血压。肾移植的实验结果表明,DS 大鼠的遗传缺陷主要在肾脏表达。

综上所述,钠的摄入量在高血压的发生中发挥了"允许"的作用,因为终生低钠饮食可预防高血压的发生。但是,单纯摄入过量钠并不足以引起高血压,因为多数摄入过量钠的个体并没有发生高血压,可见在某些个体一定存在其他易感因素,在摄入钠高于 60~70mmol/d 的情况下导致高血压的发生。这些在高钠负荷下易于形成高血压的个体我们称之为盐敏感高血压患者,推测其体内存在尿钠排泄障碍,这类高血压称之为盐敏感高血压。

二、盐敏感高血压的人群分布

文献资料表明,盐敏感者在血压正常人群中的检出率为15%～42%;在高血压人群为28%～74%。不同种族和人群盐敏感性个体的检出率不同,而且,血压的盐敏感性随年龄增长而增加,特别是高血压病人。过去几年作者曾用口服盐水负荷、急性静脉盐水负荷结合呋塞米(速尿)利钠、缩容及慢性盐负荷等方法对不同人群进行了盐敏感性测定。在所检测高血压患者中接近60%为盐敏感者,在血压正常者中,成人为28.57%,青少年为33.33%。青少年者中的检出率高可能与所选对象高血压家族史阳性的比例高有关;在高血压家族史阳性者中,包括高血压及血压正常者,盐敏感性的检出率在成人为65%,在青少年为45%,这一结果表明,我国北方汉族人群中盐敏感者的比率比较高,特别高血压家族史阳性者。

三、盐敏感性高血压的判断标准

盐敏感性高血压是指高盐摄入引起血压显著升高,而限制盐摄入可使升高的血压下降。必须指出,虽然盐敏感性高血压也称为钠敏感性高血压,但实际上这里的盐是指氯化钠($NaCl$),而不是钠离子(Na^+)或氯离子(Cl^-),也不是非氯化钠的其他钠盐或非氯化钠的其他氯化物。这是因为:①动物实验证明,高量摄入没有氯的钠盐或没有钠的氯化物,不能使血压升到高量氯化钠摄入所致的程度;②摄入碳酸氢钠或枸橼酸钠,不能使盐敏感性高血压病人或盐敏感性正常血压者的血压升高;③人类从饮食中摄入的钠,95%以上为氯化钠。

判断盐敏感性高血压的具体标准尚未统一。不同研究中心应用的盐摄入量及方法可能不同,血压升高或降低程度作为盐敏感性高血压的标准也不一致。显然,就像划分高血压的标准一样,盐敏感性高血压的标准划分也是人为的,但这种人为划分标准应当基于研究结果。以下仅简介动物实验及临床研究两方面常用判断方法和标准。

(一)动物实验中盐敏感标准

应用不同的动物模型,盐负荷的方法、时限和用量可能不一,血压盐敏感的判断标准也不尽相同。有关盐敏感性高血压的各种常用动物模型将在后文分别介绍。以大鼠高血压模型为例,给予高盐食物(含8%氯化钠)2周或以上,血压较摄入正常盐食物(含1%氯化钠)时显著增高(>10%),则为盐敏感性高血压;否则即为盐拮抗性高血压。需要注意的是大鼠血压的测量方法。鼠尾袖带法测定血压,可定期观察盐负荷前后的血压变化。但这一间接血压测定需在大鼠被制动或麻醉下进行,可能有一定误差。为证实其测定可靠性,宜在盐负荷结束前经动脉插入导管,以直接测定清醒及非制动状态下的动脉压。

(二)临床研究中盐敏感标准

为了对人的盐敏感及盐拮抗性高血压进行较正确的分类,不少研究者提出临床研究方法及判断标准。鉴于方法及标准均未统一,因此尚存在差异及争论。以下仅为较常用方案:

1.食物盐负荷方案　多数研究以高盐及低盐食物时的血压改变来判断高血压病人的敏感性。首先以低盐食物(钠量10mmol/d左右)维持5～7天或以上,再转为高盐食物(钠量250～300mmol/d或以上)维持5～7天或以上。高盐后较低盐后血压升高≥10%或≥10mmHg者为盐敏感性高血压,否则为非盐敏感性或盐拮抗性高血压。以此方案发现约50%的原发性高血压患者为盐敏感性高血压。

最近的一项多中心研究,采用较长时间的盐负荷方案。首先3周普通饮食(钠量100～200mmol/d),继之低盐饮食(钠量50～80mmol/d)3周,最后高盐摄入(钠量200～250mmol/d)3周。以高盐期舒张压较低盐期增高≥5mmHg为标准,1916例原发性高血压中有624例(33％)为盐敏感性高血压。

亦有报道以24小时血压监测来判断盐敏感性高血压。先以低盐食物(氯化钠20mmol/d)维持2周,继以高盐食物(氯化钠240mmol/d)维持7天。分别在低盐及高盐期的最后一天进行24小时动态血压监测。每15分钟测血压1次共24小时。对比每例低盐及高盐期的血压均值,有统计学显著性差异者为盐敏感,否则为盐拮抗型。按此法判断,原发性高血压病人约44％为盐敏感性高血压。

上述各种食物盐负荷方法的持续时限都相对较短,是否能反映长期盐负荷对血压影响的实际状况,值得进一步研究证实。一项对盐敏感者及盐拮抗者进行长期随访研究显示,在严格限盐时虽然两组血压值相近,但盐摄入量恢复到150mmol/d,盐敏感组的血压则明显增高。维持此量盐摄入1年,两组间血压值的显著性差异仍一直持续。

2.静注盐负荷方案　此法可用于高血压病人及正常血压者。首先静脉输注0.9％盐水4小时共2L(速率为500m/h),以增加盐负荷及容量。次日低盐食物(钠量10mmol/d)及口服呋塞米(每4小时服40mg,共3次),以使盐及容量锐减。对比盐水输注结束时平均压及盐和容量锐减后次日上午直立位平均压,计算其间差值即减低值。平均压减低≥10mmHg者为盐敏感;减低＜5mmHg或不减低甚或升高者为盐拮抗;减低介于5～9mmHg者为中间盐敏感。应用此方案,原发性高血压病人中,51％为盐敏感性高血压,33％为盐拮抗性高血压;正常血压者有26％为盐敏感,58％为盐拮抗。

此方案及食物盐负荷方案,两者判断原发性高血压的盐敏感者发生率接近。据报道,对同一高血压病人或正常血压者应用此两种方案,血压对盐及容量变化的反应颇为一致。显然,此方案所需研究时间缩短。

3.钠敏感指数　盐敏感性有两个确定因素,即盐(或钠)负荷量变化及随之引起的血压变化。一般说来,钠负荷愈重,血压升高程度愈高;反之,钠负荷越低,血压可能减低越明显。钠敏感指数是指平均压的变化值(mmHg)与尿钠排出量变化值(mmol/d)之比。先分别测定高盐负荷及低盐负荷时的平均压及尿钠排出量,再计算平均压的变化值及尿钠排出量变化值,即可按以上定义得出钠敏感指数。一般认为若此指数＞10mmHg/(200mmol·d),亦即＞0.05mmHg/(mmol·d),则可判断为盐敏感。

(三)临床判断盐敏感性高血压的重复性

据报道,已有4个不同研究中心对盐敏感者及盐拮抗者进行重复性研究,即对其盐敏感性重复判断。此4个研究中心应用的盐负荷方案、方法及判断标准各不相同。综合其研究结果发现:①血压的盐敏感及盐拮抗现象是可重复的;②短期及较长期盐负荷方案所获得的血压改变经统计学分析相一致;③在此4项研究中不乏随机安慰剂对照研究。这些观察表明,血压的盐敏感性是现实存在的现象。

四、盐敏感性高血压的病理生理及机制

盐敏感性高血压多有肾脏病变或肾功能异常,提示肾脏对血压的盐敏感性有重要作用。其基本机制类似Guyton假说的压力-容量反馈机制,简言之,其基本机制在于肾脏通过对钠水排泄的调节,从而调控循环血容量和心排出量来控制动脉血压,而血压的变化反过来又直接影响肾脏的钠水排泄,因而建立起一种调控细胞外容量、心排出量和血压的负反馈机制。盐敏感性高血压患者存在内在性肾脏钠排泄障碍,导致水钠潴留,机体通过调节机制升高血压,在压力性利尿作用下促进水钠排泄,避免严重水钠潴留对机体带来的害处,但却付出了高压力对血管损伤的代价。其机制详述于下。

(一)压力性利尿钠及其异常

健康人血压升高时肾排钠和水增加,容量缩减,使血压恢复到正常水平,这种现象称为"压力性利尿

钠"。在动物实验和计算机模型的基础上，Guyton 认为，通过肾脏调节体液量，是长期控制血压的最重要的机制。压力性利尿钠的概念是基于这一坚实的证据之上的：血压升高，正常肾会排出更多的盐和水，血压和钠排泄的曲线很陡直，肾灌注压轻微改变就会导致钠和水排泄率的大变化，是系统血压强有力的负反馈稳定机制。正常条件下，肾灌注压约 100mmHg，钠排泄每天约 150mEq，两者处于一个相对平衡的状态。由于血压升高，肾灌注压升高，导致在近曲小管的钠重吸收减少，也可能是在亨利袢，其结果是体液量缩减，血压恢复至原先水平。而在高血压患者，只有正常水平的压力状态下能维持容量的平衡，压力性利尿钠的改变需要增加血压来维持液体平衡。这在两种继发性高血压——原发性醛固酮增多症和肾血管性高血压中，更是明显。Guyton 和同事们认为，按照肾损害的类型，也就是盐敏感性的不同，压力-尿钠曲线或者整个移向右侧，或者斜率压低。Kimura 和 Brenner（1993）假定：向右侧移动是肾小球前（即输入小动脉）血管收缩，而斜率压低是肾小球超滤过减低或肾小管钠重吸收增加的结果。

（二）肾钠排泄的遗传缺陷

一些动物模型，对压力-利尿钠曲线再置反应的肾功能调节是遗传的。Dahl 等用大鼠培育出对进食盐的高血压作用敏感的或者抵抗的种系，通过一系列移植实验证实肾脏在高血压的发展中占首要地位。血压随肾脏变化而变化：当给高血压患者移植正常肾时，血压恢复正常；相反，正常人植入高血压患者的肾时，血压升高。人类的移植研究进一步证实了肾功能遗传缺陷的可能性。Curtis 观察到 6 例因原发性高血压可能发展为肾衰竭的男性黑人，经肾移植后高血压得到长期缓解。因为他们中的 5 个人在切除自身的肾脏后血压仍高，所以推测他们的高血压不是源自肾脏加压作用。这些患者高血压逆转最可能的解释是植入了正常的肾组织，使体液量得到控制，这是他们原来的肾脏做不到的。此外，移植高血压患者肾脏的接受者较移植正常人肾脏的接受者发生高血压的频率要大得多。

五、盐敏感性高血压的临床特点和治疗

（一）盐敏感性高血压的临床特征

盐在血压升高的机制中占有重要地位，但盐敏感性高血压是具有特定遗传素质和肾脏排钠功能障碍的一组特殊类型，其临床特征仍有一定的特点：①盐敏感高血压具有一定的种族和人群特征，黑种人高血压常常是盐敏感性患者，老年人高血压盐敏感性也占有较高的比例，前者可能与特定的遗传背景有关，后者可能与老年人肾功能下降有关；②盐敏感性高血压患者对摄盐敏感，盐负荷后血压明显升高，部分患者限盐具有明确的高血压治疗效果，使用利尿剂常常有效，钙拮抗剂也有较好效果；③有研究显示盐敏感高血压的昼夜差值缩小、夜间谷变浅，血压的应激反应增强，易于呈现为难治性高血压；④肾脏靶器官损害出现早，可表现为尿微白蛋白排泄量增加及肾脏的肌酐清除率降低；⑤左心室重量增加，盐敏感性高血压患者左心室重量增加主要表现为室间隔和左心室后壁增厚，其原因与盐敏感者肾素-血管紧张素系统对饮食盐的摄入反应迟钝，致使血浆醛固酮水平相对升高；血浆儿茶酚胺升高，特别盐负荷后；钠的转运异常以及盐敏感者血压的昼夜节律改变、夜间谷变浅等有关。

（二）按盐敏感性对高血压的分型及降压治疗

高血压是一种多因素疾患，如何按照每个患者血压升高的病理生理机制选用降压药物，是临床高血压工作者一直努力的方向。近年来提出了不少有关高血压的分型方法，如按血浆肾素活性、对盐负荷或减盐的血压反应等进行分型，其目的在于对高血压的防治及降压药物的选择更趋个体化。高血压如按对盐负荷或限盐的血压反应可分为盐敏感性、盐不敏感性及中间型。

1.调节型盐敏感性高血压 增加盐的摄入或盐负荷血压升高，而限盐及缩容使血压降低；血浆肾素活性低且对盐的负荷反应迟钝;血清游离钙水平多偏低。减少钠摄入和增加钙的摄入有助于降低血压。利尿剂和钙拮抗剂是治疗这型高血压的首选药物。所有钙拮抗剂不论急性服用或长期应用,皆使肾血流量和肾小球滤过率升高,肾血管阻力降低,产生利钠、利尿作用,但不同类型钙拮抗剂的效应不一;而以二氢吡啶类的效果最显著。

2.非调节型盐敏感性高血压　是与低肾素型高血压相反的一种高血压类型,肾上腺对限钠的反应减弱。钠的摄入在这类高血压病人既不调节肾上腺也不调节肾血管对血管紧张素Ⅱ的反应。其所以称为非调节者是由于缺乏钠介导的靶组织对血管紧张素Ⅱ的反应。这类高血压血浆肾素活性水平增高或正常。临床上根据血浆肾素活性和对输注血管紧张素Ⅱ后调节醛固酮及肾血管反应的能力确定调节型或非调节型。调节型与非调节型二者的肾血流量在低盐摄入时没有差别;在高盐情况下,调节型病人的肾血流量平均增加25%左右,而非调节型患者没有改变。非调节型盐敏感性高血压患者服用转换酶抑制剂或血管紧张素受体阻滞剂可以纠正其血压的异常改变。

3.盐不敏感性高血压　盐不敏感性高血压属于钠-容量非依赖性高血压,血浆肾素活性正常或升高。利尿剂对这型高血压往往无效。

(宋忠举)

第八节　难治性高血压

难治性高血压(RH)又称抵抗性高血压,是指在使用包括一种利尿剂在内的、足够剂量而且合理搭配的3种或3种以上抗高血压药物,随访至少3～6个月后血压仍不能控制在140/90mmHg以下,对于糖尿病和肾脏疾病(肌酐>1.5mg/dl或24小时尿蛋白排泄>300mg)未能降至130/80mmHg以下,对于老年单纯性收缩期高血压患者,其收缩压仍未降到160mmHg以下者,也为难治性高血压。而新近诊断为高血压或尚未接受治疗的高血压患者,不论其血压水平有多高,不包括在本定义中。有关数据表明约有20%～35%的高血压患者可达到难治性高血压的诊断标准。

难治性高血压原因复杂。许多难治性高血压患者有家族史,有学者推测这可能与遗传有关,到目前为止这方面的研究仍有限。有学者发现部分难治性高血压患者存在上皮细胞钠通道(ENaC)亚单位的突变;而细胞色素P450(CYP)3A5等位基因变异可能与美国非裔难治性高血压患者有关。然而,许多研究显示继发性高血压是难治性高血压的最主要组分,尽管目前对继发性高血压所占难治性高血压的构成比例没有确切数据,但就高血压的高患病率,加之长期血压不被控制可造成左室肥厚、周围血管疾病、慢性肾脏损害、视网膜疾病等严重临床情况看,寻找继发性高血压病因,完善难治性高血压的诊治势在必行。

一、假性难治性高血压

假性难治性高血压患者由于受到多种可控因素的影响而导致血压难治,常见有几种因素导致患者难以控制。

(一)患者的因素

1.饮食和生活方式因素的干扰　如肥胖(BMI>30)、高钠摄入(尿钠排泄≥150mmol/d)、过量饮酒(男性饮酒的酒精>25g/d,女性减半量)和滥用药物(如减肥药)可导致假性难治性高血压。

(1)肥胖:已有研究表明约超过40%的血压难控的患者伴有肥胖,而且肥胖患者需要更大剂量降压药物,有时即便增加药量血压也不易控制在正常水平,肥胖造成高血压的机制非常复杂,包括钠排泄障碍、交感神经系统活跃、RAS 系统活跃、诱导高胰岛素血症等。

(2)高钠摄入:一项尿钠与血压关系的国际流行病学调查采用标准化的血压测量、尿液收集和钠的集中测定,对 32 个国家 52 个中心的年龄在 20～59 岁的 10079 人进行了尿排钠量与血压关系的分析。此项研究基本肯定了盐摄入与血压的正性关系,而且认为盐的摄入对血压的影响与年龄密切相关。过量摄盐造成血压难治归因于高钠血症的直接升压的作用及降低降压药的敏感性两种机制。

(3)饮酒:我国有项报道,每周大于 30 次饮酒的高血压患者,高血压所带来的各种风险从 12% 上升至 14%。可喜的是,另一项小人群研究表明:重度饮酒者戒酒后 24 小时动态血压中收缩压平均下降 7.2mmHg,舒张压平均下降 6.6mmHg,高血压的患病率从 42% 下降至 12%。

(4)吸烟:吸烟在男性高血压患者中较普遍,女性高血压患者被动吸烟率较高,烟草中含有大量对人体有害的物质可造成组织器官缺血缺氧、动脉壁内皮细胞破坏,并促进交感神经活性造成血压难降。

2.对降压药物治疗缺乏依从性是导致血压难降的重要原因 一项回顾性研究表明大约 40% 的新发高血压患者在病程第一年就中断了降压药物治疗。随访 5～10 年的病例当中,不到 40% 的患者坚持服药。与就诊于基层医疗机构后接受降压药物治疗的患者相比,接受高血压专科医师指导用药的患者服药依从性相对较高。另一项来自高血压专科门诊的回顾性研究表明,因依从性差造成血压难降者占就诊患者的 16%。超过 50% 的血压难降患者尽管反复就诊却不增加药量,一些没有临床症状的高血压患者,虽然服用药物治疗但因不能感受到疗效,加之医疗费用的负担和随访诊疗的麻烦最终导致患者不能遵医嘱服用降压药。

(二)医生的因素

1.血压测量方法不正确 正确的血压测量应该注意以下几点:情绪稳定,应在安静的室内休息 10～15 分钟以消除疲劳、紧张等对血压的影响,检查前 5 分钟内不要做体位变动;室内温度应以 20℃ 左右为宜,太冷、太热对血压高低都有影响;检查血压前半小时内应避免进食,不吸烟、不饮酒,排空膀胱(解小便 1 次)。测压者应受过合格的培训,并根据患者选择合适的血压计及正确的测压步骤。在测量之前未能安静休息和袖口太紧是血压测高的两种常见错误,虽然还不清楚有多少血压未控制是由测量不准确造成的,但考虑到这是一个普遍问题,故建议对诊室血压测量的正确方法进行评估。

2.误诊及治疗方案不合理或剂量、疗程不足 有些医师对于难治性高血压的概念不清,将先后使用超过 3 种的降压药物血压难以控制的患者误判为难治性高血压。有些医师虽然使用了多种药联合降压,但配伍不合理,甚至存在禁忌。有些医师没有为患者拟定个体化治疗方案,对于体质指数较大的患者,仍然使用常规剂量,或剂量已达足量但并没有随访至少 3 个月就被诊断为难治性高血压。其实,部分难治性高血压患者仅仅需要调整方案,增加药物剂量后就可以使血压达标。血压难控患者常伴有容量负荷过重,需要特别强调利尿治疗的重要性,大约有 60% 此类患者对加用利尿剂或增加利尿剂的剂量后血压可达标。

3.外源性物质的干扰 有一部分患者可能同时服用一些影响血压的药物,包括拟交感神经药(如麻黄、苯肾上腺素、可卡因等)、类固醇激素、避孕药、红细胞生成素、免疫抑制剂(如环孢素等)、抗抑郁药(如三环类抗抑郁药物)、非甾体抗炎药、食欲抑制剂、中草药(如人参、甘草等)等,它们可能是导致难治性高血压的病因之一,约占比例小于 2%。这些物质导致难治性高血压的机制主要是它们可以直接引起血压升高或者影响降压药物的疗效,其中非甾体类抗炎药可引起血压轻度升高。正如一项 meta 总结分析,使用非甾体类抗炎药后血压平均可上升 5mmHg;非甾体类抗炎药还可削弱多种降压药的疗效,包括:利尿剂、ACEI、ARBs、β 受体阻滞剂等。同样,选择性的环氧合酶-2(COX-2)阻滞剂也有类似的效果。而糖皮质激素也是影响血压的重要药物,它主要通过引起钠水潴留升高血压。此外,甘草是人们家庭常备药,它可以通过抑制皮质醇代谢、增加盐皮质激素受体敏感性而升高血压。

（三）心理、生理因素干扰

1.心理因素　精神压力可引起的血压过度反应,临床上常见于创伤后应激障碍、紧张、焦虑、愤怒等精神压力持久不消除。随着生活水平的日益提高,人们保健意识越来越强,由于对疾病缺乏客观认识,初诊某种疾病后,往往会出现恐惧、担心、焦虑等情绪,这些不良情绪会引起血压升高,对于已患高血压的患者,处于焦虑状态时血压将难以控制。

2.白大衣高血压　研究表明有 1/4 血压难治病人的 24 小时动态血压水平低于 135/85mmHg,这一现象归为诊室或白大衣难治性高血压。重复自测血压或 24 小时动态血压监测可以把此型和真正的难治性高血压区分开。

3.老年人假性高血压　Framingham 研究表明与小于 60 岁的高血压患者相比,年龄大于 75 岁的老年患者中只有四分之一患者收缩压能被有效控制。一些表现为血压难治的老年患者,由于存在严重的动脉粥样硬化导致了血压测量不准确(假性高血压),一般可通过 Osers 试验及桡动脉穿刺血管内压测定辅助鉴别诊断。

二、继发性高血压

在难治性高血压患者中,许多患者可找到继发性高血压的病因。然而,目前在难治性高血压中继发性高血压具体患病率缺乏确切数据。由于受到医疗检测水平及医师诊疗技术等多方面的限制,很多继发性高血压被误判为难治性高血压。继发性高血压的筛查是一项费时、费力、费钱的工作,临床医师应该在具备扎实的临床基础上认真分析患者的各项检查指标,从病史、体格检查、血尿常规、肾脏超声等最简单的信息中去伪存真寻找继发性高血压的线索,切忌拉网式检查及盲从,要有的放矢的安排相应检查,以便用最经济的方法帮助患者获取最大的利益。本文结合临床经验,总结继发性高血压的筛查应遵循以下步骤:

第一步:明确有无高血压及是否为难治性高血压。未服降压药情况下非同日连续 3 日监测血压高于或等于 140mmHg 和(或)90mmHg,服用降压药情况下血压能或不能达标者定义为高血压患者。不建议用动态血压监测中的某一数值取代上述诊断标准,因为动态血压只能反映患者 24 小时的血压状态。只有在高血压诊断明确的基础上筛查高血压原因才有意义。部分临床医师概念不清,仅凭一次血压升高就开始筛查高血压原因是不可取的。在明确高血压的基础上,按照规范的难治性高血压定义的做出明确诊断。

第二步:详细询问病史、客观的体格检查及最基本的实验室检查捕捉继发性高血压的线索。作为临床医师询问病史是基本功,应该"普遍撒网、重点捕鱼",普遍撒网是指把患者视为一个整体,按继发性高血压的各个症候群——询问;重点捕鱼是指如果患者针对某个症候群提供了较多的信息,应该深入地、有鉴别地询问,可能会获得重要线索。与患者会面及询问病史后,医师将会对患者有一个总体认识,查体要注重皮肤黏膜有无水肿、口唇是否发绀、咽腔是否狭小、颈部和肩胛区及腹部脐周是否有血管杂音、肾区是否有叩痛及四肢脉搏血压是否对称等,对怀疑的体征应反复检查、反复验证,但一定要客观,不能想当然。安排实验室及辅助检查时临床医师应该根据患者的具体病情,采用最经济合理的检查方法,具体介绍如下:

（一）初级检查

此类检查在各级医院、卫生所均能开展,简单、经济、易行,但能给临床医师提供很多继发性高血压的重要信息。

1.血常规　血常规反映骨髓三大系统增殖情况在外周血液中的分布,任何一系异常增生均可导致血液黏稠,对全身血管壁压力增大,血压会随之增高。

2.尿常规 若尿中出现尿蛋白、红白细胞、管型等异常,提示肾性高血压的可能性。如果尿比重及酸碱异常,应该全面分析电解质紊乱合并高血压的继发性因素。

3.肾功能 包括尿素氮、肌酐、尿酸等指标,尿素氮与饮食相关性大,如果异常应该批判地分析。肌酐相对稳定,如果反复测量异常,考虑肾小球滤过率至少下降 50%,应该顺藤摸瓜找出造成肾小球滤过率降低的病因。尿酸是一个反映全身代谢和肾脏损害的指标,升高常见于长期饮酒、高嘌呤饮食的男性患者,针对此种患者应该仔细了解其生活模式,并对其不良行为做相应的指导。若尿素氮、肌酐、尿酸三指标均有异常,肾脏损害可能性大,应鉴别是否为肾性高血压。

4.血脂、血糖、血液流变学 高血压是动脉粥样硬化的独立危险因素,若合并脂质代谢紊乱,特别是胆固醇增多,医师应该注意有无全身动脉粥样硬化造成血压难降,若动脉粥样硬化累及肾动脉则会引起肾素活性增高造成肾血管性高血压。对于糖代谢紊乱的患者应该注意有无胰岛素抵抗造成的高胰岛素血症,而后者也是造成高血压的常见原因。血液流变学的核心指标是血细胞比容,它反映血脂、血浆纤维蛋白及其他血液有形成分增多造成血管应力增加。

5.血尿电解质 血清钾离子与高血压密切相关,若血钾偏低合并有高血压,应该警惕多种继发性高血压的可能性,比如肾上腺疾病造成的高血压及肾性高血压的早期。若血钾偏高合并有高血压,则应注意有无肾性高血压。但不是所有的低血钾合并高血压均为继发性高血压,我们应该分析低血钾的原因,应排除因挑食、呕吐、腹泻、出汗、使用排钾利尿剂、应用胰岛素等情况造成的血钾低,尿钾排泄增高提示肾小管上皮细胞对钾的重吸收能力降低,临床上使用 24 小时血尿同步离子来了解有无尿钾排泄增高,行此项试验前应该嘱患者常规饮食、停用排钾或保钾利尿剂至少 3 天以上,24 小时尿液应该全部留取(可通过监测尿肌酐来质控)。高血压伴血清钙离子增高也应该受到重视,遇到这样的情况可进一步了解有无体内多发结石、反复测定血甲状旁腺激素、甲状旁腺 ECT 等检查进一步排除甲状旁腺功能亢进症引发高血压。

6.动态血压测定 24 小时动态血压可用于观察血压变化水平及变化节律,对诊断阵发性高血压有重要意义;对于鉴别白大衣效应也是非常可靠的。此外,Salles 等在一项评估动态血压重要性的前瞻性研究中发现,动态血压均值增高有预测心血管事件死亡率及病死率的意义,但诊室血压测量无此意义。24 小时动态血压也可评估服用降压药后的疗效。

7.双肾及肾血流超声 肾脏对于超声检查的敏感性较高,可了解双肾的长轴长度、双肾皮质髓质结构、双肾动脉血流速度等,有利于肾性高血压的筛查。临床评价肾脏大血管的血流的技术是彩色频谱多普勒超声,评价肾脏微小血管的血流可采用新型超声造影剂及造影技术,它可较好地显示细小和低速血流,动态观察肾血流灌注,显示局部缺血区域,对临床评价血流灌注具有重要意义。

8.肾上腺 CT 双肾上腺位于肾脏的上方,许多肾上腺疾病和高血压密切相关,肾上腺分泌多种升压激素,肾上腺形态改变及激素异常成为寻求继发性高血压的病因提供重要临床线索。CT 扫描能清楚显示正常及异常肾上腺的形态,对肾上腺占位性病变的定位、定性诊断均具有重要的作用,它优于肾上腺核磁和肾上腺 B 超,目前 CT 已经成为诊断肾上腺病变影像学首选。但是在检查过程中一定要考虑到肾上腺体积较小,应该行薄层扫描及冠状位扫描结合的办法来分析有无占位及增生。

（二）次级检查

在初级检查有相应提示后可结合患者实际临床情况进一步追查继发性高血压原因,次级检查可能在基层医院无法开展,需要转往上级医院或高血压专科进行筛查。

1.皮质醇节律 若各时间段皮质醇水平增高及节律异常可考虑皮质醇增多症。但不是所有的异常均为病理性的,鉴别可行小剂量地塞米松抑制试验,次日清晨抑制后皮质醇下降 50% 以上时可考虑为生理性的皮质醇增多,若不能被抑制,建议行血 ACTH、大剂量地塞米松抑制试验等来鉴别是否为 ACTH 依赖性皮质醇增多症或非 ACTH 依赖性皮质醇增多症。

2.血清性激素测定　若育龄期女性表现为高雄激素血症、血浆黄体生成素(LH)水平增高,促卵泡激素(FSH)增高,应该警惕多囊卵巢综合征(PCOS)。正常月经周期卵泡期,血清睾酮浓度平均为 $0.43\mu g/L$,高限为 $0.68\mu g/L$,如超过 $0.7\mu g/L(2.44nmol/L)$,即称为高睾酮血症,对临床诊断有重要意义。

3.血浆肾素、醛固酮及醛固酮与肾素之比　肾素-血管紧张素-醛固酮系统(RAS)在血压调节中起主导作用,肾素活性增高可继发醛固酮水平增高,而醛固酮水平异常增高又可抑制肾素活性,此种对立又统一的关系是多种临床试验的重要理论基础。肾素活性异常增高应该考虑到有无肾实质性高血压、肾动脉狭窄、球旁细胞瘤、急进性高血压等;异位肾、睡眠呼吸暂停综合征也可引起肾素水平升高,若能排除上述导致肾素病理性增多的因素,部分青少年患者因生理性因素可导致肾素增高。肾素测定的试验环境要求很高,若处理不当可造成肾素降解。部分老年患者表现生理低肾素状态,而体内醛固酮水平异常增高时也表现为低肾素水平。目前普遍认为醛固酮与肾素之比(ARR)是进行鉴别和筛选原发性醛固酮增多症(PA)的可靠指标。在筛选时还应注意临界值设定和试验方法标准化,体位、采血时间等不同,临界值的设定也各不相同。此外有些降压药对肾素、醛固酮水平有影响,这直接影响 ARR,故建议最好在测试前停用 β 受体阻滞剂、血管紧张素转换酶抑制剂、血管紧张素Ⅱ受体阻滞剂类、二氢吡啶类钙通道拮抗剂、利尿剂等降压药。

4.血浆、尿液儿茶酚胺及其代谢产物测定　儿茶酚胺是肾上腺素、去甲肾上腺素、多巴胺的总称,主要由交感神经和肾上腺髓质产生和释放。肾上腺髓质主要产生肾上腺素和少量的去甲肾上腺素,交感神经主要分泌去甲肾上腺素。在病理情况下,特别是嗜铬组织的肿瘤,分泌产生大量肾上腺素和去甲肾上腺素,引起血压升高。由于血浆儿茶酚胺类物质测定比较困难,加上干扰因素较多,测定需要特殊的方法与设备,所以临床多用尿液检测。采用高效液相电化学法测定血尿儿茶酚胺特异性强,操作简单,结果准确,并能同时对肾上腺素(E)、去甲肾上腺素(NE)、多巴胺(DA)、代谢中间产物-间羟去甲肾上腺素(NMN)及间羟肾上腺素(MN)直接测定,适合大量标本的测定,值得推广。

5.盐水负荷试验　盐水负荷试验是确诊原发性醛固酮增多症的常用检查方法之一。生理情况下细胞外液容量扩张或肾小管腔内钠离子浓度升高时抑制肾素分泌,醛固酮分泌减少,原发性醛固酮增多症患者醛固酮分泌呈自主性,不受高钠摄入的抑制。左心功能不全或肾功能不全者慎行,对于临床症状典型、低血钾明显的患者不宜进行该试验。

6.卡托普利试验　又叫开博通抑制试验,是目前临床应用最广泛的原发性醛固酮增多症确诊试验之一。正常情况下,卡托普利可以抑制血管紧张素转换酶,减少血管紧张素Ⅱ产生,从而抑制醛固酮分泌。但对于自主性分泌醛固酮的原发性醛固酮增多症患者,卡托普利对醛固酮无明显抑制作用。因此该方法可用于区分原发性醛固酮增多症和原发性高血压。在原发性醛固酮增多症确诊试验中,卡托普利试验和盐水滴注抑制试验的诊断有效性相当。卡托普利试验适用于盐水滴注抑制试验禁用的患者,如严重高血压和亚临床心力衰竭患者。此外,卡托普利试验也可鉴别肾血管性高血压,具体方法为在试验前不限盐饮食,停用利尿剂及 ACEI 类药物两周,检查肾功能,试验当天不用任何降压药,口服卡托普利 50mg 后 1 小时测定血浆肾素活性。据报告其诊断的敏感性和特异性均≥95%。其缺点是对心血管功能障碍、ACEI 类药物过敏、中至重度肾功能损害的患者($Cr>221\mu mo/L$)等不适于做此试验。

7.安体舒通试验　安体舒通是醛固酮的拮抗剂,能阻滞醛固酮在远曲管对电解质的作用。服安体舒通前后,分别取血测钾、钠、HCO_3^- 并留 24 小时尿测钾和钠。醛固酮增多症可见尿钾减低,血钾升至正常,尿钠增多,血钠减少,血 HCO_3^- 下降,血压亦可降低,为阳性结果。而原发性高血压与失钾性肾炎则为阴性,有助于鉴别诊断。但该试验不能区别出醛固酮增多症是原发与继发所致。

8.体位、速尿激发试验　由于人体由平卧位变换为直立位时双肾受重力的作用下垂,肾脏相对缺血,肾素被激活、系统血压升高以保证双肾血供;静脉推注呋塞米(速尿)后,血清 Na^+ 浓度下降,对肾素释放的抑制减少,血清肾素升高。两者结合起来最终导致 ARR 降低,而原醛患者血清肾素的释放主要受醛固酮的抑制,对于体位变换及速尿激发的影响不大,故试验后 ARR 几乎不变,临床上常用来鉴别原醛与原发性高血压患者。现国外有学者采用平卧位大剂量速尿静脉注射法来检查 ARR,只需 30 分钟,缩短了时间,增加了检查的安全性和准确性。

9.多导睡眠呼吸监测　睡眠呼吸暂停综合征(SAS)是一种常见的睡眠呼吸障碍疾病,随着研究的深入,近年来人们发现 SAS 尤其是阻塞型睡眠呼吸暂停综合征(OSAS)与高血压的关系密切。多导睡眠图(PSC)是诊断睡眠呼吸紊乱疾病的一项重要手段。通过对患者睡眠时的脑电、心电、肌电等指标的收集,并监测患者鼻气流、胸廓及腹部随呼吸起伏情况,综合分析后计算出睡眠呼吸指数并对睡眠呼吸暂停综合征做出诊断及分度,并对中枢性或阻塞性睡眠呼吸暂停做出鉴别。由于此项检测只反映监测时患者的睡眠呼吸紊乱情况,对疾病分度可能有一定的误差。

10.肾动脉多排螺旋 CT 三维血管成像(肾动脉 CTA)　随着影像学的发展和仪器的进步,螺旋 CT 三维血管成像对全身各部位的血管成像已广泛应用于临床,其临床价值已得到公认。它具有无创、安全、方便、经济、直观的特点,同时放射线辐射亦相对较少,并且可显示动脉壁及壁外组织结构。在一定程度上已可以代替以往作为金标准的数字化减影血管造影术(DSA)。在继发性高血压筛检当中如果高度怀疑为肾血管性高血压,又担心造影剂对肾功产生严重后果的,可首先考虑肾动脉 CTA,如病变较严重需介入治疗可选择肾动脉造影术。

11.双肾放射性核素显像(双肾 ECT)　一般认为肾小球滤过率(GFR)主要反映肾小球滤过功能的受损情况,而有效肾血浆流量(ERPF)下降则主要与肾小管功能损害有关,滤过分数的高低反映肾小球和肾小管功能受损的程度,可帮助判断肾脏损害的性质,然而肾脏受损是一个比较复杂的过程,在疾病的一定阶段,受损的肾小球和肾小管可互相影响。放射性核素肾动态显像所用显像剂分肾小球滤过型和肾小管分泌型,可分别测量 GFR 和 ERPF。它方法简单、无创安全、价廉易得,且能同时测量分肾功能,已广泛应用于肾功能评价。

12.放射性碘标记间碘苄胍闪烁扫描、正电子断层显像(PET)　[131]I-MIBG 与 ^{123}I-MIBG 是肾上腺素能神经递质前体的同分异构体,它们可进入肾上腺素能神经末梢的囊泡内,因此它可使嗜铬细胞瘤显像。正常肾上腺髓质对间碘苄胍摄取较少,不显像,而被证实的嗜铬细胞瘤在 24h 后都显像。肾上腺外的嗜铬细胞瘤及恶性嗜铬细胞瘤的转移灶在 24h 后都能见到肿瘤所在部位明显的放射性浓集.因此根据显像时间、放射性浓集程度,并结合生化指标,对嗜铬细胞瘤的诊断有较高的特异度,对肾上腺外嗜铬细胞瘤和恶性嗜铬细胞瘤转移灶的诊断极有价值。PET 为正电子发射型电子计算机断层摄影。[18]F-FDG(2-氟-18-氟-2-脱氧-D-葡萄糖)是最常用的 PET 放射性示踪剂,是葡萄糖的类似物。20 世纪 90 年代末国外学者对 29 例嗜铬细胞瘤患者比较分析了 ^{18}F-FDG 和 ^{131}I-MIBG 扫描法了解嗜铬细胞瘤的敏感性,结果提示 MIBG 的敏感性高于前者;所有 18F-FDG 未能显示的嗜铬细胞瘤在 MIBG 扫描时均有阳性发现,而有 4 例 MIBG 结果阴性的嗜铬细胞瘤被 ^{18}F-FDG 成功定位。当前研究认为这两种方法在嗜铬细胞瘤的诊断中可互为补充,但 PET 价格昂贵。

(三)高级检查

次级检查完成后,医生对患者的总体情况有了全面的了解,可能从所获证据已能明确诊断但需要进一步检查证实,高级检查往往是有创伤的,但对患者的确诊及制定下一步治疗方案、评估治疗效果有重要意义,需要医生权衡利弊、患者有充分的思想准备后方能进行。

1.肾脏穿刺并活检术　既往采用超声引导下手动粗针穿刺法技术要求高,且需患者紧密配合,否则易造成取材失败。现采用超声引导并与自动活检技术相结合,使难度较高的肾活检技术趋于完善、简化,并且更加安全。高血压与肾实质病变互为因果,有时只有通过肾脏穿刺活检病理检查才能有效鉴别。

2.肾动脉造影术配合肾静脉取血术测定肾素　能判断肾动脉狭窄的部位、程度、范围、远端分支、侧支循环及胸腹主动脉有无病变等情况,是有创性检查,但仍是目前确诊肾动脉狭窄的金标准,有助于判断是否为真性肾动脉狭窄并可鉴别病因和制定下一步治疗方案。

3.双侧肾上腺静脉采样检查(AVS)　AVS是开展最早的原发性醛固酮增多症分型定侧检查之一。其主要缺点是操作技术难度大,易出现插管失败,尤其是右侧(右侧肾上腺静脉向上成锐角并入下腔静脉)。AVS被认为是诊断原醛症及分型定侧的金标准。

(四)常见继发性高血压特点

无论何种检查都应该以患者临床表现作为基础。不能重视检查而忽视患者的基本病史、症状体征,以下为几种常见继发性高血压的临床特点:

1.睡眠呼吸暂停综合征　未纠正的阻塞型睡眠呼吸暂停是高血压最常见的病因,此类患者临床表现为嗜睡、头晕乏力、精神行为失常、头痛、个性变化及性功能障碍等症状。睡眠呼吸暂停导致高血压的确切机制还不清楚。目前认为由呼吸暂停所致的间断性低氧血症及上气道阻力增加可导致交感神经系统活性持续性增加,而后者通过增加心输出量、外周阻力及容量负荷最终导致血压升高。此外,睡眠呼吸暂停可增加体内活性氧簇并减少一氧化氮的生物利用度也与血压升高相关。患者睡眠时呼吸费力夜间频繁憋醒,睡眠质量差,血压升高难以下降,可通过多导睡眠监测检查明确诊断。

2.肾实质性高血压　由各种肾实质性疾病引起的高血压统称为肾实质性高血压,其发病率在继发性高血压中占首位,约占各种原因所致高血压的5%~10%,是导致多种肾脏疾病慢性进展,肾功能恶化的主要影响因素。肾实质性高血压除存在高血压的各种临床表现外,还具有某些特殊表现,其临床特点如下:①一般情况较差,多呈贫血貌;②眼底病变重,更易发生心血管并发症;③进展为急进性或恶性高血压的可能性为原发性高血压的2倍;④尿常规检查多有异常发现,如蛋白尿等,生化检查可有血肌酐升高等肾功能不全的表现;⑤预后比原发性高血压差。全国肾实质性高血压调查协作组报道,肾实质性高血压最主要的临床疾病类型为原发性慢性肾小球肾炎或肾病综合征和继发性肾小球疾病,最主要的病理类型为系膜增生性肾炎和局灶增生或局灶硬化性肾炎。除患者血尿常规、血尿肾功、双肾超声、肾脏ECT等检查项目可对诊断有相应提示外,可行肾脏穿刺活检术及病理检查了解肾病类型并对治疗提供重要依据。

3.肾血管性高血压　肾血管性高血压是指各种原因引起的肾动脉或其主要分支的狭窄或闭塞性疾病,引起肾血流量减少或缺血所致的高血压。引起肾血管性高血压的常见病因有大动脉炎、动脉粥样硬化性肾动脉疾病、系统性坏死性血管炎、肾动脉纤维性发育不良等疾病。高血压若伴以下表现时应高度考虑肾血管性高血压可能:①30岁以下发生或50岁以上发生的高血压,特别是年轻而严重的高血压;②恶性高血压,伴有严重的眼底改变;③高血压突然发生或突然升高,而无明显的家族史;④进行性或药物难以控制的高血压;⑤高血压患者经血管紧张素转化酶抑制剂(ACEI)治疗后肾功能恶化;⑥有吸烟史,伴有冠状动脉、颈动脉、脑动脉和周围动脉的粥样硬化病变;⑦严重高血压伴有低钾血症,血浆肾素明显升高,继发醛固酮升高;⑧反复发作性肺水肿;⑨上腹部和腰部有连续性收缩期或舒张期杂音;⑩影像学检查肾脏,双肾大小不等。其他检查如卡托普利试验、螺旋CT肾血管显影均为无创性检查,亦可用于筛选检查。双肾动脉造影术是有创性检查,仍是目前确诊RAS的金标准。但对于临床高度怀疑此病而无上述客观证据的患者应慎重采用肾动脉造影术确诊。核磁检查血管狭窄的敏感性高,但特异性低,特别对于程度较轻的病变有放大作用。

4.原发性醛固酮增多症　　是由于肾上腺的皮质肿瘤或增生,醛固酮分泌异常增多所致。临床诊断依据为:①高血压、低血钾、碱中毒。如果患者的血钾≤3.5mmol/L时尿钾≥25mmol/d,表明有尿失钾现象,支持本病的诊断。②低肾素、高醛固酮血症。③功能试验:呋塞米、体位激发试验后ARR仍低。盐负荷试验试验后出现明显的低血钾、醛固酮仍不降低至指标以下。安体舒通试验7天后高血压及电解质紊乱可在一定程度上被纠正。以上均支持醛固酮增多症的诊断。④定位检查:肾上腺B超、CT或磁共振(MRI),以及放射性碘化胆固醇肾上腺显像有助于肿瘤的定位检查,但一般超声对于小腺瘤诊断率低,CT的灵敏度大于MRI。⑤分型定侧检查:AVS测定醛固酮来加以分型定侧。

5.皮质醇增多症　　皮质醇增多症的诊断要考虑三个方面:①确定疾病诊断主要依典型的临床症状和体征:食欲亢进、体重明显增加、夜间打鼾、性功能障碍、全身疲乏;向心性肥胖、紫纹、毛发增多、皮肤菲薄等。②定性诊断:通过皮质醇节律、午夜1mg地塞米松抑制试验、标准小剂量地塞米松抑制试验、大剂量地塞米松抑制试验、ACTH等检查明确皮质醇增多症诊断。③定位诊断:对于ACTH依赖型,重点放在垂体及分泌ACTH的肿瘤上,对于非ACTH依赖型,重点放在双侧肾上腺上。此外,对于女性患者,一定要与多囊卵巢综合征相鉴别。约70%～90%的库欣综合征患者临床表现有高血压,最重要的发病机制为增多的皮质醇激素异常地刺激了非选择盐皮质激素受体,由于库欣综合征还可能合并糖尿病、代谢综合征、睡眠呼吸暂停、肥胖及脂质代谢紊乱等多种其他心血管危险因素,与原发性高血压患者相比此病造成的靶器官损害更重。

6.嗜铬细胞瘤　　此病表现为阵发性或持续血压升高,典型病例伴有剧烈头痛、心悸、大汗的三联征,全身表现为高代谢症候群。在发作期检测血、尿儿茶酚胺、尿VMA对诊断有一定意义,但技术要求较高。如能测定血间羟去甲肾上腺素(NMN)、间羟肾上腺素(MN)则对嗜铬细胞瘤的诊断有更高的敏感性及特异性。CT扫描对嗜铬细胞瘤的诊断准确率高,而且无创伤,有条件应作为首选检查方法。近年来开展的^{131}I-间位碘苄胍(^{131}I-MIBG)造影,对嗜铬细胞瘤的诊断及定位提供了重要方法,它能鉴别肾上腺或肾上腺以外其他部位的肿瘤是否为嗜铬细胞瘤。具有安全、特异和准确率高的优点。虽然嗜铬细胞瘤较少见,占普通高血压患者的0.1%～0.6%,但它是导致难治性高血压的重要病因。对于具备头痛、心悸、大汗典型三联征的高血压患者,嗜铬细胞瘤的诊断特异性可达到90%。目前筛检嗜铬细胞瘤最佳的方法是测定血浆游离甲氧基肾上腺素及去甲氧变肾上腺素,此项检查敏感性及特异性分别是99%和89%。

(五)难治性高血压的药物治疗推荐

1.药物的选择

(1)强调利尿剂的应用:研究证实难治性高血压患者通常存在不同程度的容量负荷过重,由此可导致降压治疗的抵抗,部分患者血压难以控制是由于未使用利尿剂或利尿剂用量不足,因此为达到最大程度的血压控制,增加利尿剂的应用是非常必要的。故推荐在充分评估患者肾功能的前提下,对于血压控制不良的患者应该常规应用利尿剂、增加原有利尿剂的剂量或更换利尿剂力求降压达标。对于肾功能正常的患者可首选噻嗪类利尿剂,一般氯噻酮的降压反应及稳定性较双氢克尿塞好;对于潜存有慢性肾脏疾病[肌酐清除率<30ml/(min,1.73m^2)]的患者,可选用袢利尿剂,长效的袢利尿剂可增加患者服药依从性。

(2)盐皮质激素受体拮抗剂的使用:目前的研究表明难治性高血压中原发性醛固酮增多症的患病率较高,这为已联用多种降压药物后血压仍控制不良者加用盐皮质受体拮抗剂提供了临床参考。一项来自土著人及白人的研究,入选者平均服用包括利尿剂及ACEI/ARR的4种降压药后血压仍控制不良,加用安体舒通后收缩压及舒张压分别下降了24mmHg和10mmHg。一项小样本的临床研究结果表明:对38个服用包括利尿剂在内的多种降压药物血压仍难于控制的患者换用阿米洛利（该药通过拮抗肾脏远曲集合管上皮钠通道间接抑制醛固酮发挥效应）与氢氯噻嗪的复方制剂后收缩压及舒张压分别下降31mmHg和15mmHg。另一项关于比较阿米洛利、安体舒通及阿米洛利联合安体舒通3组间并与安慰剂对照的研究提示，使用阿米洛利联合安体舒通联合降压疗效优于这两种药物单用的降压效果，并且发现使用阿米洛利后患者体内血浆肾素活性升高，而安体舒通无此作用，故与阿米洛利比较，安体舒通必须通过增加剂量来有效降压。药理学研究显示盐皮质激素受体拮抗剂较噻嗪类降压效果好，主要是利尿效果更优于噻嗪类，但对于非容量负荷的高血压患者，此药的降压疗效还未明确。盐皮质激素受体拮抗剂副作用主要是高钾血症及乳腺增生，特别是老年患者、糖尿病患者、慢性肾病患者、正在服用ARB/ACEI或非甾体消炎药的患者易出现。但只要对服用此药的患者进行严密血钾水平监测，高钾血症并不常见。

（3）联合药物治疗：鼓励制定联合降压治疗方案。联合使用2种不同种类的降压药可有效控制血压，尤其是利尿剂，需要联合其他种类降压药物以达到控制血压的目的。α与β受体阻断剂的复方制剂有良好的降压效果。目前有报道建议联合ACEI和ARB或者联合二氢吡啶类及非二氢吡啶类钙通道阻断剂降压疗效优于单用这两类药物。但很少有资料评估3种或3种以上降压药联合使用的有效性。三联降压方案，如ACEI/ARB＋CCB＋利尿剂，降压疗效较好且患者耐受性也不错，且可以使用ARB与利尿剂的复方制剂，这样只需2片药就能解决问题。敏乐啶是通过扩张外周血管达到降压效果的，但此药副作用较大，联合β受体拮抗剂及袢利尿剂可拮抗它所引起的反射性心率快及钠水潴留的副作用。需要特别强调的是联合3种及以上的降压药需要注意个体化原则，制订方案之前需明确以下几点：①患者首先需要解决的临床问题是什么；②既往病史有哪些；③存在多少危险因素；④是否合并慢性肾病及糖尿病；⑤患者的经济能力。只有通盘考虑上述情况，才能制定出适合患者的个体化降压方案。

2.降压药物的口服方式 目前一项采用动态血压进行监测的横断面研究表明，高血压患者在临睡前服用一种降压药有利于控制24小时平均血压，特别是可降低夜间收缩压及舒张压水平。而夜间血压值可能是心血管疾病的更好的预测因子。对于治疗难治性高血压，将非利尿剂分早晚两次服用可以更有效控制血压。但是这样做又会增加服药次数或增加费用而造成患者的服药依从性降低。

3.推荐高血压专科就诊 与在社区医院诊治随访的患者相比，在高血压专科进行诊治及长期随访的患者较少出现临床并发症。一项回顾在高血压专科随访诊治的难治性高血压患者发现，随访1年后血压下降18/9mmHg，控制率从18％上升至52％。如果发现难治性高血压患者存在继发性高血压的病因，应该建议患者在高血压专科就诊进一步查因。如果对于难治性高血压实施正规降压方案，半年后患者血压仍然不降，应该推荐患者去高血压专科就诊查因。

（六）展望

临床研究已经证明难治性高血压患者患心血管病的风险较高，但是对于此病的研究受到了很多限制，例如：不能安全撤药或不能使用统一的降压方案来控制血压，这就导致无法对难治性高血压分型及病因的探讨。在难治性高血压患者中对继发性病因的筛检可能会受到了接诊医师的意识、实验室水平及患者病情、财力等方面的限制，特别是难治性高血压的临床研究不易招募合适的入选者，这给难治性高血压的有效诊断及治疗出了难题。目前，难治性高血压的确切患病率及预防措施还不明确，特别是难治性高血压基因学方面的机制还没有被广泛的探究；缺乏更多的临床研究评估联合降压方案的有效性。总之，对难治性高血压患者，鼓励从不同角度探究其病因以便开阔思路求得更有效的治疗措施。

（高永超）

第九节　高血压危象

一、概述

高血压危象是指血压显著升高（BP＞180/120mmHg）的同时伴有或不伴有急性或进行性靶器官功能障碍的一组临床综合征，是各种高血压急诊的统称。对于高血压危象的定义目前国内外并不统一。早期强调血压在短期增高的程度，而近年来则更多地注重因血压增高引起的急性靶器官损害。2007 ESC/ESH 欧洲高血压指南称为高血压急症，而我国高血压防治指南（2010修订版）及美国高血压预防、检测、评价和治疗全国联合委员会第7次报告（JNC7）称为高血压危象并将高血压危象分为高血压急症和高血压亚急症。二者的主要区别在于是否伴有急性或进行性靶器官损害而不在于血压水平的绝对高低。如血压升高伴有新的进行性的靶器官功能障碍则称为高血压急症，此时多数患者平均动脉血压＞140mmHg并有Ⅲ到Ⅳ级视网膜病变；如果仅有血压升高而不伴有靶器官功能损害，则称为高血压亚急症，但二者有时很难评估，难以截然分开。需要特别指出的是，对于围手术期、妊娠期妇女或某些急性肾小球肾炎儿童，即使血压中度升高，也有可能出现进行性高血压脑病或者子痫并发症；另外，舒张压＞140mmHg和（或）收缩压＞220mmHg，即使没有症状也应按高血压急症对待。高血压急症要求血压在数分钟或数小时内下降以避免或最低程度减少靶器官损害；而高血压亚急症仅表现为血压水平的明显升高，没有靶器官进行性损害的证据，这类患者可以在24h至数日内使血压得到控制。

二、流行病学

2002年调查资料显示，我国约有高血压患者1.6亿人，高血压急诊约占5％。而美国的高血压急症占高血压患者的1％。另一组研究显示，在急诊室就诊的高血压急症患者可达3.4％。与亚急症相比，高血压急症多见于老年人，并具有较高的舒张压水平，有报道高血压急症的平均年龄约为66.5岁，并且以傍晚发病率最高。临床上以高血压亚急症更为多见，约占60.4％。高血压急症的预后取决于靶器官损害的程度以及随后血压控制的水平。资料显示，当血压得到满意控制且患者用药依从性良好时，10年生存率可达70％。

三、病因

高血压危象的具体病因不明确。最常见的原因为慢性原发性高血压患者病程中突然出现血压升高。其中很多患者有不规范的治疗史或者突然停服降压药史。也有报道，多达23％～56％的高血压危象患者可发现继发性高血压的证据，如肾脏疾病，嗜铬细胞瘤等。导致高血压危象的常见原因有：慢性高血压急性发作、肾脏疾病、药物（可卡因等）、子痫、嗜铬细胞瘤、硬皮病等。常见的诱因有：突然停药、情绪激动、过度疲劳、气候变化、吸烟、糖尿病、内分泌功能失调、代谢异常、药物中毒、创伤等。研究发现，高血压危象有糖尿病史者20％，而有吸烟史者则达到25％。高盐敏感阈及女性更易发生高血压危象。另外，家族性自主神经调节异常、手术、甲状腺功能亢进、放疗等为少见的诱因。近来有研究发现，血管紧张素DD基因型与高血压危象的发生有关。

四、发病机制

正常自动调节机制失衡以及循环血中缩血管物质突然大量释放导致周围小动脉突然暂时强烈收缩使血压骤然升高，是高血压危象发生过程的典型始动机制。各种有害因素如肾素-血管紧张素系统（RAS）激活、氧化应激、内皮损伤等参与了高血压危象病变进程。升高的血压随后引起血管张力增高、血管内皮损伤、启动小血管内凝血机制、血小板活化、纤维蛋白沉积，致使血管痉挛、狭窄以至闭塞，结果进一步激活释放血管收缩因子，加重高血压危象，形成恶性循环。最终导致靶器官缺血、出血、坏死、功能衰竭等一系列病理生理改变，产生脑卒中，心绞痛，心、肾功能不全等严重后果。越来越多的证据表明，RAS 激活在高血压危象的病理机制中起着关键作用，不仅使血管收缩加强，还促进促炎因子 IL-6 的产生；氧化应激使活性氧簇产物（ROS）生成增多；最近的研究显示，高血压危象发生时 S100b 神经蛋白的失调使血脑屏障通透性发生病理性改变以及自动免疫的产生，这些因素均参与了高血压危象时终末器官的低灌注、缺血以及功能失调的病理生理过程。

五、临床特征

高血压危象主要包括：脑卒中、高血压脑病、急性心肌梗死、不稳定型心绞痛、急性左心室衰竭伴肺水肿、主动脉夹层、妊娠子痫、急性肾功能不全、嗜铬细胞危象、围手术期高血压等。资料显示，在高血压急诊中，单个器官受损约占 83%，2 个器官受损约占 14%，多个器官（3 个以上）受损约占 3%。

据报道，高血压急症最常见的器官损伤是脑梗死（24.5%），其次是肺水肿（22.5%），高血压脑病（16.3%），以及充血性心力衰竭（12.0%）。少见的临床表现为颅内出血、主动脉夹层等。法国的一组回顾性研究数据表明，高血压急诊患者伴有脑血管病变（包括缺血性中风、脑出血、蛛网膜下腔出血）者占 58%；伴有心血管并发症（包括左心室衰竭伴急性肺水肿、急性心肌梗死和不稳定心绞痛）者占 38%。

靶器官损害的主要临床特征：

1.脑卒中，头痛、失语、视野变化、意识改变以及局灶性神经系统损害定位体征如偏瘫等；脑 CT 扫描可进一步鉴别是脑出血或脑缺血。

2.急性左心室衰竭伴肺水肿，端坐呼吸、咳粉红色泡沫痰、双肺湿啰音及心脏奔马律。

3.高血压脑病，主要表现为弥漫性脑功能障碍，伴头痛、恶心、呕吐、烦躁，抽搐甚至意识障碍；眼底改变：视乳头水肿、渗出、出血等。

4.急性冠脉综合征，包括不稳定型心绞痛、ST 段抬高性和非抬高性心肌梗死；表现为胸痛、心悸、大汗、呼吸困难等，心电图有动态变化，心肌损伤标记物（Tn I）、心肌酶升高。

5.主动脉夹层，突发胸背部刀割样剧烈疼痛并纵向放射，多数患者血压升高伴有休克表现，四肢脉搏血压不对称，超声心动图、大动脉 CT 或磁共振扫描可发现分离的假腔。

6.急性肾功能不全，少尿、蛋白尿、红细胞及管型等；尿素氮及肌酐水平升高。

7.围术期高血压，因手术创伤应激，RAS 的激活以及压力感受器功能障碍等引起周围血管阻力增大所致。血压升高的程度取决于患者既往的血压水平以及麻醉、疼痛、紧张等应激刺激的程度。

六、治疗

高血压危象最佳的治疗措施依赖于患者的临床表现,因而临床医生首先要通过询问病史、详细的体格检查以及必要的辅助检查,正确评估高血压危象患者的血压水平以及是否存在心、脑、肾、血管等靶器官损伤,快速作出临床诊断并制定正确的治疗策略,做好这一点至关重要。

高血压急症患者有急骤的血压升高和靶器官损害,所以急诊处理的目的主要是迅速安全的控制血压,阻止器官功能进一步受损。我国高血压防治指南(2010)指出,降压目标是静脉输注降压药,数分钟到 1h 使平均动脉血压迅速下降但不超过 25qo,在以后的 2～6h 内血压降至较安全水平,一般 160/100mmHg。如果这样的血压水平可耐受以及临床情况稳定,在以后 24～48h 逐步降低血压达到正常水平,也就是说在急诊降压的同时要保证不影响重要组织器官的灌注。特别强调个体化降压治疗方案。

(一)一般处理

去除诱因,让患者安静休息。将患者移至安静的环境中,避免各种诱因刺激。高血压急症的患者应进入急诊抢救室或加强监护室,持续监测血压;酌情使用有效的镇静药以消除患者恐惧心理。

(二)药物治疗

高血压亚急症可给予口服降压治疗。可在 24～48h 将血压缓慢降至 160/100mmHg。此后门诊调整降压药剂量至血压达到靶目标。

对于伴有急性进行性靶器官损害的高血压急症患者,需要在监护下使用静脉降压药。有条件者应收入 CCU(ICU)。需要强调的是,必须在严密监护下使血压安全有控制性地下降,降压的幅度和速度应根据患者的基础血压及临床情况而定,不能片面强调快速将血压降压至正常水平。

理想的血压控制水平是在降压带来的收益和因降压而导致的靶器官严重灌注不足的风险之间寻求平衡。事实上,高血压危象的处理实际比较困难,目前没有 RCT 证据表明抗高血压药物的使用能减少高血压危象患者的发病率和死亡率,而且也没有充足的 RCT 证据证明哪一种或哪一类降压药更为有效,究竟哪一种药物能改善高血压危象患者短期或长期预后也需要进一步的循证医学证据支持。

(三)药物选择

1.乌拉地尔　α 肾上腺素能受体阻断药,通过高选择性阻滞外周血管突触后的 $α_1$ 受体扩张外周血管;兴奋中枢 5-羟色胺-1A(5-HT1A)受体,抑制延髓心血管中枢的交感神经反馈调节,减少去甲肾上腺素的释放产生中枢降压作用。对阻力血管和容量血管均有扩张作用。对心、脑、肾等重要脏器的血流量无明显影响。对心率影响小。用法:25mg 加 10ml 生理盐水或葡萄糖溶液稀释后 5min 内缓慢静脉注射,15min 后可重复应用或总量达 50～75mg 后,将 25～100mg 加入 250ml 液体中以 2～10μg/(kg·min)静脉输注维持。起效时间 2～5min,半衰期 2.7h,20～30min 达到高峰,是目前欧洲国家治疗高血压急症的首选药物。

2.拉贝洛尔(Labetalol,柳胺苄心定)　兼有 α 及 β 受体阻断作用,对 β 受体的作用比 α 受体强。降低外周血管阻力的同时不降低心排血量,不影响心率,很少通过胎盘。可用于各种类型的高血压急症。用法:25～100mg,用 5%～10%葡萄糖稀释至 20～40ml,10min 内缓慢静脉注射,如无效可于 15min 后重复注射 1 次,或以 1～2mg/min 的速度持续静脉滴注。

3.艾司洛尔　超短效选择性 $β_1$ 受体阻滞剂,半衰期 8min。主要作用于心肌的 $β_1$ 肾上腺素受体,但大剂量对气管和血管平滑肌的 $β_2$ 受体也有阻滞作用。可降低正常人运动及静息时的心率,降血压作用与 β 肾上腺素受体阻滞程度呈相关性。500μg/kg,1min 推完,之后按 50～200μg/(kg·min)维持。1min 起效,维持 10～20min。

4.硝普钠　属硝基扩张血管药,在血管平滑肌内代谢产生具有强大的舒张血管平滑肌作用的一氧化氮(NO)。NO 也可激活鸟苷酸环化酶,形成 cCMP 从而扩张血管。但可引起反射性心率增快。避光持续静滴,速度为 $10\sim25\mu g/min$。半衰期短,停药 $2\sim3min$ 降压作用即消失。适合于高血压合并急性心功能不全、主动脉夹层等。由于降压迅速且可引起体内硫氰酸盐蓄积中毒。目前多数学者已不推荐使用。

5.硝酸甘油　$5\sim10mg$ 加入 $250\sim500ml$ 葡萄糖液中静滴,$5\sim100\mu g/min$,$2\sim5min$ 起效,根据血压调整速度。长期应用可产生耐受性。目前已不推荐作为治疗高血压危象的一线药物。

6.酚妥拉明　非选择性 α 受体阻滞剂,适用于儿茶酚胺过高的高血压急症,如嗜铬细胞瘤危象。但因其引起反射性心动过速,诱发心绞痛和心肌梗死,故禁用于冠心病患者。

7.尼卡地平　第二代二氢吡啶类钙拮抗剂。其水溶性比硝苯地平强 100 倍。$5\sim15min$ 起效,维持 $4\sim6h$。用量:初始剂量 $0.5\mu g/(kg\cdot min)$,逐步增加剂量,直至最大推荐剂量 $6\mu g/(kg\cdot min)$ 或达到血压满意控制。

七、常见类型高血压危象的处理

1.脑卒中　脑卒中发生时血压进一步升高,代偿性改善病灶周围灌注,目前没有证据表明较高的血压使颅内出血加重。除非血压非常高,对于急性脑卒中患者抗高血压药物的使用不作常规推荐。血压控制标准各国也不完全一样。欧洲卒中促进会(EUSI):对于既往有高血压史的患者,建议将血压维持在 180/100～105mmHg,而对既往没有高血压的患者,最好维持在 160～180/90～100mmHg。美国国家卒中协会(NSA)卒中急性期治疗指南指出,缺血性脑卒中急性期的患者只有血压>220/110mmHg 才考虑使用降压治疗。我国脑血管病防治指南建议:脑梗死患者 BP>220/120mmHg、溶栓前 BP>180/105mmHg、脑出血患者 BP>200/110mmHg 时需要降压治疗,若血压未达到上述水平,可密切观察血压而不必急于降压治疗。根据血压水平的严重程度药物可选用乌拉地尔、尼卡地平、ACEI、拉贝洛等。

2.高血压脑病　主要表现为血压骤然升高引起的急性可逆性脑功能障碍综合征。首选乌拉地尔、尼莫地平、拉贝洛尔、尼卡地平等,也可用速尿降低颅内压,有抽搐时可用安定。高血压脑病平均压在 2～3h 内降低 20%～30%。避免使用有中枢神经系统副作用的药物,如可乐定、甲基多巴和利血平。

3.急性左心室衰竭伴肺水肿　要求迅速降低左室前后负荷、减少心肌缺血,减轻肺部瘀血。药物可选乌拉地尔或硝普钠,也可使用襻利尿剂(速尿),尤其是伴体液潴留的患者。同时联合使用强心剂。应避免使用具有心肌抑制作用的 β 受体阻滞剂和钙拮抗剂。

4.急性冠脉综合征　高血压合并冠心病的死亡率是血压正常者的 5 倍。血压宜控制在 140/90mmHg 以下。可首选 β 受体阻滞剂、硝酸甘油、长效钙拮抗剂或 ACEI。

5.急性主动脉夹层　血压的快速控制可降低血流对血管壁的切应力,减轻管壁进一步撕裂和夹层的扩大。我国指南该类患者需要将 SBP 尽快降至 100～110mmHg,心率控制在 60～70 次/min。静脉可使用 β 受体阻滞剂(艾司洛尔或者美托洛尔等)、硝普钠、尼卡地平等,拉贝洛尔兼具 α 和 β 受体阻滞作用,更适合用于急性主动脉夹层的降压治疗。

6.急性肾功能不全　对高血压合并肾损害的病人血压应控制在 130/80mmHg,对有肾脏损害和蛋白尿(>1g/24h)的病人血压应控制到 125/75mmHg。静脉使用非诺多泮、尼卡地平及 β-受体阻滞剂。

7.子痫　硫酸镁是预防抽搐的传统药物,使用时应注意严密观察呼吸、尿量和膝腱反射。也可静脉注射拉贝洛尔、乌拉地尔、尼卡地平,禁用对胎儿发育有影响的利血平、ACEI 及 ARB 等。

8.围术期高血压　这类高血压急诊有一定自限性,静脉使用降压药物但应防止过度降压产生低血压。

常用的静脉降压制剂有:硝普钠、艾司洛尔、乌拉地尔、尼卡地平以及拉贝洛尔等。

9.嗜铬细胞瘤 主要表现为血中儿茶酚胺水平的升高。静脉使用酚妥拉明或拉贝洛尔。

八、小结

高血压危象是具有潜在生命威胁的心血管急危重症之一。充分认识和寻找靶器官损害的证据有助于医生尽快地采取有效治疗措施。现有许多口服和静脉降压制剂均可使血压得到安全有效控制。随着新药的不断产生,传统药物如硝普钠、硝苯地平等已逐渐少用。尼卡地平、非诺多泮、艾司洛尔等降压效果肯定、副作用小,已逐渐广泛用于临床。由于缺乏足够的大型临床试验依据,高血压危象的诊断和治疗的循证医学证据尚需进一步积累。

(刘恩香)

第十章　心肌疾病

心肌病是一组临床表现多种多样的心肌疾病,具有结构异常和(或)电异常,由各种原因通常是遗传原因造成,常表现为心室异常肥厚或扩张,但也可以正常。近年来由于心脏超声等影像技术的进步,分子生物学、分子遗传学理论和知识的应用,多中心、大规模临床"循证医学"证据的获得,对心肌病的发病、命名、诊断、治疗及预后有了许多新的见解。影像检查提供诊断和分类依据,基因诊断和基因筛选近年已成为心肌病研究的新领域。临床治疗有多种选择,包括药物、介入、外科手术和心脏移植等方法。心肌病已成为可知原因、能够诊断和治疗的常见病。

我国关于心肌病定义和分类的建议和共识将原发性心肌病分类和命名为扩张型心肌病(DCM)、肥厚型心肌病(HCM)、致心律失常性右室心肌病(ARVC)、限制型心肌病(RCM)和未定型心肌病五类。病毒性心肌炎演变为扩张型心肌病属继发性,左室心肌致密化不全纳入未定型心肌病。有心电紊乱和重构尚无明显心脏结构和形态改变,如遗传背景明显的 WPW 综合征,长、短 QT 综合征,Brugada 综合征等离子通道病暂不列入原发性心肌病分类。

第一节　扩张型心肌病

一、概述

扩张型心肌病(DCM)是一类常见的既有遗传又有非遗传原因造成的复合型心肌病,以左室、右室或双心腔扩大和收缩功能障碍等为特征,临床表现为左室收缩功能降低、进行性心力衰竭。室性和室上性心律失常、传导系统异常、血栓栓塞和猝死。

DCM 是心肌疾病的常见类型,是心力衰竭的第 3 位原因。DCM 中 30%～50% 有基因突变和家族遗传背景,部分原因不明。不同的基因产生突变和同一基因的不同突变都可以引起 DCM 并伴随不同的临床表型。到目前为止,在 DCM 的家系中采用候选基因筛查和连锁分析策略已定位了 26 个染色体位点与该病相关,并从中成功找出 22 个致病基因。

扩张型心肌病病程长短不等,病死率很高。从症状出现 10 年内病死率为 70%,一般认为症状出现后 5 年存活率为 40%,10 年存活率 22%。病死原因多为心力衰竭和严重心律失常。

二、DCM 的诊断

(一)临床表现

临床将 DCM 分为 3 期。

1.早期   仅仅心脏结构改变,超声心动图显示心脏扩大、收缩功能下降但无心力衰竭症状;超声心动图测量左心室舒张末期内径为5~6.5cm,射血分数为40%~50%。

2.中期   超声心动图显示心脏扩大、LVEF减低并有心力衰竭的症状(气急、乏力、心悸、水肿等)及体征(舒张早期奔马律等),超声心动图测量左心室舒张末期内径为6.5~7.5cm,左室射血分数(LVEF)为20%~40%。

3.晚期   超声心动图显示心脏扩大、LVEF明显降低并有顽固性终末期心力衰竭的临床表现(常有肝大、水肿、腹水;奔马律、肺循环、体循环淤血征等)。

DCM临床表现主要表现为心力衰竭、心律失常、血栓栓塞或猝死。

(二)辅助检查

1.心电图   QRS低电压,ST-T改变,少数病例有病理性Q波;各种心律失常以室性心律失常、房颤、房室传导阻滞及束支传导阻滞多见。

2.胸部X线检查   心影增大,心胸比>0.5,肺淤血征。

3.超声心动图   主要表现为大、薄、弱。大即心脏增大以左心室扩大为主,左心室流出道扩大;薄为室间隔和左心室室壁变薄;弱为室壁运动弥漫性减弱,LVEF降低;附壁血栓多发生于左心室心尖部,多合并有二尖瓣、三尖瓣反流;左心室舒张末期内径(LVEDd)>2.7ml/m^2、舒张末期容积>80ml/m^2。

4.心导管检查   左心导管检测左心室舒张末压和射血分数,心室和冠状动脉造影有助于与冠心病鉴别。

5.心内膜心肌活检   有助于特异性心肌疾病和急性心肌炎鉴别。

(三)诊断与鉴别诊断

1.诊断标准

(1)临床常用LVEDd>5.0cm(女性)和>5.5cm(男性)。

(2)LVEF<45%和(或)左心室缩短速率(FS)<25%。

(3)更为科学的是LVEDd>2.7cm/m^2[体表面积(m^2)=0.0061×身高(cm)+0.0128×体重(kg)-0.1529]。更为保守的评价LVEDd>年龄和体表面积预测值的117%。

临床上主要根据临床表现和超声心动图作出诊断。X线胸片、心脏同位素、心脏计算机断层扫描有助于诊断。

2.鉴别诊断   DCM诊断时需要排除引起心肌损害的其他疾病,如冠心病、心瓣膜病、先天性心脏病、酒精性心肌病、心动过速性心肌病、心包疾病、系统性疾病、肺源性心脏病和神经肌肉性疾病等。

(1)缺血性心肌病表现:类似扩张型心肌病,但患者有明显相关的冠状动脉病变。

(2)瓣膜性心肌病表现:为与异常负荷状态不符的心室功能障碍,超声心动图可明确诊断。

(3)家族遗传性DCM的诊断:符合DCM的诊断标准,家族性发病是依据在一个家系中包括先证者在内有两个或两个以上DCM患者,或在DCM患者的一级亲属中有不明原因的35岁以下猝死者。仔细询问家族史对于DCM的诊断极为重要。

(4)继发性心肌病:继发性心肌病特指心肌病变是由其他疾病、免疫或环境因素等引起心脏扩大的病变,心脏受累的程度和频度变化很大。临床常见的继发性]DCM如下。

1)感染/免疫性DCM:由多种病原体感染,如病毒、细菌、立克次体、真菌、寄生虫等引起心肌炎而转变为DCM。诊断依据:符合DCM的诊断标准;心肌炎病史或心肌活检证实存在炎症浸润、检测到病毒RNA的持续表达、血清免疫标志物抗心肌抗体等。

2)酒精性心肌病:诊断标准:符合DCM的诊断标准;长期过量饮酒(WHO标准:女性>40g/d,男性>

80g/d,饮酒 5 年以上);既往无其他心脏病病史;早期发现戒酒 6 个月后 DCM 临床状态得到缓解。饮酒是导致心功能损害的独立原因。建议戒酒 6 个月后再作临床状态评价。

3)围产期心肌病:诊断标准:符合扩张型心肌病的诊断标准;妊娠最后 1 个月或产后 5 个月内发病。

4)心动过速性 DCM:符合 DCM 的诊断标准;慢性心动过速发作时间超过每天总时间的 12%~15% 以上,包括窦房折返性心动过速、房性心动过速、持续性交界性心动过速、心房扑动、心房颤动和持续性室性心动过速等;心室率多在 160 次/分以上,少数可能只有 110~120 次/分,与个体差异有关。

5)代谢性心肌病:包括内分泌性:毒性甲状腺肿、甲状腺功能减弱、肾上腺皮质功能不全、嗜铬细胞瘤、肢端肥大症、糖尿病;家族性累积性或浸润性疾病:如血色病、糖原累积症、Hurler 综合征、Refsum 综合征、Niemann-PⅠck 病、Hand-Schulleγ-ChristⅠan 病、Fabry-Anderson 病、Morquio-UllrⅠch 病;营养物质缺乏,如钾代谢异常、镁缺乏、营养异常(Kwashiorkor 病、贫血、脚气病、硒缺乏);淀粉样变,如原发性、继发性、家族性、遗传性的心脏淀粉样变;家族性地中海热、老年淀粉样变性等。

(5)心室肌致密化不全:是一种先天性心室肌发育不全性心肌病。表现为左心室和(或)右心室腔内存在大量粗大突起的肌小梁及深陷隐窝,常伴或不伴有心功能不全、心律失常及血栓栓塞等。超声心动图显示:心室壁异常增厚并呈现两层结构,即薄而致密的心外膜层和厚而致密的心内膜层,后者由粗大突起的肌小梁和小梁间的隐窝构成,且隐窝与左室腔交通而具有连续性。成人非致密化的心内膜层最大厚度/致密化的心外膜层厚度>0.2,幼儿则>1.4(心脏收缩末期胸骨旁短轴);主要受累心室肌为心尖部、心室下壁和侧壁;小梁间的深陷隐窝充满直接来自于左心室腔的血流,但不与冠状动脉循环交通;排除其他先天性或获得性心脏病的存在。

(6)应激性心肌病(Tako-Tsudo):因心尖部呈气球样扩张,基底部收缩增强,形态类似章鱼篓而称为 Tako-Tsudo(日本捕章鱼的篓子)。常见于老年女性,由精神、情绪应激诱发,表现一过性左室收缩功能减低,心电图出现 ST 段抬高,但冠状动脉造影正常,治疗得当,预后良好。

三、治 疗

治疗目标:阻止基础病因介导的心肌损害,有效的控制心力衰竭和心律失常,预防猝死和栓塞,提高 DCM 患者的生活质量和生存率。

(一)病因及诱因治疗

对于不明原因的 DCM 要积极寻找病因,排除任何引起心肌疾病的可能病因并给予积极的治疗,如控制感染、严格限酒或戒酒、控制体重,低盐饮食,改变不良的生活方式等。

(二)药物治疗

DCM 初次诊断时患者的心功能状态各异。

1.早期阶段　应积极进行早期药物干预治疗,包括 β 受体阻滞剂、ACEI/ARB,可减少心肌损伤和延缓病变发展。在 DCM 早期针对病因和发病机理的治疗更为重要。

2.中期阶段

(1)液体潴留者应限制盐的摄入和合理使用利尿剂:利尿剂通常从小剂量开始,如呋塞米每天 20mg 或氢氯噻嗪每天 25mg,并逐渐增加剂量直至尿量增加,体重每天减轻 0.5~1.0kg。

(2)所有无禁忌证者应积极使用 ACEI,不能耐受者使用 ARB。ACEI 治疗前应注意利尿剂已维持在最合适的剂量,从很小剂量开始,逐渐递增,直至达到目标剂量(表 10-1),滴定剂量和过程需个体化。

(3)所有病情稳定、LVEF<40% 的患者应使用 β 受体阻滞剂。目前有证据用于心力衰竭的 β 受体阻

滞剂是卡维地洛、美托洛尔和比索洛尔。在 ACEI 和利尿剂的基础上加用 β 受体阻滞剂(无液体潴留、体重恒定),需从小剂量开始,患者能耐受则每 2～4 周将剂量加倍,以达到静息心率≥55 次/分为目标剂量或最大耐受量(表 10-2)。

(4)在有中、重度心力衰竭表现,又无肾功能严重受损的患者可使用螺内酯 20mg/d、地高辛 0.125mg/d。

(5)对于心律失常导致心源性猝死发生风险的患者,可针对性选择抗心律失常药物治疗,如胺碘酮等。

表 10-1 常用 ACEI 的参考剂量

药物	起始剂量	目标剂量
卡托普利	6.25mg,3 次/天	25～50mg,3 次/天
依那普利	2.5mg,1 次/天	10mg,2 次/天
培哚普利	2mg,1 次/天	4mg,1 次/天
雷米普利	1.25～2.5mg,1 次/天	2.5～5mg,2 次/天
苯那普利	2.5mg,1 次/天	5～10mg,2 次/天
福辛普利	10mg,1 次/天	20～40mg,1 次/天
西拉普利	0.5mg,1 次/天	0～2.5mg,1 次/天
赖诺普利	2.5mg,1 次/天	5～20mg,1 次/天

表 10-2　常用 β 受体阻滞剂的参考剂量

药物	起始剂量	目标剂量
美托洛尔缓释片	12.5～25mg,1 次/天	200mg,1 次/天
比索洛尔	1.25mg,1 次/天	10mg,1 次/天
卡维地洛	3.125mg,2 次/天	25mg,2 次/天

3.晚期阶段　在上述利尿剂、ACEI 或 ARB、地高辛等药物治疗基础上,可考虑短期应 cAMP 正性肌力药物 3～5d,推荐剂量为多巴酚丁胺 2～5μg/(kg·min),磷酸二酯酶抑剂米力农 50μg/kg 负荷量,继以 0.315～0.750μg/kg;药物不能改善症状者建议考虑心移植等非药物治疗方案。

4.栓塞的预防　对于有心房颤动或深静脉血栓形成等发生栓塞性疾病风险且没有禁忌证的患者口服阿司匹林 75～100mg/d,预防附壁血栓形成。对于已经有附壁血栓形成和发生血栓栓塞的患者必须长期抗凝治疗,口服华法林,调节剂量使国际化标准比值(INR)保持在 2.0～2.5。

5.改善心肌代谢　家族性 DCM 由于存在与代谢相关酶缺陷,改善心肌代谢紊乱可应用能量代谢药。辅酶 Q10 参与氧化磷酸化及能量的生成过程,并有抗氧自由基及膜稳定作用。用法:辅酶 Q10 片 10mg,每天 3 次;曲美他嗪通过抑制游离脂肪酸 8 氧化,促进葡萄糖氧化,利用有限的氧,产生更多 ATP,优化缺血心肌能量代谢作用,有助于心肌功能的改善,曲美他嗪 20mg 口服,每天 3 次。

(三)非药物治疗

1.双腔起搏器同步刺激左、右心室(CRT)　约 1/3LVEF 降低和 NYHA 心功能Ⅲ～Ⅳ级的心力衰竭患者,QRS 增宽>120ms,提示心室收缩不同步。有证据表明,心室收缩不同步导致心力衰竭病死率增加,通过 CRT 可纠正不同步收缩,改善心脏功能和血流动力学而不增加氧耗,并使衰竭心脏产生适应性生化改变,能改善严重心力衰竭患者的症状、提高 6min 步行能力和显著改善生活质量。CRT 适应证:窦性心律、LVEF<35％、心功能 NYHAⅢ～Ⅳ级、QRS 间期>120ms 伴有室内传导阻滞的严重心力衰竭患者是

CRT 的适应证。

2.猝死的预防　室性心律失常和猝死是 DCM 常见症状。预防猝死主要是控制诱发室性心律失常的可逆性因素:①纠正心力衰竭,降低室壁张力;②纠正低钾低镁;③改善神经激素功能紊乱,选用 ACEI/ARB 和 β 受体阻滞剂;④避免药物因素如洋地黄、利尿剂的毒副作用;⑤胺碘酮(200mg/d)有效控制心律失常,对预防猝死有一定作用。少数 DCM 患者心率过于缓慢,有必要置入永久性心脏起搏器。少数患者有严重的心律失常,危及生命,药物治疗不能控制,LVEF<30%,伴轻至中度心力衰竭症状、预期临床状态预后良好的患者建议置入心脏电复律除颤器(ICD),预防猝死发生。

(四)外科治疗

近年来,药物和非药物治疗的广泛开展,多数 DCM 患者生活质量和生存率提高,但部分患者尽管采用了最佳的治疗方案仍进展到心力衰竭的晚期,需要考虑特殊治疗策略。

左室辅助装置治疗可提供血流动力学支持,建议:①等待心脏移植;②不适于心脏移植的患者或估计药物治疗 1 年病死率>50%的患者,给予永久性或"终生"左室辅助装置治疗。

对于常规内科或介入等方法治疗无效的难治性心力衰竭,心脏移植是目前唯一已确立的外科治疗方法。

1.心脏移植的绝对适应证　①心力衰竭引起的严重血流动力学障碍,包括难治性心源性休克、明确依赖静脉正性肌力药物维持器官灌注、峰耗氧量<10ml/(kg·min)达到无氧代谢;②所有治疗无效的反复发作的室性心律失常。

2.心脏移植的相对适应证　①峰耗氧量<11~14ml/kg(或预测值的 55%)及大部分日常活动受限;②反复发作症状又不适合其他治疗;③反复体液平衡或肾功能失代偿,而不是由于患者对药物治疗依从性差。

(五)探索中的治疗方法

目前 DCM 的治疗主要针对心力衰竭和心律失常。现有的抗心力衰竭药物能在一定程度上提高患者的生存率,但至今仍无有效的治疗措施从根本上逆转心肌细胞损害、改善心脏功能。对于 DCM 病因及发病机制的阐明,有助于探索针对 DCM 的早期防治。

1.免疫学治疗　DCM 患者抗心肌抗体介导心肌细胞损害机制已阐明,临床常规检测抗心肌抗体进行病因诊断,有助于对早期 DCM 患者进行免疫学治疗。①阻止抗体效应:针对 DCM 患者抗 ANT 抗体选用地尔硫䓬、抗 β1 受体抗体选用 β 受体阻滞剂,可以阻止抗体介导的心肌损害,防止或逆转心肌病的进程;②免疫吸附抗体:几项研究表明免疫吸附清除抗 β_1 受体抗体使 DCM 患者 LVEF、LVEDd 明显改善,临床试验证明自身抗体在 DCM 发病中有作用;③免疫调节:新近诊断的 DCM(出现症状时间在 6 个月内)患者静脉注射免疫球蛋白,通过调节炎症因子与抗炎因子之间的平衡,产生良好的抗炎症效应和改善患者心功能;④抑制抗心肌抗体的产生:实验研究发现:抗 CD4 单抗可以抑制 CD4+Th2 细胞介导产生抗心肌自身抗体,可望早期阻止 DCM 的进展。

2.中医药疗法　临床实践发现生脉饮、真武汤等中药可以明显改善 DCM 患者心功能。黄芪具有抗病毒、调节免疫和正性肌力的功效。

3.细胞移植　骨髓干细胞具有多向分化能力,可产生与亲代表型和基因一致的子代细胞。DCM 心力衰竭细胞治疗在美国已初步形成规则,用统一的细胞株培养、扩增后由导管或手术注入心脏,主要用肌原细胞作为研究实践应用,部分进入 Ⅱ 期临床。

4.基因治疗　随着分子生物学技术的发展和对 DCM 认识的深入,发现基因缺陷是部分患者发病机制中的重要环节,通过基因治疗 DCM 也成为目前研究热点。近年实验研究发现补充正常 delta-SC 基因、肝细胞生长因子基因治疗 DCM 仓鼠,可改善心功能、延长寿命;转染单核细胞趋化蛋白-1 基因治疗可明显减轻自身免疫性心肌炎。基因治疗方法的探索将有助于寻找治疗家族遗传性 DCM 的方法。

(张书敏)

第二节　肥厚型心肌病

一、概述

肥厚型心肌病(HCM)是一种原发于心肌的遗传性疾病,以心肌肥厚、心室腔变小为特征,以左心室血流充盈受阻、舒张期顺应性下降为基本病变的心肌病。

HCM 是一种异质性心脏病,从婴儿到高龄所有年龄阶段可有不同的临床表现和病程进展。HCM 的自然病程可以很长,呈良性进展,最高年龄＞90 岁,75 岁以上的达到 23％。HCM 的主要死亡原因是心源性猝死 51％;心力衰竭 36％;卒中 13％。16％猝死者在中等到极量体育活动时发生。本病为青少年猝死的常见原因之一。目前,已确定 HCM 是由 8 个编码肌纤维节和肌丝的基因突变所导致的常染色体显性遗传疾病,在 8 个基因中,至少确定了 1400 个突变。

二、诊断

(一)临床表现

1.呼吸困难　90％以上有症状的 HCM 患者出现劳力性呼吸困难,阵发性呼吸困难、夜间发作性呼吸困难较少见。

2.胸痛　1/3 的 HCM 患者劳力性胸痛,但冠状动脉造影正常,胸痛可持续较长时间或间发,或进食过程引起。HCM 患者胸痛与以下因素相关:心肌细胞肥大、排列紊乱、结缔组织增加,供血、供氧不足,舒张储备受限,心肌内血管肌桥压迫冠状动脉,小血管病变。

3.心律失常　HCM 患者易发生多种形态室上性心律失常,室性心动过速、心室颤动、心源性猝死,心房颤动、心房扑动等房性心律失常也多见。恶性室性心律失常是安置 ICD 的适应证之一。

4.晕厥　15％～25％的 HCM 至少发生过一次晕厥。约 20％患者主诉黑矇或瞬间头晕。左室舒张末容量降低、左心腔小、不可逆性梗阻和肥厚,非持续性室性心动过速等因素与晕厥发生相关。

5.猝死　HCM 是青少年和运动员猝死的主要原因,占 50％。恶性心律失常、室壁过厚、流出道阶差≥6.67kPa(50mmHg)是猝死的主要危险因素。

(二)辅助检查

1.心电图　可表现左心室肥厚,胸导联 T 波深倒置,多导联出现异常 Q 波。

2.动态心电图　有助于发现室性心律失常、房颤等。

3.超声心动图　典型表现:室间隔明显肥厚≥1.5cm,室间隔厚度/左室游离壁厚度之比＞1.3;二尖瓣前叶收缩期前移贴近室间隔(SAM 征);左心室流出道狭窄;主动脉瓣收缩中期呈部分性关闭。彩色多普勒血流显像可评价左心室流出道压力阶差。

4.心脏磁共振(CMR)　可直接反映心室壁肥厚和心室腔狭窄,对于特殊部位心肌壁肥厚和对称性肥厚更具有诊断价值;对可疑 HCM 患者,但超声心动图诊断不确定时,可行 CMR 检查。

5.心内膜心肌活检 心肌细胞畸形肥大,排列紊乱。

诊断 HCM 应包括临床诊断,基因表型和基因筛选,猝死高危因素评估等方面。

(三)诊断标准

1.主要标准

(1)超声心动图左心室壁和(或)室间隔厚度超过 15mm 和(或)左室流出道(LVOT)梗阻/合并二尖瓣瓣叶收缩期前向漂移(SAM 征)并与室间隔接触,无左室扩张。

(2)组织多普勒、CMR 发现心尖、近心尖室间隔部位肥厚,心肌致密或间质排列紊乱。

2.次要标准

(1)35 岁以内患者,12 导联心电图 I、aVL、$V_4 \sim 6$ 导联 ST 下移,深对称性倒置 T 波。

(2)二维超声室间隔和左室壁厚 11~14mm。

(3)基因筛查发现已知基因突变,或新的突变位点,与 HCM 连锁。

3.排除标准

(1)系统疾病、高血压病、风湿性心脏病、先天性心脏病(房间隔、室间隔缺损)及代谢性疾病伴发心肌肥厚。

(2)运动员心肌肥厚是与体育训练相关的生理性重构(即"运动员型心脏")。HCM 以特征性肌纤维节突变或显著左室壁增厚(>15mm)和(或)左室流出道(LVOT)梗阻和(或)合并二尖瓣瓣叶收缩期前向漂移(SAM 征)并与室间隔接触为特点。而运动员心脏常有左室、右室和左房腔的扩大、室间隔增厚甚至主动脉扩大、舒张功能正常且左室肥厚形式不同。

临床确诊 HCM 标准:符合以下所述任何一项者:1 项主要标准十排除标准;1 项主要标准十次要标准第 3 项,即阳性基因突变;1 项主要标准十排除标准第 2 项;次要标准第 2 项和第 3 项;次要标准第 1 项和第 3 项。

(四)HCM 猝死危险评估

对 HCM 患者心源性猝死(SCD)危险分层,主要包括以下 5 点。

(1)心室颤动、持续性室性心动过速或 SCD 事件,包括对室性快速心律失常进行合理的 ICD 治疗等病史。

(2)SCD 家族史,包括对室性快速心律失常合理的 ICD 治疗。

(3)不能解释的晕厥。

(4)动态心电图(Holter)记录到 3 阵以上心率≥120 次/分的非持续性室性心动过速。

(5)最大左室壁厚度≥30mm。

(五)特殊类型 HCM 诊断

1.心尖 HCM 的诊断 肥厚病变集中在室间隔和左室心尖部,心电图 I、aVL、$V_4 \sim 6$ 导联(深度、对称、倒置 T 波)提供重要诊断依据,确定诊断依靠二维超声心动图、多普勒、磁共振等影像检查。

2.梗阻性 HCM(HOCM) 应包括在 HCM 大类中,其特点为左室与主动脉流出道压差>4.0kPa(30mmHg)。该类患者呼吸困难、胸痛明显,是发生晕厥和猝死的 HCM 高危人群。

三、治疗

因 HCM 管理策略绝大部分取决于有或无梗阻所致临床症状,故将其区分为梗阻和非梗阻性至关重要。在临床实践中,常通过心脏超声计算高峰瞬时 LVOT 斜度来评估是否存在梗阻及梗阻程度。

1.无症状 HCM 患者治疗

(1)无症状的 HCM 患者是否用药存在分歧。部分学者主张无症状不用药。因 HCM 病程呈现典型的心室重构进程,为了延缓和逆转重构,部分学者建议服用 β 受体阻滞剂或非二氢吡啶类钙拮抗剂,小到中等剂量,美托洛尔 25~50mg/d;地尔硫䓬 30~90mg/d;维拉帕米 240~480mg/d,缓释片更好。

对于存在流出道梗阻的 HCM 患者,应用单纯血管扩张剂和大剂量利尿剂均有潜在危害。

(2)推荐低强度的有氧训练作为 HCM 患者健康生活方式的一部分。

(3)无论梗阻的严重程度,不推荐无症状 HCM 成人患者和具有正常耐受力的患儿接受间隔消融术、切除术治疗。

2.症状明显 HCM 患者治疗

(1)药物治疗:推荐有或无梗阻的 HCM 成年患者使用 β 受体阻滞剂治疗心绞痛或呼吸困难等症状。但窦性心动过缓或严重传导阻滞患者慎用;若不能耐受 β 受体阻滞剂或有禁忌证可考虑维拉帕米,但严重心力衰竭或窦性心动过缓患者慎用;不能耐受或有维拉帕米禁忌证的患者可考虑地尔硫䓬。单用 β 受体阻滞剂或维拉帕米无反应患者,可考虑丙吡胺联合 β 受体阻滞剂或维拉帕米。丙吡胺 100~150mg 每天4次。

ACEI 和(或)ARB 对有症状、收缩功能正常 HCM 患者的作用尚不明确,在有 LVOT 梗阻的患者中慎用

(2)手术治疗

1)室间隔心肌切除术:经全面评估后对药物治疗无效、症状严重的 LVOT 梗阻患者可行室间隔心肌切除术。适应证:尽管进行了最佳药物治疗,仍存在严重的呼吸困难(NYHA Ⅲ 或 Ⅳ 级)或胸痛;或有时出现妨碍日常活动和生活质量的其他劳力性症状;静息或随体力激发的动态 LVOT 梯度 ≥6.67kPa(50mmHg),伴有室间隔肥厚和收缩期二尖瓣前向运动(SAM 征)。

2)经皮穿刺腔内间隔心肌消融术(PTSMA)是通过冠状动脉导管,进入间隔分支,在间隔支内注入无水乙醇 1~3ml,造成该血供区间隔心肌坏死。达到减缓和解除流出道压差。

PTSMA 适应证:

A.临床症状:患者有明显临床症状,且乏力、心绞痛、劳累性气短、晕厥等进行性加重,充分药物治疗效果不佳或不能耐受药物不良反应;外科间隔心肌切除失败或 PTSMA 术后复发;不接受外科手术或外科手术高危患者。

B.有创左心室流出道压力阶差:静息 LVOT 压力阶差 ≥6.67kPa(50mmHg);激发 LVOT 压力阶差 ≥9.33kPa(70mmHg);有晕厥,可除外其他原因者,LVOTG 可适当放宽。

C.超声心动图:符合 HOCM 诊断,梗阻位于室间隔基段,并有与 SAM 征相关的左心室流出道梗阻,心肌声学造影确定拟消融的间隔支动脉支配肥厚梗阻的心肌;室间隔厚度 ≥15mm。

D.冠状动脉造影:间隔支动脉适于行 PTSMA。

PTSMA 禁忌证:非梗阻性肥厚型心肌病;合并需要同时进行心脏外科手术的疾病,如严重二尖瓣病变、冠状动脉多支病变等;室间隔弥漫性增厚;终末期心力衰竭。

PTSMA 治疗的主要并发症为即刻发生 Ⅲ 度房室传导阻滞。另外,由于间隔消融产生的瘢痕可能引起恶性室性心律失常甚至猝死。

3)心脏移植:严重心力衰竭、其他治疗干预无效、EF<50%、非梗阻性 HCM 患者,可考虑心脏移植。

(3)起搏治疗药物治疗无效且间隔缩小治疗不是最佳选择的梗阻性、有症状的 HCM 患者,可考虑永久

起搏治疗。起搏治疗后约90%患者症状改善,主要表现在运动时间延长和压力曲线斜度减小。

(4)对合并阵发性、持续性、慢性房颤HCM患者的房颤管理,主要从抗凝、节律控制和室率控制3个方面进行治疗。①抗凝:建议应用维生素K拮抗剂抗凝,如华法林,INR目标值为2~3。直接凝血酶抑制剂(如达比加群酯)是抗凝另一选择,但目前尚无HCM合并心房颤动患者相关证据;②室率控制:可使用大剂量β受体阻滞剂和非二氢吡啶类钙拮抗剂进行室率控制;③节律控制:可采用胺碘酮治疗进行节律控制。若患者症状顽固或不能耐受抗心律失常药物治疗,可采用房颤射频消融术。对于有房颤病史且进行心肌间隔切除术的HCM患者可考虑行迷宫手术和左心耳封堵术。鉴于多数患者房颤药物治疗效果不满意,而能进行外科手术的患者又很少,无疑导管消融成为此类患者治疗的主要手段。

(5)ICD置入适应证:①过去已经证实发生了心脏骤停、室颤、或有血流动力学意义的室性心动过速的HCM患者;②一个或多个一级亲属的猝死推测是由HCM引起的;最大左室壁厚度≥30mm;最近有一次或多次不能解释的晕厥发作;③存在其他SCD危险因素、有非持续性室性心动过速的HCM患者(尤其年龄<30岁)者;建议置入ICD。

(张书敏)

第三节 限制型心肌病

一、概述

限制型心肌病(RCM)以单侧或双侧心室充盈受限和舒张容量下降为特征,但收缩功能和室壁厚度正常或接近正常。可见间质纤维化增加。可为特发性,也可伴有其他疾病,如心肌淀粉样变、心内膜病变伴或不伴有嗜酸性细胞增多症等。

二、诊断

(一)临床表现

分为左心室型、右心室型和混合型,以左心室型常见。在早期可无症状,随着病情进展出现运动耐量降低、乏力、劳力性呼吸困难和胸痛、水肿等。体征可表现出体循环和肺循环淤血的表现。肺部湿性啰音、心脏可闻及舒张期奔马律、颈静脉怒张、吸气时颈静脉压增高(Kussmaul征)、肝大、腹水、下肢或全身水肿。此外,血压常偏低,脉压小,心房压高导致心房颤动、栓塞,可发生猝死。

(二)辅助检查

1.心电图检查 ST-T非特异性改变,病理性Q波,束支传导阻滞,心律失常等。

2.胸部X线检查 心影正常或轻中度增大,可有肺淤血表现,偶见心内膜钙化影。

3.超声心动图检查 舒张期快速充盈随之突然终止。可有心房扩大,心室腔大致正常,心室壁增厚,偶见附壁血栓。

4.心导管检查 心房压力曲线出现右房压升高和快速的Y下陷;左心充盈压高于右心充盈压;心室压力曲线表现为舒张早期下降和中晚期高原波;肺动脉高压。

5.心内膜心肌活检 可证实嗜酸性细胞增多症患者的心内膜心肌损害,对心内膜弹力纤维增生症和原发性限制型心肌病的组织学诊断具有重要价值。

（三）诊断及鉴别

RCM 临床诊断较困难,对于出现倦怠、乏力、劳力性呼吸困难、胸痛、腹水、水肿等症状,心室无明显扩大而心房扩大者,应考虑本病。心内膜心肌活检有助于确定限制型心肌病的诊断。需与缩窄性心包炎相鉴别。

三、治疗

RCM 缺乏特异性治疗方法。治疗原则:缓解临床症状,改善心脏舒张功能,纠正心力衰竭,针对原发病治疗。

（一）对症治疗

1.改善心室舒张功能

（1）钙离子拮抗剂:可阻滞心肌细胞钙超负荷引起的细胞僵直,改善心室舒张期顺应性,降低舒张压,从而改善心室舒张功能。可用地尔硫䓬 30mg,每天 3 次;氨氯地平 5mg,每天 1 次。

（2）β 受体阻滞剂:减慢心率、延长心室充盈时间,减少心肌耗氧量,降低室壁张力,从而有利于改善心室舒张功能。美托洛尔从小剂量开始,酌情逐渐增加剂量。

（3）ACEI 可以常规应用,如卡托普利 12.5mg,每天 2 次;培哚普利 4mg,每天 1 次等。

（4）利尿剂:能有效降低心脏前负荷,减轻肺循环和体循环淤血,降低心室充盈压,改善气急和乏力等症状。

2.洋地黄类药物　对于伴有快速心房颤动或心力衰竭者,可从小剂量使用。

3.抗心律失常药物　房颤者可用胺碘酮转复和维持心律。

4.抗凝治疗　给予阿司匹林抗血小板。如心腔内附壁血栓者,应予华法林等抗凝。

（二）特殊治疗

对嗜酸性细胞增多症引起的心内膜心肌病变,皮质激素能有效减少嗜酸细胞,阻止内膜心肌纤维化进展。

（三）手术治疗

对严重的心内膜心肌纤维化可行心内膜剥脱术,切除纤维性心内膜。

（张书敏）

第四节　遗传性心肌病

遗传性心肌病是累及所有年龄人群的一类心脏疾病,常常在青春期或成年早期发病,有家族性遗传倾向。自 1990 年和 1995 年分别发现心肌病和离子通道病的第一个致病基因以来,对疑有遗传性心脏疾病的基因检测经历了从基础研究到临床应用的发展过程。目前,离子通道病/心肌病基因检测临床上在国外主要用于辅助诊断,国内尚未用于临床。WHO 及国际心脏病学会联合会工作组对心肌病的定义及分类已经从原发于心肌本身的疾病扩展到任何原因引起的心肌损伤性疾病。本部分重点讨论原发性心肌病。心肌病的五分类法根据形态及血流动力学特征将心肌病主要分为 5 类:扩张型心肌病（DCM）、肥厚型心肌病（HCM）、限制型心肌病（RCM）、致右心室心律失常型心肌病（ARVC）及不定型的心肌病（如非致密性心肌病及线粒体心肌病)。借助分子遗传学可以对该分类标准进行更细致的分类,可以鉴别出有临床意义的亚型,但是分子识别并没有取代临床分型,因为在相同基因上的不同突变会引起不同的疾病。如影响到 β 肌球蛋白重链上毗邻氨基酸的突变,既可以引起肥厚型心肌病,也可以引起扩张型心肌病。所有遗传性心肌病遗传背景都不同,每种都有多个致病基因和许多不同的基因突变。心肌病有很大的遗传异质性,变异程度决定了每种疾病的发病机制和最后转归。大约 50% 的 HCM、35% 的 DCM、30c70 的 ARVC 与家族性遗传相关(表 10-3)。原发性心肌疾病最早的基因缺损证据出现在 1990 年,发现家族性 HCM 编码 β 肌球蛋白重链的基因发生突变,继而发现所有心肌病类型均有基因突变。

表 10-3 常见的心肌病致病基因

基因	位点	蛋白	所占比例
肥厚型心肌病			
MYBPC3	11p11.2	肌球蛋白结合蛋白 C	20%～45%
MYH7	14q11.2-q12	β 肌球蛋白重链	15%～20%
TNN72	lq32	2 型肌钙蛋白	1%～7%
TNNI3	19q13.4	3 型肌钙蛋白	1%～7%
致右心室心律失常型心肌病			
PKP2	12p11	桥粒斑珠蛋白 2	25%～40%
DSC2	18q12.1	桥粒芯糖蛋白 2	5%～10%
DSP	6p24	桥粒斑蛋白	2%～12%
DSC2	18q12.1	桥粒胶蛋白 2	2%～7%
扩张型心肌病			
有 25 种相关基因,但各种基因突变在 DCM 中所占比例<5%			
扩张型心肌病＋心脏传导系统缺陷			
SCN5ANa1.5	3p21	心脏钠通道 α 亚单位	5%～10%
LMNA	1q22	核纤层蛋白 A/C	5%～10%
限制型心肌病			
MYH7	14q11.2-q12	β 肌球蛋白重链	～5%
TNNI3	19q13.4	3 型肌钙蛋白	-5%

一、病因和发病机制

(一)家族性扩张型心肌病

DCM 的重要特征是左心室扩张、收缩功能障碍、心肌细胞坏死、心肌纤维化。对患者的无症状亲属分析表明家族性疾病占总病例的 1/3～1/2。对 DCM 患者一级亲属进行临床筛查(病史、体征、ECG、超声心动图),发现 20%～35% 的 DCM 具有家族性发病,若把左心室扩大作为 DCM 的早期指标,高达 48% DCM 存在家族性发病。超过 40 个疾病基因已经得到确认,虽然常染色体隐性遗传和 X 连锁遗传方式也有描述,但最常见的方式是常染色体显性遗传。DCM 有时以其他表型遗传,包括心脏方面(如传导性疾病)和非心脏方面(如感觉神经性听觉异常)。DCM 是由编码多种细胞腔隙和通路组成成分如核被膜、收缩器、力传导器、基因转录和剪切作用装置等的基因突变引起。

DCM 编码收缩蛋白类的基因突变造成心肌功能改变,β 肌球蛋白重链基因突变降低肌节运动功能,细肌丝调节蛋白基因突变减少收缩调节蛋白的钙敏感性及肌钙蛋白对钙的亲和力,这些突变造成负性肌力作用。数个疾病基因编码 Z 盘的构成部分,包括每个肌原纤维节分界线结构,以及将收缩器连接到肌膜和细胞外基质的结构复合体等。这些突变可能引起力传导缺陷。受磷蛋白(一种调节肌浆网 Ca2＋ATP 酶的肌细胞膜蛋白)精氨酸 14 的丢失导致钙泵过度抑制,从而减少心脏舒张期钙的再摄取,其他突变(如编码核纤层蛋白 A 和 C 型核被膜蛋白)的致病效应尚未明确。心肌细胞结构和功能的种种改变导致自噬现象的发生,这也是蛋白和细胞器退化的一条途径,最终导致细胞凋亡。

家族性 DCM 的表型分三组,其中两组基于基因遗传,第三组为 Barth 综合征(以前包括在 X 连锁遗传心肌病),有特有的线粒体受累的表现。

1.常染色体显性遗传　常染色体显性遗传出现在大多数家族性 DCM,可以表现为心力衰竭或传导异常。目前已发现 30 多个与 DCM 有关的基因,主要包括细胞骨架蛋白基因、肌丝蛋白基因、核外膜蛋白基因以及离子通道蛋白基因等。目前已经绘制出心肌病不伴有传导系统疾病的 7 个基因位点:肌动蛋白(15q14)、结蛋白(2q35)、8-肌膜蛋白聚糖(5q33)、p-肌膜蛋白聚糖(4q12)、心脏肌钙蛋白 T(lq3)、B 肌球蛋白重链(14qll)和 α 原肌球蛋白(15q22)。B 肌球蛋白重链和心脏肌钙蛋白 T 的突变被认为是通过减轻肌原纤维节收缩力而引起 DCM。尤其 β 肌球蛋白重链突变破坏了肌动蛋白和肌球蛋白之间的相互作用或肌球蛋白内的传递运动的铰链区。心脏肌钙蛋白 T 的突变通过减低心肌钙蛋白 T 和 C 之间离子相互作用而导致心肌收缩力的降低。a-原肌球蛋白突变干扰了细肌丝的完整性。其他的突变或者累及肌原纤维节或肌膜的稳定性,或者累及到信号的传导。心肌病伴有传导系统疾病与 5 个已描绘的位点和 1 个经过鉴定后的基因(核纤层蛋白 A/C,位于 lq22 染色体,编码中间丝蛋白核被膜)相关。该突变也导致 Emery-Dreifuss 肌营养不良。

2.X 连锁遗传　X 染色体遗传的致病基因导致心脏肌营养不良蛋白、细胞骨架蛋白严重缺乏或缺失,特征是血清肌酸激酶肌肉亚型含量增加,该基因也是导致 Duchenne 和 Becker 肌肉营养不良的重要原因。肌营养蛋白不良的基因 5'部分的突变群影响 N 末端肌动蛋白结合区。

3.线粒体遗传　男性婴儿的线粒体遗传比较常见,遵循 X 染色体基因遗传,但是因为其特征性的线粒体功能异常、中性粒细胞减少、3-甲基戊二酸尿症,将其单独归于一类。基因突变结果造成许多临床病症,包括 DCM、心内膜弹性纤维组织增生症、左心室非致密性心肌病。研究表明,心肌病与线粒体 DNA 突变、能量产生异常有关。至少有 2 个家族的 HCM 发展成严重 DCM,与转运 RNA 赖氨酸缺失相关。

(二)肥厚型心肌病

HCM 是一种常染色体显性遗传疾病,以左心室和(或)右心室及室间隔非对称性肥厚(厚度 13mm)为特征,排除其他可能引起心肌肥厚的心血管疾病和全身疾病。HCM 的标志性病理特征是心肌细胞排列杂乱和纤维化。肥厚型心肌病被称为"肌原纤维节疾病",家族性 HCM 大部分为常染色体显性遗传,单一责任等位基因突变即可致病,编码肌小节结构蛋白的基因突变与其有关,迄今利用微卫星基因标记全基因组扫描及连锁分析等技术,已将 HCM 的致病基因定位在 9 个不同的染色体上,至少有 15 种 HCM 致病相关基因及 450 种以上致病性基因突变。2/3 的 HCM 患者可以发现这些基因的任何一个致病性突变。其中编码 β 肌球蛋白重链的 MYH7 突变和编码肌球蛋白结合蛋白 C 的 MYBPC3 突变最常见。该病约有 55％ 发病呈家族聚集性,称为家族性肥厚型心肌病。

基因突变一般引起合成肌原纤维节蛋白内单个氨基酸的改变,但约一半 MYBPC3 突变是截短式突变,这种突变和一些 MYBPC3 歧义突变一起,可以造成半倍剂量不足,即野生型等位基因的产物不能补偿等位基因突变造成的产物减少。心肌病的体外研究及小鼠模型已经显示，肌丝突变造成收缩性的增加是通过改变肌球蛋白动力学，增加细肌丝钙敏感性，改变 cMYBP-C 介导的调节而形成的，这些紊乱触发心脏肥厚的信号通路促成 HCM 舒张功能障碍。心肌细胞舒张期间肌浆内钙浓度增加，可能加速信号的发出、钙电流的改变，导致心律不齐。

至少有两个机制解释肌节的突变如何改变钙的平衡。首先，肌节的突变影响细肌丝调节蛋白，如原肌球蛋白、肌钙蛋白 T 及 I，以及通过增加肌钙蛋白 C 对钙的亲和性来增加钙的敏感性；肌钙蛋白是肌浆中首要的动态钙缓冲剂，亲和性的增加将提高舒张期钙的水平。其次，肌节的突变增加肌球蛋白 ATP 酶能量需求；因为横桥闭链产生的心肌收缩力消耗约 70％ 心肌细胞的 ATP，收缩无效将危害心肌细胞的能量学。能量不足会减少其他 ATP 消耗过程，如离子泵（特别是肌浆内网状结构 $Ca2+\_ATP$ 酶）的活动，从而减少舒张期钙的摄取。有证据显示离体肌原纤维、能量学损伤小鼠模型、包括在心肌肥厚发生之前的突变携带者，都存在张力依赖性 ATP 消耗的增加。限制心肌能量产生的其他疾病，包括线粒体转移 RNA 突变，与 HCM 类似，也可以引起心肌肥厚。

（三）左心室心肌致密化不全

左心室致密化不全有两个可能的遗传途径：男性以 X 染色体遗传方式进行，突变位于 TAZ 基因，该基因编码 tafazzin，如前一节线粒体遗传（Barth 综合征）所描述。另一种遗传方式是肌营养不良相关蛋白基因突变，该基因编码 a-变异短杆菌素，位于 18q12 染色体，已经分析出其结构特征及一氧化碳信号肽功能，其缺失导致基因小鼠心肌病，是左心室功能障碍的原因之一。

（四）致心律失常性右心室发育不良

ARVC 的主要特征是纤维脂肪替代正常心肌，主要以右心室为主.也累及左心室，其病变特点导致易发生右心室心律失常。ARVC 是家族性的，典型为常染色体显性遗传，占大约一半病例。在 ARVC 和两个相关的常染色体隐性遗传疾病 Naxos 病（ARVC 伴有羊毛状发和掌跖角化病）和 Carvajal 综合征（有相似的皮肤表型，但以左心室受累为主），已经发现编码桥粒蛋白的 5 个基因突变（桥粒斑蛋白、桥粒斑珠蛋白、亲斑蛋白 2、桥粒芯糖蛋白 2 和桥粒胶蛋白 2）。主要的致病突变是插入、缺失或无义突变导致编码蛋白的截短。其他两个非桥粒基因也与 ARVC 相关，一个是转化生长因子 β_3（TGF-β_3），另一个是跨膜蛋白 43（TMEM43）。进一步描绘位点有待于发现 ARVC 额外的疾病基因。

桥粒的作用是调节细胞间的黏合并将膜蛋白固定于心肌细胞胞浆区的中间结蛋白丝，因而桥粒的突变可能危害闰盘细胞与细胞之间的黏合力，细胞表面破坏可能导致细胞分离和死亡。实验数据提示桥粒突变也造成了间隙连接的重构，这可以解释心电图改变和室性心律失常为什么会在心肌细胞丢失和右心室功能障碍之前就已出现。

但是这个机械性缺陷不能解释右心室为主的炎症和纤维脂肪改变。桥粒蛋白也修正 Wnt/β 连环蛋白信号传导，这对心脏心肌生成至关重要。桥粒突变造成斑珠蛋白分离能力减弱，斑珠蛋白核转运增加，抑制心脏祖细胞 Wnt 信号发出。斑珠蛋白的重新分布是 ARVC 的核心特征，可以作为死后尸检组织及心内膜心肌活检标本的诊断验证。ARVC 以右心室受累为主可能依赖右心室的胚胎原、第二心区的心脏祖细胞性质。这些原始的右心室前体细胞易于分化成脂肪细胞（因为 T 细胞因子/淋巴增强子转录介导的减少），表现出其更易受到 Wnt 信号减少的影响。脂肪形成转录因子，如过氧化物酶增殖因子活化的 γ 感受器（驱动 TMEM43 表达）也可能调节细胞内脂质干扰，促成纤维脂肪变。因此，虽然末期 ARVC 治疗主要包括心力衰竭传统治疗，但是遗传方面的认识预示 Wnt/β 连环蛋白心肌信号发出的恢复和脂代谢途径的修饰（如被 PPARG 修饰基因）可能是更加定向的、疾病改善性疗法。

二、临床表现

遗传性心肌病患者有一系列临床表现,从患者家属筛查发现无症状患者,到如恶性室性心律失常造成的突发心脏猝死、心力衰竭等。家族成员中相同的结构蛋白突变为何临床表现广泛而多样,尚有待阐明。典型的临床表现为心力衰竭症状,如气促、端坐呼吸、阵发性夜间呼吸困难、水肿以及心绞痛、晕厥、疲劳、乏力等心排血量减低表现和心脏传导异常。症状依赖于心室功能障碍、瓣膜受累、心律不齐的程度。临床表现、过程及预后依照突变的基因和造成该疾病的突变而有不同。

HCM 需要特别注意,因为即使是平时健康的年轻人,猝死也可能是其最初的临床表现,猝死的风险与基因突变类型和左心室流出道梗阻、肥厚的程度密切相关。对运动员的猝死发病率相关因素的研究显示,不同患者群的发病地区具有不同的结果,这可能是不同的基因表型影响猝死可能性的相对频率不同的结果。心房颤动被认为是疾病进展的病征之一,因其容易引起卒中及心力衰竭恶化而增加治疗的难度。HCM 患者可能进展到心室扩张期,其症状与任何原因造成的 DCM 患者无法区分。

遗传性 DCM 患者症状出现的年龄处于 18~50 岁,男性比女性更常见,黑色人种比白色人种更常见。不进行心脏移植,大约 50% 的患者于诊断 5 年内死亡。与获得性心肌病类似,患者死于进展性心力衰竭或室性快速性心律失常造成的猝死。DCM 可能与遗传系统疾病,如糖原贮积症、黏多糖贮积症、神经肌肉性疾病和脂肪酸疾病相关。伴有这些疾病任何一种的患者,其与系统疾病相关的症状往往叠加在心肌病的临床表现之上。DCM 患者往往表现出传导系统疾病,这些患者死亡年龄通常在 20~30 岁。心肌病的病程与电生理异常可能不相称,一般开始可能存在轻度心脏传导异常,几年后进展到完全性心脏传导阻滞。

左心室心肌致密化不全患者左心室内膜下形成较深的小梁,患者可能发生心肌肥厚或心室扩张,也可能发生室间隔缺损、肺动脉瓣狭窄、左心室发育不全。

典型的 ARVC 患者右心室心肌进行性地被纤维脂肪组织替代,表现为明显的右心室起源的心律失常,表现从期前收缩、持续性心室颤动到猝死。

三、诊断和鉴别诊断

具有明确家族史的心肌病患者诊断不难,基因评价应在症状出现后尽快进行。诊断初始应包括相应明确的病史、适当的体格检查、心电图及随后的超声心动图及左右心导管检查。当怀疑感染性或病毒性心肌病时,应进行心肌活检。即使是具有明确家族遗传史,也应该在排除继发性因素如冠状动脉疾病或高血压的基础上诊断遗传性心肌病。所有 DCM 患者都应该进行完整的神经肌肉方面的评价以排除伴发的肌病,同样任何类型的肌营养不良患者都应该进行心脏方面的评价来评定是否存在伴发的心肌病。

四、治疗

目前不存在家族性心肌病的特异性疗法,基本上是针对心力衰竭治疗。治疗的主要目的是阻止或逆转进行性心功能恶化和预防心脏性猝死。β 受体阻滞剂及血管紧张素转换酶抑制剂被作为治疗遗传性 DCM 的基础,而且应该以最大耐受量用药,对血管紧张素转换酶抑制剂不能耐受的患者可能从血管紧张素受体阻断剂治疗中受益。一般来说,强心剂和利尿剂治疗 HCM 的注意事项同样适用于任何收缩功能保持而舒张功能有障碍的家族性心肌病,虽然正性肌力药物对急性失代偿心肌病患者非常有效,但是对

HCM 患者及正常收缩功能或运动功能亢进的患者是禁忌的。同样,利尿剂治疗 HCM 应该慎重,因为 HCM 患者是前负荷依赖性,相对血容量不足可能进一步损害舒张功能。对于中到重度心力衰竭,醛固酮拮抗剂可以降低发病率和死亡率。对于严重传导异常患者,特别是左束支传导阻滞,双心室起搏(也叫再同步治疗)可能有利于缓解症状。

植入性心脏除颤器(ICD)是抗心律失常的主要治疗方法。尽管研究了多种抗心律失常药物在心肌病患者中的应用,但是几乎没有研究数据表明这些药物能使患者获益。所有这些药物中,只有胺碘酮显示可以有限减少扩张型心肌病的心脏猝死,双心室起搏治疗明显减低任何病因造成的左心室射血分数<35% 患者的死亡率。诊断性电生理检查因其极低的预测值,对确定是否应该应用双心室起搏,特别是 DCM 患者,帮助较少。应该鼓励调整生活方式,如有计划的体育运动有益于健康及提高血管内皮功能。外科处置(心脏移植)可以提高生活质量及减少死亡率。高风险的外科手术,如二尖瓣修复术或置换术,尽管术后早期常常有并发症,但仍是可以考虑的处置方式。部分心室切除术、动脉瘤切除术、背阔肌心肌成形术及其他外科手术结果显示混合的或负性结果,这些手术不作为一般推荐。

最后,患者可能转变成难治性心力衰竭,此时需要有创手段,包括左心室辅助装置(作为恢复/移植过度桥梁)及最终的心脏移植,尤其对于遗传性 DCM。DCM 或 HCM 患者的特殊性治疗在第十八章和第十九章中分别讨论。强烈鼓励定期筛查家族成员,DCM 患者的一级亲属,甚至在最初筛选时没有任何明显异常发现的,都应该在 3～5 年进行定期筛查。每个新发患者的病史应该包括详细的心脏家族史,至少包括 I 级 2 级亲属,所有亲属都应进行体格检查、心电图、超声心动图检查。特别应该注意那些有异常但没有达到心肌病诊断标准的亲属(如束支传导阻滞或左心室增大而左心室收缩功能正常)。这些有异常发现的亲属具有较高的发展成心肌病的风险。单独的左心室增大表现可能是关键的提示或处于疾病早期,一旦发现亲属有左心室增大,依据扩张程度应每 1～3 年进行进一步筛查。由于表型表达的程度及结果的严重程度不同,建议家族成员向专科医师进行基因咨询。

已有一些关于改善心脏能量学的治疗研究,一项哌克昔林治疗非梗阻性肥厚型心肌病和活动受限综合征患者的随机对照临床试验中,在肥厚型心肌病微血管病变造成氧受限的背景下,部分抑制脂肪酸氧化能改善心脏 ATP 水平和舒张功能、减少缺血症状、增加运动能力。由非心肌细胞(如成纤维细胞)介导激活的转化生长因子 B 信号肽造成的进展性间质性心肌纤维化,是肥厚型心肌病的一个特征。在小鼠心肌病模型中预先使用血管紧张素 Ⅱ 受体拮抗剂(AT1 型)可以阻止心肌纤维化。

尽管有关心力衰竭的发病机制方面的知识有显著进展,但是没有药物能"治愈"心肌病相关的病理改变。当药物治疗使症状明显减轻及接近正常的心室收缩功能时,在任何情况下都不能终止治疗,已有研究显示中断治疗导致左心室功能恶化,甚至劣于治疗前的情况。

(战丙霞)

第五节 心脏移植和机械循环辅助装置

一、心脏移植

1961 年 Shumway 和 10wer,在一只狗身上进行原位心脏移植,移植后的心脏成功工作了数天,论文发表后引起世界轰动,开创了世界上心脏移植的先河。1967 年 12 月,南非开普敦 Barnar 医师成功进行了人类第 1 例原位心脏移植,移植后患者因肺部感染仅存活了 18 天。由于移植后器官的排斥以及供体、受体选择标准等一系列问题没有解决,1967—1980 年心脏移植工作几乎停滞不前。1981 年,斯坦福大学的研究者将环孢素(Cyclosporin)应用于临床,开始了免疫抑制治疗,并于 1984 年开始广泛应用于心脏移植,从此心脏移植进入了飞速发展的阶段。到 2001 年底全球心脏移植总例数已超过 5 万,存活率:1 年存活率 79%,3 年存活率 70%,5 年存活率 63%,10 年存活率 48%。亚洲首例临床心脏移植于 1968 年由日本和田寿郎完成,此后很长一段时间停滞不前,直到 1987 年心脏移植数量才有所增加。中国心脏移植起步较晚,第 1 例人体心脏移植手术是在 1978 年由上海瑞金医院张世泽等完成的,患者存活了 109 天,开创了我国心脏移植的先河,近年来我国心脏移植无论从数量上和质量上都有长足的发展。

(一)适应证

心脏移植的适应证为标准药物或外科治疗无效的终末期心脏病患者。

1.冠心病　心力衰竭型冠心病,约占心脏移植的 40%,国内实施例数很少。本病多因严重的多支冠状动脉病变或大面积心肌梗死引起。临床上以顽固的充血性心力衰竭和心律失常为主要特征,可同时出现心绞痛。此类患者已无法施行血运重建术或者伴有致命性恶性室性心律失常,尽管采取了药物治疗及常规心导管或外科手术治疗,病情仍未缓解;或虽然无心力衰竭症状,但猝死的风险较高,此类患者应为心脏移植的适合人群。

2.心肌病　原因不明的心肌病,包括扩张型心肌病、慢性克山病及限制型心肌病等。前两者在临床上多出现进行性加重的心力衰竭、心脏扩大及恶性室性心律失常,扩张型心肌病约占心脏移植的 50%。影响扩张型心肌病预后不良的主要表现如下:①顽固性充血性心力衰竭,采用各种治疗措施不能缓解;②左心室舒张末期直径>70mm,室壁运动减弱;③EF<20%;④运动峰氧耗量<14ml/(kg·min);⑤复杂室性心律失常、束支传导阻滞或房室传导阻滞、快速性室性心律失常、窦性停搏或者心房颤动等;⑥心内膜活检发现广泛心肌病变,如广泛心肌纤维化、心肌细胞变性与坏死等。存在上述表现者,应尽早选择合适的供体进行心脏移植。

3.先天性心脏病　如先天性左心室发育不良综合征、严重的三尖瓣下移畸形、复杂的单心室伴有主动脉瓣下狭窄等,可在婴儿期或者儿童期施行心脏移植,其预后优于矫正术。

4.心肌炎　占心脏移植患者的极少部分。各种病因的心肌炎在晚期可以发展为严重的充血性心力衰竭和心律失常,但在心肌炎的急性期不能施行心脏移植。

5.心脏瓣膜病　仅占心脏移植的极少部分。心脏瓣膜病在晚期出现严重的充血性心力衰竭时,因为多种原因不能进行换瓣术,可以考虑心脏移植。但是由于心脏瓣膜病在晚期多出现肺动脉高压,心脏移植后易于发生急性右心衰竭,导致患者死亡。此时心肺联合移植或者单肺移植与换瓣膜手术更佳。

6.特殊类型的心肌病　特殊类型心肌病,如肌营养不良性心肌病、药物中毒性心肌病、放射性心肌病等。此类患者进行心脏移植的病例极少,预后有待于进一步观察。

7.心脏移植术　后再移植部分患者可以考虑再次心脏移植,但再次心脏移植死亡率比较高,适合人群如严重的急性或超急性排斥反应使移植的心脏严重受损、心脏移植后再发原先患有的严重心脏病(如巨细胞性心肌炎)、术后发生急性右心衰竭、严重低心排综合征、长期存活的心脏移植者发生严重冠状动脉增殖性病变、不能施行血运重建者。

8.其他　如南美洲锥虫病,心脏移植后是否再次发生南美洲锥虫病尚待进一步观察。

需要注意的是患者如合并重度肺动脉高压(肺动脉收缩压>70mmHg)及肺动脉阻力大于 8Wood 单位时,则应考虑心肺联合移植。对终末期心脏病,为避免其他器官(肾、肝、肺等)发生不可逆的严重损害,应当及早行心脏移植。

（二）禁忌证

酗酒或药瘾者；不能配合，未控制的严重精神疾病；肿瘤治疗缓解但随访小于 5 年；累及多个脏器的系统性疾病；活动性感染；严重肾功能不全（CCr＜50ml/min）；不可逆的肺动脉高压（6～8W00d 单位和平均跨肺压＞15mmHg）；近期血栓栓塞；未治愈的消化性溃疡；明显肝损害和其他影响预后的严重伴发疾病。

（三）供体

供体主要来自由于颅内病变或外伤已经脑死亡但心脏功能持续存在并能够临时支持其他脏器功能者。其心脏常需结合死亡原因、是否需要心肺复苏、是否应用正性肌力药物支持等方面进行评估，并行心电图、超声心动图检查以确定心室及心脏瓣膜的功能。男性＞45 岁，女性＞55 岁，以及合并其他冠心病危险因素者，常需冠状动脉造影评估冠状动脉。此外，供体需进行全面的血清学检查，排除血液传播性疾病；并详细了解供体的既往史、用药史以及社会关系。

（四）供体-受体的匹配

应建立全国性的移植共享网络，等待移植患者的身高、体重、血型、伴随疾病等信息均详细录入，一旦有合适的供体，可充分利用其可用的器官，如心、肺、肝、肾、胰腺、小肠、角膜等为等待移植的患者造福。

（五）移植器官的留取

分离主动脉和上下腔静脉后，升主动脉插入心脏停搏套管，其他小组早期分离完成后，供体全身肝素化。结扎上腔静脉，切断左心耳，将下腔静脉部分横断以减低心脏压力，防止心室扩张。随后钳夹主动脉，用冰盐水灌洗心脏，同时注入心脏停搏液。其他器官也灌注相应的保存液并用冰盐水灌洗。

完成心脏停搏液的灌注后离断上下腔静脉，如仅需心脏移植，则在心包外分离肺动脉、肺静脉、主动脉；如需移植肺脏，则在心房中部水平分离左心房，使左心房、肺静脉留有充分的边距以分别进行心脏和肺脏移植。肺动脉干在其分叉处分离，使肺动脉留有足够的长度进行肺移植。如进行心肺联合移植，需通过分离腔静脉、主动脉、气管及连于纵隔的部分，便于整个切下心脏、肺脏。切下的器官应储存在无菌冰盐水中，装入冰箱迅速转运至移植中心。

（六）移植过程

标准的心脏移植术式自 Shumway 和 Lower 后变化不大。即使存在差异，也没有优劣之分。

手术操作自标准的胸骨正中切开开始，通过主动脉和上下腔静脉插管形成体外循环，供体心脏运达时，体外循环温度调至中度低温状态（32C），闭紧腔静脉插管，在主动脉瓣上方离断主动脉使其分离，在肺动脉瓣上方切断肺动脉，在心房中部水平分离心房切除心耳，保留心房后部边沿，包括左侧的肺静脉和右侧的腔静脉。供体心脏自主动脉和左心房根部离断肺动脉，肺静脉口留有边距以与左心房吻合。切除多余的左心房组织，检查是否存在卵圆孔未闭，确认卵圆孔闭合后用连续缝合方式缝合左心房。缝合线起于供体的左心耳基部，刚好在受体左上肺静脉上方，沿顺时针方向连续缝合至房间隔。缝线另一端在左心房顶部上端，逆时针方向顺房间隔缝合，与之前的缝线打结。一条静脉通路与输液器相连，通过左心耳植入左心房，持续注入冰盐水，以维持心肌低温状态并排空左心的气体。从下腔静脉开口至右心耳切开供体的右心房，之后与受体的右心房缝合，缝合从房间隔的中部开始，顺时针方向越过下腔静脉插管，缝线的另一端沿逆时针方向缝合直至完全闭合后将缝线打结。之后将供体、受体的肺动脉干切取合适的长度，仔细探查受体的肺动脉，用吸引管吸取看不到的肺动脉栓子。然后将肺动脉干以首尾连接吻合方式连续缝合，直到松开阻断使右心排气后再将缝线打结。系统复温后修剪供体和受体的主动脉，以连续缝合方式吻合。心脏排空气体，系牢缝线，结束供体心脏的缺血。在复温和再灌注时，排空右心的气体，撤除腔静脉插管，剪断肺动脉缝合。修补左心耳，缝合供体的上腔动脉。正常的窦性心律通常可随着复温和再灌注同时恢复。如果未能复律，可植入心房和心室起搏电极，临时房室顺序起搏，初始起搏频率为 100 次/分。给予正性肌力支持,包括多巴酚丁胺或多巴胺 5~10μg/(kg·min)。如心率少于 100 次/分,应用异丙肾上腺素增加心率至约 120 次/分代替临时起搏。必要时可考虑其他正性肌力药物支持或血管收缩药物以及抗心律失常药物(胺碘酮)。脱离体外循环后以鱼精蛋白拮抗肝素,松开插管。充分止血后放置胸腔引流,关闭胸腔。

(七)术后管理

心脏移植术后初期治疗与一般开胸手术患者一致,特别是在出入量、电解质、气道护理、脱机和止痛方面。主要的区别在于隔离和免疫抑制以避免增加感染和排斥。密切监测移植的免疫抑制和排斥,三联免疫抑制药物、IL-2 抑制剂剂量的监测和调整依靠每日血浆浓度,如出现白细胞减少或全血细胞减少,则减少嘌呤合成抑制物的常规剂量,如无排斥反应,逐渐减少类固醇用量。可使用心内膜心肌活检,以超声心电图、右心导管或两者兼有作为补充以诊断排斥反应,监测疗效。出现严重排斥或血流动力学危象,则弹丸式注射类固醇(静注甲泼尼龙 1g/d,共 3 天)。如果无效或排斥复发,则应用其他方案。监测心律失常、免疫抑制的不良反应,以及感染的症状和体征。常规心电图经常显示两个 P 波:一个来自受体的右心房,一个来自供体的右心房,易于误诊为心房颤动或房性期前收缩。确定其中一个 P 波(来源于供体)与 QRS 综合波同步发生可诊断为正常心电图。常规床旁胸片可发现新的浸润灶,提示早于临床出现的肺炎或早期的恶性病变,免疫抑制剂可增加感染的风险,加速恶性病变的生长,应对浸润灶作出迅速判断,早期发现和治疗可提高患者的生存率。长期应用 IL-2 常见的副作用是慢性肾功能不全,调整剂量可改善。另外,IL-2 和类固醇可导致慢性高血压,可通过多种药物来控制;两者合用还可导致高脂血症,所有移植患者都应常规接受他汀类药物治疗。IL-2 抑制剂和类固醇均可导致糖尿病,通常需胰岛素治疗。

(八)移植患者预后

1983 年以来,国际心肺移植协会收集和分析了来自美国 200 个中心,超过 61000 例心脏移植患者的数据,1 年、5 年和 10 年的生存率分别为 90%、70% 和 50%,存活的患者,最小为 1 岁,最大为 78 岁。接受移植的患者中 90% 无功能受限,许多人重返全职工作。

POLKARD-HF 注册研究显示,波兰心脏移植术后 1 年的死亡风险为 20%,3 年的死亡风险为 22%,与欧洲其他国家的结果类似。美国每年完成心脏移植手术 2400 例,术后平均存活期达 10~13 年,明显优于内科治疗。西班牙 1984~2% 年的注册研究显示,1 年、5 年、10 年、15 年的生存率分别为 78%、67%、54%、40%。

移植患者最主要的死因早期是急性移植失败(16.5%)、继发感染(15.9%)、急性排斥(7.8%);中晚期是移植血管病变和猝死(13.7%)、肿瘤(11.9%)。

(九)心脏移植的局限性

费用昂贵、供体紧缺、等待期不确定、等待供体过程中死亡率高、适应证严格、移植后需长期免疫抑制治疗等均是心脏移植的局限之处。

二、循环辅助装置

(一)主要适应证

循环辅助装置(CSD)的主要适应证包括:

1.功能恢复前血流动力学的辅助支持治疗。

2.心脏移植前的过渡治疗。

3.无法接受心脏移植者的终点治疗。

（二）主要类型

1.主动脉内球囊反搏泵（ICBP）。

2.体外膜肺氧合（ECMO）。

3.单心室和双心室心室辅助装置（VAD）。

4.全人工心脏（TAH）。

按照使用时间可分为短期 CSD 和长期 CSD；按照安置部位可分为体外支持的 CSD 和体内支持的 CSD。

（三）短期 CSD

适应证为心脏手术后心源性休克、急性心肌梗死合并心源性休克、急性重症心肌炎、介入心脏手术并发症导致的心脏骤停。

1.IABP 通过穿刺股动脉植入一根顶端带气囊的导管，导管定位于降主动脉、左锁骨下动脉远端，舒张期通过反搏泵充气、收缩期排气，起到辅助循环的作用。

（1）机制：舒张期充气，主动脉舒张压升高，增加冠状动脉血流量；收缩期排气，主动脉压下降，心脏后负荷降低，可减少心肌做功及氧耗量，从而改善心肌收缩力，增加心排血量。

（2）适应证：高危心脏手术围术期预防性应用、心脏外科手术脱离体外循环困难、心脏手术后心排血量低、急性心肌梗死合并心源性休克、室间隔穿孔、乳头肌功能障碍导致二尖瓣反流、缺血性心肌病合并顽固性心绞痛等。

（3）临床研究：Ranucc 等回顾了 7270 例心力衰竭患者，其中 1051 例患者早期植入 ICBP，结果围术期死亡率明显低于晚期植入者，提示药物治疗无效的心力衰竭患者应早期植入 ICBP。

（4）并发症：下肢缺血、动脉栓塞、局部穿刺损伤、肾功能异常、气囊破裂、感染等。

2.ECMO 手术室外的体外循环技术，多在 ICU 完成。

（1）机制：改良的人工心肺机，最核心的部分是膜肺和血泵，将体内的静脉血引出体外，经过特殊材质的人工心肺旁路氧合后注入患者动脉（VA 通路）或静脉（VV 通路）系统，起到部分心、肺替代作用.维持人体脏器组织氧合血供。

（2）适应证：各种原因导致的心跳、呼吸骤停，急性严重的心功能衰竭，急性严重的呼吸衰竭，各种严重威胁呼吸、循环功能的疾病，酸碱电解质重度失衡、重症哮喘、溺水、冻伤、外伤、感染等。

（3）并发症：出血、脑损伤、血栓、栓塞、感染等。

3.经皮 VAD　美国 FDA 批准的有 Impella 和 TandemHeart。

（1）机制：与 ICBP 相似，但可完全为心室去负荷。

（2）适应证：心源性休克、急性左心衰竭抢救、高危 PCI 的辅助治疗。

（3）禁忌证：溶血、血栓栓塞、导管所致的室性心律失常、出血、感染、导管移位以及房间隔穿刺的并发症。

（4）其他：Impella 是一种微型经皮 VAD，操作简单，此装置装于 9F 的猪尾导管，经 12F 股动脉鞘逆行通过主动脉瓣口进入左心室，轴流泵最大可将血液以 2.5L/min 的流速从左心室泵到升主动脉。

TandemHeaIt 通过建立左心房、股动脉旁路系统提供循环支持，流入鞘管经股静脉.房间隔途径植入左心房，抽取氧合血液，通过体外离心泵再经流出鞘管将血液输送至一侧或两侧股动脉，提供的流速最高达 4Umin。

4.离心泵体外装置，如 BioMeDICus。

（1）离心泵属于非搏动泵，使用螺旋腔经过螺旋锥或涡轮机制产生血流。流入管的位置是股静脉、右心房或心室,泵的流出管置于股动脉、腋动脉或主动脉。

(2)常用于体表面积<1.5m² 患者的双心室辅助,一般与 ECMO 联合使用。仅限于短期使用。

5.搏动泵

(1)体外非同步泵,模拟自然心脏状态,产生搏动性血流。通常用于右心室、左心室或双心室辅助。搏动泵有气动泵和电动泵两种类型。气动泵通过气体驱动腔的气体充放来推动血流,如 BVS5000;电动泵通过电驱动腔的低速电机和机械传动装置间断挤压隔膜来推动血流,如 HeartMate。

(2)搏动泵一般分为上下两腔,上腔由来自心房的血液连续充盈,下腔有两个三叶聚酯瓣膜,每次搏出量约 80ml。

(3)临床研究:早期的小样本研究显示,搏动泵和非搏动泵在作为心脏移植前的过渡支持效果,围术期死亡率和出院率两者之间无显著差异。近期 Starling 等研究和 ADVANCE 研究表明,持续血流的 VAD 比搏动式血流的 VAD 在住院死亡率、生存率、不良反应发生率和功效改善等方面有优势。

6.轴流泵　属于非搏动泵,作用类似于离心泵。Jarvik2000 是一种微型轴流泵,一般于体外循环下进行,经胸骨人路,入口位于心尖部,出口进入胸降主动脉,通过人工血管吻合于降主动脉,产生连续性血流,流速 5～6Umin,需长期抗凝。

(1)机制:通过叶轮使血流发生轴向向上的偏转,产生能量驱动血流加速。

(2)优点:噪声很小、体积小、机械构造简单、耗能少,体积较小,适合低体表面积患者;囊袋小,潜在的感染风险也较小。

(3)并发症:泵内血栓、出血、栓塞、心力衰竭加重以及后期的感染、血栓栓塞、溶血及泵失功等。

(四)长期 CSD

长期植入的 CSD 主要有 Novacor、Heartmate、Thoratec、CardioWestTAH,

1.Novacor

(1)机制:泵接受来自心尖部管道的左心室血液,通过流出管道泵血至升主动脉。电磁转换器将电能转换为机械能驱动两推板挤压泵囊袋,将血液排入主动脉。控制方式可与自身心室收缩同步。最大搏出量可达 70ml,流量可达 10Umin。

(2)血泵植入于左上腹肌层,电源和体外控制器的连线从右腹壁引出。

(3)优缺点:Novacor 的优点是患者可自由活动,缺点是血栓率可高达 10%,需要应用肝素或华法林抗凝。

2.Heartmate

(1)可植入装置,适合体表面积>1.5m² 的患者,只能用于左心室支持。分为气动和电动两种机型。管道的放置与 Novacor 类似,可产生 83ml 的搏出量,流量可达 9L/min。Heaγ-mate 使用表面覆盖聚氨酯隔膜的推动叶片来推动血流,装置的外壳为经特殊处理的钛合金,能使血细胞快速黏附形成假内膜,内表面不易形成血栓,理论上不需要抗凝治疗,血栓发生率低。患者能自由走动,可以院外进行,除游泳以外患者可进行几乎所有的活动。

(2)HearMate-Ⅱ为持续血流的左心室 VAD,Starling 等比较了 HeartMate-Ⅱ 与其他模式的左心室 VAD(其中 28% 为搏动式血流 VAD),在心脏设备重置率明显低于对照组($P=0.0005$);HeartMate-Ⅱ组患者 6 个月达到心脏移植、心功能恢复和继续左心室 VAD 为 90%,对照组为 80%($P=0.018$);12 个月的 Kaplan-Meier 生存率在 HeartMate-Ⅱ组为 85%,对照组为 70%($P<0.001$);两组生活质量与基线相比,在 3 个月时均明显改善并持续至 12 个月。

3.Thoratec 非植入辅助装置,可用于左心室、右心室和双心室支持。系统位于体外,可用于体表面积<

1.5m² 的患者。缺点是需要抗凝治疗、活动受限、产生的流量较低。

4.CardioWestTAH 移除了自身心脏后植入的、用来完全支持循环的全人工心脏,主要用于心脏移植前的过渡支持。要求患者体表面积＞1.7m²,胸部的前后距离＞10cm,需要全身

（刘海淑）

第六节 应激性心肌病

应激性心肌病(SCM),又称为 Tako-Tsubo 心肌病或 Tako-Tsubo 综合征,1991 年由日本学者首次报道,该病发病时表现为心脏收缩期心尖部膨隆、心底部狭小的左心室造影影像,心尖部呈球形改变,也称为心尖球形综合征、暂时性左心室心尖球形综合征(LVABS);2006 年 AHA 关于心肌病的科学声明中,将其归为一种独立的心肌病,命名为应激性心肌病。该病的特点为:常见于绝经后女性,发作前常有精神或躯体应激,表现为突发胸痛,短暂的左心室功能障碍,酷似急性心肌梗死(AMI)的心电图改变,心肌酶轻度升高,而冠状动脉造影无阻塞性冠状动脉病变。本病呈全球性分布,人群患病率低,约占 AMI 的 0.07%～5%。

一、发病机制

发病机制尚不明确。冠状动脉结构异常、儿茶酚胺介导的心肌顿抑、冠状动脉痉挛、微循环障碍、血栓自发溶解导致的 ST 段抬高型心肌梗死半途终止、心肌炎或病毒感染、遗传、雌激素减少均是目前探讨的可能发病机制。

二、临床表现

（一）一般资料

目前本病缺乏大规模系统研究,真实的发病率不甚明了,多数报道该病常见于绝经后妇女,占疑似 AMI 的 0.07%～5%。

（二）诱发因素

该病均有强烈的心理或躯体应激作为诱发因素。心理应激指某种突发的严重情绪激动,如亲属死亡、亲人灾难性医学诊断、与人激烈争吵、被公司解雇、严重经济损失、惊恐状态、驾车迷路、赌场失意、遇到抢劫等。躯体应激指各种严重内外科疾病,如脑血管意外、支气管哮喘、癫痫发作、急腹症、严重外伤等,在用氯胺酮和肾上腺素治疗期间,右心室流出道室性期前收缩行射频消融术期间,多巴酚丁胺/阿托品超声心动图负荷试验期间亦可发病。

（三）症状

SCM 是一种发病酷似 AMI 的心肌病,其临床症状与 AMI 无明确差异。

1.胸痛常位于左侧心前区或胸骨后,可呈压榨样、烧灼样、腌渍样,持续 20 分钟以上,可有肩背部或咽喉部、左上臂及上腹部放射痛,常有情绪激动、手术打击等心理或躯体应激诱因。

2.往往急性起病,病程可持续 3～10 天,重者可以引起心力衰竭、恶性心律失常,轻者可很快恢复。部分患者可于院外疑诊 AMI 而给予抗血小板聚集等过程。

3.患者可伴有恶心、呕吐、腹痛等胃肠道症状。

4.亦有发热、乏力等全身症状。

5.多无咳嗽、咳痰,伴心功能明显受损者可有胸闷、呼吸困难等症状。

该病起病突然,多数患者有胸痛、胸闷,胸痛多为持续性,压迫样,与心肌梗死难以鉴别;部分患者可有呼吸困难、晕厥、心室颤动、心跳骤停、心源性休克、心力衰竭、肺水肿等。

（四）体征

轻者体检往往无明显体征。重者查体可见心率增快、血压降低、心音低钝。由于本病可引起心功能不全,患者可能发生急性肺水肿,此时双肺可闻及满布肺野的湿性啰音等。需要提醒的是,本病发病率低,当患者出现胸痛等类似 AMI 表现时应首先考虑引起胸痛的其他疾病,仔细查体及进行相关检查以排除引起胸痛的其他疾病。

三、实验室检查

1.心电图　常见类似 AMI 的心电图动态演变过程。人院时最常见的心电图表现是 ST 段抬高和 T 波倒置,但心电图也可以正常。报道显示,ST 段抬高者占 50.0%～81.6%,通常出现于胸前导联（83.9%）,尤其是 V_3～V_6 导联,前侧壁导联 ST 段抬高占 34%,前壁导联占 36%。ST 段一般呈轻度抬高,部分可呈现横跨胸前导联至肢体导联的 ST 段明显抬高。T 波异常占 64.3%,Q 波占 31.8%,常伴 QT 间期延长。2～3 天后明显的特征性变化包括抬高的 ST 段回落,随后出现累及多数导联的广泛性 T 波明显倒置。

2.心肌损伤标志物　与 AMI 相比,肌钙蛋白、肌酸激酶（CK）、肌酸激酶同工酶（CK-MB）轻度到中度升高。肌钙蛋白阳性者占 85.0%～86.2%,CK-MB 升高者占 73.9%。CK-MB 峰值常低于 AMI 患者。

3.心脏影像学　大部分患者 CAG 正常,或无明显的狭窄,少部分患者有冠心病的危险因素,如高血压、糖尿病、吸烟等,冠状动脉也可出现病变,但该病变往往不能解释明显的胸痛发作。关键的检查为左心室造影,可见左心室中部及心尖部节段运动减弱或消失,基底部收缩功能仍保留或增强,导致心尖球形样变,左心室收缩期的形状很像日本渔民捕获章鱼用的章鱼罐,故而最初被命名为"Takotsubo 心肌病"。MRI、UCG 亦可见中段节段性室壁运动障碍,心尖部运动减弱、不运动,心室中部及心底代偿性运动增强,心尖部收缩期呈球形改变,左心室基底部代偿性收缩加强,左心室射血分数显著降低。短期内 UCG 或 MRI 随访可观察到 SCM 患者严重受损的左心室功能可迅速恢复。

4.其他检查

（1）B 型钠尿肽（BNP）:有报道显示 SCM 患者血浆 BNP 水平均高于正常,而且 BNP 水平与左心室射血分数（LVEF）呈负相关。

（2）儿茶酚胺:目前多数学者认为在应激状态下,机体突然大量分泌儿茶酚胺,使循环内儿茶酚胺水平急剧升高,造成心肌急性损伤是 SCM 形成的关键机制。SCM 患者在住院的第 1～2 天内,其血浆儿茶酚胺水平是心功能 KillipⅢ级 AMI 患者的 2～3 倍,是正常人的 7～34 倍,在住院第 7～9 天,患者血浆多数儿茶酚胺、神经代谢产物和神经肽恢复至峰值的 1/3～1/2,但仍高于 AMI 患者相应的血浆浓度。

（3）雌激素:有作者认为血清中足够的雌二醇水平能够减少精神应激诱导的心脏病理改变,雌激素水平减低可能是绝经后女性 SCM 发病率增高的基础。

（4）核素心肌显像:有助于显示局部心肌供血情况。

（5）心肌活检:心内膜心肌活检可无坏死组织,可与心肌梗死鉴别。

四、诊断

对于出现类似 AMI 症状和体征伴有心电图 ST-T 改变及心脏生化标志物阳性的患者,发病前存在精神或躯体应激事件,特别是绝经后女性,应考虑到 SCM 的可能性。SCM 的发病诱因、早期临床症状、心电图变化、血清心肌酶学变化特点均易于导致 ST 段抬高性 AMI 或 ACS 的诊断。由于与 AMI 的预后不同,且若误诊为 ST 段抬高的 AMI,不恰当地给予溶栓治疗,可能给患者带来不必要的出血风险,因此确诊特别重要。本病发病过程、发病特点、辅助检查等方面均酷似 AMI,根据病史特点、ECG 变化、心肌损伤标志物难以确诊,此时应行冠状动脉造影加心室造影,而冠状动脉造影未发现与胸痛相一致的冠状动脉闭塞或次全闭塞病变,而心室造影可见心尖部扩大,左心室流出道相对狭窄,形成球形样改变,方可建立诊断。

美国梅奥医院关于 SCM 临床诊断的建议标准:①左心室中部节段一过性运动减弱、消失或运动障碍伴或不伴心尖部受累;②没有阻塞性冠状动脉病变或急性斑块破裂的血管造影证据;③新出现的心电图异常[ST 段抬高和(或)T 波倒置]或心脏肌钙蛋白升高;④近期没有严重头部外伤、颅内出血、嗜铬细胞瘤、心肌炎、肥厚型心肌病。

无明显冠状动脉狭窄和受损的左心室功能迅速恢复是 SCM 与 AMI 或 ACS 的根本不同。

五、治疗

目前由于该病发病率不高,尚无大型循证医学研究何种治疗方案最为有效,因此 SCM 的处理基本上限于经验性治疗,大部分学者是按照非 ST 段抬高型 AMI 和 ST 段抬高型 AMI 指南采用他汀类药物、β受体阻滞剂、阿司匹林、硝酸甘油、肝素联合治疗。SCM 的临床表现与 ACS 无法鉴别,初步处理应针对心肌缺血及心功能不全或心律失常的对症处理,同时持续进行心电监测,给予阿司匹林、静脉肝素和β受体阻滞剂、他汀类药物。若能耐受,应持续应用β受体阻滞剂,主要是因为过多的儿茶酚胺在本病发生、发展过程中发挥着重要作用。轻者给予上述一般治疗即可在 2～7 天恢复,预后良好。利尿剂治疗心力衰竭有效,左心室收缩功能严重障碍的患者可应用血管紧张素转换酶抑制剂,应尽量避免使用β受体激动剂。泵衰竭所致心源性休克则需应用血管活性药物和主动脉内球囊反搏。对严重左心室收缩功能障碍患者应考虑抗凝预防血栓栓塞,直至左心室功能恢复正常,同时给予上述药物治疗,必要时给予机械辅助循环等基本支持措施。

（史文奇）

第七节 心肌炎的临床表现

心肌炎是一种常见的病毒感染或非感染性免疫介导的疾病,症状多变,易于误诊。心肌炎的临床表现十分不一,可从无症状的亚临床型心肌炎到发生进行性心功能恶化、恶性心律失常、心源性休克甚至猝死的重症暴发型心肌炎。本病多由呼吸道、消化道或接触病毒感染后,先出现该系统感染的症状,经过病毒血症,数日后才侵犯心脏。当心脏症状出现时,局部感染已近尾声。急性病毒性心肌炎损伤可无临床症状,慢性心肌炎导致免疫介导的心肌损伤和功能障碍。急性心肌炎预后一般较好,但其部分可能发展为扩张型心肌病、心力衰竭,临床治疗困难。急性心肌炎一般以心外表现为首发症状,然后很快出现胸痛、心悸、心力衰竭等征兆。由于其发病突然、隐匿,给疾病诊断带来困难。急性心肌炎慢性迁延,可发展为慢性心肌炎,甚至心肌病。

一、心肌炎的一般临床表现

【前驱症状表现】

VMC大多急性起病,一般在心脏受累症状出现前1～3周或同时见有轻重不同的病毒感染前驱表现,常见有发热、咽痛、咳嗽、周身不适、肌肉疼痛、皮疹,或恶心呕吐、腹痛、腹泻等。也可能因上呼吸道感染样症状很轻微而被忽略,或仅有轻度疲乏感,此时可无明显的病毒感染史,即隐性感冒,但并不能因此而排病病毒感染。部分患者发病于全身性病毒感染性疾病之后,则可有麻疹、风疹、流行性腮腺炎、病毒性肝炎等疾病的特异性表现。很可能这些疾病是病毒侵入的门户及其周身表现,病后经病毒血症而侵及心肌。尸检结果显示,人类免疫缺陷病毒感染患者超过半数曾患有心肌炎。另外,心肌炎也可由非病毒因素所致,如螺旋体菌(莱姆病)、棒状杆菌及锥体虫属(查加斯病)。抗精神病药(氯氮平),抗生素(青霉素、氨苄青霉素、磺胺类、四环素类)及消炎药(氨基水杨酸)等可致嗜伊红敏感性心肌炎,致病因素消除后心肌炎可能逆转。嗜伊红淋巴细胞性心肌炎也可发生在接种天花疫苗后。系统性自身免疫病如变应肉芽肿性血管炎、嗜酸性粒细胞增多症等,可能与嗜伊红敏感性心肌炎相关。

【心脏受累表现】

心脏受累表现轻重悬殊。轻者可无明显自觉症状,在感冒后数日查体发现心律不齐,经检查发现心电图不正常、心肌酶增高等;重症则可在发病一二日内突然出现充血性心力衰竭、心源性休克、阿-斯综合征等,甚至发生猝死。部分病例表现为病情反复波动,迁延不愈,甚至发展为扩张型心肌病的症状体征。

(一)供血不足症状

常见有疲乏无力、气短、心悸、头痛、头晕、多汗、胸闷、胸痛、面色苍白及四肢发凉等。

(二)心律紊乱症状

轻者可无症状,或有心前区不适、乏力、心悸、四肢发凉、胸闷、气短等,严重者可出现心脑综合征(晕厥、抽搐)或心力衰竭表现,甚至发生猝死。

(三)体征

心脏有轻度扩大,伴心动过速,偶有心动过缓、心律不齐、心音低钝及奔马律。有心包炎者可闻及心包摩擦音。重症病例反复心衰者,心脏明显扩大,肺部出现湿啰音及肝、脾大,呼吸急促和发绀,重症患者可突然发生心源性休克,脉搏细弱,血压下降。心率多增快,其增快程度与体温不相称,如心动过缓应考虑是否存在房室传导阻滞可能。心脏浊音界一般不扩大,但急性期合并心包炎、心力衰竭者可有扩大,迁延期、慢性期患者也可有心脏扩大。心尖部第一心音低钝,可有第三心音或呈第三心音奔马律,是心功能不全的表现。心尖区可能有收缩期杂音,呈吹风样,亦可出现舒张期杂音,前者为发热、贫血、心脏扩大所致,后者是因左心室扩大造成的相对性二尖瓣狭窄所致。杂音响度一般不超过三级,心肌炎好转后即消失。心肌炎时心律失常极常见,具有多样性、多变性、易变性的特点,以房性与室性过早搏动最多见,VMC的过早搏动多无活动后增多等倾向于病理性过早搏动的特点。房室传导阻滞也较为常见。此外,心房颤动、病态窦房结综合征均可出现。同一患者可以出现两种、三种甚至四种心律失常。可以是两种不同的快速性心律失常同时存在,也可以是快速性心律失常与传导阻滞并存。这与VMC病变广泛,不仅影响心肌的自律性和应激性产生各种异位心律,而且累及传导系统产生各种传导阻滞有关。

（四）充血性心力衰竭症状与体征

1.急性心力衰竭（心衰）　临床上以急性左心衰竭最为常见，急性右心衰竭则较少见。急性左心衰竭指急性发作或加重的左心功能异常所致的心肌收缩力明显降低、心脏负荷加重，造成急性心排血量骤降、肺循环压力突然升高、周围循环阻力增加，引起肺循环充血而出现急性肺淤血、肺水肿并可伴组织器官灌注不足和心源性休克的临床综合征。急性右心衰竭是指某些原因使右心室心肌收缩力急剧下降或右心室的前后负荷突然加重，从而引起右心排血量急剧减低的临床综合征。急性心衰可以突然起病或在原有慢性心衰基础上急性加重，大多数表现为收缩性心衰，也可以表现为舒张性心衰，发病前患者多数合并有器质性心血管疾病。对于在慢性心衰基础上发生的急性心衰，经治疗后病情稳定，不应再称为急性心衰。急性心衰常危及生命，必须紧急施救和治疗。急性心衰多见于急性期早期，突然出现烦躁不安、面色苍白或发灰、呼吸困难、口唇青紫、肝脏肿大，或见尿少、水肿，或表现为剧烈腹痛、恶心、呕吐（内脏淤血所致）、心率加快、心音明显低钝，或有奔马律，并可有心脏扩大。

2.急性心肌梗死或急性重症心肌炎等　可造成心肌坏死，使心脏的收缩单位减少。高血压急症或严重心律失常等均可使心脏负荷增加。这些改变可产生血流动力学紊乱，还可激活肾素—血管紧张素—醛固酮系统（RAAS）和交感神经系统，促进心衰患者病情加剧和恶化。上述病理生理过程可因基础病变重而不断进展，或在多种诱因的激发下迅速发生而产生急性心衰。发生左心衰竭肺水肿时，常见有极度呼吸困难、端坐呼吸、皮肤苍白或发绀、口唇青紫、四肢发凉、心动过速、脉搏快而弱、咯血性泡沫状痰、双肺闻及哮鸣音和湿性啰音等。

3.慢性心力衰竭　见于慢性期病例，表现为明显乏力、活动后呼吸加快甚至困难、面色苍白、脉搏细弱，或出现交替脉、心音低钝、心动过缓或心动过速，常闻及奔马律，心界可向两侧扩大，肝脏肿大、质地较硬，双下肢明显水肿，心尖部可闻及Ⅰ～Ⅲ级收缩期杂音等。

（五）心源性休克症状与体征

根据心源性休克发生发展过程，大致可分为早、中、晚三期。

1.休克早期　由于机体处于应激状态，儿茶酚胺大量分泌入血，交感神经兴奋性增高，患者常表现为烦躁不安、恐惧和精神紧张，但神志清醒，面色或皮肤稍苍白或轻度发绀，肢端湿冷，大汗，心率增快，可有恶心、呕吐，血压尚正常甚至可轻度增高或稍低，但脉压变小，尿量稍减。

2.休克中期　休克早期若不能及时纠正，则休克症状进一步加重，患者表情淡漠，反应迟钝，意识模糊或欠清，全身软弱无力，脉搏细速无力或未能扪及，心率常＞120次/分，收缩压＜80mmHg（10.64kPa），甚至测不出，脉压＜20mmHg（2.67kPa），面色苍白、发绀，皮肤湿冷、发绀或出现大理石样改变，尿量更少《17mL/h）或无尿。

3.休克晚期　休克晚期可出现弥散性血管内凝血（DIC）和多器官功能衰竭的症状。前者可引起皮肤、黏膜和内脏广泛出血，后者可表现为急性肾、肝和脑等重要脏器功能障碍或衰竭的相应症状。如急性肾衰竭可表现为少尿或尿闭，血中尿素氮、肌酐进行性增高，产生尿毒症、代谢性酸中毒等症状，尿比重固定，可出现蛋白尿和管型等。肺功能衰竭可表现为进行性呼吸困难和发绀，吸氧不能缓解症状，呼吸浅速而不规则，双肺底可闻及细啰音和呼吸音降低，产生急性呼吸窘迫综合征之征象。脑功能障碍和衰竭可引起昏迷、抽搐、肢体瘫痪、病理性神经反射、瞳孔大小不等、脑水肿和呼吸抑制等征象。肝功能衰竭可引起黄疸、肝功能损害和出血倾向，甚至昏迷。心源性休克早期表现为兴奋，烦躁不安，心动过速，脉搏尚有力，面色苍白，肢体湿冷，皮肤发花，口唇和指趾端轻度发绀，血压可见收缩压降低、脉压差缩小。病情常迅速发展，出现神志淡漠，甚至昏迷，面色苍灰，呼吸急促，脉搏细弱，心律不齐、心音低钝、奔马律、血压明显下降，甚至测不出，烦渴，少尿或无尿，晚期患者常并发弥散性血管内凝血。

(六)心包炎症状与体征

急性心包炎是最常见的心包疾病,是心包膜脏层和壁层的急性炎症,可以同时并存心肌炎和心内膜炎;常是全身疾病的一部分或由邻近器官组织病变蔓延导致,可无症状,故易被忽视,但一般多呈如下的表现。

1.全身症状　根据病因及个体反应不同,全身症状差异较大。感染性心包炎者,多有毒血症状,非感染性心包炎的毒血症状较轻,肿瘤性者可无发热。

2.心前区疼痛　主要见于纤维蛋白性心包炎阶段。疼痛部位在心前区或胸骨后,呈尖锐的剧痛或沉重的闷痛,可随呼吸、咳嗽、吞咽、体位改变而加重。心包膜脏层无痛觉神经,只有左侧第5、6肋间水平面以下的壁层心包膜有痛觉纤维,所以当心包炎累及该部或并有膈胸膜炎时方出现疼痛,急性非特异性心包炎常伴胸膜炎,疼痛显著。结核性及尿毒症性心包炎时,疼痛较轻。

3.心包积液压迫症状　心包填塞时,因腔静脉淤血可出现上腹胀痛、呕吐、下肢水肿等,肺淤血时可引起呼吸困难。动脉血压显著下降时可见面色苍白、烦躁不安等休克症状。大量心包积液压迫气管可产生激惹性咳嗽,如压迫肺或支气管可使呼吸困难加重。喉返神经、膈神经受压时可分别出现声音嘶哑、呃逆症状,食管受压则可有吞咽困难。

在VMC时,病毒感染多不局限于心肌,可并发心包炎,称为病毒性心肌心包炎。

1.急性心肌心包炎　发病急,积液不多时,除心肌炎症状外常见心前区疼痛,反复听诊可闻及心包摩擦音,心音多不遥远;积液较多时听诊心音遥远;如短期内出现大量心包积液时大多出现心包压塞症状,如呼吸急促、心脏扩大、肝脏肿大、颈静脉怒张、下肢水肿、脉压缩小、心动过速及奇脉等,此时多数听不到心包摩擦音,但心音遥远。急性心肌心包炎的特点是心包积液出现的早,持续时间短,消失快。常不经穿刺自行吸收。少数为血性心包积液。预后良好。

2.慢性心肌心包炎　起病隐渐,主要表现为反复不易控制的心力衰竭,心脏扩大,肝大,质地较硬,可有腹水征;心脏听诊多听不到摩擦音,心音不遥远,缺乏典型心包积液体征。慢性心肌心包炎的特点是心包积液经穿刺抽液后又复增长,若不再进行穿刺抽液,可引起心包填塞症状。病情较重,预后差。

除上述表现外,还有一些症状不典型的病例。有的以突然出现剧烈胸痛为主诉,而全身症状和其他症状轻微,甚至误诊为急性心肌梗死,多见于病毒性心肌炎累及心包和(或)胸膜者。还有患者以近期内发生急性或严重心功能不全就诊,表现为严重的气短、胸闷。还有以原因不明的各种心律失常为表现而就诊,主要为心率的快、促或不齐。甚至有患者以肌痛、发热、关节痛、少尿、昏厥等全身不适为主,而心脏本身症状不明显,偶尔因心室附壁血栓脱落引起脑、冠状动脉、肠系膜、肾、胰腺和肺等脏器栓塞为主要表现。此外,如果病毒同时侵犯其他脏器时,

可产生相应的临床征象,如肝炎、肺炎、脑膜炎、胰腺炎、肠炎、肌炎和小儿麻痹后遗症等。

(七)心律失常表现

心律失常的血液动力学改变的临床表现主要取决于心律失常的性质、类型、心功能及对血液动力学影响的程度:轻度的窦性心动过缓,窦性心律不齐,偶发的房性期前收缩,一度房室传导滞等对血液动力学影响甚小,故无明显的临床表现;较严重的心律失常,如病窦综合征、快速心房颤动、阵发性室上性心动过速、持续性室性心动过速等,可引起心悸、胸闷、头晕、低血压、出汗,严重者可出现晕厥、阿-斯综合征,甚至猝死。由于心律失常的类型不同,临床表现各异,主要有以下几种表现。

1.冠状动脉供血不足的表现　各种心律失常均可引起冠状动脉血流量降低,各种心律失常虽然可以引起冠状动脉血流低,但较少引起心肌缺血。然而,对有冠心病的患者,各种心律失常都可以诱发或加重心肌血,主要表现为心绞痛、气短、周围血管衰竭、急性心力衰竭、急性心肌梗死等。

2.脑动脉供血不足的表现　不同的心律失常对脑血流量的影响也不同。脑血管正常者，上述血流动力学的障碍不致造成严重后果，倘若脑血管发生病变时，则足以导致脑供血不足，其表现为头晕、乏力、视物模糊、暂时性全盲，甚至于失语、瘫痪、抽搐、昏迷等一过性或永久性的脑损害表现。

3.肾动脉供血不足的表现　心律失常发生后，肾血流量也发生不同的减少，临床表现有少尿、蛋白尿、氮质血症等。

4.肠系膜动脉供血不足的表现　快速心律失常时，血流量降低，肠系膜动脉痉挛，可产生胃肠道缺血的临床表现，如腹胀、腹痛、腹泻，甚至发生出血、溃疡或麻痹。

5.心功能不全的表现　心功能不全的表现主要为咳嗽、呼吸困难、倦怠、乏力等。

VMC 引起的心律失常虽不具有特征性，但作为该病的主要临床表现而受到广泛重视。1994 年制定的小儿 VMC 诊断标准将其作为主要的指标之一，亦有研究者将 VMC 的临床表现分出心律失常型。VMC 引起的心律失常具有多样性，多变性及易变性的特点，现对其作一简单介绍。

VMC 引起的心律失常多种多样，几乎所有类型的心律失常均可在 VMC 患者中出现。国内学者将此类心律失常分为 15～18 种类型，常见的有窦性心动过缓、窦房结至房室结游走性节律、窦性停搏、一度房室传导阻滞、二度Ⅰ型房室传导阻滞、二度Ⅱ型房室传导阻滞、三度房室传导阻滞、完全性右束支传导阻滞、不完全性右束支传导阻滞、左前束支传导阻滞、不完全性房室分离、完全性房室分离、房性过早搏动、交界区过早搏动、室性过早搏动、室性并行心律、阵发性心动过速、室上性心动过速、非阵发性交界区心动过速、室性心动过速、多发多源性房性过早搏动、多发多源性室性过早搏动、预激综合征、房颤、房扑以及短阵和尖端扭转性室性心动过速等。在众多的心律失常中过早搏动，尤其是室性过早搏动最为常见，其次是房室传导阻滞及束支传导阻滞。在房室传导阻滞中，一度房室传导阻滞最多见，三度房室传导阻滞也不少见，当心肌病变广泛时，左、右束支也可出现传导阻滞。

VMC 致心律失常者有不同的表现，在疾病过程中患者心律失常可先后出现 3～7 种不同的类型，甚至是 24 小时之内也会出现两种或数种不同的心律失常类型。林华等回顾性分析 66 例病毒性心肌炎的动态心电图资料。结果可见 66 例病毒性心肌炎患儿均发现心律失常，24 小时内发现 1 种心律失常仅 1 例，其余均有 2 种以上心律失常存在，最多者存在 6 种心律失常。李森田等对 1998 年 1 月至 2004 年 1 月收治的 90 例小儿病毒性心肌炎患者临床资料进行分析，发现患儿出现的心律失常改变共 12 个类型 95 例次（有的患儿出现两种甚至两种以上心律失常）。过早搏动 65 例，其中室性过早搏动 56 例（频发者占 41 例），频发房性过早搏动 9 例；窦性心动过速 9 例；窦性心动过缓 3 例；室上性心动过速 3 例；一度房室传导阻滞 1 例；二度房室传导阻滞 4 例；双束支传导阻滞 1 例；短串房颤 2 例；预激综合征 1 例；窦房结内游走心律 1 例；异常 Q 波 1 例；低电压 4 例。

虽然 VMC 致心律失常具有多样性、多变性及易变性，但这些都同其病理改变有着密切的关系，都是病毒引起的炎症侵袭或波及心脏传导系统所致，亦或是病毒本身侵入特异心肌细胞所致。通常心肌炎患者心脏传导系统中，各部分受损程度颇不一致，希氏束病变最轻，窦房结和房室结病变较重，而双束枝病变最重。

二、重症心肌炎的临床表现

急性重症心肌炎是一种危及患者生命的危重症，起病急，进展快，如不及时治疗很易导致患者死亡或遗留慢性心肌炎或扩张型心肌病。急性重症 VMC 临床表现重，可发生严重心力衰竭、心律失常、酷似急性心肌梗死表现，少数人合并有急性肺水肿、心源性休克、急性呼吸窘迫综合征、心肌心包炎。重症病毒性心肌炎伴三度房室传导阻滞,与其他原因所致房室传导阻滞相比,其阻滞部位低,多为三束枝阻滞。急性重症病毒性心肌炎临床表现多样,尽管确诊急性病毒性心肌炎的手段有多种,但某些难以实施或阳性率较低。因此,注重临床资料、提高诊断心肌炎的客观指标是临床医生值得注意的问题。

(一)重症心肌炎的临床表现

1.发热　所有急性重症 VMC 患者均有发热,体温 38～39.6℃,多为弛张热。

2.呼吸困难　部分患者(约占 19%)以发热后 1～2 天突发出现气憋、喘、呼吸困难、不能平卧的急性左心衰竭为首发症状就诊。

3.晕厥　有的患者(约占 54%)表现为感染 4～5 天后并发晕厥、意识丧失、或伴大小便失禁和抽搐,以三度 AVB 收入院。

4.疼痛　少数患者在感染发病 1 周左右出现持续性胸痛,心电图为酷似急性心肌梗死的表现,极少数患者伴有心源性休克。

5.全身感染情况　部分患者合并急性肺水肿,有的合并急性呼吸窘迫综合征,亦可合并急性心包炎,有的患者伴有胸腔积液或腹水等。

6.体征　第一心音减弱,可闻及奔马律,早期可叩诊心界增大,肺部检查可闻及干、湿性啰音,腹部可叩及移动性浊音。

7.心电图表现　窦性心动过速。三度房室传导阻滞:患者心电图表现为三度房室传导阻滞,其中三束枝阻滞多见,病程中可见 AVB 长达 10 秒以上,心电图可表现为单纯 AVB 或伴其他性质的心律失常(合并阵发性室性心动过速、阵发性心房颤动)。ST-T 改变:心电图表现为 ST 段弓背向上抬高,持续 3～4 天后ST 段恢复正常,其中伴有 Q 波形成。

(二)暴发性心肌炎的临床表现

暴发性心肌炎又称急性重症性心肌炎,起病急骤,病情进展迅猛,临床上发现有愈来愈多的趋势,且以儿童为多见。其发病早期临床症状不典型,常以心外表现为主,可突然发生充血性心力衰竭、心源性休克、心脑综合征、严重的心律失常,甚至心源性猝死。由于局灶性或弥漫性心肌间质炎性渗出,心肌纤维水肿、变性、坏死,病毒感染心肌后对心肌细胞产生直接损伤和(或)通过自身免疫反应引起心肌细胞坏死、变性。发生在发病 24 小时内病情进展恶化出现心源性休克、急性左心衰(肺水肿)、急性充血性心力衰竭、严重心律紊乱。病程凶险,预后恶劣,绝大多数来不及诊断或诊断后来不及救治就已死亡。出现类似急性心肌梗死的单向曲线改变是其另一个特征,与真正急性透壁性心肌梗死的鉴别尤其重要。其发病早期临床症状不典型,常以心外表现为主。由于暴发性心肌炎发病早期临床症状不具特异性,不以胸闷、心悸、气短为主要症状,而往往以呕吐和腹泻为主要临床表现,无频繁呕吐,呈非喷射性,同时伴有发热、腹痛、乏力、面色苍白、表情淡漠、食欲减退等症状,所以易被误诊而失去最佳抢救时机而导致不良后果。可突然发生充血性心力衰竭、心源性休克、心脑综合征、严重的心律失常,甚至心源性猝死。临床特点:暴发性心肌炎的诊断要点是:①患者一般较年轻,常无冠心病等易患因素,②近期有明显的持续时间不等的感冒病史。③窦性心动过速更为明显,且与体温增高程度不相符。④心电图出现广泛 ST-T 呈单向曲线的明显改变,但无心肌梗死的定位趋向。⑤心肌酶谱升高更为明显。⑥心电图单向曲线无演变过程。

三、小儿心肌炎的临床表现

小儿病毒性心肌炎患者比较特殊,临床表现多样,轻重不一,取决于年龄与感染的急性或慢性过程,预后大多良好。婴儿可表现为吃奶差、烦躁、哭闹、嗜睡、恶心、呕吐等,幼儿可有懒动、常叹气等表现,较大儿童常诉胸闷、心慌、头晕、乏力、心前区痛或不适等,听诊心音低钝,心动过速或过缓,心律不齐,心电图可表现为频发早搏、阵发性心动过速、明显 ST-T 改变或传导阻滞等。重者 24 小时内突然出现心源性休克、心功能不全或严重心律失常,称为暴发性心肌炎,表现为烦躁不安、面色苍白、皮肤发花、四肢湿冷、趾指端发绀、脉搏细弱、血压下降、闻及奔马律等,甚至可出现抽搐、昏迷,危及生命,需要争分夺秒的抢救。

小儿病毒性心肌炎的诊断较困难,症状描述多不确切,而且小儿好动贪玩,对自己的身体轻微的异常情况觉察较迟钝,即使心跳不规则,或合并其他症状,孩子仍能照常玩耍,这些特点给早发现和早诊断带来了一定的麻烦。

【症状与体征】

发病前 1～3 周常有呼吸道或消化道病毒感染史,如感冒、肠炎等,多有轻重不等的前驱症状,如发热、咽痛、肌痛。轻型患儿可无明显自觉症状,仅表现心电图异常。不同年龄段儿童临床表现不一。急性 VMC 根据病情轻重,大致可分为轻、中、重三型。大多数患儿属轻型,少数属中、重型。一般来说,患儿开始几天会先出现先兆症状,如发热、咳嗽、咽痛、流涕、恶心、呕吐、腹痛、腹泻、全身不适,有的患儿还可出现皮疹。大约 1～3 周后,患儿会出现心脏功能异常的症状。轻型心肌炎患儿大多无明显症状,少数有疲劳乏力,不愿玩耍,食欲不振,或出现轻微的心悸、胸闷、气短、面色苍白、咽部充血等症状。中型心肌炎除有上述轻型症状外,多数患儿感气短,表现为长叹气,个别患儿呼吸困难,有明显乏力、头晕、心悸、多汗、脸色苍白等。年长儿可诉胸前区痛,或诉说肌肉疼痛,也有患儿表现为坐立不安,心情烦躁,手足发凉,脉搏变快或者不规则。尤其重型心肌炎起病急,数小时内即可出现严重症状,如患儿极度疲乏、头晕、呕吐、气喘、烦躁不安,如果病情继续发展,则患儿四肢皮肤湿冷,大汗淋漓,脉搏摸不到,血压下降,出现心力衰竭、休克甚至死亡。

小儿爆发性心肌炎:临床表现不典型,考虑为心肌细胞炎症、变性、坏死,其收缩和舒张功能均受影响,从而出现多种多样的临床表现。胃肠道症状多见,考虑与其缺氧敏感有关,表现为腹痛、呕吐、腹部压痛,有时有肝脾大,常被误诊为急性胃肠炎、急腹症等。脑供血不足可表现为头痛、呕吐、惊厥、昏迷,如同时有上感史,极易误诊为中枢神经系统感染。如仅有咽痛、发热、全身不适、关节酸痛,常把患儿的精神不振误认为是由发热所致。鉴于爆发性心肌炎的不典型特点,我们的体会是:凡是伴有以其症状不能解释的精神不振、面色苍白、四肢无力、末梢循环不良,或检查与慢性症状不符合时,要拓宽思路,想到此病的可能,进行相关检查。尤其是夜间急诊时,有些检查不能进行时,一定要留院观察。注意生命体征变化,及时取血送检,做心电图如有病理性 ST-T 改变,完全性房室传导阻滞,早搏呈多源性、多形、成对或并行,异位性心动过速,低电压,异常 Q 波等,同时能排除心外系统的原发疾病,即可诊断为爆发性心肌炎,一旦确诊必须争分夺秒的救治。

【心电图】

小儿的心肌代谢旺盛,对缺氧和毒素较成人敏感,当患儿机体遇到发热、缺氧、感染等条件因子时,机体抵抗力降低,病毒繁殖增速而促使发病。当心肌受到不同程度的损伤或心肌缺血、缺氧而使心肌细胞发生代谢障碍,心肌细胞动作电位的"0"相除极电位降低,除极速率下降,复极顺序改变,复极时间延长,心电图上出现 ST-T 改变、QRS 波群低电压、Q-T 间期延长、异常 Q 波等。当心脏传导系统受到损伤后,就会在传导系统的某个或多个部位出现自律性、应激性、传导性等电生理性改变,心电图上就出现相对应的心律失常。如自律性和应激性的改变可出现窦性心律失常、过早搏动、阵发性心动过速、扑动或颤动等。如有传导性改变可出现窦房传导阻滞、房室传导阻滞或左右束支传导阻滞等。

陈巧云对 1999 年 1 月至 2005 年 8 月以来住院确诊的 52 例 VMC 患儿临床资料进行分析,发现心律失常中以室性过早搏动为最多见,本组 25 例,占所有病例的 48.08%,呈频发性,多以联律的形式出现;其次为窦性心动过速 20 例,占 38.46%;房性过早搏动 7 例,占 13.46%;交界性过早搏动 3 例,占 5.77%;室性心动过速 2 例,占 3.85%;室上性心动过速 4 例,占 7.69%;房室传导阻滞 7 例,占 13.46%。

频发室性过早搏动(MVPB)是小儿最常见的心律紊乱之一。1971 年 10wn 等将过早搏动>5 次/分定为 MVPB。目前,有的医生错误地认为有过早搏动就是心肌炎;也有的误认为除了多源性过早搏动和 RonT 以外,过早搏动均与心肌炎无关。全国小儿心血管学组 1999 年前制定的心肌炎诊断标准都将过早搏动列为其次要指标,而 1999 年制定的 VMC 诊断标准中则将 MVPB 成联律者作为心电图显著改变之一。近年国内外文献报道,很多无明显心脏病表现的过早搏动患者经心内膜心肌活检(EMB)发现心肌病变。

有学者为了探讨 MVPB 与心肌炎的关系及其对心功能的影响,对 53 例单纯 MVPB(下称 MVPB 组)和 55 例心肌炎并 MVPB 组患儿进行多普勒超声心动图、心室晚电位(VLP)及血清柯萨奇 BIgM(CoxBIgM)抗体、肌酸激酶心肌同功酶(CK-MB)和 α 羟丁酸脱氢酶(aHBDH)检测。结果可见 MVPB 组 CoxBIgM 抗体阳性率为 30.2%,显著低于心肌炎并 MVPB 组(61.8%),显著高于正常儿童(7.5%)。MVPB 组 CK-MB、aHBDH 显著高于正常儿童。MVPB 组过早搏动>10 次/分患儿的心脏射血分数和心脏指数显著降低,3 例 VLP 阳性(其中 2 例发生室性心动过速)。因此,部分单纯 MVPB 患儿与心肌炎有关,可影响心功能,应使用抗心律失常药物治疗。

值得注意的是,在正常生理情况下,患儿年龄小,心脏传导系统发育不健全,加上自主神经调节功能较差,易发生各种心律失常,临床上以室性过早搏动多见,无任何诱因、症状和体征多属生理性的,为良性心律失常,与病毒感染无关。此需要与患儿病毒性心肌炎发生室性过早搏动相鉴别。窦性心律失常临床也较多见,如窦性心动过速和窦性心动过缓伴(或不伴)心律不齐,一般也多为良性心律失常,但在病毒性心肌炎发病初期较常见,临床诊断时一定要慎重处理其他类型心律失常。在心肌、心脏传导系统发育正常时一般是不应发生的。如果出现则多为病理性,常伴有明显的诱因,症状和体征。

婴幼儿病毒性心肌炎是一个特殊类型。在小儿心肌炎患者当中,婴幼儿的构成比率最大。因为新生儿不会诉说症状,抵抗力差,且起病急,发展迅速,病情严重的特点,给医生诊断和家长及时发现带来了困难。因此要能掌握新生儿病毒性心肌炎患者的发病特点,及时发现新生儿的异常现象,及早作相关检查,以确定是否患上病毒性心肌炎,争取及时治疗。

(刘洪霞)

第八节　病毒性心肌炎的治疗

部分病毒感染如甲型、乙型肝炎、麻疹、脊髓灰质炎等可通过预防接种达到预防目的。VMC 至今无特效治疗,国内治疗 VMC 一般以中西医综合治疗为主,包括抗病毒治疗、免疫调节及对症处理等。

一、病毒性心肌炎的西医治疗

Liu 等 2001 年在 Circulation 发表的文章中将病毒性心肌炎分为 3 个时期,第一期为病毒复制期,主要由病毒感染所致发热、胸痛,心电图可出现房性或室性心律失常、宽大 QRS 波、左束支传导阻滞、ST-T 波改变等,超声心动图可示心室收缩功能降低、室壁活动减弱等,这一期如肯定有病毒感染认为可进行抗病毒治疗,如免疫球蛋白、干扰素等。第二期为免疫反应期,事实上很多患者早已进入了第二期,此期病毒感染症状已缓解,而细胞内黏附分子-1、可溶性 Fas 配体及 T 细胞激活的标志等均高于正常人群,且心脏特异性自身抗体,如抗 α 肌凝蛋白等常见,病毒血清学常阳性,如肯定在此时期,则可用较成熟应用的免疫抑制剂,但是,目前应用免疫疗法治疗心肌炎无论是在动物实验或在患者中并未获得从心肌炎的免疫发病机制中所期望的肯定疗效。第三期为扩张型心肌病(DCM)期,此期治疗基本同特异性心肌病,并需监测病毒感染的复发及自身免疫标志情况。

【一般治疗】

明确诊断后要住院治疗。急性期须卧床休息,从而减轻心脏负担,减少氧耗,有利于受损心肌的恢复。如不能及时和充分休息,常可导致病情迁延或加剧,有的患者还可因活动或劳累导致猝死,故卧床休息十分重要,应列为急性期的最主要的治疗手段。病情轻微者也要严格限制活动,卧床休息的时间应根据病情轻重、实验室检查和心电图等检查提示的病情变化情况而决定。急性期须卧床休息到热退后 3～4 周,心影恢复正常,始能下床轻微活动。恢复期应继续限制活动,待病情稳定,再逐步增加活动量。病情较重,心脏增大者,卧床 6 个月左右,如心脏未明显缩小,应适当延长卧床时间。有心功能不全者,应绝对卧床休息,以减轻心脏负担,使心衰获得控制,心脏情况好转后,始能轻度活动。一般重症患者需卧床休息半年以上;轻症患者如仅有过早搏动等心律失常,则可适当缩短卧床休息时间。长期卧床要注意可能发生的并发症,如肌肉萎缩、下肢静脉血栓等,宜采取适当的防护措施。

饮食吃些易于消化的平衡膳食,重视富含优质蛋白质、维生素的瘦肉、鱼、禽、蛋、奶和新鲜蔬菜、水果,提倡少量多餐,如伴明显心功能不全可给予低钠饮食。

可给予患者间歇性低流量吸氧。有心律失常者应进行心电监护。有严重心功能不全或休克者必要时做飘浮导管检查,并监测血流动力学情况,以利及时评估病情变化和指导用药。

患者如果伴有明显的感染中毒症状,如发热、疼痛,会引起患者的紧张和焦虑,加重心脏的负担,应及时妥善处理。目前抗生素的应用尚存争议,因系病毒感染所致,如无合并细菌感染的明显征象,不主张常规使用抗生素。如有心力衰竭所致的肺淤血,则可以应用抗生素预防继发性感染。也有学者认为抗生素虽对引起心肌炎的病毒无直接作用,但因细菌感染是病毒性心肌炎的重要条件因子,故在开始治疗时,均主张适当使用抗生素。一般应用青霉素肌注 1～2 周,以清除链球菌和其他敏感细菌。

【血管并发症的治疗】

(一)控制心力衰竭

心肌炎时,心肌对洋地黄敏感性增高,耐受性差,易发生中毒,宜选用起效迅速及排泄快的制剂如西地兰或地高辛。剂量应偏小,一般用常用量的 1/2～2/3。在急性心衰控制后数日即可停药。但对慢性心功能不全者,多主张长期应用偏小量的洋地黄维持量,直到心功能恢复正常为止。利尿剂应早用和少用,同时注意补钾,否则易导致心律失常。注意供氧,保持安静。若患者烦躁不安,可给镇静剂。发生急性左心功能不全时,除短期内并用西地兰、利尿剂、镇静剂、氧气吸入外,应给予血管扩张剂如酚妥拉明(0.5～1mg/kg)加入 10%葡萄糖液(50～100mL)内快速静脉滴注。紧急情况下,可先用半量以 10%葡萄糖液稀释静脉缓慢注射,然后将其余半量静脉滴注。

(二)抢救心源性休克

由于心肌收缩无力,心室率过快(如室上性心动过速、心室纤颤)或心室率过缓(如窦性心动过缓、二度及二度以上房室传导阻滞)所造成,故必须及时纠正心律失常。①快速静脉滴注大剂量激素;②大剂量维生素 C 即刻静脉推注,如血压上升不稳定,1～2 小时后重复使用,以后每 4～8 小时一次,第一天可用 3～5次,以后改为每日 1～2 次;③升压药多巴胺和阿拉明并用,每 200～300mL 液体中各加 10～20mg,静脉滴注,根据血压,随时调整浓度及速度;④若有房室传导阻滞或心率缓慢可给异丙基肾上腺素 0.25～1mg 加入 5%～10%葡萄糖液 250mL 中滴注。用药前可输全血或血浆补充血容量,但必须慎防肺水肿;⑤保证液体量,按每天 1000～1200mL/m² 给予,若有酸中毒应及时纠正;⑥氧气吸入。

(三)纠正严重心律失常

心律失常的纠正在于心肌病变的吸收或修复。一般轻度心律失常如过早搏动、一度房室传导阻滞等,多不用药物纠正,而主要是针对心肌炎本身进行综合治疗。若发生严重心律失常如快速心律失常,严重传导阻滞都应迅速及时纠正,否则威胁生命。

1.选择抗心律失常药物的原则

(1)疗效高,副作用少。

(2)如能进行电生理检查,则可针对所试药物疗效进行选择性用药。

(3)-些药物治疗无效时,可联合应用药理作用和毒性反应不同的药物,以提高疗效而不增加副作用。如系口服治疗,一般至少服用 1 周,无效时才能换用其他药物。急性期用药以连用 3 个月为好,可在服药期间逐渐减量,而不宜在心律失常症状消失时在短期(1～2 周)内马上停药。这样容易使心律失常再度出现,并为了再度控制心律失常可能要加大药物用量。所用抗心律失常药物与一般心律失常用药相同。

2.各种心律失常治疗原则

(1)期前收缩(过早搏动):分为房性、结性(房室交界性)和室性三种,其中以室性为多见。如为多源性,频繁性过早搏动,或形成联律,或过早搏动重叠于前面的窦性 T 波上(RonT)时,应及时静脉注射利多卡因。酌情选用慢心律、心律平、乙胺碘呋酮、双异丙吡胺、普鲁卡因酰胺等。房性或结性过早搏动,可选用地高辛。仍频繁者加用心得安或其他 β 受体阻滞剂,或改用心律平、异搏定等。室率缓慢者可慎用异丙基肾上腺素或阿托品静脉滴注。

(2)阵发性室上性心动过速:可使用机械刺激如按压颈动脉窦、刺激咽部引起恶心等方法兴奋迷走神经,或采用快速洋地黄制剂如西地兰、地高辛等静脉注射,或选用心律平、ATP 等治疗。若伴重度心衰或心源性休克等,可用直流电同步电击复律。

(3)房室传导阻滞:一度、二度房室传导阻滞时以病因治疗为主。二度Ⅱ型、三度房室传导阻滞,除静脉滴注大剂量肾上腺皮质激素外,可试用异丙基肾上腺素 0.5～lmg 加入 5%～10%葡萄糖液 250mL 中滴注,好转后减量维持,或用阿托品 0.01～0.03mg/kg 皮下注射或静脉滴注维持,或植入永久性起搏器。此外,束支传导阻滞不影响心排血功能,不必治疗。

(4)心房颤动与扑动:首先用西地兰,也可用异搏定、心得安。如药物治疗无效,可用电心律复转术。

(5)室性心动过速:紧急病例可叩击心前区,有时可使室性心动过速转为窦性心律。有条件者首选使用直流电电击复律术,若无此设备者可根据心电图类型选用药物治疗。如过早搏动型室速首选利多卡因,也可用心律平、普鲁卡因酰胺等注射;如尖端扭转型室速,可选异丙基肾上腺素或阿托品或硫酸镁静脉注射。

【抗病毒治疗】

抗病毒药对 VMC 治疗效果仅见于本病早期。Kishimoto 等报告,对柯萨奇病毒感染的心肌炎小鼠,在感染当天或 4 天后予利巴韦林或安慰剂,结果发现,早期治疗能抑制病毒复制,减轻本病急性期心肌损害,提高存活率;但如果在感染 4 天后才开始治疗,虽对病毒复制和心肌损害有一定疗效,对存活率却无影响。Kishimoto 发现用利巴韦林 200μg/(kg・d)或 400μg/(kg・d)治疗 CVB3 所致 VMC 小鼠有良好疗效。一般用量为 10～15mg/(kg.d)分 2 次肌内注射或静脉滴注。巨细胞病毒也是引起心肌炎的常见病毒,更昔洛韦对此病毒有效。干扰素对 VMC 也有较好的疗效,它可以选择性地抑制病毒 mRNA 与宿主细胞核蛋白体的结合,使蛋白质合成障碍,从而阻断病毒繁殖,同时可抑制抗心肌抗体的产生,增强巨噬细胞的功能,调节细胞表面抗原的表达,从而具有较强的抗侵袭作用。但抗病毒药往往只有在病毒感染的早期使用才能有疗效,疾病后期应用则无显著效果。遗憾的是,同样的药物应用于人体并未观察到明显的临床疗效。

【非甾体类抗炎药】

研究表明,动物 VMC 急性期应用非甾体类抗炎药导致病情恶化、组织损伤加重,并且发现应用非甾体类抗炎药鼠较对照组病毒滴度高、干扰素水平低、病理改变重、死亡率高。而 cVB3 心肌炎晚期(感染后10～20 天)应用,对组织病理学和死亡率无影响,提示 VMC 急性期过后,病毒复制结束,应用非甾体类抗炎药是安全的。因非甾体类抗炎药用于治疗心包炎,能有效缓解疼痛,故心肌炎伴有不同程度心包炎表现出现胸痛时可以应用。

【免疫抑制剂及免疫调节剂的应用】

普遍认为除病毒可直接损害心肌外,免疫反应尤其是细胞免疫反应也是致心肌损害的主要机制之一。因此免疫抑制剂及免疫调节剂可通过调节免疫反应而保护心肌。但是,病毒性心肌炎是否应用免疫抑制剂治疗,目前仍有争论,一般认为由于 VMC 病毒血症期,心肌损害主要由病毒直接侵袭所致,此时使用免疫抑制剂易导致病毒感染扩散,会加重病毒对心肌的损害。而在慢性期,病毒的持续感染及损伤的心肌细胞释放的自身抗原,可激活免疫反应,使用免疫抑制可能会通过抑制免疫反应而保护心肌。已报道用于VMC 治疗的免疫抑制剂包括皮质类固醇、环孢素 A、硫唑嘌呤、环磷酰胺等。

（一）肾上腺皮质激素

Herzum1 年杨英珍等报道,早期给 CVB 米松对感染病毒的大鼠心肌细胞有保护作用。同年 Herzum等发现,泼尼松龙不能减轻 cVB3 引起 BALB/c 小鼠心肌炎,但同时也发现大剂量的泼尼松龙能减轻DABP2 小鼠心肌炎性损伤。Kilbame 等发现鼠感染早期应用肾上腺皮质激素增加死亡 Kuhl 肌损害,并发现病毒感染晚期(接种超过 14 天)应用肾上腺皮质激素并不增加死亡率,而 Kuh1 等认为以往实验常显示肾上腺皮质激素对 VMC 无明显治疗作用。其实是因为没有根据合适的组织学诊断选出合适的患者,肾上腺皮质激素治疗只适应某些 VMC 或不同病期患者的治疗。

肾上腺皮质激素可以抑制抗原抗体,减少过敏反应,有利于保护心肌细胞、消除局部的炎3～7 水肿,有利于挽救生命,安度危险期。药物选用地塞米松每日 10～30mg,分次静注,连用 3～7 天病情好转改为口服,并迅速减量和停用。如果开始用肾上腺皮质激素 7 天无效则应停用。地塞米松等肾上腺皮质激素对于一般急性病毒感染性疾病属于禁用药。VMC 是否可以应用此类激素治疗,现也意 VMC。因为肾上腺皮质激素有抑制干扰素的合成,促进病毒繁殖和炎症扩散的作用,有加重 VMc 心肌损害的可能,所以现在一般认为 VMC 在急性期,尤其是前二周内,除重症 VMC 患者外,一般是禁用肾上腺皮质激素的。

（二）环孢素 A

Eckstein 等报道小鼠在心肌炎发病早期应用环孢素 A 可显著增加死亡率,而晚期应用时死亡率虽无改变,但病情有恶化的倾向,环磷酰胺和其他免疫抑制也有类似的情况,故目前不推荐将免疫抑制疗法为心肌炎的常规治疗。

（三）细胞因子及其抗体

细胞因子在 VMC 发展为 DCM 的过程中起了重要作用,早期抗病毒反应和以后的免疫性心肌损伤均由细胞因子介导。最近研究表明 VMC 的急性期血清中 IL-2、IL-6、IFN-γ、粒细胞集落因子(G-CSF)水平均 I-2IF 许多学者尝试通过调节细胞因子的表达来治疗心肌炎,已经用于研究的细胞因子有 IL－2、IFN-γ 等。

1.11-2　由活化的 T 淋巴细胞产生,诱导 T 和 B 细胞分化和增殖,亦诱导抗原特异性杀伤细胞和自然杀伤细胞的增殖,具有抗病毒作用。Kishimoto 等发现心肌炎病毒血症期应用 11-1、11-2 治疗鼠柯萨奇心肌炎能提高生存率、减少心肌损害。而在后期则促进对心肌组织破坏性的免疫反应。

2.干扰素　INF-γ 于病毒刺激后 4～6 小时由淋巴细胞等产生,抑制病毒复制。Matsumori 等报道适时应用干扰素(INF)-aA/D(INF-a 共分 21 型,A 代表其中一型,D 为 A 型中的亚型)治疗 VMC 小鼠,可抑制心肌中病毒复制;尚有研究显示用重组 INF-γ 治疗与病毒感染有关的 DCM,约 50% 的患者心肌内病毒RNA 消失,心功能明显改善;Mir Ⅰc 等在常规治疗的基础上,应用 INF-a 或胸腺素治疗 40 例 VMC 及DCM 患者,发现其疗效明显优于常规治疗。应用 M-CSF 治疗 CVB3 感染的小鼠,心肌损害明显减轻,可能与 M-CSF 可诱生 IFN-γ 使其水平提高,从而病毒滴度降低和心肌病理损害减轻有关。还有研究表明,干扰素治疗后,可以发现血清中的抗 β 受体抗体(ABRA)、抗 M 受体抗体(AMRA)和肠道病毒 RNA(EVsRNA)进行性下降,尤其在治疗 6 个月后,治疗组和对照组 AMRA 和 EVsRNA 的差异有显著性,说明免疫调节剂干扰素可以降低 DCM 患者体内活跃的自身免疫损害,减少心肌细胞的坏死和纤维化;同时干扰素还可以减少病毒的复制和繁殖,降低血清病毒滴度,减轻对心肌细胞的损害。而病毒中和抗体(VNA)的浓度治疗在治疗前后两组间的差异不明显,说明干扰素不能通过提高 VNA 发挥作用,对 VMC的抗体形成作用不明显。临床研究发现心肌活检确诊的心肌炎或 DCM 患者应用 IFN-γ 与常规疗法相比,其左心室射血分数及运动耐力明显改善。

3.其他　此外,有些研究表明某些抗细胞因子抗体对实验性 VMC 有效。Matsumori 等报道抗 TNF-α抗体可增加心肌炎小鼠的生存率;Seko 等发现抗细胞间黏附因子单克隆抗体治疗 VMC 可明显减轻心肌炎性细胞浸润。细胞因子及其抗体治疗尽管尚处于实验阶段,但已显示它们将是治疗 VMC 的很有前途的方法。

(四)免疫球蛋白

近期的资料表明,免疫球蛋白(IG)治疗 VMC 是有肯定的作用。Weller 曾发现若在小鼠感染 CVB3给予多克隆鼠免疫球蛋白,其心肌病变情况、生存率和病毒滴度都明显好于对照组。Takada 等发现,小鼠接种 CVB3 的同时应用 IG 可完全抑制心肌炎的发病。无论在病毒感染同时还是 2 周后应用,IG 治疗鼠均较财照组生存率高,且死亡鼠心肌炎症细胞浸润、坏死和钙化较对照组轻。何志旭也证实了丙种球蛋白对感染 CVB3 的小鼠心肌具有明显保护作用。免疫球蛋白治疗 VMC 的机制有两方面:①免疫球蛋白提供了针对病毒的抗体,可迅速清除体内病毒,阻止病变发生;②改变机体的免疫反应,减轻心肌炎性病变,对人类使用免疫球蛋白治疗也可防止心肌炎发生,清除病毒和浸润的淋巴细胞,改变血流动力学。国外某些医院已将 IG 作为 VMC 的常规用药。

对 VMC 的研究肯定了免疫病理机制在发病及其转归中的作用,但近期 50 年的免疫治疗心肌炎的研究却未得到令人满意的成果。免疫球蛋白的疗效仍未得到普遍认可,细胞因子治疗研究并无多大进展,对免疫抑制疗法多持否定态度,个性化治疗与综合治疗成功的报道较多。Strauer 建议用以下标准进行免疫治疗的患者进行筛选:①心肌中淋巴细胞浸润;②人类组织相容性抗原-1、2 表达增多;③内皮及间质细胞黏附分子表达增多;④IgA、IgG、IgM 增多,此外无明显心肌细胞溶解或持续病毒基因存在。符合以上条件的患者进行泼尼松治疗,已见改善。

总之,从心肌炎的免疫发病机制来讲,现今应用免疫疗法治疗心肌炎无论是在动物实验还是在临床中均未获得所期望的肯定疗效。但从心肌炎的免疫性发病机制和病毒性损伤作用来看,采用抗病毒联合免疫调节的疗法可能是将来的治疗方向,但尚有待于大规模的临床验证。

【保护心肌治疗】

(一)抗氧化剂的应用

(1)大剂量维生素C具有增加冠状血管血流量、心肌糖原、心肌收缩力、改善心功能、清除自由基,修复心肌损伤的作用。剂量为$100\sim200mg/(kg \cdot d)$,溶于$10\%\sim25\%$葡萄糖液$10\sim30mL$内静脉注射,每日1次,$15\sim30$天为一疗程。

(2)维生素E是机体重要的脂溶性抗氧化剂,主要分布于线粒体膜、内质网及浆膜上,在清除细胞内外自由基、抑制膜的脂质过氧化反应、保护细胞膜等方面起重要作用。剂量为$100mg$,每日3次口服。

(3)辅酶Q_{10}有类似维生素E的抗氧化作用,能抑制生物膜的脂质过氧化反应,减少LPO生成,从而保护细胞膜及亚细胞成分。剂量为$5mg$,每日1次肌注,可连用$1\sim3$个月。

(二)营养心肌的药物

1.能量合剂 三磷酸腺苷$20mg$、辅酶A $50\sim100U$、维生素B_6 $100mg$、细胞色素C $15mg$加入$10\%\sim20\%$葡萄糖液$100\sim250mL$静脉滴注,每日1次,$10\sim30$次为一疗程(细胞色素C使用前需做过敏试验)。

2.极化液 三磷酸腺苷$20mg$、辅酶A $50\sim100U$、普通胰岛素$4\sim6U$、10%氯化钾$5\sim8mL$,溶于$5\%\sim10\%$葡萄糖液$250mL$内静脉滴注,每日1次,$10\sim30$次为疗程。

3.肌苷注射液 肌苷注射液为次黄嘌呤核苷的一种,它能直接通过细胞膜进入人体细胞,是处于低能、缺氧状态下的细胞继续顺利地进行代谢,亦能活化丙酮酸氧化酶类,参与人体蛋白的合成。每次$200\sim500mg$加入5%葡萄糖液中静脉注射或滴注,每日$1\sim2$次。亦可采用口服制剂。

4.1,6-二磷酸果糖 对于重症VMC患者,特别是并发心力衰竭或心源性休克者,近期有人提出应用1,6-二磷酸果糖(FDP)$5g$静脉滴注,每日$1\sim2$次。近年来的研究表明患者心肌炎时细胞内自由基增多,导致脂质过氧化而损伤细胞,损伤的细胞缺氧缺血时耗能增加更加重其病变。FDP是存在于人体内的细胞代谢物,能调节葡萄糖代谢中多种酶的活性。外源性二磷酸果糖不能直接进入细胞,但可通过膜的相互作用影响细胞代谢。FDP能通过直接刺激磷酸果糖肌酶及丙酮酸肌酶的活性,促使糖酵解产生足够的ATP,使细胞向组织释放更多的氧,改善缺氧心肌的代谢情况,修复病变的心肌。FDP可作用于细胞膜,通过刺激磷酸果糖激酶的活性,聚增细胞内的ATP浓度,促进K^+内流,恢复细胞极化状态,有益于线粒体的能量代谢,促进修复,改善功能。同时,可以稳定细胞膜,防止K^+外流,增加细胞膜内部离子浓度,提高膜电位,降低心肌兴奋灶,清除异位起搏点,改善心肌传导,减轻对心肌的损伤,促进心肌细胞恢复。

以上药物具有加强心肌营养,改善心肌功能,对心肌损伤有修复作用。

【其他药物】

(一)血管紧张素转换酶抑制剂及其受体阻滞剂

在病毒性心肌炎的急性期使用卡托普利有治疗作用。CVB病毒感染早期(6天内)应用卡托普利,鼠心脏重量和心肌坏死减轻,晚期(第30天)给药,仍能减轻心脏重量。其机制可能与卡托普利能减轻心脏后负荷、减少氧自由基、扩张冠状动脉以及对机体淋巴细胞作用有关,并且该药能减轻渗出性纤维蛋白沉积、保持连接组织结构、阻止肌球蛋白从α构型转变为β构型、防止心室重构、阻止扩张型心肌病的发生。血管紧张素Ⅱ受体阻滞剂通过动物实验证实也能减轻心肌坏死和心肌重量,但对生存率影响不大。

(二)β受体阻滞剂

对合并有室性期前收缩以及抗β_1肾上腺素能受体抗体为阳性的患者可明显改善预后,延缓其向扩张型心肌病的转换。机制是抑制受体门控钙通道,降低细胞钙负荷,减轻细胞损伤,

(三)钙离子拮抗剂

其通过抑制电压门控钙通道而防止细胞内钙超载而达到细胞保护作用,对抗M_1胆碱能受体抗体阳性

者效果好。临床常用硫氮䓬酮和与 β_1 受体阻滞剂合用,合用时要注意其副作用叠加。

(四)洋地黄制剂

患心肌炎,特别是暴发型心肌炎时,心肌细胞膜的电生理稳定性差,而应激性增高,容易发生心律失常,因而对洋地黄类药物敏感性增高,因此,一般主张应用抗心力衰竭剂量的 2/3 为宜,以减少洋地黄的毒副反应。

(五)醛固酮受体拮抗剂

VMC 慢性期主要表现为心肌纤维化,最近有报道用螺内酯对慢性 VMC 小鼠进行干预研究发现,与心肌纤维化密切相关的部分基因的表达明显下降,从而使 Ⅰ、Ⅲ 型胶原生成减少,并预防和逆转了心肌间质纤维化及外周血管的重构,由此可见,醛固酮受体拮抗剂也许为今后 VMC 尤其是慢性心肌炎或扩张型心肌病的治疗提供了又一思路。

(六)牛磺酸

牛磺酸是体内正常的含硫氨基酸,占心肌细胞游离氨基酸的 50%,有研究表明,牛磺酸是机体内源性 Ca^{2+} 的稳态调节剂,其对正常心功能的维持有重要作用,牛磺酸的缺乏可导致心功能不全。它对心力衰竭、心肌缺血、心律失常及高血压均有一定的疗效。宿燕岗等发现牛磺酸对感染 CVB3 的心肌细胞有保护作用,牛磺酸也可减轻感染 CVB3 小鼠的心肌病变。病毒性心肌炎的心脏中浸润的炎性细胞产生的氧自由基可造成组织损伤,SOD 可清除氧自由基,但 SOD 在体内的半衰期太短,将来与 PEG 连接可延长体内半衰期。Hiraokad 等证实 PGE-SOD 可改善炎性细胞浸润和心肌坏死的改变。Frizelle 等发现感染病毒的小鼠使用低分子肝素可降低死亡率,抑制心脏中胶原纤维沉积,减轻心肌炎症。

(七)一氧化氮合酶抑制剂

NO 在心肌炎向扩张型心肌病发展过程中起着重要作用。病毒感染后,循环中促炎细胞因子如 TNF-α 等的升高,可刺激诱生一氧化氮合酶,使 NO 合成增多。研究表明,一氧化氮合酶合成过量的 NO 对心肌细胞起着负性肌力作用并造成心肌损害。研究表明,一氧化氮合酶抑制剂可减轻心肌炎的病理生理改变。Mikami 等发现,鼠感染 CVB3 前 2 周应用小剂量一氧化氮合酶抑制剂(0.37mmol/L)较对照组可明显降低死亡率,当剂量为 3.7mmolPL 时,死亡率反而升高,且死亡组的心肌组织病理学改变减轻。目前,一氧化氮合酶在心肌炎及扩张型心肌病致病机制中的作用受到许多学者的重视,选择性抑制一氧化氮合酶可能是 VMC 的有效治疗手段之一,值得深入研究。

经过上述系统的治疗,大多数患者可以逐渐恢复。临床上也有一些判断 VMC 治愈和好转的指标。

1.治愈

(1)临床症状及体征消失,实验室检查正常。

(2)心电图恢复正常。

(3)X 线片显示心胸比例约为 50%。

2.好转

(1)临床症状控制或好转,实验室检查正常或好转。

(2)心电图好转。

(3)X 线检查心脏阴影有所缩小,但心胸比例大于 50%。

急性病毒性心肌炎患者多数可以完全恢复正常,很少发生猝死。一些慢性发展可成为心叽病。部分患者在心肌瘢痕明显形成后,留有后遗症表现:一定程度的心脏扩大、心功能减退、心律失常或心电图持续异常。

二、病毒性心肌炎的中医治疗

在常规治疗基础上加用中医能提高疗效。研究证实柯萨奇病毒感染早期，心肌 Na^+-K^+-ATP 酶和 Ca^{2+}-ATP 酶活性明显降低，心肌损伤后心肌酶明显升高，可能机制为病毒侵犯心肌后产生溶细胞物质，使心肌变性、溶解，心肌内游离型肌钙蛋白（cTnl）可从细胞质逸入血液中被破坏，结合肌钙蛋白与肌原纤维分离可持续释放入血，故 cTnl 升高，且 cTnl 仅存在心肌中，其诊断心肌损伤特异性为 100%。病毒还可造成心肌心内膜微血管损伤，引起局部心肌损害出现小病灶，使血 CK、CK-MB 升高。病毒性心肌炎属心悸、胸痹、温病等范畴。近年来运用中药治疗本病，取得了可喜的成果，显示了一定的优势。

【中药治疗】

黄芪是一种补气药，其有效成分中含有丰富的多糖、生物碱、黄酮、皂苷、有机酸等。总黄酮能清除体内的自由基，总皂苷具有抗氧化损伤及促进 Na^+-K^+-ATP 酶活性作用，还可使心肌细胞 CK 减少，降低脂质过氧化物含量，能兴奋 Na^+-K^+-ATP 酶，使细胞内钙降低。黄芪对心肌缺血有抑制作用。黄芪能增强机体免疫力，清除体内自由基，限制自由基对心肌细胞及亚细胞结构破坏，具有稳定细胞膜，保护心肌细胞增加抗缺氧能力，从而对心肌产生保护作用。

苦参为豆科植物苦参的干燥根，有清热燥湿、杀虫、利尿等作用。强力宁由甘草酸单铵、L-半胱氨酸、甘氨酸配伍制成，具有肾上腺皮质激素样作用。苦参和强力宁对急性 VMC 也有一定的疗效，可提高左心室射血分数，增加心排血量等。

高山红景天及其有效成分具有抗衰老、抗疲劳、抗寒冷和抑制肿瘤细胞生长等作用。有文献报道其多糖和酪醇对 VMC 有很好的治疗作用。

应用复方益心灵口服液在改善患者症状的同时，其 NK 细胞活性、T 淋巴细胞亚群明显改善。

也有报道用生脉解毒汤治疗 VMC 疗效显著，150 例患者，90 例显效（症状消失，心电图正常，随访 1 年以上未见复发）；46 例有效（症状消失，心电图仍有异常或心电图正常，活动后仍有乏力、心中不适感）；14 例无效（症状如前，心电图无变化者）。

有研究报道，丹参具有抗生物膜过氧化、阻滞钙离子内流、改善血液流变性及抗血栓形成作用，对 VMC 有疗效。

苦瓜素食从苦瓜果肉中提取的一种相对分子量为 2.8×10^4 的蛋白质有效成分，体外实验显示出良好的抗 CVB3 效果。苦瓜素可明显降低 CVB3 感染小鼠的死亡率，提高其生存率，减轻心肌组织的病变程度，并且通过抑制 CVB。RNA 复制，在病毒复制的分子水平具有明显的抗病毒作用，使急性期心肌组织病毒滴度明显降低。苦瓜素可能成为一种有效的抗 CVB3 感染的药物，对 BALB/c 小鼠 CVB3 心肌炎具有肯定的抗病毒及保护心肌的作用。但其抗病毒的机制是直接抑制 CVB3 病毒复制，还是通过增强机体的免疫功能而发挥抗病毒作用，有待进一步研究。

中药复方制剂在治疗 VMC 方面已取得可喜进展。许多学者报道，一些治疗 VMC 的中药复方具有免疫调节、抗氧自由基和抗脂质过氧化物作用，值得进一步研究。

此外，也有中医学家单纯应用中医治疗病毒性心肌炎取得了良好的效果，在这里简单介绍中医辨证施治。

【分期论治】

（一）早期的治疗

本病早期乃是在疲劳等正气不足的情况下，湿热毒邪趁虚侵犯卫表，内犯于肺，使肌腠失司，宣肃失用。临床表现为胸闷、气短、咳嗽、咽喉红肿疼痛、恶寒发热等。因心肺同居上焦,肺主气,心主血,生理上相互为用,病理上相互影响,故温热毒邪又必浸淫心脉则心失所主,临床表现为心悸、脉律不整且数,治以清热解毒,宣肺解表。方用银翘散或桑菊饮加减。临证化裁时尚须重视清热解毒和透邪解表药之运用,用板蓝根、大青叶、贯众等清热解毒药。现代中医药药理也证明了此类药物能有效杀灭或抑制病毒,降低毒性,减轻病毒对心肌的损伤。VMC发病乃湿热毒邪经口鼻皮毛肌表侵犯而致,放透邪外出,给邪气以出路亦是颇为重要的法则。临证可选用薄荷、荆芥、银花、连翘、山豆根等。由此可见,VMC在早期的治疗必须掌握好清热解毒和透邪解表两法之运用,这是非常关键的问题。

（二）中期的治疗

VMC如早期失治、误治则进入中期。温热邪毒侵犯人体后,可耗气伤阴,且能灼津为痰,血瘀日久呈现热、毒、痰、虚(气阴两虚)夹杂,虚实互见之证,目前多数医家持此观点。VMC中期为热毒内盛、耗气伤阴、灼津为痰、血停为瘀,终致气阴两伤,痰瘀互结。由此观之,此乃本病中期之发病关键。此期患者常因失治、误治而致病情反复发作,迁延难愈。在治疗上须整体调节,即要养阴益气、清热解毒为主,亦要酌加化痰活血之药。临症每用心肌炎二号治疗而或良效。心肌炎二号组成如下:西洋参10g,黄芪40g,白术15g,麦冬12g,远志、五味子10g,板蓝根20g,贯众15g,赤芍12g,丹参20g,栝楼15g,苦参15g,炙甘草6g。方中西洋参益气养阴为君药;黄芪、白术健脾益气;生地、麦冬滋阴清热,可加强君药之益气养阴功效,共为臣药。贯众、板蓝根、苦参清热解毒;远志益心气祛痰,安神;五味子滋阴生津、养心安神;赤芍、丹参、栝楼活血祛瘀化痰,共为佐药。炙甘草和诸药可为使药。现代中药药理研究证实,上方中的药物有多方面的心血管药理作用。如栝楼可以扩张冠脉,苦参治疗室性过早搏动有一定效果。生地、麦冬可以强心利尿;五味子可扩张血管,调节心血管系统血液循环;丹参可扩张冠脉、改善心肌供血、抑制血小板聚集,改善微循环等。贯众、板蓝根、赤芍等可抑制或杀灭病毒。

应强调的是,在痰瘀症状不明显时亦不能忽视化瘀活血的运用。临床上发现,在本病中期较早地使用活血化瘀常能增加治疗效果。对血瘀征象不明显的患者亦是如此。总之,化痰活血法的正确运用对VMC患者症状的改善、病程之缩短及预后大有裨益。

（三）晚期的治疗

VMC患者中期的正确、及时治疗与否,直接关系患者的临床转归,故在晚期又可分为恢复期和慢性迁延期。恢复期患者随着中期益气养阴、清热解毒、化瘀活血法之正确施治患者病邪渐去,正气未复,故此时的矛盾主要方面以正虚为主,其治疗以益气养阴为主酌加清热解毒药。方药可选用生脉饮和天王补心丹化裁。生脉饮可益气养阴。现代药理证实,本方可减轻心肌耗氧量,增强心肌收缩力,改善血液循环,天王补心丹可滋阴补血、养心安神,主治阴血亏虚心悸、失眠等症颇有效验。二方合用可益气养阴,养心护心,合清热解毒之板蓝根、大青叶等则尤其用于恢复期的治疗。

恢复期又一常见症为心阳亏虚证。因中期热毒炽盛,耗伤气阴,久则气虚及阳,终至心阳亏虚。宜温阳益气养心。方用保元汤和桂枝甘草汤治疗。

慢性迁延期最重要的病机为热毒内甚、气阴两伤、痰瘀互结,故此期的治疗应兼顾正邪两面,又有所侧重。或以扶正为主,或以祛邪为主,仅用扶正或祛邪法都将失于全面,对病情不利,宜以心肌炎2号为主化裁治疗。

总之,对于VMC患者在具体治疗时,除掌握上述的基本规律外,应知常达变,灵活运用。无论如何益气养阴、清热解毒、化痰活血法是本病基本的治疗法则,是应特别强调的治疗法则,应贯穿于本病治疗之始终。

三、急性重症病毒性心肌炎的治疗

急性重症病毒性心肌炎因起病急，进展快，常表现为短期内心脏急剧增大、高热不退、难以控制的心律失常、充血性心力衰竭及心源性休克等，引发严重的血液动力学异常甚至猝死，故及时恰当的抢救治疗不仅可以改善预后，而且对降低死亡率也具有重要意义。本节将对重症病毒性心肌炎的治疗作一系统的介绍。

（一）肾上腺皮质激素的应用

虽然肾上腺皮质激素可抑制干扰素的合成，一般感染早期不主张使用，但肾上腺皮质激素对降低病毒性心肌炎 CPK-MB,α-HBDH 有显著疗效，能增进心肌酶活力，提高心肌糖原含量且能加速房室传导，消除心肌和传导系统炎症和水肿。因此，对心源性休克、严重心律失常，应早期大剂量短期应用。目前不同报道在激素治疗时，剂量、用法、疗程均不相同。因而，寻找合适的用药方案是一个值得研究的方向。

（二）干扰素

多个研究表明干扰素可以避免病毒感染的动物罹患心肌炎。有报道干扰素可以改善经常规治疗无效、感染肠病毒或腺病毒患者的症状，并提高其左心室射血分数。这些均提示干扰素在 VMC，特别是病毒感染初期及急性炎症期时可发挥有益的作用。

（三）静注丙种球蛋白

VMC 急性期 CD8（抑制性 T 细胞）明显升高，CD8 抑制 B 淋巴细胞分化，抑制抗体合成。丙种球蛋白含有针对各种病毒的中和抗体，阻止病毒复制，消除体内病毒，保护心肌细胞。

（四）抗氧化剂的使用

维生素 C、参麦等抗氧化剂的使用，能有效地防止病毒性心肌炎发病过程中氧自由基增多，阻止脂质过氧化对心肌的损伤。维生素 C 能增强 H_2O_2 损伤的心肌细胞的存活力，增加冠状动脉血流，纠正休克，促进心肌病变的恢复。参脉注射液由人参和麦冬组成，含有皂苷黄酮及锌、硒等微量元素，有抗氧化和清除自由基的作用。

（五）辅助呼吸

重症 VMC 并发心源性休克、急性充血性心力衰竭，低氧血症时，可考虑使用辅助通气，防止肺泡萎陷，减少肺泡内液体渗出，改善缺氧。

（六）起搏器的使用

重症 VMC 高度房室传导阻滞或窦房结损害患者需先及时应用人工心脏起搏器度过急性期。

（七）关于室性心律失常的急救

对室性心动过速或室颤等室性心律失常应紧急处理，以防心搏骤停。药物采用利多卡因静注，每次 1～2mglkg，5～10 分钟后可重复，见效后改为静滴 20～40μg/（kg·min）或电击复律，可用直流电击复律方法，电能量为 0.5～1J/（s.kg），电击于 QRS 的波峰上，如无效可加大能量重复电击，但不宜超过 3 次。电复律的特点是作用快、安全且效果好。但对洋地黄中毒者，则禁用电学方法治疗。

（八）纠正电解质紊乱

VMC 伴腹泻、呕吐，静注葡萄糖，利尿剂或酸中毒时碱性液的使用，均可造成机体电解质失衡。而室性心律失常本身引起心肌细胞大量失钾，使心律失常持久，此时需纠正电解质紊乱。

（九）其他

对于重症 VMC 患者，特别是并发心力衰竭或心源性休克者，近期有人提出应用 1,6-二磷酸果糖（FDP）5g 静脉滴注，每日 1～2 次。1,6-二磷酸果糖是糖代谢过程的底物，具有增加能量的作用，有利于心肌细胞能量的代谢。

总之，急性重症 VMC 临床症状严重，常有严重血流动力学的改变，需要积极的治疗。包括干扰素、激素、丙种球蛋白在内的综合治疗可能在急性重症 VMC 的转归过程中起重要作用。

四、扩张型心肌病的治疗

据统计，VMC 有 10%～15% 患者最终进展为 DCM，其中病毒的持续反复感染对 VMC 进展为 DCM 具有重要作用。近年来，心肌病，尤其是 DCM 的发病有上升趋势，预后极差，国外曾报道 5 年病死率约为 50.10%，国内报道 2 年病死率为 41.12%，5 年病死率为 80.10%。尽管抗心力衰竭、抗心律失常及预防血栓栓塞等有效药物合理及时的选用使 DCM 的 5 年生存率有所上升，但对其治疗仍然维持在改善症状、预防并发症和阻止或延缓病情进展、提高生存率上。

【内科常规治疗】

（一）ACEI 类、利尿剂和地高辛等药物

心力衰竭是 DCM 的主要症状，其基本治疗原则与其他原因导致的充血性心力衰竭的治疗相仿。基本治疗主要使用 ACEI 类、利尿剂和地高辛等药物。ACEI 治疗 DCM 可以降低心脏的压力负荷，有效改善症状，长期应用可以阻止心脏扩大的进程，改善患者生存率。利尿剂通过增加尿量，减轻心脏前负荷，改善心功能。地高辛具有增强心肌收缩力的作用和控制心率。

（二）β-受体阻滞剂

近年来发现 DCM 患者血清中存在抗 β_1-肾上腺素能受体抗体，该受体介导心肌细胞钙超负荷，加用倍他乐克可以阻止该效应。DCM 患者血清中炎症因子水平显著增高，TNF-a/IL-10 比值与血浆肾上腺素水平正相关（$\gamma=0.677$，$P=0.025$），血清 TNF 受体（sTNF-R）与左心室大小相关，β-受体阻滞剂治疗后显著降低患者血清 TNF-α、IL-10 和 sTNF-R 水平，提示 β-受体阻滞剂具有免疫调节作用。根据中心临床试验结果显示，长期应用美托洛尔治疗 DCM 可以预防患者病情恶化、改善临床症状和左心室功能，提高生活质量。卡维地洛与 ACEI 联合长期治疗 DCM，可以使患者左心室舒张期末内径缩小，射血分数增加，室性过早搏动减少。

（三）钙离子拮抗剂

以往认为第一代钙拮抗剂对 DCM 有潜在的增加慢性心力衰竭患者的病死率，而地尔硫草治疗扩张型心肌病的临床试验（ISDDC）结果显示地尔硫草组心功能明显改善，左心室射血分数增加，病死率下降，因此心力衰竭住院率下降。认为治疗有益的机制是地尔硫草干预了抗体介导的心肌损伤和保护心肌。临床随机双盲 PRASE 试验提示，新的钙拮抗剂氨氯地平能延长 DCM 患者的存活率，对严重心力衰竭患者不增加心血管发病率和病死率。地尔硫草适合 DCM 的早期治疗，但最好在应用 ACEI 和 β-受体阻滞剂的基础上使用。

（四）免疫治疗

DCM 患者在利尿剂、地高辛、ACEI 和 β-受体阻滞剂治疗的基础上加用己酮可可碱（400mg 3 次/天）治疗，可显著改善患者临床症状和心功能，提高运动耐量，其作用机制是抑制 TNF-α 的产生。充血性心力衰竭患者静脉注射免疫球蛋白治疗后显示左心室射血分数增加，抗炎症分子水平增加，产生良好的抗炎症

效应,改善心功能。中药黄芪具有免疫调节作用,常规应用是有必要的。

(五)并发症的防治

除常规抗心力衰竭治疗外,对各种心律失常及循环栓塞并发症的防治也很重要。其中,严重室性心律失常与 DCM 预后密切相关,应视其对血流动力学的影响而分别对待。对 DCM 伴发室性期前收缩者可选用 β-受体阻滞剂;对顽固性室性心动过速者宜选用胺碘酮、索他洛尔,或采用射频消融术和心脏转复除颤器及心脏自动转复—除颤起搏器(ICD)治疗,后者可预防猝死的发生。在 DCM 并发房颤或房扑、心腔扩大时易形成心腔内附壁血栓而发生栓塞,对此尚无应用抗凝治疗的临床对照研究,但多数学者主张对 DCM 并发心力衰竭患者,尤其是伴房颤及既往有栓塞史者,在无禁忌时应给予抗凝治疗,如阿司匹林和华法令。

(六)中医药治疗

近年来,国内在中医药调节免疫、抗病毒、改善心肌代谢的基础上采用中西医结合疗法治疗 DCM 取得了明显有益的效果。在国内首次完成的一项多中心大系列中西医结合治疗 DCM 的临床研究中,入选病例320 例,治疗组(164 例)采用中西医结合治疗(黄芪、生脉、牛磺酸、泛癸利酮及强心、利尿、扩血管药等),对照组(156 例)用常规疗法(极化液、泛癸利酮及强心、利尿、扩血管药等)。结果显示,治疗组患者临床症状好转、心功能改善(LVEF 增高、心功能分级)情况均明显优于对照组,长期治疗(1 年)者较短期治疗(3~6个月)者的病死率低。由此认为,中西医结合治疗 DCM 不失为一种可取的治疗手段。

【内科介入治疗】

(一)心脏起搏治疗

对伴病态窦房结综合征或二度 Ⅱ 型或三度房室传导阻滞的 DCM 患者,安装心脏起搏器有助于加快心率、增加心搏出量、改善临床症状。近年来,医学专家们关注于安装起搏器能否用于不伴有窦房结和房室交界区病变的 DCM 患者。Linde 等观察 131 例 NYHAⅢ级的 DCM 心力衰竭患者安装心脏起搏器,随访12 个月后,发现患者生活质量、6 分钟步行距离、心功能分段均较基线水平明显改善,LVEF 显著升高,二尖瓣反流减少。他们认为双腔起搏保留了房室同步,改善了心室舒张,改善了心室舒张充盈,减低了二尖瓣反流,从而改善了左心室功能。对中重度心力衰竭伴宽 QRS 时限,有致命性恶性心律失常病史的患者采用双室同步起搏加埋藏式心脏复律除颤器(ICD)能显著改善生活质量,稳定心脏功能,增加运动量。目前推荐对 DCM 并发心力衰竭患者心室再同步化治疗(包括双室同步起搏或双室同步起搏加 ICD)与 ACEI、β-受体阻滞剂应成为心力衰竭的一线常规治疗。

(二)射频消融治疗

伴心房扑动的 DCM 患者若进一步出现左心室功能低下,则应考虑射频消融治疗。

(三)干细胞移植

目前有报道用自体骨髓干细胞移植治疗扩张型心肌病心衰,能改善近期的心脏功能,但对远期心脏功能的改善尚有待进一步探索。

【外科治疗】

外科治疗措施包括心脏移植、动力性心肌成形术、部分左心室切除术、左心房室瓣成型术和左心室辅助装置等,适用于各种治疗无效的内科晚期 DCM 患者。

(一)左心室减容手术

DCM 患者的左心室腔扩大、心肌松弛、收缩无力。减容手术是将扩大的左心室游离壁纵向部分切除,左心室腔减小更趋于椭圆形,使左心室壁局部应力减小,心肌僵硬度减低。左心室椭圆化,减小局部左心室后负荷,进一步减少心室氧耗量,从而改善左心室泵功能。Etoch 等、Doenst 等分别进行了 20 例、5 例左心室减容手术的报道,并获得了不同程度的手术效果。他们认为外科手术可减少室壁应力,但没除去扩张和收缩失调的原因,尽管术后心功能立刻改善,但该技术的长期效应还不能确定。

(二)原位心脏移植

原位心脏移植(包括心肺联合移植)是目前治疗晚期 DCM 最有效、最彻底的方法,其手术方法成熟、疗效确切。但由于存在供体缺乏、费用昂贵、术后感染及术后排斥反应等问题,心脏移植在国内广泛开展还有待时日。

【前景与展望】

由于在 VMC 和 DCM 重症患者心肌组织中仍可检测到病毒 RNA,但这些病毒持续存在状态是有限的病毒复制,因此在这类患者中应用抗病毒治疗包括生物导弹等可能是一种防治上的新突破。我国有宝贵的天然中药库,除黄芪外,还有更多的抗病毒中药可以广泛筛选,探索并适用于本病,希望使其在防治上取得更大的突破。

已知在 VMC 及 DCM 患者血清中常有抗肌凝蛋白 399～411 及(或)345～352 氨基酸残基,或 ADP/ATP 载体 27～36 及(或)290～297 氨基酸残基抗体,如将合成的多肽结合到层吸柱上,在以该柱分离自身抗体,该分离系统可以去除 95% 以上的自身抗体。这种以分子筛选法去除体内 VMC 有关的主要自身抗体的方法可能会给病毒性心肌炎的治疗带来新的转机。

在 VMC 转化为 DCM 的过程中,病毒损伤和免疫机制具有重要的作用。在这一过程中,心肌细胞可表现为坏死,也可表现为凋亡,在急性期尚有与凋亡有关的 bcl-2 基因的表达,在晚期尚有凋亡基因 Bax 的高表达,在培养的幼鼠心肌细胞通过 DNA 片段技术及 TUNEL 染色,可观察到 Fas 抗原 mRNA 的表达。已有很多报道在细胞分子水平证实了病毒触发凋亡的存在。因此,调控心血管细胞凋亡药物的应用对病毒性心肌炎的治疗将会带来新的曙光。

基于核酸的基因沉默分子是长度在 20 个碱基左右的人工合成的单链或双链 DNA 或 RNA。这些分子有反义寡脱氧核苷酸(AODN)、核酶、脱氧核糖核酸酶和最近比较热门的小干扰 RNA。这些基因沉默分子以序列特异性方式靶向细胞或病毒 mRNA,将其断裂和(或)阻断其转录和翻译起始,因此成为基因功能分析和药物开发的强有力工具。截至目前已经有 20 多项基因沉默技术验证于肿瘤、AIDS、肝炎、心血管疾病、血液系统疾病的 Ⅰ 至 Ⅲ 期临床试验。过去几年里,通过新的化学修饰方法对反义分子的细胞摄取力、寡核苷酸抗核酶降解能力、与靶序列的亲和力等方面取得很大进展。另外,最近证实双链小干扰 RNA(siRNAs)在哺乳动物细胞内可作为抑制基因表达的有效措施。CVB3 是感染性心肌炎的常见病原,基于病毒 RNA 的顺式和反式作用翻译序列元件的突变分析,设计了 7 条针对病毒 5' 和 3' 非编码区的 PS-ODNs 序列,并在培养细胞内评价其对 CVB3 的抑制作用。其中针对病毒 IRES、AUG 起始密码子以及临近 RNA 基因组 5' 及 3' 的 4 条序列显示出良好的抗病毒活性。最有效的靶序列临近 3' 端非编码区的末端,这些结果已在鼠心肌炎模型中得到进一步验证。

(王　平)

第十一章　心脏瓣膜病

第一节　二尖瓣疾病

一、二尖瓣狭窄

【病因和病理】

虽然青霉素在预防链球菌感染的应用,使风湿热和风湿性心瓣膜病的发病率有所下降,但风湿性二尖瓣狭窄仍是我国主要的瓣膜病。二尖瓣狭窄的最常见病因为风湿热。2/3 的患者为女性。约半数患者无急性风湿热史,但多有反复链球菌扁桃体炎或咽峡炎病史。急性风湿热后,至少需 2 年始形成明显二尖瓣狭窄,多次发作急性风湿热较一次发作出现二尖瓣狭窄早。单纯二尖瓣狭窄占风心病的 25%,二尖瓣狭窄伴有二尖瓣关闭不全占 40%,主动脉瓣常同时受累。

先天性畸形或结缔组织病,如系统性红斑狼疮心内膜炎为二尖瓣狭窄的罕见病因。风湿热导致二尖瓣装置不同部位的粘连融合,致使二尖瓣狭窄:①瓣膜交界处粘连;②瓣叶游离缘粘连约占 15%;③腱索粘连融合占 10%;④余为以上部位的复合病变。上述病变导致二尖瓣开放受限,瓣口截面积减少。狭窄的二尖瓣呈漏斗状,瓣口常呈"鱼口"状。瓣叶钙化沉积有时可延展累及瓣环,使瓣环显著增厚。如果风湿热主要导致腱索的挛缩和粘连,而瓣膜交界处的粘连很轻,则主要出现二尖瓣关闭不全。

慢性二尖瓣狭窄可导致左心房扩大及左心房壁钙化,尤其在合并房颤时左心耳及左心房内可形成附壁血栓。

【病理生理】

正常人的二尖瓣口面积为 4~6cm²,当瓣口面积减小一半即对跨瓣血流产生影响而定义为狭窄。瓣口面积 1.5cm² 以上为轻度、1~1.5cm² 为中度、小于 1cm² 为重度狭窄。重度二尖瓣狭窄时跨瓣压差显著增加,可达 20mmHg。测量跨瓣压差可判断二尖瓣狭窄程度。当严重狭窄时,左房压高达 25mmHg 才能使血流通过狭窄的瓣口充盈左室以维持正常的心排出量。

左房压升高致肺静脉压升高,肺顺应性减低,从而发生劳力性呼吸困难。心率增快时舒张期缩短,左房压更高,故任何增加心率的诱因均可促使急性肺水肿的发生,如房颤、妊娠、感染或贫血等。

由于左房压和肺静脉压升高,引起肺小动脉反应性收缩,最终导致肺小动脉硬化,肺血管阻力增高,肺动脉压力升高。重度肺动脉高压可引起右室肥厚、三尖瓣和肺动脉瓣关闭不全和右心衰竭。

二尖瓣狭窄患者的肺动脉高压产生于:①升高的左心房压的被动后向传递;②左心房和肺静脉高服触发肺小动脉收缩(反应性肺动脉高压);③长期严重的二尖瓣狭窄,持续的肺小动脉收缩,最终导致肺血管床的器质性闭塞性改变。

【临床表现】

1.症状 一般在二尖瓣中度狭窄(瓣口面积<1.5cm²)时方有明显症状。

(1)呼吸困难。为最常见的早期症状。患者首次呼吸困难发作常以运动、精神紧张、性交、感染、妊娠或心房颤动为诱因,并多先有劳力性呼吸困难,随狭窄加重,出现静息时呼吸困难、端坐呼吸和阵发性夜间呼吸困难,甚至发生急性肺水肿。

(2)咯血。有以下几种情况:①突然咯大量鲜血,通常见于严重二尖瓣狭窄,可为首发症状。支气管静脉同时回流入体循环静脉和肺静脉,当肺静脉压突然升高时,黏膜下瘀血、扩张而壁薄的支气管静脉破裂引起大咯血,咯血后肺静脉压减低,咯血可自止。多年后支气管静脉壁增厚,而以后随病情进展肺血管阻力增加及右心功能不全使咯血减少;②阵发性夜间呼吸困难或咳嗽时的血性痰或带血丝痰;③急性肺水肿时咳大量粉红色泡沫状痰;④肺梗死伴咯血,为本症晚期并发慢性心衰时少见的情况。

(3)咳嗽。常见,尤其在冬季明显,有的患者在平卧时干咳,可能与支气管黏膜瘀血水肿易患支气管炎或左心房增大压迫左主支气管有关。

(4)声嘶。较少见,由于扩大的左心房和肺动脉压迫左喉返神经所致。

2.体征 重度二尖瓣狭窄常有"二尖瓣面容",双颧绀红。

(1)二尖瓣狭窄的心脏体征。有以下几种情况:①心尖搏动正常或不明显;②心尖区可闻第一心音亢进和开瓣音,提示前叶柔顺、活动度好;如瓣叶钙化僵硬,则第一心音减弱,开瓣音消失;③心尖区有隆隆样舒张中晚期杂音,局限,不传导。常可触及舒张期震颤。窦性心律时,由于舒张晚期心房收缩促使血流加速,使杂音相应增强,心房颤动时,由于无有效的心房收缩,故不再有杂音的舒张晚期加强。

(2)肺动脉高压和右心室扩大的心脏体征。右心室扩大时可见心前区心尖搏动弥散,肺动脉高压时肺动脉瓣区第二心音亢进或伴分裂。当肺动脉扩张引起相对性肺动脉瓣关闭不全时,可在胸骨左缘第2肋间闻及舒张早期吹风样杂音,称 Graham-Steell 杂音。右心室扩大伴相对性三尖瓣关闭不全时,在三尖瓣区闻及全收缩期吹风样杂音,吸气时增强。

【实验室和其他检查】

1.X 线检查 左心房增大,后前位见左心缘变直,右心缘有双心房影,左前斜位可见左心房使左主支气管上抬,右前斜位可见增大的左心室增大左房脱迫食管下段后移。其他 X 线征象包括右心室增大、主动脉结缩小、肺动脉干和次级肺动脉扩张、肺淤血、间质肺水肿(如 Kerley B 线)和含铁血黄素沉着等征象。

2.心电图 重度二尖瓣狭窄可有"二尖瓣型 P 波",P 波宽度>0.12s,伴切迹,P_{v_1} 终末负性向量增大。QRS 波群示电轴右偏和右心室肥厚表现。

3.超声心动图 为明确和量化诊断二尖瓣狭窄的可靠方法。M 型示二尖瓣城墙样改变(EF 斜率降低,A 峰消失),后叶向前移动及瓣叶增厚。二维超声心动图可显示狭窄瓣膜的形态和活动度,测绘二尖瓣口面积。典型者为舒张期前叶呈圆拱状,后叶活动度减少,交界处粘连融合,瓣叶增厚和瓣口面积缩小。用连续多普勒测得的二尖瓣血流速度计算跨瓣压差和瓣叶面积与心导管法相关良好。彩色多普勒血流显像可实时观察二尖瓣狭窄的射流,有助于连续多普勒测定的正确定向。经食管超声有利于左心耳及左心房附壁血栓的检出。超声心动图还可对房室大小、室壁厚度和运动、心室功能。肺动脉压、其他瓣膜异常和先天畸形等方面提供信息。当经胸超声心动图检查不能够提供二尖瓣狭窄患者充分的临床数据时,应行经食道超声心动图检查,评估二尖瓣形态和血流动力学情况。

4.心导管检查 如症状、体征与超声心动图测定和计算二尖瓣口面积不一致,在考虑介入或手术治疗时,应经心导管检查同步测定肺毛细血管压和左心室压以确定跨瓣压差和计算瓣口面积,正确判断狭窄程度。

【诊断和鉴别诊断】

心尖区有隆隆样舒张期杂音伴 X 线或心电图示左心房增大,一般可诊断二尖瓣狭窄,超声心动图检查可确诊。当心尖区杂音不肯定时,运动后左侧卧位或用钟形胸件听诊杂音强度增加。当快速心房颤动心排出量减少时,心尖区舒张期杂音可明显减弱以至于不能闻及,心功能改善,心室率减慢时杂音又可出现。

心尖区舒张期隆隆样杂音尚见于如下情况,应注意鉴别:①经二尖瓣口血流增加,严重二尖瓣反流、大量左至右分流的先天性心脏病(如室间隔缺损、动脉导管未闭)和高动力循环(如甲状腺功能亢进症、贫血)时,心尖可有短促的隆隆样舒张中期杂音,常紧随于增强的第三心音后,为相对性二尖瓣狭窄。②Austin-Flint 杂音,见于严重主动脉瓣关闭不全时。③左房黏液瘤,瘤体阻塞二尖瓣口,产生随体位改变的舒张期杂音,其前有肿瘤扑落音。瘤体常致二尖瓣关闭不全。其他临床表现有发热、关节痛、贫血、血沉增快和体循环栓塞。

【并发症】

1.心房颤动　为相对早期的常见并发症,可能为患者就诊的首发症状,也可为首次呼吸困难发作的诱因和患者体力活动明显受限的开始。房性期前收缩常为其前奏。初始为阵发性心房扑动和颤动。心房颤动的发生率随左房增大和年龄增长而增加。

2.急性肺水肿　为重度二尖瓣狭窄的严重并发症。患者突然出现重度呼吸困难和发绀,不能平卧,咳粉红色泡沫痰,双肺漫布干湿性啰音。如不及时救治,可能致死。

3.血栓栓塞　20%的患者发生体循环栓塞,偶尔为首发病症。血栓来源于左心耳或左心房。

4.右心衰竭　为晚期常见并发症。右心衰竭时,右心排血量明显减少,肺循环血量减少,左心房压相对下降,加之肺泡和肺毛细血管壁增厚,呼吸困难可有所减轻,发生急性肺水肿和大咯血的危险减少,但这一"保护作用"的代价是心排血量降低。临床表现为右心衰竭的症状和体征。

5.感染性心内膜炎　较少见,在瓣叶明显钙化或心房颤动患者更少发生。

6.肺部感染　常见。

【治疗】

(一)一般治疗

包括:①预防风湿热复发。近年来风湿热的临床表现常不典型。有风湿活动的患者应长期甚至终身应用苄星青霉素 120 万 U,每月肌注一次;②预防感染性心内膜炎;③无症状者避免剧烈体力活动,定期(6～12 个月)复查;④呼吸困难者应减少体力活动,限制钠盐摄入,口服利尿药或长效硝酸酯类药物可减缓呼吸困难,避免和控制诱发急性肺水肿的因素,如急性感染、贫血等。⑤出现劳力性症状并伴有窦性心率增快的患者,可选用 β 受体阻滞剂或钙离子拮抗剂。⑥一些患者二尖瓣狭窄能增加气道高反应,加用皮质类激素可改善症状。

(二)抗凝治疗

有下列症状者需进行抗凝治疗:

1.二尖瓣狭窄和心房颤动(阵发性、持续性或永久性)患者。

2.二尖瓣狭窄患者,以前有过栓塞事件,甚至是窦性心律。

3.二尖瓣狭窄患者伴有左心房血栓。

4.二尖瓣狭窄患者经食道超声出现自发性造影现象或左房扩大(直径>50mm)率。

(三)介入和手术治疗

介入和手术为治疗本病的有效方法。当二尖瓣口有效面积<1.5cm²,伴有症状,尤其症状进行性加重

时,应用介入或手术方法扩大瓣口面积,减轻狭窄。若肺动脉高压明显,即使症状不重,也应及早干预。术前改善心功能,术中加强心肌保护和改进手术方法,积极处理术后并发症是提高风湿性心脏病瓣膜置换术疗效的重要措施。

1.经皮球囊二尖瓣扩张术　为缓解单纯二尖瓣狭窄的首选方法。在瓣叶(尤其是前叶)活动度好,无明显钙化,瓣下结构无明显增厚的患者效果更好。对高龄,伴有严重冠心病,因其他严重的肺、肾、肿瘤等疾病不宜手术或拒绝手术,妊娠伴严重呼吸困难,外科分离术后再狭窄的患者也可选择该疗法。术前可用经食管超声探查有无左心房血栓,对于有血栓或慢性合房颤动的患者应在术前充分用华法林抗凝。经皮球囊二尖瓣扩张术至少可使瓣膜面积增加一倍,好的手术结果为术后瓣口面积大于 $1.5m^2$ 而非轻度的狭窄。手术的成功率和术中术后的并发症及患者本身的身体状况和手术团队的技术有关。手术的死亡率为 $1\% \sim 15\%$,主要的并发症为:术中死亡($0.5\% \sim 4\%$)、心包积血($0.5\% \sim 10\%$)、血栓栓塞($0.5\% \sim 5\%$)、严重反流($2\% \sim 10\%$),急诊外科处理很少发生(1%)。

手术的禁忌证为:①二尖瓣瓣口面积 $>1.5m^2$ 患者;②左房有附壁血栓形成;③轻度以上的二尖瓣狭窄;④瓣膜或缝合处重度钙化;⑤二尖瓣缝合处未融合的患者;⑥合并有严重的主动脉瓣疾病或三尖瓣狭窄及三尖瓣反流的患者;⑦合并有冠状动脉疾病需要实施旁路手术的患者。

2.外科手术治疗

(1)保守手术治疗。

在一些发达国家,经体外循环的心脏直视二尖瓣扩张术已经取代了闭式二尖瓣扩张术,因为前者不仅可以纠正瓣膜缝合处的融合还能修复瓣 T 畸形。通过对来自几个有经验的研究中心的大多数年轻患者术后的大量追踪调查显示,术后远期效果较佳,15年存活率为 96%,92% 的患者没有发生瓣膜相关性的并发症,而最近欧洲心脏协会调查显示经心脏直视扩张术现已很少在临床使用。

对那些无症状的患者,二尖瓣中重度狭窄,尽管接受了抗凝治疗近期仍有栓塞事件发生,瓣膜形态结构适合做修补术的患者应当实施二尖瓣修补术。轻度狭窄的患者不适合做瓣膜修补术。在瓣膜修补术中一般优先选择经心脏直视扩张术而非闭式二尖瓣扩张术。

(2)人工瓣膜置换术。

有肺动脉高压的二尖瓣中重度狭窄的患者,心功能Ⅰ～Ⅱ级不适合实施二尖瓣球囊扩张术和修补术的患者应当施行二尖瓣置换手术。

人工瓣膜置换术手术死亡率($3\% \sim 10\%$),与患者的年龄、心功能、肺动脉高压和是否存在冠状动脉疾病有关,术后的远期存活率与年龄、心功能、房颤、肺动脉高压、术前左室功能、人工瓣膜带来的并发症,尤其是血栓栓塞,心包积血,瓣膜结构退化有关。

二尖瓣狭窄外科手术的强适应证:

(1)有症状(NYHA 功能分级Ⅲ～Ⅳ级)的中度、重度二尖瓣狭窄患者,下述情况有指征施行二尖瓣外科手术(尽可能施行修复术):①没有施行经皮二尖瓣球囊成形术的能力;②尽管抗凝但是仍有左心房血栓,或伴随中、重度二尖瓣反流,禁忌施行经皮二尖瓣球囊成形术;③有一定手术风险的患者,瓣膜形态不适合经皮二尖瓣球囊成形术时。

(2)中、重度二尖瓣反流的患者,应当施行二尖瓣置换手术,除非进行外科手术时可以施行瓣膜修复术。

【预后】

在未开展手术治疗的年代,本病10年存活率在无症状被确诊后的患者为 84%,症状轻者为 42%,中、重度者为 15%。从发生症状到完全致残平均 7.3 年。死亡原因为心力衰竭(62%)、血栓栓塞(22%)和感染性心内膜炎(8%)。抗凝治疗后,栓塞发生减少。手术及介入治疗明显提高了患者的生活质量和10年存活率。

二、二尖瓣关闭不全

【病因和病理】

收缩期二尖瓣关闭依赖二尖瓣装置(瓣叶、瓣环、腱索、乳头肌)和左心室的结构和功能的完整性,其中任何部分的异常均可致二尖瓣关闭不全。

1.瓣叶

(1)风湿性损害最为常见,占二尖瓣关闭不全的1/3,女性为多。风湿性病变使瓣膜僵硬、变性、瓣缘卷缩、连接处融合以及腱索融合缩短。

(2)二尖瓣脱垂多为二尖瓣原发性黏液性变使瓣叶宽松膨大或伴腱索过长,心脏收缩时瓣叶向上超越了瓣环水平进入左心房影响二尖瓣关闭。部分二尖瓣脱垂为其他遗传性结缔组织病(如Marfan综合征)的临床表现之一。

(3)感染性心内膜炎破坏瓣叶。

(4)肥厚型心肌病收缩期二尖瓣前叶向前运动导致二尖瓣关闭不全。

(5)先天性心脏病,心内膜垫缺损常合并二尖瓣前叶裂导致关闭不全。

2.瓣环扩大

(1)任何病因引起左室增大或伴左心衰竭都可造成二尖瓣环扩大而导致二尖瓣相对关闭不全。若心脏缩小,心功能改善,二尖瓣关闭不全可改善。

(2)二尖瓣环退行性变和瓣环钙化,多见于老年女性。尸检发现70岁以上女性,二尖瓣环钙化的发生率为12%。严重二尖瓣环钙化者,50%合并主动脉瓣环钙化,大约50%的二尖瓣环钙化累及传导系统,引起不同程度的房室或室内传导阻滞。

3.腱索 先天性或获得性的腱索病变,如腱索过长、断裂缩短和融合。

4.乳头肌 乳头肌的血供来自冠状动脉终末分支,冠状动脉灌注不足可引起乳头肌功能失调。若乳头肌缺血短暂,可出现短暂的二尖瓣关闭不全;若急性心肌梗死发生乳头肌坏死,则产生永久性二尖瓣关闭不全,乳头肌坏死是心肌梗死的常见并发症,而乳头肌断裂在心肌梗死的发生率低于1%,乳头肌完全断裂可发生严重致命的二尖瓣关闭不全。其他少见的疾病为先天性乳头肌畸形,如一侧乳头肌缺如,称降落伞二尖瓣综合征;罕见的乳头肌脓肿、肉芽肿、淀粉样变和结节病等。

瓣叶穿孔如发生在感染性心内膜炎时、创伤损伤二尖瓣结构或人工瓣损坏等可发生急性二尖瓣关闭不全。

【病理生理】

1.急性 收缩期左心室射出的部分血流经关闭不全的二尖瓣口反流至左心房,与肺静脉回流至左心房的血流汇总,在舒张期充盈左心室,致左心房和左心室容量负荷骤增,左心室来不及代偿,其急性扩张能力有限,左心室舒张末压急剧上升。左心房压也急剧升高,导致肺淤血,甚至肺水肿,之后可致肺动脉高压和右心衰竭。

由于左心室扩张程度有限,即使左心室收缩正常或增加,左心室总的心搏量增加不足以代偿向左心房的反流,前向心搏量和心排血量明显减少。

2.慢性 左心室对慢性容量负荷过度的代偿为左心室舒张末期容量增大,根据Frank-Starling机制使左心室心搏量增加。加上代偿性离心性肥大,并且左心室收缩期将部分血排入低压的左心房,室壁应力下降快,利于左心室排空。因此,在代偿期左心室总的心搏量明显增加,射血分数可完全正常。二尖瓣关闭不全通过收缩期,左室完全排空来实现代偿可维持正常心搏量多年,但如果二尖瓣关闭不全持续存在并继续加重,使左室舒张末期容量进行性增加,左室功能恶化,当心排血量降低时可出现症状。

二尖瓣关闭不全时,左心房的顺应性增加,左心房扩大。在较长的代偿期,同时扩大的左心房和左心室可适应容量负荷增加,左心房压和左心室舒张末压不致明显上升,肺淤血也暂不会出现。

持续严重的过度容量负荷终致左心衰竭,左心房压和左心室舒张末压明显上升,导致肺淤血、肺动脉高压,持续肺动脉高压又必然导致右心衰竭。

因此,二尖瓣关闭不全首先累及左心房左心室,继之影响右心,最终为全心衰竭。

【临床表现】

(一)症状

1.急性 轻度二尖瓣反流仅有轻微劳力性呼吸困难;严重反流(如乳头肌断裂)很快发生急性左心衰竭,甚至出现急性肺水肿或心源性休克。

2.慢性 轻度二尖瓣关闭不全可终身无症状。严重反流有心排血量减少,首先出现的症状是疲乏无力,肺淤血的症状如呼吸困难出现较晚。

(1)风心病。从首次风湿热后,无症状期远较二尖瓣狭窄长,常超过 20 年。一旦出现明显症状,多已有不可逆的心功能损害。急性肺水肿和咯血较二尖瓣狭窄少见。

(2)二尖瓣脱垂。一般二尖瓣关闭不全较轻,多无症状,或仅有不典型胸痛、心悸、乏力、头晕、体位性晕厥和焦虑等,可能与自主神经功能紊乱有关。严重的二尖瓣关闭不全晚期出现左心衰竭。

(二)体征

1.急性 心尖搏动为高动力型。第二心音肺动脉瓣成分亢进。非扩张的左心房强有力收缩所致心尖区第四心音常可闻及。由于收缩末左房室压差减少,心尖区反流性杂音于第二心音前终止,而非全收缩期杂音,低调,呈递减型,不如慢性者响。严重反流也可出现心尖区第三心音和短促舒张期隆隆样杂音。

2.慢性

(1)心尖搏动。呈高动力型,左心室增大时向左下移位。

(2)心音。风心病时瓣叶缩短,导致重度关闭不全时,第一心音减弱,二尖瓣脱垂和冠心病时第一心音多正常。由于左心室射血时间缩短,A_2 提前,第二心音分裂增宽。严重反流时心尖区可闻及第三心音。二尖瓣脱垂时可有收缩中期喀喇音。

(3)心脏杂音。瓣叶挛缩所致(如风心病),有自第一心音后立即开始、与第二心音同时终止的全收缩期吹风样高调一贯型杂音,在心尖区最响。杂音可向左腋下和左肩胛下区传导。后叶异常时,如后叶脱垂、后内乳头肌功能异常、后叶腱索断裂,杂音则向胸骨左缘和心底部传导。在典型的二尖瓣脱垂为随喀喇音之后的收缩期杂音。冠心病乳头肌功能失常时可有收缩早期、中期、晚期或全收缩期杂音。腱索断裂时杂音可似海鸥鸣或乐音性。反流严重时,心尖区可闻及紧随第三心音后的短促舒张期隆隆样杂音。

【实验室和其他检查】

1.X 线检查 急性者心影正常或左心房轻度增大伴明显肺淤血,甚至肺水肿征。慢性重度反流常见左心房左心室增大,左心室衰竭时可见肺淤血和间质性肺水肿征。二尖瓣环钙化为致密而粗的 C 形阴影,在左侧位或右前斜位可见。

2.心电图 急性者心电图正常,窦性心动过速常见。慢性重度二尖瓣关闭不全主要为左心房增大,部分有左心室肥厚和非特异性 ST-T 改变,少数有心室肥厚征,心房颤动常见。

3.超声心动图　M型和二维超声心动图不能确定二尖瓣关闭不全。脉冲式多普勒超声和彩色多普勒血流显像可于二尖瓣心房侧和左心房内探及收缩期反流束,诊断二尖瓣关闭不全的敏感性几乎达到100％,且可半定量反流程度。后者测定的左心房内最大反流束面积,<4cm^2 为轻度、4～8cm^2 为中度,>8cm^2 为重度反流。二维超声可显示二尖瓣装置的:形态特征,如瓣叶和瓣下结构增厚、融合、缩短和钙化、瓣叶冗长脱垂、连枷样瓣叶、瓣环扩大或钙化、赘生物、左室扩大和室壁矛盾运动等,有助于明确病因。超声心动图还可提供心腔大小、心功能和合并其他瓣膜损害的资料。

4.心导管检查　心导管检查的适应证:

(1)无创检查不能确定二尖瓣反流严重程度、左心室功能或判断是否需要外科治疗时,有指征做左心室造影和血流动力学测定。

(2)无创评估显示肺动脉高压与严重二尖瓣反流不成比例时,有指征行血流动力学检查。

(3)对于判定严重二尖瓣反流程度,临床表现与无创结果不符时,有指征行左心室造影和血流动力学测定。

(4)冠状动脉疾病高危患者,施行二尖瓣修复术或二尖瓣替换术前,有指征行冠状动脉造影术。

5.放射性核素心室造影　可测定左心室收缩、舒张末容量和静息、运动时射血分数,以判断左心室收缩功能。通过左心室与右心室心搏量之比值评估反流程度,该比值>2.5提示严重反流。经注射造影剂行左心室造影,观察收缩期造影剂反流入左心房的量,为半定量反流程度的"金标准"。

【诊断和鉴别诊断】

急性者,如突然发生呼吸困难,心尖区出现收缩期杂音,X线心影不大而肺淤血明显和有病因可寻者,如二尖瓣脱垂、感染性心内膜炎、急性心肌梗死、创伤和人工瓣脱置换术后,诊断不难。慢性者,心尖区有典型杂音伴左心房室增大,诊断可以成立,确诊有赖超声心动图。由于心尖区杂音可向胸骨左缘传导,应注意与以下情况鉴别:

(1)三尖瓣关闭不全。为全收缩期杂音,在胸骨左缘第4、5肋间最清楚,右心室显著扩大时可传导至心尖区,但不向左腋下传导。杂音在吸气时增强,常伴颈静脉收缩期搏动和肝收缩期搏动。

(2)室间隔缺损。为全收缩期杂音,在胸骨左缘第4肋间最清楚,不向腋下传导,常伴胸骨旁收缩期震颤。

(3)主、肺动脉瓣狭窄。血流通过狭窄的左或右心室流出道时,产生胸骨左缘收缩期喷射性杂音。杂音自收缩中期开始,于第二心音前终止,呈吹风样和递减型。主动脉狭窄的杂音位于胸骨右缘第2肋间;肺动脉瓣狭窄的杂音位于胸骨左缘第2肋间;肥厚型梗阻型心肌病的杂音位于胸骨左缘第3、4肋间。以上情况均有赖超声心动图确诊。

【并发症】

心房颤动可见于3/4的慢性重度二尖瓣关闭不全患者;感染性心内膜炎较二尖瓣狭窄常见;体循环栓塞见于左心房扩大、慢性心房颤动的患者,较二尖瓣狭窄少见;心力衰竭在急性者早期即可出现,慢性者常晚期发生;二尖瓣脱垂的并发症包括感染性心内膜炎、脑栓塞、心律失常、猝死、腱索断裂、严重二尖瓣关闭不全和心力衰竭。

【治疗】

(一)急性

治疗目的是降低肺静脉压,增加心排血量和纠正病因。内科治疗一般为术前过渡措施,尽可能在床旁Swan-Ganz导管血流动力学监测指导下进行。静滴硝普钠通过扩张小动静脉,降低心脏前后负荷,减轻肺淤血,减少反流,增加心排血量。静注利尿剂可降低前负荷。外科治疗为根本措施,视病因、病变性质、反流程度和对药物治疗的反应,采取紧急、择期或选择性手术(人工瓣膜置换术或修复术)。部分患者经药物治疗后症状可基本控制,进入慢性代偿期。

(二)慢性

1.内科治疗

(1)预防感染性心内膜炎;风心病者需预防风湿活动。

(2)无症状、心功能正常者无需特殊治疗,但应定期随访。

(3)心房颤动的处理同二尖瓣狭窄,但维持窦性心律不如在二尖瓣狭窄时重要。除因心房颤动导致心功能显著恶化的少数情况需恢复窦性心律外,多数只需满意控制心室率。慢性心房颤动,有体循环栓塞史、超声检查见左心房血栓者,应长期抗凝治疗。

(4)心力衰竭者,应限制钠盐摄入,使用利尿剂、血管紧张素转换酶抑制剂、β受体阻滞剂和洋地黄。

2.外科治疗   为恢复瓣膜关闭完整性的根本措施。应在发生不可逆的左心室功能不全之前施行,否则术后预后不佳。

二尖瓣反流患者手术的强适应证:①有症状的急性严重二尖瓣反流患者。②慢性严重二尖瓣反流和心功能 NYHA 分级Ⅱ、Ⅲ或Ⅳ级、没有严重的左心室功能不全的患者(严重左心室功能不全定义为射血分数<0.30)和(或)收缩期末期内径>55mm 的患者。③没有症状的慢性严重二尖瓣反流,轻、中度左心室功能不全、射血分数 0.30~0.60 和(或)收缩期末期内径≥40mm 的患者。④需要外科手术的大多数严重慢性二尖瓣反流患者,建议进行二尖瓣修复术而不是二尖瓣置换术,患者应当到有二尖瓣修复经验的外科中心手术。

手术方法有瓣膜修补术和人工瓣膜置换术两种:

(1)瓣膜修补术。若瓣膜损坏较轻,瓣叶无钙化,瓣环有扩大,但瓣下腱索无严重增厚者可行瓣膜修复成形术。瓣膜修复术死亡率低,能获得长期临床改善,作用持久。术后发生感染性心内膜炎和血栓栓塞少,不需长期抗凝,左心室功能恢复较好。手术死亡率 1%~2%。与换瓣相比,较早和较晚期均可考虑瓣膜修补手术,但 LVEF<0.15~0.20 时亦不应行此手术。

(2)人工瓣膜置换术。瓣叶钙化,瓣下结构病变严重,感染性心内膜炎或合并二尖瓣狭窄者必须置换人工瓣。感染性心内膜炎感染控制不满意,或反复栓塞或合并心衰药物治疗不满意者,提倡早做换瓣手术;真菌性心内膜炎应在心衰或栓塞发生之前行换瓣手术。目前换瓣手术死亡率低于 5%。多数患者术后症状和生活质量改善,肺动脉高压减轻,心脏大小和左心室重量减少,较内科治疗存活率明显改善,但心功能改善不如二尖瓣狭窄和主动脉瓣换瓣术满意。严重左心室功能不全(LVEF<0.30~0.35)或左心室重度扩张(左心室舒张末内径 LVEDD>80mm,左心室舒张末容量指数 LVEDVI>300ml/m²),已不宜换瓣。

【预后】

急性严重反流伴血流动力学不稳定者,如不及时手术干预,死亡率极高。在手术治疗前的年代,慢性重度二尖瓣关闭不全确诊后内科治疗 5 年存活率 80%,10 年存活率 60%。单纯二尖瓣脱垂无明显反流,无收缩期杂音者大多预后良好;年龄>50 岁、有明显收缩期杂音和二尖瓣反流、瓣叶冗长增厚、左心房左心室增大者预后较差。

(牛美芝)

第二节　主动脉瓣疾病

一、主动脉瓣狭窄

【病因和病理】

随着人口老龄化的发展,在一些发达国家,主动脉瓣狭窄成了主要的心瓣膜病,其主要病因是退行性老年钙化性主动脉瓣狭窄,其次是先天性畸形,风湿性心脏病引起的主动脉狭窄则很少,我国仍以风心病引起的主动脉瓣膜病变多见。

1.风心病　风湿性炎症导致瓣膜交界处粘连融合,瓣叶纤维化、僵硬、钙化和挛缩畸形,因而瓣口狭窄。几乎无单纯的风湿性主动脉瓣狭窄,大多伴有关闭不全和二尖瓣损害。

2.先天性畸形　先天性二叶瓣畸形为最常见的先天性主动脉瓣狭窄的病因。先天性二叶瓣畸形见于1‰～2‰的人群,男多于女。出生时多无交界处融合和狭窄。由于瓣叶结构的异常,即使正常的血流动力学也可引起瓣膜增厚、钙化,僵硬及瓣口狭窄,约1/3发生狭窄。成年期形成椭圆或窄缝形狭窄瓣口,为成人孤立性主动脉瓣狭窄的常见原因。主动脉瓣二叶瓣畸形易并发感染性心内膜炎,而主动脉瓣的感染性心内膜炎中,最多见的基础心脏病为二叶瓣畸形。单叶、四叶主动脉瓣畸形偶有发生。

3.退行性老年钙化性主动脉瓣狭窄　为65岁以上老年人单纯性主动脉瓣狭窄的常见原因。无交界处融合,瓣叶主动脉面有钙化结节限制瓣叶活动。常伴有二尖瓣环钙化。

【病理生理】

成人主动脉瓣口$\geqslant 3.0 cm^2$。当瓣口面积减少一半时,收缩期仍无明显跨瓣压差。瓣口$\leqslant 1.0 cm^2$时,左心室收缩压明显升高,跨瓣压差显著。根据瓣膜面积、跨瓣压、射血速率可以将主动脉瓣的狭窄程度分为轻、中、重三种。轻度狭窄,瓣膜面积$>1.5 cm^2$,跨瓣压$<25 mmHg$,射血速率$<3.0 m/s$;中度狭窄瓣膜面积为$1.0～1.5 cm^2$,跨瓣压为$25～50 mmHg$,射血速率$3.0～4.0 m/s$;重度狭窄瓣膜面积$<1.0 cm^2$,跨瓣压$>50 mmHg$,射血速率$>4.0 m/s$。

左心室对慢性主动脉瓣狭窄所致的压力负荷增加的主要代偿方式是通过进行性室壁向心性肥厚以平衡左心室收缩压升高,维持正常收缩期室壁应力和左心室心排血量。左心室肥厚使其顺应性降低,引起左心室舒张末压进行性升高,因而使左心房的后负荷增加,左心房代偿性肥厚。肥厚的左心房在舒张末期的强有力收缩有利于僵硬左心室的充盈,使左心室舒张末容量增加,达到左心室有效收缩时所需水平,以维持心搏量正常。左心房的有力收缩也使肺静脉和肺毛细血管压力免于持续升高。左心室舒张末容量直至失代偿的病程晚期才增加。最终由于室壁应力增高、心肌缺血和纤维化等导致左心室功能衰竭。

严重主动脉瓣狭窄引起心肌缺血。其机制为:①左心室壁增厚、心室收缩压升高和射血时间延长,增加心肌氧耗;②左心室肥厚,心肌毛细血管密度相对减少;③舒张期心腔内压力增高,压迫心内膜下冠状动脉;④左心室舒张末压升高致舒张期主动脉—左心室压差降低,冠状动脉灌注压降低。后二者减少冠状动脉血流。心肌耗氧增加、供血减少,如加上运动负荷将导致严重心肌缺血。

【临床表现】

1.症状　出现较晚。呼吸困难、心绞痛和晕厥为典型主动脉瓣狭窄常见的三联征。

(1)呼吸困难。劳力性呼吸困难为晚期肺淤血引起的常见首发症状、见于90%的有症状患者。进而可发生阵发性夜间呼吸困难、端坐呼吸和急性肺水肿。

（2）心绞痛。见于 60％的有症状患者。常由运动诱发，休息后缓解。主要由心肌缺血所致，极少数可由瓣膜的钙质栓塞冠状动脉引起。

（3）晕厥或接近晕厥。见于 1/3 的有症状患者。多发生于直立、运动中或运动后即刻，少数在休息时发生，由于脑缺血引起。其机制为：①运动时周围血管扩张，而狭窄的主动脉口限制心排血量的相应增加；②运动致心肌缺血加重，使左心室收缩功能降低，心排血量减少；③运动时左心室收缩压急剧上升，过度激活室内压力感受器通过迷走神经传入纤维兴奋血管减压反射，导致外周血管阻力降低；④运动后即刻发生者，为突然体循环静脉回流减少，影响心室充盈、左心室心搏量进一步减少；⑤休息时晕厥可由于心律失常（心房颤动、房室阻滞或心室颤动）导致心排血量骤减所致。以上均可引起体循环动脉压下降，脑循环灌注压降低，以致发生脑缺血。

2.体征

（1）心音。第一心音正常。若主动脉瓣钙化僵硬，则第二心音主动脉瓣成分减弱或消失。由于左心室射血时间延长，第二心音常为单一性，严重狭窄者呈逆分裂。肥厚的左心房强有力收缩产生明显的第四心音。先天性主动脉瓣狭窄或瓣叶活动度尚佳者，可在胸骨右、左缘和心尖区听到主动脉瓣喷射音，不随呼吸而改变，如瓣叶钙化僵硬，喷射音消失。

（2）收缩期喷射性杂音。在第一心音稍后或紧随喷射音开始，止于第二心音前，为吹风样、粗糙、递增-递减型，在胸骨右缘第 2 或左缘第 3 肋间最响，主要向颈动脉传导，常伴震颤。老年人钙化性主动脉瓣狭窄者，杂音在心底部粗糙，高调成分可传导至心尖区，呈乐音性，为钙化瓣叶震动所引起。狭窄越重，杂音越长。左心室衰竭或心排血量减少时，杂音消失或减弱。杂音强度随每搏间的心搏量不同而改变，长舒张期之后，例如在期前收缩后的长代偿间期或心房颤动时的长心动周期，心搏量增加，杂音增强。

（3）其他。动脉脉搏上升缓慢、细小而持续（细迟脉）。在晚期，收缩压和脉压均下降。但在轻度主动脉瓣狭窄合并主动脉瓣关闭不全的患者以及动脉床顺应性差的老年患者，收缩压和脉压可正常，甚至升高。在严重的主动脉瓣狭窄患者，同时触诊心尖部和颈动脉可发现颈动脉搏动明显延迟。心尖搏动相对局限、持续有力，如左心室扩大，可向左下移位。

【实验室和其他检查】

1.X 线检查　心影正常或左心室轻度增大，左心房可能轻度增大，升主动脉根部常见狭窄后扩张。在侧位透视下有时可见主动脉瓣钙化。晚期可有肺淤血征象。

2.心电图　重度狭窄患者有左心室肥厚伴 ST-T 继发性改变和左心房大。可有房室阻滞、室内阻滞（左束支阻滞或左前分支阻滞）、心房颤动或室性心律失常。

3.超声心动图　为明确诊断和判定狭窄程度的重要方法。M 型超声诊断本病不敏感和缺乏特异性。二维超声心动图探测主动脉瓣异常十分敏感，有助于显示瓣叶数目、大小、增厚、钙化、活动度、交界处融合、瓣口大小和形状及瓣环大小等瓣膜结构，有助于确定狭窄的病因，但不能准确定量狭窄程度。用连续彩色多普勒可测定通过主动脉瓣的最大血流速度，可计算出平均和峰跨膜压差以及瓣口面积，所得结果与心导管检查相关良好。超声心动图还提供心腔大小、左室肥厚及功能等多种信息。虽然经食道超声能够提供瓣膜的形态，瓣叶钙化程度等多种信息，目前临床上仍很少用到。严重主动脉瓣狭窄应每年一次超声心动图检查；中度主动脉瓣狭窄可 1～2 年一次；轻度主动脉瓣狭窄可每 3～5 年一次。

4.心导管检查　当超声心动图不能确定狭窄程度并考虑人工瓣膜置换时，应行心导管检查。常以左心室-主动脉收缩期压差判断狭窄程度，平均压差＞50mmHg 或峰压差＞70mmHg 为重度狭窄。

心导管检查的强适应证有：

(1)有冠状动脉疾病危险的主动脉瓣狭窄患者,主动脉瓣置换术前行冠状动脉造影术。

(2)有症状患者无创性检查结果不肯定,或无创性检查与临床结果判断主动脉瓣狭窄严重程度不符时,采用心导管检查测量血流动力学评估主动脉瓣狭窄的严重程度。

(3)主动脉瓣狭窄患者考虑做肺自体移植(Ross手术)并且无创性检查不能发现冠状动脉起源时,主动脉瓣置换术前做冠状动脉造影术。

5.其他 CT和MRI可帮助观察升主动脉的形态,多排CT可用于观察瓣膜钙化程度,初步研究表明利钠肽可用于预测无症状的主动脉狭窄病人的存活,然而仍需配合大量的研究资料来确定患者的最佳手术时间。

【诊断和鉴别诊断】

典型主动脉狭窄杂音时,较易诊断。若合并关闭不全和二尖瓣损害,多为风心病。单纯主动脉瓣狭窄,16～65岁者,以先天性二叶瓣钙化可能性大;＞65岁者,以退行性老年钙化性病变多见。确诊有赖超声心动图。

【并发症】

1.心律失常 10%可发生心房颤动,致左心房压升高和心排血量明显减少,临床上迅速恶化,可致严重低血压、晕厥或肺水肿。主动脉瓣钙化侵及传导系统可致房室传导阻滞;左心室肥厚、心内膜下心肌缺血,或冠状动脉栓塞可致室性心律失常。上述的两种情况均可导致晕厥,甚至猝死。

2.心脏性猝死 一般发生于先前有症状者。无症状者发生猝死少见,仅见于1%～3%的患者。

3.感染性心内膜炎 不常见。年轻人的较轻瓣膜畸形较老年人的钙化性瓣膜狭窄发生感染性心内膜炎的危险性大。

4.体循环栓塞 少见。栓子可来自钙化性狭窄瓣膜的钙质或增厚的二叶瓣上的微血栓。

5.心力衰竭 发生左心衰竭后,自然病程明显缩短,因此终末期的右心衰竭少见。

6.胃肠道出血 因特发性或胃肠道(右半结肠)血管发育不良,可合并胃肠道出血。多见于老年瓣膜钙化患者,出血多为隐匿和慢性。人工瓣膜置换术后出血常可停止。

【治疗】

(一)内科治疗

主要目的为确定狭窄程度,观察狭窄进展情况,为有手术指征的患者选择合理手术时间。治疗措施包括:①所有主动脉狭窄的病人均应使用抗生素预防感染性心内膜炎;若为风心病合并风湿活动,应预防风湿热。②不适合手术的病人在出现心衰时,可给予地高辛、利尿剂、ACEI及ARB类药物治疗,β受体阻滞剂等负性肌力药物亦应避免应用。若有频发房性期前收缩,应予抗心律失常药物,预防心房颤动。主动脉瓣狭窄患者不能耐受心房颤动,一旦出现,应及时转复为窦性心律。其他可导致症状或血流动力学后果的心律失常也应积极治疗。③在出现肺水肿时,可在监测血流动力学的情况下使用硝普钠。④高血压患者应给予合理的降压药物治疗。⑤一些小规模回顾性研究发现,他汀类调脂药能延缓瓣叶病变进展,但其确切作用仍需大规模临床试验确证。无任何症状可者可暂时不予药物治疗,有明显主动脉瓣狭窄患者需要接受外科手术治疗而非单纯的药物治疗。

(二)外科治疗

人工瓣膜置换术为治疗成人主动脉瓣狭窄的主要有效方法。无症状的轻、中度狭窄患者无手术指征。主动脉瓣置换术的强适应证为:①有症状严重主动脉瓣狭窄患者;②严重主动脉瓣狭窄患者行外科冠状动脉搭桥术时;③严重主动脉瓣狭窄患者行主动脉瓣等瓣叶外科手术时;④严重主动脉瓣狭窄患者并且左心室收缩功能不全(射血分数＜0.50)时。

经换瓣后,患者的生活质量明显提高。单纯的主动脉瓣置换术,70岁以下人群死亡率为3%～5%,70岁以上人群中,死亡率为5%～15%。在高龄、合并有其他疾病、女性、急诊手术、有左室功能衰竭、肺动脉高压、合并有冠状动脉疾病、以前有心脏瓣膜和旁路手术史等情况下,手术风险明显增加。

（三）经皮球囊主动脉瓣成形术

经股动脉逆行将球囊导管推送至主动脉瓣,用生理盐水与造影剂各半的混合液体充盈球囊,裂解钙化结节,伸展主动脉瓣环和瓣叶,解除瓣叶粘连和分离融合交界处,减轻狭窄。手术的相对适应证为:①血流动力学不稳定的主动脉瓣狭窄成人患者主动脉瓣置换术高危时,可以施行主动脉球囊瓣膜成形术,作为后继施行外科手术的桥梁;②主动脉瓣狭窄成人患者由于严重合并性疾病不能施行主动脉瓣置换术时,可以施行主动脉球囊瓣膜成形术作姑息治疗。

经皮球囊主动脉瓣成形术一般用于小儿患者,成人很少用到。因为手术带来的效果不理想,并发症高(>10%),大多数病人在6～12月有发生再狭窄,临床症状恶化的危险,远期效果与自然病程组无明显差别。

【预后】

可多年无症状,但大部分患者的狭窄进行性加重,一旦出现症状,预后恶化,出现症状后的平均寿命仅3年左右(出现晕厥后为3年左右,有心绞痛者为5年左右,有左心衰竭后多<2年)。死亡原因为左心衰竭(70%)、猝死(15%)和感染性心内膜炎(5%)。退行性钙化性狭窄较先天性或风湿性病变发展迅速。未手术治疗的有症状患者预后较二尖瓣疾病或主动脉瓣关闭不全患者差。人工瓣膜置换术后预后明显改善,手术存活者的生活质量和远期存活率显著优于内科治疗的患者。

二、主动脉瓣关闭不全

【病因和病理】

由于主动脉瓣及(或)主动脉根部疾病所致。

（一）急性

1.感染性心内膜炎致主动脉瓣瓣膜穿孔或瓣周脓肿。

2.创伤穿通或钝挫性胸部创伤致升主动脉根部、瓣叶支持结构和瓣叶破损或瓣叶急性脱垂。

3.主动脉夹层。夹层血肿使主动脉瓣环扩大,一个瓣叶被夹层血肿压迫向下,瓣环或瓣叶被夹层血肿撕裂。通常发生于马方综合征,特发性升主动脉扩张、高血压或妊娠。

4.人工瓣撕裂。

（二）慢性

1.**主动脉瓣疾病**

(1)风心病约2/3的主动脉瓣关闭不全为风心病所致。由于瓣叶纤维化、增厚和缩短,影响舒张期瓣叶边缘对合。风心病时单纯主动脉瓣关闭不全少见,常因瓣膜交界处融合伴不同程度狭窄,常合并二尖瓣损害。

(2)感染性心内膜炎引起感染性赘生物致瓣叶破损或穿孔,瓣叶因支持结构受损而脱垂或赘生物介于瓣叶间妨碍其闭合而引起关闭不全。即使感染已被控制,瓣叶纤维化和挛缩可继续。视损害进展的快慢不同,可表现为急性、亚急性或慢性关闭不全,为单纯性主动脉瓣关闭不全的常见病因。

(3)先天性畸形。包括:①二叶主动脉瓣畸形时,由于一叶边缘有缺口或大而冗长的一叶脱垂入左心室,在儿童期出现关闭不全;成人期多由于进行性瓣叶纤维化挛缩或继发于感染性心内膜炎,引起关闭不全。②室间隔缺损时由于无冠瓣失去支持可引起主动脉瓣关闭不全。

（4）主动脉瓣黏液样变性。致瓣叶舒张期脱垂入左心室。偶尔合并主动脉根部中层囊性坏死,可能为先天性原因。

（5）强直性脊柱炎。瓣叶基底部和远端边缘增厚伴瓣叶缩短。

2.主动脉根部扩张　引起瓣环扩大,瓣叶舒张期不能对合。

（1）梅毒性主动脉炎。主动脉炎致主动脉根部扩张,30％发生主动脉瓣关闭不全。

（2）马方综合征（Marfan综合征）。为遗传性结缔组织病,通常累及骨、关节、眼、心脏和血管。典型者四肢细长,韧带和关节过伸,晶体脱位和升主动脉呈梭形瘤样扩张,后者由于中层囊性坏死所致,即中层弹力纤维变性或缺如,由黏液样物质呈囊性沉着。常伴二尖瓣脱垂。只有升主动脉瘤样扩张而无此综合征的其他表现者,称为此综合征的顿挫型。

（3）强直性脊柱炎升主动脉弥漫性扩张。

（4）特发性升主动脉扩张。

（5）严重高血压和（或）动脉粥样硬化导致升主动脉瘤。

【病理生理】

1.急性　舒张期血流从主动脉反流入左心室,左心室同时接纳左心房充盈血流和从主动脉返回的血流,左心室容量负荷急剧增加。若反流量大,左心室的急性代偿性扩张以适应容量过度负荷的能力有限,左心室舒张压急剧上升,导致左心房压增高和肺淤血,甚至肺水肿。若舒张早期左心室压很快上升,超过左心房压,二尖瓣可能在舒张期提前关闭,有助于防止左心房压过度升高和肺水肿发生。由于急性者左心室舒张末容量仅能有限增加,即使左心室收缩功能正常或增加,并常有代偿性心动过速,心排血量仍减少。

2.慢性　左心室对慢性容量负荷过度的代偿反应为左心室舒张末容量增加,使总的左心室心搏量增加;左心室扩张,不至于因容量负荷过度而明显增加左心室舒张末压;心室重量大大增加使左心室壁厚度与心腔半径的比例不变,室壁应力维持正常。另一有利代偿机制为运动时外周阻力降低和心率增快伴舒张期缩短,使反流减轻。以上诸因素使左心室能较长期维持正常心排血量和肺静脉压无明显升高。失代偿的晚期心室收缩功能降低,直至发生左心衰竭。左心室心肌重量增加使心肌氧耗增多,主动脉舒张压低使冠状动脉血流减少,二者引起心肌缺血,促使左心室心肌收缩功能降低。

【临床表现】

（一）症状

1.急性　轻者可无症状,重者出现急性左心衰竭和低血压。

2.慢性　可多年无症状,甚至可耐受运动。最先的主诉为与心搏量增加有关的心悸心前区不适、头部强烈搏动感等症状。晚期始出现左心室衰竭表现。心绞痛较主动脉瓣狭窄时少见。常有体位性头晕,晕厥罕见。

（二）体征

1.急性　收缩压、舒张压和脉压正常或舒张压稍低,脉压稍增大。无明显周围血管征。心尖搏动正常。心动过速常见。二尖瓣舒张期提前关闭,致第一心音减低或消失。第二心音肺动脉瓣成分增强,第三心音常见。主动脉瓣舒张期杂音较慢性者短和调低,是由于左心室舒张压上升使主动脉与左心室间压差很快下降所致。如出现Austin-Flint杂音,多为舒张中期杂音。

2.慢性

（1）血管。收缩压升高,舒张压降低,脉压增大。周围血管征常见,包括随心脏搏动的点头征（DeMulsset征）、颈动脉和桡动脉扪及水冲脉、股动脉枪击音（Traube征）、听诊器轻压股动脉闻及双期杂音（Duroziez征）和毛细血管搏动征等。主动脉根部扩大者,在胸骨旁右第2、3肋间可扪及收缩期搏动。

（2）心尖搏动。向左下移位,呈心尖抬举性搏动。

（3）心音。第二心音主动脉瓣成分减弱或缺如(但梅毒性主动脉炎时常亢进);第二心音多为单一音。心底部可闻及收缩期喷射音,与左心室心搏量增多突然扩张已扩大的主动脉有关。由于舒张早期左心室快速充盈增加,心尖区常有第三心音。

（4）心脏杂音。主动脉瓣关闭不全的杂音为与第二心音同时开始的高调叹气样递减型舒张早期杂音,坐位并前倾和深呼气时易听到。轻度反流时,杂音限于舒张早期,音调高;中或重度反流时,杂音粗糙,为全舒张期。杂音为乐音性时,提示瓣叶脱垂、撕裂或穿孔。由主动脉瓣损害所致者,杂音在胸骨左中下缘明显;升主动脉扩张引起者,杂音在胸骨右上缘更清楚,向胸骨左缘传导。老年人的杂音有时在心尖区最响。心底部常有主动脉瓣收缩期喷射性杂音,较粗糙,强度 2/6～4/6 级,可伴有震颤,与左心室心搏量增加和主动脉根部扩大有关。重度反流者,常在心尖区听到舒张中晚期隆隆样杂音(Austin-Flint 杂音),其产生机制目前认为系严重的主动脉瓣反流使左心室舒张压快速升高,导致二尖瓣处于半关闭状态,对于快速前向跨瓣血流构成狭窄。与器质性二尖瓣狭窄的杂音鉴别要点是 Austin-Flint 杂音不伴有开瓣音、第一心音亢进和心尖区舒张期震颤。

【实验室和其他检查】

1.X 线检查

（1）急性。心脏大小正常。除原有主动脉根部扩大或有主动脉夹层外,无主动脉扩大。常有肺淤血或肺水肿征。

（2）慢性。左心室增大,可有左心房增大。主动脉瓣损害,由于左心室心搏量增加,升主动脉继发性扩张比主动脉瓣狭窄时明显,并可累及整个主动脉弓;严重的瘤样扩张提示 Marfan 综合征或中层囊性坏死。左心衰竭时有肺淤血征。

2.心电图　急性者常见窦性心动过速和非特异性 ST-T 改变。慢性者常见左心室肥厚劳损。

3.超声心动图　M 型显示舒张期二尖瓣前叶或室间隔纤细扑动、为主动脉瓣关闭不全的可靠诊断征象,但敏感性低(43%)。急性者可见二尖瓣期前关闭,主动脉瓣舒张期纤细扑动为瓣叶破裂的特征。脉冲式多普勒和彩色多普勒血流显像在主动脉瓣的心室侧可探及全舒张期反流束,为最敏感的确定主动脉瓣反流方法,并可通过计算反流血量与搏出血量的比例,判断其严重程度。二维超声可显示瓣膜和主动脉根部的形态改变,有助于病因确定。经食管超声有利于主动脉夹层和感染性心内膜炎的诊断。

4.放射性核素心室造影　测定左心室收缩、舒张末容量和静息又运动的射血分数,判断左心室功能。根据左心室和右心室心搏量比值估测反流程度。

5.MRI 或 CT 显像　可用于估测经超声心动图诊断为主动脉扩张的病人主动脉扩张的程度,对主动脉瓣二叶化畸形和 Marfan 综合征的病人尤为适合。还可目测主动脉瓣反流血流,可靠地半定量反流程度。

6.主动脉造影　当无创技术不能确定反流程度,并考虑外科治疗时,可行选择性主动脉造影,半定量反流程度。

【诊断和鉴别诊断】

有典型主动脉瓣关闭不全的舒张期杂音伴周围血管征,可诊断为主动脉瓣关闭不全。急性重度反流者早期出现左心室衰竭,X 线心影正常而肺淤血明显。慢性如合并主动脉瓣或二尖瓣狭窄,支持风心病诊断,超声心动图可助确诊。主动脉瓣舒张早期杂音于胸骨左缘明显时,应与 Graham-Steen 杂音鉴别。后者见于严重肺动脉高压伴肺动脉扩张所致相对性肺动脉瓣关闭不全,常有肺动脉高压体征,如胸骨左缘抬举样搏动、第二心音肺动脉瓣成分增强等。

【并发症】

感染性心内膜炎较常见；可发生室性心律失常但心脏性猝死少见；心力衰竭在急性者出现早，慢性者于晚期始出现。

【治疗】

（一）急性

外科治疗（人工瓣膜置换术或主动脉瓣修复术）为根本措施。内科治疗一般仅为术前准备过渡措施，目的在于降低肺静脉压，增加心排血量，稳定血流动力学，应尽量在 Swan-Ganz 导管床旁血流动力学监测下进行。静滴硝普钠对降低前后负荷、改善肺淤血、减少反流量和增加排血量有益。也可酌情经静脉使用利尿剂和正性肌力药物。血流动力学不稳定者，如严重肺水肿，应即早手术。主动脉夹层即使伴轻或中度反流，也需紧急手术。活动性感染性心内膜炎患者，争取在完成 7～10d 强有力抗生素治疗后手术。创伤性或人工瓣膜功能障碍者，根据病情采取紧急或择期手术。个别患者，药物可完全控制病情，心功能代偿良好，手术可延缓。但真菌性心内膜炎所致者，无论反流轻重，几乎均需早日手术。

（二）慢性

1.内科治疗　　包括：①严重主动脉瓣反流患者伴有症状或左心室功能不全，由于心脏或非心脏因素不主张施行外科手术治疗时，有指征长期应用血管扩张剂治疗。②预防感染性心内膜炎，如为风心病如有风湿活动应预防风湿热，梅毒性主动脉炎应给予一疗程青霉素治疗。③舒张压＞90mmHg 者应用降压药。④无症状的轻或中度反流者，应限制重体力活动，并每 1～2 年随访一次，应包括超声心动图检查。在有严重主动脉瓣关闭不全和左心室扩张者，即使无症状，可使用血管紧张素转换酶抑制剂，以延长无症状和心功能正常时期，推迟手术时间。⑤当外科手术被禁忌或术后左室收缩功能不全时，应用血管紧张素转换酶抑制剂，出现心衰症状时，加用利尿剂和洋地黄类药物。⑥Marfan 综合征的患者可用 β 受体阻断剂来延缓主动脉扩张的，术后仍应坚持使用，而对于主动脉严重反流的患者，β 受体阻断剂应慎用，因为长期的主动脉扩张会增加反流量。最近研究还表明，依钠普利可以延缓 Marfan 综合征患者主动脉的扩张。⑦心绞痛可用硝酸酯类药物，积极纠正心房颤动和治疗心律失常，主动脉瓣关闭-不全患者耐受这些心律失常的能力极差。⑧如有感染应及早积极控制。

2.外科治疗　　人工瓣膜置换术为严重主动脉瓣关闭不全的主要治疗方法，应在不可逆的左心室功能不全发生之前进行，而又不过早冒手术风险。无症状（呼吸困难或心绞痛）和左心室功能正常的严重反流不需手术，但需密切随访。

主动脉瓣置换术或主动脉瓣修复术的强适应证：①无论左心室收缩功能状况如何，有症状严重主动脉瓣反流患者；②慢性严重主动脉瓣反流和静息左心室收缩功能不全（射血分数＜0.50）的无症状患者；③慢性严重主动脉瓣反流患者做外科冠状动脉搭桥术或主动脉等心脏瓣膜手术时。

术后存活者大部分临床症状有明显改善，心脏减小和左心室重量减轻，左室功能有所恢复，但恢复程度不如主动脉瓣狭窄者大，术后远期存活率也低于后者。部分病例（如创伤、感染性心内膜炎所致瓣叶穿孔）可行瓣膜修复术。主动脉根部扩大者，如 Marfan 综合征，需行主动脉根部带瓣人工血管移植术。

【预后】

急性重度主动脉瓣关闭不全如不及时手术治疗，常死于左心室衰竭。慢性者无症状期较长。重度者经确诊后内科治疗 5 年存活率为 75%，10 年存活率为 50%。症状出现后，病情迅速恶化，心绞痛 5 年内死亡率为 50%，严重左心室衰竭者 2 年内死亡率为 50%。

（史文奇）

第三节　三尖瓣和肺动脉瓣疾病

一、三尖瓣狭窄

【病因、病理和病理生理】

最常见病因为风心病。在发达国家已经很少见,但在发展中的国家仍旧存在。病理改变与二尖瓣狭窄相似,但损害较轻。三尖瓣狭窄单独存在者极少见,常伴关闭不全、二尖瓣和主动脉瓣损害。尸检风心病的 15% 有三尖瓣狭窄,但临床诊断者仅 5010。女性多见,其他罕见病因有先天性三尖瓣闭锁和类癌综合征等。

血流动力学异常包括:①舒张期跨三尖瓣压差,运动和吸气时升高,呼气时降低。平均舒张期压差 >1.9mmHg 提示三尖瓣狭窄;>5mmHg 时,平均右房压升高至足以导致体循环静脉压显著升高,出现颈静脉扩张、肝大、腹水和水肿。②右心室心排血量减少,不随运动而增加,右心室容量正常或减少。

【临床表现】

1.症状　心排血量低引起疲乏,体循环瘀血致腹胀。可并发心房颤动和肺栓塞。

2.体征　包括①颈静脉扩张;②胸骨左下缘有三尖瓣开瓣音;③胸骨左缘第 4、5 肋间或剑突附近有紧随开瓣音后的,较二尖瓣狭窄杂音弱而短的舒张期隆隆样杂音,伴舒张期震颤。杂音和开瓣音均在吸气时增强,呼气时减弱;④肝大伴收缩期前搏动;⑤腹水和全身水肿。

【实验室和其他检查】

1.X 线检查　心影明显增大,后前位右心缘见右房和上腔静脉突出,右房缘距中线的最大距离常 >5cm。

2.心电图　Ⅱ和 V1 导联 P 波振幅 >0.25mV,提示右房增大。

3.超声心动图　二维超声心动图确诊三尖瓣狭窄具有高度敏感性和特异性;心尖四腔观可见瓣叶增厚,舒张期呈圆拱形。通过连续多普勒测定的经三尖瓣口最大血流速度,可计算出跨瓣压差。彩色多普勒血流显像可见三尖瓣口右心室侧高速"火焰形"射流。通过超声心动图观测到瓣膜的缝合处的形态,瓣膜及瓣膜下的解剖结构,这些在决定瓣膜是否可修复性中起重要作用。

4.心导管检查　同步测定右房和右心室压以了解跨瓣压差。

【诊断和鉴别诊断】

具典型听诊表现和体循环静脉瘀血而不伴肺淤血,可诊断三尖瓣狭窄。风心病二尖瓣狭窄者,如剑突处或胸骨左下缘有随吸气增强的舒张期隆隆样杂音,无明显右心室扩大和肺淤血,提示同时存在三尖瓣狭窄。房间隔缺损若左至右分流量大,通过三尖瓣的血流增多,可在三尖瓣区听到第三心音后短促的舒张中期隆隆样杂音。以上可经超声心动图确诊。

【治疗】

1.内科治疗。限制钠盐摄入,应用利尿剂,控制心房颤动的心室率,预防感染性心内膜炎。

2.外科治疗。舒张期跨三尖瓣压差 >5mmHg 或瓣口面积 <2.0cm^2 时,应手术治疗。在瓣膜置换术中,生物瓣优于机械瓣,因为后者带来血栓栓塞的危险。

3.经皮球囊三尖瓣成形术。虽易行,但适应证尚不明确。

二、三尖瓣关闭不全

【病因、病理和病理生理】

三尖瓣关闭不全较三尖瓣狭窄多见。

1.功能性三尖瓣关闭不全 较常见。由于右心室扩张,瓣环扩大,收缩时瓣叶不能闭合,多见于有右心室收缩压增高或肺动脉高压的心脏病,如风湿性二尖瓣病、先天性心血管病(肺动脉瓣狭窄、艾森门格综合征)和肺心病等。

2.器质性三尖瓣关闭不全 较少见。包括三尖瓣下移畸形(Ebstein畸形)、风心病、三尖瓣脱垂、感染性心内膜炎、冠心病、类癌综合征、心内心肌纤维化等。

严重的三尖瓣关闭不全的血流动力学特征为体循环静脉高压和运动时右心室心搏量相应增加的能力受限,晚期出现右心室衰竭。如无肺动脉高压或右心收缩期高压,不致引起上述血流动力学异常。

【临床表现】

1.症状 重者有疲乏、腹胀等右心室衰竭症状。并发症有心房颤动和肺栓塞。

2.体征

(1)血管和心脏。包括:①颈静脉扩张伴明显的收缩期搏动,吸气时增强,反流严重者伴颈静脉收缩期杂音和震颤。②右心室搏动呈高动力冲击感。③重度反流时,胸骨左下缘有第三心音,吸气时增强。④三尖瓣关闭不全的杂音为高调、吹风样和全收缩期在胸骨左下缘或剑突区最响,右心室显著扩大占据心尖区时,在心尖区最明显。杂音随吸气增强,当右心室衰竭,心搏量不能进一步增加时,此现象消失。⑤严重反流时,通过三尖瓣血流增加,在胸骨左下缘有第三心音后的短促舒张期隆隆样杂音。⑥三尖瓣脱垂有收缩期喀喇音。⑦可触及肝脏收缩期搏动;

(2)体循环瘀血体征。见右心衰竭。

【实验室和其他检查】

1.X线检查 右房明显增大,右心室、上腔静脉和奇静脉扩大。可有胸腔积液。

2.心电图 右房增大、不完全性右束支阻滞和心房颤动常见。

3.超声心动图 二维超声心动图对三尖瓣关闭不全的病因诊断有助。确诊反流和半定量反流程度有赖脉冲多普勒和彩色多普勒血流显像,后者尤为准确。

4.放射性核素心室造影 测定左心室和右心室心搏量比值,估测反流程度,<1.0提示有三尖瓣反流,比值越小,反流越大。

5.右心室造影 确定三尖瓣反流及其程度。

【诊断和鉴别诊断】

典型者诊断不难。鉴别诊断见二尖瓣关闭不全的鉴别。

【治疗】

1.内科治疗 无肺动脉高压的三尖瓣关闭不全无需手术治疗。右心衰竭者,限制钠盐摄入,用利尿剂、洋地黄类药物和血管扩张药,控制心房颤动的心室率。

2.外科治疗 一般说来,外科保守治疗优于瓣膜置换术。手术应该尽早进行以避免不可逆的右心功能衰竭的发生。人工三尖瓣瓣环成形术是主要的外科保守治疗方案,人工瓣环植入术优于瓣环缝合术,5年两者术后发生再反流率分别为10%和20%~35%。瓣膜置换术的手术死亡率为7%~40%,术后10年存活率为30%~50%。影响预后的因素有术前评分情况,患者左右心室的功能及并发症。在国外,使用生物瓣多于机械瓣,我国机械瓣使用得较多。

三尖瓣反流手术治疗的强适应证：

(1)体力活动耐力恶化(NYHAⅢ或Ⅳ级)的青少年和年轻成人患者。

(2)进行性紫绀和休息或运动时动脉血氧饱和度<80%的青少年和年轻成人患者。

(3)有三尖瓣反流的青少年和年轻成人患者,休息时低氧,运动时低氧血症加重导致运动不耐受,如果手术修复三尖瓣似乎困难,采用介入导管手术封堵心房间交通。

三、肺动脉瓣狭窄

肺动脉瓣狭窄的最常见病因为先天性畸形。风湿性极少见,且极少严重者,总是合并其他瓣膜损害,临床表现为后者掩盖。类癌综合征为罕见病因。

四、肺动脉瓣关闭不全

【病因、病理和病理生理】

最常见病因为继发于肺动脉高压的肺动脉干根部扩张,引起瓣环扩大,见于风湿性二尖瓣疾病、艾森曼格综合征等。少见病因包括特发性和 Marfan 综合征的肺动脉扩张。肺动脉瓣原发性损害少见,可继发于感染性心内膜炎、肺动脉瓣狭窄或法洛四联症术后、类癌综合征和风心病等。肺动脉瓣关闭不全导致右心室容量负荷过度。如无肺动脉高压,可多年无症状;若有肺动脉高压,则加速右心室衰竭发生。

【临床表现】

多数病例因原发病的临床表现突出,肺动脉瓣关闭不全的表现被掩盖,仅偶然于听诊时发现。体征如下:

(1)血管和心脏搏动胸骨左缘第 2 肋间可扪及肺动脉收缩期搏动,可伴收缩或舒张期震颤。胸骨左下缘扪及右心室高动力性收缩期搏动。

(2)心音肺动脉高压时,第二心音肺动脉瓣成分增强。右心室心搏量增多,射血时间延长,第二心音呈宽分裂。右心搏量增多使已扩大的肺动脉突然扩张产生收缩期喷射音,在胸骨左缘第 2 肋间最明显。胸骨左缘第 4 肋间常有第三和第四心音,吸气时增强。

(3)心脏杂音继发于肺动脉高压者,在胸骨左缘第 2～4 肋间有第二心音后立即开始的舒张早期叹气样高调递减型杂音,吸气时增强,称为 Graham-Steen 杂音。由于肺动脉扩张和右心搏量增加,在胸骨左缘第 2 肋间在喷射音后有收缩期喷射性杂音。

【实验室和其他检查】

1.X 线检查　右心室和肺动脉干扩大。

2.心电图　肺动脉高压者有右心室肥厚征。

3.超声心动图　多普勒超声对确诊肺动脉瓣关闭不全极为敏感,可半定量反流程度。二维超声心动图有助于明确病因。

【诊断和鉴别诊断】

Graham-Ssteell 杂音有时难以与主动脉瓣关闭不全的舒张早期杂音鉴别,有赖超声心动图确诊。

【治疗】

以治疗导致肺动脉高压的原发性疾病为主,如缓解二尖瓣狭窄。仅在严重的肺动脉瓣反流导致难治性右心衰竭时,方考虑对该瓣膜进行手术治疗。

(齐允松)

第四节 多瓣膜病

一、病因

引起多瓣膜病的病因包括：

1.一种疾病同时损害几个瓣膜最常见为风心病，约1/2有多瓣膜损害。黏液样变性可同时累及二尖瓣和三尖瓣，二尖瓣脱垂伴三尖瓣脱垂不少见。

2.瓣膜损害致心脏容量负荷或压力负荷过度，相继引起近端瓣膜功能受累，如主动脉瓣关闭不全使左心室容量负荷过度而扩大，产生继发性二尖瓣关闭不全；二尖瓣狭窄伴肺动脉高压导致肺动脉瓣和三尖瓣继发性关闭不全。

3.不同疾病分别导致不同瓣膜损害较少见。如先天性肺动脉瓣狭窄伴风心病二尖瓣狭窄。

二、病理生理

血流动力学特征和临床表现取决于受损瓣膜的组合形式和各瓣膜受损的相对严重程度。

1.严重损害掩盖轻损害。各瓣膜损害程度不等时，严重者所致血流动力学异常和临床表现突出，常掩盖轻的损害，导致后者漏诊。

2.近端瓣膜损害较显著。各瓣膜损害程度大致相等时，近端（上游）瓣膜对血流动力学和临床表现的影响较远端者大。例如二尖瓣和主动脉瓣的联合病变时，二尖瓣对血流动力学和临床表现更为有影响。

3.总的血流动力学异常。明显多瓣膜受损时，总的血流动力学异常较各瓣膜单独损害者严重。两个体征轻的瓣膜损害可产生较明显的症状。

三、常见多瓣膜病

1.二尖瓣狭窄伴主动脉瓣关闭不全　常见于风心病。由于二尖瓣狭窄使心排血量减少，而使左心室扩大延缓和周围血管征不明显，易将主动脉瓣关闭不全的胸骨左缘舒张早期叹气样杂音误认为 Grallam-Stell 杂音，诊断为单纯二尖瓣狭窄。约2/3严重二尖瓣狭窄患者有胸骨左缘舒张早期杂音，其中大部分有不同程度的主动脉瓣关闭不全，并非 Grallam-Steell 杂音。

2.二尖瓣狭窄伴主动脉瓣狭窄　严重二尖瓣狭窄和主动脉瓣狭窄并存时，后者的一些表现常被掩盖。二尖瓣狭窄使左心室充盈受限和左心室收缩压降低，而延缓左心室肥厚和减少心肌氧耗，故心绞痛不明显。由于心排血量明显减少，跨主动脉瓣压差降低，可能导致低估主动脉瓣狭窄的严重程度。

3.主动脉瓣狭窄伴二尖瓣关闭不全　为危险的多瓣膜病，相对少见。前者增加左心室后负荷，加重二尖瓣反流，心搏量减少较二者单独存在时明显，肺淤血加重。X线见左心房、左心室增大较二者单独存在时重。

4.主动脉瓣关闭不全伴二尖瓣关闭不全　左心室承受双重容量过度负荷，左心房和左心室扩大最为明显，这可进一步加重二尖瓣反流。

5.二尖瓣狭窄伴三尖瓣和(或)肺动脉瓣关闭不全　常见于晚期风湿性二尖瓣狭窄。

四、治疗

1.内科治疗　同单瓣膜损害者。

2.手术治疗　为主要治疗措施。多瓣膜人工瓣膜置换术死亡危险高,预后不良,术前确诊和明确相对严重程度对治疗决策至关重要。例如,严重二尖瓣狭窄可掩盖并存的主动脉瓣疾病,如果手术仅纠正前者,将致左心室负荷剧增,引起急性肺水肿,增加手术死亡率。左心人工瓣膜置换术时,若不对明显受累的三尖瓣作相应手术,会导致术后临床改善不佳。继发于主动脉瓣关闭不全的二尖瓣关闭不全,轻者于主动脉瓣置换术后可缓解,较重者需作瓣环成形术。因此,术前应进行左、右心导管检查和心血管造影以确定诊断。有些情况,如三尖瓣损害在手术中方可确诊。

（战丙霞）

第五节　老年退行性心脏瓣膜病

老年退行性心脏瓣膜病又称老年钙化性心脏瓣膜病,或称老年心脏钙化综合征。是指在原来正常的瓣膜或在轻度瓣膜异常的基础上,随着年龄的增长,心瓣膜发生退行性病变及纤维化,使瓣膜增厚、变硬、变性及钙盐沉积,导致瓣膜狭窄或关闭不全,临床上以主动脉瓣和二尖瓣及其瓣环最常受累,是引起老年人心力衰竭、心律失常、晕厥和猝死的重要原因之一。

一、流行病学

老年退行性瓣膜病随增龄而发病率增高,病变程度加重。本病在所有的老年心脏瓣膜病中约占 25% ,在老年非风湿性心脏瓣膜病中占 80% 。国外报道该病老年人尸检检出率为 $60\%\sim80\%$,超声检出率为 74% ;国内资料显示,该病老年人尸检检出率为 46.1% ,超声检出率为 $38.8\%\sim60.2\%$ 。60 岁以后瓣膜钙化检出率呈明显的随龄增高趋势,其中以主动脉瓣钙化为主,其次为二尖瓣钙化。最新研究认为,主动脉瓣退行性变能导致心血管意外死亡率和总死亡率升高,可能是新发冠脉事件独立危险因素之一。

二、病因及发病机制

老年退行性心脏瓣膜病病因不明,可能与年龄、性别、骨质脱钙、机械压力、炎症。肾素血管紧张素转化酶(ACE)、动脉粥样硬化、遗传因素等有关。

1.年龄　<65 岁的人群中钙化性瓣膜病的发生率仅 20% ,而 65 岁以上的老年人中发病率则为上述年龄组的 $3\sim4$ 倍,并有研究发现瓣膜钙化的程度随着增龄而加重,且多瓣膜受累的发生率也明显增高。目前研究认为,钙化性瓣膜病是一种与年龄密切相关的退行性变。

2.性别　主动脉瓣钙化多见于男性,男女比例为 $4:1$;而二尖瓣环钙化多见于女性,男女比例为 $1:2.4\sim4.0$,国内的报道性别差异不如国外报道明显。

3.骨质脱钙　衰老过程中常伴有细胞内钙量增加,钙跨膜分布梯度降低,钙从骨骼向软组织转移,因而骨钙和血钙梯度和细胞内钙梯度降低,最终导致细胞内钙含量增加而产生功能障碍,这种转移可能与老年人维生素 D 缺乏有关。国外有研究发现二尖瓣上沉积的钙盐主要来自椎骨的脱钙。因此,骨质脱钙异位沉积于瓣膜及瓣环可能是导致本病发生的原因之一。

4.机械压力　瓣膜区机械压力的增加和血流冲击可引起瓣环受损,从而引起钙盐脂质浸润。心室收缩时,机械压力最高的部位为主动脉根部,瓣叶靠近主动脉侧的弹性区域,因此主动脉最易发生退行性病变。心室舒张时,横贯非冠状动脉尖端首先受累,因二尖瓣比三尖瓣承受更高的机械压力,故发病年龄比三尖瓣平均早二十年。

5.炎症因素　炎症细胞是早期主动脉瓣膜病灶中的主要细胞,包括 T 淋巴细胞和巨噬细胞。巨噬细胞为单核细胞通过黏附分子侵入到内皮细胞层分化而成的。内皮下和纤维膜层间活跃的 T 细胞释放转化生长因子-1,白细胞介素-1 等细胞因子参与细胞外基质的形成,重构和局部钙化。TenasinC 可促进细胞增殖,刺激骨骼形成和骨盐沉积,它表达于钙化的主动脉瓣叶上,并与金属蛋白基质相互作用共同表达。

6.肾素血管紧张素转化酶(ACE)　ACE 在硬化的主动脉瓣病灶区均可检测出。

7.动脉粥样硬化　主动脉瓣硬化和动脉粥样硬化有相关联的病理生理机制。主动脉瓣钙化也与冠状动脉疾病有着较高的相关性(90%)。研究发现≤75 岁的老年人经胸壁超声心动图检测到主动脉瓣钙化对识别其存在冠状动脉疾病是一种有效的、无创的指标,检查结果也表明老年钙化性心脏瓣膜病与动脉粥样硬化有一定相关性。

8.遗传因素　遗传因素在瓣膜钙化中起重要作用。有研究表明,患者维生素 D_2 受体的基因型与正常人群存在明显差异。此外,IL-10,结缔组织相关因子,趋化因子受体等相关基因的多肽性也与瓣膜的钙化程度有关。

三、病理生理学

在主动脉钙化常见于主动脉侧的瓣叶基底部,自瓣叶中部向上延伸,并不累及瓣叶游离缘。典型时,钙化沉积附着于一个纤维化瓣叶表面;相反,在先天性二叶式主动脉,钙化可在瓣叶的海绵层弥漫性分布。除非同时存在炎症或感染性疾病,一般罕见主动脉瓣联合处融合。

二尖瓣瓣环钙化主要累及瓣膜的纤维组织和二尖瓣叶的基底部,瓣尖和二尖瓣闭合缘通常不受累。二尖瓣环严重钙化的病人 50% 以上同时合并主动脉瓣钙化。

当主动脉瓣钙质向下延伸至纤维三角,肌部和膜部室间隔交界处有钙质沉着时,可压迫和累及心脏传导系统,造成不同程度的心脏传导阻滞,产生各种心律失常,甚至猝死。当二尖瓣钙化累及附近希氏束时,可产生传导阻滞和各种心律失常。老年瓣膜退行性病变所致的主动脉瓣狭窄和或关闭不全多较轻,极少引起严重血流动力学的改变。

四、临床表现

钙化性主动脉瓣狭窄(CAS)的临床表现为:

1.症状　病变进展缓慢,对血流动力学影响较小,故相当长时间内无明显症状,甚至终身呈亚临床型。重度钙化性主动脉瓣狭窄的最常见症状是呼吸困难和心力衰竭。晕厥也常常发生,部分患者还有无力、心悸等症状。钙化也可导致二尖瓣关闭不全,使左房压力增高,左房扩大而发生房性心率失常如房颤,并容易并发细菌性心内膜炎,以及发生血栓。当室间隔膜部出现广泛钙化时可累及房室结、希氏束及其附近的传导组织,而出现传导功能障碍。

2.体征 主动脉瓣区出现收缩期杂音。与一般主动脉狭窄不同,其最佳听诊区常在心尖部,而不是在心底部,多向腋下传导,而不是向颈部传导。钙化性二尖瓣关闭不全的杂音与一般二尖瓣关闭不全相似。当心尖部出现舒张期杂音时,90％有二尖瓣环钙化。

五、辅助检查

1.超声心动图 为最重要的诊断方法。主动脉瓣退行性变的特征性改变为瓣膜明显增厚,活动受限,瓣膜启闭功能障碍,瓣环和瓣体部回声明显增强。二尖瓣钙化 M 型超声显示左室后壁前方,二尖瓣后瓣之后出现一条异常增宽,反射增强,与左室后壁平行的回声带,提示瓣环钙化,二维超声示心前区短轴平面显示二尖瓣后叶和左室后壁之间新月形致密回声带。

2.X 线和 CT 检查 主动脉瓣和二尖瓣环处呈斑片状,线状或带状钙化阴影,此处可有主动脉瓣狭窄和主动脉瓣关闭不全,二尖瓣狭窄和二尖瓣关闭不全所形成的相应 X 线征象。有报道 CT 对某些早期老年钙化性瓣膜病可提高检出率,并具有很高灵敏性和特异性。

3.心电图 轻度老年瓣膜退行性病变者心电图正常。主动脉瓣病变者可有左室肥大图形,二尖瓣钙化者可有左房左室肥大图形,当累及心脏传导系统时,可有一至二度房室传导阻滞。

六、诊断及鉴别诊断

1.诊断 本病尚缺乏统一的诊断标准,诊断应从以下条件考虑:①年龄＞60 岁;②超声心动图显示有典型的瓣膜钙化或瓣环钙化,主要累及瓣环,瓣膜基底部和瓣底,而瓣尖和瓣叶交界处甚少波及;③X 线检查有瓣膜或瓣环钙化阴影;④具有瓣膜功能障碍的临床或其他检查证据;⑤应排除其他原因所致的瓣膜病变。

2.鉴别诊断

(1)钙化性主动脉瓣狭窄与风湿性、先天性、梅毒性主动脉炎所引起的主动脉瓣病相鉴别。前者病变首先发生在瓣叶基底部,瓣叶边缘甚少累及;结合病史、体查及生化检查可鉴别。

(2)二尖瓣环钙化与风湿性或炎症性二尖瓣病。前者主要累及瓣环,瓣叶改变少,游离缘不受累,也无瓣膜交界处粘连融合,故而很少发生瓣膜狭窄;结合病史、体查及生化检查可鉴别。

七、治疗

老年退行性心瓣膜病发病隐匿,进展缓慢,目前尚无有效逆转瓣膜钙化的可靠治疗方法。早期无症状,无需治疗,可以动态观察病情,

1.内科治疗

(1)控制基础病及易患因素。积极治疗高血压、糖尿病、冠心病、高脂血症等疾病。

(2)治疗并发症根据血流动力学情况对并发心力衰竭者,可予利尿、扩血管、强心治疗,以改善心功能。心律失常,可给予相应抗心律失常治疗,严重房室传导阻滞,可考虑植入心脏起搏器。

2.外科治疗 瓣膜损害严重,功能明显异常导致血流动力学改变者,考虑介入或手术治疗。国外 Cribier 氏首先将经皮主动脉瓣球囊瓣膜成形术用于退行性主动脉瓣狭窄取得成功,能在一定程度上扩大

狭窄的主动脉瓣口面积,降低跨瓣压差,从而缩短左室射血时间,有利于左室排空,增加射血分数,改善心功能。为高危老年患者提供了新的治疗措施,其安全性大,费用低。然而球囊扩张不能根本改变瓣膜的解剖结构,成功率有限,再狭窄率高,因此,被认为仅适合作为一种短期缓解症状的姑息疗法。对瓣膜钙化严重,临床症状明显的患者,仍考虑行瓣膜置换术。Bruce 氏利用高频超声消融钙化斑块治疗钙化性主动脉瓣狭窄取得成功,瓣口面积明显增大,无 1 例出现严重并发症。此法可祛除瓣膜钙化,改变瓣膜解剖结构,恢复瓣膜功能,是一项有发展前景的新的治疗技术。

手术适应证为:①当患者因主动脉瓣狭窄出现了喷射样血流增快,血流速度超过 4m/s 或跨瓣压差＞50mmHg 时;②出现心绞痛、晕厥或充血性心力衰竭等临床症状时。这是主动脉瓣狭窄自然病程加重的关键转折点,存活期分别为出现心绞痛后 4～5 年,出现晕厥后 2～3 年,而出现心力衰竭后存活期一般仅为1～2 年。

（张书敏）

第六节　感染性心内膜炎

感染性心内膜炎(IE)是心脏某个瓣膜或心内膜表面的其他部位的感染,提示病变中存在病原微生物。尽管药物和外科手术在不断进步,由于抗菌药物耐药进一步发展,IE 的发病率和死亡率仍然很高。早期诊断,及时和适当的抗菌疗法、超声心动图的评价和及时外科手术的干预是治疗成功的基石。

一、病因和发病机制

引起 IE 的三大细菌是链球菌、葡萄球菌和肠球菌。金黄色葡萄球菌已经取代了草绿色链球菌成为三级医院和社区获得性感染中耐苯唑西林金黄色葡萄球菌增加的首要病因。IE 通常发生在已经受损的瓣膜表面或人工瓣膜上。这些地方提供了细菌寄居和黏附的场所,不断复制形成一个成熟的受感染的赘生物。

二、临床表现

IE 患者的任何一个器官均可受累,因此临床表现也各不相同。IE 的临床表现可分为 4 部分:①瓣膜的感染导致局部心脏内的并发症(如瓣周脓肿、瓣膜功能不全、传导障碍、充血性心力衰竭);②血管现象(如肺或动脉化脓性栓子、霉菌性动脉瘤、颅内出血);③菌血症向远处部位扩散(如骨髓炎、腰大肌或肾周围脓肿);④免疫现象(如肾小球肾炎、Osler 结节、Roth 斑、类风湿因子和抗核抗体阳性)。

IE 的表现很明显,有典型的症状和体征:发热,菌血症或真菌血症,瓣膜关闭不全,周围栓塞和免疫介导的血管炎,同样也可见于亚急性 IE。11％～43％的患者在临床上有赘生物栓塞导致卒中症状。然而,急性 IE 进展太快以致来不及产生免疫应答,患者可仅出现发热或由瓣膜关闭不全导致的严重的反应。在急性和亚急性 IE 中,发热是最常见的主要症状。

如果进行仔细的体格检查,通常可以在临床上作出诊断。需要注意结膜(出血)、眼底(Roth 斑)、完整的心血管(新出现或变化的杂音,特别是主动脉瓣、二尖瓣或三尖瓣关闭不全和充血性心力衰竭的体征)、脾脏(脾大)、四肢末端(甲下线状出血、脓毒性血栓、Janeway 结节或 Osler 结节)检查。一些非特异性的,至今仍推荐的实验室检查可以补充全面的体检。IE 的表现包括(但不是特有)贫血、血小板减少症、白细胞增多、尿沉渣阳性、血沉升高、高丙种球蛋白血症、类风湿因子阳性、抗核抗体阳性、补体减少症。

三、诊断和鉴别诊断

（一）诊断

1994 年以来，Duke 标准是对可疑 IE 患者进行分层的最持久的诊断策略，将 IE 患者分为"确诊"，"可疑"或"排除"。这个标准已经经过改良，包括了一些新的诊断方法。尽管改良的 Duke 标准可以提供一个主要的诊断概要，它仍不能取代临床的判断。

1.微生物学首要的确诊试验　是必须在观察的第 1 个 24 小时内至少进行 3 次常规血培养。如果患者在之前几周内接受过抗生素治疗的必须进行更多的培养。几乎 50％血培养阴性的 IE 是由于培养前接受过抗生素治疗。微生物，如 HACEK 组（嗜血杆菌属、伴放线杆菌属、人心杆菌属、埃肯菌属和金氏杆菌属）和布鲁杆菌属生长缓慢并需要延长培养时间（4 周）。一些微生物需要特殊的培养技术或培养基（如军团杆菌属）。用传统微生物学方法难以鉴定的微生物现在可以使用基因测序的方法。超过 50％的真菌性心内膜炎其血培养结果是阴性的。血清学研究对于诊断 Q 热、布鲁杆菌病、军团杆菌病和鹦鹉热越来越有必要，现在也作为可以替代阳性血培养结果的一种诊断方法。

2.特殊的病原体

（1）葡萄球菌性心内膜炎：葡萄球菌是目前 IE 最常见的病因，特别是金黄色葡萄球菌自体瓣膜 IE。耐甲氧西林金黄色葡萄球菌感染的比例也在增加。金黄色葡萄球菌感染典型的暴发过程是心肌和瓣环脓肿以及同时存在广泛迁移的感染。30％的患者有神经系统表现。由耐苯唑西林金黄色葡萄球菌引起的 IE 特别普遍存在于静脉吸毒或医院内感染的患者。凝固酶阴性葡萄球菌是人工瓣膜心内膜炎的主要原因。右心感染 IE 在静脉吸毒者更多见，它对苯唑西林可以敏感或耐药。

（2）链球菌性心内膜炎：链球菌是目前 IE 的第二大常见致病因子，草绿色链球菌是最常见的亚组。其治愈率超过 90％，但是大约 30％的病例发生并发症。对于 IE 致病菌的报道国内外观点不一，我国今年的一篇医学文献报道，目前主要致病菌仍是草绿色链球菌。

肺炎链球菌 IE 比较少见，通常会累及主动脉瓣。它通常有一个暴发的过程，并常伴随瓣周脓肿、心包炎和并发的脑膜炎。青霉素耐药在逐渐增加。瓣膜置换术对预防早死也许有益。

咽峡炎链球菌有传播和形成脓肿的特性，相比其他 a-溶血性链球菌需要更长的治疗时间。牛链球菌 IE 应该及时评价有无结肠恶性肿瘤。

由营养变异链球菌导致的 IE 典型表现是发病时无痛，和原先基础心脏病有关。微生物学检测需要特殊的培养基。全身性血栓形成和频繁的再发是本病治疗的难点。

（3）肠球菌性心内膜炎：粪肠球菌和屎肠球菌 IE 通常影响泌尿生殖道手术后的老年男性或产科手术后的年轻女性。典型的外周表现不常见。在三级医院肠球菌感染的青霉素耐药率在迅速增长。

（4）革兰阴性菌心内膜炎：静脉吸毒、人工瓣膜和肝硬化的患者患革兰阴性菌心内膜炎的风险增加。充血性心力衰竭很常见，

1）沙门氏菌通常累及异常瓣膜，与瓣膜的严重损害、心房血栓、心肌炎和心包炎有关。抗菌治疗 7～10 天后必须进行瓣膜置换。

2）假单胞菌 IE 几乎只出现在静脉吸毒者，通常影响正常瓣膜。血栓、不能清除瓣膜细菌、神经系统并发症、瓣环环状脓肿、脾脓肿、菌血症复发和逐渐加重的心力衰竭都很常见。累及左心者推荐早期外科手术。

3)淋球菌很少引起 IE,典型的表现是一个无痛的过程,累及主动脉瓣、大的赘生物、瓣环脓肿、充血性心力衰竭和肾炎。

(5)HACEK 心内膜炎:5%~10%的自体瓣膜 IE 是由 HACEK 组的革兰阴性杆菌引起的,很难治疗,需要 3 周或更长的时间隔离。HACEK 心内膜炎在牙齿感染或静脉注射毒品其注射器污染唾液者更常见。

(6)真菌性心内膜炎:念珠菌和曲霉菌是真菌性 IE 最常见的病因。念珠菌属在留置中心静脉导管或接受静脉营养的人群更常见。两者均可见于人工瓣膜者。其他念珠菌属、近平滑假丝酵母菌和热带假丝酵母菌是静脉吸毒者的主要病因。曲霉菌 IE 的血培养结果通常是阴性的。通常需要外科手术及抗真菌治疗,尤其是人工瓣膜者。通常需要终生的抗真菌治疗。

(7)血培养阴性心内膜炎:血培养阴性 IE 是常见的。原因包括近期抗微生物治疗、难养微生物生长缓慢,如 HACEK 组、真菌、立克次体属、细胞内寄生物如巴尔通体或衣原体属和非感染性心内膜炎。

(8)人工瓣膜心内膜炎(PVE):更换瓣膜后患者发生 PVE 的概率达到 10%。早期 PVE(植入瓣膜后 60 天内)通常是由手术期间瓣膜污染导致的。晚期 PVE(60 天后)主要是由短暂性菌血症导致的。其临床表现和自体瓣膜心内膜炎相似,然而,新出现的杂音或变化的杂音更常见。持续血培养阳性和超声心动图上瓣膜功能障碍是其标志。推荐使用经食管超声心动图来诊断和评估并发症,如瓣周脓肿和关闭不全。在术后第 1 年内凝固酶阴性葡萄球菌是 PVE 的主要病因,1 年后,其病原体和自体瓣膜心内膜炎相似。积极的治疗是必需的。利福平和庆大霉素可以加入萘夫西林或苯唑西林治疗甲氧西林敏感的金黄色葡萄球菌,或加入万古霉素治疗耐甲氧西林金黄色葡萄球菌。对于培养阴性的 PVE,应该使用万古霉素和庆大霉素来扩大杀菌的范围。

3.超声心动图　超声心动图是 IE 患者诊断和治疗的必要工具,所有疑似和确诊的 IE 患者均应做超声心动图检查。赘生物或团块、环状脓肿、人工瓣膜裂开和新出现的关闭不全都是 Duke 标准和确诊 IE 的主要元素。经胸壁超声心动图(ITE)快速、非侵袭性,并且对赘生物有很高的诊断特异性(98%),然而,敏感性<60%。低度怀疑一开始就应该采用经胸壁超声心动图。经食管超声心动图(TEE)可以发现很小的赘生物,也可以选择用来评估肺动脉瓣、人工瓣膜和瓣膜周围区域的脓肿。经食管超声心动图实际上发现瓣膜周围的感染 E 比经胸壁超声心动图具有更高的敏感性(76%~100%)和特异性(94%)。当临床高度怀疑时就应该行经食管超声心动图检查,尤其是怀疑人工瓣膜心内膜炎或经胸壁超声心动图显像较差时(如严重的肺部疾病或肥胖)。如果一开始经食管超声心动图检查阴性但是临床仍持续怀疑 IE,那么应该在 7~10 天内进行重复检查。经食管和经胸壁超声心动图同时阴性可以提供 95%的阴性预测值。

增强 CT 可能在诊断感染性心内膜炎方面也有一定的作用,它可以提供较好的解剖图像,还可以显示冠状动脉。

(二)鉴别诊断

几乎所有细菌、真菌、分枝杆菌、病毒、寄生虫或螺旋体感染引起的严重的播散性疾病在某些特征方面与 IE 相似。一些结缔组织或自身免疫性疾病和血液系统的恶性肿瘤也可以与 IE 相似。通过微生物学家和心脏病学家的专业知识,在疾病早期可以确诊,使临床医师对潜在的并发症提高警觉,并采取治疗干预。相反,阴性的超声心动图结果允许更迅速地做其他诊断方面的研究。

四、治疗和预后

1.最佳治疗

(1)抗菌疗法:除了经验疗法,应该根据离体致病微生物的药敏试验选择相应的抗微生物制剂(表 11-

1）。必须经肠外途径给予长期的抗微生物治疗。必须选择具有协同作用、迅速产生杀菌作用的杀菌剂或抗生素制品。虽然血清内抗生素具有很广的有效浓度，但是仔细监测其血清浓度避免产生毒性还是非常重要的，尤其是当治疗方案中有氨基糖苷类药物时。在治疗早期和整个治疗过程中出现持续或复发发热时应采集血培养的样本来保证菌血症的根除。IE并发心律失常和充血性心力衰竭的患者必须在重症监护室进行严密的观察。自体瓣膜心内膜炎患者禁忌抗凝治疗。

许多新的抗菌药物在IE患者还未特别评估。达托霉素，一种环状脂肽类抗生素，能够杀灭大部分离体的革兰阳性菌，特别是苯唑西林敏感和耐药金黄色葡萄球菌。最近，达托霉素被证实对菌血症和右心感染的IE能够达到相同的标准治疗。然而，在左心IE方面研究太少不能确定其治疗的优势。

（2）超声心动图：超声心动图不能对未经选择的血培养阳性患者或不明原因的发热患者，以及临床可能性较低的感染性心内膜炎患者作为筛选检查。然而所有临床上疑似感染性心内膜炎的患者，尤其是血培养阴性者，均应进行超声心动图检查。在初次诊断之后，超声心动图对于个体管理，识别那些具有并发症高危风险的患者和评估是否需要手术治疗是非常有用的。提示并发症和（或）需要手术治疗的风险增加的是：①血栓形成后持续存在的赘生物；②赘生物＞10mm，特别是在二尖瓣前叶上的赘生物（有栓塞的高危风险）；③在治疗的情况下赘生物还在变大；④充血性心力衰竭伴急性主动脉瓣或二尖瓣关闭不全；⑤充血性心力衰竭治疗效果不佳；⑥瓣膜穿孔或破裂；⑦巨大脓肿或脓肿治疗效果不佳；⑧新出现的心脏传导阻滞；⑨瓣膜裂开。

表 11-1　感染性心内膜炎的抗菌疗法

病因	抗生素治疗
青霉素敏感的草绿色链球菌和牛链球菌（最小抑菌浓度 MIC＜4周，或 0.1μg/ml）	青霉素 1200 万～1800 万 U/24h，持续静脉滴注或每 4 小时 1 次，持续头孢曲松 2g 每天 1 次静注，持续 4 周，或青霉素 1200 万～1800 万 U/24h，分 6 次静注持续 2 周联合庆大霉素 1mg/kg，每 8 小时 1 次持续 2 周，或万古霉素 30mg/(kg·24h)分 2 等份静注持续 4 周（仅推荐对 p-内酰胺类过敏的患者）
青霉素相对耐药的草绿色链球牛链球菌（MIC0.1～0.5μg/ml）	青霉素 2400 万 U/24h，持续静脉静注或每 4 小时 1 次持续 4 周，联合菌和庆大霉素 1mg/kg，每 8 小时 1 次持续 2 周（对青霉素有即刻高度过敏反应的患者用头孢曲松取代青霉素 2g 静注，每天 1 次）或万古霉素 30mg/(kg·24h)，分 2 等份静注，持续 4 周（仅推荐对 B-内酰胺类过敏的患者）
肠球菌（和青霉素 MIC＞0.5μml、营养需求复杂的草绿色链球菌）	青霉素 1800 万～3000 万 U/24h，持续滴注或每 4 小时 1 次联合庆大霉素 1mg/kg 每 8 小时静注 1 次，持续 4～6 周，或氨苄西林 12g/24h，分 6 等份联合庆大霉素 1mg/kg 每 8 小时 1 次静注，持续 4～6 周，或万古霉素 30mg/(kg·24h)，分 2 等份静注，持续 4～6 周联合庆大霉素 1mg/kg 每 8 小时静注 1 次，持续 4～6 周（仅推荐对 β-内酰胺类过敏的患者；对青霉素过敏的患者不可用头孢菌素替代）
葡萄球菌（青霉素敏感，MIC≤青霉素 1μg/ml	2400 万 U/24h 分 6 等份静注，持续 6 周
葡萄球菌（甲氧西林敏感，青霉素素耐药）	萘夫西林或苯唑西林 2g，每 4 小时 1 次静注，持续 6 周联合庆大霉 1mg/kg 每 8 小时 1 次静注，持续 3～5 天，或头孢唑林（或其他第一代头孢菌素）2g，每 8 小时静注 1 次，持续 6 周联合庆大霉素 1mg/kg，每 8 小时静注 1 次，持续 3～5 天葡萄球菌（甲氧西林耐药）万古霉素 30mg/(kg·24h)，分 2 等份静注，持续 6 周
HACEK 微生物	头孢曲松 2g，每天 1 次静注，持续 4 周或氨苄西林舒巴坦 12g/24h，分 4 等份静注，持续 4 周

病因	抗生素治疗
培养阴性（自体瓣膜）	氨苄西林-舒巴坦 12g/24h，分 4 等份静注，持续 4～6 周，联合庆大霉素 1mg/kg，每 8 小时 1 次，持续 4～6 周，或万古霉素 30mg/kg，分 2 等份静注，持续 4～6 周，联合庆大霉素 1mg/kg，分 3 等份静注，持续 4～6 周，联合环丙沙星 1000mg/24h 分 2 等份口服或 800mg/24h 分 2 等份静注，持续 4～6 周
人工瓣膜心内膜炎	参照 2005ACC/AHA 心内膜炎指南

注：抗生素剂量是针对具有正常肝肾功能的成年人制订的

（3）心脏手术：适当的、及时的外科手术可以大量的减少致残率和死亡率。外科手术治疗的相对适应证包括：①顽固性充血性心力衰竭；②一个以上系统的严重栓塞事件；③真菌性 IE，特别包括人工瓣膜；④抗生素耐药或抗菌治疗效果不佳的 IE；⑤抗菌治疗 1 周血培养持续阳性；6.假单胞菌或沙门菌导致的左心 IE；⑦换瓣术后 12 个月或很短时间内的人工瓣膜 IE；⑧上述所列的超声心动图表现。

2.避免治疗错误 IE 的有效治疗需要由感染性疾病医师、心脏病医师、心胸外科医师等多学科的合作。尽管已经建议了如 Duke 标准的相关指南和标准，但是还是应该在临床判断的基础上实行个体化的治疗。

当一个患者在接受抗菌治疗的同时，必须确保反复血培养呈阴性。如果不是阴性的话需要重新制订治疗方案，而且必须考虑到有脓肿播散或其他并发症的可能。在治疗临近结束以及完成后不久应该反复进行血培养来保证病原体已经根除，并得到新的超声心动图的基础图形。应该教育患者懂得识别 IE 的症状。经常被忽视的是要对牙齿进行彻底的检查以及对滥用药物进行处置。

对于有潜在心脏疾病，又在接受侵袭性操作容易产生菌血症使其患心内膜炎的风险增加的患者，推荐预防性使用抗生素。

（张书敏）

第七节　经皮导管治疗瓣膜性心脏病

CharlesDotter 发现当诊断性导管经过严重狭窄的髂动脉时，其狭窄改善。早期狭窄血管即使用较大号的导管钝性扩张，后来被头端有弹性球囊的导管所代替，首先在外周血管疾病中使用，随后用于冠状动脉成形术。据国家心肺和血液协会注册研究、曼斯菲尔德球囊导管注册研究及一些大型机构研究等报道，经皮球囊扩张术渐渐用于瓣膜狭窄疾病。目前经皮瓣膜成形术（或瓣膜切开术）已为某些先天性肺动脉狭窄、主动脉瓣狭窄及部分风湿性二尖瓣狭窄的标准治疗方法。近年来认为经皮瓣膜置换或修补在经皮治疗瓣膜狭窄和关闭不全中均可行。

在不久的将来，此方法有望治疗某些瓣膜病变患者。本节将概述瓣膜性心脏病经皮治疗的所有方法。

一、肺动脉瓣狭窄

（一）经皮肺动脉瓣球囊成形术

【适应证】

通常瓣膜反流可分为四级，即 1 级（轻度）到 4 级（重度）。当患者肺动脉瓣反流＜2 级，且为穹隆形时，ACC/AHA 指南示经多普勒超声明确肺动脉瓣压力峰值＞60mmHg 或平均压＞40mmHg 时，即使无症状,也适合行瓣膜球囊成形术;有右心室功能不全的任何表现,或右心衰竭及三尖瓣反流时,即使平均压＞30mmHg,也建议行介入术;对先天发育不良的肺动脉瓣,该手术的成功率明显低,肺动脉瓣内有类癌斑块时,该手术的获益也有限。当患者肺动脉人工瓣膜功能障碍而堵塞右心室流出道时,尽管这些患者大部分伴有肺动脉瓣反流,该手术也能有效降低右心室流出道压力。

【技术】

1.手术方法　术前于右前斜＋头位及正侧位行右心室造影,再行肺动脉造影以评估术前肺动脉瓣反流情况。严重的肺动脉瓣反流(≥3级)是瓣膜成形术的禁忌证,瓣膜反流为手术的副作用。基础瓣环的大小可由超声心动图、MRI及造影明确。在心导管室,导管(其上有分开的已知距离的标记)在瓣膜水平造影来决定合适的球囊直径。

球囊经皮插入股静脉,不使用鞘,球囊的最大膨胀度为1.2～1.4倍的估计的瓣环大小。和主动脉瓣相比(见"主动脉瓣狭窄"节),肺动脉瓣弹性大,常需更大尺寸的球囊才能获得满意的结果。手术的目标是用心导管测量的瓣膜压力梯度最后的峰间值＜30mmHg,如果达到此值复发率明显降低。在成人通常使用一个直径23mm的球囊,但很大瓣环的患者则需同时并列使用双球囊。在某些导管室首选三叶形或二叶形的球囊导管。INOUE二尖瓣瓣膜成形导管因其在扩张过程中保持稳定而渐渐用于肺动脉瓣成形术。

术后仔细测量压力梯度可自残余的瓣膜狭窄中甄别出漏斗部狭窄。术后肺动脉造影以评价手术相关的肺动脉反流情况,同时明确有无漏斗部狭窄及其严重程度。

2.短期疗效及并发症　许多中心报道在儿童及成年人中该手术短期效果均极佳。有一中心入组了66位婴幼儿和儿童,跨肺动脉压峰值自(92+43)mmHg降至(29+20)mmHg,但心排血量无改变。美国国家心肺和血液协会成人注册研究入组37位成人患者,97%手术成功,其平均峰值压自46mmHg降至18mmHg,其中使用较大球囊者,即较瓣环大30%～50%,跨瓣膜压降低幅度更大,且未增加并发症。

急性期并发症很少见,包括迷走反射及导管人右心室后诱发室性期前收缩,其他还包括肺水肿(考虑可能为肺血流量明显增加,而术前肺血流灌注不足所致)、心腔穿孔、高度房室结阻滞及前述的短暂的右心室流出障碍。术后约2/3的患者发生肺动脉反流,但几乎无明显的临床症状。

3.长期疗效　长期的随访资料显示,经皮肺动脉瓣成形术后十余年仍保持相当好的疗效。一项有代表性的研究入组62位儿童,术中球囊大小与肺动脉环之比为1.4,平均随访(6.4±3.4)年,结果示39%的患者伴有持续性的肺动脉瓣反流,并有漏斗部肥厚进行性加重,但再狭窄率(跨瓣膜压＞35mmHg)仅为4.8%。发育不良的瓣膜易发生再狭窄,如发生再狭窄,则再次行瓣膜成形术的疗效在非瓣膜发育不良的患者更好。

与外科瓣膜切开术相比,经皮瓣膜成形术的疗效更佳。一项大型的儿童行外科瓣膜切开术的研究显示,死亡率为3%,手术失败(残余压差＞50mmHg)占4%,术后随访34个月再狭窄率为14%～33%。因此,非发育不良的肺动脉瓣狭窄可选择经皮球囊扩张成形术,因为短期、长期疗效均很好。

【展望】

经皮肺动脉瓣球囊成形术为简便、有效、安全、经济的治疗肺动脉瓣狭窄的首选方法,对于大部分病例,经皮球囊肺动脉瓣成形术可替代外科开胸手术。

(二)经皮肺动脉瓣置换术

1992年在动物模型上完成第一例经皮导管植入肺动脉瓣术,其使用带支架的猪人工合成瓣,2000年Bonhoeffer和他的同事首次在人身上完成经皮肺动脉瓣植入术,他们将带支架的牛颈静脉瓣植入至12岁儿童的右心室至肺动脉导管。在这个病例成功的基础上,又另外进行了8例手术,其中5例不论是肺动脉瓣狭窄,还是肺动脉瓣反流,其血流动力学都明显改善。目前该手术推广至许多患者,平均随访3年,疗效满意。故此手术整体结果令人鼓舞。

【适应证】

尽管先天性肺动脉瓣狭窄患者行经皮球囊扩张成形术取得满意的疗效,但如上所述,肺动脉瓣置换或修复术后常出现肺动脉流出道狭窄和(或)反流,特别是法洛四联症晚期修补或行 ROSS 术者(即主动脉瓣狭窄的患者,先将肺动脉瓣移植至主动脉瓣,再自身移植肺动脉瓣)。事实上,任何一个外科植入右心室流出道瓣膜导管术后一段时间后常发生再狭窄、反流,或两者兼有,这需要行瓣膜置换术,因为解剖上不允许行经皮球囊瓣膜成形术。通常大部分外科行瓣膜置换术,然而一些患者选择行经皮肺动脉瓣置换术。

【技术】

1.手术方法　目前经皮瓣膜置换的瓣膜有两种:

(1)Melody 肺动脉瓣,它是带支架的牛颈静脉瓣制作而成,已用于人。

(2)最初用于羊模型的 EdwardsSAPIEN 经皮支架主动脉瓣,其使用牛心包制成。一种自膨胀支架瓣膜正在研中,它的基本技术与经皮球囊瓣膜成形术相似,不同的是输送导管的球囊上带有波纹的支架。在全麻下,经股静脉或右颈内静脉(很少用)送入一硬的指引导丝至肺动脉,然后通过导丝送入带瓣膜的装置,此装置由一长鞘及其内瓣膜支架组成,一旦到位,鞘撤出,随后在阻塞的导管内球囊扩张,同时右心室流出道处也使用相同大小的球囊扩张.再植入直径比流出道大 22mm 的装置。这个尺寸不能用于先天性肺动脉瓣狭窄的患者,因支架可并列于扩张的肺动脉壁上。

2.短期疗效及并发症　近期已发布的资料显示,最早行该手术的 155 名患者中,存在一陡直的学习曲线,只要克服,则并发症明显减少。在最早行该手术的 50 名患者中,有 7 名出现并发症,包括移植物穿孔、压迫右冠状动脉、装置移位及有肺动脉栓塞,其中 5 名需外科将装置取出。在前 50 名患者中 6% 发生并发症,而后 105 名患者中仅 2.9% 发生并发症。

3.中期疗效　平均随访 28.5 个月显示良好的疗效。在 155 名患者中 4 名死亡,随访至 83 个月时存活率为 96.6%。不需要再次导管介入的患者随访 10 个月时为 95%,70 个月时为 73%,再次介入包括在第一次植入的带支架的瓣膜内再植入一带支架的瓣膜和(或)再送入球囊扩张。再次介入的原因包括支架断裂、残余压力梯度和再狭窄,肺动脉反流考虑较少。

支架断裂尚未解决,据报道发生率约为 21%。假如支架植入在收缩的右心室流出道,或当带支架瓣膜释放后马上弹性回缩时则常易发生支架断裂。

目前尚无使用牛心包人工瓣膜长期疗效的报道,但很可能与所有外科植入的瓣膜相似,会渐渐退化。

【展望】

目前经皮肺动脉瓣置换术已初步取得满意的临床疗效,并在不断发展中,但其远期疗效有待循证医学证实。

二、主动脉瓣狭窄

(一)经皮主动脉瓣成形术

【适应证】

主动脉瓣狭窄时是否行介入治疗主要取决于有无充血性心力衰竭、心绞痛和活动后晕厥的症状和评估能否改善主动脉瓣瓣口面积。多普勒超声可很好地评价跨瓣压差,当超声示最大流速超过 4m/s(即相当于压差 64mmHg)时,很快会出现症状;如 1 年内流速增加超过 0.3m/s,也预示很快会出现症状。因此最近的指南指出,严重的主动脉瓣狭窄为多普勒超声示跨瓣膜压差峰值＞64mmHg,平均压差＞

40mmHg,或主动脉瓣瓣口面积<1.0cm²。但是还不能仅凭主动脉瓣瓣口面积决定是否手术,因为测量方法较多,且跨瓣压差主要由主动脉瓣血流及有效瓣口面积来决定。有时患者心排血量低、跨瓣压差低,但主动脉瓣却严重狭窄。基于此情况,使用增强心肌收缩的药物或硝酸酯类药物以增加主动脉血流来判断低心排血量(和随之产生的低跨瓣压)是主动脉瓣狭窄所致还是左心室功能减弱所致。此类患者即使已行主动脉瓣置换术,如果血脑钠肽水平很高,也提示预后不良。

在新生儿及低龄儿童,经皮主动脉瓣成形术成功率比较低,但较大的儿童和年轻的成人能从该手术中获益;年纪大的成人首选手术治疗,其疗效优于经皮主动脉瓣成形术,故对于成人,不论是二叶式还是钙化性主动脉瓣狭窄,经皮主动脉瓣成形术仅适用于外科手术风险很大者,如妊娠、心源性休克的老年患者,因为其疗效有限。因此经皮主动脉瓣成形术仅为最终行主动脉瓣置换术的过渡,在极少的严重主动脉瓣狭窄的患者,其左心室功能良好,但伴有外科手术禁忌证时,瓣膜成形术能短期改善症状,同时也是主动脉瓣置换术的过渡。

(二)技术

1.手术方法 与肺动脉瓣成形术不同的是,主动脉瓣成形术时球囊最大扩张直径需略小于主动脉瓣环。在成人中常选用直径20mm的球囊,只有患者体型特别高大才选用直径23mm的球囊。在主动脉球囊通过狭窄的主动脉瓣部位和扩张时会出现短暂的快速性室性心律失常,这可短暂的降低心排血量,但有助于精确定位。球囊导管置于瓣膜的中间水平后,人工扩张球囊,球囊内注入生理盐水稀释的造影剂(浓度为25%)显影,扩张的压力对扩张结果影响不大,通常扩张1~3次,每次15~20秒。

行主动脉瓣成形术的途径较多,如经皮(经股动脉,带鞘或不带鞘),切开(切开肱动脉),或穿刺房间隔(经股静脉顺行至主动脉瓣),但结果无差异。穿刺房间隔的方法适用于主动脉-髂动脉明显粥样硬化的老年患者,穿刺房间隔后送入0.013英寸(0.033cm)导丝至左心房、左心室,穿过主动脉瓣,到达降主动脉后固定,送入直径为8mm的球囊预扩房间隔,再插入主动脉瓣成形球囊,接下来的手术过程同逆行技术相似。

2.即刻疗效及并发症 预计平均跨瓣压差可快速自55mmHg降至29mmHg,同时主动脉瓣瓣口面积从0.5cm2升至0.8cm²,而不影响心排血量。

从患者术前和术后即刻的压力-容积资料来看,收缩功能无大的变化,射血分数仅轻微升高,正向峰值dP/dt轻微下降,每搏输出量、峰值和收缩期末心室壁压力均中度降低。即刻不良反应为心室舒张功能受影响,包括负向峰值dP/dt明显降低和剪切力延长(为心室主动舒张的测量指标)。术中短暂的轻度缺血考虑为急性变化所致。

儿童和婴幼儿的手术结果很不相同,主要取决于患者的临床情况和与之相关的心脏异常。许多严重的主动脉瓣狭窄的婴幼儿还常伴有严重的左心室发育不良或心内膜纤维弹性组织增生,故不论行经皮主动脉瓣成形术还是外科手术,疗效均很差。婴幼儿期过后瓣膜成形术的疗效有所好转,从232位平均年龄约9岁的患者行经皮球囊成形术后的数据示跨瓣压差约下降60%,约从75mmHg降至30mmHg。在青少年组该手术疗效相当满意,这提供了很重要的时间来延期到瓣膜长到成人的尺寸后再行外科手术。值得一提的是,即使即刻手术结果极佳,但一段时间后再狭窄将不可避免地发生。行瓣膜成形术的老年患者发生危及生命的严重并发症的概率很低。主动脉瓣钙化性狭窄的患者行瓣膜成形术前需签署不愿意外科手术的协议。回顾分析该类患者791名,院内死亡率为5.4%,严重的并发症(脑血管意外、心脏穿孔、心肌梗死或严重的主动脉瓣反流)发生率达1.5%,血管并发症发生率高达10.6%,目前术后常规使用血管封堵器已大幅减少了该并发症的发生。

美国国家心肺和血液协会一项注册研究入组671名患者,发现并发症相当多,术后24小时内25%的患者出现至少一个并发症,住院期间31%的患者出现若干并发症。最常见的并发症为需输血(23%)、需行血管外科手术(7%)、脑血管意外(3%)、体循环栓塞(2%)或心肌梗死(2%)。全因死亡率为3%,常见的死亡原因为多器官功能衰竭和术前左心功能不全。

3.远期疗效 对二叶式主动脉瓣狭窄的青少年患者来说,满意的治疗效果至少可维持5～10年,期间常见的问题是主动脉瓣反流。对于钙化性主动脉瓣狭窄的患者,一项短期的研究示术后2天内即出现跨瓣压差增加,毋庸置疑与主动脉弹性回缩有关。术后早期跨瓣压差增加可能是早期心排血量增加所致。术后6个月,大部分患者出现不同程度的再狭窄,尽管症状更多地与舒张功能障碍有关,而与跨瓣压差关系不大,一旦左心室重构,则症状可能和瓣口面积无直接关系。

在一项研究中发现,术前基线EF也可预测术后1年时症状复发的概率,基线EF<45%的患者术后可获益,这意味着伴左心功能不全的患者不考虑首选经皮球囊主动脉瓣膜成形术。大部分左心功能正常的患者首选外科主动脉瓣置换术,故很难评估瓣膜成形术在老年患者中的价值。

(二)经皮主动脉瓣置换术

目前医师对经皮主动脉瓣置换术(TAVI)很感兴趣,手术是将带支架的主动脉瓣通过导管送入至有病变的主动脉瓣内。介绍了目前在研的常用的两种带支架的主动脉瓣和其释放方法。Edwards SAPIEN装置由牛心包制成,同经皮肺动脉瓣置换术一样,球囊扩张后再将装置植入病变主动脉瓣内。该装置也可通过穿刺左心室后在左心室内送入,这样可避免在主动脉瓣严重钙化时交叉钳夹主动脉瓣。第二种装置是Corevavle瓣膜置换系统装置,它是由自膨胀的钛镍合金框架和载有猪心包制成人工瓣膜组成,该框架因其外向力和内向力不同而形成3个不同的功能水平;它将主动脉瓣装置自降主动脉悬至病变主动脉瓣水平,瓣膜的外架固定在主动脉瓣水平之上,这样可避免影响冠状动脉开口,早期的资料显示它也不影响以后行冠状动脉造影及介入手术。其他的带支架瓣膜装置也在研究中,目前4种装置已首先用于人体。这些新颖的装置可使动脉切口更小、在瓣膜释放时可重复定位及进一步减少术后主动脉瓣反流。目前带支架的瓣膜常使用于因人工生物瓣退化而致狭窄或反流的一些特殊的患者。

【适应证】

目前经皮主动脉瓣置换术的适应证相当局限,同经皮主动脉瓣球囊成形术一样,适用于严重主动脉瓣狭窄的老年患者,有外科手术禁忌证或手术风险高,且有望临床症状改善者。解剖上主要的禁忌证为尺寸、弯曲度和主动脉、髂动脉及股动脉的钙化程度。目前EdwardsSAPIEN瓣膜常使用22F或24F的导管,Corevavle瓣膜使用18F的导管。基础的房间隔肥厚程度也影响瓣膜定位。二叶式主动脉瓣狭窄者因瓣口呈椭圆形而不适合行瓣膜置换术。对低跨瓣压差和低心排血量的主动脉瓣狭窄的患者行经导管主动脉瓣置换术仍然在研究中。一项对比外科及经皮主动脉瓣置换术或药物治疗的随机研究正在进行中(PARTNER试验)。

【技术】

1.手术方法 全麻下先行经皮球囊成形术,然后送入比主动脉瓣瓣环稍大的瓣膜,以确保瓣膜贴壁良好,且术后反流最少。但EdwardsSAPIEN瓣膜的尺寸仅23mm和26mm两种,那么患者瓣环的直径在18～21mm者选用23mm的瓣膜,而瓣环直径在21～24mm者则选用26mm的瓣膜。26mm的Corevavle瓣膜适用于瓣环直径20～23mm的患者,29mm的Corevavle瓣膜适用于瓣环直径24～27mm的患者。两种瓣膜在定位时均会出现快速室性心律失常,导致一过性的心排血量减少。Edwards SAPIEN装置可经房间隔或经心尖途径,逆向或正向穿过主动脉瓣植入,正向方法的优点在于使用静脉代替动脉入路,这有助于使用更大的装置,也适用于髂动脉和股动脉有病变的患者。Corevavle装置为自膨胀支架,其于降主动脉内自行定位,故只能采用逆向方法,也不能在局部重复定位。

2.早期疗效及并发症 因为行该手术的患者本身为高危患者,所以即使跨瓣压差和主动脉瓣瓣口面积改善，并发症仍常见。近期的研究显示，主动脉瓣瓣口面积约从 $0.6cm^2$ 升至 $1.5cm^2$，平均跨瓣压差约从 40mmHg 降至 8mmHg，心排血量无改变或轻微改善，研究的患者平均年龄在 81～83 岁。主动脉瓣反流较常见，但无大量反流。在早期，30 天死亡率高达 13.6%～17.5%，卒中发生率为 3%～5%，其他常见的并发症还包括主动脉瓣反流（2.5%～7.1%）、心肌梗死（1.2%～17%）、出血（5%）、需安装心脏起搏器（6%）和主动脉夹层（0.8%）。使用 Corevavle 装置的手术并发症略少于使用 EdwardsSAPIEN 装置。新的带鞘的系统在研制中，以减少在释放时损伤主动脉弓。最初报道手术成功率使用 EdwardsSAPIEN 装置者为 75%、使用 Corevavle 装置者为 88%，最近的研究显示两种装置的围术期死亡率稳步下降，低至 1.5%，手术成功率总体提高，高达 97%。但目前尚无中长期的研究来明确这些装置的长期疗效。

【展望】

TAVI 可以作为外科手术患者的替代治疗方案。随着新一代产品越来越优化，价格越来越便宜，它将成为主动脉瓣疾病首选的治疗方法，且对于不能进行外科手术的患者更是一个好的选择，可以延长患者生命，改善生活质量，降低心力衰竭的发生。

三、二尖瓣狭窄

1984 年 Inoue 完成了首例经皮球囊二尖瓣成形术（PBMV）。Inoue 球囊因能进行快速、安全和有效的扩张而成为技术标准。大量研究结果显示，PBMV 使严重二尖瓣狭窄的病例血流动力学异常立即改善，瓣口面积增加 1 倍或 $1cm^2$ 以上，心功能改善；同时 PBMV 长期效果也比较满意，瓣膜条件好、无钙化的患者（尤其是年轻患者）并发症很少发生。

【适应证】

二尖瓣狭窄导致左心室血流流入受阻，左心房压随之升高。任何增加血流（如运动）或缩短舒张时间（如发生快速性心律失常，如心房扑动或心房颤动）的活动均可增加二尖瓣跨瓣压差，当跨瓣压差增加时，会出现呼吸困难和肺淤血的症状。决定是否行介入手术主要依据是劳累后出现症状及肺动脉高压的证据。

实际的肺动脉高压比单从左心房测得的高（肺毛细血管水平的继发性狭窄）。虽然肺血管阻力过度升高的触发因素不明确，但内皮素和肾上腺髓质素，均为强烈的肺血管收缩剂，它们可能参与。当行瓣膜球囊成形术或瓣膜置换术后肺动脉高压好转，所以存在肺动脉高压或右心功能衰竭，即使无淤血，也是二尖瓣狭窄行介入术的指征。

行二尖瓣置换术还是行瓣膜成形术取决于狭窄的二尖瓣的形态。有几个心动超声评分系统已被提出，但用得最多的是马萨诸塞州总医院评分系统，其中有 4 个特征，每一特征分为 1～4 级，1 级较低。积分越高，行经皮球囊扩张术的疗效越差，越倾向于行瓣膜置换术。在许多研究中，该积分系统能很好地预测即刻的手术结果，积分超过 8 分，结果很可能不佳。

术前患者需行经食管超声心动图以排除左心房血栓，并评价瓣膜形态，患者年龄和行外科瓣膜粘连切开术史对瓣膜成形术后的即刻疗效影响不大，仍可得到满意的瓣膜形态。总的来说，瓣膜形态评分低、二尖瓣反流低于＋＋级的有症状的患者适合行经皮二尖瓣瓣膜成形术。所有有症状的二尖瓣狭窄患者其二尖瓣瓣口面积常＜$1.5cm^2$。

【技术】

1.手术方法　早期的经验和单球囊技术的疗效的局限性促进了双球囊术的发展，它可将二尖瓣瓣口扩张充分。从那时起，Inoue 单球囊术使用广泛。大多数中心采用穿房间隔的顺行方法。右心导管和左心室造影主要是明确二尖瓣反流程度、心排血量、肺动脉压、跨瓣压差和二尖瓣开口面积。有些介入专家经左心房正向造影指引穿刺房间隔来行右心房造影。

经房间隔导管术是使用 8FMillins 鞘,空芯的 Brockenbrough 针插入其中,持续压力监测来提醒术者穿刺针是否穿入主动脉或进入心包腔。一旦鞘管进入左心房,即撤去针,复测跨瓣压差,计算二尖瓣开口面积。

双球囊术较 Inoue 术复杂,有些术者喜欢送入两根导丝,两球囊并排置于二尖瓣内。其他一些装置也可采用,如两球囊在同一导管上(bifoil 系统)或两球囊在同一指引导丝上(Multi-Track 系统)。不管哪一种方法,两球囊需并排穿过二尖瓣,同时用稀释的造影剂扩张 1～4 次。手术结束时复测跨二尖瓣压差,重复左心室造影以评估残余二尖瓣反流。

Inoue 球囊术较简单,送入 12F 球囊导管,球囊远端先于近端扩张。穿过二尖瓣后,球囊先定位,扩张球囊远端后,拉回剩余的球囊至二尖瓣瓣口,然后充分扩张整个球囊。对双球囊来讲,最大直径术前已明确,取决于球囊扩张的最大直径。对 Inoue 球囊来讲,直径取决于扩张球囊时使用的造影剂量,此特点可允许术中渐渐增大球囊直径,而不需要再送入球囊导管,最常用的尺寸为最大直径是 26mm 和 28mm。

一旦进入左心室,在二尖瓣瓣口球囊将继续扩张,增加 1～2mm,每个球囊扩张后再次评估左心房压力和二尖瓣跨瓣压差,在每两次增加扩张量之间,经胸超声心动图观察二尖瓣的变化和反流情况,假如出现二尖瓣反流或跨瓣压差降低满意,则结束手术。

2.即刻疗效及并发症 几乎所有研究都显示血流动力学和临床结果即刻改善,跨瓣压差减少 50%～70%,二尖瓣瓣口面积增加 50～100%。二尖瓣瓣口平均面积从术前 0.9cm² 升至术后 1.9cm²,同样二尖瓣跨瓣压差普遍从术前约 14mmHg 降至术后约 6mmHg,心排血量无明显变化。Inoue 球囊术和双球囊术术后二尖瓣瓣口面积相似,均约增加 8%～10%,增加瓣口面积超过 1cm²。

肺动脉压即刻下降,与左心房压力变化一致,严重肺动脉高压的患者术后 24 小时内以及以后的数月中肺动脉压进一步下降。

瓣口面积和瓣口血流量之间的关系在主动脉瓣成形术中是评价其疗效,也适用于二尖瓣成形术。手术成功通常被定义为二尖瓣瓣口面积增加 50%,超过 1.5cm²,二尖瓣反流不超过＋＋。即刻成功率可达 90%左右,主要取决于瓣膜形态。手术成功的预测因素主要为瓣膜评分低和术前无严重的二尖瓣反流。

经皮二尖瓣成形术的并发症随着学习曲线的改善而减少,且很大程度上与该中心的该手术量有直接关系。表 11-2 回顾总结了即刻并发症。术前常规行经食管超声,栓塞不良事件几乎消失。主要的并发症与穿房间隔技术和损伤二尖瓣装置而致二尖瓣反流的程度有关。每次球囊扩张后行超声心动图检查提高了二尖瓣反流检出率,若二尖瓣反流严重,则终止手术。术中严密观察左心房 V 波的变化很重要,一旦增加意味着二尖瓣反流加重。

表 11-2　经皮二尖瓣成形术手术当时的并发症

并发症	发生率(%)
紧急心外科手术	1～4
心脏穿孔、心包填塞	0.5～4
严重的二尖瓣反流	2～3
脑血管意外—栓塞不良事件	0.5～1.5
死亡	0～1

3.长期疗效　据报道十年生存率为 85%～97%,无事件生存率为 61%～72%。无事件生存和术后理

想的瓣膜形态、维持窦性心律、较低的左心房压及反流不超过（＋＋）有关。超声心动图评分≤8分者生存率及无事件生存率均优于＞8分者，分别是82％vs57％，38％vs22％。心房颤动和瓣膜钙化也降低无事件生存率。

基本上所有的研究均强调经皮球囊瓣膜成形术后患者临床症状的改善情况，一系列血流动力学研究示临床上再狭窄表现可能和解剖上再狭窄关系不是很大。另一报道有310名心动超声评分高的患者观察再狭窄情况，再狭窄定义为二尖瓣瓣口面积<1.5cm²，和（或）二尖瓣瓣口面积较术后初期下降至少50％。手术即刻成功率为66％（最后瓣口面积＞1.5cm²），成功术后6年再狭窄累计发生率约为40％，再狭窄独立预测因子为心动超声评分（术后5年再狭窄发生率评分<8分者为20％，≥8分者为61％）。随访发现二尖瓣瓣口面积下降和再狭窄的发生进行性加重。

临床再狭窄的资料是很重要的。二尖瓣解剖结构常能预测临床症状。瓣膜成形术后7年临床再狭窄发生率报道为20％～39％，10年再狭窄率心动超声评分≤8分者为23％，9～11分者为55％，≥12分者为50％。

4.和外科手术的比较数据　对比外科手术和球囊瓣膜成形术的研究显示最初结果两者相似。60名解剖既适合行瓣膜成形术也适合行外科手术的患者随机分成两组，即瓣膜成形术组（采用双球囊术）和外科手术切开粘连组，随访3年，二尖瓣瓣口面积瓣膜成形术组竟然优于外科手术切开粘连组（2.4cm² vs 1.8cm²），纽约心功能分级Ⅰ级者瓣膜成形术组为72％，而手术组为57％。

另外一项研究将90名患者随机分成3组，分别为瓣膜成形术组、已知粘连切开术组及未知粘连切开术组，随访7年。研究结束时瓣膜成形术组和已知粘连切开术组几乎无差异，临床再狭窄率瓣膜成形术组和已知粘连切开术组较未知粘连切开术组低，为0％ vs 27％；纽约心功能分级Ⅰ级者瓣膜成形术组为87％，已知粘连切开术组为90％，未知粘连切开术组为33％。

从术后第一个7年随访来看，有症状的二尖瓣狭窄患者只要术前瓣膜评分在可接受的范围内，瓣膜成形术等同或优于外科粘连切开术。所以，有合适的瓣膜形态的患者首选经皮瓣膜成形术。

【展望】

将来PBMV可能联合其他技术（如左心耳或肺静脉射频消融术）治疗二尖瓣狭窄及心房颤动。

四、二尖瓣关闭不全

经皮途径缓解二尖瓣反流的基本方法主要有4类。第一种方法是利用二尖瓣环靠近冠状窦，在冠状窦内植入装置将二尖瓣卷起塑形，有3种装置可用：①经皮穿刺经静脉二尖瓣环成形术（PTMA）（ViacorPTMA装置）；②Carillon：二尖瓣系统装置（Cardiac装置）；③Monarch系统装置。第二种方法是利用跨瓣膜的夹子（eValve二尖瓣夹）或针（Mobius装置）制成双孔的二尖瓣。第三种方法在研究中，为经左心室缝合的基本方法重构二尖瓣复合体及瓣环（经皮缝合瓣环成形术装置和AccuCinch装置），甚至使用射频方法（Quantum-Cor血管内系统装置）。最后一种方法是将二尖瓣自房间隔牵拉至侧壁以减少二尖瓣环的尺寸（经皮房间隔、窦房结缩短系统装置或PS3系统装置），或在心外膜表面减少其尺寸（iCoap系统装置）。目前也提出了经皮二尖瓣环扎术，它是用线将整个二尖瓣环缩小。

【适应证】

最近的指南建议，慢性二尖瓣反流的患者介入治疗的指征为有症状、肺动脉高压和慢性容量负荷过重明显影响友心功能，依照指南，当超声心动图示严重的二尖瓣反流，EF<60％或左心室收缩末期直径＞4cm时，才考虑行二尖瓣置换或修补术。还有一些侵入或非侵入性的血流动力学参数也可用于评估二尖

瓣反流的严重程度。二尖瓣反流较常见,75 岁以上人群中约 9%～10%伴有不同程度的二尖瓣反流,其中15%～20%的患者出现心力衰竭。

【技术】

1.经皮二尖瓣缘对缘修补术

(1)二尖瓣夹:二尖瓣夹合器通过 24F 指引导管穿过房间隔置于二尖瓣瓣口内,指引导管的头端逐渐变细为 22F,该装置有两个聚酯夹,分别夹住二尖瓣的两侧 8mm,释放后就形成二尖瓣双口,该二尖瓣夹合器一直附着于二尖瓣瓣叶上。

该手术方法有大量的临床资料证明能有效地经皮减少二尖瓣反流。EVERESTI 研究证实其临床安全性,EVERESTⅡ研究正在进行中。Ⅱ期临床研究为二尖瓣钳夹术,与外科手术 2∶1 入选患者,在两试验入组的前 102 位患者中,79%为二尖瓣退行性病变,其余为功能性二尖瓣反流,手术即刻成功率(二尖瓣夹合器放置完毕,且二尖瓣反流≤＋＋)为 84%。30 天时,91%的患者无重大不良事件,9%的患者二尖瓣夹脱落。1 年时,约 70%的患者病情改善,同样约 70%的患者无须再行外科手术。2 年时这些患者仍病情稳定。共约 400 名患者行二尖瓣修补术,最初的结果显示经皮二尖瓣修补术疗效次于外科手术,但该手术耐受性好,且不影响将来最终行外科修补术,故其疗效还是明确的。

(2)Mobius 缝合术:Mobius 瓣叶修补装置同二尖瓣夹合器相似,差别在于该装置是用线缝合。使用10F 导管穿刺房间隔,抽空导管、捕获并释放 4.0 缝合线至二尖瓣游离缘,再经 7F 导管送入一镍钛合金缝合线夹,剪去多余的线,在释放缝合线夹前不能退线,最早的 15 名患者早期结果不满意,故该装置在不断改进,期待更多的临床研究。

2.经导管冠状窦术　经导管冠状窦术是通过改变二尖瓣环的形状来减少室间隔和左心室侧壁的距离。在大部分患者中,冠状静脉窦常高于二尖瓣瓣环,且两者直接接触,冠状静脉窦近端与二尖瓣瓣环接近,远端与它相距甚远;左回旋支也在此平面,约 75%的患者回旋支跨越冠状静脉窦。冠状静脉窦变异也较大,常改变与二尖瓣环之间的位置关系,所以在用冠状静脉窦导管减少室间隔和左心室侧壁的距离时,这些解剖变异常需考虑。

(1)Viacor PTMA 冠状静脉窦装置:Viacor PTMA 冠状静脉窦装置是-7F 多腔导管,在导管内至少可插入三种不同硬度和长度的杆以改变其硬度。目的是应用导管近端和远端的向外的作用力来取代二尖瓣P_2 段前面的位置,以减少二尖瓣环的室间隔和左心室侧壁之间的距离。

初期的动物实验示很有希望后,在欧洲和加拿大行 PTOLEMY 研究Ⅰ期临床试验,最先入组的 27 名患者中,8 名患者解剖条件不符,剩余的 19 名患者中 13 名患者成功植入装置,减少二尖瓣反流,但 4 名患者早期就取出装置(1 名装置断裂,3 名装置移位)。经改良后的装置目前在行 PTOLEMYu 期研究,评价该装置能否改善患者的症状和左心功能。

(2)Corillon 二尖瓣轮廓系统装置:Corillon 二尖瓣轮廓系统装置是由一弯曲的镍钛合金桥和两端螺旋形的镍钛合金锚组成。它在 9F 鞘内,从颈内静脉送入,先在心大静脉内释放远端锚,然后拉装置产生张力,再释放近端锚,如需要,该装置可重复放置。

动物研究显示其能减少二尖瓣反流 4 倍,欧洲行 AMADEUSI 研究,入组 43 名患者,其中 30 名(70%)患者成功放置该装置,80%的患者二尖瓣反流至少降低一级,但有 6 名(14%)患者冠状动脉受累。随访 30天时主要不良事件包括 1 名患者死亡、2 名心肌梗死、1 名夹层、2 名冠状静脉窦穿孔和 1 名锚移位。所有没成功植入的均取出,无并发症。

(3)另一治疗二尖瓣反流的冠状静脉窦装置:另一个通过冠状静脉窦来缩小二尖瓣环的新方法是 Ed-wards MONARC 装置。先将导管插入冠状静脉窦,两端用支架锚定,两支架间是镍钛合金的弹簧圈桥,其内含有生物可降解物质。首先将装置植入,过一段时间后可降解物质吸收,弹簧圈重塑成原来其弯曲的形状,那么近端和远端靠得更近,这就取代了原来二尖瓣后叶的位置,减少了室间隔一侧壁瓣环的距离。装置的变形常需几天或几周,所以装置植入后何时起效并不明确。

第一个用于人体的是 Viking 系统装置,显示能改善二尖瓣反流,随后镍钛合金桥分开仍是普遍存在的问题。EVOLUTION Ⅰ 期临床试验人组 72 名功能性二尖瓣反流患者,其中 59 名(82％)患者成功植入该装置,30 天时无事件生存率为 91％,90 天时为 86％,但 50 名患者中有 15 名(30％)造影显示冠状动脉受压。Ⅱ 期非随机试验正在进行中。

3.直接和间接的瓣环成形方法　对于严重的二尖瓣反流的患者,直接在室间隔.侧壁位置缩小二尖瓣环仅 20％ 有效。除了通过冠状静脉窦卷紧二尖瓣环的方法外,还有几个直接和间接经皮瓣环成形的技术方法正在研究中,这些第一批人组的患者远期疗效如何不得而知,所以下面只能简单地介绍。

(1)Mitralign 系统装置:Mitralign 系统装置试图重复外科瓣环缝合术。从股动脉送入 14F 导管,穿过主动脉瓣,使用导向头端将导管指向二尖瓣环,将小垫片从左心室到左心房沿着二尖瓣环放于几个不同的位置并固定,随后这些固定小垫子的绳栓紧,那么这张力就将室间隔一侧壁瓣环缩小了。Ⅰ 期临床研究正在欧洲进行。

(2)AccuCinch 系统装置:AccuCinch 系统装置也是一导管系统,它可逆行至二尖瓣瓣环下,小垫子锚跨二尖瓣释放,再卷紧线以减少室间隔水平的面积,该装置的 Ⅰ 期试验已开始。

(3)Coapsys 和 iCoapsys 系统装置:目前正在研究一种将锚安装在心脏外面、可卷紧的线穿过左心室的方法。这种外科植入(Coapsys)的方法可缩小室间隔水平二尖瓣环面积,并在此之上取代乳头肌,对功能性二尖瓣反流有效。两个临床试验已完成,后一个临床试验(RESTOγ-MV)随机入组 138 名患者,早期结果较满意,大部分患者二尖瓣反流从(＋＋＋)降至(＋)。

iCoapsys 方法是剑突下心包穿刺的方法,在此处用针穿入左心室,然后用线穿过左心室并外置,再拉紧线,这样左心室就缩小了。该装置可行性的前瞻性、非随机研究(VIVID 研究)已启动。

4.经皮房间隔、冠状静脉窦二尖瓣瓣环缩小术(P3 系统)　沿着冠状静脉窦穿刺房间隔,送入头端带磁性的导管,经导管自左心房送入 T 字架至冠状静脉窦,系于 T 字架的线也穿过左心房,并经房间隔穿刺点拉回线,此处连接房间隔的咬合器,张力使 T 字架向房间隔拉紧。动物实验已完成,最初的患者研究显示二尖瓣反流减少,31％ 的患者在房间隔水平二尖瓣环有改变。Ⅰ 期临床试验正在进行中。

5.QuantumCor 法射频消融　使用末端有环的导管,环的直径为 40mm,沿着环的中间 1/3 有 7 个电极、14 个热电偶将其隔开,导管植入后,导管的环位于二尖瓣瓣环上,射频消融的能量在电极间释放,热量使二尖瓣环收缩,动物模型显示在房间隔水平瓣环缩小约 20％。患者的试验研究在计划中。

【展望】

总之,经皮减少二尖瓣反流的方法很多,但是没有一个方法可使广大患者获益,所有的方法仍处于技术持续性发展阶段。

五、三尖瓣狭窄

(一)经皮三尖瓣球囊成形术

【适应证】

三尖瓣狭窄的患者常表现为心排血量低、疲乏、全身水肿、肝大及腹腔积液导致的腹部肿胀,颈部可见巨大的波,甚至有时患者也能感觉到。三尖瓣狭窄患者出现症状时才考虑行介入治疗,限制因素为三尖瓣反流,当患者不愿行外科手术,或已伴三尖瓣反流,或即使从三尖瓣狭窄变为三尖瓣反流,也能临床获益,则可考虑行球囊瓣膜成形术。

【技术】

经皮三尖瓣球囊成形术的资料极少,操作技术同经皮二尖瓣球囊成形术,但不需要穿刺室间隔。在NHLBI瓣膜球囊成形术的注册研究中,仅3名患者在自身的瓣膜上行该手术。

大部分三尖瓣瓣膜成形术是在行二尖瓣瓣膜成形术时同时完成的,有关手术结果的数据也包括了由类癌综合征引起的三尖瓣狭窄,无三尖瓣瓣膜成形术长期疗效的报道。

(二)经皮三尖瓣置换术

在动物模型上已完成了经皮三尖瓣瓣膜置换术。该装置为一标准的镍钛合金支架和两个大的圆盘组成,两圆盘被一薄的圆筒分开,圆筒上安装有18mm的牛颈静脉。尚无人体试验的研究报道。

六、生物瓣狭窄

牛和猪的心包人工瓣膜适合于各个瓣膜移植,但这些瓣膜的使用期限有限,因为瓣膜矿化和胶原变性,几年后常出现瓣尖撕裂、纤维素沉积、纤维胶原结构破坏、穿孔、纤维变性、钙质浸润等,10年时,约30%的患者人工瓣膜失效,15年时,50%以上的患者瓣膜失效。瓣膜结构的退化二尖瓣早于主动脉瓣,因为二尖瓣血流动力学压力高,透析的患者也较早出现瓣膜失效,其他相关的因素还包括年纪轻、妊娠和高钙血症。

生物瓣的瓣叶融合少见,主要的问题是瓣叶活动度差,有时手术时患者和人工瓣膜不匹配而致人工瓣膜相对较小时,术后即出现相对性瓣膜狭窄,故基于此解剖特点,行经皮瓣膜球囊成形术是不合适的。

(一)经皮人工瓣膜成形术和置换术

人工瓣膜狭窄而行瓣膜成形术的资料有限,有2名猪人工瓣膜移植三尖瓣后狭窄行瓣膜成形术成功的报道,但随访的资料也有限,且其中一名患者很快出现再狭窄。NHLBI瓣膜球囊成形术的注册研究中有4个成功案例,但无随访资料。笔者调查的猪人工瓣膜的患者中,相当多的是由于外伤而需植入人工瓣膜,球囊技术并不是一可行的方案。没有前瞻性的研究证实该手术的安全性和有效性,即使有一些有效的证据,也未被推荐。

(二)展望

将来人工生物瓣膜退变的治疗方法很有可能是之前讨论过的经皮瓣膜置换术,已有个案报道示该方案的可行性。

(刘洪霞)

第十二章　心包疾病

第一节　临床特征和治疗

心包是一个围绕着心脏的双层囊状结构。心包脏层是黏附于心脏外的单层间皮组织,在大血管处折返,形成心包壁层(坚硬的纤维外层),两者之间为心包腔。正常情况下,少量液体(5~50ml)把两层分隔开,以减少两者之间的摩擦。

正常的心包有 3 个主要功能:①把心脏固定在纵隔内;②当心内容量突然增大时限制心脏扩张;③限制感染由邻近的肺蔓延至心脏。然而,这些功能的重要性尚不能肯定,因为即使先天性心包缺乏对生命也并无影响。

先天性心包缺如发生率为 1/10000,包括左侧部分缺如(70%)、右侧部分缺如(17%)与完全缺如(少见)。多数完全缺如的患者没有症状,单侧缺如会增加外伤后主动脉夹层的危险,左侧缺如患者可出现心脏疝入和绞窄(症状为胸痛、气短、晕厥或猝死)。出现危急的绞窄是外科手术的指征。

一、急性心包炎

(一)病因和发病机制

最常见的心包病变是急性心包炎。这是一种对口服抗炎药物治疗有效的自限性疾病。急性心包炎很少需要住院治疗。男性比女性多见,成人比儿童多见。急性心包炎最常见的两种原因是病毒感染和特发性心包炎。其他原因包括尿毒症、心包切除术、肺栓塞、胶原血管疾病、梗死后综合征、恶性肿瘤、结核病、真菌感染(如组织胞浆菌病)、寄生虫病(如阿米巴)、黏液腺瘤、放射病、急性风湿热及创伤。

(二)临床表现

胸痛是心包炎的最常见的临床表现,其性质通常剧烈,累及胸膜。典型表现为:胸痛可因仰卧位加重,身体前倾位改善。症状包括:呼吸困难、心悸、咳嗽和发热,之前有病毒感染病史。体检最需注意的是心包摩擦音。这是一种刮擦音,沿着低位胸骨左缘最易闻及。典型的心包摩擦音由 3 个成分组成(窦性心律时),即心房收缩、心室收缩、舒张早期心室快速充盈。对应于快速心室充盈的成分有时可能缺失,导致双相摩擦音。在急性心包炎患者中,三相摩擦音约占 50%,然而,任意一种摩擦音(单相、双相、三相)几乎存在于所有病例中。

(三)诊断和鉴别诊断

1.诊断　在急性心包炎的诊断依据中,心电图有着重要的价值。缺乏心电图改变不能排除心包炎的诊断。急性心包炎的演变有 4 个阶段的心电图改变,大多数患者有其中一个或更多个阶段的表现。第一阶段改变多在胸痛开始时,包括急性心包炎典型的心电图改变:除 aVF 导联外,广泛 ST 段弓背向下型抬高伴 PR 压低,T 波通常是直立的。第二阶段发生在数天后,表现为 ST 段回落到基线,T 波平坦。在第三阶段,大多数导联都可以看到 T 波倒置。第四阶段心电图表现为 T 波恢复至直立。在大多数急性心包炎患者中,经历所有 4 阶段心电图改变的大致时间是 2 周。

约 90% 的急性心包炎患者有心电图异常,但仅有约 50% 的患者有所有 4 个阶段改变。其他心电图表现包括孤立的 PR 压低、缺乏一个或更多个阶段、持续 T 波倒置。约 5%～10% 的患者有房性心律失常。

实验室检查不能诊断急性心包炎。有可能存在非特异性炎症标志物,包括白细胞计数升高。如果同时存在心肌炎,心脏生化标志物(肌酸激酶和肌钙蛋白)的血清水平可能会升高。心脏超声显示有或无心包积液。

2.鉴别诊断　急性心包炎的鉴别诊断包括胸部及心脏的其他疾病,最常见的两种疾病就是心肌缺血和肺栓塞。与急性心包炎不同,心肌缺血的症状包括先前有劳力性症状,缺少与呼吸或体位相关的变化,伴随症状有恶心或出汗,以及呼吸困难。另外,心包炎的症状常被描述成"剧痛"或"刺痛",而心肌缺血的疼痛是压迫样痛。ST 段抬高的心电图改变在心肌炎和心肌缺血(梗死)均可见,但心肌缺血或梗死时的 ST 段抬高通常局限于一个血管床,且心肌梗死时伴有相对导联的 ST 段压低。PR 压低在急性心包炎中常见,而在心肌梗死中极为罕见(在这种情况下提示心房梗死)。上述两种情况下心脏的生化标志物均升高。

肺栓塞的疼痛与急性心包炎相似,其性质为胸膜性的,但是相应的症状、动脉血气分析、心电图有助于鉴别这两种情况。与急性心包炎相似的其他疾病,如心包附近结构的炎症,包括胆囊炎、胰腺炎、肺炎。

(四)治疗和预后

大多数急性心包炎患者的症状可持续数周,但有自限性。建议住院治疗以明确病因。急性心包炎治疗的目标包括缓解胸痛、识别和治疗基础病因、观察有无心包积液(伴/不伴心包填塞)进展的证据。非甾体抗炎药物通常作为缓解胸痛的一线治疗,首选布洛芬,应用剂量依症状的严重程度与患者的反应,剂量范围 300～800mg,每 6～8 小时给药一次,可应用数天至数周,至心包积液消失,应用时注意保护胃肠道。如果在 48 小时内胸痛不能改善,可应用类固醇激素。秋水仙碱能比阿司匹林更快速地缓解症状,减少其复发率。全身的皮质激素治疗仅限于结缔组织病、自身免疫性或尿毒症性心包炎。建议心包内用药以避免全身的副作用与提高疗效。据报道多达 15% 的急性心包炎患者有心包填塞。在一些患者中发现心包炎急性发作期后的最初 30 天内有短暂的生理性缩窄(在一个研究中有 9% 的心包炎患者),但通常有自限性,在 3 个月内缓解。有一小部分急性心包炎患者发展成缩窄性心包炎,但一般几年来临床表现都不明显。

急性心包炎可与几个有生命危险的疾病相混淆,包括心肌缺血与肺栓塞。仔细的病史询问和体格检查,结合精确的心电图解读通常可以确诊急性心包炎。需考虑特定人群中发生某种疾病的概率尤为重要。在有冠状动脉疾病危险因素的老年患者中,心肌梗死的风险更高;在有凝血障碍或近期制动的患者中,肺栓塞的风险增加;在有近期病毒感染的年轻患者中,急性心包炎的可能性增加。对那些诊断有疑问的患者,应该留院观察,接受进一步评估。

二、慢性或复发性心包炎

约 25% 的急性心包炎患者可发展成复发或慢性心包炎。其机制不明,虽然有证据显示再发感染或自身免疫过程在个别患者中起了一定的作用。大多数复发性心包炎患者的治疗需再次应用非甾体抗炎药或类固醇激素。有数据显示与阿司匹林比较,秋水仙碱可以减少复发症状。在严重患者中,免疫抑制治疗甚至心包切除术有时也是必要的。

三、缩窄性心包炎

(一)病因和发病机制

缩窄性心包炎的特征是心肌被增厚的心包黏附和包裹,导致舒张期心室充盈受损。通常,缩窄性心包炎发生在急性损伤数年之后(如病毒感染),引起慢性纤维炎性反应,或由慢性损伤刺激持续性反应所致(如肾衰竭)。临床上,缩窄性心包炎是一种慢性疾病,症状可持续数年。表现为右心衰竭,类似限制型心肌病、肝硬化、慢性肺源性心脏病或其他疾病。由于心包缩窄并不常见,患者有时会按错误的诊断(左/右心衰竭、肝衰竭或其他)被治疗多年。甚至在确诊之前心包缩窄的患者可因误诊为其他疾病而住院治疗。由于新的诊断技术和对缩窄性心包炎主要病因学方面的认识,更易于预测数月后是否会发生亚急性心包炎。

在发达国家,最常见的缩窄原因是心脏手术、纵隔放疗、心包炎和特发性病因。其他原因包括感染(如真菌或结核病)、恶性肿瘤(如乳腺癌或淋巴瘤)、结缔组织疾病(如系统性红斑狼疮、类风湿关节炎)、外伤和药物。

(二)临床表现

1.病史　缩窄性心包炎的症状和体征是由于心排血量(CO)减少、全身静脉压升高、肺静脉瘀血引起。典型的表现为逐渐加重的呼吸困难、水肿和其他容量负荷过重的症状。患者通常有右心衰竭表现,如腹腔积液、水肿,其他表现包括厌食、恶心、疲劳、端坐呼吸,有时有心脏填塞、房性心律失常、肝病。典型的心绞痛可能与冠状动脉低灌注或增厚的心包膜压迫心外膜冠状动脉有关。

2.体格检查　缩窄性心包炎的体格检查通常有颈静脉压升高,颈静脉搏动出现 Y 倾斜,吸气时颈静脉压力升高(Kussmaul 征),为心包增厚,静脉回流至右心受阻所致。脉压缩小,约 1/3 的患者出现奇脉。为弥补心搏量减少而发生心动过速。心尖搏动减弱,但很少移位,因为心脏的大小一般是正常的。心音遥远,第一心音柔和,因为二尖瓣、三尖瓣几乎在舒张期末(因为几乎所有的心室充盈发生在舒张早期)关闭。第二心音之后很快出现心包叩击音(沿着胸骨左缘最易闻及),这是由于心室充盈突然减慢所致。心包叩击音易与第三心音奔马律混淆,但叩击音常在心动周期中更早出现,且更响亮。心包叩击音也易与二尖瓣狭窄的开瓣音混淆。杂音的发现与诊断心包炎无关。可见腹腔积液、胸腔积液、外周水肿。此外,肝脾肿大及其后遗症,如由于肠道淋巴引流受损发生蛋白丢失性肠病。因为大多数的体征由于肝大和腹腔积液而引起,缩窄性心包炎的患者最初很容易被错误地认为有肝硬化或腹内肿瘤。

(三)诊断和鉴别诊断

1.诊断　实验室检查可以通过胆红素浓度升高、肝转氨酶浓度轻度升高、低白蛋白浓度和凝血酶原时间延长来诊断充血性肝病。心电图检查在大部分缩窄性心包炎患者几乎均为异常。表现为 QRS 波低电压和广泛性 T 波低平。低电压是由于积液—缩窄性病变或心肌萎缩所致。可存在传导异常或其他非特异性异常。在 1/3 的患者中发生房颤。

当结核性心包炎患者较常见时,胸部 X 线可以在约 1/3 的慢性病例中显示典型的心包钙化,但是现今这种征象已不常见。的确,目前大部分缩窄性心包炎中心包钙化不常见。肺泡水肿和充血性心力衰竭的 X 线证据很少存在,提示应考虑其他诊断。心脏大小通常是正常的。

缩窄性心包炎的二维超声特征包括心包膜增厚、室间隔运动异常、舒张期左心室后壁运动减弱、呼吸时左心室大小变化、下腔静脉扩张。超声多普勒特征包括舒张期充盈受损、心内和胸腔内压力分离。增厚的心包膜在平时胸廓内压力改变传递到心包内结构时扮演了缓冲的角色。这种在呼吸时(胸廓内)压力变化的分离是缩窄性心包炎的特征之一,也可发生在心包填塞。在超过 25％的患者中可以见到吸气时二尖瓣流速下降。吸气时左心室充盈下降,允许右心室充盈有更多的空间,致室间隔向左移位和肝脏舒张期血流流速增加。在呼气时,左心室充盈增加,伴随右心充盈下降和肝脏舒张期前向血流流速下降。缩窄性心包炎舒张期前向血流通常大于收缩期前向血流。此外,舒张期肝血倒流增加,因为流入的血流通过三尖瓣时被心包膜和呼气时室间隔向右侧运动所中断。

心脏 CT 或 MRI 在判断心包异常时很重要。这些方法可使心包直接显像,发现超过 2mm 的厚度。正常心包厚度不能够排除缩窄性心包炎,因为约 20％通过外科手术确诊的患者,在这些影像学检查时心包厚度正常。不是所有的缩窄性心包炎患者有增厚的心包膜,但是厚度＞6mm 对诊断的特异性大大提高。

左心或右心导管术在评估隐匿性缩窄性心包炎时提供了重要的信息。有三个关键的特征:在每个心腔内舒张期压力均同等升高,舒张早期右心室和左心室压力曲线呈"下降后上升维持在高平原(平方根符号)"形状,右心房(RA)压力显著提高,它的压力曲线呈"M"或"W"形,曲线图的 V 波下降及其后面的 Y 下降明显(Y 倾斜),表示在三尖瓣开放后,血液流入扩展受限制的右心室时,静脉压力突然下降。

2.鉴别诊断 缩窄性心包炎和限制型心肌病是有着相似血流动力学的不同疾病。两者主要的血流动力学异常是心室在舒张期充盈受限。在缩窄性心包炎中,充盈障碍是由增厚的心包膜引起的。在限制型心肌病中,心肌顺应性差,限制了心室扩张,导致充盈异常。两者很少重叠,但亦有共存(如辐射诱导的心肌心包疾病)。心力衰竭开始进展隐匿,主要为右心衰竭。这些表现与其他疾病相似,易被误诊。

这两种疾病的鉴别对临床医师提出了挑战。虽然各种血流动力学因素有助于鉴别缩窄性心包炎和限制型心肌病,但是仅依靠血流动力学尚不可能对任意一种疾病作出明确诊断。胸部 X 线平片对慢性心包缩窄有一些价值,可以发现约 25％的病例有心包膜钙化。心包增厚有时可以在超声心动图检查时被直观地看到,但是必须鉴别伪影增益与谐波,超声心动图上缺少心包增厚也不能排除缩窄性心包炎,心包积液能看到但通常量较少。CT 扫描和心脏磁共振目前广泛应用于怀疑缩窄性心包炎患者的心包膜显像。心包增厚＞3mm 提示心包缩窄,但是须注意心包增厚在 20％的患者中可以缺如,这一点很重要。同样,不是所有有增厚心包的患者均患有缩窄性心包炎;然而,厚度＞6mm 对诊断的特异性大大提高。

(四)治疗和预后

慢性缩窄性心包炎是一个进展性疾病,心包结构异常、症状,或血流动力学不能自行逆转。少数患者可存活数年,通过正确应用利尿剂和限制钠盐摄入、饮食控制,仅有轻度颈静脉扩张和外周水肿。避免应用降低心率(如 β 受体阻滞剂和钙拮抗剂)的药物,因为轻度窦性心动过速是代偿机制。大多数患者功能变得越来越差,并引起心脏恶病质并发症。

主要治疗是外科手术切除心包膜。在心包粘连较重的患者中,心包"松解"可以缓解症状,但在许多病例疗效不佳。心包切除术有较高的致残率和死亡率,尤其是老年患者或那些有明显的术前症状、器官功能障碍,或合并冠状动脉疾病的患者。心包切除术后的死亡率范围据报道在 5.6％～19％,并和右心房压力有关。在一组研究中,心包切除术后 5 年和 10 年的个体存活率分别为 78％＋5％和 57％±8％。在另一个单中心研究中,心包切除术后的长期存活率与缩窄性心包炎的病因、左心室收缩功能、肾功能、血清钠和肺动脉收缩期压力有关。特发性缩窄性心包炎在手术后和放疗后预后最好。心包钙化对存活率没有影响。

在心包切除术后存活的患者中,据报道 90％症状改善,大约 50％无症状。术后症状改善有可能立即发生,但是也可能在数周或数月后发生。然而,症状可能会复发。

常常在症状发生很多年后才做出诊断是在治疗缩窄性心包炎患者时的主要难题。需注意,心包切除术与致残率和死亡率相关,通常,术前处于高功能状态的患者预后更好。

四、心包积液

（一）病因和发病机制

心包积液通常是渗出性的，是对心包损伤的反应。渗出性心包积液继发于心包内的炎性、感染、恶性肿瘤或自身免疫性疾病。漏出性积液较少见，可由淋巴管液体引流受阻所致。心包积液的血流动力学影响发生在心包内压力升高导致心脏舒张期压力升高时。心脏压塞是一种由于心包腔内渗出液、血液、脓液、其他液体或气体积聚导致心内压力升高而引起的临床综合征。心脏压塞因静脉回流受阻引起血流动力学障碍，使舒张期心室充盈和心排血量减少。

在社区患者或不需要引流的患者中，关于心包积液的病因方面的数据很少。最常见的需要心包穿刺的病因包括恶性肿瘤、既往有心脏手术史、经皮手术过程中的并发症（如在放置起搏电极时右心室穿孔）、特发性病因、结缔组织疾病、感染。其他原因包括急性心包炎、肾衰竭、凝血功能障碍、甲状腺功能减退、外伤、辐射、人类免疫缺陷病毒感染和心肌梗死。漏出性积液较少见，如充血性心力衰竭、肝硬化、肾病、妊娠。

超过80%的心包积液发生于心脏术后患者。10天时心脏外观最大，积液通常在术后1个月内自行吸收。

恶性肿瘤是心包积液最常见的病因之一，据报道在癌症患者的尸体解剖中高达20%。与心包积液相关的最常见的原发肿瘤是肺癌（40%）、乳癌（23%）、淋巴瘤（11%）、白血病（5%）。目前，癌症患者的心包积液中约50%是恶性的。癌症患者心包积液的非肿瘤性病因包括放射引起的心包炎和感染。

（二）临床表现

心包积液的临床表现取决于心包内压力，心包内压力取决于心包腔内液体积聚的量和速度。当心包内压力增加时，心室舒张期压力增加。心房压力增加以维持通过三尖瓣和二尖瓣的前向血流。使心包内压力进一步增加，引起心室充盈下降，导致心排血量减少和低血压。心包液体快速积聚，即使只有80ml，也可以提高心包内压力，而积液慢慢增加，可达到2L而无症状。当心包积液的积聚是快速的或持续的，就可导致心包填塞。

病史和体格检查大多数心包积液是没有症状的。一旦症状出现，最常见的不适主诉包括呼吸困难（85%）、咳嗽（30%）、端坐呼吸（25%）、胸痛（20%）。心包积液最常见的体征是奇脉（45%）、呼吸急促（45%）、心动过速（40%）、低血压（25%）、外周水肿（20%），而这些症状增加了心包填塞存在的可能性。

少量心包积液一般体检不能发现。大量心包积液导致心音遥远，有时可出现Ewart征，由于心包积液压迫左肺，左肩胛骨下方叩诊浊音。

心包填塞的患者通常有心动过速、呼吸过速、乏力。心包填塞是一个需要住院和干预去除积液以减少心包压力的医疗急症，这样可以减轻相关的血流动力学异常。Beck描述心包填塞典型的三联症：低血压、心音遥远和颈静脉怒张。

心包填塞通常伴有奇脉，吸气时收缩压下降超过10mmHg，收缩压通常在吸气时下降，但心包填塞引起生理性呼吸变化时收缩压变化加重，使吸气时心排血量减少。但是，奇脉对于心包填塞既不敏感，也不特异。它也可以见于缩窄性心包炎、阻塞性肺疾病、右心室梗死、肺动脉栓塞或大量胸腔积液。

（三）诊断和鉴别诊断

1.诊断

（1）心电图：典型表现包括窦性心动过速和低电压。如果存在心包炎，PR段压低，广泛ST段抬高，可能出现房性快速性心律失常。电交替是最具特征的心电图表现,但是很少见,且仅与大量心包积液相关,即 R 波电压每次心搏都不相同。

(2)胸片:至少 200ml 液体积聚后可以看到心影增大。大量的心包积液导致所谓的烧瓶样外形。1/3～1/2 的患者同时并存胸腔积液,左侧积液较右侧更常见。有时可以从心脏轮廓的外部边界观察到心外膜脂肪垫分离,尤其是侧面观。

(3)超声心动图:超声心动图是评估心包积液的金标准。心包积液在脏层和壁层心包间以无回声空间出现。积液可以是圆周状的(完全围绕心脏)或局限性的。心包填塞时,超声心动图表现包括右心房和右心室舒张功能不全。多普勒超声显示呼吸时血流通过三尖瓣和二尖瓣时有明显异常。超声心动图对于心包积液是一项既敏感又特异的检查,但是在胸腔积液、心包增厚、心包脂肪增加(特别是前心外膜脂肪垫)、肺不张、纵隔病变时可以出现假阳性结果。经胸超声心动图通常可以诊断,很少需要经食管超声去诊断心包填塞。

(4)计算机断层扫描:CT 扫描可以发现 50ml 少量液体。这个方法很少应用于评估怀疑心包积液的患者;多在患者接受胸部 CT 检查评估其他病变(如肺癌、无法解释的呼吸困难)时无意中发现心包积液。

(5)磁共振显像:MRI 可以发现 30ml 少量心包积液,可以被应用于区分血性和非血性积液(基于 T_1、T_2 信号监测)。

2.鉴别诊断 心动过速和低血压的鉴别诊断范围较广,包括血容量不足、心源性休克(由于左心室衰竭或右心室梗死)、神经源性休克、过敏性休克、肾上腺功能不全、大块肺栓塞、气胸和心包填塞。在这些疾病中,右心房压力升高(体检发现颈静脉怒张)可见于心包填塞、心源性休克、肺栓塞或气胸。临床表现、体格检查、心电图和胸部 X 线通常能够提示休克的病因。在这些患者中超声心动图是非常有用的,也是最好的确定有无心包积液存在的方法。在部分患者中,右心导管也是有帮助的。

(四)治疗和预后

大多数心包积液的解决不需要引流。但是在某些患者,因为填塞或诊断目的,需要心包穿刺术作为紧急治疗措施,包括评估传染性病因的可能性。心包穿刺术可经皮或外科手术实施。手术有几个优点,包括局限性积液引流彻底,可取用心包组织进行病理活检。然而,经皮心包穿刺术更简单、更迅速、恢复更快。

虽然超声心动图引导下经胸壁穿刺的方法已广泛应用,但剑突下穿刺途径仍常用于经皮心包穿刺术。细针穿刺的操作可以在心电图、超声心动图和 X 线引导下实施。虽然,心包穿刺术可改善临床症状,但术后常报道有肺水肿、低血压和急性心室功能不全。这种操作的安全性和有效性依赖于操作者的技能和积液的范围。据报道在成功引流后循环恢复率在 12%～14%。

恶性心包积液易于复发,推荐以下几个方法避免反复心包穿刺术。这类文献主要由小型的前瞻性研究和大型的回顾性研究组成,对于最佳方法没有一致的意见。球囊心包切开术是在心包膜切开一个孔,在 X 线透视下把球囊放入心包腔内。这个孔允许心包积液引流入胸膜腔内。心包硬化是在心包腔内应用硬化剂(如四环素、多西环素、顺铂、5.氟尿嘧啶、博来霉素)使脏层和壁层心包形成瘢痕,使心包腔消失。据报道 30 天内有高达 91% 的成功率,但潜在的并发症包括剧烈疼痛、房性心律失常、发热和感染。另一个可行的方法是外科手术通过剑突下途径在心包开窗,具有较低的致残率、死亡率和复发率,可以在局麻下进行。然而,对于局限性心包积液,这种方法并不有效。在一些患者中,可以通过全麻下胸廓切开术行胸膜心包开窗术。

附:关于心包穿刺

指征:①心包填塞时挽救生命的治疗;②心脏超声舒张期积液深度＞20mm 的患者,或积液较少但为目前病因者。绝对禁忌证:主动脉夹层。相对禁忌证:不能纠正的凝血性疾病、抗凝治疗、血小板($50×10^9$/

L)、积液量少、后壁与局限的积液。应在 X 线或心脏超声引导下进行。外伤性心包积血与脓性心包炎最好应用外科引流。

心包填塞是急症,如果不处理,可以导致严重的低血压和死亡。因为不能提供存在心包疾病线索的病史,有时会导致误诊。因为恶性肿瘤和其他疾病的最初表现可以是心包填塞,心包疾病既往史或诱发因素(如胸部放疗或心脏手术)的缺乏不能排除诊断。通常不能解释原因的低血压患者应该接受超声心动图检查评估。

以下依据心包炎的不同病因进行介绍:

1. 病毒性心包炎　为最常见的感染性心包炎病因。心包积液和(或)心包组织检查是确诊的必要条件。主要依据 PCR 或原位杂交技术,血清抗体滴度增加 4 倍可提示但不能确诊病毒性心包炎。治疗目的是缓解症状(同急性心包炎)、预防并发症、根除病毒。慢性或复发患者推荐使用干扰素或免疫球蛋白。

2. 细菌性心包炎　多源于身体其他部位的感染或败血症,一旦怀疑或确诊细菌性心包炎应立即行心包穿刺,查心包液的革兰染色、抗酸与真菌染色,做心包液与体液培养。冲洗心包腔。在应用全身抗生素控制感染的同时,可心包腔内使用抗生素,但最好经剑突下行心包切开引流。严重粘连、局限的脓性渗液以及难以控制的感染、复发的患者,行心包切除术。

3. 结核性心包炎　临床表现多样,诊断主要依据心包液或组织中找到分枝杆菌和(或)干酪样肉芽肿,PCR 找结核分枝杆菌 DNA。干扰素与 ADA 的增高也有很高的诊断价值。结核菌素皮肤试验因有较高的假阳性率与假阴性率,诊断价值不大。确诊与高度可疑的患者应用抗结核治疗。缩窄性心包炎的发生率为 30%～50%。皮质激素的应用还存争议,Meta 分析显示,联合应用皮质激素可减少手术治疗的需求与降低死亡率。出现心包缩窄表现者应尽早手术治疗。

4. 肾衰竭合并心包炎　是心包炎的常见病因,20% 的患者可产生大量积液,可分为尿毒症性与透析性两大类。症状多不明显。多数尿毒症性患者透析治疗后心包积液可迅速减少。此类患者血透时避免使用肝素,并注意防治低血钾、低磷血症。施行强化透析治疗可使心包积液迅速吸收。必要时可换用腹膜透析。心包填塞或顽固性大量积液透析治疗无效者可行心包引流,并腔内注射曲安西龙。难治性心包炎伴严重症状者可施行心包切除术,但死亡率较高。

5. 自身反应性与全身免疫性疾病合并心包炎　自身反应性心包炎的标准如下:①心包液淋巴细胞计数与单核细胞计数＞$5×10^9$/L 或在心包液中出现针对心肌组织的抗体;②组织活检炎症细胞数≥14 个/mm^2;③排除活动性病毒感染;④PCR 和(或)培养排除结核、肺炎衣原体等感染;⑤排除肿瘤;⑥排除全身性、代谢性疾病或尿毒症性心包炎。治疗原发病与对症治疗。

6. 心脏损伤后综合征——心包切开术后综合征　发生在心脏、心包损伤后数天或数月,与心肌梗死后综合征一样,均与免疫反应有关,但损伤后综合征时抗心脏抗体水平更高。治疗应用非甾体抗炎药与秋水仙碱,顽固性病例可给予口服或心包内皮质激素治疗。

7. 心肌梗死后心包炎　Dressler 综合征发生于心肌梗死后 1 周至数月。发生率为 0.5%～5%,接受溶栓药物治疗后很少发生,多为血性。心电图 T 波倒置无演变提示合并心肌梗死后心包炎,心脏超声检查积液量大于 10mm 者多为心包积血,其中 2/3 的患者将发生心包填塞/游离壁破裂,一旦诊断明确立即手术治疗。内科治疗可选用布洛芬,也可用阿司匹林,皮质激素仅用于顽固性积液病例。

8. 外伤性心包积液与主动脉夹层伴心包出血　外伤性心包积液应立即手术。医源性心包填塞一旦诊断立即进行心包穿刺,死亡率＜1%。冠状动脉穿孔可应用覆膜支架。升主动脉夹层合并心包积血者并不少见,由于心包穿刺引流可使夹层扩展与加重心包出血,故属禁忌,合理的治疗是尽快外科手术。

9. 肿瘤性心包炎　间皮瘤是最常见的原发性肿瘤,目前尚无法根治。转移性肿瘤比原发性高 40 倍,常见病因为肺癌、乳腺癌、淋巴瘤、白血病等。恶性心包积液可以是全身肿瘤的最早表现且可呈无症状性。还应注意的是 2/3 恶性心包积液患者积液原因是放射治疗，而非肿瘤所致，故应做心包穿刺液检验。治疗：全身性抗肿瘤治疗。心包穿刺缓解症状，心包内滴注细胞增殖抑制药（肺癌用顺铂，乳腺癌用塞替派）/硬化剂（四环素）。大量者应做引流。对于大量恶性心包积液与复发性心脏填塞者，行经皮球囊心包切开术造胸膜.心包之间通道。使液体引流到胸膜间隙，有效率达 90%～97%。

10.真菌性心包炎　　多见于免疫功能障碍患者，诊断依据心包液或组织的涂片与培养，以及检测血清抗真菌抗体。治疗可应用抗真菌药物，还可辅助应用皮质激素与非甾体抗炎药。组织胞浆菌病不需抗真菌治疗，可应用非甾体抗炎药 2～12 周；诺卡菌感染可用磺胺制剂；放线菌病应用包括青霉素在内的三联抗生素治疗。真菌性缩窄性心包炎建议行心包切除术。

11.放射性心包炎　　可发生在照射过程中或之后的数月、数年，甚至潜伏 15～20 年。心包积液严重，甚至是血性，没有心包填塞者建议保守治疗，超过 20% 的患者可发生心包缩窄，需要外科治疗，手术死亡率高（21%），术后 5 年的存活率很低（1%）。

12.乳糜心包　　外伤、手术、先天等原因导致胸导管与心包囊的异常连接。确诊依据心包液的性状、比重、碱性反应与苏丹Ⅲ染色。增强 CT 和（或）淋巴管造影可对胸导管做定位，并显示其与心包的连接部位。治疗手段取决于病因与积液量，手术后的患者可采用心包引流加饮食治疗（中链甘油三酯），如漏出持续，采用外科手术。

13.药物与毒素相关的心包炎　　一些引起狼疮样反应、血清病、自身免疫的药物会导致心包炎。治疗是中断该种药物并对症治疗。

14.甲状腺疾病合并心包积液　　甲状腺功能减退的患者 5%～30% 可发生心包积液，很少发生心包填塞，诊断依据血清甲状腺素与 TSH 测定。治疗是应用甲状腺素。

15.妊娠合并心包积液　　不少健康妇女在妊娠的后 3 个月出现轻到中度的心包积液。治疗同非妊娠者，但应注意大剂量阿司匹林会导致动脉导管未闭，秋水仙碱禁用。

（王　平）

第二节　诊断和血流动力学

无论何种导致心包疾病的病因，其共同的生理异常为心脏舒张期充盈受损。缩窄性心包炎的特征性改变为右心功能衰竭，出现心包填塞则表现为低血压。心包疾病的诊断并不简单，由于病程复杂，可以表现为渗出至缩窄性心包炎，症状轻表现为容量增加（隐匿性缩窄性心包炎），症状较轻时可能需要液体负荷诱导特征性的血流动力学表现（隐匿性缩窄性心包炎）。此外，还有局限性和短暂性缩窄性心包炎。区别缩窄性心包炎和限制型心肌病的鉴别诊断也不易，因为心肌病变可导致心包受累，在同一患者可出现多重病变。如果患者同时并存另一种疾病，如肺动脉高血压（常为扩张型心肌病所致，或因严重的瓣膜疾病所致），可使其血流动力学更复杂。在这种情况下，必须注意并存的心包疾病。

一、病因和发病机制

1.正常生理　　心包分为 2 层，脏层心包在大血管处折返，与壁层心包相延续，构成心包腔。正常心包最具特征性的机械功能为对心脏容量的遏制效应，壁层心包具有与橡皮相似的伸张功能，在相当于正常或亚正常生理心脏容量所产生的应力的作用下,该组织非常富有弹性,当牵张增加,心包组织变得非常僵硬并抵抗进一步的牵张。心包膜腔内含有少量液体,心包腔内的液体与血清保持动态平衡。正常情况下,心包腔液体一般不大于50ml,内含少量蛋白质。因为在心包腔内[在心房、上腔静脉、大血管、肺静脉(pv)和下腔静脉]有许多较小的窦腔和隐窝,至少超过250ml的心包腔液才出现心包膜填塞的生理改变。心包膜填塞生理改变取决于液体积累的速度,液体积累的越快,达到心包填塞的量越少。正常心包最特征性的机械功能为其对心脏容量的遏制效应。心包对心脏存在一个恒定的压力,对薄结构(心房和右心室)的影响比厚壁的左心室更明显,心脏舒张压直接受心包膜约束(如心包膜切除引起的右心室扩张比左心室更明显)。

正常心包腔内压力范围为-6～-3mmHg,直接反映胸膜腔内压力。心包和心腔(透壁压)之间的压力差大约是3mmHg。心包膜比心脏肌肉僵硬得多,一旦心包腔容量过多,正常心包的压力-体积曲线急剧上升。正常心包亦参与舒张期相互作用或向附近腔室传递心腔内充盈压力。如部分右心室充盈压力穿过室间隔传递到左心室,并影响左心室充盈压力。心包对心室收缩几乎没有影响,然而心包可增强左右心腔之间的相互作用,因为房室间隔的运动不受心包约束。心内压力反映心脏结构的收缩和舒张情况并可反映胸膜和心包压力的变化。胸膜或心包膜压力变化影响心内舒张压。吸气时胸膜腔压力下降,腹压增加,流向右心血流增加,而返回左心血流稍微降低。胸腔压力下降也会引起主动脉根部跨壁压增加,略微提高左心室射血(LV)阻抗,而呼气时则相反。在正常的情况下,呼吸的改变会影响心包腔和心内压力,吸气降低右心房压力和降低右心室的收缩压比左心室压更明显。

吸气时左心室充盈略下降,左心室射血阻抗略增加,导致左心室每搏量适度下降,同时随着吸气,心脏收缩的主动脉脉压略降低。胸膜腔内压的显著波动从吸气时的负值到呼气时的正值(如在哮喘及严重的慢性阻塞性肺疾病)加剧了左心室充盈的变化,从而产生奇脉(主动脉收缩压下降＞10mmHg),纯粹是由胸膜压力波动所致。这种与胸膜腔压力显著波动相关的奇脉必须与心包填塞所致的类似现象加以鉴别。

左右心室收缩压的同步测量显示在吸气时左右心腔压力都一致降低,而呼气时左右心腔压力都一致升高生理情况下,心房收缩时,心房压升高(a波)。心室收缩时房室(AV)瓣突向心房,产生一个小的c波,(c波可在血流动力图上记录到,但检查者很难通过观察颈静脉搏动看到)。当心室继续收缩,AV瓣被牵引至心室腔,心房开始舒张,使心房扩大,同时心房压下降(表现为x倾斜)。心室收缩时心房被动充盈,产生一个缓慢的心房压上升(v波),在v波的顶峰时房室瓣重开。心室开始主动舒张时压力快速下降,随后心室被动充盈直到心房开始收缩,重复着这样的周期。心室舒张从概念上可以分为初期的主动期(当心室充盈一半时的一个短暂时期)和其后的一个被动充填期。低谷,或最低点,为心室舒张早期的压力(吸力作用)。

2.心包缩窄与心包填塞的血流动力学改变

(1)心包缩窄:多年来生理学家和内科医师十分迷惑心包积液的血流动力学变化。缩窄性心包炎和心包填塞通过几方面改变正常的心内压力。一些血流动力学异常,如心室相互影响,在收缩和舒张两个过程中都可见,而另一些,如y的下降幅度,是彼此不同的。

1)压力测量:缩窄性心包炎在19世纪尸检时被描述为"心包囊的慢性纤维硬化性的增厚",由于纤维硬化的心包缩窄心脏,以致使正常的心脏舒张充盈受限。不同程度的缩窄导致血流动力学的不同改变。缩窄性心包炎病理生理的一个主要结果是在呼吸时不能将胸腔内压变化传递到心脏腔室。该变化仍向肺循环传递。

一般将发生急性心包炎后1年内出现的心包缩窄称为亚急性缩窄,1年以上称为慢性缩窄。亚急性和慢性缩窄性心包炎的不同之处是,亚急性可能只有脏层心包膜与心外膜的粘连而慢性是心包膜脏层与壁层融合。在这两种情况下,由于心室充盈的受限,导致心房舒张期压力升高。在缩窄时,心房压力升高和正常的左心室充盈早期导致房室瓣开放后左心房压力急速下降,表现为快速 y 下降波。然而,当心室充盈时心包缩窄致使心室在早期快速充盈期突然停止,压力突然上升,在压力描记图上产生一个"平方根样或斜平台样图形"。x 倾斜通常影响较小,在缩窄性心包疾病中,心房 y 倾斜波大于 x 倾斜。右心室和肺动脉压力通常正常或轻度升高,结果导致右心室舒张末期压力(EDP)大于右心室收缩压的 1/3。心室舒张末期,左右心室被心包限制,导致右心室和左心室舒张末压力相等。

在心脏受限的情况下,正常呼吸对心脏灌注有影响,正常吸气时,右心室压力可能不会降低甚至可能上升(Kussmaul 征,颈静脉在吸气时更为扩张),也反映正常右心室充盈减少,吸气时下腔静脉的直径可能不会如预期的塌陷。呼吸对心脏血流无影响的确切机制目前仍有争议。早期观点是可能是硬化的心包切断了胸腔内和心内压力联系。

在心包缩窄时右侧心脏被迫,充盈超出其正常容量,在吸气时右心压力上升而不是下降。此外,吸气时横膈的下降可能使心包下拉,进一步减少总的心脏容量。Kussmaul 征不是缩窄性心包炎所特有,因为它还见于急性或慢性右心衰竭、右心室梗死、右心室容量超负荷过重和限制型心肌病。多数情况下,缩窄性心包炎的生理学机制是因为右心室容量过度负荷超过了心包膜的收缩(达到极限右心室的能力)。

因为房间隔和室间隔不受心包的影响,所以右侧心房和心室充盈变化也会影响左侧心脏的灌注(心室间相互依赖)。出现心室间相互影响通常可以看作是一个诊断缩窄性心包炎基本的必备条件。当心包缩窄时,吸气时由于胸腔负压吸引血液流入右心室,右心室过度充盈,导致右心室收缩压升高,而左心室收缩压出现正常的下降。另外发现,吸气时右心室压力图的宽度和面积也会增加。随着吸气时左心室灌注下降,能够测定右心室的收缩面积和左心室压力-时间曲线,测定在每次呼吸时相的右心室收缩面积与左心室收缩面积的比值。如果缩窄存在,右心室收缩面积与左心室收缩面积比值预计将大于 1.1。这一比值在限制性疾病保持不变,缩窄性心包炎时增加,是因为右心室收缩压和收缩面积上升而左心室收缩压和收缩面积下降(不一致)。

2)多普勒超声测定:正常情况下,吸气时,左心室压和左心房压一起下降,多普勒二尖瓣血流速度无改变。在缩窄时,左心房压力增高抑制了来自肺静脉床的充盈。在吸气时通过多普勒血流图观察到左心室初始流入减少,比通过二尖瓣最快血流速度降低 25%(E 峰速率降低)。二尖瓣 E 峰减速时间通常很短(<160 毫秒)。通过检查吸气和呼气时肝静脉(或上腔静脉)、三尖瓣和二尖瓣血流及肺静脉血流模式,可以记录心室间相互影响。吸气时肝静脉收缩波(S)和舒张压波(D)伴随通过三尖瓣血流 E 峰和 A 峰增加而增加。二尖瓣血流 E 峰和 A 峰随着肺动脉 S 波和 D 波下降而下降。肝血流呈现一个"w"波形。当左心室充盈满,右心室舒张时,通过胸部多普勒超声可以观察到间隔移位(并且经常间隔"膨出")。呼气时二尖瓣、肺静脉流入波形都增加,同时三尖瓣 E 和 A 峰下降,肝静脉速度波形逆转。高达 1/5 的缩窄性心包炎患者中,超声中没有典型的相互依赖。降低前负荷的方法(如坐位或直立倾斜)可能显示这个改变。经食管超声心动图可以提供更好的图像进行心包评估,可以发现呼吸时肺静脉血流变化优于二尖瓣血流变化。

组织多普勒超声心动图检测室壁运动。因为在缩窄性心包炎时心肌保留松弛性,多普勒示早期松弛正常,如果异常可能是原发性心肌问题。如果组织多普勒(Ea)>8cm/s,则符合缩窄性心包炎,不到 8cm/s 则可能为限制型心肌病。斑点跟踪 B 超的方法实现了对心肌的应力和变力(变形)的整体评估。当应用了斑点跟踪 B 超时,缩窄性心包炎出现受限的环状变形而限制性心包炎出现受限的纵向变形。

(2)心包填塞:当心包腔积液超过心包膜储备容积时,就发生心包填塞。结果是心脏受压及心腔舒张灌注受限。大量积液固然使心包不能无限制地伸张而引起心包内压力上升而发生心包填塞,但少量积液即使<200ml,如增长迅速,弹力纤维稀少的心包壁层不能迅速配合伸展,或增厚的心包膜不能相应伸展,也易发生心包填塞,因为通常心包腔内压力与体积存在一个陡峭的关系。当积液积聚较慢时,如转移性癌

症或慢性尿毒症患者,心包壁层能适应和延伸。在这些慢性疾病状态下,仅当大量液体积聚时(有时＞1L)才发生心包填塞。因此,液体积聚的速率决定了临床表现。

1)压力测量:当液体积聚在心包腔,最薄的薄壁心腔(右心房和右心室)首先受到影响。右侧的舒张压通常低于左侧舒张压,在心包填塞早期可以看到在心脏舒张期右心房和右心室塌陷(通常在奇脉之前)。早期舒张期塌陷是在压塞过程中出现相对早的一个敏感和特异的征象。两者都是因为心包压力一过性的超过腔内压力所致。由于缩窄,心脏充盈减少,左右心室的心包腔更大。因此高的心包内压传至舒张早期的心房和心室。当房室瓣开放,舒张压已经很高,表现为 y 倾斜减小,心室快速充盈丧失。这些舒张压力升高也会造成房室瓣在心脏收缩开始前过早的关闭。随心室收缩排出血液时,心包腔容量实际上是增加的,心房在舒张时能完全充盈(x 倾斜保留)。因此心包填塞时 x 倾斜大于 y 倾斜。增加的心包压逐步影响右心房舒张压,随后是右心室舒张压(尤其在薄壁的右心室流出道),最后是左心舒张压。最终导致整个心脏舒张压相等。心脏压塞时还存在另外两个特征性的血流动力学异常。其中之一为右心房或颈静脉压的 y 倾斜消失。静脉压力曲线的 x 和 y 倾斜相应反映静脉回流增加(在静脉压力和静脉回流呈镜像关系)。y 倾斜的消失被认为是严重心脏压塞时心脏总容量固定的主要原因。也就是说血液仅在进入心脏时才能离开。当心包缩窄时,右心充盈的增加,吸气时胸腔的负压增加,增加了右心室性期前收缩期充盈和减少左心室充盈。因为填塞的心室有一个固定的空间,心房和心室间隔向左移,减少吸气时左心室的顺应性,进一步削弱吸气时左心室充盈。

心包填塞时血流动力学的影响不是由于单独左心室或右心室受压,而是两心房和(或)腔静脉及肺静脉同时受压的结果。右心受压似乎比左侧更重要,因其壁较薄,易受压而影响舒张期充盈。高心包压力的作用主要在于限制右心的充盈,而对左心的影响是继发性和由于充盈不足引起。部位性压塞研究证实了右心受压的极度重要性且发现在心包囊中右心房和腔静脉受压是对心包积液反应的一个独立的成分。这些观察也揭示了压塞时发生心房和心室舒张期塌陷常限于右心的机制。

心包填塞时心房容量储备功能增加尤为重要;左心房只可能在呼气时充盈,随后在心房收缩时排空。左心室充盈减少也会降低左心室前负荷和收缩功能,进一步降低每搏量。心包填塞时出现的奇脉是缘于吸气时左心室灌注的急剧减少,在最严重的心包填塞情况下,主动脉瓣只在呼气时打开。心包填塞时奇脉不会出现在严重低血压、主动脉关闭不全,房间隔缺损或一些急性左心室心肌梗死的病例中。

2)组织多普勒超声检测:二维超声心动图对诊断心包积液非常重要,有助于判断是否有心包填塞。必须测定无回声区,并与心包膜脂肪鉴别。大量心包积液时,心脏在心包积液内摆动,体表心电图表现为电交替。左心室收缩功能正常。吸气时,主动脉瓣提早关闭,随后左心室充盈减少,左心室射血时间随吸气减少而减少,从而减少每搏量。心包填塞右心室内径减小(通常＜7mm),舒张早期右心室塌陷。呼气时最显著。在左心室充盈时右心室充盈减少,右心室舒张期塌陷的时间与心包压成正比。右心室塌陷较右心房更明显,为心包填塞的特殊标志。右心房游离壁舒张期塌陷延迟至少持续心动周期的 1/3。偶尔,左心房游离壁也塌陷。上、下腔静脉直径增大,通常＞2.2cm,在吸气或短暂的深吸气(患者被要求深吸气来增加吸气时负压)时腔静脉的直径塌陷＜50%。吸气时增加右心室内径、间隔移位、减少左心室内径、延迟二尖瓣开放、减少二尖瓣 E 峰斜率,这些都反映心包填塞特有的血流动力学改变。

多普勒的研究同样能反映呼吸时的血流变化。在缩窄性心包炎中可以看到许多相似的血流动力学变化,包括吸气时二尖瓣 E 峰超过 25%。因此早期心室充盈的减少由于心脏的受压,大部分的体静脉和肺静脉的血流变化发生在心室收缩时。呼吸时肺静脉血流或二尖瓣环的运动(组织多普勒)和肝静脉的血流相互变化。呼气时可能出现心房的血流在舒张期逆流至肝静脉。在吸气时左心室射血时间可能减少,右心室射血时间可能增加,在心室中也记录到预期的呼吸时的变化。

二、临床表现

1. 心包缩窄 心包膜缩窄可以是隐匿的，心包缩窄重要的表现为右心衰竭而左心室收缩功能正常。以前有过的心包炎、药物导致的心包炎、尿毒症、心脏手术或胸部放射照射病史可能是线索。通常有静脉充血、踝部水肿、腹腔积液（通常不成比例的外围水肿，缩窄性心包炎的腹腔积液较皮下水肿出现早而且明显得多，这和一般心力衰竭中所见相反）、疲劳、呼吸困难以及低心排血量。大多数患者有代偿性心动过速。心房性心律失常是常见的。视网膜静脉扩张。颈内静脉怒张是普遍现象，可见 Kussmaul 征阳性。在床边经常看到颈静脉尖锐的、快速的 x 和 y 倾斜。当患者仰卧位时可能由于颈静脉充盈明显而看不到此波，当患者取端坐位时可见到 x 倾斜。有时可触及相反的颈动脉搏动，x 倾斜发在心室收缩期。心前区触诊可以正常，甚至心尖搏动在收缩期反向运动。可听诊到心室快速充盈产生的一个响亮的充盈音（心包叩击音）。肝脏经常肿大和腹腔积液往往是显著体征。奇脉不常见，除非有相关的肺部疾病或并发心包填塞，因僵硬的心包膜受胸腔内压力的影响小，故奇脉较心包填塞少见。

2. 心包填塞 心包填塞低输出症状比右心衰竭常见。急性心包填塞发生常见病因包括胸部创伤、最近的心脏手术、最近的（但通常不是急性）心肌梗死或主动脉夹层。慢性心包填塞通常是恶性肿瘤、尿毒症，或其他原因引起的炎症性心包疾病。发生急性心包填塞时表现为急性循环衰竭、静脉压不断上升、动脉压持续下降、心影缩小而搏动减弱，伴有明显心动过速，即所谓的 Beck 三联症。呼吸急促和呼吸困难症状是心包填塞的常见症状。端坐呼吸也很常见，由于肺间质水肿增加肺的硬度。咳嗽、吞咽困难、先兆晕厥或晕厥和疲劳、虚弱、厌食症、贫血常见。通常尿毒症和恶性肿瘤会加剧病症。最终可出现休克伴肝肾衰竭和肠系膜缺血。

当以低血压和休克为主要表现时，体检缺乏其他阳性体征。通常有规律的心动过速（甲状腺功能减退或在一些尿毒症患者中有心动过缓）。颈静脉压力（JVP）通常升高（在无血容量不足时），Kussmaul 征通常不明显，除非有伴随的缩窄改变。有时颈静脉压力升高很显著，可能导致头皮、额头和眼静脉怒张。颈内静脉波形显示正常甚至降低的 y 波，在心室收缩有 x 波。奇脉通常存在，除非有明显低血压和（或）血容量不足，应该尽力寻找次征象。奇脉也可由缩窄性心包炎、限制型心肌病、肺气肿、大面积肺栓塞、支气管哮喘及大量胸腔积液所致，故它只有在与其他心包积液体征同时出现时才具有诊断价值。心包摩擦音多变，甚至可能出现在大量心包积液时。有时，大量心包积液在肩胛骨和脊椎之间闻及低调的支气管呼吸音（Ewart 现象）。心尖搏动可能不明显。慢性右心衰竭的证据，如腹腔积液，通常不存在。

三、诊断方法

诊断和鉴别诊断心包填塞或心包膜缩窄通常不应该依赖于心电图、胸部 X 线。

1. 心电图表现 在心包缩窄时，心电图通常异常，低电压常见。房内阻滞表现为 P 波增宽。在半数以上的患者中见到 P 波有双峰，双峰之间的距离>0.04 秒，这可能是心房受累的表现。在少数患者中，可见到类似右心室肥厚或不完全性右束支阻滞的图形，可能与右心室受累、右心室流出道代偿性扩张、血流动力学改变有关。类似右心室肥厚的心电图改变其预后似较差。右心室劳损表现为电轴右偏，在慢性心包缩窄，心肌钙化和纤维化可以影响冠状动脉灌注和传导系统。缩窄性心包炎的负荷试验可产生假阳性结果，心电图改变由于心肌钙化和纤维化而不是典型的冠状动脉疾病。心率一般为窦性，常见窦性心动过速、房性心律失常，特别是房颤常见。在心包填塞，非特异性的发现如 P-R 段压低，ST 段抬高，低电压可见。当心包积液增加,心脏可能会在心包内摇摆,在 QRS 产生一个电交替,而不是产生在 T 波。心包积液的患者中出现电交替,特别是完全性电交替,应怀疑有心包填塞。

2.X 线表现　在心包缩窄时,胸部 X 线片可以正常或仅轻度心影增大。在约半数病例中,可见到心包钙化,这是诊断缩窄性心包炎的一个重要的 X 线表现,应仔细搜寻。心搏动最微弱的地方及心缘最易找到钙沉着,一侧或两侧搏动减弱或消失。但在心包填塞(尤其是当大量积液存在),胸片可能非常有用,展示肺野清晰,心脏轮廓明显增大(烧瓶样心)。认识心脏脂肪垫可能揭示心脏扩大是在心外空间。上腔静脉和奇静脉也可能扩张。

3.多普勒超声表现　心包填塞的多普勒超声表现见表 12-1。心包积液是常见的,不会导致血流动力学的障碍,除非有证据显示存在心包填塞。

表 12-1　缩窄性心包炎与心包填塞的超声比较

缩窄性心包炎	心包填塞
心包积液无或很少	有或大量心包积液
心房大小正常	心房游离壁膨出
右心室大小正常,吸气时偶见间隔移位	右心室游离壁膨出(特别是流出道),吸气时见间隔移位常见
心室舒张早期室间隔运动明显	无明显室间隔运动
二尖瓣运动正常	尖瓣开放延迟,显示 E 峰斜率降低,吸气时主动脉瓣提早关闭
吸气时左心室射血时间正常或轻度缩短	吸气时左心室射血时间延长,右心室射血时间延长
二尖瓣 E 波开始高大,随后急速下降	二尖瓣 E 波高大
吸气或深吸气时下腔静脉减少不超过 50%	相似的,吸气或深吸气时下腔静脉减少不超过 50%
吸气时二尖瓣 E 波高度下降大于 25%	相似的,吸气时二尖瓣 E 波高度下降大于 25%
吸气时,右心室压力可能升高	吸气时右心室收缩压一般会降低或适度升高
吸气时,三尖瓣 E 波升高大于 40% 和二尖瓣 E 波下降(如三尖瓣反流时呈现的)	相似的,三尖瓣 E 波升高大于 40% 和二尖瓣 E 波下降
吸气时肝静脉血流增加和肺血管血流减少	相似的,吸气时肝静脉血流增加和肺血管血流减少

4.计算机断层扫描及磁共振成像

(1)心包缩窄:心包增厚可能有助于确认心包疾病和心包缩窄,心包膜厚度必须＞3mm 时,CT 或 MRI 可检测心包增厚。CT(尤其是电子束 CT)和 MRI 由于在评价心包厚度和钙化上的优越性,常用于鉴别缩窄性与限制型心肌病。局限性增厚的部位也可以 CT 或 MRI 鉴别。约 20% 的手术证实的缩窄性心包炎患者,CT 或 MRI 没有发现心包增厚,所以如果有明显的缩窄性心包炎的表现,CT 或 MRI 没有发现心包增厚,不应排除缩窄性心包炎。没有一种模式能准确识别呼吸差异,尽管使用门控钆造影 MRI 有时可以阐明存在或缺少心室间相互作用的存在。大约 25% 的患者有钙化,钙化对诊断缩窄性心包炎是有用但不敏感的指标。电子束和多层螺旋 CT 判断心包膜钙化比胸部 X 线和标准 CT 更敏感,可以识别少量钙化的存在,然而存在钙化并不意味着肯定就是缩窄性心包炎。

(2)心包填塞:诊断心包填塞,胸部 CT 和 MRI 与多普勒心脏超声相比,并不能提供额外的信息。这两项研究可以证实心包积液的存在。从病原学的角度来看,这两项研究可以提供邻近结构的粘连、淋巴结肿大、肺损伤、胸膜粘连的额外信息,以及其他可以帮助判断心包积液病因的因素。

5.心导管　左右心导管对怀疑有缩窄性心包炎的患者可提供血流动力学生理的证据并辅助鉴别缩窄性心包炎和限制型心肌病。

（1）缩窄性心包炎：观察右心压力与左心压力的关系、呼吸对收缩压和舒张压的影响是重要的。右心导管本身通常不足以诊断心包疾病。在缩窄性心包炎的特征性发现为各肺毛细血管压、肺动脉舒张压、右心室舒张末压、右心房压及上腔静脉压都大致相等，在同一水平位上。相对正常或略微升高的肺动脉压，肺血管阻力正常，左心室舒张末压与右心室舒张末压相差<5mmHg。右心房 Kussmaul 征阳性，典型的平方根符号（右心室压力曲线中，先有一个舒张早期的下陷表现，这个下降不下降到基线，接着便上升而维持在高平原，构成舒张早期下陷及晚期高平原的特征性曲线）和心室舒张压波形。

心导管检查的作用应该证明心室间相互影响，证实左心室/右心室收缩压峰值不一致，或者右心室/左心室在呼气与吸气比较时压力时间/面积比值>1.1。右心室舒张末压通常大于 1/3 的右心室收缩压。奇脉是不常见的。在缩窄显著时收缩压最低点接近零。在低血容量的患者，有时需要迅速补液来显示心包缩窄。如果患者存在房颤，在没有使用临时起搏器，使起搏频率高于基准频率并建立一个有规律的节奏时，不可能发现左心室和右心室压力的微妙变化。高保真导管提高了数据的质量，但是很少使用。此外，右心房血管造影在前后位可发现一个右心房游离壁与肺野间的心脏的"壳"或增厚。同样，冠状动脉造影在冠状动脉与肺野间发现一个"壳"或放射阴影。在心脏运动时部分冠状动脉也可能冻结。

（2）心包填塞：如前所述，在心包填塞时可出现心房和心室舒张压显著升高，心房图 y 倾斜消失，如没有 Kussmaul 征、室性期前收缩期的舒张充盈压变钝、肺动脉压和肺阻力正常，各房室舒张压相等和奇脉。右心导管显示右心房压力升高，如同步记录心包内压力，可见两者压力一直增高，吸气时同时下降，如果心包压力不高或右心房和心包压力增高不一致，则心包填塞的诊断值得怀疑。右心室舒张中期压力升高，但没有缩窄性心包炎的"平方根"特征。当心包缩窄时需要正常节律，如果患者有心房颤动，需要心室起搏。在透视时可看到心脏在心包腔内摆动。当有并存疾病时（如渗出缩窄性疾病），心包穿刺放液术可以减轻填塞和揭示心包缩窄的生理学。帮助分析渗出缩窄性疾病，一旦液体排空，有助于重新测量心内压。心包填塞可以演变为心包缩窄。

（王　平）

第十三章　成人先天性心血管病

第一节　概述

先天性心血管病简称先心病,系指胎儿时期心血管发育异常或发育障碍,以及出生后应该退化的组织未能退化所造成的心血管畸形或功能异常(如遗传性 QT 延长综合征)。我国每年出生的新生儿中先心病约 15 万,国内现有先心病患者约 300 万。学龄儿童中在沿海地区约为 2‰~3‰,而在高原达 10‰左右。未接受手术矫正治疗者,部分在进入成人期之前死亡。目前,随着内外科治疗的进步,已经大大改变了先心病的自然病程,甚至包括复杂畸形的患者,现在大部分患儿可存活到青春期和成年。在英国,心脏畸形患者 80%~85%可存活至成年。国内也累积有大量成人先心病患者,其中有经外科治疗和介入治疗术后的成人患者,有关的临床问题也随之增多。本章重点讨论成人先心病的有关诊断和治疗问题。

一、病因

先心病发生有多方面原因,包括遗传、染色体异常,营养及许多环境因素。

(一)遗传因素

先心病患者子女的心血管畸形的发病率为 4%,比预计发病率明显增高。父母患室间隔缺损其子女患此病的危险性比一般人群大 20 倍。房间隔缺损患者不但有家族聚集性,且能在数代后重新出现,父母中一人患房间隔缺损,2.6%的子女有同样异常,比预计发病率高 37 倍。

(二)子宫内环境因素

心血管的发生、演变和形成过程出现于妊娠的 5~12 周内,特别在妊娠后第 5~9 周为心血管发育、演变最活跃的时期。母体在此期内患有病毒感染,如风疹病毒、柯萨奇病毒、疱疹病毒、巨细胞病毒等;营养不良;服用可能致畸的药物,如抗惊厥药物尤其是苯妥英钠等、华法林、黄体酮;缺氧环境,如高原患动脉导管未闭和房间隔缺损者较多,以及接受放射治疗等,均有增加发生先心病的危险。母体高龄,特别是接近于更年期者,婴儿患法洛四联征的危险性增加。

二、临床表现

先心病的临床表现与其所引起的病理解剖和病理生理变化密切相关,有些先天性畸形其病理改变不引起心血管功能的异常,如双侧上腔静脉,无症状也无体征。但是大多数先心病具有特殊的症状和体征,特别是典型的杂音。

（一）常见症状

1.呼吸系统症状　胸闷、气急、咳嗽、咯血等症状,与肺淤血、血氧含量低、气管受压或心力衰竭有关。

2.心血管和神经系统症状　心悸、胸痛、乏力,头痛、头昏、晕厥、发绀、下蹲习惯和下肢水肿等,与心律失常、冠状动脉病变、全身和脑部血氧含量降低、气道受压或心力衰竭有关。下蹲和发绀常见于右向左分流的患者,是动脉氧饱和度低、全身缺氧所致。水肿主要见于心力衰竭。

3.消化系统症状　主要是充血性心力衰竭引起的胃肠道淤血所致。婴幼儿还有吞咽困难、呕吐、发育障碍。

4.其他　增大的心脏或大血管压迫喉返神经可引起声音嘶哑,有的并发严重的心律失常,血栓栓塞和突然死亡。动脉导管未闭和室间隔缺损患者可因并发感染性心内膜炎而长期发热等。

（二）体征

1.发绀和杵状指（趾）　主要见于有右向左分流的患者。

2.胸廓和脊柱畸形　因心脏增大引起心前区隆起是较常见的体征,也有表现为胸椎后突或侧突。

3.血压异常　主动脉缩窄时上肢血压增高,同时下肢血压降低。主动脉口狭窄时血压降低,动脉导管未闭时脉压增大,出现周围血管体征。

4.心脏或血管杂音和心音异常　心脏或血管杂音和心音异常因畸形的不同而异。杂音的产生多与血流通过异常的缺损或连接产生的,有的杂音并非血流直接通过缺损产生,如房间隔缺损。心音异常与瓣膜狭窄和肺动脉高压的程度有关。

三、诊断与鉴别诊断

根据病史、体征、胸部X线摄片、心电图检查和经胸超声心动图或经食管超声心动图检查不难作出诊断和鉴别诊断。

一些复杂的先心病,或合并胸廓畸形的患者,超声心动图难以明确诊断。心脏导管检查和选择性心脏和血管造影可较准确了解先心病的病理生理改变和病理解剖改变。心导管检查可测量心脏和血管内的压力,血管的阻力,不同水平的血氧含量,体肺循环的分流量,以及测量心脏排出量用以评价心脏功能。心脏和血管造影可准确显示病理解剖改变,为外科治疗提供可靠的参数。对于大血管畸形,CT和磁共振可替代血管造影,如64排螺旋CT或更多排CT通过三维重建显示大血管和冠状动脉的解剖形态,使疾病的诊断变得更简单和直观。如果并发重度肺动脉高压,在决定干预治疗前,需要进行血管反应试验。对40岁以上男性、绝经期女性、或有冠心病危险因素的先心病患者,外科手术前应行冠状动脉造影检查。

四、成人先心病的临床问题

（一）肺动脉高压

肺动脉高压（PAH）是指肺动脉平均压＞3.33kPa(25mmHg),是影响先心病患者预后的主要因素。

肺动脉高压按肺动脉收缩压与主动脉或周围动脉收缩压的比值,可分为3级:①轻度肺动脉高压的比值≤0.45;②中度肺动脉高压为0.45～0.75;③严重肺动脉高压＞0.75。

按肺血管阻力的大小,也可以分为3级:①轻度＜560dyn.s.cm-导(7w00d单位);②中度为560～800dyn.s.cm-5(8～10w00d单位);③重度＞800dyn.s.crIi-5(＞10w00d单位)。

通过急性药物试验可鉴别是动力型肺动脉与阻力型肺动脉高压,常用的药物有硝酸甘油[5μg/

(kg・min)]、一氧化氮(25ppm)、前列环素[2ng/(kg・min)]和腺苷(50μg/(kg・min)×15 分钟),应用药物后①肺动脉平均压下降的绝对值>1.33kPa(10mmHg);②肺动脉平均压下降到 5.33kPa(40mmHg)之内;③心输出量没有变化或者上升,提示是动力型肺动脉高压。如是前者可以考虑行介入治疗或外科手术,如是后者则主要是药物治疗。

(二)心律失常

手术与非手术的先心病患者在疾病的一定阶段可并发心律失常,影响患者的预后,也与猝死密切相关。认识较深的是 5 种先天性缺损畸形,包括法洛四联症、大动脉转位、先天性矫正型大动脉转位、主动脉瓣膜狭窄和单心室畸形。

心律失常的原因是多因素的,如心脏扩大,心肌肥厚,纤维化和低氧血症等;介入治疗放置封堵器术后,因封堵器对心房和心室肌以及传导系统的直接压迫,也可产生传导阻滞等心律失常;外科手术损伤可直接引起窦房结、房室传导系统损伤、心房和心室的瘢痕可以引起电生理的异常和心律失常。

常见的心律失常:窦性心动过缓和窦房结功能不全、室上性心动过速、房性期前收缩、房性心动过速、心房扑动和心房颤动、各种类型的室性心律失常等。非持续性室性心律失常的临床意义和预防性应用抗心律失常药物的指征尚不明了。预防性应用抗心律失常药物并不显示对无症状的先心病患者有益处。一般来讲,不明原因的晕厥是一项非常有意义的预警信号。建议对下列情况置入 ICD:①心脏骤停幸存者,在排除了可逆转的原因后;②自发性持续性室速的患者,应进行有创血流动力学检查和电生理检查。推荐的治疗是射频消融和外科手术根治室速,如不成功,置入 ICD;③不明原因晕厥和心室功能受损的患者,有创检查和心脏电生理评价未发现明确原因和可逆转的病因时,建议置入 ICD;④对成联律出现的室性期前收缩,或非持续性室速者,可行电生理检查,以决定发生持续性室速的危险性。如何识别高危患者和选择适当的治疗方案仍是一项挑战性的课题。

(三)感染性心内膜炎的预防

成人先心病是患感染性心内膜炎的高危人群。其中动脉导管未闭、室间隔缺损、法洛四联征最易发生感染性心内膜炎,其次是二叶式主动脉瓣狭窄及二尖瓣脱垂等。对于感染性心内膜炎高危患者接受高危操作时如牙龈或根尖周修补等需要预防性应用抗生素。平时重点强调口腔卫生和牙科检查对预防感染性心内膜炎的重要性。高危人群:①采用人工瓣膜或假体材料进行瓣膜修补者;②有感染性心内膜炎病史者;③发绀型先心病未行手术、术后残余分流及行姑息性手术者;④先心病患者置入假体材料术后 6 个月;⑤在置入假体材料后仍有残余分流者。心内膜炎的症状可能是轻微的,当患者有全身不适,发热时就应注意排除。

(四)妊娠

越来越多的复杂先心病患者和术后患者达到生育年龄,需要评价生育对母体和胎儿的风险,以及子代先心病的发生率。

评价项目包括详细的病史,体检,心电图,胸部 X 线片,超声心动图和心功能检查,以及瓣膜损伤,肺动脉压力。如果无创检查可疑肺动脉压力和阻力升高,需要行有创的心导管检查。

通常,左向右分流和瓣膜反流无症状年轻女性,且肺动脉压正常者可耐受妊娠;而右向左分流和瓣膜狭窄的患者则不能耐受;存在大的左向右分流时,妊娠可引起和加重心力衰竭;Eisenmenger 综合征是妊娠的禁忌证;主动脉缩窄的患者妊娠期间主动脉破裂和脑出血的危险性增高;机械瓣置换的妊娠患者长期应用有可能致畸的抗凝血药华法林。但有研究提示,如华法林剂量<5mg/d,几乎没有致畸的危险。主动脉根部扩张如马方综合征等妊娠有高风险性;血氧饱和度<85%者妊娠后活产胎儿率<12%。同时要考虑

药物对胎儿的影响,特别是 ACEI、ARB 和胺碘酮等。大多数病例应推荐经阴道分娩,慎用止痛剂和注意母体的体位。先心病患者在分娩时应预防性应用抗生素。

此外,应给予成人先心病患者遗传学咨询的信息。患有先心病的母亲,下一代先心病的概率为 2%～50%,远较患先心病的父亲下一代患先心病的概率高。

（五）避孕

成人或年轻人应给予避孕方面的指导。低剂量的雌激素对年轻女性先心病患者是安全的。与主动脉缩窄有关的高血压病,肺血管病,伴有红细胞增多的发绀,孕酮制剂虽是一种可选择的药物,但可引起液体潴留,对心力衰竭患者不宜应用。子宫内放置节育环有增加心内膜炎的危险和出血的可能性,特别是患发绀型先心病患者。严重肺血管病的患者,妊娠可引起母体高度危险,应采用可靠的避孕措施。

（六）发绀、凝血和出血

先心病合并肺动脉高压的患者,随着病情的发展,可发生右心衰竭,甚至引起心源性肝硬化,以致在肝内合成的维生素 K 依赖的凝血因子Ⅱ、Ⅶ、Ⅸ、x 减少,加上心源性肝硬化脾大,增加了血小板的破坏,引起血小板减少,增加出血的危险。慢性发绀可导致红细胞增多和高血黏度,有中风的低度危险。严重发绀的先心病患者,红细胞和血流黏滞度增加,可引起类似弥漫性血管内凝血综合征(DIC)的表现,其特点是血小板减少,血小板寿命缩短,纤维蛋白原和其他凝血因子消耗增多。并发急性感染性心内膜炎,特别是金黄色葡萄球菌引起者,可发生亚临床型的 DIC。血红蛋白＞200g/L 时出现明显的临床症状,如头痛,眩晕,疲劳等,并且有并发血栓栓塞的危险。有右向左分流的患者可发生反常血栓,引起脑血管事件和肾梗死。先心病合并二尖瓣病变行人工心脏瓣膜置换术后,抗凝治疗不充分可发生局部血栓。因此,需要终身抗凝和监测凝血指标。

（七）外科术后残余漏

房间隔缺损、室间隔缺损和动脉导管未闭外科术后均有发生残余漏的报道。在介入治疗后也有发生残余分流的并发症。其中,室间隔缺损外科术后残余漏是常见并发症之一。对于直径＞5mm 的残余漏,尤其术后残余漏伴心力衰竭者需要及时行第 2 次手术修补或介入治疗。动脉导管未闭术后也可发生残余漏。目前介入治疗较容易,可以作为首选。小的房间隔缺损术后残余分流对血流动力学无影响者,不需治疗,若引起右心室增大者可再次外科手术或介入治疗。

（八）先心病患者的非心脏外科手术

先心病患者如未行术前准备接受非心脏外科手术可引起严重的并发症,甚至死亡。因为麻醉,心律失常和应用抑制心脏功能的药物均可以引起病情加重或恶化。外科治疗增加细菌入侵的机会,术前需要应用抗生素预防感染性心内膜炎。有肺血管病的患者,全麻可引起全身血管阻力突然下降,法洛四联征行手术治疗时可出现发绀加重,术中术后需要血流动力学监护,避免应用扩张血管的麻醉剂,同时注意避免发生缺氧加重、通气不良和血容量的丢失。发绀的患者可有凝血功能不良,一些患者可能在服用抗凝血药,术前应进行必要的检查和评价,如应用华法林者,可应用维生素 K 拮抗华法林的作用。参与手术的内科医师、麻醉医师和外科医师应熟悉先心病的心脏状况、麻醉和治疗中可能发生的不良病理生理反应,这对保证成人先心病患者非心脏外科手术的安全非常重要。

（齐允松）

第二节　房间隔缺损

一、概述

房间隔缺损（ASD）简称房缺，是最常见的先心病之一，约占先心病的 20%，男女比例为 1∶2～4，女性居多。

【分类】

1.继发孔未闭　根据继发孔未闭的存在部位分为中央型、下腔型、上腔型和混合型 4 种类型。中央型又称卵圆孔缺损型，临床最常见，一般有 2～4cm 大小，周围有良好边缘，个别病例呈筛状多孔型房缺；上腔型又称静脉窦型缺损，缺损部位高，位于卵圆孔的上方，常和上腔静脉相连，上界缺如，且常伴右肺静脉异位引流入右心房；下腔型：位置较低，下缘缺如，与下腔静脉入口没有明显的分界；混合型是中央型和上腔型或下腔型的融合。

2.原发孔未闭　系由于原发房间隔过早停止生长，不与心内膜垫融合而遗留裂孔。缺损下缘靠近二尖瓣和三尖瓣，可并发二尖瓣和三尖瓣裂。

【病理生理】

正常左心房压为 1.07～1.33pKa（8～10mmHg），右心房压为 0.4～0.67kPa（3～5mmHg）。ASD 时，由于左右心房间压力阶差的驱动，部分左心房的血流由压力高的左心房流向右心房。分流量的多少取决于房缺的大小，左右心房间的压力阶差和左右心室的充盈阻力。小的房缺，分流量小，对血流动力学影响不大。如分流量大，经右心房、右心室和肺部的血流量远较正常为多，右心系统的容量负荷增加，右心房、右心室扩大，三尖瓣关闭不全和肺动脉主干扩张。长期的肺血流增加，可引起肺小血管痉挛，内膜增生和中层增厚，管腔缩小，并逐渐发展为肺动脉高压。当伴有显著肺动脉高压时，右心房的压力超过左心房的压力，心房水平发生双向分流或右向左的分流，形成艾森曼格综合征（Eisenmenger 综合征），出现发绀和心力衰竭。

二、临床诊断

【临床表现】

1.症状　轻者可无症状，仅在体检时发现本病。多数病例由于肺充血而有劳累后胸闷、气急、心悸、乏力等症状。患者，尤其幼儿容易发生呼吸道感染。重症病例可出现心力衰竭、发绀等表现。本病可伴有阵发性心动过速、心房颤动等心律失常。偶尔扩大的肺动脉压迫喉返神经引起声音嘶哑。原发孔未闭型ASD 的临床表现与继发孔未闭型相似，但症状出现较早，程度严重，病情进展较快。

2.体征　分流量小者对发育无影响。缺损大者发育较差，体格瘦小，左胸隆起，心尖搏动弥散，心浊音界扩大。胸骨左缘第二肋间可听到 2～3 级吹风样收缩期杂音，性质柔和，传导范围不广，多数不伴震颤。肺动脉瓣区第二音增强，并有固定性分裂。所谓固定性分裂，即吸气呼气时第二音均有分裂，这是由于吸气时体静脉回流右房的血流增多，而在呼气时左房流入右房的血流增多，致右室射血时间延长，第二音肺动脉瓣成份延迟而发生第二音分裂。第二音分裂的两个成份时距多在 0.04s 以上。

【辅助检查】

1.X线检查　肺动脉圆椎突出、肺门阴影增深、透视下可见到肺门舞蹈,肺野充血。右房右室扩大。

2.心电图检查　电轴右偏与不完全性右束支传导阻滞是本病常见的心电图表现,但无特异性。少部分病例出现完全性右束支传导阻滞图形。有右心室收缩期过度负荷存在时,出现右室肥大和右房肥大图形。

3.超声心动图　检查经胸和经食道超声心动图检查可显示房缺、右房、右室增大,肺动脉增宽。经胸超声心动图在主动脉短轴切面、胸骨旁或心尖四腔心切面和剑突下两房心切面上可清晰显示 ASD 的大小,结合三维重建,能显示出 ASD 的形态,以及与毗邻结构的关系。多普勒超声可清楚地显示经缺损口袋穿隔血流。大部分患者经超声心动图检查可以确诊。

4.心导管检查　在疑有复杂畸形和肺动脉高压时应做心导管检查。通过心导管检查可以测压及计算分流量,以了解肺动脉压力、缺损的大小及分流程度等。在测压中如发现肺动脉与右室间有 2.67~4.0kPa(20~30mmHg)的压差,提示有相对性肺动脉口狭窄,>5.33kPa(40mmHg)多为器质性肺动脉口狭窄。右房血氧含量>上腔静脉 1.9% 容积或右房血氧饱和度>上腔静脉 8% 即可确诊。

【诊断与鉴别诊断】

肺动脉瓣区有柔和的吹风样收缩期杂音,固定性肺动脉瓣区第二音分裂、心电图示不完全性右侧束传导阻滞以及肺血管阴影增深等 X 线表现,均提示 ASD 可能。超声心动图和心导管检查等可确诊。

本病应与功能性心脏杂音、肺动脉瓣狭窄、室间隔缺损等鉴别。

1.功能性杂音　为局限性收缩期杂音,不传导,无固定性第二音分裂,心电图、X 线等检查异常表现,超声心动图检查可帮助鉴别。

2.肺动脉瓣狭窄　杂音响亮、喷射性,常伴震颤,P_2 减低或消失,X 线可见肺纹稀少,肺野清晰,右心导管检查可发现右心室与肺动脉间有收缩期压差。

3.室间隔缺损杂音　位置较低,多伴震颤,除右心肥大外,左心室亦可肥大,超声心动图及右心导管有助诊断。

【ASD 合并畸形】

ASD 可合并多种畸形,如 ASD 合并二尖瓣狭窄,即 Lutembacher 综合征;ASD 合并肺动脉瓣狭窄(法洛三联症);ASD 合并室间隔缺损;ASD 合并部分肺静脉异位引流。多普勒彩超和心血管造影可助诊断。

三、治疗及预后

最近几项研究显示,ASD 介入治疗严重并发症发生率<1%,因此建议 ASD 的缺损>5mm,伴右心系统增大或合并肺动脉高压者均应闭合缺损。对于缺损直径<34mm,缺损边缘>5mm 的成人患者,或缺损直径<26mm 的儿童患者,首选经导管封堵治疗;不适合介入治疗的患者应行外科手术治疗。手术最好在学龄前进行。原发孔型 ASD 患儿在 2~3 岁前施行外科手术为妥。成年患者介入或手术亦较安全,且远期效果较好。

自然病史与预后:婴儿 ASD 或卵圆孔未闭者,约半数 1~2 年后闭合。3 岁以上幼儿 ASD 自然闭合者极少。儿童期一般经过良好。分流量大者易发生肺部感染。

（齐允松）

第三节　室间隔缺损

一、概述

室间隔缺损(VSD)简称室缺,为最常见的先天性心脏畸形,可单独存在,亦可与其他畸形合并发生。占先心病的30%,约占成活新生儿的0.3%。由于VSD有较高的自然闭合率,故本病约占成人先天性心血管疾病的10%。女性稍多于男性。

【病理解剖】

心室间隔由膜部间隔、心室入口部间隔、小梁部间隔和心室出口或漏斗部间隔四部分组成。胎生期室间隔因发育缺陷、生长不正或融合不良而发生缺损。根据缺损所在室间隔的解剖位置分为膜周型、肌部型、肺动脉瓣下型。膜周型又分为膜周偏流入道型、膜周偏小梁型、膜周偏流出道型和膜周融合型。其中以膜周间隔缺损最为常见。其次为出口部间隔缺损,亦可分为嵴内型室缺和肺动脉瓣下型室缺。肌部间隔缺损较少见,约占成人先心病的1%。VSD直径多呈圆形或椭圆形,直径为0.1~3.0cm。

【病理生理】

由于左心室压力高于右心室,因此VSD时产生左向右分流。轻症病例,左向右分流量小,肺动脉压正常。缺损>0.5cm,左向右分流量较大,可引起左右心室扩大和并发肺动脉压力增高。当肺动脉压≥体循环压时,出现双向分流或右向左分流,从而引起发绀,形成Eisenmenger综合征。缺损边缘和右心室面向缺损的心内膜可因血流液冲击而增厚,容易引起感染性心内膜炎。

二、临床诊断

【临床表现】

1.症状　一般与VSD大小及分流量多少有关。如缺损直径<0.5cm,左向右的分流量很小,通常无明显的临床症状;缺损大伴分流量大者可有发育障碍、心悸、气促、乏力、咳嗽、易患呼吸道感染。严重者可发生心力衰竭;显著肺动脉高压发生双向分流或右向左分流者,出现活动后发绀。

2.体征　本病典型体征为胸骨左缘第3、4肋间有响亮粗糙的全收缩期杂音,杂音可在心前区广泛传布,在背部及颈部亦可听到。VSD较大的病例均伴有震颤。左向右分流量>60%肺循环血流量的病例往往在心尖部可闻及功能性舒张期杂音。肺动脉瓣区由于相对性肺动脉瓣关闭不全可出现吹风样舒张期杂音。肺动脉瓣区第2音一般亢进或分裂。严重肺动脉高压病例可有肺动脉瓣区关闭振动感,P_2呈金属音性质。当出现肺动脉高压,左向右分流量减少,原来的杂音可以减弱或消失。

【辅助检查】

1.X线检查　缺损小的VSD,可无明显改变;缺损直径>5mm者心影可有不同程度增大,一般以右室扩大为主,肺动脉圆椎突出,肺野充血,主动脉结缩小。重度缺损时上述征象明显加重,左右心室、肺动脉圆椎及肺门血管明显扩大;Eisenmenger综合征时,周围肺纹理反而减少,肺野反见清晰。

2.心电图检查 缺损小者心电图可正常;中度缺损可出现左室高电压和不完全性右侧束支传导阻滞图形。缺损直径＞10mm 时可出现左、右心室肥大,右室肥大伴劳损或 $V_{5\sim 6}$ 导联深 Q 波等改变。

3.超声心动图检查 左室、左房、右室均可增大。二维和多普勒超声检查可显示室间隔连续中断。多普勒超声检查可显示经过缺损处的穿隔血流。

4.心导管检查 右心导管检查右室血氧含量＞右房 0.9％容积,或右室平均血氧饱和度＞右房 4％即可认为心室水平有左向右分流存在。导管尚可测压和测定分流量。如肺动脉压≥体循环压,且周围动脉血氧饱和度低,则提示右向左分流。

5.心血管造影 彩色多普勒超声诊断单纯性室缺的敏感性达 100％,准确性达 98％,故 VSD 一般不需进行造影检查。但如疑及肺动脉狭窄可行选择性右心室造影。如需与主、肺动脉隔缺损相鉴别,可做逆行主动脉造影。对特别疑难病例可行选择性左心室造影,以明确缺损的部位及大小等。

【诊断与鉴别诊断】

胸骨左缘第 3、4 肋间有响亮而粗糙的全收缩期杂音,X 线与心电图有左室增大等改变,结合无发绀等临床表现首先应当疑及本病。二维和彩色多普勒超声可明确诊断。

室隔缺损应与下列疾病相鉴别。

1.ASD 杂音性质不同于室缺。

2.肺动脉瓣狭窄 杂音最响部位在肺动脉瓣区,呈喷射性,P_2 减弱或消失,右室增大,肺血管影变细等。超声心动图检查有助于发现肺动脉瓣异常和经肺动脉口的高速血流。

3.特发性肥厚性主动脉瓣下狭窄 为喷射性收缩期杂音,心电图有 Q 波,超声心动图等检查可协助诊断。

4.其他 VSD 伴主动脉瓣关闭不全需与动脉导管未闭,主、肺动脉隔缺损,主动脉窦瘤破裂等相鉴别。动脉导管未闭一般脉压较大,主动脉结增宽,呈连续性杂音。超声心动图和心血管造影可明确诊断。主、肺动脉隔缺损杂音呈连续性,但位置较低,在肺动脉水平有分流存在,逆行主动脉造影可资区别。主动脉窦瘤破裂有突然发病的病史,杂音以舒张期为主,呈连续性,血管造影和超声心动图检查可明确诊断。

【VSD 合并畸形】

VSD 可合并主动脉瓣关闭不全、动脉导管未闭、肺动脉口狭窄、主动脉缩窄等。由于各有其相应的临床表现和体征,通常诊断不难。超声心动图检查和心血管造影可明确诊断。

三、治疗及预后

VSD 治疗可分为内科治疗、介入治疗和外科手术。内科治疗主要是应用强心、利尿和抗生素等药物控制心力衰竭、防止感染或纠正贫血等。如肺动脉压＞体动脉压的一半和药物治疗难以控制心力衰竭,宜及早手术矫治室缺。2 岁以上儿童凡肺动脉收缩压＞体动脉收缩压的一半,平均肺动脉压＞3.33kPa(25mmHg),成年患者肺/体血流比(Qp/Qs)＞1.4∶1.0,肺循环阻力(PVR)≤800 · S^{-1}、cm^{-5} 或 10woodunits(1Wood＝8dynes · S^{-1}、cm^{-5}),均应选择外科手术或介入治疗闭合缺损。年龄＞3 岁,体重＞5kg,VSD 距主动脉瓣和三尖瓣环 2mm 以上,缺损直径＞3mm 和＜10mm 者,经导管封堵治疗的成功率达到 97％以上。对有介入治疗适应证的患者介入治疗可以替代外科开胸手术,应作为首选治疗方法。

婴儿期 VSD 约 30％可自然闭合,40％相对缩小,其余 30％缺损较大,多无变化。自然闭合的时期多在生后 7～12 个月,大部分在 3 岁前闭合,少数 3 岁以后逐渐闭合。随着缺损的缩小与闭合,杂音减弱以至消失,心电图与 X 线检查恢复正常。本病的预后与缺损的大小及肺动脉高压有关。缺损小,预后良好。有肺动脉高压者预后较差。持续性肺动脉高压可引起肺血管闭塞,从而伴发 Eisenmenger 综合征。VSD 常见并发症是感染性心内膜炎。个别病例可伴有先天性房室传导阻滞、脑脓肿、脑栓塞等。病程后期多并发心力衰竭。如选择适当时机手术,则预后良好。

(齐允松)

第四节　动脉导管未闭

一、概述

动脉导管未闭(PDA)是一种常见的先天性心血管疾病。约占先心病的 20%。女性明显多于男性,男女比例为 1∶2~3。

【病理解剖】

婴儿出生后 10~15h 动脉导管即开始发生功能性闭合。到出生后 2 个月,80% 以上婴儿动脉导管均已完成器质性闭合。1 年后,95% 均已闭锁。若动脉导管持续不闭合者称为 PDA。按其形态分类如下。

1.管型　长度多在 1cm 内,导管两端基本相等,成人病例多属此型。

2.窗型　导管极短,几乎无长度,肺动脉与主动脉紧贴呈窗状,一般直径较大。

3.漏斗型　长度与管型相似,但近主动脉处粗大,近肺动脉处狭小,呈漏斗状,有时甚至类似动脉瘤。

【病理生理】

由于主动脉压高于肺动脉压,不论收缩期或舒张期,血流均由主动脉流向肺动脉。分流量大小取决于导管的直径大小与主、肺动脉间的压力阶差,每分钟可达 4~18L。流入肺动脉的血流再回流至左心室,使左心排出量增加 2~4 倍,左心室负荷加重,而引起左室肥厚与扩张。血流分流入肺动脉,右心负荷加重,导致肺动脉扩张和右心室肥大与扩张。大量左向右的血流分流可引起肺动脉高压。开始时为充血性肺动脉高压。如此时未能施行手术,阻断分流,则上述改变将进一步加重,血管阻力进一步增高,肺小动脉发生硬化。造成永久性病理改变,成为阻塞性肺动脉高压。当肺动脉压接近或超过主动脉压,则使分流减少或停止,甚至肺动脉血逆流入主动脉,产生双向或右向左分流,从而引起发绀或杵状指、趾。

二、临床诊断

【临床表现】

1.症状　分流量小的轻型病例,多无症状。中度以上病例则有活动后心悸、气喘、咳嗽、乏力、胸廓变形等。少数病例有发育障碍。部分病例并发心房颤动和感染性心内膜炎(导管内膜炎)。晚期发生心力衰竭。

2.体征　典型体征是在胸骨左缘第二肋间有连续性机器样杂音,通常以胸骨旁线处最响。杂音从第一音后开始,到第二音最响,此后逐渐减弱,并向颈及背部传播,杂音最响处可触及连续性震颤或收缩期震颤。肺动脉瓣区第二音亢进或分裂。发生肺动脉高压时,P_2 亢进分裂,连续性杂音的舒张期部分逐渐减弱缩短,甚至完全消失,仅有收缩期杂音。肺动脉压极度升高时,杂音可完全消失。分流量较大的病例由于体循环舒张压降低,可引起脉压增大、水冲脉、毛细血管搏动征等周围血管体征。

【辅助检查】

1.X 线检查 轻型病例 X 线检查可无异常发现。分流量较大者可见肺动脉主干凸起,肺门血管阴影增大,搏动增强、肺充血。主动脉结扩大,左心室增大。合并肺动脉高压时,由于肺小动脉痉挛甚至硬化,肺动脉远端变细,肺野充血反而不明显。

2.心电图检查 轻型病例心电图可正常。分流量大的病例可有左心室肥厚、电轴左偏等改变。分流量较大伴肺动脉高压的病例可出现左、右心室肥厚、左心房增大等变化。当肺动脉压极度增高时,出现右心室肥厚或劳损的图形。

3.超声心动图检查 可直接显示未闭动脉导管的形态和大小,彩色多普勒超声检查可见经过动脉导管的红色及五彩镶嵌状血流。

4.心导管检查 右心导管检查可见肺动脉水平血氧饱和度和氧含量增高。右心室和肺动脉压力正常或有不同程度的增高。导管可从肺动脉经未闭动脉导管直接进入降主动脉。

5.心血管造影 检查对疑难病例要进行逆行主动脉造影,可见升主动脉和主动脉弓扩大、肺动脉同时显影,并可使未闭动脉导管显影,对诊断有重要价值。

【诊断与鉴别诊断】

根据胸骨左缘第二肋间的连续性机器样杂音及 X 线、超声心动图改变,一般可以确诊,但必须与其他引起连续性杂音的疾病相鉴别。

1.主、肺动脉隔缺损 本病的血流动力学改变与重症 PDA 相同,杂音性质相同,但位置较低靠近胸骨左缘第三肋间最响。确诊需要行逆行主动脉造影。

2.主动脉窦瘤破裂 常见的是右冠状窦瘤破裂入右心室,其次是无冠窦破入右房。超声心动图检查和逆行主动脉造影可确诊。

3.冠状动脉瘘杂音 位置低,表浅,不呈连续性,舒张期较收缩期为响,本病半数以上为右冠状动脉引流入右房、右室等部位。二维和多普勒彩超可见冠状动脉扩张,有时尚可见到分流处收缩与舒张期持续性湍流。逆行主动脉造影或冠状动脉造影可明确诊断。

三、治疗及预后

基本治疗原则是介入治疗堵闭未闭的动脉导管。目前应用镍钛合金封堵器和弹簧圈堵闭 PDA,成功率近 100%,PDA 基本上不需要外科开胸手术治疗。

PDA 常见并发症是感染性动脉内膜炎、心力衰竭和肺动脉高压。成年患者多有导管壁钙化。本病的预后视导管分流量大小而定。一般未经手术治疗的巨大 PDA 患者多在 30～40 岁以前死亡。死亡原因与肺动脉高压、心力衰竭和感染性心内膜炎等。分流量小者可长期存活,寿命如正常人。

(齐允松)

第五节 其他先天性心血管病

一、主动脉缩窄

【概述】

主动脉缩窄(COA)是主动脉局限性狭窄或闭塞的先天性血管畸形。国内较少见。多见于男性,男女比例为(4~5):1。

1.病理解剖 COA可分为导管前型和导管后型。导管前型,缩窄部位在左锁骨下动脉至动脉导管入口处一段中,占据主动脉弓的后半或后1/3。通常合并PDA。导管后型COA的部位多在动脉导管交接处的远端,不合并PDA。左心室肥厚,缩窄段前的主动脉常扩大或形成动脉瘤。

2.病理生理 COA明显增加左室后负荷,导致室壁张力增加,代偿性左心室肥厚,左室心功能不全,同时左心血流至缩窄段血流受阻,使缩窄上部血压升高,头部及上肢供血正常或增加,而下肢血压降低,血流供应减少。在缩窄段的周围出现侧支循环,锁骨下动脉与降主动脉分支间产物吻合。

婴儿型COA常伴PDA,其降主动脉的血流主要由肺动脉经未闭导管分流而来的未氧合血流所供应,多无侧支循环或较不明显。

【临床诊断】

1.临床表现

(1)症状:本病主要有3组症状:①由于颈部及上肢血压高产生的症状,如头痛、头晕、耳鸣、失眠、鼻出血等。严重者可有脑血管意外和心力衰竭;②由于下肢血流供应不足而产生的症状,如下肢无力、发冷、酸痛、麻木,甚至间歇性跛行等;③由于侧支循环而增粗的动脉压迫附近器官产生的症状,如压迫脊髓而下肢瘫痪,压迫臂神经丛引起上肢麻木与瘫痪等。这些症状均在疾病发展到产重程度时方才出现。一般轻型病例可无症状。

(2)体征:由于锁骨下动脉增粗而在锁骨上窝可见明显搏动。在肩胛骨附近、腋窝、胸骨旁和中上腹部可见到持续性杂音或触到震颤。

2.辅助检查

(1)X线检查泵肺血管阴影正常,左心室扩大,升主动脉扩张并略向右凸出。肋骨后段的下缘,可见切迹,多在12岁以后出现。

(2)心电图检查泵心电图可正常,或出现左心室肥大及劳损。幼儿病例电轴右偏,右心室肥厚。

(3)超声心动图检查泵二维超声可直接探及主动脉缩窄征象;多普勒超声于缩窄部位可见高速喷射的湍流。

(4)CT和磁共振显像泵可见COA的部位、长度和形态。尚可显示扩张的侧支循环血管。

(5)左心导管检查泵将导管自肘部或股动脉逆行送至缩窄段主动脉的上下方记录压力曲线,可见缩窄段上方主动脉内压力增高。缩窄段内或缩窄段以下主动脉压力降低。

(6)心血管造影泵将造影剂注入缩窄段上方主动脉内进行选择性造影,可使缩窄段主动脉显影,以了解缩窄段的部位、长度、缩窄的程度等。

3.诊断与鉴别诊断 本病的临床表现及各项检查均有一定的特征性改变,诊断一般无困难。

第十三章　成人先天性心血管病　**409**

首先应与高血压病,及多发性大动脉炎相鉴别。凡年轻患者患高血压病均应考虑本病的可能性,应检查下肢动脉搏动,测量下肢血压,听诊心脏等等以寻找诊断线索。

【治疗及预后】

轻型病例不必治疗,但多数患者需处理。内科治疗:主要是控制感染性心内膜炎,纠正心力衰竭及预防感染和血压突然升高。外科治疗:手术年龄 10～30 岁最为合适。如症状严重,则在儿童期即应施行手术。介入治疗:应用球囊扩张和带膜支架植入术。

严重病例婴儿期即可因心力衰竭而死亡。未经治疗病例约半数在 30 岁前死亡,75％在 50 岁内死亡。主要死因是脑血管意外、高血压脑病、感染性心内膜炎和心力衰竭。

二、法洛四联症

(一)概述

法洛四联症(TOF),又称先天性发绀四联症,是 1 岁以上最常见的发绀型先心病。因首先由法国 Fallot 医师所描述而得名。

【病理解剖】

本病包括肺动脉口狭窄、主动脉骑跨、室间隔缺损和右心室肥大 4 种畸形。基本病理改变是 VSD 伴 PS。本病是最常见的发绀型先心病。发病率约占先心病的 11％～13％。本病约 1/4 病例同时合并房缺或卵圆孔未闭,又称为法洛五联症(POF)。男女比例基本相等。

【病理生理】

由于 PS,使右心室压力增高,负荷加重,加上 VSD,右室负荷明显增高。久之产生代偿性心室肥厚;如失代偿则发生右心衰竭。右室高压使血流通过缺损的室间隔及骑跨的主动脉,直接进入主动脉,从而造成右向左分流,使得动脉内血氧含量降低,出现发绀,组织缺氧,进而引起红细胞增多症,杵状指等。PS 与右向左分流可使肺循环血流减少,从而进一步加重发绀与组织缺氧。

(二)临床诊断

【临床表现】

1.症状　本病的突出症状是发绀,大部分病例于出生后 6 个月内出现。重症者出生后即有发绀。轻型病例一般在 1 岁左右由于 PS 加重,而逐渐出现发绀。发绀的程度与循环血中氧合血红蛋白的含量及动脉血氧饱和度有关。活动时气促,从而使活动受限。患者常感乏力。活动时喜蹲踞位是本病的特征之一。蹲踞既可增加体循环阻力,减少右心血向主动脉的分流,从而增加肺循环血量,改善缺氧,又可减少下半身的回心血量,从而略微提高左室血的氧含量,降低体循环血氧的不饱和程度。少数病例尚有鼻出血、咯血、栓塞和脑出血等症状发生。

2.体征　发绀与杵状指(趾)是本病的常见体征。杵状指趾一般在发绀产生后数月至数年出现。患者发育多较差,左胸或前胸隆起。大部分病例在胸骨左缘第 3、4 肋间可听到Ⅱ～Ⅲ级收缩期杂音。少数在肺动脉瓣区有收缩期杂音。杂音位置的高低与 PS 有关。杂音强度和持续时间与 PS 的严重程度呈反比关系。P_2 减弱或消失。

【辅助检查】

1.实验室检查　红细胞与血红蛋白计数显著增高,二氧化碳结合力偏低,动脉血氧饱和度降低。

2.X 线检查　典型者心尖圆钝上翘,呈靴形,肺动脉段凹陷,肺野清晰。侧支循环丰富时,肺门可呈网状阴影。左前斜位示右心室增大。升主动脉距脊柱稍远。约 25％病例因右位主动脉弓而使上纵隔阴影增宽。

3.心电图检查 可见右心室肥厚与劳损,少数病例尚有右房肥大。

4.超声心动图检查 可见主动脉前壁与室间隔连续中断,室间隔位于主动脉前、后壁之间,使主动脉呈骑跨状态,主动脉增宽,主动脉瓣活动度增大;右室增大,右室流出道变窄,右室前壁增厚。总肺动脉和其分支可略小。

5.心导管检查和心血管造影 右心导管检查时导管可从右室进入左室,或进入主动脉,可发现肺动脉与右心室之间有压力阶差。选择性右心室造影可见造影剂通过右心室使肺动脉与主动脉同时显影,主动脉阴影增宽,并可观察主动脉右跨和肺动脉口狭窄的程度与部位。

6.磁共振断层显像 可见升主动脉扩大,并骑跨于室间隔上,室间隔缺损,肺动脉总干较小,右室漏斗部狭窄,肺动脉瓣环亦可见狭窄。

【诊断与鉴别诊断】

幼儿期稍迟即出现发绀、心电图示右心室肥大、X 线检查呈靴形心影、肺野清晰以及主动脉右位等首先应怀疑本病。但应与法洛三联症、完全性大血管错位、三尖瓣下移、肺动脉高压右向左分流综合征以及永存动脉干等相区别。超声心动图、心导管检查和选择性心血管造影可明确诊断。

【治疗及预后】

1.内科治疗 严重发绀型新生儿可予前列腺素 E.治疗,以开放动脉导管,等待时机施行手术治疗。如有发热、感染等应予相应治疗。

2.外科治疗 法洛四联症的主要疗法是手术治疗。

预后:多数患者在 1～19 岁间死亡。死亡原因包括心力衰竭、缺氧性发作、脑血管意外、脑脓肿、感染性心内膜炎以及肺部感染等。个别病例自然存活达 69 岁。尽管外科手术后,TOF 有很好的血流动力学改善,但在长期随访中仍有意外的心源性猝死发生。室性心动过速的发生,快速管道内诱发的折返性心动过速,甚至房室传导阻滞可能是导致猝死的主要原因。因此,TOF 术后仍需要加强对心律失常的随访及干预。

三、先天性主动脉口狭窄

（一）概述

先天性主动脉口狭窄(CAS)包括瓣膜型、瓣膜下型与瓣膜上型狭窄,其发生率分别占动脉口狭窄的 70%,25%～30% 与 5% 以下。男女比例为(2～4):1。

1.病理解剖 瓣膜型狭窄半数以上为二叶性主动脉瓣。其次为瓣叶粘连、增厚或融合成圆锥形,中央留一小孔,直径 2～4mm。常伴有主动脉缩窄或动脉导管未闭。成人 CAS 由于血流冲击,最终都可引起瓣叶增厚及钙化。

瓣下型狭窄可分为局限性主动脉瓣下狭窄与肥厚性瓣下狭窄。局限性瓣下狭窄系心球退化不全引起左室流出道瓣下 0.5～1.0cm 处有纤维环或窄而长的纤维肌肉组织引起狭窄。

瓣上型狭窄有 3 种形态,最常见的是局限型也称沙漏型,系主动脉中层明显增厚、结构紊乱,在主脉窦上缘形成一个缩窄的环状嵴;其次是隔膜型,系由纤维或纤肌肉组织形成的半环状隔膜,伸向主动脉腔内;全部型系升主动脉全部发育不良。

2.病理生理 由于左室排出受阻,心室内收缩压增高,严重者左室收缩压高达 26.7～33.3kPa(200～250mmHg)。左室收缩时间延长,室壁增厚。由于冠状动脉开口部可能亦有狭窄,或舒张期冠状动脉灌流时间相对缩短，以及收缩期通过狭窄瓣口的急速血流造成的抽吸现象的影响，而使冠状动脉供血不全。

（二）临床诊断

1.临床表现

（1）症状：瓣膜、瓣下与瓣上三型狭窄的临床表现基本相同。多数病例儿童期无症状，或仅有活动后气急、心悸、乏力等。重症者可有发育延迟，心绞痛或晕厥，甚至突然死亡。

（2）体征：脉搏细弱、血压和脉压一般在正常范围内或偏低。心浊音界增大。听诊胸骨右缘第二肋间有粗糙的收缩期喷射样杂音，向颈部、胸骨上窝等处传导。A2减弱和逆分裂。主动脉瓣区可触及震颤，常并有传导。

2.辅助检查

（1）X线检查：多数瓣膜型狭窄病儿心影正常或轻度增大。瓣膜型狭窄和部分瓣下型狭窄患者有升主动脉扩张。升主动脉和主动脉弓可正常或较小。

（2）心电图检查：一般可有电轴左偏、左心室肥大、心肌劳损。近1/4病例心电图正常。（3）超声心动图检查：是诊断主动脉瓣狭窄的"金标准"，在二维和多普勒超声检查可显示狭窄的部位，并能测量压力阶差和瓣膜面积以及评估钙化程度等。

（4）心导管检查和左室造影：左心室压力增高，左心室收缩压与主动脉收缩压间有压力阶差。选择性左心造影可显示狭窄的部位和形态。

（三）治疗及预后

静息状下最大收缩压差＞6.67kPa（50mmHg）或有效瓣口面积＜0.5cm²/m²体表面积的瓣膜型狭窄可施行球囊扩张术。不宜行球囊扩张术者应行外科治疗。本病各型均呈进行性改变。即使轻度狭窄病儿随着身体发育成长，心输出量增加，主动脉口的狭窄程度也会逐渐加重。左心室与主动脉间收缩压差＞6.67kPa（50mmHg）者有发生严重室性心律失常及猝死的危险。如并发感染性心内膜炎，则极易发生栓塞、主动脉瓣关闭不全、心力衰竭和死亡。

四、肺动-静脉瘘

肺动静脉瘘（PAVF）为先天性肺动、静脉间有异常交通，可单发或多发。部分肺动脉的血未经肺换气氧合，又经肺动—静脉间的异常交通流入体循环，从而形成右向左分流。

临床表现视分流量的大小而定。分流量小者不引起血流动力学改变，可无症状。分流量大者由于右向左分流量大可引起发绀、气促、胸痛、咯血、头晕、晕厥等症状。查体可见有杵状指（趾）、于动静脉瘘所在部位可闻及连续性血管杂音。皮肤或黏膜可能有血管瘤。因流经肺动静脉瘘的压力与阻力均较低，肺动脉压往往正常，故心脏多不增大，心电图一般正常。X线检查显示：肺野内有圆形或结节状搏动性阴影，与肺血管影相连。选择性肺动脉造影或CTA可显示动静脉瘘。

肺动静脉瘘容易引起咯血、脑脓肿、肾脓肿，以及动脉瘤破裂等，故应积极采用介入治疗或外科手术治疗。

五、肺静脉异位引流

肺静脉异位引流（APVC）是指肺静脉的氧合血完全或部分地流入上腔静脉或右心房。全部肺静脉异位引流入右心房，如未经矫治，一般多死于幼儿期。部分肺静脉异位引流约占整个肺静脉异位引流的病例的 2/3。成人主要是部分性肺静脉异位引流。男女发病率大致相等。

本病可单独发生,亦合并 ASD、TOF、三尖瓣闭锁或单心房等。右肺静脉异位引流多流入上腔静脉,其次是右上腔静脉而人右房。右肺静脉异位引流较左侧多 2 倍。

部分 APVC 的血流动力学改变与单纯性 ASD 相同,故临床表现与 ASD 相似。分流量少者可无症状,分流量超过肺静脉总流量 50% 以上者,成年后会发生心力衰竭。体检发现与 ASD 相似。X 线显示心影正常或轻度扩大,肺血管阴影增强。如右肺静脉异位引流入下腔静脉,则右侧肺门呈向下的镰刀状血管影。心导管检查有时可从右房直接送入肺静脉,异位引流部位的血氧饱和度增高。心血管造影检查将造影剂注入肺静脉内,可明确异位引流部位;或注入肺动脉内以观察肺静脉显影时的变化。

单纯性部分肺静脉异位引流病例,心影不大且无症状者可不治疗。手术适应证与房缺相同。右肺静脉异位引流入右房同时伴房缺者,可在直视下修补房缺,将异位引流的肺静脉开口改道缝于左心房侧。

六、冠状动脉瘘

当冠状动脉血流直接流入右房、右室、左房、左室、肺动脉或冠状静脉窦者称为冠状动脉瘘(CAVF)。约 50% 发生于右冠状动脉,40% 见于左冠状动脉,10% 见于畸形冠状动脉。约半数以上病例瘘入右心室。

患者常无症状,多于体检时被发现。在胸前区可听到连续性杂音,视分流部位的不同,杂音的舒张期部分可较收缩期响。杂音位置低表浅。X 线检查可能有肺血管影增加。二维和多普勒超声心动图显示冠状动脉扩大,有时在分流的入口部位可见收缩期与舒张期连续性血流。分流量大者,右心导管检查可发生左向右分流。逆行主动脉造影、或选择性冠状动脉造影可明确诊断。

本病预后良好。少量分流者,不需要治疗。存在明显分流者,可经导管施行栓塞或外科手术结扎或修补动静脉瘘。

七、主动脉窦瘤及破裂

本病为很少见的大血管畸形。男性比女性多 3 倍。窦瘤多发生在右冠状窦,发生于后窦少见,累及左冠状窦者最少。窦瘤如破裂,多破入右心室或右心房。

本病病变属先天性主动脉壁中层发育缺陷。由于动脉壁薄弱部位的动脉瘤形成系逐渐发生,故在婴儿和儿童中均很少发现,直至 30~40 岁窦瘤破裂时才发现本病存在。

窦瘤破裂往往骤然发生,引起胸痛。窦瘤内血流向破裂的心腔分流,导致心室过度负荷而发生心力衰竭。此外,在窦瘤边缘或破裂处血流喷射损伤的右心室面,容易发生感染性心内膜炎。

临床检查患者有新近突发的胸痛史,心悸,脉搏洪大,胸骨左缘或右缘下方触及震颤,听诊胸骨左缘有浅表性连续性杂音,舒张期增强。二维及多普勒超声心动图可探及窦瘤及腔内血流湍流或破裂的部位;经食管超声心动图可获得更准确的资料。心导管检查在右室或右房水平存在左向右分流。逆行主动脉造影可确诊。

治疗应针对心力衰竭、心律失常或感染性心肉膜炎予以相应处理。对破裂口小的患者,可采用介入治疗,应用室缺封堵器或动脉导管未闭封堵器封堵漏口。如无介入治疗的适应证,应选择外科手术治疗。

八、矫正性大血管错位

本病主动脉与肺动脉虽错位,但分别从相应的心室发出,故无生理功能异常,亦即主动脉从位于左侧的右心室发出,通过三尖瓣接受来自左房与肺静脉的血流;而肺动脉从右侧的左心室发出,通过二尖瓣接受来自右房与腔静脉的血流。本病大血管虽然错位,但由于心室位置亦转换,故动静脉血流方向仍属正常,故称为矫正性大血管错位。

本病常并发其他心内畸形,故临床表现取决于合并畸形的种类及其严重程度。常见的合并畸形有肺动脉口狭窄、室缺、单心室、左侧房室瓣异常、主动脉瓣狭窄以及动脉导管未闭等。

本病预后与治疗视合并的心内畸形而定。如无合并畸形,可长期生存而不需治疗。如合并其他畸形则应针对心力衰竭、心律失常予以治疗。伴重度肺动脉高压或心力衰竭者宜尽早施行肺动脉紧缩术或心内缺损修补术。

（齐允松）

第十四章 心脏猝死

心脏性猝死（SCD）是指心脏原因引起的、短时间内发生的（一般在症状出现后 1 小时内）、以突发性意识丧失为前驱症状的意外性自然死亡。发生的时间及形式通常不可预知，患者可以有或无已知的心脏病史或临床症状。SCD 的确切发生率尚不清楚。美国每年大约有 20 万～45 万人发生 SCD，发病率约为每年 0.1％～0.2％，在 30 岁以上的人群中，SCD 年发病率随年龄增加而升高。男性高于女性。中国 SCD 流行病学调查显示 SCD 年发病率为 41.84/10 万，占总死亡的 9.5％，以 13 亿人口推算，中国猝死总人数约为 54.4 万/年。绝大多数 SCD 病例发生在院外，往往难以进行及时有效的治疗。猝死事件一旦发生，存活比例很低，抢救成功率世界平均水平低于 1％。

一、病因和发病机制

SCD 的主要机制是致命性心律失常，主要为致命性的快速性心律失常（室性心动过速或心室颤动），严重缓慢性心律失常、心脏停搏及无脉性电活动也是 SCD 的重要原因，少数 SCD 机制为非心律失常性，如心脏破裂、心包填塞、心内机械性梗阻、主动脉破裂等。致命性快速性心律失常的发生是触发事件与易感心肌相互作用的结果。缓慢性心律失常的机制则主要是窦房结和房室结失去正常功能，而其他自律性组织不能进行逸搏，严重器质性心脏病可引起浦肯野纤维弥漫性损害，多表现为缓慢性心律失常、心脏停搏。无脉性电活动，即电机械分离，指心脏存在规律电活动现象，但无有效的机械收缩。原发性无脉性电活动见于严重器质性心脏病，如心肌缺血、严重心力衰竭等，常为严重心脏病终末期表现，继发性无脉性电活动可见于心脏静脉回流突然中断，如大面积肺栓塞、大失血、人工瓣膜急性功能不全、心包填塞等。

SCD 发生涉及其触发机制。绝大多数 SCD 发生在有器质性心脏病的患者中，结构异常基础上的功能改变常可导致电活动不稳定，甚至发生致命性的快速性或缓慢性心律失常。心肌一过性缺血与再灌注对心脏电生理有重要影响，心肌缺血影响心肌传导速度、方式和不应期，导致电活动不稳定，易于发生折返性心律失常；再灌注引起心肌细胞钙超载并触发后除极，血流恢复后缺血心肌恢复程度不同，容易产生折返。室性期前收缩可增加不同心肌间复极离散度，导致室性心动过速或心室颤动。代谢因素，如低氧、酸碱失衡、电解质紊乱等可诱发心律失常，药物也可能存在致心律失常作用。心功能恶化血流动力学不稳定也与心律失常发生相关。未显示心脏结构异常的患者受限于当前的检测方法，也可能发生 SCD。自主神经系统失衡也是 SCD 十分重要的触发机制。交感神经张力增加能够降低心室颤动阈值，促进斑块破裂，促进血小板聚集，而迷走神经可通过拮抗交感神经作用，对其诱发致命性心律失常具有预防和保护效应。此外 SCD 可能存在遗传因素，一方面是由于一些遗传性疾病可出现 SCD，另一方面也可能为相似的环境因素，如饮食、精神等因素。

SCD 有很多可能的病因（表 14-1）。SCD 患者常有潜在的器质性心脏病，在各种器质性心脏病中，冠状动脉粥样硬化性疾病（冠心病）仍为最常见的原因，特别是大于 35 岁的人群。其次是扩张型心肌病和肥厚

型心肌病。心脏瓣膜病、先天性心脏病、电生理异常、急性心包填塞以及中枢神经系统疾病、代谢紊乱引起
电活动不稳定等均可引起 SCD。

表 14-1　心脏性猝死的主要病因

冠状动脉异常

　　冠状动脉粥样硬化(心肌缺血、急性心肌梗死等)

　　先天性冠状动脉异常(起源异常、冠状动静脉瘘、冠状动脉发育不全、冠状动脉-心内分流等)

　　冠状动脉炎(结节性多动脉炎、系统性硬化症等)

　　冠状动脉栓塞(血栓、赘生物、羊水、空气等)

　　冠状动脉阻塞(机械性阻塞如冠状动脉夹层动脉瘤,功能性阻塞如冠状动脉肌桥、痉挛等)

心肌病与心力衰竭

　　遗传性原发性心肌病(肥厚型心肌病、致心律失常型右心室心肌病、心室肌致密化不全等)

　　混合性原发性心肌病(扩张型心肌病、限制型心肌病)

　　获得性原发性心肌病(病毒性心肌炎、围生期心肌病、心内膜弹力纤维增生症)

　　继发性心肌病(心肌淀粉样变、血色病性心肌病、酒精性心肌病、结节病性心肌病、嗜铬细胞瘤性心肌病、Emery-Dreifuss 肌营养不良、强直性肌营养不良、神经纤维瘤病、系统性硬化症等)

　　缺血性心肌病、高血压性心肌病等

电生理异常

　　长 QT 间期综合征、Brugada 综合征、儿茶酚胺敏感多形性室性心动过速、短 QT 间期综合征、特发性心室颤动、遗传性病态窦房结综合征、早期复极综合征、希氏束-浦肯野系统纤维化(Lenegre 病、病毒感染后传导系统纤维化等)、异常传导通道(房室旁路传导)、心震荡

　　先天性心脏病(法洛四联症、Ebstein 畸形、大动脉转位、主动脉狭窄等)

　　心脏瓣膜病(主动脉瓣狭窄/关闭不全、二尖瓣脱垂、二尖瓣断裂、人工瓣膜异常等)

其他

　　机械性原因(急性心包填塞、心内血栓、心脏肿瘤、主动脉夹层、心脏破裂、肺栓塞等)、中毒/代谢性紊乱(电解质紊乱、低温、药物、代谢紊乱等)、中枢神经系统疾病(过度激动、心理压力等)、婴儿猝死综合征、极度体力活动时猝死等

(一)冠状动脉异常

　　毫无疑问,冠状动脉粥样硬化引起的缺血性心脏病是 SCD 最常见的原因。冠状动脉炎、夹层、痉挛、冠状动脉栓塞和先天性冠状动脉异常等是引起心肌缺血的罕见原因。冠心病引起所有 SCD 的 70%～80%。根据 Framingham 试验结果分析,46% 的男性和 34% 的女性 SCD 患者系以冠状动脉粥样硬化性心脏病引起的心脏骤停为始动机制。在对院外心跳骤停存活的 84 名患者的研究中,立即行冠状动脉造影提示 71% 的患者冠状动脉有明显病变,可能引起心跳骤停;而其中约一半血管完全闭塞。冠状动脉左前降支或左回旋支的急性闭塞预示着 SCD 的高风险。心绞痛和心肌梗死后患者比无症状性冠心病患者的风险高得多,但 SCD 也可以是冠心病患者的首发症状。

　　冠心病患者引起 SCD 的原因包括心肌缺血或梗死、心力衰竭、电解质紊乱、药物中毒,或原发性(无明显诱因)。冠心病患者发生室速或室颤的可能机制是急性缺血和心肌瘢痕形成的折返,特别是在有心肌梗死史的患者。4 个非 ST 段抬高型心肌梗死研究的 Meta 分析发现,在初始住院时持续性室速或室颤的发生率为 2.1%,发生室速和室颤的心肌梗死患者在心肌梗死后最初 30 天内及 6 个月内死亡风险明显增高。关于急性 ST 段抬高型心肌梗死溶栓研究的 GUSTOI 试验发现,ST 段抬高型心肌梗死持续性室速或室颤总发生率高达 10.2%,3.5% 的患者仅发生持续性室速,4.0% 的患者仅发生室颤,2.6% 的患者两者均发生。这其中 83.6% 发生在最初的 48 小时内("早期")。在住院期间死亡率和生存大于 30 天的患者出院后 1 年

死亡率方面,同时有室速和室颤患者分别为44％和7.1％,仅有室速者为18.6％和7.2％,仅有室颤患者为24％和2.9％,显著高于未发生心律失常者(分别为4.2％和2.7％)。晚期有室性心律失常(最初48小时后)的患者如能生存大于30天,其1年时死亡率增加(室速为24.7％,室颤为6.1％,两种均有为4.7％),而其中既往有心肌梗死史、有冠状动脉搭桥史和心肌梗死后未及时接受治疗者死亡风险更高。

冠状动脉解剖异常发生率并不高,但年轻运动员因此而死亡的比率并不低。发生SCD的机制可能是冠状动脉痉挛,或是起源于升主动脉或肺动脉干的异位冠状动脉张力异常所致的缺血。死亡率最高的畸形是左冠状动脉起源于右冠状窦,左主干走行于肺动脉和主动脉之间。

(二)心肌病与心力衰竭

心力衰竭,尤其是终末期心力衰竭仍然是引起心血管疾病死亡的重要原因。心力衰竭患病率及死亡率逐渐升高,学者曾对187例左心室射血分数(LVEF)≤45％的慢性心力衰竭患者进行随访,发现1年、2年、3年死亡率分别达14％、22％、32％,并且发现随着左心室射血分数降低,死亡率进一步升高,LVEF≤35％的患者1年、2年、3年死亡率分别高达17％、30％、38％。心力衰竭由于心肌细胞肥厚、炎症细胞浸润和间质纤维化等均可形成局灶病变和折返环路,成为恶性心律失常发生的基础。MERIT-HF研究显示心力衰竭患者SCD占全因死亡的58.3％。缺血性心肌病、高血压性心肌病、肺源性心脏病是引起心力衰竭的常见病因。缺血性心肌病(ICM)是指由于长期心肌缺血导致心肌局限性或弥漫性纤维化,从而产生心脏收缩和(或)舒张功能受损,引起心脏扩大和僵硬、充血性心力衰竭、心律失常等一系列临床表现,特征为心肌缺血引起的以纤维化为主的心肌病变,分为限制型缺血性心肌病和扩张型缺血性心肌病,可发生各种心律失常,频发室性期前收缩、短阵室速和房颤多见,临终前多为心室颤动及心脏停搏。高血压性心肌病是高血压引起的左心室壁或左心室腔异常变化,严重者可引起左心室肥厚、左心腔扩大伴有舒张性、收缩性心功能不全。心肌肥厚是SCD的危险因素,肥厚心肌的有效不应期和动作电位时程延长,这与异常肥厚的心肌组织形态共同构成发生恶性心律失常的基质。

心肌病是以心肌病变为主要表现的一组疾病,病因复杂,临床表现为心室肥厚或扩张,因机械性或心电的功能异常而导致恶性心律失常和进行性心力衰竭。约10％～15％的SCD发生于没有冠心病的心肌病。SCD是非缺血性心肌病的主要死亡原因(在一些研究中达到72％)。2006年AHA将心肌病分为原发性心肌病和继发性心肌病,原发性心肌病又分为遗传性、混合性和获得性。

1.扩张型心肌病　扩张型心肌病以左心室和(或)右心室明显扩大,心室收缩功能减低为特征,临床常表现为心脏扩大、心力衰竭、心律失常和栓塞。扩张型心肌病患者5年死亡率为35％,10年死亡率为70％,预后极差,多数为进行性心力衰竭,即使得到系统的内科治疗,猝死比例亦高达30％～40％,多数为致死性室性心律失常。患者存在非持续性室速、晕厥和严重的心力衰竭是发生SCD高危的预测指标。引起室性心律失常的最主要原因是折返机制。扩张型心肌病时,心功能减退,心肌细胞代偿性肥大,心肌细胞离子通道水平重构,主要是一过性钾外流减少使复极相延长,进而发生不应期的不均一性。广泛的心肌损伤和心肌间质的纤维化等因素又为单向阻滞和传导延缓提供了病理解剖学基础。由于心肌纤维扭曲、排列紊乱、间质纤维组织的分隔,形成不均一的传导而导致折返性心律失常。扩张型心肌病时最常见的折返途径为心肌内折返,也可为束支折返。后者是一类特殊的单形性室速,可以记录到由束支、浦肯野纤维系统和心肌构成的"巨大"的折返环。此外,扩张型心肌病时的机械电反馈、长期应用利尿剂引起的电解质紊乱、交感神经和肾素.血管紧张素系统活性增高以及抗心律失常药物的致心律失常作用等也与心律失常的发生有关。

2.肥厚型心肌病　肥厚型心肌病是一种常染色体显性遗传病,多以心肌非对称性肥厚、心室腔变小为特征,通常伴有舒张功能异常、心肌缺血、心律失常而引发相应的临床症状,发病率0.2%。由于广泛的心肌细胞肥厚、畸形、排列紊乱及间质胶原增生,使心肌发生肥厚和纤维化,造成兴奋传导速度和不应期的不均一,折返易于形成而造成室性心律失常。肥厚的心室壁内小血管的内膜与中层胶原增生、管壁增厚、管腔变窄、血栓形成,甚至血管腔闭塞,导致心肌缺血,也成为心肌纤维化和心律失常的因素之一。肥厚型心肌病发生SCD的总的风险为每年1%～4%,但是该病的各个亚组中发生SCD的危险又各不相同。有过SCD的肥厚型心肌病患者的直系亲属都应进行筛查。总的来说,下列肥厚型心肌病患者发生SCD的危险性最高:心脏骤停或自发性持续性室速、反复晕厥史、Holter监测发现非持续性室速、超声心动图可见左心室严重肥厚(>30mm)、左心室流出道梗阻、运动时血压反应异常,有因肥厚型心肌病发生SCD家族史者。对于年轻的肥厚型心肌病患者进行评估非常重要,因为许多报告提示肥厚型心肌病是青年人和竞技运动员最常见、最重要的SCD原因。遗传性心脏离子通道病和心肌病基因检测中国专家共识推荐对于肥厚型心肌病的家族成员及其他相关亲属应在发现先证者特异性基因突变的基础上进行特异性突变筛查,有助于明确风险,识别高危患者,为预防治疗提供依据,筛查也应包括详细的病史询问、体格检查、心电图和心脏超声检查。

3.致心律失常型右心室发育不良或右心室心肌病　致心律失常型右心室发育不良或右心室心肌病是一种少见的遗传疾病,约1/3的患者为常染色体显性遗传,男女比例约为2.7∶1。该病的特征性病理改变为右心室的心肌被脂肪或纤维脂肪组织所代替,其间夹杂残存的心肌细胞;晚期可能累及左心室。这种病变可以导致心电不稳定以及进展性心室功能不良。致心律失常型右心室发育不良或右心室心肌病SCD多在50岁前发生,是35岁以下人群发生室性心律失常和SCD的重要原因。

体表心电图可记录到呈左束支图形和电轴左偏的室速,窦性心律时在V_1～V_3导联可见到T波倒置,这是最常见的改变;若T波改变的范围扩大到其他胸前导联,常提示左心室受累。近1/3的患者心电图可见QRS波之后、ST段之前有一分离波,尤以V_1导联明显,称为ε波(又称Epsilon波),这种低振幅电位代表某些部位延迟的心室激动。出现ε波以及V_1～V_3导联QRS波延长是本病的主要诊断标准。最有确诊价值的影像学检查是磁共振,典型表现是心肌内脂肪浸润,右心室扩张或运动障碍,或两者均有;但如果未能诊断,可能需要其他诊断性检查,包括心内膜心肌活检等。

4.心室肌致密化不全　心室肌致密化不全(NVM)是由于胚胎早期网织状肌小梁致密化过程失败,导致心室内有许多突起的肌小梁,小梁间深陷的隐窝和心室收缩与舒张功能减退为该病特征。人群发病率为0.05%～0.24%。本病可单独存在,也可与其他先天性心脏病,如主动脉狭窄、肺动脉闭锁、右位心等同时存在,有的同时合并线粒体疾病、Bath综合征。临床表现为进行性心力衰竭、血栓栓塞、心律失常等,室性心律失常多见,可表现为头晕、晕厥甚至猝死,传导阻滞亦多见,包括房室或束支传导阻滞。可并发瓣膜脱垂。心电图表现无特异性,超声心动图是简单可靠的方法,2006年Jenni制订超声诊断标准:心外膜层薄而致密,心内膜疏松增厚,其间可见深陷隐窝,心室收缩末期内层心肌厚度与外层心肌厚度比值>2;好发于左心室心尖部、侧壁、下壁;深陷隐窝之间有血流灌注并与心腔相通,而不与冠状动脉循环相通;排除其他先天性或获得性心脏病。CT、磁共振有助于诊断,心肌活检准确可靠。NVM有症状者较无症状者预后差,发病年龄越早,预后越差,有报道猝死率高达13%～18%。

5.心肌淀粉样变　心肌淀粉样变(CA)为淀粉样物质沉积于心肌细胞外基质引起的一类疾病,淀粉样物质可沉积在心室、心房、血管周围、瓣膜和心脏传导系统等部位,临床表现为限制型心肌病、心力衰竭、瓣膜性心脏病以及各种类型的心律失常。学者研究发现CA患者心房颤动、传导阻滞、肢体导联低电压、心肌梗死波形发生率高,心脏超声主要表现为左心室壁增厚、舒张功能不全、心肌回声增强、颗粒样强回声、毛玻璃样改变,心房增大、心包积液、收缩功能降低也较常见。心脏磁共振表现为室壁心内膜下为主或累及室壁全层的延迟强化。心内膜心肌活检对 CA 诊断具有重要价值,学者研究发现,临床高度怀疑而心肌活检组织刚果红染色阴性者对心肌组织进行超微结构观察有助于明确诊断。根据病因可分为免疫球蛋白轻链型、遗传性、继发性、老年性、透析相关性和孤立心房型淀粉样变。轻链型淀粉样变多见于原发性淀粉样变、多发性骨髓瘤等浆细胞疾病,预后相对于其他类型差。轻链型淀粉样变猝死较常见,严重 CA 患者猝死常常是由于电机械分离,而不是室性心律失常,首次发生事件后患者很难存活。

(三)电生理异常

电生理异常主要疾病为心脏离子通道病,又称原发性心电疾病,心脏离子通道病是由于基因突变导致心肌离子通道数量、结构、功能异常,造成离子流改变,从而引起心律失常,临床未能发现解剖学异常,表现为各种室性心律失常(室性心动过速、尖端扭转型室性心动过速、室颤),甚至发生猝死。主要包括长 QT 间期综合征、Brugada 综合征、儿茶酚胺敏感性多形性室性心动过速、短 QT 间期综合征、特发性心室颤动等。此外,本文还将探讨早期复极综合征、Lenegre 病、房室旁路传导、心震荡等电生理异常。

1.长 QT 间期综合征　长 QT 间期综合征(LQTS)又称长 QT 综合征、QT 间期延长综合征,指以体表心电图 QT 间期延长,易产生室性心律失常,尤其是尖端扭转型室性心动过速(TdP)、晕厥和猝死为临床特征的一组综合征,约占 SCD 的 5%～10%。可以是先天性的或获得性的;先天性 LQTS 分为 Romano-Ward 综合征(RWS)和 Jervell-Nielsen 综合征(JLNS)。RWS 为常染色体显性遗传,至少与 12 个不同的基因相关。其中 LQTS1、LQTS2、LQTS3 占 90%。LQTS1 由 KCNQ1 基因突变导致,该基因编码电压门控钾通道的 α 亚基,与缓慢激活延迟整流钾电流 I_{Ks} 相关,由于其为肾上腺素能敏感性钾通道,所以 LQTS1 患者的心脏事件通常发生在剧烈运动中或运动后,特别是游泳诱发,所有因游泳诱发心脏事件的 LQTS 患者中 LQTS1 占 99%,部分因情绪激动(如恐惧、害怕、受惊吓和生气等)诱发,安静状态下心电图表现为平滑、基底部较宽的 T 波,对 β 受体阻滞剂治疗反应好。LQTS2 由 KCNH2 基因突变导致,与快速激活延迟整流钾电流 I_{Kr} 相关,心肌复极延迟,QTc 延长。安静状态下心电图常见低振幅和有切迹的 T 波,惊吓或情绪激动往往诱发心脏事件,大部分由情绪应激诱发,突然的声音刺激对 LQTS2 患者非常危险,13% 的心脏事件发生在运动时。β 受体阻滞剂对 LQTS2 疗效低于 LQTS1,对 LQTS2 更应强调补钾、补镁。I_{Kr} 对药物敏感,是绝大多数获得性 LQTS 的靶通道。LQTS3 是由于心脏钠通道基因 SCN5A 突变所致,造成晚钠电位 I_{Na-L} 反复开放、延迟电流衰退,动作电位平台期延长,SCN5A 通过功能放大机制(突变通道功能正常,但热性改变)引起 LQTS3,这种情况在慢频率下尤其明显,所以 LQTS3 患者存在心动过缓依赖性 ST 段延长、晚发 T 波和 QTc 延长,且 LQTS3 患者心脏事件常发生在睡眠或休息时,只有少许发生在运动时,静息心电图更突出地以延迟出现的高尖 T 波为特征,β 受体阻滞剂对 LQTS3 疗效欠佳,钠通道阻滞剂美西律能够缩短延长的 QT 间期,对 LQTS3 可能有一定疗效。JLNS 是 LQTS 伴耳聋的亚型,由 KCNQ1 或 KC-NE1 突变引起,过去认为是常染色体隐性遗传,最新研究发现 JLNS 是一种常染色体隐性(伴耳聋)和显性(LQTS)遗传相结合的遗传类型,多数心脏事件由情绪波动或体力紧张而诱发,β 受体阻滞剂仅能提供中等程度保护。

长 QT 间期是指 QTc 间期>440 毫秒,其发生室速和 SCD 的风险增加。遗传性 LQTS 诊断标准见表 14-2。LQTS 患者 SCD 年发生率为 1%～2%,伴有晕厥的患者约为 9%。威胁生命的心律失常表现为尖端扭转型室速和室颤。尖端扭转型室速,或"点扭转",是一种多形性室速,与延长的 QT 间期、R-on-T 的室性期前收缩和长-短 R-R 间期有关。尖端扭转型室速的诱因可能有二:①伴 QT 间期显著延长的心动过缓;②窦性心动过速加上交感神经张力亢进。

表 14-2　遗传性 LQTS 的诊断标准

诊断依据	具体表现	计分
ECG 表现	QTc>480 毫秒	3
	QTc460～470 毫秒	2
	QTc>450 毫秒（男）	1
	TdP*	2
	T 波交替	1
	T 波切迹（3 导联以上）	1
临床表现	静息心率低于正常 2 个百分位数	0.5
	晕厥：紧张引起	2
	晕厥：非紧张引起	1
家族史	先天性耳聋	0.5
	家族成员有肯定的 LQTS	1
	直系亲属中有<30 岁的心脏性猝死	0.5

注：*,除外继发性 TdP;得分>4 分为肯定的 LQTS;2～3 分为可能的 LQTS

　　获得性 LQTS 是由于继发性原因导致的可逆性 QT 延长（表 14-3），药物是最常见的诱因，尤其是抗心律失常药物,任何破坏复极电流的药物都可能增加服用阻滞 I_{Kr} 的药物时促发 TdP 的可能性。现在认为所谓获得性 LQTS 可能就是一些携带沉默基因突变的先天性 LQTS 患者,他们在没有触发因素时无症状,直到某些因素进一步破坏了复极才有外显症状。

表 14-3　获得性 LQTS 的最常见原因

心源性
　缓慢性/快速性心律失常、冠心病、高血压、心力衰竭、心肌病、心肌炎、二尖瓣脱垂
代谢异常及全身系统疾病
　电解质紊乱(低钾血症、低钙血症、低镁血症)、甲状腺功能减退、糖尿病、醛固酮增多症、嗜铬细胞瘤、饥饿、液体蛋白饮食、发热、低体温、神经性厌食症或贪食症、人类免疫缺陷疾病、肾衰竭、结缔组织病、酒精中毒、戒酒综合征、颈淋巴结清扫术、食管炎、急性体重下降、肿瘤、带状疱疹病毒感染、有机磷中毒等
神经源性
　脑卒中、脑外伤、脑肿瘤、脑炎、自主神经系统疾病等
药物源性
　抗心律失常药物:奎尼丁、普鲁卡因胺、普罗帕酮、胺碘酮、索他洛尔、伊布利特、多非利特、氟卡尼、恩卡尼、丙吡胺
　抗菌药物:红霉素、阿奇霉素、克拉霉素、左氧氟沙星、酮康唑、伊曲康唑、氯喹等
　神经、精神、麻醉药:帕罗西汀、利培酮、舍曲林、氟西汀、氟哌利多、氯丙嗪、氟哌啶醇、苯妥英、氯丙嗪、七氟醚、异氟烷、罂粟碱、地昔帕明等
　抗肿瘤药物:蒽环类化疗药,三氧化二砷等
　其他:奥曲肽、西沙必利、多拉司琼、酮色林、沙美特罗、他莫昔芬、普罗布考、特非那定、尼卡地平、伊拉地平、吲达帕胺、免疫抑制剂等

　　2.Brugada 综合征　　Brugada 综合征是以心电图上特征性的 Brugada 波,即右胸前 $V_1 \sim V_3$ 导联 ST 段穹隆型抬高为特征,伴致死性室性心律失常或 SCD 或家族史,并具有遗传异质性的心脏电紊乱性疾病。所有猝死病例的 4%～12% 和心脏结构正常年轻人中猝死病例的 20% 由此引起。Brugada 综合征呈常染色体显性遗传,目前发现 8 个相关基因,SCN5A 基因突变占 15%。目前确定 3 种心电图类型:Ⅰ型特征为 ST 段起始部分显著抬高:J 点或 ST 段抬高(≥2mV),形成穹隆型 ST 段,继以倒置 T 波,无明显的等电位

线,类似右束支阻滞图形;2型称为马鞍型,ST段起始部位显著抬高,抬高的J点(≥2mV)后为逐渐下降的抬高的ST段(比基线抬高≥1mV),继以正向或双向的T波;3型为穹隆型或马鞍型,ST段抬高<1mV。Brugada综合征患者可反复发生室速或室颤,发生率高达40%～60%。SCD多在休息、睡眠、夜间环境下,以及温度升高时发生(如发热性疾病或热水浴),多见于男性。Brugada综合征诊断标准见表14-4。目前ICD是唯一有效的治疗措施。有症状患者,1型心电图出现过心搏骤停,无须电生理检查,必须ICD治疗。无症状患者,对自发或应用钠拮抗剂后出现1型心电图表现,如有SCD家族史且怀疑Brugada综合征所致,行电生理检查,电生理检查诱发室性心律失常,植入ICD。无症状且无SCD家族史,仅在使用钠拮抗剂后出现Ⅰ型心电图表现,严密随访。

表14-4　Brugada综合征诊断标准

1.无论是否应用钠拮抗剂,>1个右胸导联(V₁～V₃)出现1型ST段抬高
2.基础情况下,>1个右胸导联(V₁～V₃)出现2型或3型Brugada ST段抬高,应用钠拮抗剂后转变为1型ST段抬高

并且伴有以下情况之一:	
记录到的室性心律失常	记录到心室颤动(自行终止的)多形性室性心动过速
	电生理检查可诱发室性心动过速
家族史	心脏性猝死家族史(<45岁)
	家系成员中有穹隆型心电图改变
心律失常有关的症状	晕厥
	夜间极度呼吸困难
除外其他引起心电图异常的因素	

3.儿茶酚胺敏感性多形性室性心动过速　儿茶酚胺敏感性多形性室性心动过速(CPVT)多发生于心脏结构及QT间期正常的儿童和年轻人,以运动或情绪激动时出现双向或多形性VT,导致晕厥和猝死为特征。分为两种类型,CPVT1为常染色体显性遗传,RyR2为基因突变所致,CPVT2为常染色体隐性遗传,CASQ2基因突变所致。CPVT患者临床特点如下:①发病年龄轻,多见于儿童、青少年;②有反复发作VT和晕厥甚至猝死;③由交感神经系统激活诱发,包括情绪激动、运动或给予外源性儿茶酚胺等;④心脏结构和功能正常且QTc间期正常;⑤有学者报道,CPVT与心房颤动的发生相关,电生理检查研究发现,CPVT患者窦房结恢复时间延长,容易诱发心房颤动和心房扑动,病变并不局限于心室,而是影响到窦房结和心房肌的功能。本病预后较差,30岁以下病死率高达30%～50%,β受体阻滞剂为有效治疗CPVT的药物。服用β受体阻滞剂时出现晕厥的CPVT患者应植入ICD;既往心脏骤停CPVT患者也应联合ICD和β受体阻滞剂治疗。

4.短QT间期综合征　短QT间期分为特发性和继发性,特发性短QT间期中将以短QT、房颤和(或)室性心动过速、室颤及SCD为特征而心脏结构正常的称为短QT间期综合征(SQRS)。患者高发SCD,诊断标准未统一,以QTc≤360毫秒可能比较合理。目前发现的SQTS致病基因有KCNH2、KCNQ1、KCNJ2、CACNA1、CCACNB2。继发性SQTS则可由发热、高钙血症、高钾血症、洋地黄中毒、酸中毒、急性心肌梗死超急性期、甲状腺功能亢进、心动过速、自主神经张力失衡、运动员、早期复极综合征等引发。ICD是最有效的治疗方法,奎尼丁是治疗SQTS较有效的药物,普罗帕酮是治疗SQTS合并房颤较有效的药物,对QT间期无影响。

5.早期复极综合征　早期复极综合征(ERS)已经发现了几十年,并且既往认为其是一种正常的心电图表现,常见于年轻人、男性、运动员等。心电图表现为J点抬高>0.1mV,明显J波,下壁导联和(或)侧壁导联多见,伴或不伴有ST段抬高与QRS波异常,通常T波高耸直立。ERS在人群中有较高的发生率,但其中绝大多数终身可无症状,在报道其与特发性室颤相关后,ERS 受到了重视。ERS 与恶性心律失常的关系也通过实验室研究得到了证实,这为 J 点抬高及其致心律失常机制提供了细胞和离子基础。遗传性 ERS 是一种与离子通道异常有关的原发性心电疾病,也属 SCD 高危人群。有症状且曾有 SCD 史的 ERS 患者应植入 ICD;有晕厥、抽搐或夜间濒死性呼吸等症状,排除非心脏原因后应植入 ICD;无症状患者如有 SCD 家族史,应进行电生理检查;无症状,无 SCD 家族史,可行电生理检查,如诱发出室性心律失常,应植入 ICD。

6.Lenegre 病 Lenegre 病又称为原发性房室传导阻滞、原发性双侧束支硬化症、SCN5A 等位基因性心律失常等。常染色体显性遗传,致病基因为 SCN5A,但本病随年龄增长逐渐恶化,可能为基因突变与年龄相关退行性病变共同作用的结果。病理表现为传导系统进行性纤维化。心电图表现为进行性加重的传导阻滞,起初为右束支,逐渐发展为双束支,最后为完全性房室传导阻滞,可发生于新生儿期、青春期或中年期,临床表现为心悸、黑矇、晕厥,70% 猝死,但仅少数死于心率过慢,多死于慢性心律失常诱发的快速室性心律失常,室性期前收缩或短阵室速是猝死前兆,ICD 治疗更为合适。本病应与 Lev 病鉴别,Lev 病表现为传导系统进行性纤维化,出现束支或房室传导阻滞,但中老年多见,无家族史,病变局限,主要累及左束支近端及邻近的希氏束。

7.房室旁路传导预激综合征 发生房室旁路传导预激综合征时房颤或房扑经旁路快速前传可引起快速心室率和室颤。有多条旁路,或者房颤伴预激的 RR 间期短于 250 毫秒的预激综合征患者发生 SCD 的风险更高。

8.心震荡 心震荡发生在心脏无结构异常的个体,胸部受到钝击造成 SCD,胸骨、肋骨和心脏未发生创伤性损害。胸部撞击发生在 T 波波峰前 15~30 毫秒可诱发室颤。在一个以猪为模型的试验中,发现撞击越剧烈,越能可靠地诱发出室颤。心震荡的总体生存率不到 25%。一个研究发现,在心震荡事件发生 3 分钟后才开始心肺复苏的患者(38 例),生存率仅为 3%。防止此类事件发生的最佳策略是配备运动防护器械、安全操作和快速心肺复苏(包括立即进行自动体外除颤)。

(四)婴儿猝死综合征

婴儿猝死综合征(SIDS)指貌似健康的 1 岁以内的婴儿或新生儿(常发生于出生后 3 周至 8 个月)在睡眠中突然发生的,或通过病史、环境调查和尸检等仍不能明确病因的意外死亡。发病突然,男婴高于女婴,2~4 个月为高峰,多在睡眠中,50%~80% 发生于午夜至清晨 6 点之间,高峰季节为冬季,尤其是 1 月份,生前无特异性表现,临床症状容易被忽视,主要特征有:对环境反应差;在喂养时易有呼吸暂停或衰竭,有异常的啼哭声;睡眠中发生呼吸停顿,早期可仅为呼吸不规则,偶有暂停,严重者呼吸长时间停止,并可有突然发紫;轻度呼吸道感染症状,有些可分离出柯萨奇病毒、埃可病毒、呼吸道合胞病毒;睡眠中脉搏不规则,缓慢或停顿,并可出现青紫或苍白现象;四肢软瘫、肌张力减退等。病因不明,俯卧位睡眠、感染及胃食管反流所致呼吸障碍、心脏病变、代谢障碍、中枢神经系统病变、遗传因素等是可能的病因。

二、临床表现

SCD 的临床过程可分为 4 个时期:前驱期、发病期、心脏停搏期和生物学死亡期。

(一)前驱期

在心脏停搏前数天至数月,有些患者可出现胸痛、气促、疲乏、心悸等不适,或者原有的心绞痛、心力衰竭等症状加重。这些前驱表现多为非特异性的,仅提示有发生心血管病的危险,而不能预测心脏性猝死的发生。有些患者无明显前驱表现,而突发心搏骤停。

（二）发病期

是指心血管状态出现急剧变化到心搏骤停发生前的一段时间，通常不超过 1 小时。由于 SCD 的原因不同，发病期的临床表现各异。典型表现包括：严重胸痛、急性呼吸困难、突发心悸或眩晕等。若心脏骤停为突发，事前无明显预兆，则多数为心源性。从 SCD 者所获得的连续心电图记录中可见在猝死前数小时或数分钟内常有心电活动的改变，其中以心率增快和室性期前收缩的恶化升级最常见。猝死于心室颤动者，常先有一阵持续的或非持续的室性心动过速。这些以心律失常发病的患者，在发病前大多清醒并在日常活动中，发病期短。心电图异常大多为心室颤动。另有部分患者以循环衰竭发病，在心搏骤停前已处于不活动状态，甚至已昏迷，其发病过程相对较长。

（三）心脏停搏期

该期以意识完全丧失为特征。如不立即抢救，一般在数分钟内进入死亡期。心搏骤停的症状和体征依次出现：意识突然丧失或伴有短阵抽搐，抽搐常为全身性，多发生于心脏停搏后 10 秒内，有时伴有眼球偏斜；脉搏扪不到、血压测不出；心音消失；呼吸断续，呈叹气样，以后即停止，多发生于心脏停搏后 20～30 秒；昏迷，多发生于心脏停搏 30 秒后；瞳孔散大，多在心脏停搏后 30～60 秒出现。此期尚未到生物学死亡，如给予及时恰当的抢救，尚有复苏的可能。

（四）生物学死亡期

从心脏骤停到发生生物学死亡时间的长短取决于原发病的性质，以及心搏骤停至复苏开始的时间。心搏骤停发生后，大部分患者将在 4～6 分钟开始发生不可逆脑损害，随后经数分钟过渡到生物学死亡。心脏骤停发生后立即实施心肺复苏和尽早除颤，是避免发生生物学死亡的关键。心肺复苏成功后死亡的最常见原因是中枢神经系统损伤，其他常见原因有继发感染、低心排血量以及恶性心律失常等。

三、诊断

主要根据临床表现迅速作出判断，心电图有助于进一步确定心脏骤停的临床类型并指导治疗。心脏骤停主要临床表现：意识突然丧失；呼吸停止或断续；心音、大动脉（颈动脉、股动脉）搏动消失，血压测不出；瞳孔散大；皮肤苍白或发绀；短阵抽搐和大小便失禁，伴有口眼歪斜，随即全身松软。其中早而可靠的表现是意识突然丧失伴大动脉搏动消失。心电图表现为心室颤动、无脉性室性心动过速、心室静止、无脉性电活动（电-机械分离）。早期反应是关键，开始抢救的注意事项如下：不要等待反复静听心音有无；不要等待反复测量血压有无；不要等待以上各项临床表现均具备；不要等待心电图检查；不要等待静脉、动脉抽血检查及用药。

心脏骤停早期诊断实施方法要简捷实用。早期快速识别基于判断有无反应及是否存在正常呼吸：①判定意识丧失：采用动作和声音刺激来判断意识，拍患者肩部和呼叫（呼喊姓名、命令动作等），观察患者有无语言或动作反应，如无反应可判定意识丧失，需与熟睡或感觉受损相鉴别；同时可采用疼痛刺激（刺激皮肤、压眶、掐人中等）观察有无反应。②观察呼吸：呼吸停止或无正常呼吸。如果患者无反应且无呼吸或无正常呼吸，应当启动抢救程序。③判定动脉搏动消失：检查动脉搏动往往较困难，非医务人员不再强调检查动脉搏动，医务人员检查动脉搏动时间要少于 10 秒，如果在时限内无法明确感觉动脉搏动，就要开始胸外按压。检查颈动脉搏动时，示指、中指指尖触及气管正中，以喉结为标志，示指、中指沿甲状软骨向侧下方滑动 2～3cm，至胸锁乳头肌前缘凹陷处，进入颈动脉三角区，触摸有无搏动。触摸颈动脉搏动的注意事项：当脉搏慢而不规律、快而细弱、血压 60～80mmHg 时，颈动脉搏动难触摸；触摸时不能用力过大，以免推移颈动脉，妨碍正常观察；不可同时触摸两侧颈动脉；检查时间不能过长，不要超过 10 秒；不能压迫气管;可能出现触摸感觉错误,将检查者自己手指搏动感觉误认为患者的动脉搏动。

四、预测与预防

SCD 具有发病突然、进展迅速、病死率高的特点,临床上需争取做到早期预测、加强预防、快速识别、及时救治,从而降低死亡率。

(一)SCD 预测指标

SCD 预测的关键是高危患者的识别,寻找有效预测指标是一项具有挑战性的课题。进行 SCD 预测需要全面认识 SCD 的病因,进行危险因素评估,联合多项预测指标进行综合分析。

1.临床指标 器质性心脏病病史、个人史、家族史结合各种检测方法有助于高危人群的识别。冠心病是 SCD 最常见的原因,冠状动脉多支病变或主干病变、急性心肌梗死、不稳定型心绞痛、有心脏骤停复苏病史、冠心病伴心力衰竭等均具有较高的风险。此外如合并存在一些加重心肌缺血或降低室颤阈值的因素,如吸烟、酗酒、情绪激动、寒冷、应激、过度体力活动、电解质紊乱、突然停用心血管用药、服用致心律失常或加重缺血药物等均可能诱发 SCD。心肌梗死是独立危险因素,急性心肌梗死可致致命性心律失常,也可导致急性心功能不全、心源性休克、心脏破裂。心肌梗死后心室重构,LVEF<40%,伴非持续性或可诱发、药物不可抑制的室性心动过速的患者,SCD 风险明显较高。既往有过心脏骤停复苏史的患者是 SCD 的高危患者,首次 SCD 事件后 1 年内再次发生 SCD 的风险高。扩张型心肌病患者如左心室内径增大、左心室射血分数下降、束支阻滞、非持续性/持续性室速等猝死风险增加。肥厚型心肌病患者如有晕厥病史、猝死家族史、左心室流出道梗阻、年龄较轻、有胸部症状者猝死风险增加。多种心脏疾病最终可能出现心力衰竭,随着 NYHA 心功能分级增加、心功能恶化,SCD 危险增加。合并晕厥的心力衰竭患者常伴有心律失常,SCD 风险高。高血压患者如伴有严重左心室壁肥厚、血压高而未得到控制、情绪激动等猝死风险也较高。

2.无创性检查

(1)心脏超声:LVEF 用于评价左心室功能不全程度,是心力衰竭患者短期及长期 SCD 危险预测的指标。左心室舒张末内径(LVEDD)联合 LVEF 是多种心脏病患者发生室性心律失常的独立预测因子,其结果与心内电生理检查结果高度一致。心力衰竭患者左心室射血分数越低,发生 SCD 的危险性也越大。心肌肥厚是 SCD 的危险因素,左心室质量增加者发生心血管事件的风险随之逐步升高,通过超声可测量左心室壁厚度并计算左心室质量。心脏超声还是诊断先天性心脏病和心脏瓣膜病的重要检查方法。

(2)心电图

1)室性期前收缩:器质性心脏病患者如发现无症状室性心动过速则发生猝死风险增加。室性期前收缩需要进行危险分层。Lown 分级适用于急性心肌梗死患者。

0 级:无室性期前收缩。

1 级:偶发、单个出现室性期前收缩<30 个/小时。

2 级:频发、单个出现室性期前收缩≥30 个/小时。

3 级:多源、多形性室性期前收缩。

4A 级:连发成对的室性期前收缩。

4B 级:室性期前收缩连续 3 个以上。

5 级:R-on-T 现象室性期前收缩。

Lown 分类的临床意义有限。室性期前收缩指数[室性期前收缩联律间期(RR')/QT 间期]0.60~0.85时,室性期前收缩落在易损期诱发室颤风险增大。室性期前收缩易损指数[基础 QT 间期×前一心动周期(RR)/室性期前收缩联律间期(RR')]1.1～1.4时室性期前收缩易诱发室速,＞1.4时易促发室颤。运动试验过程中频发室性期前收缩的患者死亡率增加。分析室性期前收缩形态,有以下特征者 SCD 风险增加:①QRS 波群不光滑,有明显的切迹或顿挫;②QRS 振幅＜lmV;③QRS 时间＞160 毫秒;④ST 段有水平段,或 T 波与 QRS 主波方向相同,且 T 波变尖并双肢对称;⑤多源性、多形性或 R-on-T 型;⑥不同类型期前收缩同时存在和(或)传导阻滞并存;⑦室性期前收缩形态呈完全性右束支阻滞型。

2)其他心电指标和心电现象:①心室晚电位(VLP)是位于 QRS 波终末部分的高频低幅碎裂电位,梗死或瘢痕区心室肌激动传导的延迟使 QRS 波后持续存在低幅的电活动,这种电活动的存在预示心肌内存在形成折返的基质,发生室速、室颤的概率大。②心率变异性(HRV)是指心率快慢随时间发生的变化,HRV 缩小提示心脏自主神经受损,恶性心律失常和 SCD 发生几率增大,是 SCD 独立预测指标,但主要用来预测自主神经调节障碍有关的心律失常事件。③QT 离散度(QTd)指标准 12 导联心电图最大 QT 间期与最小 QT 间期之差,代表心室肌复极的不均一性。心室的除极时间短,复极时间长,因此当复极时间延长时容易出现电活动的折返,容易产生恶性心律失常。④QT 间期是心室除极和复极的整个过程,QT 间期延长可能与遗传、电解质紊乱、药物等有关,与 SCD 发生密切相关。⑤T 波电交替(TWA)指 T 波或 T、U波形态、幅度甚至极性发生交替改变,而不伴有 QRS 波形态和心动周期明显改变。发生机制可能为心肌细胞复极不一致及与心肌细胞离子通道功能障碍有关。有资料提示,T 波电交替对 SCD 的危险分层有帮助。微伏级 T 波电交替检测技术更灵敏,在缺血性心脏病伴发心律失常的预测中有较高价值。⑥早期复极综合征存在潜在致心律失常性,与 SCD 有关。⑦QRS 波时限是指激动在心室内的传导时间,可作为一项简单判断室内、室间是否存在传导延迟的指标,QRS 波的时限与心脏收缩功能存在关系,当其时限增宽时,提示心室内存在传导延迟现象,心室肌的收缩不同步,致心功能下降。QRS 时限＞120 毫秒是 SCD 高危患者的筛选指标。⑧Tp-Te/QT 反映室壁不同层心肌细胞复极的离散度占心室总不应期的百分比,其比值不易受心率及体重等外界因素的影响,且与恶性室性心律失常关系显著。⑨压力反射敏感性(BRS)与室性心律失常的发生风险密切相关,对于预测 SCD 有一定价值,和 HRV、EF 值联合应用时价值更高。⑩心率震荡(HRT)是指一次室性期前收缩后心率的特征性双相式涨落现象,即一次室性期前收缩后心率先加速,随后发生减速。它能反映迷走神经功能状态,当 HRT 正常存在时,提示迷走神经的这种保护性机制完整;当其减弱或消失时可能提示这种保护机制已被破坏,预示 SCD 的危险性将会增加。HRT 是心肌梗死后患者发生 SCD 的独立预测指标。

(3)基因检测:所有遗传性心脏病患者及亲属应进行遗传咨询,包括临床和基因检测风险、获益及可行性。明确诊断先从系统的临床检查开始,然后可进行有目标的基因检测以核实诊断。对于无临床表现的家族成员,进行基因检测的意义需根据不同疾病而定。不过治疗决策不能只依赖于基因检测结果,而应基于全面的临床评估。

(4)其他:CT 显示冠状动脉及其管腔,评估心功能,心包、左心房的解剖结构,诊断先天性心脏病、肺动静脉和主动脉疾病,可用钙化积分量化冠状动脉钙化的密度和体积,钙化积分是独立于其他传统心血管危险因子的心血管事件预测因子,是诊断冠心病和预测心血管事件的主要指标。心脏磁共振可评估瓣膜病、复杂先天性心脏病、心内外占位和心包疾病,同时也可以测量血流速度,通过灌注显像提供心肌组织学特点,以及非侵入性血管造影。BNP 水平预测 SCD 和室性心律失常的价值较好,是 SCD 独立预测因子。

3.有创性检查　电生理检查是评估和预测恶性心律失常相对科学的方法,能否诱发出室性心律失常可作为早期预测及危险分层的指标,在心脏骤停幸存者中常诱发出致命的心律失常,在使用抗心律失常药物的情况下仍能诱发出持久不变的室速或室颤,预后不良。但电生理检查为有创方法,对 SCD 预测价值仍有待于进一步研究。SCD 最常见的病因为冠心病,冠状动脉造影可直接观察冠状动脉解剖及病变情况,仍是诊断冠心病的重要方法。

（二）一级预防和二级预防

一级预防是指对未发生过但可能发生 SCD 的高危人群采取积极有效的措施，以预防及减少 SCD 的发生。二级预防是针对心脏骤停幸存者采取措施，防止心脏骤停再次发生。

1.避免诱因　对高危人群进行适当的医学知识教育，既能引起患者重视，又要注意避免增加其心理负担。避免吸烟、酗酒、暴饮暴食、寒冷刺激、过度体力活动、情绪激动或过度兴奋紧张等因素，服用心血管药物的患者应当避免非医嘱性的突然停药、增减药物，注意监测内环境，避免出现低氧血症、电解质紊乱。

2.治疗原发疾病　SCD 常见于器质性心脏病，冠心病治疗终点是预防或减轻心肌缺血，应当评估是否需要心肌血运重建，并综合采用药物治疗方法，包括阿司匹林、ACEI、他汀类药物、β受体阻滞剂等，均是改善生存的药物。心力衰竭患者更强调 ACEI 及 β受体阻滞剂等药物改善心肌重构、提高生存率，β受体阻滞剂可降低猝死发生率。心脏再同步化治疗（CRT）对严重心力衰竭而双室不同步患者能够改善心功能、降低总体死亡率。预激综合征合并房颤则强调射频消融治疗旁路。起搏器则是治疗严重缓慢性心律失常唯一有效的方法。严重先天性心脏病及心脏瓣膜病则有赖于手术治疗严重结构异常而改善生存。

3.抗心律失常药物　β受体阻滞剂是能够降低总体死亡率、心血管病病死率、SCD 发生率的抗心律失常药物，具有抗心律失常、抗心肌缺血、改善心功能的作用。胺碘酮临床应用广泛，具有抗室性心律失常作用，但对总体死亡率影响仍需进一步研究。

4.ICD　ICD 具有支持性起搏、抗心动过速起搏、低能量心脏电转复和高能量电除颤等作用。大规模、多中心、随机化的临床试验为 ICD 临床应用提供了充分的循证医学证据。ICD 一级预防研究包括 MADIT-Ⅰ、MUSTT、MADIT-Ⅱ、CABG-Patch、DINAMIT、COMPANION、SCD-HeFT、IRIS、BEST、CAT、AMIOVIRT、DEFINTE 等，ICD 二级预防研究包括 AVID、CIDS、CASH、MAVERIC 等。研究充分证实 ICD 是防止 SCD 的最有效方法，优于抗心律失常药物，并且明确了 ICD 的适应证。学者参与的小样本量 SCD 一级预防研究也发现 ICD 具有降低死亡率和心脏性再住院率的倾向。

（1）2008 年 ACC/AHA/HRS 心脏节律异常器械治疗指南的 ICD 适应证如下：

Ⅰ类适应证

1）非可逆性原因引起的室颤或血流动力学不稳定的持续室速所致的心脏骤停幸存者（证据水平：A）。

2）伴有器质性心脏病的自发持续性室速患者，无论血流动力学是否稳定（证据水平：B）。

3）原因不明的晕厥，心电生理检查诱发有血流动力学不稳定的持续性室速或室颤（证据水平：B）。

4）心肌梗死所致左心室射血分数＜35％，且心肌梗死后 40 天以上，NYHA 心功能Ⅱ级或Ⅲ级（证据水平：A）。

5）NYHA 心功能Ⅱ级或Ⅲ级，左心室射血分数≤35％的非缺血性心肌病患者（证据水平：B）。

6）心肌梗死所致左心室射血分数＜30％，且心肌梗死后 40 天以上，NYHA 心功能Ⅰ级（证据水平：A）。

7）心肌梗死所致非持续性室速，左心室射血分数＜40％且心电生理检查能诱发出持续性室速或室颤（证据水平：B）。

Ⅱ类适应证

Ⅱa 类

1）原因不明的晕厥，伴有明显左心室功能障碍的非缺血性扩张型心肌病（证据水平：C）。

2）心室功能正常或接近正常的持续性室速（证据水平：C）。

3）存在一项以上主要心脏性猝死的危险因素的肥厚型心肌病患者（证据水平：C）。

4)存在一项以上主要心脏性猝死的危险因素的致心律失常型右心室发育不良/心肌病患者(证据水平:C)。

5)服用β受体阻滞剂期间发生晕厥和(或)室速的长 QT 间期综合征患者(证据水平:B)。

6)等待心脏移植的非住院患者(证据水平:C)。

7)有晕厥史的 Brugada 综合征患者(证据水平:C)。

8)未发生心脏骤停而有明确室速记录的 Brugada 综合征患者(证据水平:C)。

9)服用β受体阻滞剂期间有晕厥发作和(或)记录到持续性室速的儿茶酚胺敏感性多形性室速患者(证据水平:C)。

10)心脏结节病、巨细胞性心肌炎或 Chagas 病患者(证据水平:C)。

Ⅱb 类

1)左心室射血分数≤35%且 NYHA 心功能Ⅰ级的非缺血性心肌病患者(证据水平:C)。

2)有心脏性猝死危险因素的长 QT 间期综合征患者(证据水平:B)。

3)有晕厥和严重器质性心脏病,有创和无创性检查不能明确原因者(证据水平:C)。

4)有猝死史的家族性心肌病患者(证据水平:C)。

5)左心室致密化不全患者(证据水平:C)。

Ⅲ类适应证

1)即使符合上述Ⅰ、Ⅱa、Ⅱb 类适应证,但预期寿命短于 1 年(证据水平:C)。

2)无休止的室速或室颤患者(证据水平:C)。

3)存在明显的精神疾病,可能被器械植入术加重,或不能进行系统随访(证据水平:C)。

4)NYHA 心功能Ⅳ级,不适合行心脏移植或 CRT-D 治疗、药物难以控制的充血性心力衰竭患者(证据水平:C)。

5)原因不明的晕厥,既没有可诱发的室性快速性心律失常,也不合并器质性心脏病者(证据水平:C)。

6)经手术或导管消融可治愈的室速或室颤(如合并预激综合征的房性心律失常、右心室或左心室流出道室速、特发性室速或无器质性心脏病的分支相关性室速)(证据水平:C)。

7)没有器质性心脏病,有完全可逆病因(如电解质紊乱、药物或创伤)导致的室性快速性心律失常者(证据水平:B)。

(2)2008 年 ACC/AHA/HRS 心脏节律异常器械治疗指南 ICD 在儿科患者和先天性心脏病患者中的治疗建议如下:

Ⅰ类适应证

1)病因明确且排除其他可逆原因的心脏骤停幸存者(证据水平:B)。

2)血流动力学和电生理检查评估存在症状性持续性室速的先天性心脏病患者,部分患者可考虑导管消融或手术修补(证据水平:C)。

Ⅱ类适应证

Ⅱa 类

原因不明的反复晕厥,伴心室功能异常或电生理检查诱发室性心律失常的先天性心脏病患者(证据水平:B)。

Ⅱb 类

反复晕厥伴复杂先天性心脏病和严重心室功能障碍,有创和无创性检查不能明确原因者(证据水平:C)。

Ⅲ类适应证

所有"ICD应用建议(见上)"中的Ⅲ类适应证同样适用于儿童患者和先天性心脏病患者(证据水平：C)。

此外在公共场所合适位置配备自动体外除颤仪(AED)有利于缩短心跳骤停后至除颤的间隔时间。美国 FDA 批准 AED 用于高风险遗传性心律失常，如 LQTS 或 HCM 患者的家庭应用。穿戴式自动除颤仪可用于等待心脏移植、近期心肌梗死、因感染而移除 ICD 等患者。

五、心肺复苏

针对心脏、呼吸骤停所采取的抢救措施称为心肺复苏(CPR)。包括通过胸外按压建立暂时的人工循环，通过电除颤转复心律，促进心脏恢复自主搏动；采用人工呼吸纠正缺氧，并恢复自主呼吸。CPR 可分为基本生命支持(BLS)和高级生命支持(ACLS)。BLS 主要是指徒手实施 CPR,包括 CABD 4 个方面，即胸外按压(C)、开放气道(A)、人工呼吸(B)、自动体外除颤器(AED)电除颤(D)。ACLS 是指由专业急救、医护人员应用急救器材和药品所实施的一系列复苏措施，主要包括人工气道的建立、机械通气，循环辅助设备、药物和液体的应用，电除颤、病情和疗效评估、复苏后脏器功能的维持等。

(一)基本生命支持

当发现患者突然意识丧失和呼吸异常时，无论是谁在附近都要立即呼救并开始胸外按压，医护人员要进行胸外按压及通气，如有可能应尽早进行除颤治疗。

1.检查反应和呼吸　拍患者肩部和呼叫(呼喊姓名、命令动作等)，观察患者有无反应。如果患者无反应，快速检查呼吸。一旦发现患者无呼吸或呼吸不正常(如无效的"叹息样"呼吸动作)、意识丧失、对刺激无任何反应，即可判定为呼吸心跳停止，应呼救，获得 AED 或手动除颤仪，并立即开始 CPR。

2.启动紧急医疗救援服务系统　院内复苏或多人在场时应立即派人呼救启动紧急医疗救援服务系统(EMS)并获取除颤仪，同时进行 CPR;单人在场时应首先呼救，再立即进行 CPR。

3.评估脉搏　医疗人员可最多用 10 秒触摸脉搏(颈动脉或股动脉)，如 10 秒内无法确认触摸到脉搏，开始胸外按压。非医疗人员可不评估脉搏。

4.胸外按压　患者仰卧于坚实平面，抢救者跪在患者胸部一侧。按压部位是胸部正中胸骨下 1/2 处，乳头之间。抢救者将一只手的掌根部置于按压处，另一只手的掌根置于其上，保证手掌全力压在胸骨上，两手重叠并平行，无论手指是伸直，还是交叉在一起，都应离开胸壁，手指不应用力向下按压。肘关节伸直，上肢呈一直线，双肩正对双手，保证每次按压的方向与胸骨垂直。下压胸骨 5～6cm,每次按压后双手放松，使胸骨恢复到按压前的位置。放松时双手不要离开胸壁，一方面使双手位置保持固定，另一方面，减少胸骨本身复位的冲击力，以免发生骨折。下压与放松的时间相等，按压频率为 100～120 次/分。医疗人员除了一些特殊的处理，如建立高级气道、除颤以外，尽量控制中断胸外按压的时间不超过 10 秒，应注意尽量减少因检查脉搏、分析心率或做其他事情而中断按压。非医疗人员在 AED 或医疗人员到达前需坚持胸外按压，不应该停下来检查循环或反应情况。2 名或 2 名以上施救者在场时，应每 2 分钟(或者在每 5 个 30:2 按压通气循环)就轮换一次保证按压质量，每次轮换要在 5 秒内完成。搬动患者则很难进行胸外按压，除非周围环境不安全，一般要尽量在发现患者的地方进行复苏。如果事发现场存在不安全因素，应立即将患者转移致安全区域并立即开始 CPR。一旦建立了高级气道，2 名施救者就不再需要在通气时暂停胸外按压，要持续 100～120 次/分的频率按压，即使通气时也不必暂停。对于成人患者，即使实施正规的胸部按压，也难以避免造成肋骨骨折、胸骨骨折，继发心血管损伤、气胸、血胸、肺挫伤、肝脾撕裂伤、胃内容物反流和脂肪栓塞等。按压过程中定位要准确,用力要均匀适度,尽可能避免并发症的发生。

5.开放气道与人工呼吸　通气前就开始胸外按压。对于心脏骤停时间较长的患者,通气及按压同样重要。对于窒息引起心脏骤停者,通气与按压同样重要。

开放气道应先去除气道内异物。对于无头或颈部创伤者,使用仰头抬颏法开放气道,将一手放在患者前额,用手掌用力向后推额头,使头部后仰,另一手指放在下颏骨处,向上抬颏。向上抬动下颏时,避免用力压迫下颌部软组织,避免人为造成气道阻塞。对怀疑头部或颈部外伤者,使用前推下颌法,无效时仍可使用仰头抬颏法。

口对口呼吸是一种快捷、有效的通气方法,CPR时常作为首选,首先开放患者气道,并捏住患者的鼻孔防止漏气,急救者和患者形成口对口密封状,缓慢吹气,每次吹气应持续1秒钟以上,确保观察到胸廓起伏,然后"正常"吸气(而不是深吸气),再进行第2次呼吸,时间超过1秒。当患者牙关紧闭不能张口、口唇外伤或口对口封闭困难时,推荐采用口对鼻呼吸。考虑到安全问题,某些急救者不愿进行口对口呼吸,此时可用口对面罩呼吸,用面罩通气时应双手把面罩紧贴患者面部加强闭合性,使通气效果更好。球囊面罩通气装置可在无人工气道的情况下进行正压通气,一般球囊充气容量约为1~2L。如有可能要加用氧气,氧浓度>40%,氧流量至少10~12L/min。单人急救时按压气囊容易漏气,易出现通气不足。双人操作时,一人紧压面罩防漏气,一人按压气囊效果更好。高级气道则包括气管插管、双腔通气管或喉面罩导气管,由训练有素的医务人员放置;不推荐环状软骨加压。

每次人工呼吸时间要在1秒以上,给予足够的潮气量(500~600ml或6~7ml/kg)使可见到胸廓抬起,采用按压通气比为30∶2。2人心肺复苏在建立高级气道后负责通气者可以每6~8秒给予一次通气(8~10次/分),通气时不需要停止胸外按压。不要过度通气,过度和过快通气都易发生胃扩张。

6.除颤　院外目击心脏骤停且现场有AED可用时应尽早使用AED除颤;对于院内心跳骤停患者,应立即进行CPR,一旦AED或除颤仪准备就绪,宜立即除颤;而对于院外发生持续时间>4~5分钟或无目击者的心脏骤停患者,除颤前给予5个周期的CPR(一个CPR周期包括30次胸部按压和2次人工呼吸)获益仍不确定。

在实施CPR期间,当确认患者发生室颤或无脉室速时,急救者应立即给予1次电除颤,电击时所有人员应脱离患者。如患者带有ICD时,则在实施人工电除颤前允许30~60秒的时间让ICD自行处理。如果ICD未自动除颤,应给予1次电击。电除颤前后中断胸部按压的时间要尽可能短,胸部按压和电击间隔时间越短,除颤成功的可能性越大。因此,应在除颤器准备放电时才停止胸部按压,急救者一旦完成电击,应立即重新开始胸部按压,实施5个周期的CPR后再次检查脉搏或评估心律。除颤后有规律心律时进行胸外按压可能诱发室颤再发,但似乎对生存率影响不大。

目前推荐优先使用双相波除颤。因为双相波除颤的成功率相当或高于单相波360J能量除颤,且双相波的有效能量比单相波的有效能量低25%~60%,使用较低能量对心肌的损伤也较小。双相波除颤器首次电击能量可用该仪器推荐用于终止室颤的能量,如未标明可选用最大能量。第2次和随后的除颤用相同的能量,如有可能可考虑用更高的能量。单相波除颤器的首次除颤成功率低于双相波除颤器。尽管两者的最佳除颤能量尚未确定,但目前认为单相波除颤时首次电击可用360J。如室颤再发,仍可用360J进行除颤。如电击后室颤终止,但稍后心脏骤停又复发,后续的电击按之前成功的能量水平进行。单形性室速可首次予100J单相波转复(同步),如果首次未转复成功,以递增的形式逐步增加电击能量(即100J、200J、300J、360J)。多形性室速处理同室颤。

电击后5秒内室颤终止即为除颤(电击)成功。电击成功后室颤再发不应视为除颤失败。电击后5秒心电显示心搏停止或非室颤无电活动均可视为电除颤成功。除颤程序必须争取改善患者的存活状况,而不应仅仅以电击成功为目的。

除颤期间应采取措施尽量减少产生火花,使用自带胶的除颤电极贴和保证电极贴与胸壁接触良好能最大程度减少除颤期间火花引起着火的风险,如果用手动电解板,凝胶垫比电极糊或胶更好,因为糊或胶散布于两电极之间可能产生火花。尽量避免在氧气丰富的环境中除颤。

当脉搏存在时,推荐对于有症状的心动过缓进行经皮起搏治疗。针对那些阿托品无反应的患者着手准备起搏治疗,尤其阻滞发生在希氏束以下时,立即起搏治疗。经皮起搏无反应时需要进行经静脉起搏。

(二)高级生命支持

1.通气与氧供　在心跳骤停最初数分钟后,组织缺氧逐步进展,导致无氧代谢和代谢性酸中毒,酸碱失衡常会导致患者对化学治疗和电击反应迟钝。为了改善氧合功能,应在基础生命支持和循环支持过程中吸入100%浓度的氧。吸入高浓度氧可使动脉血氧饱和度达到最大值,从而达到最佳的动脉血氧含量,同时这种短期的氧疗方案不会造成氧中毒。在室颤所致心跳骤停最初数分钟内,胸部按压相对人工呼吸更为重要,因为心跳骤停时氧气向心脏、大脑和其他组织的输送受到血流的限制,血流下降对脑组织的负面影响超过了动脉氧含量下降带来的影响。从CPR中删除通气仍没有足够的证据。通气的目的在于保持足够的氧合,并使二氧化碳得以充分排出体外。对于室颤导致的持续心脏骤停以及窒息缺氧引起的呼吸骤停(包括淹溺、药物过量导致的原发性呼吸骤停),人工通气和胸部按压同等重要。在CPR过程中,每30次胸部按压之后进行人工呼吸2次。当高级气道(如气管内插管、食管气管插管或者喉罩气道)建立后,急救者应每分钟给予8~10次通气,每次通气维持1秒钟,同时给予100~120次/分的胸外按压。在施救过程中,急救者应避免引起过度通气,因为CPR时过度通气可能会影响静脉回流并减少心排血量。

球囊面罩通气是CPR最为基本的人工通气技术,可为复苏开始数分钟内不能及时应用高级气道或应用失败的患者提供通气支持。使用球囊面罩通气时,急救者应抬高患者下颌确保气道开放,并使面罩紧贴其面部以防漏气,通过球囊提供足够的潮气量(6~7ml/kg或500~600ml)使得胸廓扩张超过1秒。口咽、鼻咽通气道适用于缺乏咳嗽或咽反射的无意识患者,对于经口咽通气道有困难以及意识障碍不深的患者鼻咽通气道更为适用。对有严重头面部损伤的患者慎用鼻咽通气道,疑有颅底骨折或凝血障碍者选择经口气道。

高级气道一般宜在患者对初步的CPR和除颤无反应或自主循环恢复后再实施。食管气管导管能隔离气道,减少误吸的风险以及提供更为可靠的通气,可以作为气管内导管的替代措施,其最为严重的并发症是导管位置错误,其他并发症包括食管损伤及皮下气肿。喉罩较面罩密封性好,通气更为可靠,且发生反流和误吸的几率远小于球囊面罩通气。植入及使用简单,可应用于颈部损伤、不能施行气管内插管以及气管内插管不能达到合适位置的患者。

气管内插管包括经口气管插管、经鼻气管插管和经环甲膜气管插管。气管内插管的优点:①能长时间维持气道开放;②方便抽吸呼吸道分泌物;③可进行高浓度供氧和潮气量可调的通气;④提供备选的药物输入途径;⑤避免误吸的发生。紧急气管内插管的指征:①意识丧失且球囊面罩不能提供足够的通气;②气管失去保护性反射(如昏迷或心跳骤停时);③神志清醒但自主清理气管和排出分泌物能力不够;④可疑误吸或需长时间通气。经口气管插管主要禁忌证包括喉头水肿、喉头黏膜下血肿或脓肿、主动脉瘤压迫气管、咽喉部烧伤、肿瘤或异物残留、颈椎骨折、头部不能后仰、张口严重受限。气管插管并发症包括口咽损伤、较长时间中断胸部按压和通气、气管导管位置错误导致低氧血症等。经鼻气管插管适合于下颌活动受限、张口困难或头部后仰受限(如颈椎骨折)等情况。患者对经鼻插管较易耐受,长期插管通气时可考虑经鼻插管。经鼻气管插管禁忌证与经口插管基本相同,鼻或颌面严重骨折、凝血功能障碍、鼻或鼻咽部梗阻和颅底骨折的患者也不宜进行经鼻气管插管。经环甲膜气管插管是指先行环甲膜穿刺,将导丝经环甲膜送入气管，导丝通过喉部到达口咽部，经口腔或鼻腔引出导丝，再将气管导管沿导丝插入气管；适应证为因上呼吸道解剖因素或病理条件无法暴露声带甚至会厌，不能完成经口或经鼻气管插管，头后仰受限不能经口气管插管；禁忌证包括甲状腺肿大、口腔完全无法张开、穿刺部位感染、凝血功能障碍等。

气管内插管时应尽可能缩短胸部按压的中断时间。实施胸部按压的急救者一旦停止按压，实施插管的急救者应立即进行气管插管。插管时间限制在 10 秒以内，一旦气管导管通过声门，立即开始胸部按压。如果一次插管失败，应先予以通气和按压再进行下一次尝试。插管完成后应立即检查确认气管导管位置，方法包括临床评价、呼吸末 CO_2 监测或者食管探测。插管后应对气管内导管的位置进行持续监测。

在院内及院外，建立高级气道后应用呼吸机效果不明确，但能为患者提供足够的通气和氧合。同时急救人员应配备有效的带储氧袋的面罩作为备用。复苏抢救时应备有便携式或固定式吸引器。

2.循环支持　辅助设施包括阻阈设备（吸气阻力阀）、主动按压-减压 CPR、充气背心 CPR、机械 CPR、开胸心脏按压等（限于医院内使用，可能会改善一些患者的血流动力学）。最近有研究表明体外膜肺氧合（ECMO）有助于提高生存率，对于急性冠状动脉综合征所致心跳骤停患者，复苏期间 ECMO 联合急诊 PCI 可能改善预后。

3.药物治疗　基本 CPR 和早期电除颤是最重要的，然后才是药物治疗。在 CPR 和除颤之后应立即建立静脉通道，进行药物治疗。药物治疗目前以血管加压药和抗心律失常药为主。给药时应尽可能减少按压中断时间。

（1）给药途径

1）中心静脉与外周静脉给药：复苏时大多数患者不需要植入中心静脉导管，只需植入一根较粗的外周静脉导管。与中心静脉给药相比，外周静脉给药到达中心循环需要 1～2 分钟，药物峰浓度低、循环时间长，但建立外周静脉通道时无须中断 CPR，操作简单，并发症少，也可满意地使用药物和液体，所以复苏时首选外周静脉给药。如果从外周静脉注射复苏药物，则应在用药后再静脉注射 20ml 液体并抬高肢体 10～20 秒，促进药物更快到达中心循环。

2）骨内给药：骨内导管植入能提供一条不塌陷的静脉丛，骨内给药能起到与中心静脉给药相似的作用。骨内给药对液体复苏、药物输送、血标本采集都是安全有效的，适用于各年龄组使用。如果静脉通道无法建立，可进行骨内注射。

3）如果除颤、外周静脉给药、骨内静脉丛给药均不能恢复自主循环，急救者应立即进行中心静脉穿刺给药。注意，卒中或急性冠状动脉综合征溶栓后是中心静脉置管的相对禁忌证。

4）气管内给药：如果静脉或骨内穿刺均无法完成，某些复苏药物可经气管内给予。利多卡因、肾上腺素、阿托品、纳洛酮和血管加压素经气管内给药后均可吸收。同样剂量的复苏药物，气管内给药比静脉给药血浓度低。气管内给药产生的低浓度肾上腺素可能产生 β 肾上腺素能作用，这种作用是有害的，能导致低血压和低冠状动脉灌注压，有潜在降低自主循环恢复的风险。因此，复苏时最好还是采用静脉给药或骨内给药，以达到更高的药物浓度和更好的药理学效应。大多数药物气管内给药的最佳剂量尚不清楚，但一般情况下气管内给药量应为静脉给药量的 2～2.5 倍。气管内给药时应用注射用水或生理盐水稀释至 5～10ml，然后直接注入气管。

（2）治疗药物与使用方法

1）血管加压药：到目前为止，在无脉性室速、室颤、无脉性电活动或心脏停搏患者的复苏中，尚无研究显示任何一种血管加压药能增加无神经功能障碍的存活出院率。但有证据表明，使用血管加压药有助于自主循环的恢复。

由于肾上腺素可刺激仪肾上腺素能受体，产生缩血管效应，增加 CPR 时冠状动脉和脑的灌注压，因此在抢救室颤和无脉性室速时能产生有益作用。尽管肾上腺素已普遍使用，但很少有证据显示它能改善患者的存活率。高剂量肾上腺素增加自主循环恢复，但不改善存活率。心脏骤停期间，每3～5分钟使用1mg肾上腺素IV/IO是恰当的。大剂量肾上腺素可用于某些特殊情况，如β受体阻滞剂或钙拮抗剂过量时。如果IV/IO通道延误或无法建立，可用肾上腺素2～2.5mg气管内给药。

血管加压素为非肾上腺素能血管收缩药，也能引起冠状动脉和肾血管收缩。目前认为血管加压素与肾上腺素效果没有差异，也没有足够的证据支持联合使用血管加压素和肾上腺素。肾上腺素每3～5分钟一次用于复苏，可用血管加压素40U IV/IO替代第一或第二次肾上腺素。

与肾上腺素相比，没有证实其他血管加压药如去甲肾上腺素等能够获益。

2）抗心律失常药：目前尚无证据证明心脏骤停期间常规使用抗心律失常药能增加存活出院率。但是，胺碘酮与安慰剂或利多卡因相比，能增加短期存活率。

A.胺碘酮：胺碘酮可影响钠、钾、钙通道，并有阻断α和β肾上腺素能特性。可考虑用于对CPR、除颤和血管加压药物无反应的VF或无脉性室速，在CPR中如1次电除颤和血管加压药物无效时，立即用胺碘酮300mg（或5ms/kg）IV或IO，然后再次除颤。如仍无效，可于10～15分钟后重复追加胺碘酮150mg（或2.5mg/kg）。IO给药目前经验有限。注意用药不应干扰CPR和电除颤。室颤终止后，可用胺碘酮维持，最初6小时以1mg/min给药，随后18小时以0.5mg/min给药，第1个24小时用药总量应控制在2.0～2.2g以内。第2个24小时及以后的维持量根据心律失常发作情况酌情减量。胺碘酮静脉剂型含有扩张血管活性的溶剂，可产生扩血管作用，导致低血压，故使用胺碘酮前可给予血管收缩药，也许能防止低血压的发生，或直接使用无血管活性溶剂的静脉剂型的胺碘酮。

B.利多卡因：具有更少的不良反应，但尚无证据证明利多卡因对心脏骤停有长期或短期效果。如果没有胺碘酮，可考虑使用利多卡因。起始剂量1～1.5mg/kg IV，如果室颤/无脉性室速持续存在，每隔5～10分钟后可再用0.5～0.75mg/kg IV，最大剂量为3mg/kg。

C.硫酸镁：静脉注射硫酸镁能有效终止QT间期延长引起的TdP，而对正常QT间期的不规则/多形性室速似乎无效。当室颤/无脉性室速与TdP相关时，可给予1～2g硫酸镁，用5%葡萄糖10ml稀释后IV/IO（5～20分钟）。如果TdP发作时不能触及脉搏，可先给予负荷剂量，然后1～2g硫酸镁加入50～100ml液体中静脉滴注，给药速度要慢（5～60分钟）。不推荐在心脏骤停中常规使用硫酸镁，除非出现TdP。

不应常规使用的措施：①阿托品：研究未发现常规使用阿托品能够获益，已从心脏骤停流程图中删除。但如果为心动过缓引起不稳定症状和体征，仍可使用阿托品。②碳酸氢钠：CPR时或自主循环恢复后，不推荐常规使用碳酸氢钠。在心脏骤停和CPR时组织无血流或血流较少，可产生代谢性酸中毒。适当的通气、高质量胸外按压、尽快恢复自主循环是纠正酸碱紊乱的关键。CPR时常规应用碱性药物不能增加除颤成功率和患者存活率，且有很多不良反应，如降低冠状动脉灌注压、引起细胞外碱中毒、引起高钠血症和高渗血症、产生大量的CO_2、抑制儿茶酚胺活性等。特殊情况下，如代谢性酸中毒、高钾血症、三环类抗抑郁药过量所致的心脏骤停患者可能获益。首次剂量为1mmol/kg静脉滴注，应用时须严密监测碳酸氢根浓度，防止发生碱血症，不应完全纠正计算的碱缺失。碳酸氢钠最好不与肾上腺素类药物混合，以免后者失活。③钙剂：没有发现能提高存活率，不推荐常规使用。④溶栓治疗：正在进行的CPR不是溶栓的禁忌，但研究结果有争议，目前不应常规用于心脏骤停。当怀疑或确定肺栓塞是病因时，可考虑经验性溶栓治疗。⑤补液：没有直接证据支持常规补液治疗。对于低血容量引起的心脏骤停，则应迅速恢复血容量。不推荐高渗盐水。除非存在低血糖，否则不用葡萄糖溶液。⑥起搏：起搏通常对心脏骤停无效，没有研究观察到起搏对心脏骤停存活的益处，不推荐常规使用起搏。⑦心前区捶击：没有足够的证据对目击的心室停搏发作推荐或反对使用心前区捶击复律,没有足够的证据在心脏骤停时常规推荐叩击起搏。在没有除颤器立即准备使用时,心前区捶击复律可考虑用于终止有监护的不稳定的室性快速性心律失常,但不应延迟 CPR 和除颤。

(三)复苏后监护与器官功能支持

1.心脏骤停和复苏无效患者可逆性病因的确定与处理　在 ACLS 期间,应对心脏骤停和复苏无效患者的原因,尤其是可逆性原因进行排查,并给予及时处理(表 14-5)。

表 14-5　复苏无效的原因与处理对策

可逆性病因	处理对策
低血容量	输血、输液
低氧血症	氧疗
高钾/低钾血症	控制血钾
酸中毒	纠正酸中毒
低体温	保温、复温
低血糖	控制血糖
中毒	解毒、对症处理
心包填塞	手术减压
张力性气胸	抽气减压或胸腔闭式引流
冠状动脉或肺栓塞	溶栓或急诊介入治疗
创伤	优先处理致命性损伤

2.复苏后监测

(1)血流动力学评估

1)冠状动脉灌注压:冠状动脉灌注压(CPP)与心肌血流量和自主循环恢复相关。≥15mmHg 是自主循环恢复的前奏。复苏中如有动脉血压监测,应最大限度提高动脉舒张压以提高 CPP。

2)脉搏:胸部按压时能否通过触摸脉搏评价按压的效果尚有争议。颈动脉搏动并不能真实反映 CPR 中冠状动脉和脑血流的恢复情况。

(2)呼吸功能评估

1)动脉血气分析:主要用来了解低氧血症的程度和通气是否适当。动脉血 CO_2 分压($PaCO_2$)是反映通气是否适当及组织灌注的指标。

2)呼气末 CO_2 监测:作为自主循环恢复的指标,可用来指导治疗。与心排血量、CPP、复苏成功等有关。自主循环恢复后持续或间断监测呼气末 CO_2 浓度可了解气管导管是否在气管内。

3.复苏后器官功能支持

(1)心血管系统:尽早进行心电图、胸部 X 线、超声心动图、电解质和心肌标志物检查及有创血压监测等。

血流动力学不稳定在心脏骤停后很常见,心肌缺血再灌注及电除颤也会导致短暂的心肌顿抑及功能障碍,液体复苏及血管活性药物有利于稳定血流动力学,目前血压和氧合目标定在平均动脉压≥65mmHg,SaO_2≥70%。常用的血管活性药物有肾上腺素、去甲肾上腺素、去氧肾上腺素、多巴胺、多巴酚丁胺、米力农等。肾上腺素适用于症状性心动过缓且阿托品及经皮起搏失败或起搏无效者、严重低血压(如收缩压<70mmHg)者、过敏性相关的血流动力学不稳或呼吸困难者。去甲肾上腺素和去氧肾上腺素用于严重低血压(如收缩压<70mmHg)且外周阻力低者。多巴胺用于治疗低血压,特别是与症状性心动

过缓相关时。多巴酚丁胺和米力农可用于低心排血量者。

首先寻找和治疗心动过缓的可逆性病因,在缺乏可逆性病因时应以阿托品作为急性有症状心动过缓的一线治疗药物,阿托品首剂 0.5mg 静推,每 3～5 分钟重复,总剂量最大 3mg。二线药物包括多巴胺、肾上腺素等。如果阿托品治疗无效,应考虑经皮起搏、经静脉起搏。

(2)呼吸功能支持:心脏骤停后患者有急性肺损伤及急性呼吸窘迫综合征风险,部分患者仍需要机械通气,通气策略与其他有急性肺损伤及急性呼吸窘迫综合征风险的机械通气患者相同。注意避免过度通气及低碳酸血症。胸部 X 线检查,及时发现与处理复苏后心肺并发症(如气胸、气管导管移位等)。

(3)肾功能支持:监测尿量,检查尿常规、血尿素氮和肌酐。对非肾前性肾功能不全,若血压稳定,宜早期行血液净化治疗。

(4)控制体温:所有心脏骤停患者均应避免高热。SCA 后亚低温能改善神经系统预后,且不会产生明显的不良影响。推荐院外室颤、无脉性电活动或心脏停搏所致心跳骤停,任何心律失常所致的院内心脏骤停,自主循环恢复后无意识的患者给予人工低温治疗。溺水、低温所致的心脏骤停及复苏后低体温患者一般不实施诱导低温。方法为通过血管内植入冷却导管,膀胱内注入冰生理盐水,应用冰毯、冰袋、冰帽等,迅速将患者体温降至 32～34℃,持续 12～24 小时。

(5)控制血糖:高血糖及低血糖都与危重病患者较差的预后相关。自主循环恢复后应该考虑适度控制血糖(8～10mmol/L)。控制在更低范围是不可取的,容易导致低血糖。注意加强血糖监测。

(6)中枢神经系统:复苏后的脑保护治疗极为重要。目前常用的脑保护措施包括:对无意识患者维持正常或略高于正常的平均动脉压,控制高热,诱导低温(亚低温治疗),尤其注意保持头部低温,酌情应用脱水剂和神经保护药,高压氧治疗。神经保护药临床证据有限。复苏后昏迷患者,一旦有可能就要马上进行脑电图检查以诊断癫痫,而且还要进行频繁的或者持续的检测,仍然需要更多的临床证据指导复苏后癫痫的诊断与处理,心脏骤停后抗惊厥治疗能否改善预后仍需研究。复苏后对于其他病因导致的癫痫持续状态可考虑使用相同的抗惊厥方案抗癫痫治疗。

(7)镇静:在心脏骤停后人工低温期间,对于需要机械通气或抑制寒战的危重病患者需考虑镇静及镇痛,尽量少用或不用肌肉松弛药。

(8)其他治疗:包括控制感染、营养支持等。

六、伦理

临床实践中面临一系列问题,什么情况下不进行心肺复苏,什么情况下终止心肺复苏或终止生命支持治疗,谁可作出决策,判定死亡的标准等,这些均涉及伦理、法律、文化问题。医务人员要尊重科学、具体患者或其监护人、当地习俗和法律原则。我国目前缺乏对这些问题的相关法律法规或统一的规定。

很少有标准能准确预测心肺复苏无效,2010 年 AHA 心肺复苏指南推荐所有潜在抢救人员无须得到同意即可开展 CPR,但下列情况可不开始 CPR:①实施 CPR 会对抢救者本人产生严重损伤或致命性风险;②明显的不可逆性死亡征象,如尸僵、断头、横断尸、腐尸、尸斑等;③事前具备有效签名和日期的拒绝复苏的遗嘱。但在对拒绝复苏遗嘱存在质疑、改变意见、时间有问题、无法清晰获得患者意愿时便不要犹豫开始 CPR。

院前抢救人员开始基本生命支持后,应持续至发生以下情况:①恢复有效的自主循环;②治疗已交给高级抢救队伍接手;③抢救人员由于自身精疲力竭而不能继续复苏、在对自身产生危险的环境中或继续复苏将置其他人员于危险境地;④发现提示不可逆死亡的可靠和有效的标准、确认为明显死亡的标准或符合终止复苏的标准。作出终止复苏决定，应当认真考虑诸多因素，包括开始 CPR 时间、开始除颤时间、合并疾病、心脏骤停前状态、骤停前心律等。院前终止复苏标准应全部符合以下几项：心脏骤停发生时无第一目击者、心肺复苏时无目击者、院外实施完整的基本生命支持后仍自主循环、未产生可除颤的心律。进行标准基本生命支持和高级生命支持，心脏持续无任何反应达多长时间可终止复苏仍有争议。

脑死亡是包括脑干在内的全脑功能不可逆转的丧失，即死亡。①判定先决条件包括：昏迷原因明确，排除各种原因的可逆性昏迷。②临床判定：深昏迷；脑干反射（瞳孔对光反射、角膜反射、头眼反射、前庭眼反射、咳嗽反射）全部消失；无自主呼吸（靠呼吸机维持，自主呼吸激发试验证实无自主呼吸）。以上 3 项必须全部具备。③确认试验：正中神经短潜伏期体感诱发电位显示 N9 和（或）N13 存在，P14、P18 和 N20 消失；脑电图显示电静息；经颅脑多普勒超声显示颅内前循环和后循环呈震荡波、尖小收缩波或血流信号消失。以上 3 项中至少 2 项阳性。④判定三个步骤：第一步：进行脑死亡临床判定，符合判定标准（深昏迷、脑干反射消失、无自主呼吸）的进入下一步；第二步：进行脑死亡确认试验，至少 2 项符合脑死亡判定标准的进入下一步；第三步：进行脑死亡自主呼吸激发试验，验证自主呼吸消失。上述三个步骤均符合脑死亡判定标准时，确认为脑死亡。⑤判定时间：临床判定和确认试验结果均符合脑死亡诊断标准，可首次判定为脑死亡，首次判定 12 小时后再次复查，结果仍符合脑死亡判定标准者，方可最终确认为脑死亡。

七、展望

SCD 是医学界面临的最大挑战之一，应继续开展预测和预防 SCD 的新型策略，开发 SCD"风险评分"可能是进行风险分层和控制费用的最好办法。鉴于 ICD 是 SCD 猝死的有效预防方法，我国仍应继续按指南要求将 ICD 作为 SCD 一级预防及二级预防的重要手段让更多患者获益。SCD 院外发生率高，仍应加强公众教育培训，提高对 SCD 认识及急救技能，增加公共场所 AED 配置，提高心肺复苏成功率。在心肺复苏技术方面，仍应继续开展研究，优化复苏流程，通过对胸外按压机制的更多了解，研发创新性的心肺复苏设备和技术，以期增加复苏的成功率。

（齐允松）

第十五章　肺动脉高压

【概述】

肺动脉高压(PH)是一大类以肺动脉压力增高,伴或不伴有小肺动脉病变为特征的恶性肺血 ESC),往往引起右心功能衰竭甚至死亡。2009 年欧洲心脏病学会(Esc)年会发布的肺动脉高压诊断标准为:静息状态下经右心导管测量的肺动脉平均压≥25mmHg(lmmHg=0.133kPa)。目前所发>30mmHg 资料不支持将运动状态下右心导管所获得的肺动脉平均压>30mmHg 作为肺动脉高压的诊断标准。(平均肺动脉压=平均肺静脉压+肺血管阻力×肺血流量)

【分类】

为了避免对肺动脉高压和动脉性肺动脉高压(PAH)两个术语的理解出现混淆,新指南定义的动脉性肺动脉高压,是以毛细血管前肺动脉压力增高为表现,但是又不存在其他可导致毛细血管前压力增加的原因,如肺部疾患、慢性血栓栓塞及一些少见的疾病。

【功能评定】

纽约心脏病学会(NYHA)制定的心功能评定:

1 级,体力活动不受限制,一般的体力活动不会导致呼吸困难、疲劳、胸痛、晕厥。

2 级,体力活动轻度受限,静息时无症状,一般体力活动会导致呼吸困难、疲劳、胸痛、晕厥。

3 级,体力活动显著受限制,静息时无症状,轻度体力活动会导致呼吸困难、疲劳、胸痛、晕厥。

4 级,不能从事任何体力活动,并可能出现右心功能衰竭症状,静息时即可出现呼吸困难和(或)乏力,并且任何体力活动皆可使症状加重。

【肺动脉高压的分级】

根据静息肺动脉平均压可将肺动脉高压进行分级,轻度为 26～35mmHg;中度为 36～45mmHg;重度>45mmHg;

一、特发性肺动脉高压

【流行病学】

流行病学调查发现特发性肺动脉高压(IPAH)在人群中的发病率为 1/100 万～2/100 万人。儿童期两性发病率无明显差别,青春期后男女发病率之比 1∶1.7。20～40 岁为 IPAH 发病高峰期。

【危险因素】

根据流行病学调查资料,总结出的危险因素有:①年龄和性别,IPAH 最多发生在 20～40 岁年龄组,平均 36 岁,大于 60 岁者仅占 9%。女性与男性之比为 1.7∶1,20～30 岁年龄组居多,儿童两性之比接近 1,提示 IPAH 以年轻女性较易罹患。②药物和中毒因素,IPAH 与吸烟无关;某些植物可引起肺动脉高压,如生长于热带、亚热带的灌木"猪屎豆属植物"可通过肝脏损伤产生肺动脉高压。减肥药 aminorex 曾在欧洲三个国家出售,肺动脉高压患者突然增多,高达出售药前的 10 倍,停售后患者减少。③与某些疾病的联系,如自身免疫性疾病、肝硬化及人类免疫缺陷病毒感染等可合并 IPAH。④遗传因素,许多 IPAH 患者表现有遗传倾向,可能呈常染色体显性遗传,家族患病率约占 7%。

【病因和发病机制】

IPAH 是一种少见病,在病理上主要表现为"致丛性肺动脉病",即由动脉中层肥厚、向心或偏心性内膜增生及丛状损害和坏死性动脉炎等构成的疾病。1958 年 W00d 提出肺血管收缩学说,认为肺小动脉、细小动脉收缩是引起特发性肺动脉高压的主要因素。1989 年后逐渐形成内皮功能紊乱学说,认为肺血管内皮是引起血管收缩和特定病理改变的首要因素。1995 年后对 IPAH 发病机制的研究逐渐深入到分子水平,且两种学说逐渐融合。

迄今病因不明,目前认为与 IPAH 有关的病因如下:

(一)IPAI-I 细胞学

1.内皮细胞功能异常与 IPAH　各种类型致丛性肺动脉病如 IPAH、胶原血管病性重症肺动脉高压、门脉高压及 HIV 相关重症肺动脉高压主要表现为内皮细胞明显增生。有人在研究早期丛样病变过程中发现存在血管芽,而血管芽由大内皮细胞组成。应用库存冰冻组织切片提取 DNA,选用甲基化敏感限制性内切酶分析 22 个 IPAH 和 20 个继发性肺动脉高压患者丛样病变,结果强烈提示 IPAH 患者多数丛样病变及向心性肉皮细胞为单克隆细胞系,雨继发性肺动脉高压患者相应病变部位无一呈单克隆方式生长。所以有人推测 IPAH 实际上是肺动脉内皮细胞瘤,与原癌基因有关。

2.细胞钾通道与 IPAH　最近发现 IPAH 患者肺动脉平滑肌细胞处于相对去极化状态,而且具有较高的细胞内钙水平,电压依赖的钾通道阻滞剂不能提高 IPAH 患者平滑肌细胞内钙水平。进一步研究证实 IPAH 患者肺动脉平滑肌细胞存在钾通道功能障碍。食欲抑制药物右芬氟拉明通过抑制平滑肌细胞电压依赖的钾通道介导离体灌注的鼠肺血管收缩,并抑制血小板生成千细胞钾通道,促进血小板释放血清素等机制诱发肺动脉高压。提示 IPAH 患者根本缺陷很可能是肺动脉平滑肌细胞和血小板存在一个或多个钾通道异常。婴儿持续性高胰岛素血症和低血糖症是由于功能性腺苷三磷酸敏感钾通道缺失引起胰岛素分泌增多所致,而胰岛 B 细胞决定胰岛素释放与控制肺动脉平滑肌细胞的机制非常相似,因而有人提出基因缺陷可能是导致钾通道缺失从而引起疾病的原因。

(二)原位血栓形成与 IPAH

偏心性内膜板层样纤维化于肺血管内随机分布,是局部血栓形成和再通的结果,尽管有人认为这可能是肺内微血栓栓塞,然而至今尚未发现患者 IPAH 有微栓子来源。NIH 报道 IPAH 患者血栓性病变在男、女两性中频率相当,而致丛样病变在女性患者中更常见。IPAH 患者血浆纤维蛋白肽 A 水平升高,反映肺血管内促凝环境,前瞻性和回顾性研究证实长期应用华法林抗凝治疗可以改善预后。有些 IPAH 患者可以形成广泛非阻塞性中心肺动脉血栓,提示肺血管内局部促凝状态可以大大增强。然而 IPAH 患者肺细小动脉内原位血栓的形成可能是内皮损伤的结果,血小板激活和血管活性物质释放可能启动或维持了许多患者的疾病过程。以上各点均提示凝血系统功能改变是 IPAH 发病机制中的一个环节,但其启动机制需进一步阐明。

(三)一氧化氮(NO)、内皮素(ET)与 IPAH

NO 和 ET-1 是重要的血管调节因子,NO 在基础状态下可由机体内皮细胞、平滑肌细胞、神经细胞等不同类型的细胞产生,释放后以气体扩散的方式通过生物膜直接扩散到靶细胞,在肺动脉高压的产生过程中,血管内皮细胞会产生众多因子,参与血管舒缩功能的调控。作为一种主要的血管舒张因子,NO 主要通过抑制平滑肌细胞增生、收缩以及血小板聚集而维持血管通畅。NO 可通过激活尿苷酸环化酶来提高平滑肌细胞内钙离子浓度,从而抑制细胞外钙离子的内流和细胞内肌质网钙的释放,使血管平滑肌舒张。而 ET-1 是迄今为止所发现的最强的血管收缩因子。肺循环 ET 系统功能失调,导致肺血管收缩和重塑是其中重要原因之一。ET 系统可通过产生血管扩张剂(包括前列腺素和 NO 等)和血管收缩剂(包括血栓素 A2、ET-1 等)来调节平滑肌细胞的舒缩,ET 系统功能失调可能是血管扩张和血管收缩之间的平衡向后者倾斜的后果。在 PAH 患者,24h 血栓素 A2 的代谢产物排泄物会增加,而前列腺素的代谢产物排泄物减少。PAH 患者的肺动脉前列腺素合酶表达减少,IPAH 患者的内皮型 NO 合酶表达也减少。

(四)弹性蛋白酶与 IPAH

1.弹性蛋白酶活性与 IPAH　先天性心脏病患者肺动脉活检超微结构研究表明,弹性水解酶活性升高可能参与肺血管病发病过程。观察发现内弹力层弹性蛋白片段与内皮异常及临床肺动脉高压有关。生化分析表明肺动脉内存在大量新生弹性蛋白,提示肺动脉内同时存在弹性蛋白的降解和合成,并且认为弹性蛋白的降解是继发于丝氨酸弹性蛋白酶活性升高的表现。

2.弹性蛋白酶介导 IPAH 的可能机制　有研究显示人类白细胞弹性蛋白酶和内源性血管弹性蛋白酶(EVE),均能使平滑肌细胞外基质释放成纤维母细胞生长因子,成纤维母细胞生长因子-2(FGF-2)具有有丝分裂活性。PGF-2 和弹性蛋白酶均可以诱导糖蛋白 Tenascin(TN-C)合成。对先天性心脏缺陷儿童肺活检切片进行免疫组化研究结果显示,随血管病变进展,TN-C 表达进行性增强。仅有中膜肥厚的肺动脉,TN-C 主要分布在中膜、外膜交界处,血管病变严重者 TN-C 则在新生内膜表达,该处有大量增生细胞和表皮生长因子。动物实验与临床组织学研究结果相似。TN-C 在血管平滑肌细胞增生反应中起着允许和放大作用,同时 TN-C 又参与了凋亡与中膜肥厚的逆转。弹性蛋白酶活性与纤维结合素(FN)依赖的平滑肌细胞迁移有关,从而介导新生内膜形成和阻塞性脑血管病。已经发现妊娠晚期的羊膜导管动脉和实验性异体心脏移植冠状动脉内基质糖蛋白 FN 表达增高并有新生内膜形成。细胞培养研究结果表明弹性蛋白肽可以使导管动脉和移植后冠状动脉内 FN 上调。先天性心脏病和左向右分流的心脏病患者肺活检支持肺动脉内存在 FN 梯度改变。抑制 FN 依赖的平滑肌细胞迁移可以预防冠状动脉新生内膜形成。引起导管动脉平滑肌细胞 FN 合成增加的机制与 FNmRNA 翻译效率增强有关。

(五)遗传因素与 IPAH

1.遗传学说存在的基础　20 世纪 60 年代早期已经观察到 IPAH 有家族性发病现象,据统计家族性 IPAH 占所有 IPAH 的 6% 以上,且研究显示其遗传类型为常染色体显性遗传,但 IPAH 外显率低以及不完全外显,因而 IPAH 家族史检出率低,对家族性 IPAH 比例估计往往偏低。

2.遗传传递　家系资料已证实 IPAH 可以垂直传递,报道有连续五代发病现象。这种垂直传递高度提示疾病受单基因控制,呈显性遗传。IPAH 符合常染色体显性遗传,但由于存在不完全外显、女性发病率高和起病年龄的变异等使遗传方式的分析变得复杂。IPAH 累积死亡率曲线在男女两性是一致的。研究显示携带基因的父母生出的男性比女性少,提示可能该基因影响胚胎发育。IPAH 患者后代发病年龄一代比一代早,该现象为遗传早现。IPAH 家系传递的特征是以三核苷酸重复扩增为分子机制的典型疾病形式,据报道该分子机制是引起遗传早现的唯一生物机制。

3.IPAH 基因定位　两个不同研究小组已经分别就 IPAH 家系进行研究,通过在人类基因组广泛设立微卫星标记,采用 10D 计分法将 IPAH 定位于 2q31~32。最近有研究将 IPAH 精确定位于 2q33 附近 3cm 的范围内。2000 年 9 月,国际 IPAH 协作组 Lane 等发现骨形成蛋白 II 型受体(BMPR II)的基因突变是部分西方白种人群 FPAH 的致病基因,而且在至少 26% 的散发性 IPAH 人群中也发现有此基因突变。这个突破性的结果为 IPAH 的基因诊断和治疗、发病机制的研究奠定了基础。目前存在的主要问题是只在部分家系中找到此突变,其原因尚在研究之中。

（六）妊娠、月经周期与 IPAH

特发性肺动脉高压经常在孕期被首先发现，妊娠过程血流动力学改变加重，月经周期可影响体血管的反应性，是否影响肺血管尚不清楚。至于育龄妇女特发性肺动脉高压增多的原因还不明了，显然不是单一病因因素引起的。有人曾提出羊水栓塞可能是特发性肺动脉高压的病因因素，但组织学检查未能证实有残留的羊水栓塞存在。

（七）药物、饮食与 IPAH

多数 IPAH 患者有不规则的用药和异常饮食的历史。1967～1970 年在欧洲应用节食药 aminorex 后，IPAH 发病率突然增加十倍，停药后很快"流行"平息。他们与 IPAH 患者不同，预后较好，停药后多数恢复。口服避孕药与 IPAH 的关系尚不明确，某些患者发病可能与其有关。

（八）肝硬化门脉高压与 IPAH

肝硬化患者可发生肺动脉高压，组织学改变与特发性者不能区别，而合并发生为肝硬化的尸检率为 0.016%～0.26%。肝硬化与 IPAH 同时发生，可能是自身免疫的一部分。虽然门静脉血栓与肺血栓有关，但其肺组织学所见类似 IPAH，而不是血栓栓塞性病变。

（九）人类免疫缺陷病毒（HIV）感染与 IPAH

1987 年 Kim 等首先报道一例 HIV 感染与致丛性肺动脉病间存在联系，此后数篇报道证实了 HIV 感染患者肺动脉高压发病率增加，其临床、血流动力学及预后与特发性肺动脉高压无明显区别。肺动脉高压可发生于 HIV 的任何阶段，从诊断 HIV 感染到发现肺动脉高压的时间为 1～9 年。病理改变类似致丛性肺动脉病，少见的有肺静脉阻塞病和细动脉血栓堵塞，与家族性 IPAH 病理改变一致。诊断应建立在 HIV 感染血清阳性及与 HIV 感染有关的毛细血管前肺动脉高压的基础上，应排除继发性肺动脉高压。

虽然 IPAH 发病率不高，但由于发病隐匿、病情进展迅速、无有效治疗手段，预后不良。病因和发病机制研究是实现有效防治的唯一途径。近年来对 IPAH 的研究取得了多方面的进展，但这一领域的研究中尚有一些关键问题需要解决，可以相信，随着 IPAH 发病机制研究的进展可能使其治疗产生突破，甚至可彻底治愈。

【病理】

IPAH 的病因和发病机制仍不清楚，其广泛的肺肌型动脉和细动脉管腔狭窄及阻塞使肺循环阻力明显增加，肺动脉收缩压达 130mmHg，平均压达 85mmHg 以上；肺小动脉楔压和左房压正常。由于右心室后负荷明显增加，右心室肥厚和扩张，当心室代偿功能下降时，右心室舒张末期压和右心房压明显升高，心排血量明显下降，患者低于正常的 50% 以下。体循环血压下降，收缩压常降至 90～100mmHg 或更低，脉压变窄，组织灌注不良，出现周期性紫绀。

正常的右心供血与左心不同，不仅在舒张期，在收缩期冠状血管也有血流通过，即"双期供血"，但随右心室压力不断升高，右心室供血逐渐变为舒张期，心肌供血减少；同时由于右心室心肌肥厚耗氧增多，发生心肌缺血。除可能引起心绞痛外，又促使心脏功能恶化，形成恶性循环，最后导致右心衰竭。另外由于血管硬化，血管床减少，肺顺应性下降，肺容量减少，加之毛细血管流量降低，肺通气/血流比例失衡，致肺换气功能障碍；又由于心排血量下降，组织灌注不良引起的动-静脉血氧分压差加大及右心房压升高，卵圆孔开放等共同作用，出现低氧血症及代偿性过度通气，动脉血二氧化碳分压下降和呼吸性碱中毒。

【临床表现和体征】

1. 症状　IPAH 依据肺动脉高压和心排血量将其临床经过分三个阶段：①初期，肺动脉压逐渐升高，心排血量正常，患者通常无症状，仅在剧烈活动时感到不适。②后期，肺动脉压稳定升高，心排血量仍保持正常，可出现全部症状，临床病情尚稳定。③终期，肺动脉高压固定少变，心排血量下降，症状进行性加重，心功能失代偿。

IPAH 没有特异性的临床表现,往往难以与其他心、肺疾病的临床表现相区分,主要有:

(1)呼吸困难。在大多数患者以活动后呼吸困难为首发症状,其特征是劳力性,发生与心排出量减少、肺通气/血流比例失调等因素有关。

(2)胸痛。可呈典型心绞痛发作,由于右心后负荷增加.耗氧量增多及右冠状动脉供血减少等引起心肌缺血所致,常于活动或情绪激动时发生。

(3)头晕或晕厥。由于心排出量减少,脑组织供血突然减少所致。常在活动时出现,有时休息时也可以发生。

(4)咯血。与肺静脉高压咯血不同,肺动脉高压咯血多来自肺毛细血管微血管瘤破裂,扩张的肺血管破裂引起的咯血比较少见。一旦出现则意味着预后不良。

(5)IPAH 约有 10% 的患者出现雷诺现象。雷诺现象(Rp)是一种周围循环疾病。在寒冷或情绪紧张等刺激下,突然发生于指(趾)小动脉的痉挛。典型的 Rp 症状包括几个或几节手指或脚趾遇冷或情绪紧张后,发作苍白后继青紫,经搓揉或保暖后转为红润,在 Rp 发作时可伴有局部麻木或刺痛。结缔组织疾病引起的肺动脉高压者雷诺现象更为常见。

(6)声音嘶哑。增大的肺动脉压迫喉返神经引起声音嘶哑。

2.体征　　IPAH 的体征多与肺动脉压升高和右心功能不全有关,通常肺动脉高压达中度以上,物理检查才有阳性发现。常有呼吸频率增加,脉搏频速、细小,早期紫绀不明显。因右心肥厚顺应性下降,颈静脉搏动增加右心衰竭时可见颈静脉充盈。胸骨左下缘有抬举性搏动,反应性右心室增大。左侧第二肋间可看到或触及肺动脉收缩期搏动,并可扪及肺动脉瓣关闭振动,该区听诊可闻及收缩期喷射性杂音,肺动脉第二音亢进,距离不等的第二心音分裂和相对性肺动脉瓣关闭不全的舒张期吹风样杂音,颈静脉处可见大的心房收缩波。出现右心衰竭时,有颈静脉怒张、肝肿大、腹水、水肿等,胸骨左下缘常听到相对性三尖瓣关闭不全的收缩期吹风样杂音和舒张期奔马律,可有第四心音。物理检查对确定肺动脉高压有一定帮助,但不能完全区分肺动脉高压是特发性的还是继发性的。

【辅助检查】

1.心电图　　心电图无法确诊肺动脉高压,但是可以帮助我们估测:①病情严重程度;②治疗是否有效;③肺动脉高压分类。肺动脉高压特征性的心电图改变有:①电轴右偏;②I 导联出现 s 波;③右心室肥厚高电压,右胸前导联可出现 ST-T 波低平或倒置。

2.超声心动图(UCG)检查　　超声心动图是筛选肺动脉高压最重要的无创性检查方法,在不合并肺动脉瓣狭窄及流出道梗阻情况时,肺动脉收缩压(sPAP)等于右室收缩压(RVSP)。可通过多普勒超声心动图测量收缩期右室与右房压差来估测 RVSP。目前国际推荐超声心动图拟诊肺动脉高压的肺动脉收缩压标准为≥40mmHg。UCG 能除外左心功能不全、瓣膜病以及房间隔缺损所致的肺动脉高压,肺动脉压力波形还有助于鉴别 IPAH 和慢性血栓栓塞性肺动脉高压。为了减少诊断的假阳性,对肺动脉收缩压超声测值为 36～50mmHg 的轻度肺动脉高压患者,必须结合临床和其他检查判断是否为肺动脉高压,对于无症状的患者于 6 个月后复查心脏超声。对于有症状的患者(NYHA 分级为 2～3 级者)应行右心导管检查以确诊。

3.右心漂浮导管检查　　右心导管检查是能够直接测定肺循环血流动力学状态的唯一方法,因此是目前准确诊断肺动脉高压的方法,是评价各种无创测压方法的金标准。

4.放射性核素肺通气/血流显像(V/Q)　　是排除慢性血栓性肺动脉高压的重要手段,V/Q 在肺动脉慢性血栓栓塞时呈某一区域的放射活性减弱,这是由于放射性核素经再通血管进入阻塞部位远端所致。但

v/Q 显像在某种程度上不能充分反映血管阻塞程度。因此,对肺动脉高压患者,即使 V/Q 显像呈现与肺动脉高压程度不相符的单一肺段灌注缺损,也应考虑血栓栓塞存在的可能。

5.胸部影像学检查

(1)X 线胸片检查。肺动脉高压患者胸部 X 线检查征象有:主肺动脉及肺门动脉扩张,伴外周肺血管稀疏("截断现象")。胸部 X 线检查对诊断和评价肺动脉高压的价值不如心电图,但可以发现原发性肺部疾病、胸膜疾病、心包钙化或者心内分流性畸形,因为后者可出现肺血流增多。

(2)胸部 CT 检查。可发现右心室增大、肺动脉扩张、中心肺动脉内栓子、肺实质斑块影、肺野血管纹理减少等,但这些表现对诊断 IPAH 均为非特异。

(3)CT 肺动脉造影(CTPA)。指征:①临床怀疑有血栓栓塞性肺动脉高压而无创检查不能提供充分证据;②临床考虑为中心型慢性血栓栓塞性肺动脉高压而有手术指征,术前须完成肺动脉造影以指导手术;③临床诊断患者为肺血管炎,需要了解患者肺血管受累程度。

(4)CTPA 联合 CT 静脉造影检查(CTVPA)。是近年诊断手段的重要进展之一。CTVPA 一次检查可同时获得肺动脉和深静脉的情况,而另外注入造影剂,仅增加 3～4min 检查时间。其优点是肺血栓栓塞的直接解剖诊断,可显示血栓部位、大小及与血管壁的关系;有利于发现非肺血栓栓塞的心肺其他病变;有助于肺血栓栓塞严重程度评估和疗效观察;不同观察者诊断一致性好,且创伤小,耐受性好,可简化诊断流程,增加静脉血栓栓塞症诊断率。

6.肺功能检查　20% 的患者有轻、中度限制性通气功能障碍。CO 弥散量(DLCO)可轻至中度降低,重度降低少见,若 DLCO 重度降低应警惕其他累及肺血管床的疾病如系统性红斑狼疮(SLE)、肺静脉阻塞性疾病可能。

7.动脉血气分析　几乎所有的患者均存在呼吸性碱中毒。早期动脉氧分压可以正常,多数患者有轻、中度低氧血症,系由通气/血流比例失调所致,重度低氧血症可能与心排出量下降、合并肺动脉血栓或卵圆孔开放有关。动脉二氧化碳分压可降低,肺泡-动脉氧分压差增大。

8.纤维血管镜　主要用于以下情况:①经肺动脉造影而不能准确了解栓子近端情况的中度肺动脉高压患者;②评估经肺动脉造影后仍不能确定的重度肺动脉高压患者手术可能性。

9.血液检查　包括肝功能试验和 HIV 抗体检测,以排除肝硬化、HIV 感染和隐匿的结缔组织病。长期缺氧可有红细胞增多症;肝脏瘀血时有轻度转氨酶、碱性磷酸酶、胆红素水平升高;未经肝素抗凝患者有部分凝血活酶时间(APTT)延长或血小板下降应查狼疮抗凝物、抗磷脂抗体。尿酸水平可升高,常与右心房压力水平正相关,而与心排血量负相关。

10.运动耐量　客观评估患者的运动耐量,对于判定病情严重程度和治疗效果有重要意义。最常用检查包括:6min 步行试验(6MWT)和心肺运动试验。

【诊断】

IPAH 必须在除外各种引起继发性肺动脉高压的病因后方可做出诊断。

当患者临床表现提示肺动脉高压可能时,应立即进行肺动脉高压的筛查。同时也应注意与肺动脉高压明显不相关的异常表现,有助于进一步明确肺动脉高压的类型并确定其严重程度,以便选择合理的肺动脉高压治疗策略及对患者预后进行正确评估。同许多疾病的诊断流程一样,肺动脉高压的诊断应首先选择创伤性小、操作较简单的检查方法,但相应地特异性也较低;然后根据患者病情需要选择操作更为复杂但特异性较高的检查方法。

【鉴别诊断】

诊断 IPAH 必须在除外各种引起肺动脉高压的病因,其关键在于对该病有所认识,熟悉构成肺动脉高压的疾病谱以及各种疾病的特点并加以鉴别。

1.呼吸系统疾病所致的肺动脉高压,如慢性阻塞性肺疾病、间质性肺疾病、睡眠呼吸暂停综合征等。

2.心脏疾病,如先天性心脏病、各种原因所致的左心衰竭、单纯左房压增高均可继发肺动脉高压,UCG检查很容易鉴别。

3.IPAH与其他肺血管疾病所致的肺动脉高压,如肺动脉狭窄、肺静脉炎症等。IPAH目前仍是排除性诊断,应排除已知所有引起肺动脉高压的疾病。右心导管检查对诊断IPAH很有帮助,IPAH为肺毛细血管前压力升高而肺毛细血管嵌压正常。部分难以确诊的患者可经胸腔镜肺活检,可明确病理类型或排除早期间质性肺病所致的肺动脉高压。

4.风湿免疫性疾病,如SLE、类风湿性关节炎、大动脉炎、干燥综合征、硬皮病等常继发肺动脉高压。自身抗体检测有助于排除此类疾病。

5.他,如感染性疾病、肝脏疾病、自身免疫性甲状腺炎、镰状细胞病等也可导致肺动脉高压,可通过相应检查鉴别。

【病情严重程度评估】

已有研究表明,根据患者基线情况和治疗反应等多项指标变化可预测IPAH患者预后。通常伴弥漫性结缔组织病(CTD)的患者预后较IPAH差,而先天性体一肺循环分流者病情进展较IPAH慢。

1.临床指标,在临床指标中最具有预测价值的是NYHA功能分级,IPAH患者在接受前列环素治疗前和治疗后3个月,其NYHA功能分级都具有明确的预后价值。

2.运动耐量,6MWT与肺血管阻力显著相关,6MWT对于IPAH患者的预后具有重要的预测价值。6MWT<332m时IPAH患者的存活率显著降低,6MWT每增加50m,患者的死亡风险降低18%。试验时动脉血氧饱和度下降超过10%时,患者死亡风险增加219倍。PAH患者心肺运动试验时,若峰值氧耗量低于1014mL/(kg·min),提示预后较差。

3.超声参数,经胸超声心动图显示心包积液的存在及量的多少与IPAH患者不良预后明确相关。此外右房大小、左室偏移指数、多普勒右室指数(评价右心室的收缩和舒张功能)也与患者的预后相关。

4.血流动力学,患者lPAH治疗前基线平均右房压和平均肺动脉压的升高,心输出量和中心静脉血氧饱和度的下降预示患者预后不良。急性血管激发试验阳性者的预后较阴性者好。

5.血液学检查,提示预后不良的指标有神经内分泌激素、去甲肾上腺素、ET-1以及及钙蛋白升高。

【特发性肺动脉高压治疗】

肺动脉高压如能早期诊断,及时治疗,10%～20%患者的病情可停止发展,甚至有某种程度的恢复。

IPAH治疗原则:因IPAH的病因不明,治疗主要针对血管收缩、内膜损伤、血栓形成及心功能不全等方面进行,治疗措施包括一般内科治疗、血管扩张药治疗、介入治疗、肺移植或心肺联合移植、基因治疗等。主要目的是恢复肺血管的张力、阻力和压力,改善心功能,增加心排出量,提高生活质量。

(一)一般内科治疗

1.一般措施　要是针对基础疾病和相关危险因素进行治疗,例如给低氧血症的患者吸氧,对阻塞性睡眠呼吸障碍的患者给予持续正压通气(CPAP)和吸氧治疗,对发生肺部感染的患者推荐使用流感和肺炎球菌疫苗。建议育龄期IPAH妇女避孕,若怀孕应及时终止妊娠。对于绝经期妇女,建议仅在症状无法耐受的情况下使用激素,并考虑加用抗凝剂。IPAH患者对血红蛋白水平的降低耐受性很差,即使轻度贫血也应及时处理。另外,存在低氧血症的患者,当红细胞压积超过0.65时,可考虑放血以降低血液黏度,增加血液向组织释放氧的能力。影响抗凝剂药效或增加胃肠道出血风险的药物如非甾体类抗炎药应避免使用。

2.抗凝治疗　为了对抗肺动脉原位血栓形成,一般使国际标准化比值(INR)控制在1.5～2.0即可。如患者为慢性血栓栓塞性肺动脉高压患者,则抗凝强度要达 2.0～3.0。在儿童并不首选抗凝治疗而应先考虑其他药物治疗,伴右心功能不全或存在高凝状态的患者可以给予华法林抗凝,而不伴右心功能不全或高凝状态的儿童接受抗凝治疗时应选择最低治疗目标的 INR。

3.利尿药和低盐饮食　对肺动脉高压合并右室功能不全的患者,应给予低盐饮食。当出现右心衰竭、肝瘀血及腹水时,可用利尿药治疗,以减轻心脏的前负荷。右室功能的正常维持需要一定的前负荷,应避免利尿过度出现心排出量降低。

4.氧疗　对 IPAH 患者只有当 $PaO_2 < 60mmHg$,动脉血氧饱和度(SaO_2)$< 90mmHg$ 时,才考虑应用氧疗。其他类型肺动脉高压患者,包括先天性心内分流畸形相关肺动脉高压则无此限制,均可从氧疗中获益。

5.正性肌力药物　如地高辛,心排血量低于 4L/min,或者心脏指数低于 $2.5L/(min \cdot m^2)$ 是应用地高辛的绝对指征;另外,右心室明显扩张,基础心率大于 100 次/min,合并心室率偏快的房颤等均是应用地高辛的指征。

6.预防和治疗感染　肺动脉高压患者特别是原有严重心、肺基础疾患时,一旦发生感染可造成严重后果,甚至危及生命。所以要常规采取预防措施。对已发生感染的应积极治疗。

7.心理治疗　良好的心理状态对肺动脉高压的预后有积极作用。因此要重视肺动脉高压患者的心理治疗,必要时可采取心理医师协助。

(二)血管舒张药

疾病早期初始病变在内膜或在平滑肌,存在血管收缩,以血管扩张剂治疗可使收缩减轻;在疾病的晚期,由于内膜纤维化和肥厚的中层纤维化或血栓形成限制了血管扩张和血管反应性,对治疗反应不佳,甚至出现矛盾反应。因此,对 IPAH 患者,如有可能,在确定长期血管扩张药治疗前都应做右心导管检查,以检测肺血管的反应性。

理想的血管扩张药应满足以下几个条件:①有效降低肺动脉压力,降低肺血管阻力;②增加心排出量;③对体循环血压影响不大;④使用方便,价格低;⑤长期应用无耐药现象和明显的不良反应。但是目前还没有达到上述条件的血管扩张药。现将国内外应用的血管扩张药介绍如下:

1.钙拮抗药(CCB)　钙离子拮抗剂可以防止钙离子内流,降低肺血管阻力,是治疗肺动脉高压应用时间最长的常规血管扩张药。只有对急性药物实验敏感的患者才能服用 CCB。患者应根据心率情况选择钙离子拮抗剂,基础心率较慢的患者选择二氢吡啶类,但是不宜选用氨氯地平,推荐使用非洛地平的理由是其心脏选择性非常小,因而负性肌力作用非常微弱。基础心率较快的患者则选择地尔硫草 240～720mg/d。开始应用从小剂量开始,在体循环血压没有明显变化的情况下,逐渐递增剂量,争取数周内增加到最大耐受剂量,然后维持应用。应用 1 年还应再次进行急性血管扩张药物试验,重新评价患者是否持续敏感,只有长期敏感者才能继续应用。同时给予地高辛和(或)利尿剂能够减少部分患者 CCB 的副反应。

2.硝酸酯类药　硝普纳为速效血管扩张剂,可使体循环、肺循环阻力下降。用法:$15\mu g/min$ 开始静滴,无效时 5～10min 增加 1 次,每次增加 5～$10\mu g/min$,一般剂量为 25～$250\mu g/min$ 最高剂量为 $300\mu g$。硝酸甘油易可使肺血管末扩张,肺动脉压下降。可含服或静脉滴注。异山梨酯常用量 10～20mg,3～4 次/日。

3.α-受体阻滞剂　常用药物为酚妥拉明,派唑嗪,可选择性的阻滞 α 受体,使血管扩张,肺动脉及外周血管阻力下降。一般用酚妥拉明 1～2mg/(kg·d),口服,2～5μg/(kg·min),持续静脉点滴,但其作用时间短。派唑嗪一般应用 1mg,3 次/日口服,但其疗效稳定性差,可引起低血压。

4.直接作用于平滑肌的血管扩张药包括

(1)肼屈嗪主要松弛小动脉平滑肌,减低外周阻力,减轻心脏后负荷,心排出量增加,平均肺动脉压下降。自从报道口服该药降低静息和运动肺血管阻力以来，已被用于临床，轻症效果良好，重症患者肺动脉压降低不满意，且可引起明显的体动脉压下降。

（2）二氮嗪能降低肺动脉压和阻力，改善症状和血流动力学，重症患者大剂量给药发现心率、心排血量和肺动脉压增加，也可发生体循环压力明显下降。有报道长期口服可降低肺动脉压，但也可引起外周水肿、糖尿病、体位性低血压、多毛症、恶心、呕吐等。

5.前列环素类　前列环素很早就用于肺动脉高压的治疗。前列环素类药物的作用位点是血管内皮，是一种有效的、作用时间短的血管扩张药，并能抑制血小板聚集。临床上使用的前列环素类药物有依前列醇、曲前列环素、贝前列环素、伊洛前列腺素。

目前在我国只有吸入性伊洛前列素（德国先灵公司的万他维）上市。该药可选择性作用于肺血管，其化学性质较依前列醇明显稳定。国内已经有不同类型肺动脉高压患者在使用吸入性伊洛前列素，疗程长短不一。国内经验表明，对于大部分肺动脉高压患者，该药可以快速降低肺血管阻力，升高心排血量。该药半衰期为 20～25min，起效迅速，但作用时间较短。因此也建议，每天吸入治疗次数为 6～9 次。每次吸入的剂量应该因人而异，具体需要急性血管扩张药物试验来评价。根据目前国内的经验，每次吸入剂量至少在 5～20μg，国内已经有每次 5～10μg，每日 6 次吸入而心功能明显改善的患者。长期应用该药，可降低肺动脉压力和肺血管阻力，提高运动耐量，改善生活质量。需要强调，应用该药吸入治疗的肺动脉高压患者需要接受雾化器使用培训，以避免不正当应用而浪费药品，并确保达到最佳疗效。

6.NO 和精氨酸　NO 是一种选择性肺血管扩张剂，可以抑制血管平滑肌细胞增殖，抑制肺血管重构。另外 NO 还具有抗血小板、消炎和抗氧化等作用。目前临床所用的 NO 浓度在成人一般为 10～100ppm，提倡治疗方案个体化，以较好治疗的低浓度 NO 吸入为佳。NO 联合氧疗，不仅能降低患者肺动脉压还可以改善 PaO_2，但在肺泡内 NO 和 O_2 形成有细胞毒性的 NO_2，故应缩短接触时间，吸入方式有待研究。NO 的毒副作用：血管充血、上皮脱落、炎症加重、高铁血红蛋白血症，严重者可有肺水肿、神经系统损害等。

吸入 NO 治疗肺动脉高压的有效性目前已得到证实。但是由于 NO 的作用时间短，加上外源性 NO 的毒性问题，从而限制了其在临床上的使用。而精氨酸是一氧化氮合酶合成一氧化氮的底物，所以补充精氨酸能增加一氧化氮的合成，降低肺动脉高压，从而避免了外源性 NO 的毒性问题。

7.磷酸二酯酶抑制剂　能舒张肺动脉，降低肺血管阻力，从而降低肺动脉平均压，还可增加或延长某些肺动脉高压患者对吸入性一氧化氮的敏感性。西地那非（万艾可）是具有口服活性的选择性环磷酸鸟苷（cGMP）-PDE-5 的抑制剂，通过增加细胞内 cGMP 浓度使平滑肌细胞松弛、增殖受抑而发挥药理作用。我国目前没有批准西地那非治疗肺动脉高压的适应证，也没有治疗肺动脉高压的专用剂型，在此不予推荐。需要注意，国内已经有很多患者自行使用，但是剂量与方法较为混乱，应该按照国外推荐初始剂量 20mg，每日 3 次口服来规范治疗。

8.内皮素受体拮抗剂（ERAs）　内皮素受体拮抗剂是一种有效的血管扩张剂，可改善 IPAH 患者的运动功能、NYHA 心功能分级、Borg 呼吸评分和心脏指数，明显改善血流动力学，延缓病情的进展，但对总病死率无明显影响。

目前在国外已有双重内皮素受体拮抗剂波生坦和选择性内皮素 α 受体拮抗剂塞塔生坦上市。我国目前仅有波生坦（爱可泰隆公司的全可利）上市，其在我国注册适应证有特发性肺动脉高压以及硬皮病相关肺动脉高压。目前推荐用法是初始剂量 62.5mg，每日 2 次.4 周后改为 125.0mg，每日 2 次维持治疗。按照欧洲和美国推荐的治疗指南，波生坦是治疗心功能 3 级肺动脉高压首选药物。建议治疗期间，至少每个月 1 次监测肝功能。如转氨酶增高小于等于正常值高限 3 倍，可以继续用药观察；3～5 倍之间，可以减半剂量继续使用或暂停用药，每 2 周监测 1 次肝功能，待转氨酶恢复正常后再次使用；5～8 倍之间，暂停用药，每2周监测1次肝功能,待转氨酶恢复正常后可考虑再次用药;达8倍以上时,需要停止使用,不再考虑重新用药。转氨酶恢复正常后再次使用波生坦,大多数患者肝功能会保持正常。如华法林与本品联用,可使S-华法林和γ-华法林的血浆浓度降低30%左右。长期接受华法林治疗的IPAH患者服用本品(每次125mg,一日2次),对凝血时间/INR没有具临床意义的显著影响,无须另外调整华法林剂量,但建议进行常规INR监测。使用波生坦的患者可出现肝毒性、贫血、晕厥等,应特别注意。肝损害是波生坦治疗PAH时的主要不良反应。

9.腺苷　Brett等报道静脉滴注腺苷5～50μg/(kg·min),1PAH患者的肺动脉高压及肺血管阻力显著降低.但不影响全身血管阻力。一般以50～100μg/(kg·min)开始静脉滴注,渐增加至最大耐受剂量。

10.联合治疗　由于各类药物治疗的作用机制不同,联合应用不仅可以增强疗效,而且可以减少单一药物的使用剂量,降低药物的不良反应。

(三)中医药治疗

研究表明,赤芍、川穹嗪、粉防己碱、丹参等中药皆有降低肺动脉高压的作用。

(四)手术治疗

1.肺动脉高压　由反复发作的肺动脉栓塞引起者,可采用抗凝、下肢静脉滤网置入、肺动脉血栓切除等治疗方法。怀疑慢性血栓性肺动脉高压(CTEPH)的患者应先通过专家组评估PTF的可能性。目前提出的手术适应证包括:①NYHA心功能3或4级。②手术能够切除血栓。③无严重合并症;还有一些专家组提出术前肺动脉压至少应为40mmHg。在可以手术的CTEPH患者中,治疗可以改善血流动力学,平均动脉压由45～50mmHg降至25～30mmHg,心脏指数由术前的1.9～2.6L/(min·m²),增加至2.6～3.3L/(min·m²);试验中约2/3的患者心功能由NYHA3或4级改善为NYHA1或2级。其中值得注意的是,血栓切除术的死亡率可达5%～15%。抗凝治疗并不能改善患者的症状,但在某些方面可延缓疾病的进程,从而改善患者的预后。华法林作为首选的抗凝药。

2.介入治疗　房间隔造漏术是治疗重度肺动脉高压的有效手段,尤其适用于经充分的内科治疗仍反复发生晕厥和(或)右心衰竭的患者。其机制主要是通过造漏形成血液右向左分流的通道,从而降低肺动脉压力,增加右心排血量,改善组织灌注。由于治疗费用较低,效果明显,适合在我国及发展中国家开展。

3.肺或心肺联合移植(LTandHLT)　IPAH尚缺乏有效治疗方法,病情常呈进行性加重趋势,并最终危及生命,心肺联合移植可能是目前最有效的治疗手段。在联合器官移植数据库中的资料显示LT的1年和3年存活率为73%和56%,HLT为65%和44%。NYHA心功能分级Ⅲ和Ⅳ级的IPAH患者应首先在移植中心做严格评估;药物治疗后效果不佳的患者应行LT或HLT(A级);进行LT移植手术时,成人(C级)和儿童(B级)均应行双肺联合移植;成人PAH伴单纯先心病患者,选择LT加心脏修复术(C级);成人PAH伴复合性先心病患者应选择HLT(B级)。迄今未发现有关肺动脉高压接受移植后复发的报道。但供体、费用及排斥等问题严重限制了它的推广应用。

(五)基因治疗

BMPγ-Ⅱ基因突变是导致IPAH的重要病因,所以基因治疗成为治疗IPAH最有前途的治疗方法。国外有些医疗机构正在开展这方面的研究工作。前景虽然光明,但若短期应用于临床却并不可能。

【预后】

初期进展中的IPAH仅有轻微和非特异性的症状,少有做右心导管检查者,故对早期病情了解不多。多数患者在诊断原发性肺动脉高压前2年才有症状,诊断后一般生存少于4年,但有的患者也可活到10年以上。与生存时间成正相关的因素有,较高的心脏指数和血氧饱和度以及低的右房压,肺动脉压的预后意义不大。影响预后的单因素有心脏功能、氧分压、心率和心排血量;肺动脉压仅在多因素中起一定的作用。

还有研究发现肺动脉压与症状的严重程度高度相关,症状越重,肺动脉压越高及心排血量越低。IPAH 患者多数死于右心衰竭,仅有 1/6 患者的直接死因不清。IPAH 确诊后平均后生存时间为 2.8 年。随着治疗手段的发展,没有右室血流动力学紊乱的 IPAH 患者平均生存时间已超过 10 年。

二、其他类型肺动脉高压

其他类型肺动脉高压远比 IPAH 常见,呼吸系统的任何主要部位,如气道、肺实质、胸廓和神经肌肉病变都可导致肺动脉高压。例如,肺水肿、急性呼吸窘迫综合征、间质性肺疾病、结节病、尘肺、肺血栓栓塞症、毛细血管瘤、肺静脉闭塞病、胶原血管病、胸廓畸形、吉兰-巴雷综合征、麻痹性脊髓灰质炎等疾病;

【病因和机制】

根据肺动脉高压的不同发病机制,将其分为以下 5 类:

1.被动性肺动脉高压 二尖瓣病变、左心衰竭及缩窄性心包炎,左房压升高是这类肺动脉高压始动因素。由于肺血流前向阻力增大,为保持一定的肺动脉一左房压差,传导性导致肺动脉压升高;当左房压进一步升高时,导致肺动脉反应性收缩和血管壁重建,肺血管阻力明显增加。这类患者在病因解除后,如二尖瓣修复或替换、左心功能改善、心包粘连解除后,肺动脉压均会短期内明显的下降,甚至恢复至正常水平,对病史长的患者,术后肺动脉压仍可能维持较高的水平,这往往反映出肺血管病的程度,已属于血管闭塞性肺动脉高压范围。

2.高动力性肺动脉高压 最常见于分流性先天性心脏病,其中非紫绀型的有:部分肺静脉异位引流、房间隔缺损、室间隔缺损、动脉导管未闭及主、肺动脉间隔缺损;紫绀型的有:完全性肺静脉异位引流、单心室、永存动脉干及大动脉转位。也见于高动力循环状态疾病,如甲状腺功能亢进、贫血、嗜铬细胞瘤等。这类患者除肺循环血流量增加引起肺动脉压升高外,主要的原因在于肺小动脉的收缩和血管壁病变,其早期即有肺小动脉和非肌型微动脉肌型化,血管内膜增生及管腔变窄。

3.血管闭塞性肺动脉高压 肺动脉血栓栓塞、血吸虫病、肺血管炎、肺纤维化和艾森曼格综合征等,都存在不同程度的肺血管闭塞,当肺血管床截断面积减少一半以上时,引起肺动脉压升高。被动性肺动脉高压及高动力性肺动脉高压的中晚期,由于病因长期存在,均可不同程度刺激肺动脉血管壁重建,管腔狭窄,表现为内膜及内膜下层的增生、中层平滑肌细胞增殖及结缔组织沉积等,此时也表现为闭塞性肺动脉高压。如病变轻微时,在病因解除后,肺血管可逆转,甚至恢复正常,但肺血管病变严重,逆转的可能性不大。

4.血管收缩性肺动脉高压 由于缺氧、酸中毒引起肺动脉收缩所致的肺动脉压力升高,也见于高原性肺动脉高压早期及慢性阻塞性肺病急性加重期,其与肺血管平滑肌细胞张力增高有关。由于机体内,尤其是肺组织内参与肺血管收缩反应的体液因子合成和释放的比例失衡,包括儿茶酚胺、组胺、5-羟色胺、血管紧张素、腺苷、前列腺素、NO、ET 等,其他类型肺动脉高压的早期,以及发病过程中,都包括上述机制。其主要特点为去除引起肺血管收缩的因素后,肺循环可很快恢复正常或原有水平,因此属于功能性。如病因长期存在,肺血管则开始发生结构上的重建。

5.反应性肺动脉高压 亦称为肺动脉高压危象,是指在原有动脉高压基础上,如被动性、高动力性、阻塞性肺动脉高压等,大多数具有本身肺小动脉狭窄或部分闭塞的基础,当在外界因素刺激下,导致肺血管痉挛性收缩,肺血管阻力极度增高,常见于先心病婴儿与新生儿。与晚期血管闭塞性肺动脉高压不同的是,此类患者肺血管病变尚不十分严重,因此,当诱因解除或药物治疗后,肺动脉压可明显下降。

【临床表现】

1.早期通常无症状或者以基础疾病如慢性支气管炎、COPD 等的临床表现为主,仅在剧烈活动时感到不适；随着肺动脉压力的升高，晚期以右心功能不全的表现为主，可逐渐出现疲乏、无力等全身症状。

2.乏力，因心排血量下降，氧交换和运输减少引起的组织缺氧。

3.劳力性呼吸困难，肺顺应性下降所致。

4.晕厥，包括晕厥前（眩晕）和晕厥，多由于活动后发生，休息时也可出现，系脑组织供氧减少所致。以下情况可以诱发：低氧性静脉血突然分流向体循环系统；体循环阻力突然下降；肺小动脉突然痉挛；大的栓子突然堵塞肺动脉；突发性心律失常，特别是心动过缓。

5.心律失常。

6.心绞痛，心肌肥厚所致。

7.体征：主要取决于病情的严重程度，最常见的是肺动脉瓣区第二心音亢进，三尖瓣区可闻及收缩期杂音，右心衰竭时可见颈静脉怒张、肝脏肿大、下肢水肿等。以及相关疾病的特有体征。

【辅助检查】

1.胸部 X 线检查

(1)肺血管表现，肺门血管影增粗，周围血管纤细；

(2)右心房、右心室肥大；

(3)肺动脉段突出。

2.心电图

(1)电轴右偏；

(2)P 波高尖（右心房扩大）；

(3)右心室肥厚或双心室肥厚。

3.超声心动图

(1)发现心血管原有畸形；

(2)右心室舒张期内径扩大；

(3)右室前壁及室间隔增厚。

根据肺动脉瓣反流束频谱或右心房反流束频谱估测肺动脉压。

4.心导管检查及选择性心血管造影

(1)较准确地测定肺动脉压力，计算肺循环阻力；

(2)测定血氧含量，计算左右心排血量；

(3)通过吸氧试验及药物试验可判断重症肺高压是否可逆；

(4)肺动脉造影；

(5)肺动脉楔嵌造影。

①吸入试验，吸入纯氧或 6～20ppm 的 NO 20min，观察肺动脉压力变化情况，如吸氧后肺动脉收缩压下降超过 20mmHg 以上可认为肺血管仍具备扩张性。

②药物试验，常用药物有前列腺素 E_1、妥拉苏啉/硝苯吡啶、氨力农等。在基础状态下测定肺动脉压力，经导管给予妥拉苏啉 1mg/kg 静脉缓慢注射或前列腺素 E_1 20～60ng/ （kg·min)静脉滴注 20min，观察肺动脉压力变化，判定结果同吸入试验。

5.心血管造影　一般病人造影时应选择多侧孔导管，顶端置于病变近端注药。多选用非离子造影剂，按 1.5mL/kg（总量不超过 60mL）以 20mL/s 速度高压注入并摄片。若肺动脉压力超过 8.00kPa（60mmHg）以上，药量及注入速度减半。肺小动脉楔入造影时应在肺小动脉处用手较慢推注造影剂，造影剂量不超过 10mL，可显示血管迂曲异常、额外小动脉数目、肺动脉变细率、毛细血管充盈相、经肺循环时间、造影剂的反流等。

6.肺活检 评价肺血管结构改变可为肺动脉高压患者提供重要的术前及预后资料。若病人肺血管病变已达到 Heath 和 Edwards 病理分级的Ⅲ级或 Reid 和 Rabinobitch 病理分级的 C 级则手术关闭缺损后病变不可恢复,不宜进行手术治疗。对三尖瓣闭锁、单心室等需行 Fontan 手术时,血管病变已达 B 级,肌层厚度达正常的一倍,或已见血管达Ⅱ级,则右房与肺动脉连接后血液不易自右房顺利进入肺循环,不易进行 Fontan 手术。

7.核磁共振 作为一种独特的非侵入性检查方法已用于肺动脉高压的评价。在肺动脉高压和肺血管阻力增高的患者,旋转.回声成像时近端肺动脉内 MRI 信号增强与肺血管阻力的增加相关性良好。在肺动脉高压的患者速度成像可显示肺动脉扩张及肺血流方式的显著变化。

【诊断】

根据病史,临床表现以及辅助检查排除特发性肺动脉高压而作出诊断。当患者有以下高危因素时,如结缔组织病(CTD)、人类免疫缺陷病毒(HIV)感染、门脉高压、先天性心脏病等,更应考虑到肺动脉高压的存在。

【治疗】

(一)先天性心脏病合并中、晚期肺血管病变的治疗

一般治疗:对于确诊为先天性心脏病合并肺动脉高压的病人应注意休息,必要时给予镇静。尽力限制钠盐摄入,少食多餐,给予高营养高维生素易消化的食物。

1.吸入治疗 适用于手术前重度肺动脉高压及手术后肺动脉高压持续存在者。

(1)氧气吸入,氧气吸入可暂时使肺血管扩张,减轻右心室后负荷,改善缺氧状态。因此,当病人出现明显右心功能不全和静息状态下出现低氧血症时应给予氧气吸入治疗,一般应用鼻导管或口鼻罩吸氧,氧流量 $1\sim3L/min$,每次 30min,一日 $2\sim3$ 次。对 COPD 患者多主张长期家庭氧疗,尤其当患者出现下列情况时:①$PaO_2<55mmHg$,稳定 $3\sim4$ 周以上者;②$PaO_2<60mmHg$,伴有肺动脉高压、肺心病或继发性红细胞增多者;③睡眠时或运动时出现严重低氧血症者。

(2)低浓度 NO 吸入,$20\sim80ppm$,目前国外已将 NO 吸入治疗用于临床,国内某些医院也开始试用。由于 NO 吸入可导致高铁血红蛋白血症和二氧化氮中毒,因此,在应用 NO 吸入治疗时应检测这两项指标。

2.扩张血管药物治疗

(1)直接作用于血管平滑肌的扩血管药物。临床多用硝普钠,其作用强,生效快,半衰期短,易从小剂量开始应用,逐渐增加剂量,用药期间注意测量血压,防止滴速过快致低血压,原有低血压者禁用。

(2)α-受体阻滞剂。临床常用酚妥拉明,其作用迅速,持续时间短。但可增加去甲肾上腺素释放,增加心率甚至引起心律失常,同时滴速过快可致体循环低血压。

(3)血管紧张素转换酶抑制剂(ACEI)。ACEI 通过以下几个方面发挥作用:阻断循环血中及心血管局部血管紧张素Ⅱ的生物效应,防止肺血管平滑肌细胞及心肌细胞肥厚,延迟心肌及肺血管重构;ACEI 可阻止缓激肽降解,加强内源性缓激肽的作用,后者有强烈扩张肺血管作用,同时促使 NO 和前列环素的释放,使肺血管扩张;抑制血管加压素作用;抑制醛固酮释放,减轻水钠潴留。临床常用卡托普利 $0.5\sim1mg/(kg\cdot d)$,口服,或依那普利治疗。应用时应从小剂量开始,注意体循环低血压发生。

(4)前列腺素 E1(PGE1),是一种血管内皮细胞合成和分泌的血管活性物质,具有扩张肺血管、抑制肺血管平滑肌细胞增殖的作用,它主要在肺内代谢,对体循环血压影响较小。研究发现静脉滴注 PCE1 可使重度肺动脉高压患者血流动力学改善,心脏指数增加,有可能阻止或逆转肺血管重建,目前儿科一般采用

PCE_1 10～60ng/(kg·min),持续静脉点滴来选择性扩张肺血管,降低肺动脉压力。

3.抗凝治疗　继发胶原脉管性疾病、先天性心脏病等疾病(C级)的PAH患者应接受华法林抗凝治疗,以及术前口服抗凝剂常用来延缓肺动脉高压的进展,减少肺血管血栓形成。一般采用口服低剂量华法林及新抗凝片安全。也可以小剂量肝素治疗,但要注意检测凝血酶原时间及纤维蛋白原浓度。

4.移植　目前心脏移植已由过去的终末期心肌病扩大到复杂先天性心脏病,心肺联合移植治疗肺动脉高压亦有十几年历史。近几年来,更注重单肺或双肺移植,因肺移植供体比心肺联合移植多,多数患儿术后肺动脉压力下降。但由于移植的疗效并不都是理想的,先天性心脏病梗阻性肺动脉高压患者自然病史不同于IPAH,艾森曼格综合征患儿长期随访5年生存率为80%,其移植常可推迟多年。

(二)结缔组织疾病或心肌疾病所致肺动脉高压的治疗

结缔组织疾病或心肌疾病所致肺动脉高压亦可应用治疗IPAH的方法进行治疗。但更需要注意应用免疫调节剂、非甾体类消炎药、皮质激素和/或其他免疫移植剂等。

(二)肺部疾病引起肺动脉高压的治疗

肺部疾病引起肺动脉高压主要是应用支气管扩张剂、敏感抗生素、皮质激素口服或吸入、低流量氧气吸入等来改善肺部通气,缓解缺氧和高碳酸血症引起的肺血管痉挛收缩,已达到降低肺动脉压力的作用。

另外,对于年龄小于65岁的肺动脉高压患者,各种内科治疗均无效时可考虑脯移植或心肺联合移植。

【预后】

肺动脉高压患者的预后与原发病和右室功能有关。例如,合并呼吸道梗阻的COPD引起的肺动脉高压,出现右室衰竭后3年的死亡率为50%。对间质性肺疾病引起的肺动脉高压情况也是如此。

(王　平)

第十六章 心血管急症

第一节 高血压危象

【概述】

高血压危象是指血压显著升高(BP＞180/120mmHg)的同时伴有或不伴有急性或进行性靶器官功能障碍的一组临床综合征,是各种高血压急诊的统称。对于高血压危象的定义目前国内外并不统一。早期强调血压在短期增高的程度,而近年来则更多地注重因血压增高引起的急性靶器官损害。2007ESC/ESH欧洲高血压指南称为高血压急症,而我国高血压防治指南(2%修订版)及美国高血压预防、检测、评价和治疗全国联合委员会第 7 次报告(JNC7)称为高血压危象并将高血压危象分为高血压急症和高血压亚急症。二者的主要区别在于是否伴有急性或进行性靶器官损害而不在于血压水平的绝对高低。如血压升高伴有新的进行性的靶器官功能障碍则称为高血压急症,此时多数患者平均动脉血压＞140mmHg 并有Ⅲ到Ⅳ级视网膜病变;如果仅有血压升高而不伴有靶器官功能损害,则称为高血压亚急症,但二者有时很难评估,难以截然分开。需要特别指出的是,对于围手术期、妊娠期妇女或某些急性肾小球肾炎儿童,即使血压中度升高,也有可能出现进行性高血压脑病或者子痫并发症;另外,舒张压＞140mmHg 和(或)收缩压＞220mmHg,即使没有症状也应按高血压急症对待。高血压急症要求血压在数分钟或数小时内下降以避免或最低程度减少靶器官损害;而高血压亚急症仅表现为血压水平的明显升高,没有靶器官进行性损害的证据,这类患者可以在 24h 至数日内使血压得到控制。

【流行病学】

2002 年调查资料显示,我国约有高血压患者 1.6 亿人,高血压急诊约占 5%。而美国的高血压急症占高血压患者的 1%。另一组研究显示,在急诊室就诊的高血压急症患者可达 3.4%。与亚急症相比,高血压急症多见于老年人,并具有较高的舒张压水平,有报道高血压急症的平均年龄约为 66.5 岁,并且以傍晚发病率最高。临床上以高血压亚急症更为多见,约占 60.4%。高血压急症的预后取决于靶器官损害的程度以及随后血压控制的水平。资料显示,当血压得到满意控制且患者用药依从性良好时,10 年生存率可达 70%。

【病因】

高血压危象的具体病因不明确。最常见的原因为慢性原发性高血压患者病程中突然出现血压升高。其中很多患者有不规范的治疗史或者突然停服降压药史。也有报道,多达 23%～56%的高血压危象患者可发现继发性高血压的证据,如肾脏疾病,嗜铬细胞瘤等。导致高血压危象的常见原因有:慢性高血压急性发作、肾脏疾病、药物(可卡因等)、子痫、嗜铬细胞瘤、硬皮病等。常见的诱因有:突然停药、情绪激动、过度疲劳、气候变化、吸烟、糖尿病、内分泌功能失调、代谢异常、药物中毒、创伤等。研究发现,高血压危象有糖尿病史者 20％,而有吸烟史者则达到 25％。高盐敏感阈及女性更易发生高血压危象。另外,家族性自主神经调节异常、手术、甲状腺功能亢进、放疗等为少见的诱因。近来有研究发现,血管紧张素 DD 基因型与高血压危象的发生有关。

【发病机制】

正常自动调节机制失衡以及循环血中缩血管物质突然大量释放导致周围小动脉突然暂时强烈收缩使血压骤然升高,是高血压危象发生过程的典型始动机制。各种有害因素如肾素-血管紧张素系统(RAS)激活、氧化应激、内皮损伤等参与了高血压危象病变进程。升高的血压随后引起血管张力增高、血管内皮损伤、启动小血管内凝血机制、血小板活化、纤维蛋白沉积,致使血管痉挛、狭窄以至闭塞,结果进一步激活释放血管收缩因子,加重高血压危象,形成恶性循环。最终导致靶器官缺血、出血、坏死、功能衰竭等一系列病理生理改变,产生脑卒中,心绞痛,心、肾功能不全等严重后果。越来越多的证据表明,RAS 激活在高血压危象的病理机制中起着关键作用,不仅使血管收缩加强,还促进促炎因子 IL-6 的产生;氧化应激使活性氧簇产物(ROS)生成增多;最近的研究显示,高血压危象发生时 S100b 神经蛋白的失调使血脑屏障通透性发生病理性改变以及自动免疫的产生,这些因素均参与了高血压危象时终末器官的低灌注、缺血以及功能失调的病理生理过程。

【临床特征】

高血压危象主要包括:脑卒中、高血压脑病、急性心肌梗死、不稳定型心绞痛、急性左心室衰竭伴肺水肿、主动脉夹层、妊娠子痫、急性肾功能不全、嗜铬细胞危象、围手术期高血压等。资料显示,在高血压急诊中,单个器官受损约占 83％,2 个器官受损约占 14％,多个器官(3 个以上)受损约占 3％。

据报道,高血压急症最常见的器官损伤是脑梗死(24.5％),其次是肺水肿(22.5％),高血压脑病(16.3％),以及充血性心力衰竭(12.0％)。少见的临床表现为颅内出血、主动脉夹层等。法国的一组回顾性研究数据表明.高血压急诊患者伴有脑血管病变(包括缺血性中风、脑出血、蛛网膜下腔出血)者占 58％;伴有心血管并发症(包括左心室衰竭伴急性肺水肿、急性心肌梗死和不稳定心绞痛)者占 38％。

靶器官损害的主要临床特征:

(1)脑卒中,头痛、失语、视野变化、意识改变以及局灶性神经系统损害定位体征如偏瘫等;脑 CT 扫描可进一步鉴别是脑出血或脑缺血。

(2)急性左心室衰竭伴肺水肿,端坐呼吸、咳粉红色泡沫痰、双肺湿啰音及心脏奔马律。

(3)高血压脑病,主要表现为弥漫性脑功能障碍,伴头痛、恶心、呕吐、烦躁,抽搐甚至意识障碍;眼底改变:视乳头水肿、渗出、出血等。

(4)急性冠脉综合征,包括不稳定型心绞痛、ST 段抬高性和非抬高性心肌梗死;表现为胸痛、心悸、大汗、呼吸困难等,心电图有动态变化,心肌损伤标记物(TnI)、心肌酶升高。

(5)主动脉夹层,突发胸背部刀割样剧烈疼痛并纵向放射,多数患者血压升高伴有休克表现,四肢脉搏血压不对称,超声心动图、大动脉 CT 或磁共振扫描可发现分离的假腔。

(6)急性肾功能不全,少尿、蛋白尿、红细胞及管型等;尿素氮及肌酐水平升高。

(7)围术期高血压,因手术创伤应激,RAS 的激活以及压力感受器功能障碍等引起周围血管阻力增大所致。血压升高的程度取决于患者既往的血压水平以及麻醉、疼痛、紧张等应激刺激的程度。

【治疗】

高血压危象最佳的治疗措施依赖于患者的临床表现,因而临床医生首先要通过询问病史、详细的体格检查以及必要的辅助检查,正确评估高血压危象患者的血压水平以及是否存在心、脑、肾、血管等靶器官损伤,快速做出临床诊断并制定正确的治疗策略,做好这一点至关重要。

　　高血压急症患者有急骤的血压升高和靶器官损害,所以急诊处理的目的主要是迅速安全的控制血压,阻止器官功能进一步受损。我国高血压防治指南(2%)指出,降压目标是静脉输注降压药,数分钟到 1h 使平均动脉血压迅速下降但不超过 25%,在以后的 2~6h 内血压降至较安全水平,一般 160/100mmHg。如果这样的血压水平可耐受以及临床情况稳定,在以后 24~48h 逐步降低血压达到正常水平,也就是说在急诊降压的同时要保证不影响重要组织器官的灌注。特别强调个体化降压治疗方案。

　　1.一般处理　去除诱因,让患者安静休息。将患者移至安静的环境中,避免各种诱因刺激。高血压急症的患者应进入急诊抢救室或加强监护室,持续监测血压;酌情使用有效的镇静药以消除患者恐惧心理。

　　2.药物治疗　高血压亚急症可给予口服降压治疗。可在 24~48h 将血压缓慢降至 160/100mmHg。此后门诊调整降压药剂量至血压达到靶目标。

　　对于伴有急性进行性靶器官损害的高血压急症患者,需要在监护下使用静脉降压药。有条件者应收入 CCU(ICU)。需要强调的是,必须在严密监护下使血压安全有控制性地下降,降压的幅度和速度应根据患者的基础血压及临床情况而定,不能片面强调快速将血压降压至正常水平。

　　理想的血压控制水平是在降压带来的收益和因降压而导致的靶器官严重灌注不足的风险之间寻求平衡。事实上,高血压危象的处理实际比较困难,目前没有 RCT 证据表明抗高血压药物的使用能减少高血压危象患者的发病率和死亡率,而且也没有充足的 RCT 证据证明哪一种或哪一类降压药更为有效,究竟哪一种药物能改善高血压危象患者短期或长期预后也需要进一步的循证医学证据支持。

　　3.药物选择

　　(1)乌拉地尔:α 肾上腺素能受体阻断药,通过高选择性阻滞外周血管突触后的 $α_1$ 受体扩张外周血管;兴奋中枢 5-羟色胺-1A(5-HT$_1$A)受体,抑制延髓心血管中枢的交感神经反馈调节,减少去甲肾上腺素的释放产生中枢降压作用。对阻力血管和容量血管均有扩张作用。对心、脑、肾等重要脏器的血流量无明显影响。对心率影响小。用法:25mg 加 10ml 生理盐水或葡萄糖溶液稀释后 5min 内缓慢静脉注射,15min 后可重复应用或总量达 50~75mg 后,将 25~100mg 加入 250ml 液体中以 2~10μg/(kg·min)静脉输注维持。起效时间 2~5min,半衰期 2.7h,20~30min 达到高峰,是目前欧洲国家治疗高血压急症的首选药物。

　　(2)拉贝洛尔:兼有 α 及 β 受体阻断作用,对 β 受体的作用比 α 受体强。降低外周血管阻力的同时不降低心排血量,不影响心率,很少通过胎盘。可用于各种类型的高血压急症。用法:25~100mg,用 5%~10% 葡萄糖稀释至 20~40ml,10min 内缓慢静脉注射,如无效可于 15min 后重复注射 1 次,或以 1~2mg/min 的速度持续静脉滴注。

　　(3)艾司洛尔:超短效选择性 $β_1$ 受体阻滞剂,半衰期 8min。主要作用于心肌的 $β_1$ 肾上腺素受体,但大剂量对气管和血管平滑肌的 $β_2$ 受体也有阻滞作用。可降低正常人运动及静息时的心率,降血压作用与 β 肾上腺素受体阻滞程度呈相关性。500μg/kg,1min 推完,之后按 50~200μg/(kg·min)维持。1min 起效,维持 10~20min。

　　(4)硝普钠:属硝基扩张血管药,在血管平滑肌内代谢产生具有强大的舒张血管平滑肌作用的一氧化氮(NO)。NO 也可激活鸟苷酸环化酶,形成 cCMP 从而扩张血管。但可引起反射性心率增快。避光持续静滴,速度为 10~25μg/min。半衰期短,停药 2~3min 降压作用即消失。适合于高血压合并急性心功能不全、主动脉夹层等。由于降压迅速且可引起体内硫氰酸盐蓄积中毒。目前多数学者已不推荐使用。

　　(5)硝酸甘油:5~10mg 加入 250~500ml 葡萄糖液中静滴,5~100μg/min,2~5min 起效,根据血压调整速度。长期应用可产生耐受性。目前已不推荐作为治疗高血压危象的一线药物。

　　(6)酚妥拉明:非选择性 α 受体阻滞剂,适用于儿茶酚胺过高的高血压急症,如嗜铬细胞瘤危象。但因其引起反射性心动过速,诱发心绞痛和心肌梗死,故禁用于冠心病患者。

(7)尼卡地平:第二代二氢吡啶类钙拮抗剂。其水溶性比硝苯地平强100倍。5~15min起效,维持4~6h。用量:初始剂量0.5μg/(kg·min),逐步增加剂量,至最大推荐剂量6μg/(kg·min)或达到血压满意控制。

【常见类型高血压危象的处理】

1.脑卒中　脑卒中发生时血压进一步升高,代偿性改善病灶周围灌注,目前没有证据表明较高的血压使颅内出血加重。除非血压非常高,对于急性脑卒中患者抗高血压药物的使用不作常规推荐。血压控制标准各国也不完全一样。欧洲卒中促进会(EUSI):对于既往有高血压史的患者,建议将血压维持在180/100~105mmHg,而对既往没有高血压的患者,最好维持在160~180/90~100mmHg。美国国家卒中协会(NSA)卒中急性期治疗指南指出,缺血性脑卒中急性期的患者只有血压>220/110mmHg才考虑使用降压治疗。我国脑血管病防治指南建议:脑梗死患者BP>220/120mmHg、溶栓前BP>180/105mmHg、脑出血患者BP>200/110mmHg时需要降压治疗,若血压未达到上述水平,可密切观察血压而不必急于降压治疗。根据血压水平的严重程度药物可选用乌拉地尔、尼卡地平、ACEI、拉贝洛等。

2.高血压脑病　主要表现为血压骤然升高引起的急性可逆性脑功能障碍综合征。首选乌拉地尔、尼莫地平、拉贝洛尔、尼卡地平等,也可用速尿降低颅内压,有抽搐时可用安定。高血压脑病平均压在2~3h内降低20%~30%。避免使用有中枢神经系统副作用的药物,如可乐定、甲基多巴和利血平。

3.急性左心室衰竭伴肺水肿　要求迅速降低左室前后负荷、减少心肌缺血,减轻肺部瘀血。药物可选乌拉地尔或硝普钠,也可使用袢利尿剂(速尿),尤其是伴体液潴留的患者。同时联合使用强心剂。应避免使用具有心肌抑制作用的β受体阻滞剂和钙拮抗剂。

4.急性冠脉综合征　高血压合并冠心病的死亡率是血压正常者的5倍。血压宜控制在140/90mmHg以下。可首选β受体阻滞剂、硝酸甘油、长效钙拮抗剂或ACEI。

5.急性主动脉夹层　血压的快速控制可降低血流对血管壁的切应力,减轻管壁进一步撕裂和夹层的扩大。我国指南该类患者需要将SBP尽快降至100~110mmHg,心率控制在60~70次/min。静脉可使用β受体阻滞剂(艾司洛尔或者美托洛尔等)、硝普钠,尼卡地平等,拉贝洛尔兼具α和β受体阻滞作用,更适合用于急性主动脉夹层的降压治疗。

6.急性肾功能不全　对高血压合并肾损害的病人血压应控制在130/80mmHg,对有肾脏损害和蛋白尿(>1g/24h)的病人血压应控制到125/75mmHg。静脉使用非诺多泮,尼卡地平及β-受体阻滞剂。

7.子痫　硫酸镁是预防抽搐的传统药物,使用时应注意严密观察呼吸、尿量和膝腱反射。也可静脉注射拉贝洛尔、乌拉地尔、尼卡地平,禁用对胎儿发育有影响的利血平、ACEI及ARB等。

8.围术期高血压　这类高血压急诊有一定自限性,静脉使用降压药物但应防止过度降压产生低血压。常用的静脉降压制剂有:硝普钠、艾司洛尔、乌拉地尔、尼卡地平以及拉贝洛尔等。

9.嗜铬细胞瘤　主要表现为血中儿茶酚胺水平的升高。静脉使用酚妥拉明或拉贝洛尔。

【小结】

高血压危象是具有潜在生命威胁的心血管急危重症之一。充分认识和寻找靶器官损害的证据有助于医生尽快地采取有效治疗措施。现有许多口服和静脉降压制剂均可使血压得到安全有效控制。随着新药的不断产生,传统药物如硝普钠、硝苯地平等已逐渐少用。尼卡地平、非诺多泮、艾司洛尔等降压效果肯定、副作用小,已逐渐广泛用于临床。由于缺乏足够的大型临床试验依据,高血压危象的诊断和治疗的循证医学证据尚需进一步积累。

（邹子扬）

第二节　急性肺水肿

一、概述

急性肺水肿是一种非常危急的心血管急症。如不能得到及时有效治疗,病死率极高。据报道,急性肺水肿院内病死率达 12%,1 年病死率 40%。因此对于临床医生来说,首先是迅速准确认识急性肺水肿,其次是积极有效的抢救治疗。

急性肺水肿是由于急性心脏病变,心输出量骤降,导致左室舒张末压显著增高,肺静脉和肺毛细血管的压力急剧升高,大量浆液由肺毛细血管渗出到肺间质和肺泡内形成急性肺水肿。当左室舒张末压、左房压和肺毛细血管楔压升高>4.0kPa(30mmHg)者即可发生肺水肿。主要表现为肺循环淤血和心输出量降低。多见于急性心肌梗死或急性重症心肌炎等所致心肌坏死,左室收缩功能受损,或高血压急症或严重心律失常使心脏负荷增加,导致血流动力学紊乱。

二、急性肺水肿诊断

1.原发病　具有发生肺水肿的原发疾病。

2.临床表现　呼吸困难是最主要和常见的症状。

突然发作极度呼吸困难、端坐呼吸、咳嗽、咯白色或粉红色泡沫痰、面色灰白、口唇及肢端发绀、大汗、烦躁不安等。

3.体征　肺部湿啰音是急性肺水肿的主要体征,表现为双肺布满水泡音和(或)哮鸣音、心率增快、心尖区奔马律及收缩期杂音,可有心律失常和交替脉,严重时可出现晕厥和心源性休克等。

4.辅助检查　胸部 X 线可见肺门有蝴蝶形大片阴影并向周围扩展,肺纹理增多,心界扩大等;心电图:窦性心动过速或各种心律失常,心脏原发或继发性改变等;血气分析:PaO_2 下降,$PaCO_2$ 正常或降低,晚期增高;BNP 和 NT-proBNP 增高。

5.鉴别诊断　本病需与支气管哮喘、成人呼吸窘迫综合征相鉴别。

(1)支气管哮喘:心源性哮喘与支气管哮喘均有突然发病、咳嗽、呼吸困难、哮喘等症状。但两者处理原则有很大的区别。支气管哮喘为气道阻力反应性增高的可逆性阻塞性肺部疾病,患者常有长期反复哮喘史或过敏史。青年人多见。临床表现:咳嗽常无痰或为黏稠白痰,合并感染时咳黄痰,常有肺气肿体征,除非合并肺炎或肺不张,一般无湿性啰音,心脏检查常正常。肺功能检查有气道阻力增大,血嗜酸细胞增多。

(2)成人呼吸窘迫综合征(ARDS):也称休克肺、湿肺、成人肺透明膜病等。发病时有呼吸困难、发绀、肺部湿性啰音、哮鸣音等易与急性肺水肿混淆。ARDS 常见于严重肺部外伤、溺水、休克、心肺体外循环、细菌或病毒性肺炎、中毒性胰腺炎等。常在原发病基础上发病,或损伤后 24~48h 发病,呼吸困难严重但较少迫使端坐呼吸,低氧血症呈进行性加重,普通氧疗无效或效果差。虽有哮喘伴肺部湿啰音,但心脏检查无奔马律及心脏扩大和心脏器质性杂音等。心源性哮喘治疗措施常无明显效果,漂浮导管示肺毛细血管楔压<1.99kPa(15mmHg)。呼气末正压通气辅助治疗有效。ARDS 常合并多器官衰竭。

三、治疗

急性肺水肿是心脏急症,应分秒必争进行抢救治疗。主要目标:减轻肺充血,稳定血流动力学。

(一)抢救措施

1.减少静脉回流　患者于坐位,两腿下垂,或四肢轮流绑扎,以改善肺活量和减少静脉回流,减轻心脏前负荷。

2.加强供氧　一般采用鼻导管高流量吸氧(湿化瓶中可加入消泡剂或乙醇),严重缺氧者应采用面罩正压供氧,特别危急的缺氧者可给予呼吸支持,包括气管插管及无创通气。因此需要早期判断患者是否需要呼吸支持。

3.镇静　立即皮下或静脉注射吗啡 3～5mg,不仅具有镇静和解除焦虑作用,还可迅速扩张静脉和动脉,从而减轻心脏前后负荷,改善肺水肿,是治疗急性肺水肿极为有效的药物。对神志不清,已有呼吸抑制,休克者慎用。

4.襻利尿剂的应用　如静脉注射呋塞米 20～40mg 或托拉塞米 10～20mg,间断静脉弹丸式注射或持续静脉注射。

5.快速给予西地兰 0.2～0.4mg　特别是伴有心动过速和快速心房颤动的患者。禁用于重度二尖瓣狭窄伴窦性心律者。

6.使用血管扩张剂　若经上述治疗心力衰竭仍未控制,可静脉微泵给予血管扩张剂,常用制剂为硝酸甘油、酚妥拉明和硝普钠等。

7.减轻支气管痉挛　氨茶碱 0.25g 或多索茶碱 0.2g 加入 5%葡萄糖液 20～40ml 中静脉注射,以减轻支气管痉挛和加强利尿作用。副作用为室早或室速等。

8.改善心肌代谢　必要时静脉注射地塞米松 10～20mg,以改善心肌代谢和减轻肺毛细血管通透性。

9.非药物治疗

(1)主动脉球囊反搏(IABP):能有效改善心肌灌注,同时又降低心肌耗氧量和增加心输出量的治疗手段。

(2)机械通气:机械通气的方式有无创正压通气、气道插管和人工机械通气,前者适用于呼吸频率≤25次/分、能配合呼吸机通气的早期呼吸衰竭患者;后者适用于严重呼吸困难经常规治疗不能改善,尤其是出现明显的呼吸性和代谢性酸中毒并影响到意识状态的患者。

无创正压通气包括持续气道正压通气和双相间歇气道正压通气。适应证:急性心源性肺水肿和高血压急性左心衰竭患者应尽早使用呼气末正压通气(PEEP),以便改善呼吸窘迫症状和相应的临床参数。PEEP 无创通气通过降低左室后负荷改善左室功能。

1)无创通气的禁忌证:①无意识、严重智力障碍或焦虑患者不能使用;②由于进行性危及生命的低氧血症需要立即气管插管的患者;③严重阻塞性气道疾病的患者。心源性休克和右心衰竭患者慎用。

2)无创通气的使用方法:人机同步和压力选择是无创正压通气治疗急性肺水肿的关键。①开始用 0.49～0.74kPa(5～7.5cmH2O)的 PEEP,逐渐滴定到 0.98kPa(10cmH2O)临床有反应的水平;吸入氧浓度(FIO2)≥0.40。②持续通气时间>2h 后,如患者呼吸困难和氧饱和度得到改善可渐脱机。

无创通气可能的不良反应:①右心衰竭恶化;②高碳酸血症;③焦虑;④气胸;⑤误吸;⑥胃肠胀气。

(3)血液净化治疗对急性心力衰竭有益,但并非常规应用的手段,出现以下情况可以考虑:①高容量负荷如肺水肿或严重的外周组织水肿,且对襻利尿剂和噻嗪类利尿剂抵抗;②低钠血症(血钠<110mmol/L)

且有相应的临床症状如神智障碍、肌张力减退、腱反射减弱或消失、呕吐及肺水肿等；③肾功能进行性减退，血肌酐＞500μnol/L 或符合急性血透指征的其他情况。

（4）心室机械辅助装置　急性心力衰竭经常规药物治疗无明显改善时，有条件的可应用此种技术。此类装置有：体外模式人工肺氧合器（ECMO）、心室辅助泵（如可置入式电动左心辅助泵、全人工心脏）。应用心室辅助装置只是短期辅助心脏恢复，作为心脏移植或心肺移植的过渡。

（二）确定并治疗诱发因素

大多数患者能找到诱发因素，如急性心肌梗死、快速心律失常、快速输液、感染等。对于急性心肌梗死并发低血压或心源性休克，有条件者应在 IABP 或 ECMO 支持下，行急诊介入治疗以重建血运，甚至在体外循环支持下行冠状动脉旁路移植术（CABG）；对于心肌梗死后合并机械并发症，如心室游离壁破裂、室间隔穿孔、重度二尖瓣关闭不全，应在积极药物治疗，且 IABP、ECMO、机械通气支持下行外科手术治疗。

（三）原发疾病的诊断及治疗

积极明确心力衰竭的原发疾病，并针对病因进行治疗。

（邹子扬）

第三节　心源性休克

一、概述

心源性休克是心血管领域的一个重要疾患和严峻挑战。Goldberg 最近的研究提示由于急性心肌梗死导致的心源性休克的发生率在最近几十年来变化不大，平均约为 7.1%，尽管由于冠心病监护病房的实施、危及生命的室性心律失常的复律、溶栓治疗以及急诊 PCI 的开展，明显提高了急性心肌梗死的存活率，但心源性休克患者的住院死亡率仍高达 71.7%，显著高于心肌梗死的平均死亡率 12%。心源性休克是心血管疾病中处理十分棘手，预后十分恶劣的危重病患，且不同病因和病理生理状态下，心源性休克的诊治都存在一定的差别。必须了解心源性休克的病理生理，才能了解心源性休克死亡率高的原因，制定降低心源性休克死亡率的最佳策略。

心源性休克是指由于严重的心脏损伤或合并因素，导致心输出量显著下降的临床综合征，患者主要表现为低血压和低组织灌注，常常合并急性肺淤血或水肿。心源性休克的临床特征和血流动力学特征有：①组织低灌注，患者常精神萎靡，表情淡漠，四肢厥冷，尿量＜30ml/h；②低血压，收缩压常低于 80mmHg；③心输出量下降，心脏指数小于 2.2L/(min·m²)；④肺动脉楔压大于 18mmHg。心源性休克的确定需结合以上临床和血流动力学指标，例如，仅有低血压而无组织低灌注的表现，或虽有精神状态改变或尿量减少但血压正常的患者都不能诊断为休克。

二、病因

心源性休克主要为左室或右室心肌衰竭的结果，最终使心排血量显著下降，不能满足组织灌注。心血管系统可以从各个方面引起休克：低血容量、非缺血性瓣膜病变、心律失常和舒张期充盈异常等。不同的病因其心源性休克的病理生理、治疗和预后有很大差异。表 16-1 列出了各种导致心源性休克的原因。心脏压塞、肺栓塞导致的心源性休克和其他非心源性休克（如低血容量性休克）均有其特殊的机制和诊治方法，不在此处详细描述。

表 16-1　心源性休克的病因

急性心肌梗死及其并发症
广泛的左心室梗死
广泛的右心室梗死
急性心梗合并室间隔穿孔
急性心梗合并急性二尖瓣反流
其他情况
暴发性心肌炎
快速性心律失常（伴严重血流动力学异常）
严重的瓣膜狭窄
急性主动脉瓣或二尖瓣反流（如主动脉夹层、感染性心内膜炎）
主动脉夹层
心脏压塞
大面积肺动脉栓塞
终末期心脏疾患
钙通道阻滞剂或 β 受体阻滞剂过量

本节主要阐述心肌衰竭所致的心源性休克和心肌梗死时其他机械性原因所致的休克。分别列举如下：①急性心肌梗死，心源性休克可发生于首次大面积梗死的患者，亦可发生多次小面积再次梗死的患者。无明显左室梗死或功能不全的右室梗死可引起休克。低血容量或低血容量性休克，虽然根据定义与心源性休克有明显区别，在急性心肌梗死发生休克的过程中亦起重要作用。②心肌梗死伴机械性并发症，如室间隔破裂、乳头肌断裂或功能不全及心脏破裂等。③在左室功能障碍时，顽固性快速与缓慢心律失常偶尔亦为心源性休克的原因，心律失常可为室性，也可为室上性。④心源性休克亦为进行性心肌功能障碍（缺血性心脏病和特发性扩张型心肌病）、肥厚型心肌病和限制型心肌病终末期的共同转归。

三、病理生理

大面积急性心肌梗死可引起心源性休克，大量的心肌（如果在左室，梗死常常达到 40% 以上）功能障碍使其作为血泵不能满足组织的最低需要。首次梗死通常是前降支近段，但在以前有过心肌梗死的病人可以是任何冠状动脉。冠脉阻塞导致心肌缺血和梗死，心肌收缩力下降，左室功能受损。随后心排血量和血压下降导致冠脉灌注减少，引起进一步缺血，左室功能障碍加重，形成恶性循环。此时血清酶居高不下，而不是典型心肌梗死表现的酶学峰形，说明其坏死过程很长。大多数急性心肌梗死伴休克的患者有广泛冠状动脉病变。在死于心源性休克的患者中，2/3 以上有严重的 3 支病变。

急性心肌梗死的临床和血流动力学分型有预后价值。Killip 分型为临床分型（见表 16-2）；Forrester 分型为血流动力学分型（见表 16-3）。虽然两种分型不完全相同，但无论临床或血流动力学均证实，随着分级增加，左室功能不全进行性加重，具有较大的预后价值，同时 Forrester 分型还是心源性休克进行血流动力学调整的理论基础。在急性心肌梗死时，机械性并发症引起的心源性休克其病理生理机制略有差异。乳头肌或腱索断裂引起的急性严重二尖瓣反流明显减少心排血量，导致肺水肿。心衰刺激交感神经活动增强，增加后负荷，进一步增加二尖瓣反流量。这也是血流动力学恶化最终导致心源性休克的例子。

表 16-2　Killip 分级

分级	临床特点	发生病人(%)	院内死亡率(%)
1	无心衰症状	33	6
2	第三心音,奔马律,肺部啰音,影像学显示心衰表现	38	17
3	肺水肿	10	38
4	心源性休克	19	81

表 16-3　Forrester 分级

分级	肺毛细管楔压(mmHg)	心脏指数[L/(min·m²)]	病人(%)	死亡率(%)
1	<18	>2.2	25	3
2	>18	>2.2	25	9
3	<18	<2.2	15	23
4	>18	<2.2	35	51

右室梗死占下壁梗死的接近一半,是急性心肌梗死引起心源性休克的常见原因。左室功能障碍程度不同,甚至左室无功能障碍也可以发生休克。右室衰竭导致右室每搏量减少,减少左室回心血量(前负荷),左室充盈压显著降低,导致心排血量下降。

心室游离壁破裂引起的休克为心肌梗死罕见并发症,多发生于心肌梗死后一周内,其死亡率占急性心肌梗死总死亡率的 10%～30%。急性出血,血液进入相对不能扩张的心包腔,迅速导致心脏压塞。

室间隔破裂形成室间隔缺损占急性心肌梗死的 1% 左右,大的室间隔缺损引起大量左向右分流,右室容量负荷增加。与急性二尖瓣反流相同,交感神经兴奋加大分流量。

如前所述,心律失常也是引起休克的原因。持续性心律失常,即使最终不引起室颤和猝死,但对于受损的心室,也可导致休克的发生。室性和室上性快速心律失常都可以减少心室和心房充盈时间。前负荷减少引起左室回心血量减少,根据 Frank-Starling 定律,减少心排血量。这些因素,再加上左室本身的功能障碍,最终导致心力衰竭。

许多类型的心脏病可以引起终末期扩张型心肌病,包括特发性扩张型心肌病、高血压、缺血性心脏病、糖尿病心肌病、淀粉样变性、特发性肌病、中毒性心肌病、限制型心肌病、肥厚型心肌病终末期等。所有这些原因(无法逆转的心肌疾病、容量和压力负荷过重)最后都导致心源性休克。

四、临床表现

(一)症状

休克前的症状和体征取决于病因,急性心肌梗死的患者一般有典型的胸痛病史,可能有冠心病病史,也可能无冠心病病史,常在心梗发病的当天或几天内进展到心源性休克。左心梗死导致的心源性休克常伴有急性左心衰竭导致的急性肺水肿,而扩展到右室的下壁梗死肺野常常清晰,主要表现为低血压和低灌注,常伴有严重的传导阻滞和心动过缓。急性心肌梗死的机械并发症通常在心肌梗死后数天或一周内发生,可能以胸痛为先兆,但更常见的为突然发生的急性肺水肿或心脏骤停。心源性休克患者常常病情危重,可出现胸闷胸痛、呼吸困难、神情淡漠或烦躁不安,全身冷汗以及其他伴随症状。

(二)体征

1.生命体征,未治疗的患者,收缩压常低于 80mmHg。由于交感神经的刺激,心率常增快。由于肺淤血,呼吸频率一般增快。

2.胸部,在大多数病例,胸部听诊可闻及肺部啰音。有右室梗死的病人或低血容量的病人可以无肺淤血的证据。

3.心血管系统,颈静脉通常充盈,但在低血容量的患者可正常。在有扩张型心肌病的患者,心尖搏动移位。在心包积液或心脏压塞的病人心音减弱。奔马律,尤其第3心音奔马律提示左室功能障碍。二尖瓣反流或室间隔缺损的杂音有助于确立诊断。有明显右心衰的病人可以有相应体征,如外周水肿、肝大及胸腹水等。

4.四肢,周围脉搏减弱,可有外周水肿。紫绀和四肢冰冷表明组织灌注减少,外周血管明显收缩可引起腹部的网状青斑。

五、辅助检查

1.心电图,心电图通常有助于鉴别心源性休克的病因。有冠心病和急性心肌梗死的病人可有陈旧和急性梗死的证据。下壁心肌梗死的患者,在右心导联可发现右室梗死的证据。心电图常可发现心源性休克伴有的心律失常,但它常不能精确地鉴别休克是因急性心肌梗死或心律失常所致。

2.X线胸片,在有严重左室功能不全的患者,X线胸片显示心脏增大、肺淤血或肺水肿。急性心肌梗死伴室间隔缺损或二尖瓣反流时将引起肺淤血,但不一定有心脏增大。在右室衰竭或低血容量患者,肺淤血可以不明显或没有。

3.超声心动图,二维和多普勒超声心动图由于其方便和无创性,可对休克患者进行即刻的检查,从而有利于对许多类型的心脏病做出床旁诊断。从超声心动图得到的信息包括:左右室功能、瓣膜功能、右室压、检测分流(左向右分流的室间隔缺损)、心包积液或填塞等。超声心动图对诊断心肌梗死机械性并发症特别有价值。

4.氧饱和度,动静脉氧饱和度可用于两个方面。氧饱和度反映呼吸功能的状态,严重肺水肿导致的缺氧在心源性休克中比较常见,对疾病的监测和抢救具有重要意义;动静脉氧含量差为估计心排血量的有用指标。在心排血量降低时,血氧含量明显降低,进行一系列的测量对监测患者的病程和对治疗的反应特别有价值。

5.血流动力学监测,使用 Swan-Ganz 导管测量肺动脉压和肺毛细血管嵌压(PCWP)非常有用。可确定心源性休克的诊断及其原因,用于心源性休克的监测及治疗。由于严重左室功能障碍引起的心源性休克的患者一般有肺毛细血管嵌压升高。在急性心肌梗死的患者,PCWP 大于 18mmHg 表明无血容量不足。右室衰竭或明显的低血容量的患者,PCWP 可正常或减低。PCWP 出现大的 V 波代表明显的二尖瓣反流。

血流动力学监测的价值在于其能够帮助达到最佳的心室功能,因此,能够达到最佳的组织灌注。Frank-Starling 心脏功能定律(通过测量心排量、每搏量作为充盈压的参数)证实,在一定程度上充盈压增加,心脏做功将增加。在衰竭的心脏,即便充盈压增加,心脏做功也无进一步增加,出现曲线的扁平部分。左室充盈压和心脏功能测量的各种参数表明,最佳前负荷即为在最佳做功状态下最低的前负荷。通过血流动力学参数的监测也可计算后负荷(全身血管阻力)。减轻后负荷是很重要的,因为增加后负荷等于减小收缩力,从而减少心排血量。右心充盈压(中心静脉压或右房压)通常正常,但右室梗死、心脏压塞和已有肺部疾病患者除外。心源性休克的血流动力学定义如前所述包括心脏指数低于 2.2L/(min·m²)。

六、治疗

1.一般原则及方法　　虽然总的治疗原则可适用于所有心源性休克的患者,但如能明确病因,则治疗更有效。心源性休克如被延误治疗,其死亡率更高。在许多情况下,确诊后能即刻解决主要问题。在休克时,患者的病情危重,及时正确的治疗可以逆转病程。因此,虽然针对暂时性稳定患者的措施可以提供足够的时间开始进行特殊治疗,仅当了解病因后,才能挽救生命。尽管在实际工作中,心源性休克的治疗可能很复杂,但如下原则仍然是最关键的(见表 16-4)。

表 16-4　心源性休克的处理

心源性休克的确诊
气管插管,使用呼吸机,给氧
Swan-Ganz 导管
PCWP<18mmHg 时应补充液体
PCWP>18mmHg 时应给正性肌力药物
心电图,超声心动图
无心肌梗死时:进行血流动力学监测
有急性心肌梗死时:行主动脉内球囊反搏、冠脉成形术或外科搭桥术
心肌梗死伴机械性并发症:使用主动脉内球囊反搏,急诊手术

2.心肌梗死泵衰竭所致心源性休克　对大面积心肌梗死或心肌顿抑导致的心源性休克患者,减少死亡率的唯一治疗方法是血运重建(介入或外科手术)。许多药物和非药物的措施在进行血运重建前可有助于稳定患者。

(1)给氧及辅助呼吸。

因为心源性休克时常伴呼吸衰竭,应尽一切努力保证适当的通气和给氧。必须适当给氧,以避免低氧血症减少氧气输送到组织。大多数有心源性休克的患者需要机械通气。通气不足可导致呼吸性酸中毒,从而加重组织灌注低下导致的代谢性酸中毒。酸中毒可影响心功能,从而影响正性肌力药物的疗效。

(2)扩容。

虽然低血容量不是心源性休克的主要问题,在心肌梗死后许多发生休克的患者可以有相对性的低血容量。血容量减少的原因包括静水压增加及血管通透性增加。体格检查不能完全确定左室充盈压的程度,而且,因为在休克时中心静脉压和 PCWP 的相关性很差,对诊断休克帮助不大,特别是在单次测量时。这些事实强调了肺动脉导管对精确估计左室充盈压的重要性。休克患者的最佳充盈压高于正常人,因为左室功能受损时,需要较高的前负荷才能达到合适的心排血量。通常,PCWP 在 $18\sim22$ mmHg 是合适的,超过此值时将导致肺淤血而不能进一步增加心排血量。当 PCWP 降低或正常时,应首先静注 $200\sim300$ ml生理盐水进行扩容,然后进行血流动力学监测,特别要注意监测心排血量和 PCWP。

(3)正性肌力药物。

这是维持心源性休克患者病情稳定的主要措施。不同于心力衰竭的治疗主要依靠利尿剂缓解症状,低血压患者主要依靠扩容和升压药物升高血压,心源性休克患者主要以正性肌力药物增强心肌的收缩提高心输出量,减少肺淤血,升高外周血压。正性肌力药物用以增加心脏的收缩力,可明显改善血流动力学,主要使用 β 受体激动剂或磷酸二酯酶抑制剂,洋地黄类疗效很差。

常用药物有:①多巴胺,多巴胺为内源性的儿茶酚胺,常用剂量为 $5\sim20\mu g/(kg \cdot min)$。在剂量不同时,其效果不同。低剂量时$[<5\mu g/(kg \cdot min)]$,主要刺激多巴胺受体,扩张各种动脉床,尤其是肾动脉。中等剂量$[>51\mu g/(kg \cdot min)]$引起 β_1 受体兴奋,增加心肌收缩力。大剂量时,可明显增加 α 受体的兴奋性,引起周围血管收缩。多巴胺增加心排血量,它可同时兴奋心脏和引起周血管收缩,特别适用于休克患者的初始治疗。②多巴酚丁胺,多巴酚丁胺为合成的拟交感胺,在两个重要方面与多巴胺不同。它不引起肾血管扩张,有更强的扩张小动脉作用。在低血压患者,其血管扩张作用可以减弱,因为可导致血压的进一步下降。另一方面,许多有心源性休克的患者使用正性肌力药物,如多巴胺,使血管过度收缩,由于交感神经的作用导致后负荷的显著增加,对这些患者,合用多巴酚丁胺和多巴胺,可改善心排血量而不影响动脉压。③磷酸二酯酶抑制剂,如米力农和氨力农抑制 cAMP 被磷酸二酯酶降解,增加环磷酸腺苷(cAMP)水平,增加钙内流进细胞,增加心肌收缩力。在治疗心源性休克方面,磷酸二酯酶抑制剂与 β₁ 受体激动剂相似。④去甲肾上腺素,为比多巴胺更强的 α 和 β₁ 受体兴奋剂,对尽管使用大剂量多巴胺[20μg/(kg·min)以上]仍为低血压的患者有效。它引起强烈的周围血管收缩,可减少其他血管床如肾、四肢、肠系膜的灌注。因此,去甲肾上腺素不能长时间使用,除非准备进行特殊的治疗。β 受体激动剂对改善心源性休克患者的循环状态非常有效,但也有很大的副作用。它们在增加心排血量的同时,增加氧耗量。加快心率,升高血压,这些对已经缺血的心肌非常有害。此外,β 受体激动剂可致严重的室性或房性快速性心律失常。⑤异丙肾上腺素,也是一种合成的拟交感胺,它有很强的正性肌力和正性频率作用,引起氧耗量过度增加和心肌缺血。因此一般不推荐用于心源性休克,除非缓慢性心律失常时,可使用它提高心率。

（4）血管扩张剂。

血管扩张(尤其是减少后负荷的小动脉的扩张)常为必要。因为增加儿茶酚胺的浓度最终可导致周围血管的收缩。血管扩张剂也有助于需要增加 β 兴奋性的患者,以增加心肌收缩力。在血管收缩的状态下(尤其在使用多巴胺时),可以不恰当地增加后负荷,此外,许多患者前负荷可异常增加,血管扩张剂对减少充盈压有益。常用药物有:①硝普钠,可直接松弛血管平滑肌,对动静脉均有扩张作用,通常与正性肌力药物联合使用,剂量为 0.25~10μg/(kg·min)。硝普钠降压作用强大,低血压亦为其主要副作用,需要密切监测动脉压,因为其半衰期很短暂,血压下降过度时随时调整剂量可以纠正。②硝酸甘油,主要扩张静脉,但在大剂量时亦有扩张动脉的作用。它可以减少肺淤血,通过扩张冠状动脉减少心肌缺血,但它不常用于心源性休克。除非认为心肌缺血为冠脉痉挛所致。③酚妥拉明,为 α 受体拮抗剂,它主要作用于动脉的仅受体,产生血管扩张。它不常用,因为可引起心脏去甲肾上腺素的释放,引起心动过速。

（5）循环支持装置。

在用于辅助左室的机械装置中,主动脉内球囊反搏(IABP)最为重要。主动脉内球囊反搏是经过股动脉将球囊置于降主动脉的装置,球囊根据心动周期进行膨胀或收缩。在舒张期,在主动脉瓣关闭后即刻,球囊膨胀,增加舒张压(超过收缩压),增加冠脉灌注及其他组织的灌注。在舒张期末(在左室收缩前即刻),球囊回缩,减少后负荷,改善左室射血。

使用 IABP 的适应证包括严重缺血、严重心室衰竭、室间隔破裂、二尖瓣反流所致的休克。在室间隔破裂和二尖瓣反流时,当球囊回缩时,引起的后负荷减少为其主要益处。这时大量左室的血液射入主动脉而不会逆流入左房(经过二尖瓣反流)或右室(经过室间隔破裂处)。

使用该装置的主要并发症为血管损伤。所以,IABP 禁用于有明显周围血管病的患者。在某些病人,可以通过切开腋动脉将球囊置于降主动脉,虽然这些装置可在短期内明显改善血流动力学,但它本身不能改善存活率,关键还应进行病因治疗。

近年来,已经发展了许多其他循环支持装置。如经体外循环装置,是将一个有大孔的导管置于右心房和主动脉,产生 3~5L/min 的流速。人工心脏和各种左室辅助装置亦用于心源性休克的患者,作为心脏移植的过渡。

（6）血运重建。

血运重建为心肌梗死后发生的心源性休克患者减少死亡率的唯一方法。早期的关于冠脉成形术（PCI）和冠脉搭桥的回顾性研究表明，血运重建患者存活率为 60%～80%，而单用内科治疗的患者，其存活率仅为 0～30%。最近多中心的随机研究 SHOCK 试验表明，在随机进行血运重建的患者，30 天存活率明显改善，6 个月的存活率亦明显改善。这种益处可持续至 1 年。值得注意的是 75 岁以上急性心梗伴心源性休克的患者，是否积极行血运重建尚有争议，因为这些患者存活率明显低于 75 岁以下患者。许多专家认为，SHOCK 试验根据 30 天、6 个月和 1 年的数据，不足以显示死亡率的改善。亦有研究证实，PCI 对于改善这些老年患者的生存率有一定帮助。Meta 分析发现，早期的血运重建可以使 75 岁以上老年患者明显获益，虽然死亡率仍高于 75 岁以下患者。故应谨慎评估 PCI 风险，选择适当的治疗方案。目前推荐，对急性心肌梗死导致的心源性休克的患者进行血运重建，血运重建术包括冠脉成形术、冠脉搭桥术和溶栓治疗。

冠脉成形术在心源性休克中的研究发现，年龄较大的患者（65 岁以上）不能从中获益。虽然成功的冠脉成形术可以明显改善存活率，但对那些手术不成功的患者存活率仍然很低（20%左右）。目前尚不清楚，是否这些患者应该进行进一步的冠脉搭桥治疗。将来的研究将致力于预测高危的 PCI 失败的患者，决定更好的治疗方法。

在因急性心肌梗死引起休克的患者，也进行了急诊冠脉搭桥的研究。同 PCI 一样，这种研究为回顾性，也显示存活率明显改善（60%～80%），优于内科治疗。这些益处在 1980 年后改善了外科技术后更为明显。和 PCI 一样，年龄较大的患者不能从中获益。

对无心源性休克的心肌梗死患者，溶栓治疗和 PCI 一样，是减少死亡率的再灌注方法。从理论上，心源性休克的患者也可以通过溶栓治疗获益，但这种益处没有被证实。心源性休克患者溶栓治疗试验的存活率数据分析显示，死亡率仍高达 70%～80%，与保守治疗无异。溶栓在心源性休克患者很少成功，再通率很低。这提示，休克时血流速度很慢。可以解释适当的心排血量对成功溶栓是必要的，但如果患者不是 PCI 和冠脉搭桥的适应证，假如血管再通不能立即进行，溶栓治疗亦是无害的，可成功用于部分病人。

3.其他原因所致心源性休克

（1）右室梗死：急性下壁心肌梗死可伴有右室梗死，而心源性休克可发生于右室梗死，没有或仅有轻度的左室功能障碍。如果能及时确诊并给于适当治疗，长期存活的可能性很大。血流动力学资料提示，右室功能障碍与左室功能障碍不成比例。患者心电图常常显示，Ⅲ导联 ST 段高于 Ⅱ导联 ST 段，Ⅰ 及 aVL 导联 ST 段压低，最敏感和准确的是 V_{3R-5R} ST 段抬高，尤其是 V_{4R} ST 对确诊极有帮助。最初的治疗为扩容，以增加右室的前负荷和心排血量。需要大量的液体（2L 左右），以满足心室充盈的前负荷。当右室衰竭十分严重，尽管通过适当的补液体克仍持续，必须给予正性肌力药物。右室梗死的患者心排血量取决于心房的收缩。因此，单腔心室起搏不适用于需要起搏的患者。为增加心排血量，需要使用房室顺序起搏。

（2）心肌梗死的机械并发症：继发于乳头肌功能障碍、断裂的二尖瓣反流或室间隔缺损可迅速导致心源性休克。对这些机械并发症唯一有效的治疗为外科修补术。如果患者能够存活，在确诊后应迅速送往手术室。药物及主动脉内球囊反搏仅为稳定病情的临时性措施，不应影响外科治疗。心室游离壁破裂的患者如果破口大，导致休克和心包填塞，很少能存活。破口较小被局部心包或纤维素、血栓封堵者，可能能够存活，和其他重大的机械并发症一样，急诊外科手术为唯一的选择。

（3）心律失常：通过心电图监测已经发现心律失常可促使心源性休克发生，应该及时治疗。快速性心律失常（室性心动过速、室上性心动过速）应进行电复律。缓慢性心律失常在某些情况下可进行药物治疗（如阿托品、异丙肾上腺素等），但必要时应进行体外或经静脉起搏。

七、预后

虽然随着急诊血运重建术的开展，心源性休克患者的预后明显改善，但休克仍然是急性心肌梗死死亡的主要原因。早期的报告存活率不到30％，成功血运重建后存活率可达60％～80％。应该看到，这一数字存在入选病人的差异。假如血运重建术失败，存活的可能性很小。

（邹子扬）

第十七章 心血管疾病的预防

第一节 心血管疾病的流行病学

心血管疾病流行病学是人类与心血管疾病作斗争过程中逐步发展起来的一门新兴交叉学科,属于流行病学的一个分支,也是心脏病学的一部分。它阐明了多种心血管疾病的病因、流行特点和趋势,提供了大量的科学资料,也为开展人群防治提供了丰富的科学依据。冠状动脉事件可能性定量分析需求使得心血管流行病学不断发展。从 20 世纪 40 年代末的 Framingham 研究开始,心血管疾病流行病学至今走过了60 余年的历程。它不仅在人们面前展现了心血管病在人群中的流行规律和疾病发生发展的全貌,而且大大扩展了临床医学的视野,指导防治实践,为降低心血管病发病率和死亡率作出了巨大贡献。它把基础科学、人口学和临床研究联系在一起,促进了药物遗传学、生物标志物学、生物信息学和功能影像学多学科间研究。心血管流行病学在疾病的发病机制、病因学、自然病程、潜在机制与分子学基础等多方面进行了较好解释,对于干预性研究设计也更加完善,心血管流行病学应用价值越来越显现出来。

一、常见心血管病的流行病学概况

2010 年中国心血管病一级预防专家共识指出,我国心血管疾病从 1990 年起持续为居民首位死亡原因。尤其令人担忧的是,其中 35～54 岁青壮年死亡人数增加最为迅猛。1998 年 WHO 全球健康报告显示,如果不加以控制,到 2030 年,我国冠心病患病率将比 2000 年增加 3.7 倍。因此控制心血管疾病蔓延成为我国 21 世纪提高人民健康水平的重中之重。《2007 年中国心血管病年报》公布数据显示,目前我国每年新发卒中 200 万人,死亡 100 多万人,现患卒中 700 万人;每年新发心肌梗死 50 万人,现患心肌梗死 200 万人;下肢动脉硬化症患病率为 2.1%～22.5%。每年全国心血管病死亡人数达 300 万人,每 3 人死亡就有 1 人是死于心血管疾病。每年用于心血管病的直接医疗费用已达 1300 亿元,与 1993 年统计数据比较医疗费用增加了约 6 倍。

冠心病是常见的心血管疾病,其发病率和死亡率存在明显的地区差异,不同国家间甚至一个国家内不同地区间存在着很大差别。在国内,冠心病的发病率和死亡率具有明显的地区性差别,呈现北方高于南方的特征。据 1997 年报告的国内 MONICA 监测结果:冠心病发病率最高的地区为山东(108.7/10 万),最低为安徽(3.3/10 万),两者相差 33 倍。以 1987～1989 年参加中国 MONICA 研究的 12 个监测点的资料计算,男性发病率高于 50/10 万的地区有北京、河北、内蒙古、黑龙江和新疆;25～50/10 万的地区有沈阳和吉林;除四川发病率为 14.0/10 万外,其余南方地区,如上海、江苏、安徽均在 10/10 万以下。从性别上观察,在各年龄组冠心病的发病率和死亡率均是男性高于女性。女性发病多为心绞痛,而男性以心肌梗死和猝死为多见。报道也认为,脑力劳动者比体力劳动者的冠心病患病率高,长期久坐的人患冠心病的危险性是一般人群的 1.4～4.4 倍。

高血压也是常见心血管疾病,其患病率在世界各国均很高,往往与工业化程度相关,也有一定的地区和种族差别。全国 MONICA 方案 1988～1989 调查结果显示,无论是男性还是女性,高血压患病率均是北方高于南方。36～64 岁组确诊高血压患病率比较的结果:男性最高是吉林省为 25.8%;女性最高是沈阳为 24.3%;男性最低是四川绵阳为 4.9%;女性最低是福州为 6.3%。最高与最低患病率之间相差 4～5 倍。分析南北方差异的主要因素为北方盐的摄入量、体重指数、超重和肥胖的百分比均高于南方。高血压患病率随年龄而上升,35 岁以后上升幅度较大,男女两性血压曲线在 55 岁发生交叉,此后女性平均血压高于男性。1959 年高血压普查资料中,男性高血压患病率为 5.02%,女性为 5.24%。1979～1980 年全国高血压普查结果显示,男性确诊性高血压患病率为 6.96%,女性为 8.43%。青年时期男性高血压患病率常高于女性。中年以后,女性高血压又稍高于男性。全国多数地区高血压患病率呈上升趋势,如北京 1958～1959 年普查 20103 人,高血压患病率为 7.44%。1972 年普查为 25147 人则为 10.98%,1979 年则达 15.1%。上海 1958～1959 年普查 127607 人,高血压患病率为 6.96%,1973 年普查 153418 人,高血压患病率为 8.33%,1979 年普查为 13.5%。全国 MONICA 各省、市监测区 1984～1986 年和 1988～1989 年高血压患病率比较,多数北方城市呈上升趋势。其中沈阳女性高血压患病率上升幅度最大,增加了 5.7%。北京市 1991 年高血压普查 4558 人,与 1979 年相比,男性临界高血压从 2.8% 上升至 12.5%,女性从 3.0% 上升至 8.9%,增加了 3～4 倍。其中城市从 3.7% 上升至 8.9%,农村从 2.2% 上升至 11.7%。确诊性高血压城市从 10.5% 下降至 8.9%,而农村从 8.7% 上升至 9.6%。近年来农村患病率有了较大幅度上升。

二、心血管疾病危险因素

1.心血管危险因素的定义　心血管流行病学和循证预防心脏病学的发展围绕心血管危险因素这个概念。临床评估和决策制订一般离不开心血管危险因素的考虑。心血管危险因素是指个人或环境(自然或社会)特征,这种特征在以后的某段时间(可长可短)能使人发生某种心血管事件的可能性增加。自 1961 年在 Framingham 随访 6 年的报告中首次提出"危险因素"这个词以来,欧洲、美国和亚洲又进行了多项前瞻性队列研究,证明冠心病的三大危险因素:高血压、高血清总胆固醇(或低密度脂蛋白胆固醇)及吸烟与冠心病发病有因果关系,20 世纪 80 年代以来又有一些前瞻性研究高潮,证实一些新的危险因素存在。危险因素特征使其分布和影响在不同的人群是不同的;同时,这些因素并不是冠心病发生一定必需的;这些危险因素是在人群中通过统计学得来的;另外,针对危险因素治疗所获得的风险减少程度与风险增加可能并不等同。

2.心血管危险因素的分类　众多研究证实,心血管病是一种多危险因素所致的慢性疾病。这些因素大致可以分为 5 大类:①致病性危险因素:包括吸烟、高血压、高胆固醇血症和血糖升高;②斑块负荷作为危险因素;③条件性危险因素:包括甘油三酯(TG)、载脂蛋白、同型半胱氨酸血症等;④促发性危险因素:如超重和肥胖、长期静坐、冠心病家族史等;⑤易感性危险因素:如左心室肥厚。

冠心病作为常见的心血管病,它就是一个多因素疾病,包含多层次和甚至重叠的病因。多层次相互重叠的模式,各因素间作用及相互作用的机制具有多样性特点。超过 300 多种因素与冠心病相关。国家心肺血液研究所的心血管危险评估工作组将与主要冠状动脉事件发病机制有关的因素划分如下:主要导致动脉粥样硬化的、斑块负荷方面的、易感性的、条件性的、潜在性因素、未确定的和保护性因素。

3.心血管风险预测　心血管总体危险的评估基于所有主要的心血管危险因素,在临床方面目的是鉴别高危患者并给予足够重视,立即进行干预;同时鼓励患者坚持进行去除危险因素的治疗;另外,临床上基于总体风险大小,可以调整危险因素干预措施强度。心血管流行病学研究正努力通过预测模型来量化这些总体危险。

最常见的可预测的事件是发生冠心病的概率,包括心绞痛、不稳定型心绞痛、非 ST 段抬高型心肌梗死、ST 段抬高型心肌梗死和心源性猝死。值得一提的是,人们现在越来越关注症状性心力衰竭、不稳定型心绞痛的住院率以及血管再通的需求和生活质量的改变。

相对风险是指一个人发生冠心病可能性的比值,有或者没有。心血管病绝对总体风险是指假定一个人存在心血管危险因素,判定他在一定时间内发展为冠心病的可能性。绝对风险是什么时候开始药物治疗,是否需要药物治疗的关键决定因素。绝对危险可以计算短期(通常 10 年)、长期或者终身的风险。相对和绝对危险度的区别用血清胆固醇水平例子解释如下:有着很高血清胆固醇水平的年轻人发生冠心病的绝对风险度很低,而与同样一个血清胆固醇水平较低的年轻人相比,发生冠心病的相对风险度较高。冠心病在 10 年内发生在一个有着高胆固醇水平的年轻人的概率很低,但从长期来看,该患者发生冠心病的几率是高的。因此,在年轻人中降低血清胆固醇水平的目标不仅仅是在下一个 10 年预防心肌梗死的发生,而是延缓一生当中发生粥样硬化的风险。

心血管危险评估主要使用两种方法:简单计算和数学模型。简单计算法的含义是对心血管危险因素简单计算,根据发生冠状动脉事件的概率将无症状个体排列分级。在日常临床实践中比较容易实施。然而,它不适合用于危险因素强度的分析,也不能分析危险因素的协同作用对总体心血管风险的影响。因此,简单计算法的预测能力降低。另外一种评估方法是基于数学模型的风险评分。

流行病学研究显示,心血管病是多因素的疾病,几个主要危险因素对于发病的作用既是互相独立,又是相互叠加的,几个危险因素都轻度升高对于发病的绝对危险,甚至超过单个因素的中高度升高,因此临床上强调对于患者发生心血管病的危险度进行多因素评估,据此决定干预的方法和力度,在流行病学前瞻性研究的基础上提出了量化的评分方法,如目前全球多个心血管疾病危险初筛工具 Framingham 危险评估模型、欧洲 SCORE 危险评估模型、WHO/ISH 风险预测图等。

Framingham 心脏研究是通过多元回归模型产生预测方程来评估冠心病的风险。预测的结果是总冠心病和"硬性冠心病"发生率。在 Framingham 研究中,对总胆固醇和低密度脂蛋白胆固醇的研究,不管是作为连续变量,还是类别变量,它们在预测冠心病始发事件中的能力是相似的。血压值在 Framingham 风险评分一开始就使用了,不管患者是否使用抗高血压药物。为了得到患者准确的血压基础水平值,数次测量血压后取平均值是必要的。Framingham 危险评分提供了两种方法评估心血管危险:①将某一个人预估风险与一个低危的或者几乎没有危险因素人的绝对风险相比。当在一生中较早时期中,这是最好的充分评估风险概率的方式。通过在方程中减去同年龄同性别低危个体绝对危险度,一个人总的额外风险就能被估测出来。②将一个人预计风险与相同年龄性别个体的平均风险相对比。目前,依据危险预测方程得出的简单风险评分表已经容易获得并使用。

虽然西方国家多以 Framingham 心脏研究建立的风险评估模型为基础制订适合本国的综合危险评估指南。由于 Framingham 心脏研究的对象是美国白人,有研究显示其预测结果并不适用于所有人群(不同地区或不同民族的人群)。因此许多国家和地区也利用自己的研究队列建立了适宜本民族人群特点的预测模型。国家"十五"攻关"冠心病、卒中综合危险度评估及干预方案的研究"课题组建立了国人缺血性心血管发病危险的评估方法和简易评估工具,危险因素包括年龄、性别、血压、总胆固醇水平、超重与肥胖、糖尿病和吸烟。该量表适用于 35～59 岁人群,预测该人群未来 10 年心肌梗死、卒中和心血管疾病死亡的风险。年龄≥60 岁人群为心血管疾病高危人群,使用该量表常低估其未来 10 年心血管疾病危险,对该人群应更积极干预危险因素。

二、心血管疾病防治策略

1.心血管病预防的策略　心血管疾病防治策略是由具体情况而制订的指导工作的方针,它建立在掌握心血管疾病流行病学特征、疾病对人群健康和社会经济的危害程度、疾病的主要危险因素、有无可行的防治措施、卫生资源和必要的社会组织支持环境和条件等基础之上。心血管病预防策略的科学基础是心血管病流行病学研究提出的证据以及由此而引出的观念更新。固然各个国家的预防策略应该具有自己的特点,但其科学基础则是共同的。自1979年英国著名流行病学家首先提出预防心血管病的全人群策略和高危策略以来,大量的心血管病流行病学研究结果表明,在这两种相辅的策略中应以人群策略为主。

在动脉粥样硬化人群中修正危险因素是非常有效的心脏病预防措施,是被大量证据所支持的。心血管危险因素改变有难易,有的证明是有效的干预措施,有的无法改变或不易变化,危险因素管理指南已经有了持续发展。但是尽管大力宣传心血管危险因素和高血压高血脂的管理指南,这些原则常不能被实现,不能真正影响临床实践。

在最新的2011 AHA指南中,建议根据Framingham危险评分评估10年冠心病危险分层进行预防措施的推荐。生活方式干预成本低、效果好,是心血管疾病预防的基础,适用于所有患者。有关使用药物进行预防,尤其是一级预防,必须要考虑所用药物的费用及其副作用,也就是需要考虑成本一效益比,且权衡其获益和风险,因此根据危险分层来管理就显得非常重要。心血管疾病一级预防就是消除或减少致病的危险因素,以达到降低发病可能性的目的。它通过人群策略和高危策略的双向策略来实现,在整个人群中降低心血管病危险因素水平,减少个体发病机会,降低人群的发病率;心血管疾病的二级预防就是通过各种途径对高血压等心血管病患者早期检出和诊断,并采用药物和非药物的手段预防病情发展以及并发症的发生。在心血管病防治策略中,二级预防也是非常重要的环节,一般有普查、筛检、定期健康体检、高危人群重点项目检查以及设立专科门诊等措施,包括提高医师的诊治水平以及改善患者的依从性。三级预防主要是指针对发病后期的心血管病患者进行合理、适当的康复治疗措施,防止病情恶化,预防严重并发症,防止伤残的发生,尽量延长有活力健康期望寿命。上述归纳的心血管病三级防治措施是平时医务工作中经常提及的标准。

2.心血管危险因素的筛查和管理　传统心血管危险因素并且出现症状的患者是否得到足够的预防策略是目前的一个主要问题。在一份关于入住心血管重症监护病房患者的随机样本回顾性分析中显示,内科医师给予戒烟、饮食及运动劝告情况的几率,以及应用国家胆固醇教育计划规则的程度都是令人失望的。在我国针对危险因素的防治指南提供了适合我国国情的数据,如高血压防治指南、超重肥胖防治指南、血脂异常防治指南等。目前对于这些所谓"三高"的控制还不理想。

血压升高作为心血管病重要危险因素的研究已从定性向定量化发展,不仅进一步确定其因果关系,而且着重研究其关联的强度(SIZE)及形状(SHANPE),不仅分析脑卒中和冠心病发病和基线时血压水平的关系,而且利用血压复查数据以统计学方法求得个体"通常的"血压来代替基线血压进行分析,达到更精确地估计血压对心血管病发病的作用强度。单纯收缩期高血压及门诊偶测血压值对心血管病发病也很重要。心血管病流行病学前瞻性研究证明了单纯性收缩期高血压是心血管病的有力的预报因子,从而改变了临床上只重视舒张压的观点。目前血压危险因素控制率非常不理想。国家健康和营养状况调查数据表明,高血压知晓、治疗及控制情况在1993年高血压的预防、发现、评估和治疗会议建议带来的最初改善已经开始退步。

吸烟在近年的流行病学研究中表明,它不仅是动脉粥样硬化性心血管病的独立危险因素,而且与其他危险因素有相加协同作用。如吸烟可使血清 HDL-C 下降、纤维蛋白原增高、血小板聚集,降低血液携氧能力,使儿茶酚胺释放,增强心肌应激性,从而使合并其他危险因素者易于猝死,也增加发生心绞痛的危险。有调查认为,接近50%的吸烟者说他们的医师从来没有建议他们戒烟。即使在冠心病二级预防中,对于吸烟的控制仍然是不令人满意的。

强化降脂治疗能够预防心血管事件再发,同时能降低冠心病患者的总死亡率,在没有症状的个体也是如此。尽管获益证据非常很足,但高脂血症患者依旧被低筛查和低治疗。例如,在有的临床研究中,33%的患者没有使用血脂筛选,仅35%的患者根据国家血脂教育项目指南在一级预防中接受了降血脂治疗,仅67%的患者在二级预防中接受了降脂治疗。在那些接受降脂治疗的患者当中,仅一小部分的 LDL-C 降到可接受的范围内。

超重肥胖也是心血管病的发病因素。我国人群体重指数(kg/mm²)较西方人群为低,但前瞻性研究也表明体重指数是高血压发病的独立危险因素。体重增加可导致所有心血管病危险因素升高,包括高血压、糖耐量异常、胰岛素抵抗、高血清甘油三酯、HDL-C 降低、高血尿酸和血浆纤维蛋白原增高。

3.心血管风险因素控制策略中的难点　虽然传统和新的危险因素已经被医疗团体接受,但真正在日常临床实践中采用还有一定难度。采用新指南,提高依从性会遇到障碍,主要集中在3个方面:患者因素、医师因素和卫生环境与社会因素。

四、展望

预防心脏病学的主要目标是在无症状个体中管理和监控粥样硬化的发生,找出需要的人进行强化性一级预防。尽管一些新型的影像学检查和血清学指标鉴定可能量化粥样硬化负荷与预测冠状动脉事件,但它们并不能替代传统危险因素的筛查。

虽然对于主要危险因素的干预已经证明可以显著降低心血管病事件的发病率,但已知的主要危险因素尚不能解释全部的发病原因,于是新的危险因素或危险标志的研究已蓬勃地开展起来,有前景的检测手段包括最近颇受欢迎的心电图改变、电子束 CT、冠状动脉磁共振血管成像、PET、踝臂指数、超声测定颈动脉内膜中层厚度、C-反应蛋白、促凝血因素、同型半胱氨酸等。

在多危险因素干预试验研究中,男性中有心电图异常的患者冠心病死亡率是没有心电图异常男性的3倍。新的 ECG 指标,如心率变异性、空间复极方向及运动试验后心率恢复时间均可为临床和流行病学增加有用信息。冠状动脉磁共振血管成像是一种理想的研究工具,可以观察斑块成分、大小和检测容易破溃的部位。尽管它不能准确检测出小的狭窄病变,但是通过冠状动脉血管三维成像,可以为动脉硬化斑块的解剖及功能意义提供有用的信息,并可以评估冠状动脉灌注、冠状动脉血流及血流储备、心肌收缩性、室壁运动异常以及心肌代谢等。高敏感性电子束 CT 评分可能代替年龄成为评估冠状动脉斑块负荷的一种手段。然而,电子束 CT 不能够发现非钙化的粥样硬化,因此就预测血管造影的动脉硬化负荷而言,电子束 CT 可能比传统危险因素更好,但不能预测冠状动脉事件。踝臂指数有助于检测外周血管疾病,它是一种简单价廉的检测方法,并与冠心病高发病率相关。它有助于提示动脉硬化累及多个血管床。如果下肢的踝臂指数<0.9提示外周血管疾病。这个指数值越低,血管阻塞越严重。现在使用的正电子发射断层显像(PET),其实用性上是比较有限的筛选手段。它不能发现狭窄程度<50%的冠状动脉狭窄。然而,PET 可能在早期内皮功能障碍检测,以及在危险因素改善程度的非侵入性检查方面起到作用。颈动脉内膜中层厚度和冠心病危险的相关性在人群中已经得到证实,但它不能明确预测个体的冠心病危险度。颈动脉内

膜中层厚度能较好的预示冠状动脉粥样硬化的存在和程度。

近年来,心血管病流行病学研究的另一重要进展是明确了凝血因素是冠心病的重要危险因素。最常用的反映凝血因素的指标是血浆纤维蛋白原和因子Ⅶ。已有 7 项前瞻性研究表明,纤维蛋白原在正常偏高水平时心血管病发病危险即增高,血中纤维蛋白原值每增加一个标准差,男性和女性发生冠心病事件的危险分别增加 30％和 40％。纤维蛋白原也是周围血管病和心力衰竭的危险因素,它的增高还是不稳定性动脉粥样硬化病变的指标,表明有内膜下出血或炎性脂质浸润。C-反应蛋白,特别是通过高敏感性方法测定的 C-反应蛋白,是一个反映低度全身炎症反应的公认指标,它与心血管疾病的相关性已经得到认可。CRP 的优点有高敏感性、安全性,方便性及良好的效价比。标准化的检测方法提供了良好的可信度和可重复性。尽管诸多优点和它的生物学可信性,CRP 并没有在一些大规模研究中证明可以显著增加危险预测评分。例如在 JUPITER 研究中,包含了明显高 CRP 水平但没有高脂血症的健康男性和女性,瑞舒伐他汀显著减少了主要心血管事件的发生率。然而,这个试验并不能说明观察到的结果是由于血脂降低还是CRP 降低引起的。检测 CRP 功效的讨论依旧没有定论。1969 年发现在先天性代谢缺陷的儿童中血和尿中高半胱氨酸高度堆积,这些儿童尸检时发现有严重动脉粥样硬化,因此将高半胱氨酸与动脉粥样硬化联系起来。近年来一些横断面和病例对照研究表明,血中高半胱氨酸中度增高(非先天性缺陷)是早发冠心病、脑卒中和周围血管病的独立危险因素。另外,一些大规模临床试验正在研究感染性病原体(幽门螺杆菌、巨细胞病毒、肺炎衣原体等)和它们在粥样硬化及冠心病终点发生中的角色。但现在仍不清楚这些感染性病原体的证据是否就代表病因,还是仅仅作为旁观者。

心血管流行病学的研究推动了对于动脉粥样硬化过程的认识,并且使个体干预越来越完善。未来的研究方向可能包括寻找明确心血管危险因素如何改变遗传易感性,阐明行为和环境因素的相互作用,以及更准确的风险预测工具探索与更多靶向性预防策略的产生。

(刘恩香)

第二节　女性和特殊人群的心血管疾病

心血管疾病的患病风险在不同人群中存在着明显的差异,需要对那些特殊人群以及无法接受医疗服务的人群进行更深入的了解。这些特殊人群包括女性、糖尿病患者、老年人、不同种族人群等。尽管在一般人群中经过年龄校正后心血管疾病的发病率是下降的,但在这些特殊人群中却没有下降趋势,甚至还有上升势头。本节主要是回顾这些特殊人群,并在识别、管理以及改变危险因素上给出适当的建议,从而达到降低心血管疾病发生风险的目的。

一、女性与心血管疾病

世界卫生组织报道,20 世纪 90 年代中期,全世界中年女性死于心血管疾病达 220 万人,中国女性占20％。2004 年,全世界女性 860 万死于心血管疾病,占女性死亡总人数的 1/3;其中,337.1 万死于缺血性心脏病、305.1 万死于脑卒中,分别占总死亡的第 1 位和第 2 位。我国卫生部统计数据显示:1990 年城市及农村女性心血管疾病死亡分别为总死亡的 39.1％和 29.5％;2009 年城市及农村女性心血管病死亡分别增加至总死亡的 44.1％和 44.6％;城市女性心脏病死亡率为 124.37/10 万,脑血管病死亡率为 116.93/10 万;农村女性心脏病死亡率为 109.21/10 万,脑血管病死亡率为 107.35/10 万。

　　虽然男性因心血管疾病的死亡率呈稳定下降趋势,但是,对于女性来说并未下降,甚至升高了。还不能确定是否这一差别反映了女性在意识和教育方面存在空白,是否是因为对女性的治疗不充分,抑或者是冠心病在女性中流行增加。另外,从已知的疾病流行情况来看,女性应该知道她们患心血管疾病时的症状会不同于男性。女性经常以呼吸困难、疲劳、心前区疼痛、运动耐力下降或者背部疼痛作为心绞痛症状出现。这些模棱两可的非典型性症状常会导致延误诊断或漏诊冠心病。糖尿病对于女性来说是一个非常严重的致冠心病的危险因素,它使冠心病的发生概率增加了 3～7 倍。吸烟是女性另外一个重要的致心肌梗死的危险因素。在 54 岁以后,女性高血压的发生率明显增加。血脂异常,特别是高甘油三酯血症以及 HDL-C 下降在女性冠心病患者中较为普遍,尤其是绝经后女性。女性 HDL-C 下降是一个重要的危险因素。用他汀类药物降低 LDL-C 来减少危险因素在男性和女性中并无差异。女性患者特有的危险因素包括更年期以及激素替代治疗。迄今为止,最大的临床随机试验发现,对于已患有心脏疾患的女性患者来说,激素替代治疗对于由冠心病导致的非致死性心肌梗死以及死亡是没有益处的。事实上,在这个试验中,使用激素替代治疗后,冠心病事件的发生率在第 1 年是增加的。美国心脏病协会发表声明称,激素替代治疗不应作为女性心血管疾病患者预防心脏病发作及脑卒中时的首选防治措施。总的来说,临床试验不支持联合应用激素替代治疗来进行心血管事件的一级和二级预防。

　　2011 年 AHA 女性心血管疾病预防指南指出,由于生理方面的差别,心血管疾病的发病、治疗效果和预后均存在性别差异。女性绝经期前体内存在性激素的保护,而绝经期后,女性心血管疾病发表率急剧升高。与动脉粥样硬化发生密切相关的自身免疫性疾病也更多见于女性。新指南最大的改革在于注重预防治疗的有效性,并不是局限于临床研究得出的“有效”的证据,而强调把临床实践证实有效的措施考虑在内。其主要是参考了临床研究中获取的证据,也强调来源于临床实践的证据,因为临床研究所涉及的对象往往有严格的限定条件,而指南需要具有普遍适用性。国内目前并没有针对女性的心血管疾病预防指南,AHA 的指南对我国女性心血管疾病的预防同样具有重要的指导意义和参考价值。不过也应该认识到国内和西方人群的差异,例如国内女性的肥胖超重问题不如美国严重,BMI 和腹围等参数标准也不同,有关高血压和高血脂等的控制也可参考国内现有的相关指南。值得注意的是,我国女性可能面临更多的二手烟危害,年轻女性吸烟率也在增加,倡导戒烟需要全社会的支持。

　　AHA 女性心血管病预防指南中对危险因素的干预与其他指南的推荐是一致的,包括血压控制目标、他汀类的使用和 LDL-C 的控制目标等,即高危患者无论 LDL-C≥2.6mmol/L(100mg/dl)(Ⅰ,A)或 LDL-C<2.6mmol/L(100mg/dl)(Ⅰ,B),除非存在禁忌,否则均应使用他汀类,对于 HDL-C 较低或 non-HDL-C≥3.4mmol/L(130mg/dl)的高危患者,推荐使用烟酸或贝特类。中危和低危患者开始使用他汀的 LDL-C 界限则分别是≥3.4mmol/L(130mg/dl)和≥4.9mmol/L(190mg/dl)。小剂量阿司匹林或氯吡格雷推荐用于高危患者,以及血压控制良好的中危患者,其获益超过胃肠道出血副作用。心肌梗死后及有慢性缺血症状者应长期服用 β 受体阻滞剂,除非有禁忌。ACEI 类可用于高危患者,而 ARB 可用于冠心病致心力衰竭或 LVEF<40% 但不能耐受 ACEI 的患者。除非有出血危险或卒中风险<1%/年,房颤患者应使用华法林(INR 2～3)预防卒中,华法林有禁忌或卒中风险<1%/年的慢性或阵发性房颤患者可使用阿司匹林 325mg/d。低危女性患者不推荐预防性使用阿司匹林,不推荐使用维生素类抗氧化剂预防心血管疾病。以上的建议对临床实践有重要参考价值,不过有关房颤患者预防卒中的药物使用情况也可参考 ESC 和 ACC 的有关指南。

二、糖尿病与心血管疾病

　　在美国,大约有 1500 万成人在临床上被检查出患有糖尿病,且每年有 150 万新增患者。大约 3500 万美国人和35%的老年人有不同程度的糖耐量异常,且有多达570万人没有意识到自身患有糖尿病。至少65%的糖尿病患者死于心脏疾患或者脑卒中。在经过人口、年龄和性别的差异校正后,用于这些人诊断糖尿病的平均医疗支出比非糖尿病患者高出2.3倍。用于治疗这些患者的直接医疗支出是1160亿美元,另外还有580亿美元的间接支出(包括残疾、工作损失和早产死亡率)。

在糖尿病患者中,心血管疾病及动脉粥样硬化性疾病的发生率比普通人群高出2~8倍。在18周岁以上的少数民族族裔中,美国本土糖尿病患者占13.6%,亚裔占6.5%,西班牙裔占9.8%。2型糖尿病在儿童及成人中的发病率增加极有可能导致将来早发冠心病的发病率增加。国家胆固醇教育计划成人治疗小组认为糖尿病等同于冠心病,并且建议要以对待已确诊的冠心病患者的方法对待糖尿病患者,改善其危险因素并进行预防性治疗。

评价糖尿病患者应该从详细的病史开始。间歇性跛行和心绞痛这些动脉粥样硬化性疾病的症状应该给予重视,然而由糖尿病导致的冠心病往往没有典型的症状或者根本就没有症状。糖尿病患者经常用充血性心力衰竭的症状和体征去进行评价。因为糖尿病等同于冠心病,所以诸如降脂治疗等的一些医疗方法应该基于糖尿病出现的基础之上,而不能依靠症状或者是非侵入性检查结果的异常来判断。国家胆固醇教育计划成人治疗小组最新的建议是LDL-C应在2.6mmol/L(100mg/dl)以下,而糖尿病患者的理想目标值应在1.8mmol/L(70mg/dl)以下。美国心脏病协会二级预防声明中指出,糖尿病患者血压应控制在130/80mmHg以下,糖化血红蛋白应控制在7.0以下。对于甘油三酯在2.26mmol/L(200mg/dl)以上的患者,尽管已经使用了饮食控制、运动控制以及他汀类药物治疗,仍然建议增加贝特类药物进行治疗。因为糖尿病是一个高危因素,它易导致血栓形成,在冠心病发生以前,需要每天服用阿司匹林。经常性的体育锻炼,保持BMI在25以下,能减少糖尿病所致冠心病事件发生。

糖尿病患者发生急性心肌梗死后导致的住院率和长期死亡率是普通人群的2~4倍,糖尿病也是不稳定型心绞痛产生不良后果的主要危险因素。一些对于因心肌梗死而入院的患者的研究表明,严格的控制血糖有利于改善心血管疾病的预后。一份关于糖尿病患者发生心肌梗死后对存活者进行的研究显示,发生心肌梗死后的3年,对血糖进行理想的控制是患者生存的重要有利因素。糖尿病患者发生心血管疾病的第一征象通常是急性心肌梗死。由于症状可能不典型,患者的延迟发现会导致延迟实施缺血再灌注治疗,这通常会导致一些不良的后果。糖尿病患者的心室更有可能经历心室重构,而这会导致心力衰竭或者心源性休克。在发生急性心肌梗死的患者中,经冠状动脉介入利用糖蛋白Ⅱb/Ⅲa受体拮抗剂进行治疗往往会有更好的预后。在不稳定型心绞痛及非ST段抬高型心肌梗死的患者中利用糖蛋白Ⅱb/Ⅲa受体拮抗剂进行治疗也有同样效果。对于糖尿病患者,应用β受体阻断剂后无论是在早期还是在晚期均可受益。发生心肌梗死的糖尿病患者,其血糖水平是预测其早期和晚期死亡率的一个独立指标。

对糖尿病患者发生心血管疾病的危险因素进行控制必须有高度的优先选择性。对于吸烟的糖尿病患者,发生心血管疾病的风险会加倍。控制血糖、高血压及治疗血脂异常可明显减少糖尿病患者微血管并发症的发生(肾脏病变、神经病变、视网膜病变)。在美国,糖尿病是导致终末期肾病的主要原因(2005年占新发肾衰竭的44%),且5年生存率仅为20%。在早期,甚至在没有高血压的情况下,对糖尿病患者使用血管紧张素转换酶抑制剂可减少心血管疾病的发生率及死亡率。在美国,每年有150万人接受经皮或手术治疗进行血运重建,而糖尿病患者大概只占到25%。在这类人群中,合并高血压、血脂异常、收缩期或舒张期心力衰竭、肾病、外周血管疾病、脑血管病变和微血管病变的,与非糖尿病患者相比,产生的后果大多不良。另外,对于冠状动脉病变的患者糖尿病将直接影响血运重建方法的选择。糖尿病患者如有2~3支冠状动脉血管病变,则利用外科手术进行旁路移植较经皮冠状动脉介入治疗有更好的生存率。

三、老年人与心血管疾病

老年心血管疾病患者是一个迅速扩大的群体，是重要的公共卫生问题，而且预防措施在这一群体中更应该在早期实施。老年患者应该包含在临床试验中以及综合性危险因素的鉴定和改善中。由于心血管事件有潜在的致患者衰弱的特性，所以在老年人当中开展心血管疾病的一级和二级预防就显得特别有益。

尽管心血管事件可发生于任何年龄，但随着年龄增长，其患病风险是逐渐增加的，尤其是老年人（指年龄在 65 岁及以上者）。大约 2/3 的心血管死亡事件发生在 65 岁以后。仅仅在美国就有 2500 万人在 65 岁以上。在 2000 年，老年人口仅占 12.7%，到 2020 年，老年人口将增加到 16.5%。在这一群体当中，31% 的人将会发生心血管疾病，这将导致对医疗保健体制需求的进一步增加，特别是对老年人的治疗策略。

在老年人中，血压升高对心血管病发病的危险并不低于成年男性。在 20 年以前我国划分高血压与正常血压的界限值随年龄而增高，国外也有类似的划分，当时的依据是血压随年龄而升高，因此认为对中年人来说"较高"的血压在老年人可视为"正常"。正是通过流行病学研究，一方面发现世界各地均有些与世隔绝钠摄入量很低的人群（如中国西南的深山彝族、巴西小岛上的印第安人等），他们的血压并不随年龄而升高，因此说明血压随年龄增长而升高并非正常的生理现象；另一方面，在老年人中的前瞻性研究又证实同样的血压升高幅度对老年人发生心血管病的危害比中年人还要大。临床上，冠心病在老年人身上经常表现得不典型，他们常常以呼吸困难、运动耐力减退、疲劳或者心力衰竭作为首发症状，或者常常没有症状。当症状出现时，他们不典型的特性常常延误诊断和治疗，这就导致了出现伴发病的几率增加以及有效治疗不足，使得心肌梗死后死亡率增加。共存疾病发生率的增加可归结于多重用药结果。

大量研究表明，对血脂异常进行有效的治疗益处很大，但对它的诊断和治疗欠缺在老年人当中仍然存在。与年轻人相比，在老年当中进行预防性治疗（药物和非药物）能显著减少心血管事件的发生，这其中可能的原因是老年人患冠心病的风险增加了。年龄不应作为降低 LDL-C 目标的考虑因素，特别是作为二级预防的治疗策略。在一级预防中，对于高 LDL-C 的治疗方法争议颇多。然而，预防性治疗的益处已经被几个小型临床试验和心脏保护研究所证实。这些研究涵盖了高达 80 岁的老年人。国家胆固醇教育计划成人治疗小组建议将生活方式的改变作为降低 LDL-C 治疗的一项重要内容。

在 65 岁以上的老年人中，高血压（血压≥140/90mmHg）的发生率高达 50% 以上。在 2000 年，65 岁以上的老年人当中，有 63.6% 的男性以及 73.9% 的女性患有高血压。高血压是脑卒中、心力衰竭和冠心病的一个重要危险因素。尽管曾一度认为高血压是随年龄增长的一个正常的变化，然而控制老年人收缩压或者舒张压的益处显而易见。单纯控制收缩压能减少 30% 的致命性及非致命性脑卒中的发生、减少 26% 的致命性及非致命性心血管事件的发生以及减少 13% 的全因死亡率。

四、种族人种与心血管疾病

心血管疾病的死亡率在不同地区变化很大，死亡率最高地区是最低地区的 2 倍以上。美国人种正在变得越来越多样化，包括了西班牙裔、非洲裔、本土美国人以及亚裔/太平洋岛民，心血管疾病的流行以及发生率在这些种族之间也是不一样的。这种差别对于预防和治疗策略是非常重要的。导致这些差别的因素非常复杂，比如说，在美国南部，有超过 25% 的人患有肥胖症，这就导致了这部分人口有患糖尿病和心血管疾病的高风险，而减少这部分人患心血管疾病风险的关键点在于健康教育和干预。医疗保健制度的改善以及健康教育和危险因素的控制，都能减少心血管事件的发生。因心血管疾病导致的死亡发生率最高的地区包括密西西比三角洲、阿帕拉契亚和俄亥俄河谷,而这些地区社会经济地位低下的人口数是最多的。

　　非洲裔美国人因冠心病和脑卒中的死亡率是最高的。在 2004 年,全美因冠心病的死亡率为 288/10万,而非洲裔美国男性死亡率为 454/10 万,女性为 333.6/10 万。冠心病死亡率在西班牙裔美国人、亚裔美国人以及本土美国人中较低。在亚裔美国人当中,可能是因为高血压的流行,其脑卒中的死亡率要高一些。高脑卒中死亡率在美国东南部持续存在,特别是在非洲裔美国人中。然而,脑卒中发生率在美国西北部有上升趋势,可能是因为该地区亚裔美国人人口数量增加所致。在美国,心血管疾病发生率高的地区常常在贫困地区或者乡村。

　　有研究发现,可享受适当医疗的非洲裔 2 型糖尿病患者比白种人患者罹患临床冠状动脉疾病的危险性小。为此,美国 Wake Forest 大学医学院的 Freedman 等对纳入"糖尿病心脏研究"中的糖尿病家族成员进行了相关研究,以评价这些人群在亚临床心血管疾病、冠状动脉或颈动脉钙化斑块以及颈动脉内膜中层厚度(IMT)等方面可能存在的种族差异。来自 2 型糖尿病家族的 1180 名患者参加了这一双色人种队列研究。研究人员使用螺旋 CT 评价了这些患者可能存在的冠状动脉和颈动脉钙化斑块,并对颈动脉 IMT 进行了测量,同时评价了这些人群罹患冠状动脉疾病的临床危险因素。研究结果发表在 Diabetologia 杂志上。研究结果证实,在对年龄、种族和肾功能进行校正后,非洲裔患者尽管颈动脉 IMT 比白种人明显增加 $[(0.71+0.01)cm \ vs \ (0.67+0.004)cm, P=0.0007]$,同时存在血压、蛋白尿和糖化血红蛋白的增加,但其颈动脉和冠状动脉钙化斑块数明显少于白种人 $[(179+51)cm \ vs \ (355+27)cm, P=0.0240; (866+158)cm \ vs \ (1915+135)cm, P=0.0466]$。性别特异性分析结果显示,非洲裔男性比白种人男性冠状动脉和颈动脉钙化粥样斑块数明显减少;而女性之间的种族差异仅表现在颈动脉钙化斑块数上,在冠状动脉钙化斑块数上无差异。研究人员认为,对 2 型糖尿病家族成员来说,非洲裔男性虽有颈动脉 IMT 及常规心血管危险因素的增加,但冠状动脉和颈动脉钙化斑块数显著少于白种人男性,这一发现证实以上人群亚临床心血管疾病的发生与种族和性别显著相关。

　　不同种族之间在心血管疾病预后上的差异应该被消除。改变那些受教育水平及经济水平低下的人群的行为习惯以及发生心血管疾病的危险因素是一项艰巨的工作,因为这些地方资源欠缺,不足以提供必要的措施。总之,对于特殊人群,需要投入更多的关心,找到不同于普通人群的关键干预点,提高心血管病预防的效果。

五、低社会经济收入人群与心血管疾病

　　社会经济地位的不同导致心血管疾病死亡率的不同,这在包括美国在内的许多国家都有过报道。在大多数报道中,都存在一个明显的死亡率梯度。受教育水平低下以及职业水平低下会导致心血管疾病的发生率升高。社会经济地位对于女性来说是一个很重要的危险因素。在西欧,冠心病的发生存在一个南北梯度,在北方的死亡率更高。这些差异反映了不同危险因素的作用,比如饮食、肥胖以及吸烟等。报道显示,心血管疾病的死亡率在未受到良好教育的穷人与受到良好教育的富人之间的差距并未减小,甚至增加了。

(史文奇)

第三节　心血管疾病的遗传学

1953年沃森和克里克建立DNA双螺旋模型,打开了探索生命之谜的大门。从那时起,遗传学发生了深刻的变化。随着科学家破解基因图谱,针对人类基因组中30000个基因的确认及特征的研究正在进行中。虽然对基因检测的临床意义并不十分明确,但对一些常见病和非常见病的基因检测却越来越受到重视。

对于广大医师和医疗保健人员来说,最大的问题是如何读懂遗传语言,选择合适的患者进行基因测试,从而发现患病的原因。例如,如何确定采用哪种方法检测家族性遗传性疾病,如何筛选合适的患者进行基因治疗。由于心血管疾病往往具有复杂的遗传背景,因此,医师和护士对患者遗传信息的正确掌握具有十分重要的意义。

本部分主要涉及遗传学在临床医学应用的重要原则及这些原则在心血管疾病临床诊疗中的应用。

常用医学词汇如下:

1.等位基因　位于一对同源染色体的相同位置上控制着相对性状的一对基因。等位基因一般一个来自父亲,一个来自母亲。同一个细胞内的等位基因其DNA序列完成相同,但发生了功能上的差异。若成对的等位基因中两个成员完全相同,则该个体对此性状来说称为纯合子。若两个等位基因各不相同,则该个体对该性状来说是杂合子。

2.显性突变　等位基因中一个突变足以导致疾病的发生。但致死性的疾病往往是等位基因中的两个均发生了突变。

3.环境因素　在本节中指可影响个体的任何潜在的可调控因素。如饮食、锻炼、空气质量、对处方药及非处方药的反应,是否吸烟、饮酒等。

4.基因型　指个体的基因组成。基因型指特定的基因或整体遗传特征。

5.突变　一个基因DNA序列的改变能导致其基因产物蛋白质的改变。在本章中基因突变指能导致蛋白质功能丧失或功能严重改变的DNA序列的变化。

6.表现型　由基因突变和环境改变所致。如一个人的外表(如体型、肌肉发达程度、头发的颜色)。一些能够检测的指标,如通过检测到不正常,可能反映潜在的疾病。目前能够测量的异常值有很多,例如血压异常、血生化如血糖的异常或心电图(ECG)的异常(反映离子通道的异常,如QT间期延长综合征)。通过血管造影诊断冠状动脉心脏疾病,通过测量前臂血流量变化可判断内皮功能障碍。

7.多态性　指在一个生物群体中,同时和经常存在两种或多种不连续的变异型或基因型或等位基因,亦称遗传多态性或基因多态性。一个基因的DNA序列的遗传变异频率比预期的突变频率高。人类有数千个基因多态性,这些突变并不是唯一导致疾病的原因。通过多态性改变基因产物比突变更为精细。研究认为人类的表型是人类基因多态性和环境共同作用的结果。

8.隐性突变　一个需要在一个基因的两个等位基因均改变而导致疾病的突变。自然界一般发生隐性突变较多。隐性突变一经显现就是纯合个体。

一、从现代遗传学的角度揭示疾病的病因

在孟德尔根据其植物研究结果提出遗传学原理之前,人们就意识到很多疾病具有家族聚集性。现代

医学泰斗威廉·奥斯勒爵士也曾提出家族性疾病聚集的出现与其家族特定基因异常相关。

当医学遗传学成为专业学科,研究者通过详细研究家族谱系就可以阐述一个家族性疾病的遗传基础。在 20 世纪中叶,由于当时没有合适的检测工具,遗传筛查只是一个理论上的概念。生化筛检由于能反映基因异常所导致翻译的蛋白功能的改变,因此被认为是早期的"基因测试"检测。家族黑矇性白痴症是一种与神经鞘脂代谢相关的常染色体隐性遗传性疾病,以神经元的肿胀退化死亡为特征,在德系犹太人中发病率较高,该病可通过生化筛检进行诊断。在过去 20 年,通过生化筛查和遗传咨询方法相结合使该疾病的发生率下降大于 90%,因此生化筛查是一种重要的初筛方法。

在 20 世纪后期,随着 DNA 测序技术的应用普及,可以显示在某个特异基因的一个特定的单核苷酸的突变能导致某些疾病的发生。奥斯勒原则扩展为:单个核苷酸异常可导致一种疾病的发生。

随着高通量 DNA 测序时代的到来,人们认识到人类疾病的遗传基础要比之前公认的复杂得多。原因如下:①特定的基因突变是很少发生的。一个基因可能会产生很多种不同位置的突变,但其表型却相同。②相同的表型可由不同基因突变产生。③就像基因总是协同工作,单个基因突变和疾病的发生并不存在严格的原因和结果关系。突变与一系列广泛的环境因素的相互作用往往导致表型的改变。总体而言,人类的表型不是孤立的单个基因突变的结果,而是数百个基因共同作用,也许是基因多态性的结果。总而言之,一个个体是否易受环境的影响取决于许多基因的相互作用,而不是某个基因的直接作用,如核因子基因可调节整个类别的基因表达。

二、遗传评价:选定的范例

(一)肥厚型心肌病

肥厚型心肌病(HCM)是一种比较常见的异常病变,发生率是 1/500。这种心肌异常的疾病原来被描述类似临床上的主动脉瓣狭窄。患者常常发生心源性猝死,其病理特点是不对称的室间隔肥厚和心肌纤维排列紊乱。在 20 世纪 80 年代末,研究者首次报道了 HCM 的遗传特性,揭示了发生在 14 号染色体的异常。随后,通过对一个大家族的 HCM 发病的研究发现,HCM 是发生在 β-肌球蛋白重链基因的单个位点突变。然而,在不到 10 年的时间,发现了超过 300 多种发生在至少 13 个基因的突变(突变的范围从肌球蛋白、肌钙蛋白到其他具有收缩功能的蛋白质)的 HCM。研究还发现了某些基因的突变可以使疾病的表型轻一些或更严重一些。对 HCM 基因分析显示 HCM 是一种不完全外显的常染色体显性遗传性疾病。因此,即使兄弟姐妹都可能携带一个突变基因,但每个人发病的严重程度仍受到多种因素的影响。

基于这些原因,HCM 是心血管专家遇到关于遗传性疾病的一个很好的例子。单一位点的突变可能是发病必需的,但还不足以导致 HCM。即使能准确判断突变位点,也不能完全预测疾病的预后。其他心血管疾病的基因病变有可能更复杂。鉴于目前基因检测发现致病突变的灵敏度已超过 70%,扩大对 HCM 的遗传检测是非常有必要的。当前基因检测可用于以下几种情况:①当用其他方法不能明确诊断时,基因检测是一种有用的诊断方法(如一个训练有素的运动员可能会有生理性心脏肥大);②在对疾病的严重程度进行分级时,某些突变可能预测其死亡率增加;③基因检测用以确定突变可能出现在患者的一级亲属中。应该为所有接受测试的患者提供遗传咨询服务。因此,基因检测及遗传咨询工作应该分别由专门的机构负责。

(二)QT 间期延长综合征

QT 间期延长综合征(LQTS)描述了一组疾病,其共同的表型特征是心电图上出现异常的 QT 间期。通常患者的校正 QT 间期超过 440 毫秒。QT 间期延长与心源性猝死相关,因为当室性期前收缩发生在心脏不应期，可发生多形性室心动过速。现在已发现发生 LQTS 患者 12 种基因上的 700 多个突变位点，这些基因均编码参与钠、钾、钙离子通道蛋白。不像 HCM 患者家族，根据突变基因不同，LQTS 表现为常染色体显性遗传及常染色体隐性遗传的病变。LQTS 也可由一些继发因素，如电解质紊乱、药物或心肌缺血造成。在大多数情况下，LQTS 可通过非侵入性心电图（ECG）检查而作出诊断。对于一个有过心源性猝死家族史的患者，心电图的检查和分析是十分必要的，甚至可以在某些情况下使用激发性测试以明确诊断。然而，LQTS 的遗传背景可能对疾病的预后和临床治疗有重要作用，并能判断家族成员的猝死风险。

LQTS 是研究疾病基因型和表现型关系的独特模型。在过去 10 余年里，LQTS 在遗传学、临床诊断及治疗方面取得了飞跃性的进展，但这一领域仍有许多问题有待解决，如新的基因突变有待发现。随着新的遗传学方法和技术在 LQTS 研究中的应用，未来的基因诊断、个体化治疗等技术将最终造福于患者。

（三）动脉粥样硬化

动脉粥样硬化是最常见的多基因遗传性心血管疾病。动脉粥样硬化基因病变有多种形式：①家族性高胆固醇血症（FH）是一种常染色体显性遗传性疾病。表现为低密度脂蛋白受体缺如或异常；②由于染色体上编码 A/C 型核纤层蛋白的突变所致的早衰症，无论其治疗与否，几乎所有患者因为心脏病发作或卒中过早死亡；③存在更大的人群，其动脉粥样硬化病变的发展依赖外界因素的变化，如饮食结构、是否锻炼、是否吸烟等，而对这组人群的遗传背景目前仍不了解。

近年来，研究者在动脉粥样硬化风险等位基因的研究上取得了重要进展，使其在未来有可能应用于临床。应用全基因组关联分析方法，几个研究组同时确定第 9 号染色体上的基因多态性能促进冠状动脉粥样硬化的发生。直接交叉验证风险轨迹也证实该基因突变确实增加心血管疾病的风险。仍不太确定的是对个人进行风险等位基因的筛查的意义。对于那些已知有临床显著动脉粥样硬化的个人，筛查风险等位基因的状态是没有价值的，除非是这些多态性对治疗有指导意义。对那些关心他们的未来是否存在心血管疾病风险的个人，目前还不清楚这些风险等位基因是否能赋予超越已知的临床危险因素的额外信息。需要更多时间及深入的研究才能澄清这些问题。即使现在基因测试已很容易，但这些风险等位基因检测的临床价值还不能确定。

（四）代谢因素和心血管疾病

在容易导致心脏病发作的人群中，关于肥胖、糖尿病、动脉粥样硬化的相互作用等方面的研究已经取得了一些进展。目前，虽然可通过控制促心脏病发作的危险因素（如高血压、高血脂及吸烟）抑制动脉粥样硬化的流行，但又面临高血糖及糖尿病显著增高而促冠心病高发的困境。糖尿病患者是动脉粥样硬化的高危人群。按照 Framingham 风险计算，单纯患有糖尿病等同于某种程度的冠状动脉粥样硬化。

研究显示，一些糖尿病患者也表现出显著的类似家族性高胆固醇血症的基因突变。遗传因素在糖尿病的发生中起着重要作用。2 型糖尿病基因多态性是当前的研究热点之一。绝大多数的糖尿病患者有基因多态性谱的变化，基因多态性的影响使不同个体对环境有害因素易感性存在差异，这种易感性很容易在基因同质人群中检测到。如匹亚马印第安人是糖尿病的高度易感人群，其人群糖尿病发病率为 30%～40%。疾病相关基因多态性的研究中常用的方法有候选基因分析法及全基因组关联分析法。这些方法用于探究基因多态性与肥胖、糖尿病，甚至代谢综合征等疾病的关系，这种研究类似于阿米什家族谱系研究确定常染色体隐性基因疾病，该研究的范围从侏儒症到代谢综合征及发育迟缓，及在亚利桑那州希拉河印第安人社区摩门教家族，匹亚马家族研究结肠癌相关基因的鉴定。有趣的是，在 20 世纪初，这些家族成员比较瘦并且糖尿病的发病率较低。到 2000 年，几乎所有这些家族成员表现为病态肥胖，患有糖尿病。在这一百年间，几乎没有遗传方面的变化，但环境发生了显著的变化，这些家族成员们变得更久坐，他们的饮食含有丰富的动物脂肪。胰岛素抵抗（目前更多见于代谢综合征患者）可能是该家族发生糖尿病倾向的基础,目前至少两种不同基因(脂肪酸结合蛋白和蛋白磷酸酶1)正在被研究。研究表明,这些人的基因多态性(无论是目标基因还是调节这些基因表达的核因子基因均能显示基因多态性)在19世纪的环境条件下是良性的,而在20世纪却造成显著发病。进一步深入研究基因多态性与环境的关系将更好地阐明动脉粥样硬化的风险机制,有助于诊断和治疗。

(五)基因表达的分子特征

前面的讨论集中在通过检测DNA水平变化预测心血管疾病。使用"微矩阵芯片"分析方法,可对数百到数千个基因的信使核糖核酸(mRNA)进行检测。"芯片"由机器人将探针点样于固相支持物表面。一个"芯片"可以包含数千数万计的特异性探针,这个数接近整个人类基因组的覆盖面。血液或组织样本处理后,mRNA或蛋白样品就与芯片进行杂交。通过比较"正常"和"异常"表达的组织或血液样本,患者的某个特定的基因或蛋白质的表达的相对信号可以量化。目标是使用这些复杂的多元的模式评估基因表达,用来预测疾病的发生,推测病情恶化的可能性,以及评估对治疗的反应。

从芯片分析获得的结果表明,通过分析大量基因的反应,有可能说明多态性与环境的相互作用。现在所知的大部分是在mRNA水平上对基因表达分析的结果。蛋白质表达分析结果将优于mRNA表达结果,但从技术上说,蛋白质表达的分析技术弱于mRNA芯片技术。

对心血管疾病患者进行分子标签的研究仍在进行中,该研究已在肿瘤患者中获得成功。例如妇女所高发的乳腺癌,通过对乳癌样本进行基因表达谱检测,能预测肿瘤的预后及判断化疗药物的有效性。通过研究基因表达模式,可以准确预测疾病的风险状态。目前,许多研究仍在进行,以确定分子标签是否能帮助医师判断疾病的发生,并预测个体对动脉粥样硬化、高血压、糖尿病的治疗反应。

三、展望

由于对心血管疾病遗传学知识的不断增长,治疗心血管疾病的新方法将会出现。这里介绍的很多方法也有可能在未来几年内用于临床。但必须慎重地使用这些技术。在心血管疾病研究中,最佳的临床结果往往落后于新技术几十年。

基因治疗能使用正常基因更换有缺陷的基因或使用外源性可控基因在细胞水平改变其功能,目前已进行了一些单基因疾病的治疗,但疗效并不确定。在心血管疾病,一些研究已报道采用血管生成因子的基因治疗用于严重心绞痛或严重的周围血管疾病。但疗效并不显著,虽然该基因治疗并没有显现临床应用价值,但仍然值得进一步深入研究。一个比单一基因替换更有前途的方法是利用干细胞来取代整个类别的基因,促进组织修复。干细胞研究是一个积极研究领域,许多人认为比单基因治疗更有希望,许多临床试验也正在进行之中。这将有希望成为个体化治疗。医师可以根据每个患者的不同遗传背景,因人而异地开展疾病预防、诊断和治疗。

(刘洪霞)

第四节　运动在心血管疾病中的作用

研究显示,美国每年有250000人死亡,其中约12%是由于缺乏规律的运动引起的。静坐生活方式是心血管疾病的重要危险因素。尽管它是可修订的,但采用这种生活方式的人群仍不断增加。在中国,随着工业化进程的加速和西方生活方式的流行,缺乏体力活动和高热量食物的摄入导致慢性代谢性疾病,如肥胖、高血压、高脂血症、糖尿病等发病率增加,从而导致心血管疾病的不断攀升。下文详细阐述运动在心血管疾病中的预防作用及运动处方的基本原则。

一、运动在心血管疾病的预防作用

一级预防是对已存在的心血管疾病危险因素的干预,预防心血管事件的发生。二级预防是对已发生心血管事件的干预治疗。系列证据表明早期人生开始一级预防的必要性及其重要价值。儿童及青少年尸检病理分析发现,血管动脉粥样硬化样改变与生前存在的心血管危险因素密切相关。一些无创影像学研究、前瞻性队列研究及交叉随机等研究均提示,儿童及青少年期的危险因素水平,包括低密度脂蛋白、体重指数、吸烟、高血压、2型糖尿病等因素均与成年期颈动脉内膜中层厚度有明确的相关性。流行病学调查也证明上述危险因素在美国儿童及青少年中普遍存在,而这些危险因素都是可以改变的。

中国曾经被认为是世界人口最瘦的国家之一,由于经济的快速发展和工业化进程的加速,从而改变了传统的饮食习惯和生活方式,使得超重率和肥胖率不断增加。大量研究证实与西方人相比,同样体重指数的亚洲人含脂肪比例更多,患心血管疾病的风险更高。此外,中国人易于形成中心型肥胖,这是心血管疾病的高危因素。基于这些研究结果,中国肥胖工作组推荐体重指数 $24kg/m^2$ 和 $28kg/m^2$ 分别作为超重和肥胖的界限。

规律的体力活动能增强非冠心病人群的心肺适应能力、减少心血管危险因素、降低心血管疾病的风险。同样,规律的运动能改善冠心病患者的症状、提高生活质量、降低死亡风险。改变不良生活习惯、增强健康体质永远为时不晚。即使人到中年,增加体力活动仍能明显降低死亡和病残风险。2010年WHO体力活动指南推荐成年人(年龄在18～64岁)每周至少需要2小时30分钟中等强度的运动或1小时15分钟高强度运动,每天至少30分钟或以上。除有氧运动外,还应增加力量训练、柔韧性和协调性训练。下面详细阐述运动在心血管疾病中的作用。

1.改善氧的供给和需求　运动增加通气量、氧气摄入和心排血量,从而增加运动肌群的血流量,骨骼肌从血液中提取氧和利用氧的能力增强。同时,运动减少同一劳力负荷下的心肌氧耗量(即率压比,心率×动脉收缩压),提高痛阈,使冠心病患者在氧供不足出现心肌缺血性疼痛之前就能达到较高的体力活动水平。运动能力的增强还能进一步改善血流动力学异常和纠正异常的神经激素水平。

2.纠正脂质代谢异常　运动在心血管疾病一级和二级预防中的重要作用也归因于其对脂质代谢的有益影响。规律的运动联合低饱和脂肪、低胆固醇饮食能有效降低血脂水平,包括VLDL-C和甘油三酯。长期中等强度的运动能增加保护性脂蛋白HDL-C的水平。运动也能影响脂肪组织的迁移,这对于降低心血管危险因素十分重要。运动能增强胰岛素的敏感性,并有效降低血浆中的纤维蛋白水平。

运动改善脂代谢的相关机制包括增加脂蛋白脂肪酶活性和减少肝脏脂肪酶活性,增加HDL-C水平,减少心脏保护效应的HDL2转化为HDL3颗粒。运动降低血清胆固醇酯转移蛋白,从而减少HDL-C转换为LDL-C和VLDL-C,并增强血清卵磷脂胆固醇酰基转移酶活性,增加HDL3转换为HDL2。

3.控制心血管危险因素　代谢综合征是指一组促进动脉粥样硬化疾病的危险因素,包括脂代谢紊乱、高血压、高血糖、中心型肥胖等。研究显示,代谢综合征人群罹患动脉粥样硬化疾病的风险增加2倍,代谢综合征人群罹患糖尿病的风险增加5倍。规律的运动可降低该人群患心血管疾病的风险。每周120～180分钟中等强度的运动能使这类人群患心血管疾病的风险降低30％～40％。运动增强2型糖尿病患者线粒体酶活性,改善肌肉有氧代谢能力,增强胰岛素的敏感性,减少内脏脂肪组织,降低甘油三酯水平。每周至少4小时中等强度的运动能使糖尿病患者患冠心病的风险减少40％。

4.降低静息血压　规律的运动能使临界高血压患者的血压降低5～15mmHg,收缩压平均降低4～5mmHg,舒张压平均降低3～5mmHg。但停止运动后血压又逐渐恢复至运动前水平。运动降低高血压的可能机制包括降低循环中的去甲肾上腺水平、血浆容量及交感活性等。

5.抑制动脉粥样硬化病变进展　研究显示,长期规律的运动联合低脂肪和低胆固醇饮食能控制心血管疾病危险因素,抑制甚至逆转冠状动脉粥样斑块病变的进展。尽管运动后冠状动脉直径的变化相对较小,难以直接解释心肌灌注的相应改善,但冠状动脉侧支循环的形成、开放、血管张力的改善和斑块破裂的危险降低等都有助于解释这种现象。

6.改善心理健康　规律的运动不仅能有效控制心血管疾病危险因素,还能改善心理健康,包括促进情绪的积极变化,缓解紧张、抑郁和焦虑,提高处理日常生活的能力,改善认知功能等。这些益处进一步增强人们的自信心和幸福感,从而促进更多的健康行为。

二、急性心肌梗死患者的运动处方

美国心血管协会指南推荐急性ST段抬高型心肌梗死患者急性期后应进行运动试验评估运动能力,制订运动处方,加强运动训练,并作为IB级推荐。

急性心肌梗死急性期即应根据病情适当给予呼吸肌训练、骨骼肌等长收缩运动,渐至床边活动、上下楼梯以及室内步行活动等。通常情况下,1～2周可行症状限制性运动试验评估运动能力,获取最大氧耗量(VO_2max)或最大心率,同时监测心电图变化及运动中出现的不适症状。运动试验包括平板运动和功率自行车运动。后者的优点是上半身活动少,易于监测血压和心电图变化,但必须防止双手扶把手时出现抗阻运动。其缺点是不够舒适和股四头肌易于疲劳。对于一些不习惯脚踏车的患者,下肢疲劳往往是提前终止运动试验的主要原因。因此,通过功率自行车运动试验获得的VO_2max较平板运动试验可能要低10%～15%。

根据运动试验结果制订运动处方。有氧运动靶强度起始阶段为40%～50% VO_2max或最大心率,逐步增加至70%～80% VO_2max或最大心率。间歇或持续运动方案,以后逐渐延长运动时间,达到靶心率后持续30～45分钟,通常的运动频率最好每周5次。训练前应给予5分钟热身活动,运动后应给予5分钟放松整理活动。在最初的3～4周运动训练尽可能在监护下进行。此后还可增加每周2次的抗阻或力量训练,每次至少1组,每组8～12个循环。一般情况下,运动训练的禁忌证很少。

中等强度运动,如快步走、打高尔夫球、投篮、网球双打、室外游泳。这类运动方式的强度能使患者边运动边轻松交谈。高强度运动,如赛跑、网球单打、铲雪、越野滑雪、全场篮球等。由于这类运动强度大,运动中患者无法轻松交谈。对于那些不能参加户外运动的患者,平板运动、爬楼梯、椭圆机训练可以成为主要的运动形式。运动强度的准确设置并不是最重要的,运动中呼吸频率增快,但能轻松交谈,这种运动强度就最为合适。原则上患者应选择自我喜爱的运动形式,并持之以恒。规律的运动应结合其他健康的生活方式,如戒烟、减轻体重和适量饮酒等。

对于缺乏康复设施或没有条件监护的心肌梗死患者,如果下肢活动没有障碍,最简单的运动形式就是快步走,最初步行速度以不感疲劳为主,持续时间根据具体情况设定,每周可逐渐增加2～5分钟,最终达到每天至少30分钟或以上。运动时稍出汗、轻度呼吸加快,但不影响交谈,晨起感觉舒适,无持续疲劳感和其他不适。在可能的情况下应增加力量训练。对于下肢活动障碍的患者,建议游泳或功率自行车运动。

值得一提的是,低强度运动对冠心病患者也是有益的,且易于被老年人、身体虚弱和心肺适应能力低的患者接受。太极拳是中国民间传统的运动形式,最近在西方国家也广为流行。基于不同训练形式、姿势和持续时间,太极拳的运动强度为轻至中度。冠心病患者可以选择整套或根据需要选择某些动作。研究显示,太极拳能增加有氧运动能力和肌肉力量,还能改善内皮功能,调节自主神经,增强压力反射的敏感性和心率变异性。此外,太极拳可降低高血压患者的血压。太极拳对于心肌梗死、冠状动脉搭桥术和心力衰竭患者是安全有效的。

三、心力衰竭患者的运动处方

慢性心力衰竭是各种心脏疾病不断发展的最后阶段。在工业快速发展和人口日益老龄化的国家,心力衰竭是一个越来越严重的健康问题,在美国已经达到了流行性疾病的严重程度。在中国,成人心力衰竭患病率为 0.9%(男性为 0.7%,女性为 1.0%),并随着年龄的增加而增加。运动耐量降低是这类患者的共同症状。传统治疗包括强制性卧床休息以减少体力活动带来的不适、降低心脏负荷及代谢需求以减少潜在的不利影响。但是限制体力活动可带来更多风险:运动耐量进一步降低、肌肉萎缩、栓塞等并发症。药物治疗,如血管紧张素转换酶抑制剂、β 受体阻滞剂和利尿剂等能显著减少死亡率,但并不能明显改善运动功能。欧洲心脏协会于 2008 年更新了心力衰竭治疗指南,明确指出运动训练提高心力衰竭患者的运动耐量和生活质量,不影响心室重构,并能降低心力衰竭患者的死亡率及住院率,作为ⅠB 级推荐。

心力衰竭患者的心脏功能和运动能力并不一定呈正相关,左心射血分数不能预测心力衰竭患者的运动耐量。这个现象提示除心功能以外,其他因素在减低运动耐量中起了重要作用。骨骼肌异常,包括氧化能力降低、耐疲劳慢肌纤维(Ⅰ型)萎缩、快肌纤维(Ⅱ型)糖酵解增强、线粒体氧化酶含量和活性降低、线粒体体积和密度减低、肌肉体积和力量降低。运动训练增强骨骼肌的有氧代谢能力,并逆转肌肉萎缩。

心力衰竭患者普遍存在肺功能异常,包括肺容积减少、呼吸肌力量和耐力降低、气道阻力增加和气体流速减慢;肺水肿时气体弥散量减少,气体交换阻力、呼吸频率和无效腔—潮气量比率增加。运动增加心力衰竭患者的通气量、减轻呼吸困难的症状以及改善呼吸肌功能。

已证实慢性心力衰竭神经激素的激活与不良预后密切相关。运动训练能使慢性心力衰竭患者血浆中的血管紧张素Ⅱ、醛固酮、精氨酸加压素和心钠素水平恢复至正常范围。心力衰竭患者的心率变异性降低,这是交感神经系统激活的重要标志。运动降低交感活性,纠正异常的心率变异性。运动训练能减少心力衰竭患者的心脏事件、改善生活质量,降低再住院率,提高远期生存率。

运动训练前患者应进行症状限制性运动试验,以获得患者可能达到的最大心率或 VO_2max、心电图变化以及患者终止运动的主观症状。运动试验包括平板运动、功率车运动、6 分钟步行能力等评估方法。根据年龄、心功能情况、伴发症以及患者平时的活动习惯等选择评估方法。

运动处方的制订是根据症状限制性运动试验获得的 VO_2max 来确定的。最初评估 VO_2max 在制订运动处方时是有帮助的,但不是必需的。靶强度应开始于 40%~50% VO_2max,并逐渐增加到 70%~80% VO_2max。最初多采用间歇有氧运动方案,以后逐渐延长运动时间。在此期间,需要再次评估 VO_2max 或最大心率,重新确定靶强度。起初的运动频率为每周 3 次。对于非常虚弱或高危患者,最初情况下每周 2 次也是有效的。运动频率最终应增加至每周 5 次。每次运动训练前后应分别有 10~15 分钟的热身活动(放松整理活动)。

根据心率制订运动处方应通过运动试验以获得实测最大心率,此时即可计算储备心率(HRR),即最大心率与静息心率的差值。运动训练靶心率应为静息心率+(50%~70%)HRR。需要注意的是,心力衰竭患者可能服用 β 受体阻滞剂、地高辛、胺碘酮等控制心率的药物,这在指导运动时应充分考虑。合并心房纤颤的心力衰竭患者心室率变化大,此时最好用自我疲劳评分(Borg 量表)来指导运动强度。

纽约心功能分级Ⅰ～Ⅱ级的患者进行运动训练是安全的,然而,如果患者症状加重、新近发生心肌梗死、严重的主动脉瓣狭窄、未控制的心律失常、明显的低血压(收缩压<85mmHg)和急性心肌炎应该停止运动训练。心力衰竭患者的变时性反应不良,即心率对运动的反应迟钝,因此感觉劳累和(或)呼吸困难时应终止运动,自我感觉的劳累不应该超过Borg分级的11～14(轻度到有点重的劳累)。与一般人群相比,心力衰竭患者需要更长时间的热身活动和整理活动,初期应避免力量训练和餐后运动。由于易于设定运动强度和监护,最初的有氧运动形式最好采用平板运动或功率车运动。推荐的家庭运动方式是步行、骑车、太极拳等。避免游泳和潜水,因为水压会增加左心室血流量和肺动脉压力。

四、展望

规律的体力活动应作为冠心病高危人群和冠心病患者的主要干预策略。尽管已经证实运动训练能有效控制心血管危险因素、增加冠心病和心力衰竭患者的心肺适应能力,改善生活质量,同时也必需看到,让患者认识到运动的重要性以及坚持规律运动的依从性还存在很多障碍。未来研究需要了解更多有关运动量和心血管疾病之间的关系,以及改善患者坚持运动依从性的策略。中国未来20年,心血管疾病的发病率至少增加50%,其中23%归因于心血管危险因素的流行。如何有效预防心血管疾病的危险因素、加强心血管疾病的康复是卫生工作者的任务。另外,国家公共政策应倾向社会的各方面改革,改变儿童和成人静坐生活方式,预防心血管疾病。

(刘海淑)

第五节　血脂异常的处理

血脂升高是一项主要的可控危险因素。低密度脂蛋白胆固醇(LDL-C)水平与动脉粥样硬化及冠心病事件间存在强相关性。通过合理饮食、运动及药物治疗来降低升高的血脂水平是降低个体冠心病风险的重要策略。心脏保护研究(HPS)表明,对于心血管疾病人群,无论基线LDL-C水平如何,HMG-CoA还原酶抑制剂辛伐他汀治疗后LDL—C水平越低,冠心病事件发生率越低;这也是国内外相应指南将降低LDL-C水平作为冠心病预防核心内容的重要依据。

高密度脂蛋白胆固醇(HDL-C)水平和冠心病风险呈负相关,饮食、运动锻炼、酒精摄入、外源性雌激素、肥胖、吸烟、糖尿病以及药物(如利尿剂及类固醇激素)等影响HDL-C水平。锻炼、补充雌激素能升高HDL-C,但是尚无足够的临床证据支持采取升高HDL-C来降低冠心病发生率。美国国家胆固醇教育计划不推荐通过升高HDL-C作为治疗冠心病的首要治疗策略;临床实践中应该以降低LDL-C为主要靶标,升高HDL-C为次要目标。

甘油三酯(TG)水平与冠心病风险的关系存在争议,降低TG保护心血管的证据有限。肾病综合征、代谢综合征、糖尿病以及甲状腺功能减退导致TG继发性升高。降低TG的策略:糖尿病患者控制碳水化合物摄入,避免饮酒及增加运动锻炼减轻体重。糖尿病患者应把控制HbA1c值<7%作为首要目标。TG>5.7mmol/L(500mg/dl)易引起胰腺炎及黄色瘤,此时应积极降低TG(如积极饮食控制和服用贝特类或烟酸类药物)。绝经女性常常接受雌激素治疗,不能将雌激素治疗作为动脉粥样硬化性心血管疾病一、二级预防措施。不建议将饮酒作为减少心血管疾病风险的预防措施,尤其要避免酗酒。

一、诊断

TC、TG 和 HDL-C 可直接测定，LDL-C 通常由 Friedewald 公式[LDL-C＝(TC)－(HDL-C)－(TG/5)]计算。测定 LDL-C 水平可以评估治疗效果和冠心病事件危险。随机单次测定 LDL-C 水平并不能作为诊断和治疗的依据，应至少间隔 1 周进行 2 次空腹血脂测定进行危险分层和确定是否需要进行调脂治疗。

LDL-C 水平测定有超速离心、梯度凝胶电泳及磁共振影像学方法。测定脂蛋白(a)和其他脂质成分对于血清脂蛋白的特点可提供更多信息，有利于危险评估。在合并混合型高脂血症或脂代谢紊乱的糖尿病、代谢综合征和慢性肾脏病患者中评估 non-HDL-C 和 ApoB、在有早发心血管病家族史患者中评估 Lp(a)可以提供更多有价值的信息。

调脂治疗依据主要基于患者 10 年冠心病事件风险，具体治疗方案及目标值取决于患者发生冠心病事件的绝对危险。主要心血管危险因素包括：年龄(男性≥45 岁，女性≥55 岁)、直系亲属罹患早发冠心病史、目前吸烟、高血压、HDL-C＜1.0mmol/L(40mg/dl)。患者风险评估可分为：①极高危：如冠心病合并糖尿病、冠心病合并多重危险因素、急性冠状动脉综合征等；②高危：确诊为冠心病、糖尿病、颈动脉疾病或者下肢动脉疾病患者(10 年危险＞20％)；③中危：10 年危险在 10％～20％；④低危：10 年危险＜10％。有 2 个及 2 个以上主要危险因素(除外 LDL-C 水平升高)的患者属中危，有 1 个主要危险因素(除外 LDL-C 水平升高)的患者属低危。有 2 个及 2 个以上危险因素的患者，用 Framingham 危险分层方法评估其 20 年冠心病事件危险；对 0～1 个危险因素的患者则不需要。

二、管理和治疗

(一)治疗

治疗重点是通过药物、饮食和运动锻炼降低 LDL-C 水平。流行病学调查显示，无论依据我国 2007 年成人血脂异常防治建议，还是美国 ATPⅢ指南建议标准，冠心病患者 LDL-C 达标率均很低；防治任务艰巨。

治疗方案基于发生冠心病事件的风险及危险分层：①极高危个体，如冠心病合并糖尿病、急性冠状动脉综合征等，LDL-C 目标值需降到 2.0mmol/L(80mg/dl)以下[欧洲国家指南的目标值为 1.8mmol/L(70mg/dl)以下，美国 ACC/AHA 新指南不再建议 LDL-C 具体达标值，而改为根据心血管疾病和卒中风险的增加程度使用已被证明可降低这些风险的药物]；若目标值难以达到，将 LDL-C 自基线降低 50％以上。②冠心病及其等危症(脑血管疾病、下肢动脉疾病、糖尿病、慢性肾脏病)，LDL-C 目标值 2.6mmol/L(100mg/dl)以下。需要强调的是，即使基线 LDL-C 水平低于 2.6mmol/L(100mg/dl)的患者，应用他汀类药物仍能获益。③中危患者(10 年危险 10％～20％)LDL-C 目标值＜3.4mmol/L(130mg/dl)。④低危组(10 年危险＜10％)LDL-C 目标值 4.1mmol/L(160mg/dl)以下。

美国心脏病学院(ACC)与美国心脏协会(AHA)联合颁布的 2013 年成人降胆固醇治疗降低动脉粥样硬化性心血管疾病(ASCVD)风险指南强调他汀类药物降胆固醇可降低 ASCVD 风险，指南明确以下 4 组患者可从他汀类药物治疗中获益：①确诊 ASCVD 者；②原发性 LDL-C≥4.9mmol/L(190mg/dl)；③40～75 岁、LDL-C 为 1.8～4.9mmol/L(70～190mg/dl)的糖尿病患者；④无 ASCVD 与糖尿病，但 10 年 ASCVD 风险≥7.5％者。对于不属于上述 4 组他汀类药物获益人群的患者，可进行相关生物标志物与无创检测，为整体心血管风险评估提供更多依据。临床已诊断 ASCVD 者，若年龄≤75 岁，且无用药禁忌，应启动并长期服用大剂量(强效他汀,如阿托伐他汀 40～80mg/d 或者瑞舒伐他汀 20mg/d)他汀类药物治疗。若患者不能耐受强效他汀类药物治疗或出现他汀类药物相关性不良反应,可尝试中等强度他汀类药物治疗。对于 75 岁以上的老年患者,启动强效或中效他汀类药物治疗时需权衡心血管获益与药物不良反应风险、药物之间相互作用、患者依从性。对于指南推荐的应用中到高强度他汀类药物治疗的患者,如若不能耐受,建议将药物剂量调整至所能耐受的最大剂量。在中国患者中推广阿托伐他汀 80mg/d 剂量的安全性、成本/效益分析及患者依从性等需要进一步研究。

家族性高脂血症或家族中具有冠心病聚集性者应将 LDL-C 水平控制在较低范围内。我国和欧美国家均强调调脂治疗的首要目标是干预 LDL-C,HDL-C 和 TG 水平应作为在 LDL-C 达标后的次要目标。无论作为首要靶标的 LDL-C 的达标率,或是次要靶标 HDL-C 和 TG 达标率,在我国、加拿大、美国等众多国家均较低,需要进一步提高。

低 HDL-C 水平可为作为预测将来冠心病事件风险的重要指标。合并高 LDL-C、多重危险因素、糖尿病或已确诊冠心病患者,高 TG 水平增加其危险性,降低 TG 水平是治疗的第二目标[前提是 TG>5.7mmol/L(500mg/dl)],当 TG 升高但小于上述值时,需要考虑以下原因可能:甲状腺功能减退、肾病综合征、代谢综合征及肥胖。如果合并上述情况应首先处理合并症,此时治疗重点仍应在于降低 LDL-C 水平。当 TG>5.7mmol/L(500mg/dl),首要治疗是使用贝特类或烟酸类药物尽快降低 TG,预防急性胰腺炎发生。

(二)特殊管理

恰当的饮食控制及运动锻炼对降低 LDL-C 水平及减少冠心病发生有效,临床试验显示他汀类药物的疗效都是建立在饮食指导及运动锻炼基础上的。高脂血症患者需要积极寻求医师、护士及营养学家的指导,以及加强基于互联网等网络系统的专业信息指导和自我学习管理。ATPⅢ推荐每日饱和脂肪酸摄入不超过总热量的 7%,胆固醇摄入不超过 200mg,植物固醇最大 2g。避免摄入人造奶油、反式脂肪酸和氢化脂肪。鼓励摄取单不饱和脂肪酸和鱼油(含 α-ϵ-3 脂肪酸)。超重患者应控制总热量摄入。

运动是纠正血脂异常的重要措施。计步器可作为有效的家庭测量工具,依据患者基础活动水平,可自行增加步数来达到预期目标。所有接受降胆固醇治疗的患者在饮食控制、运动等方面需要定期咨询保健医师或其他专家。

(三)药物治疗

他汀类药物能抑制胆固醇合成,增加肝细胞膜表面 LDL-C 受体,促进 LDL-C 从血液循环中清除。适合剂量的他汀类药物治疗可降低 LDL-C 水平 50%,降低 TG 30%,同时升高 HDL-C 最高达 15%。

不同他汀类药物的降脂能力不同,他汀类药物降低 LDL-C 存在剂量依赖性。他汀类剂量增加 1 倍,LDL-C 降低增加 6%。他汀类与胆固醇结合树脂联合应用可进一步降低 LDL-C。他汀类药物总体耐受性良好,但存在发生肌病危险,特别是使用较高剂量他汀类药物或与贝特类药物联用时。需要格外注意,他汀类药物与抗生素、抗 HIV 药物及抗组织排斥药联合应用存在导致横纹肌溶解症的风险。发生肌肉疼痛的患者应咨询医师是否停药,并需要测定肌酸激酶。他汀类药物治疗可产生肝毒性,表现为肝酶升高至正常上限 3 倍以上,常发生在使用较大剂量他汀类药物或高度敏感个体。定期检测肝脏转氨酶可避免肝病的发生,必要时减量、换药或停用他汀类药物。慢性肾脏病(CKD)1～2 期患者通常可以耐受常规剂量的他汀类药物治疗;3～5 期患者需要慎重选择他汀类药物,此时宜选择经肾脏排泄少的他汀类药物,如阿托伐他汀、氟伐他汀和匹伐他汀;并需要密切监测肾功能和肌酸激酶,关注患者的临床症状。

存在以下情形的患者应用他汀类药物治疗的不良反应风险将会增高:存在严重并发症或并存多种疾病(特别是肝肾功能受损);既往不能耐受他汀类药物或有肌肉损害史;无法解释的谷氨酸转氨酶(ALT)升

高＞正常上限的 3 倍；同时使用影响他汀类药物代谢的其他药物。对于年龄＞75 岁的患者，应将强效他汀类药物治疗调整为中效他汀类药物治疗方案。亚裔患者或既往有出血性脑卒中病史者，选择强效他汀类药物治疗时应更加谨慎。建议起始任何降脂药物之前需仔细阅读药物说明书。

其他降脂药物还有胆酸螯合树脂，如考来烯胺（4～24g/d）、考来替泊（5～20g/d）、考来维仑（1875～3750mg/d）等，通过肝脏 LDL-C 受体阻滞胆酸重吸收，促进 LDL-C 摄取，降低 LDL-C 可达 30%。胆酸螯合剂可增加 TG 水平，不用于高 TG 者。这些药物的副作用有干扰维生素和其他药物的吸收、便秘和腹胀。临床上这些药物通常与他汀类药物联合使用。

依折麦布降低 LDL-C 可达 17%，和他汀类药物联用时具有协同作用，国内外多个指南建议可作为单独使用他汀类药物时 LDL-C 不能达标或他汀类药物不能耐受时的二线治疗药物，剂量为 10mg/d。另一类二线药物烟酸类可减低脂酶活性和极低密度脂蛋白胆固醇合成，中高剂量（1500～2500mg/d）烟酸降低 LDL-C 达 25%，降低 TG 可达 50%，升高 HDL-C35%；副反应有面红、血糖升高、高尿酸血症、腹痛，肝毒性少见。烟酸剂型有中速释放型（1～6g/d）、缓释型（1～2g/d）和长效型（1～2g/d）。可采用下列措施改善烟酸耐受性：使用缓释剂型、睡眠时服用（500mg/d 起始剂量）、服药前 30 分钟口服阿司匹林、逐渐增加剂量等。

烟酸与他汀类药物联合可用于治疗胆固醇水平极高的患者，联合使用时应遵循 SFDA 审核的说明书中推荐的剂量，使用小剂量的他汀类药物；指导患者密切监测肌肉疼痛等症状，不建议常规监测肌酸激酶（CK）水平。

贝特类药物（吉非贝特 600mg，每日 2 次；非诺贝特 48～145mg，每日 1 次）可有效降低 TG（最高可达50%），降 LDL-C 程度较小（20%，尤其是非诺贝特），升高 HDL-C 可达 20%。副反应有消化不良、胆结石、肌病，特别是与他汀类药物联用时。贝特类药物禁用于合并严重肝肾疾病者，若 eGFR＜30ml/1.73m^2，即中重度肾功能不全时不建议应用非诺贝特；若为 30～59ml/1.73m^2，每日用量不能超过 54mg；若服药过程中 eGFR 逐渐降至≤30ml/1.73m^2 则需停药。

（四）血浆置换法

家族性高胆固醇血症者［LDL-C＞7.8mmol/L（300mg/dl）］为冠心病高危人群，通常治疗措施（包括药物）不能将 LDL-C 水平降到目标值，可考虑血浆置换疗法。血浆置换降低 LDL-C 安全有效，在美国部分医疗中心通常是 2 周行 1 次血浆置换。由于血浆置换花费较大且技术要求高（存在血源性、医源性感染等风险），血浆置换降低 LDL-C 的方法在临床实践中并未能常规开展。

三、存在问题

他汀类药物降低 LDL-C 安全有效，但仍有较多患者 LDL-C 不能达标。LDL-C 不达标的原因较为复杂，包括患者服药的依从性差、随访率低、医师（包括不同科室医师、不同等级医院医师及不同国家医师）对于相关指南的理解、接受和遵循程度低、对于调脂治疗可以预防心脏事件及卒中的认可度以及药物剂量未相应调整、其他非药物干预措施的实施是否充分等。我国学者近期完成的调查还显示，医师的受教育背景（如是否接受研究生阶段教育等）和执业时间（临床经验等）均影响患者 LDL-C 达标率。应强调饮食控制、运动指导以及服用适宜剂量药物的综合措施可以使患者 LDL-C 水平早达标、长期达标和安全达标。

四、展望

研究能够更精确预测冠心病事件危险的方法，对血脂谱进一步分类等都是需要进一步解决的问题。

具体方法包括微量血液样本检测发现新的预测因子及早期动脉粥样硬化性疾病的定量分析与评估。预测方法包括：以 hs-CRP 为代表的慢性炎症评估、评估脂质颗粒的密度和大小、CT 评估冠状动脉钙化积分、颈动脉超声测定中层内膜厚度、踝臂指数与周围血管性疾病关系以及与血脂代谢相关的基因组学、蛋白质组学等。联合应用新的诊断手段和工具可以更好地筛选识别具有冠心病事件风险的人群以及研发新的更有效的调脂药物，从而减少冠心病的发生。

（牛美芝）

第六节　空气污染对心血管的影响

　　传统的冠心病危险因素包括高血压、高胆固醇血症、糖尿病、吸烟、肥胖、缺乏体力活动等。其他危险因素，如环境因素，可能独立影响或通过与已确定的危险因素交互作用引发心血管疾病和触发心脏事件。空气污染是研究最多的影响心血管疾病患者反复住院和死亡的环境因素。在各种空气污染物中，燃烧产生的各种颗粒物质是引起心血管疾病的主要原因。世界卫生组织（WHO）估计每年约有两百万人死于由固体燃料燃烧所产生空气污染，而空气污染物对心血管系统的影响尚未被广大医务人员和广大市民重视。目前主要的空气污染物包括颗粒物（PM）、一氧化碳（CO）、臭氧（O_3）、氮氧化合物和二氧化硫（SO_2）等。

一、颗粒物质

　　空气中的颗粒物质不是单一的化合物，而是包含多种物质的混合物，核心为碳化合物。其他物质有：有机化合物、酸、金属、地表成分及花粉、孢子、内毒素的生物物质。大部分颗粒物质是由汽车和发电站燃料燃烧产生。工程建设、机械加工和风沙产生的粉尘颗粒也增加了颗粒物的质量。颗粒物按照大小分为超微颗粒、微颗粒及粗颗粒。直径＞$10\mu m$ 的颗粒通常不会被吸入。起源于地表的颗粒物通常为粗颗粒，燃烧产生的多为微颗粒。室内颗粒物通常由烹饪，吸烟，粉尘和吸尘器产生。室外颗粒物也容易渗透到室内增加室内颗粒物的含量。美国国家空气质量标准允许的 $PM_{2.5}$ 含量为平均 24 小时 $35\mu g/m^3$，平均每年为 $15\mu g/m^3$。PM_{10} 含量为平均 24 小时 $150\mu g/m^3$。

　　流行病学研究显示，空气颗粒物与死亡率存在相关性。污染物致心血管疾病作用机制存在争论：①基于暴露人群的队列研究例数有限，且过分依赖流行病学研究显示关于空气污染物的变化与心血管健康之间的相互关系；②很难把观察到的室外各种不同的空气污物增加心血管疾病风险归因于某种具体的空气污染物。流行病学研究显示，空气颗粒物的长期暴露与心血管疾病发病率和死亡率之间存在相互关系，与微颗粒的相关性似乎最强。微颗粒在吸入肺内较深部位后可发挥明显的生物学活性。空气颗粒污染物与急性冠状动脉综合征（不稳定型心绞痛、急性心肌梗死）、深静脉血栓形成、心律失常、脑卒中和心力衰竭恶化相关。暴露于空气颗粒物的间接效应包括血液中蛋白的变化，如急性炎症物质（如 hs-CRP）、凝血系统、促炎症因子改变以及内皮功能及心脏的神经调节效应改变等。

　　与心血管作用可能相关的颗粒物暴露可分为急性（以小时或天计）和慢性（以年计）。颗粒物的急性暴露可以数小时内增加心率、升高血压、降低氧饱和度。颗粒物的暴露能影响肺内氧气的运输、窦房结和血管系统的神经调节。心率加快可能与交感神经刺激的增加或迷走神经刺激的减少有关；暴露于颗粒物可以降低心脏迷走神经的兴奋性，心率变异性（HRV）下降。与颗粒物暴露有关的心率变异性的改变是否代表一种独立的危险测定方法尚不清楚。

颗粒污染物与心血管疾病的死亡率及再入院率增加有关。最为著名的两项研究为空气污染与居民发病率及死亡率研究和空气污染和健康:欧洲方案计划。研究显示,在美国及欧洲的多个城市中,空气中颗粒污染物与心血管疾病的死亡率存在相关性:PM_{10} 每增加 $20\mu g/m^3$,死亡率从 0.4% 上升至 1.5%。与交通相关的颗粒物能够增加心肌梗死的发生率及因急性冠状动脉综合征、脑卒中、心律失常和心力衰竭再入院率。

空气污染的远期影响主要基于哈佛六城市研究、美国癌症协会研究和女性健康观察研究。上述研究主要依据颗粒物的浓度及空气污染类型将城市按照梯度进行分类,对细颗粒物对于健康的影响进行了多年随访,结果显示,$PM_{2.5}$、硫酸盐与心肺疾病所致死亡及心脏事件之间存在正相关。校正混杂因素后,居住于污染最重的城市的居民平均寿命较之污染最轻的城市居民减少 2 年。

颗粒物导致心脏生理学改变的可能机制:①颗粒物通过肺内炎症直接或间接作用引起肺脏传入的神经反射;②肺的急性期反应产物、炎症细胞因子的继发作用或协同作用;③吸入颗粒物对产生冲动和传导的心肌细胞膜电流的直接作用。吸入空气颗粒物和臭氧能导致动脉收缩、交感激活、减弱内皮依赖性血流介导的血管舒张可能是心率变异性改变和血管反应变化的机制,而 HRV 和血管反应性改变是心脏事件的危险因素或评估替代指标。

观察性研究表明,空气微颗粒污染物较之粗颗粒污染物能增加心肺疾病和肺癌相关的全因死亡率。相关机制可能为氧化应激和系统炎症引起的动脉粥样硬化形成加速,使动脉斑块和电活动不稳定加快的因素的调整。虽然颗粒物似乎加重慢性炎症,后者又直接与动脉粥样硬化的发展相关,尚无证据显示颗粒物能导致或加速人类的动脉粥样硬化的发展。hs-CRP 水平与心脏事件相关,测定 hs-CRP 可能有助于评价与颗粒物暴露相关的心血管疾病风险。基于调节动脉粥样硬化形成和发展机制的复杂性以及 PM 结构的复杂性,很难获得 PM 对动脉粥样硬化形成的直接证据。

PM 可能对心脏自主调节功能和心肌复极有作用,可能增加个体对心肌缺血的敏感性及局部心肌缺血时发生心室颤动的敏感性。长期暴露于含 PM 的空气中可能影响心脏内电冲动形成和传导相关的重要蛋白表达的细胞信号传导。长期暴露于 PM 导致心源性死亡的可能原因:在心源性猝死高危患者中,PM 对血管功能、心脏电生理功能、自主神经调节和冠状动脉血栓事件的发生产生影响。

被动吸烟者同样暴露于 PM 浓度过高环境中,影响心血管系统和触发心脏事件。急性 PM 暴露可激活血小板并使内皮功能下降,而慢性暴露则加速动脉粥样硬化的形成。

(一)二氧化硫

二氧化硫(SO_2)在燃煤发电厂、冶炼厂、精炼厂、造纸厂和食品加工厂产生。典型的环境空气反应物包括硫酸(酸雨)和硫酸盐形成。SO_2 与住院人数,老年人死亡率和有记录的心血管疾病存在正相关。空气中 SO_2 含量每增加百万分之 0.038(ppm),整个人群的总死亡率增加 5%。由于 SO_2 与 PM 的同源性,SO_2 可作为 PM 的替代物。美国国家空气质量标准对于 SO_2 的标准:24 小时平均浓度为 0.14ppm,一年的平均浓度为 0.03ppm。来自美国、英国的研究表明,长期暴露于室外 SO_2、二氧化氮、$PM_{2.5}$ 污染的人群心血管死亡危险增加。

(二)二氧化氮

二氧化氮(NO_2)和 NO 是由于汽油和柴油燃烧,发电和固体废物处理过程中产生的反应性气体。NO_2 也是汽油炉和燃气灶产生的主要室内气体污染物。两种氮氧化合物也是光合氧化循环和臭氧形成的重要组成部分。机体能产生内源性 NO,浓度可达 1ppm 以上。周围大气和生物体液中的 NO_2 和 NO 最终转化为硝酸盐和亚硝酸盐。

NO_2 与慢性呼吸系统疾病之间存在相关性。存在呼吸系统疾病的儿童或成年人吸入 NO_2 会加重该系统疾病的风险。健康人群试验显示，运动时吸入 NO_2 会减少心排血量。流行病学研究表明，升高的 NO_2 与冠心病发生之间存在关联，NO_2 与心肌梗死发生率增加存在相关性。延长冠心病患者 NO_2 暴露时间可降低心率变异性。长期暴露于平均浓度的黑烟、NO_2 与死亡率增加有关。缺血性心肌病患者暴露于 NO_2 环境中的时间越长，急诊入院风险增加越显著。美国国家空气质量标准规定的 NO_2 浓度为平均每年 $0.053ppm(100\mu g/m^3)$。

（三）一氧化碳

一氧化碳（CO）由燃烧产生，可迅速与血红蛋白结合，降低血液向组织送氧能力。在组织内，CO 可与细胞色素 P-450、细胞色素氧化酶和肌红蛋白结合而影响细胞内功能。对这些影响最敏感的人群常常是有血流受限的罹患冠状动脉疾病的人群。

研究显示，隧道工人发生冠状动脉疾病的相对危险性较大。长期暴露于 CO 和伴随着血中 COHb 浓度超过 10% 会增加心率、收缩压、红细胞总量和血容量。CO 在动脉粥样硬化形成和心肌梗死危险性增加中起作用。通常，控制性的暴露于 CO 环境中，能缩短缺血性心肌病患者由心电图证实的运动诱发的缺血和心绞痛出现的时间，并增加运动时室性心律失常的发生率，这些作用在 COHb 含量＜2.9% 时即会出现。在健康的非吸烟者中，COHb 的基线水平为 0.5%～1.0%，延长暴露至浓度为 9ppm 的 CO 中将会使血中 COHb 水平上升约 2%。针对 CO 的美国国家空气质量标准，即 1 小时平均不超过 35ppm，8 小时平均不超过 9ppm，能对敏感的患有缺血性心肌病患者起到保护作用。研究显示，环境空气中 CO、NO_2 及 PM_{10} 等造成的污染在 2009～2010 年北京的监测人群非偶发的心肺疾病死亡中起重要作用。

（四）臭氧

臭氧（O_3）是大气与初级污染物、挥发性有机化合物和氮氧化合物通过光化学反应生成的次级污染物。O_3 可刺激黏膜，导致肺功能下降，增加气道反应性，引起呼吸道炎症。O_3 能引起非缺血性胸痛和运动耐量下降，大气中 O_3 浓度增加可能与心血管疾病死亡率升高有关。O_3 浓度每增加 21.3ppb，心血管系统疾病死亡率就增加 2.5%，呼吸系统疾病的死亡率增加 6.6%。暴露于高浓度 O_3 及 PM_{10} 环境中，热波效应增加心血管死亡率。

吸烟者暴露于 O_3 后受到的损害较非吸烟者更大。暴露于 O_3 的人群心血管发病率及死亡率升高与一些生物反应（如纤维蛋白溶解、自主心率控制方面的不良反应，以及血管系统的炎症指标上升）有关。O_3 与 PM 影响心血管系统的机制是否相同尚未明确，O_3 风险不仅仅来自于臭氧本身，还来自于其他污染物与臭氧的相互作用。经常使用室内游泳池的儿童，由于经常暴露于因使用氯化消毒剂处理而受到污染的空气，肺泡上皮细胞的完整性也受到影响。

二、降低风险的措施

心血管疾病患者应知晓暴露于空气污染物中可增加其风险，要学会如何减少暴露，如空气污染物浓度增加时减少在户外运动的时间及强度。习惯于慢跑的患者，如果室外空气质量状况较差，可选择在室内进行；如果室内运动同样受限，可以通过步行来替代慢跑。室外的 PM 浓度对室内同样产生影响。如当户外发生野火，出现大量木材燃烧产生的烟雾时，室外活动应该停止，需要考虑使用高效的空气净化器来减少室内的 PM 浓度。在早晨及下午交通繁忙时间，大量的机动车辆导致 PM 和 NO_2 浓度显著升高。当气温升高后，臭氧含量随之升高，尤其是在夏季及中午时间。患者可以通过下列措施来减少暴露于污染物中的机会：减少下午活动时间；选择在室内或者远离公路的地点运动锻炼；关闭窗户，使用空调；收看空气质量预报以获取有价值的信息，利用空气质量指数（AQI）来指导户外活动；手机定制天气预报等服务信息等。

引导将房屋建在远离公路和拥挤交通的地方(沿线),加强 PM 等的监测和预报,加强环境保护,开发绿色高效能源等。

三、展望

进一步研究具体污染物对心血管系统的影响,获得剂量依赖性影响的研究数据有利于制订新的空气质量标准。由于各种污染物的来源不同,其环境中的浓度及毒性也不相同,如挥发性有机化合物(VOCs)对健康的近期和远期影响,以及 VOCs 与氮氧化合物及颗粒物的关系等。空气污染物对心血管系统的影响还有许多问题需要阐明。如空气污染物之间的相互反应对健康的影响是相加作用、协同作用还是拮抗作用?污染物暴露的长期作用是什么?它与短暂的暴露之间有何不同?机体会对长期接触产生耐受吗?为什么有心血管系统疾病和肺部疾病的患者对空气污染物的影响更敏感?在动脉粥样硬化疾病的发生和进展中,PM 诱导的系统性炎症的作用是什么?这些方面均需要进一步研究,尤其是需要大样本、前瞻性的人群对照研究和基础性的模型动物试验来回答以上问题。

(战丙霞)

第十八章　中医治疗心血管疾病

第一节　心绞痛

　　冠心病心绞痛的治疗应本着"急则治标""缓则治本"的原则,在发作期主要选用有速效止痛作用之药剂以迅速控制病情,缓解心痛;而在缓解期则重在根据不同证型予以补气养阴、活血化瘀等治疗,并针对与发病有关的危险因素采取综合性防治措施,控制或消除危险因素,以预防和减少心绞痛的发生。但严重心痛者,应及时采用中西医结合治疗控制病情,以免发展为心肌梗死。

一、急性发作时的治疗

　　心绞痛是心肌缺血缺氧的信号,改善心肌缺血缺氧是缓解疼痛的关键。中医认为心绞痛的基本病机是本虚标实、不通则痛,疼痛发作时以标实为主,主要表现为寒凝、气滞、血瘀、痰阻,导致心脉痹阻、不通则痛,此时病情紧急,如处理得当,使痹阻之心脉得以畅通,则疼痛缓解,否则可因标实之邪久闭,而致心阳暴脱,出现危候。治疗当急治其标,予以温阳散寒、行气活血、通阳泄浊、豁痰降逆。温阳散寒多选用芳香温通之品,如苏合香、麝香、檀香等,多含挥发油,经口腔黏膜及呼吸道吸收迅速,具有解除血管痉挛,增加冠状动脉血流量,可以快速止痛。有些还有镇静镇痛作用;疏肝理气则选用柴胡、枳壳、桔梗等以调理气机,气行则血行;通阳泄浊豁痰降逆则选用瓜蒌、清半夏、薤白等。动物试验表明瓜蒌注射液对豚鼠离体心脏有保护作用,明显增加冠脉流量,并能显著增加小鼠对缺氧的耐受力,对动物急性实验性心肌缺血有明显保护作用。活血化瘀中药川芎、丹参、红花、赤芍、三七等,实验研究表明这类药物中大多数都具有抗血小板黏附、聚集及抗血栓形成等作用,且有扩张血管,保护心肌细胞和降低心肌耗氧量等作用。此期应根据辨证急速选用相应的速效止痛之剂以迅速缓解症状,防止变生危症。

（一）寒凝血瘀

【主症】　胸部疼痛剧烈,遇冷加重,或胸部闷痛,舌淡暗,苔白,脉涩。

【治法】　芳香温通。

【处方】　苏合香丸。主要成分为白术、青木香、香附、诃黎勒、白檀香、安息香、沉香、丁香、荜茇、朱砂、麝香、犀角;龙脑、乳香、苏合香。

【方义】　苏合香丸是芳香温通的代表方剂,因方中有些药物价格昂贵或缺少,根据方义化裁出若干新的有效方剂如冠心苏合丸,由朱砂、苏合香、冰片、乳香、檀香、青木香等组成,具有芳香温通,理气定痛之功效;苏冰滴丸由苏合香、冰片等组成;宽胸气雾剂,由古方"哭来笑去散"化裁而成,由荜茇、细辛、檀香、良姜、延胡索、冰片组成。由于芳香温通类药物辛香走窜,可耗伤气阴,且冠心病患者多素体亏虚,故应中病即止,不可久服。

(二)气滞血瘀

【主症】 胸部闷痛或胀痛,且多与情绪因素有关,舌暗或紫暗,苔白,脉弦。

【治法】 辛散温通,行气活血。

【处方】 速效救心丸。主要成分为川芎、冰片等,发作时用10～15粒舌下含服。

【方义】 方中川芎为血中气药,具有行气活血止痛之功,冰片芳香开窍、行气止痛。类似的方药还有麝香保心丸、益心丸、活心丹等,药理作用大致相同,均具有体积小、不良反应少、起效快等优点,但仍应中病即止,不可久服。

二、缓解期的治疗

本病病机为本虚标实,虚者,心之气血阴阳不足或兼肝脾肾等脏的亏损,实者则如前述为寒凝、痰阻、气滞、血瘀痹阻心脉。故心痛之治则不外乎补虚与通痹两法,补虚则当辨气血阴阳以定性,分心、肝、脾、肾脏腑以定位;通痹者则当温通、疏利、消导、消散,急治其标,已如前述。但在缓解期,本病多虚实并见,寒热错杂交相为患,可因虚致心脉痹阻,而血瘀、气滞、痰阻、寒凝、热结,亦可因心脉痹阻日久而致脏腑亏虚,故当标本兼治,通中寓补,补中有通。基本证型可见气虚血瘀、气虚多表现为心脾气虚,故以人参、黄芪以益气,当归、川芎、红花以活血,使补中有通。实验表明,益气活血药具有降低血液黏稠度,抑制血小板黏附及聚集,增加心肌营养血流量,增强左心室功能等作用。基本证型还可见痰浊壅塞,"脾为生痰之源",脾主运化,脾虚脾失健运,水谷精微不化而成痰浊,痰浊痹阻心阳又阻碍脾胃运化之机,使脾气更虚,故在宣痹豁痰的同时应加强益气健脾通阳化浊之力,选用党参、黄芪等以益气,选桂枝、薤白等以通阳,以通中寓补,选方多用《金匮要略》之瓜蒌薤白白酒汤、瓜蒌薤白半夏汤、枳实薤白桂枝汤为主。久病耗气伤阴,可致气阴两虚、心肾阴虚,代表方分别以生脉散和左归饮化裁。养阴药选用麦冬、玉竹、黄精、太子参等滋阴润燥而无滋腻、碍胃之弊。病情进一步发展可致阳气虚衰,主要为心肾阳虚,方以保元汤合右归饮加减,此期可按以下几种类型进行辨治。

(一)标实证

1.痰浊内阻

[主症] 胸脘痞闷如窒而痛,或痛引肩背,气短,肢体沉重,形体肥胖痰多,纳呆恶心,舌暗,苔浊腻,脉弦滑。

[治法] 通阳泄浊,豁痰降逆。瓜蒌薤白半夏汤合温胆汤加减。

[处方] 瓜蒌、丹参各30g,薤白10g,当归、陈皮、茯苓各15g,清半夏、竹茹、枳实各9g。水煎服,每日1剂。

[方义] 本证多因脾失健运,或嗜烟酒及肥甘厚味,痰浊内蕴,阻遏胸阳所致。方中瓜蒌化痰开胸,薤白通阳散结,实验证明二者均有扩张冠脉,抗心肌缺血,降低血脂等作用,其中有用单味薤白治疗冠心病心绞痛取得较好疗效的报道。更加二陈汤化痰理气;竹茹清热化痰,止呕除烦;枳实行气消痰,使痰随气下;加丹参、当归养血活血,通络止痛.防止痰瘀互结之势。现代药理研究证实,温胆汤具有调节自主神经功能的作用,通过调节自主神经缓解冠状动脉痉挛状态,或改变心肌电生理基础膜离子通透性的心肌代谢,以减慢心率,降低心肌耗氧量,从而缓解冠心病心绞痛。

[加减] ①若兼有痰浊内阻,郁而化热之证,如口干口苦,苔黄腻,去薤白加黄连、郁金、石菖蒲等;②兼有心肾阳虚者,可加附子、干姜等;③有水肿者,加大腹皮、冬瓜仁、益母草等;④若伴乏力、大便稀溏,

则加党参、白术、薏苡仁等。

2.心血瘀阻

[主症] 胸部刺痛、绞痛、固定不移、入夜更甚、日久不愈,伴胸闷气短,心悸不宁,口唇及舌质紫暗或有瘀斑,舌下脉络青紫纤曲,脉涩或结代。

[治法] 活血化瘀,通脉止痛。冠心Ⅱ号方加减。

[处方] 丹参 30g,赤芍、川芎各 15g,红花 10g,降香、沉香(后下)各 6g。水煎服,每日 1 剂。

[方义] 方中丹参、川芎、赤芍、红花活血化瘀而养血,降香芳香温通,理气止痛,取气为血帅,气行则血行之意。诸药合用具有活血而不破血,行气而不破气,通阳而不补阳的特点。实验证明,本方具有改善冠状动脉循环,抗血小板聚集,抑制血栓形成等作用,对动脉粥样斑块的消退及降低血脂亦起到积极的作用。

[加减] ①若兼有气滞而见胸闷憋气等症者,可加桔梗、枳壳、柴胡等;②血瘀严重,疼痛剧烈者,可加荜茇、延胡索、三棱、莪术等;③兼有气虚者,可加党参、黄芪、黄精等。

3.气滞心胸

[主症] 心痛阵作,胸闷胁胀,时欲叹息,遇情志不畅而诱发或加重,性情急躁易怒,舌质偏红,苔薄白,脉弦。

[治法] 宽胸理气。柴胡疏肝散加减。

[处方] 柴胡、郁金、川芎、白芍各 12g,枳壳、陈皮、延胡索、香附各 10g。水煎服,每日 1 剂。

[方义] 方中柴胡、白芍、枳壳、甘草疏肝理气、行气止痛,其中白芍、甘草同用可缓急止痛,柴胡与枳壳配伍可升降气机;川芎为血中气药,既可活血又能调理气机;陈皮、香附、延胡索可增强疏肝理气宽胸之功效,全方共奏宽胸理气之功效。

[加减] ①胸闷心痛较重,口唇紫暗者,为气滞血瘀之象,可合丹参饮、失笑散;②兼脾气虚弱,纳呆,腹胀,便溏者,可加党参、黄芪、山药等;③肝郁日久化热,见口苦咽干、心烦易怒者,加炒栀子、黄芩、龙胆草等;④暖气呃逆者,加旋覆花(另包)、代赭石(先煎)。

4.寒凝心脉

[主症] 心痛彻背,背痛彻心,遇寒加重,得温痛减,形寒肢冷,面色苍白,舌淡苔白,脉弦紧或迟。

[治法] 温经散寒,通络止痛。当归四逆汤合瓜蒌薤白白酒汤加减。

[处方] 桂枝、薤白各 10g,细辛 3g,当归、白芍各 15g,甘草 6g,瓜蒌 20g。水煎服,每日 1 剂。

[方义] 本证多因阳虚寒盛或外感寒邪而发,多见于冠状动脉痉挛引起的自发性心绞痛。方中桂枝、细辛温阳散寒止痛;当归、白芍、甘草养血活血、缓急止痛;瓜蒌、薤白祛寒通阳,化痰止痛;加少许白酒引药上行,借白酒温通之功以驱散胸中之寒邪,振奋胸阳,助桂枝、细辛祛寒通痹。现代药理研究证明,瓜蒌薤白白酒汤具有增加冠状动脉血流量,减弱心肌收缩力,减慢心率,降低心肌耗氧量等作用,对冠心病心绞痛的缓解有一定的作用。而当归四逆汤中的当归、芍药、细辛、甘草则具有显著的解痉作用。

[加减] ①若胸中寒凝较甚,心痛较剧者,可酌加吴茱萸、荜茇、良姜等;②如舌紫暗有瘀斑,则兼有瘀血之征,可酌加乳香、没药、红花等,其中乳香、没药活血温散之力强,但其气味怪异,有的患者难以接受,还可用降香、血竭、川芎等行气活血之品代替。

(二)本虚证

1.气虚血瘀

[主症] 胸痛、胸闷,动则尤甚,休息时减轻,乏力气短,心悸汗出,舌体胖有齿痕,舌质暗淡、或有瘀斑或瘀点,苔薄白,脉弱或有间歇。

　　[治法]　益气活血。保元汤合桃红四物汤加减。

　　[处方]　人参(另煎兑入)3g,或党参30g,黄芪30g,当归、生地黄、桃仁、川芎各15g,红花、赤芍各12g,桂枝10g,甘草6g。水煎服,每日1剂。

　　[方义]　本证较为常见,因心气不足,无力推动血脉运行,而致心血瘀阻。方以人参、黄芪大补心脾之气,益气养心健脾,药理研究证明,人参具有抗心肌缺血、缺氧作用,并能降低血黏度,降低总胆固醇,增加高密度脂蛋白含量,黄芪具有抗心肌缺血性损伤的作用,改善冠心病患者的心功能,降低血小板的黏附及聚集,二者用于冠心病心绞痛的治疗相得益彰;桃红四物汤活血化瘀通脉,改善心肌供血、供氧;桂枝温化阳气通血脉。

　　[加减]　①若兼脘腹胀满,大便稀溏可加茯苓、白术、山药以健脾;若胸痛甚者,可加三七粉、丹参等;②若心悸重者,可加柏子仁、炒枣仁、龙骨、牡蛎等;③若胸闷苔腻者,可加石菖蒲、全瓜蒌等;④五心烦热,汗出甚者加麦冬、五味子、沙参、玉竹等。

　　2.气阴两虚

　　[主症]　胸闷隐痛、时作时止,心悸气短,倦怠懒言,面色少华,头晕目眩,遇劳则甚,舌红少津,脉细弱或结代。

　　[治法]　益气养阴,活血通脉。生脉散加减。

　　[处方]　党参、丹参、黄芪各30g,麦冬12g,五味子、桂枝各6g,白芍15g,炙甘草10g。水煎服,每日1剂。

　　[方义]　本证多见于劳累性心绞痛。方中党参甘温益气;麦冬养阴生津;五味子酸敛心气,止汗而生津。三药合用,一补一清一敛,使气复津回,配黄芪、甘草益气养血;桂枝温通心阳以通血脉;丹参养血活血;白芍加强养血益阴之功,诸药合用,益气养阴,活血通脉。研究表明,生脉散具有增加冠脉血流量,改善心肌缺血,调整心肌代谢,降低心肌耗氧量,调整血压,改善微循环等作用。

　　[加减]　①胸痛甚者,加川芎、郁金、延胡索等;②阴虚甚者党参改用西洋参或太子参,并加生地黄、玉竹、沙参等;③若心悸、失眠重者,可加龙骨、牡蛎、炒枣仁等。

　　3.心肾阴虚

　　[主症]　胸闷且痛,心悸盗汗,心烦不寐,腰膝酸软,耳鸣头晕,舌红或有紫斑,脉细数。

　　[治法]　滋阴补肾,养心安神。左归饮合桃红四物汤加减。

　　[处方]　熟地黄20g,当归、山药、枸杞子、茯苓各15g,桃仁、红花、赤芍各12g,炙甘草、山茱萸、川芎各10g。水煎服,每日1剂。

　　[方义]　本证多由心肾阴虚,心失所养所致。方中熟地滋肾水以补阴;辅以山茱萸、枸杞子、当归益肝养肾,养血活血,药理研究证实,当归可增加冠脉流量,对垂体后叶素所致的急性心肌缺血有一定的缓解作用;佐以山药、茯苓健脾养心;桃仁、红花、赤芍、川芎活血化瘀,四药均有扩张冠状动脉,改善心肌供血,缓解心绞痛等作用。诸药合用共奏滋阴补肾,养心安神之效。

　　[加减]　①若阴虚内热,烦躁不安者,可加玄参、麦冬、知母等;②兼有气虚乏力、神疲自汗者,可加党参、黄芪、黄精等;③兼有阴血不足,症见面色少华、头晕目眩、唇舌色淡者,可加阿胶、白芍等。

　　4.阳气虚衰

　　[主症]　胸闷气短,心痛频发,心悸汗出,畏寒肢冷,腰酸乏力,咳嗽喘息,语言低微,甚者神志昏蒙,唇甲淡白或暗紫,舌淡白或紫暗,脉沉细或沉微欲绝。

　　[治法]　益气温阳,活血通脉。保元汤合右归饮加减。

　　[处方]　人参(另煎兑入)、山萸肉各10g,黄芪30g,肉桂(焗)、甘草各6g,熟地黄20g,枸杞子、制附子

（先煎）、陈皮各 12g，杜仲、当归各 15g。水煎服，每日 1 剂。

　　［方义］　本证多为气虚进一步发展所致。方中人参、黄芪大补元气，配附子、肉桂温壮真阳，四药相伍，温阳益气；熟地黄、山茱萸肉、枸杞子、杜仲以补益肾精；当归活血化瘀，扩张冠脉；甘草、陈皮健脾醒胃和中，调和诸药。

　　［加减］　①若胸痛胸闷甚者，加丹参、红花、延胡索、郁金等；②若畏寒甚者，加桂枝、细辛等；③若肾虚腰酸乏力者，可加桑寄生、淫羊藿等；④阳虚进一步发展，出现阳气欲脱之危候者，可用参附龙牡汤，或配合生脉注射液、参附注射液、参麦针等以提高抢救的成功率。

　　总之，缓解期虽胸闷、心痛等症状不明显，但临床治疗均应随其证候变化配伍化裁，无论有无心痛发作，均需酌情合用活血通络之品。方可起到改善冠状动脉循环，增加心肌供血的作用。

第二节　心肌梗死

　　急性心肌梗死属于中医学"真心痛"病范畴。因真心痛属危、急、重之疾，其来势凶猛，发病迅速，临床及时、正确进行诊断，对治疗及预后将起到重要作用。疼痛是真心痛中最早、最为突出的症状。急则治其标，根据邪实闭脉、气机骤闭的病机特点，以急开其闭阻之脉窍为法，首先选用速效止痛、宣散瘀结或浊毒的方药，以迅速缓解心痛。心痛缓解后再辨证施治，常以补气活血、温阳通脉或活血祛瘀、透毒生肌为法，以减少心肌坏死范围，防止或减少各种并发症发生。

一、缓解心痛

　　在西医积极救治的基础上可选用下列芳香温通的中成药，如速效救心丸、冠心苏合丸、救心丹、苏冰滴丸、宽胸气雾剂等，药取冰片、苏合香、檀香、细辛、麝香酮、荜茇、良姜等，皆有芳香开窍、宣通胸阳、通痹止痛的作用。但要注意本类药辛散耗气伤阴，如出现心源性休克等亡阳欲脱之证时，不可用之。且应中病即止，不可久用。

　　另外，在心梗的急性期，患者多有大便秘结、口气臭秽、舌苔黄腻或厚腻、脉弦滑或滑数等症状和体征。病机多为寒凝、瘀血、气滞、痰浊日久，蕴积酿毒、腑气不通而致。毒邪最易腐肌伤肉，急祛其瘀浊邪毒，通畅腑气有助于病情恢复。在芳香温通的基础上，可按如下两型进行辨证。

　　1.痰瘀互阻、热毒内蕴　药用全瓜蒌 30g，三七粉（冲）5g，大黄、清半夏、黄连、贝母各 10g 等以宣痹散结、祛瘀解毒生肌。

　　2.痰瘀互阻、浊毒内结　药用瓜蒌 30g，薤白、桂枝、大黄、藿香各 10g，三七粉（冲）3g 等以宣痹通阳化毒、祛瘀生肌。此阶段应慎用益气温阳方药，以免闭门留寇、窃伤正气。

二、心痛缓解后辨证治疗

　　真心痛的证型与梗死的部位、面积、合并症的情况以及发病的时间有密切关系。不同阶段其证候表现也不同，应根据不同的证候给予相应的治疗。下面仅就其中 6 个基本证型介绍其治疗。'

　　（一）气虚血瘀

　　【主症】　胸痛胸闷，持续不解，伴短气乏力，汗出心悸，舌体胖大，边有齿痕，舌质黯淡或有瘀点瘀斑，舌苔薄白,脉弱无力。

【治法】　益气活血,通脉止痛。保元汤合血府逐瘀汤加减。

【处方】　赤芍、生地黄各 15g,黄芪 20g,人参(另煎)、当归、川芎、桂枝、桃仁、红花、牛膝、枳壳、柴胡各 10g,桔梗、甘草各 5g。水煎服,每日 1 剂。

方中人参通常采用东北人参或高丽参,兼有阴虚者采用西洋参。

【方义】　方中人参、黄芪元气、宗气、心气并补,使气贯血脉而促血行,桃仁、红花、川芎、牛膝活血化瘀,赤芍、当归、生地黄养血活血,柴胡、枳壳、桔梗行气豁痰宽胸,甘草调和诸药。心为君主之官,主血脉,血脉得温则通,故治疗应在益气活血的基础上,加温通药如桂枝。诸药合用,共起益气活血、疏通心脉的作用。现代研究表明,益气活血方药多可增加心肌收缩力,改善左室功能,扩张冠状动脉,增加心肌血流量,降低心肌耗氧量,并提高机体耐缺氧能力。

此型患者在临床治疗时还要注意以下几个方面:安心神,如加炒枣仁、柏子仁等,心神内守,心气才不致耗散;敛心气,如加五味子、浮小麦等,使心气内守于中。

【加减】　①兼脾气虚,腹胀便溏者,上方去生地黄、当归,加茯苓 15g,白术、砂仁(后下)各 10g;②兼肾气不足,腰酸腿软、夜尿频数,加用金樱子 30g,益智仁 12g;③兼虚烦不眠者,加炒枣仁 25g,柏子仁 15g,五味子 10g。

(二)寒凝心脉

【主症】　胸痛彻背,胸闷气短,心悸不宁,面色苍白,形寒肢冷,舌质淡黯,舌苔白腻,脉沉无力、迟缓或结代。

【治法】　温补心阳,散寒通脉。瓜蒌薤白白酒汤加减。

【处方】　瓜蒌 30g,白芍 15g,制附子(先煎)、人参(另煎)、薤白、桂枝、当归各 10g,细辛、甘草各 3g,大枣 3 枚。水煎服,每日 1 剂。

方中人参的选择参照气虚血瘀证。

【方义】　本型患者多为素体阳虚,或见于受寒后或夜间凌晨发病患者,以胸痛彻背,形寒肢冷,脉沉迟或沉涩为辨证要点。方中桂枝、附子、薤白、细辛辛温通阳、开痹散寒,其中桂枝可重用至 30g,以取温通心脉之效;瓜蒌化痰散结、宽胸理气;阳虚多为气虚之渐,故加人参、甘草、大枣补益心肺宗气,以防辛温散气;当归补血活血,合芍药养血柔肝以防温散太过。诸药合用,共奏温补心阳、散寒通脉之效。

【加减】　①兼胃寒、恶心呕吐者,加丁香 5g,清半夏 10g;②兼血瘀心脉,加丹参 20g,三七粉(冲服)3g。

(三)痰浊痹阻

【主症】　心胸疼痛,胸中憋闷或有窒息感,或有头昏重,或有咳嗽咳痰,腹胀纳呆,舌质黯淡,舌体胖嫩有齿痕,舌苔白腻,脉弦滑。

【治法】　化痰泄浊,宣痹通阳。瓜蒌薤白半夏汤合导痰汤加减。

【处方】　瓜蒌 30g,薤白 10g,清半夏、陈皮各 9g,枳壳 12g,生姜 3 片,茯苓 15g,胆南星、甘草各 6g。水煎服,每日 1 剂。

【方义】　本型患者多形体肥胖,平素血脂较高,以胸闷憋气或窒息感为主症。胸痛可以不甚明显,以胸闷窒息而痛、体胖、舌苔厚腻或滑腻、脉滑或弦滑为辨证要点。方中瓜蒌、薤白宣痹通阳;清半夏、胆南星、陈皮、枳壳豁痰宽胸;茯苓健脾化湿以杜痰源;甘草调和诸药。诸药合用,共奏豁痰宽胸、宣痹通阳之效。

【加减】　①痰浊中阻,心下痞满,恶心呕吐者,加藿香 12g,丁香 3g;②兼心脉瘀阻者,加丹参 20g,三七粉(冲服)3g;③痰浊郁久化热,心胸灼痛、痰稠色黄、心烦发热者,方宜小陷胸汤加减,药用瓜蒌、清半夏、贝母、黄连、丹参、郁金、薤白、橘红等。

(四)阳虚水停

【主症】 胸闷气短,甚则胸痛彻背,心悸,汗出,喘促,甚则不能平卧,小便短少,肢体浮肿,舌淡白或紫暗,苔白滑,脉沉细或沉微欲绝。

【治法】 益气温阳,活血利水。真武汤加味。

【处方】 制附子(先煎)、赤芍、白芍各15g,人参(另煎)、茯苓、葶苈子各10g,黄芪、车前子(包)、益母草、丹参各30g。水煎服,每日1剂。

【方义】 此型多见于心肌梗死后合并心衰的患者,以胸痛彻背,喘促不能平卧,发绀,苔白滑,脉沉细而弱或沉细而迟为辨证要点。方中以制附子上助心阳以通脉,下补肾阳以益火;人参、黄芪元气、宗气、心气并补,益气温阳。现代药理研究,三者均有强心作用。茯苓健脾渗湿利水,赤白芍、益母草活血利水,葶苈子、车前子利水消肿。

【加减】 瘀血明显者,加丹参30g,泽兰15g。

(五)气阴两虚

【主症】 胸闷气短,倦怠乏力,自汗、盗汗,咽干口燥,舌红少苔,或舌嫩红而胖,脉细数无力。

【治法】 益气养阴。生脉散加味。

【处方】 人参(另煎)10g,麦冬、沙参各15g,五味子6g,黄芪18g,浮小麦25g,丹参20g,三七粉(冲服)3g。水煎服,每日1剂。'

方中人参的选择参照气虚血瘀证。

【方义】 本型常见于体型消瘦病人,或兼有糖尿病的心梗患者,以胸闷气短、乏力自汗、舌嫩红少苔或脉细数无力为辨证要点。生脉散为治气阴两伤之常用方,近年来研究表明,本方具有增加冠脉血流量,改善心肌缺血,调整心肌代谢,降低心肌耗氧量,提高耐缺氧能力,调节血压,改善微循环,缩小心肌梗死范围等作用,并且能使心气虚患者的左室功能得到改善。方中人参、黄芪益气补心,麦冬、沙参养阴清热生津,五味子、浮小麦收敛心气,丹参、三七活血通脉。数药相合,补清相和,敛通互补,共奏益气养阴、活血通脉之效。

【加减】 ①心烦不寐明显者,加炒枣仁15g,莲子心10g;②心悸、脉结代者,加炙甘草、甘松各10g,苦参15g;③阴虚阳亢,症见眩晕、耳鸣者,方中去黄芪、浮小麦,加天麻12g,白芍15g,钩藤30g;④肾虚腰痛者,加淫羊藿、川续断各15g。

(六)阳脱阴竭

【主症】 心胸剧痛,四肢厥逆,大汗淋漓,或汗出如油,虚烦不安,皮肤青灰,手足青至节,甚至神志淡漠或不清,口舌青紫,脉微欲绝。

【治法】 回阳救逆。四逆汤合人参汤加味。

【处方】 制附子(先煎)、人参(另煎)各15g,干姜、炙甘草各10g,黄芪25g,煅龙骨(先煎)、煅牡蛎(先煎)各30g。水煎服,每日1剂。

方中人参的选择参照气虚血瘀证。

【方义】 本型多见于心肌梗死合并心源性休克的患者,以心胸剧痛,四肢厥逆,大汗淋漓,或虚烦不安,脉微欲绝为辨证要点。四逆汤为回阳救逆的代表方。方中附子温肾助阳,回阳救逆,干姜温中散寒,助附子温阳,二者相伍,一走一守,气味雄厚,使温阳之力快而持久;炙甘草益气温中;三药合用回阳救逆;合以人参、黄芪使中阳得复,升降调和;佐以龙骨、牡蛎收敛安神。诸药合用共奏回阳救逆之功。

【加减】 ①兼心脉瘀阻,胸痛甚,唇色紫黯,脉细涩者,加三七粉6g冲服;②肢冷汗出、面色苍白者,加用参麦注射液或参附芪注射液 20ml 加 5％葡萄糖生理盐水注射液 20ml 静脉推注,继用该注射液 40ml 加 5％葡萄糖生理盐水注射液 250ml 静脉滴注。

第三节　心律失常

冠心病心律失常是指某些冠心病以心律失常为主要临床表现者。40 岁以上的病人,有严重心律失常而不能用高血压、心肌疾病或其他原因解释者,可考虑为冠心病。可出现各种心律失常,其中以期前收缩(室性或房性)、心房颤动、病态窦房结综合征、房室传导阻滞和束支传导阻滞为多见,阵发性心动过速亦时有发现。冠心病心律失常相当于中医学的"心悸""怔忡"等病证。病位以心为主,尚与肝、脾、肾、胃等脏腑关系密切,其病机关键在于阴阳失调,气血失和,心脉失畅,心神失养。

一、中医辨证要点

1.辨过缓过速　心律失常有过缓、过速的不同,在病机上均有虚实两个方面,应分别对待之。心动过速之实证,多由痰火扰心,心火亢盛,心神不安所致,治宜泻火涤痰、清心宁神;虚证因阴血亏虚,心失所养,阴虚则阳浮,心神不宁所致,治宜滋养心阴为主。心动过缓之实证,多因痰饮上犯,心阳痹阻,阴邪窃居阳位,影响气血运行,治宜通阳泄浊宣痹;虚证乃元气虚馁,心阳不振,阳微不运,而以阳气虚为主,治宜温阳益气。

2.辨功能器质　冠心病心律失常多属器质性,基本病理为"本虚",多兼以夹痰、夹气(郁)、夹瘀等,但以气虚血瘀为多见,治疗应以补益心气为主,兼以化痰、理气、活血;亦有功能性者,常为一过性,多由自主神经功能失常所致,临床以快速型多见,治宜养心安神配合以疏肝解郁、劝慰开导等心理治疗。

3.辨病变的虚实兼杂　本病的特点多虚实相兼,因此要根据病情区别心悸的性质,是实证、虚证还是虚实兼有。所谓虚,系指五脏气血或阴阳的亏虚,实则多指痰饮、血瘀、火邪之夹杂。痰饮、血瘀、火邪等虽属病理产物或病理现象,但在一定的情况下,如水停心下,或痰火扰心,或瘀血阻于心脉,均可成为惊悸怔忡的直接病因。因此,在辨证时不仅要重视正虚的一面,亦应注意邪实的一面,并分清其虚实之程度。其正虚程度与脏腑虚损的多寡有关,一脏虚损者轻,多脏亏损者重,虚证当以养血安神为主。如心阳不足或阳虚饮逆,当补养心气,温通心阳。在邪实方面,一般说来,单见一种夹杂者轻,多种夹杂者重,如因瘀血所致,当以活血化瘀为法;如病因痰热引起,治疗当从清热化痰着手。若是久病,虚中有实,病情较为复杂者,则宜标本兼顾,攻补兼施。

4.辨脏腑的虚损程度　由于本病以虚为主,而其本虚的程度又常与脏腑虚损的多寡有关,故应详辨。脏腑之间相互联系,相互影响,心脏病变可以导致其他脏腑功能失调或亏损,其他脏腑病变亦可以直接或间接影响于心。或因肾水不足,则心肾失交;或因肝血亏虚不能养心;或由脾肾阳虚而致心气虚弱等,病情较为复杂。在一般情况下,仅心本身虚损致病者,病情较轻,夹杂证少,其临床表现仅以心悸、心慌、胸闷为主。而与他脏并病,兼见腰部酸痛、阴冷阳痿、尿频、肢凉畏冷、手足心热,或头晕耳鸣、目眩口苦,烦躁胁痛,或纳呆、脘胀、身倦乏力等症状者,则病势较重。大抵初发则轻,常以单脏病变为主;病久则重,多为数脏同病。如此分清心脏与他脏的病变情况,有利于判断疾病轻重程度,决定治疗的先后缓急,避免单纯补心。

5.辨脉象　冠心病心律失常之脉象变化较大,有快、慢、强、弱之异,有脉象与脉率之分,临床常见的脉率失常有数、疾、迟、缓等;脉律失常有促、结、代及釜沸脉、虾游脉、雀啄脉等。脉细数者,多为心阴不足之征;脉迟缓者,多为心阳不振之象。

二、中医治疗

【辨证用药】

(一)快速型心律失常的辨证治疗

中医学认为快速型心律失常多为本虚标实之证,急性发作期多以肝郁气滞、痰火扰心、心神不宁等标实证为主,但亦有冠心病心肌梗死坏死范围较大,发生快速型心律失常后迅速导致阴阳离绝之危重症者;缓解期多表现为脏腑气血虚损,但常兼夹有痰浊、瘀血等标实之象。因此,发作期宜急则治其标,以迅速缓解病情,防变生危证;缓解期则应以调补脏腑气血、阴阳虚损为主,兼以化瘀、祛痰。另外,无论发作期或缓解期,均应酌情加入重镇安神或养心安神之品。

1.发作期

(1)肝郁气滞

[主症]　心悸气短,胸胁胀满或疼痛,心烦口苦,急躁易怒,女子月经不调,舌红、苔黄,脉弦数或结代。

[治法]　舒肝解郁,调畅气机。逍遥散加味。

[处方]　柴胡 12g,炒枣仁、当归、白芍各 15g,茯苓、白术、郁金、枳壳各 10g,甘草 5g。水煎服,每日 1 剂。

[方义]　本证见于快速型心律失常发作期,系因情志不畅,肝失疏泄,心脉气机郁滞所致。方中以柴胡疏肝理气为主药,配合当归、白芍养血柔肝;茯苓、白术健脾,既辅柴胡疏肝,又防肝病传脾;郁金、枳壳疏肝理气、条达气机;加枣仁安神。

[加减]　①胸闷痛、口唇紫暗、舌质紫暗者,加丹参、赤芍、川芎等;②肝郁化火,热盛者加栀子、牡丹皮、黄芩、龙胆草等;③兼呃逆、嗳气者,加旋覆花、代赭石等。

(2)痰火扰心

[主症]　心悸不安,胸闷烦躁易怒、头晕失眠、痰多,口苦,舌红,苔黄腻,脉滑数。

[治法]　清热化痰,宁心安神。黄连温胆汤加减。

[处方]　黄连 6g,瓜蒌 30g,清半夏 9g,陈皮、枳实、竹茹、薤白、酸枣仁、茯苓各 10g。水煎服,每日 1 剂。

[方义]　本证多见于素体肥胖,嗜食肥甘厚腻之人,痰浊内盛,郁久化火,痰火上扰心神所致。方中半夏、陈皮、枳实、竹茹理气化痰;酸枣仁、茯苓宁心安神;黄连清热除烦。

[加减]　①热盛者,加炒栀子、黄芩、苦参等;②胸闷盛者,加大瓜蒌、薤白;③心悸惊惕不安者,加珍珠母、朱砂、生龙齿等。

(3)心阳虚脱

[主症]　心悸气促、面色苍白、四肢厥冷、大汗淋漓或四肢抽搐、舌质淡、脉微欲绝。

[治法]　回阳救逆,益气固脱。参附汤合桂枝甘草龙骨牡蛎汤加减。

[处方]　人参(另煎)15g,附子 12g(先煎),桂枝 10g,甘草 9g,龙骨(先煎)、牡蛎(先煎)各 30g。水煎服,每日 1 剂。

[方义]　本证多见于大面积急性心肌梗死并发快速型心律失常,心源性休克,为阴阳离绝之危重证

候,属中医"厥证"范畴。方中以人参、附子急救回阳,益气固脱;配合龙骨、牡蛎固脱;桂枝、甘草温阳益气。

[加减]　①若气虚甚者,可加入大剂量黄芪;②若汗出过多而阴虚,症见舌红、脉细无力,加太子参、麦冬、玉竹;③兼见胸闷如窒者,加降香、檀香;④兼痰浊阻滞,胸满闷痛,苔腻者,加瓜蒌、薤白、陈皮。

2.缓解期

(1)气阴两虚

[主症]　心悸怔忡、疲乏无力、失眠多梦、五心烦热、潮热盗汗、面色苍白无华、舌红少苔,脉细数或结代。

[治法]　益气养阴、养血安神。炙甘草汤合生脉散加减。

[处方]　炙甘草 12g,桂枝 9g,生地黄 30g,人参(另煎)、阿胶(烊化)各 6g,麦冬、麻子仁、五味子各 10g,大枣 5 枚,生姜 3 片。水煎服,每日 1 剂。

[方义]　本证多见于快速型心律失常缓解期之气阴两虚之证,多系发作期火热之邪耗气伤阴,或素体气阴不足,复因肝郁,痰火更伤气阴。辨证上不仅有心气虚,也有心阴虚。炙甘草汤益气养血复脉,主治气虚血少,心动悸,脉结代之证;生脉散益气养阴。

[加减]　①若气虚甚者,可加黄芪;②兼心脉瘀阻,胸闷刺痛,舌有瘀斑,加丹参、赤芍、郁金、川芎;③若阴虚火旺,心烦失眠,口舌生疮,加黄连、炒栀子。

(2)气虚血瘀

[主症]　心悸怔忡,气短乏力,心胸憋闷刺痛,舌质紫黯或见瘀斑,脉细涩或结代。

[治法]　益气活血。补阳还五汤加减。

[处方]　黄芪 30g,赤芍 12g,当归、川芎各 10g,红花、地龙各 9g,桃仁 6g。水煎服,每日 1 剂。

[方义]　本证多因久病、重病心气虚损,运血无力,以致气虚血瘀,心脉瘀阻,心失所养而变生诸证。方中黄芪益气;赤芍、当归、川芎、红花、地龙活血化瘀通脉。

[加减]　①若气虚甚者,加人参、炙甘草;②若瘀血甚者,加丹参、延胡索、郁金;③若心悸、失眠,加龙骨、牡蛎、酸枣仁。

(3)阴虚火旺

[主症]　心悸、心中烦热、头晕目眩、失眠多梦、口干舌燥、潮热盗汗、舌红少津、脉细数。

[治法]　滋阴降火,清热除烦。朱砂安神丸加味。

[处方]　生地黄 30g,玄参、炒枣仁各 15g,知母 12g,朱砂(分冲)1g,炙甘草 6g,当归、远志、茯苓各 10g。水煎服,每日 1 剂。

[方义]　本证系素体阴虚,邪热犯心或久病伤阴,阴虚火旺,热扰心神,变生诸症。方用生地黄、知母、玄参、当归滋阴清热养血;朱砂、酸枣仁重镇安神;炙甘草以缓急;远志、茯苓安神定志。

[加减]　①若阴虚甚者,加沙参、麦冬;②若心悸甚者,症见心动如跃,心烦易怒,口苦,脉弦细数,至数不清,加黄芩、白芍、阿胶(烊化)、麦冬、炒酸枣仁;③兼见心脉瘀阻,胸闷胸痛,舌暗有瘀点者,加三七粉(冲)、桃仁、丹参。

(二)缓慢型心律失常的辨证治疗

中医学认为缓慢型心律失常的基本病因病机是心、肾、脾阳气虚衰,阴寒内盛,在阳虚的基础上兼夹血瘀、痰湿之邪,使得脉道不畅,鼓动无力,脉来迟缓。其病位在心,其本在肾,脾次之,主要病理改变为心阳虚,心肾阳虚或兼脾阳不足,病情迁延日久或以阳损及阴,而致阴阳两虚。缓慢型心律失常多见于年龄较大的冠心病患者,多兼心脉瘀滞,治疗上宜在顾护阳气的基础上,活血通脉。

1.发作期

（1）痰湿阻络

[主症]　心悸、胸闷疼痛、眩晕较甚、头重如裹、喉中痰鸣、舌质淡、苔白腻、脉弦滑。

[治法]　温化痰湿，理气和中。瓜蒌薤白半夏汤合二陈汤加减。

[处方]　瓜蒌30g，薤白15g，清半夏9g，甘草6g，陈皮、茯苓各10g。水煎服，每日1剂。

[方义]　本证见于缓慢性心律失常发作期。多因痰湿痹阻，胸阳不展，清阳不升，心脉气血不畅所致。方中以半夏、陈皮燥湿理气；茯苓健脾利湿；瓜蒌开胸涤痰，薤白疏滞散结，宣痹通阳；甘草健脾和中。诸药合用，使痰浊得消，气机通畅，胸阳舒展，则胸闷胸痛，心悸诸症亦随之而解。

[加减]　①脾虚失其健运者，可加党参、白术；②痰阻气滞、心脉瘀阻者，可加丹参，赤芍、川芎、降香；③痰湿郁而化热者，可加黄连、竹茹、枳实；④痰蒙清窍，突然昏倒者，可急于苏合香丸鼻饲给药。

（2）心脉瘀阻

[主症]　心悸气短，胸闷憋气，心前区刺痛阵作，四肢不温，口唇青紫，舌质紫暗，脉涩或结代。

[治法]　活血化瘀，温阳通脉。冠心Ⅱ号方合保元汤加减。

[处方]　川芎、赤芍、桂枝、红花各10g，降香（后下）6g，丹参20g，党参15g。水煎服，每日1剂。

[方义]　本证乃心阳气虚损，心血失其温运，血行瘀滞而致心脉痹阻所致。治以冠心Ⅱ号方活血化瘀通脉，以保元汤益气温阳。

[加减]　①阴寒凝滞，心脉瘀阻，心痛剧烈者，可加入延胡索、附子、细辛；②肾阳亏损者，可加附子、淫羊藿；③阳虚欲脱。

[主症]　心悸、胸痛如绞、胸憋闷欲死，伴冷汗如珠、面色苍白、呼吸微弱、四肢厥冷、精神萎靡、脉微欲绝。

[治法]　回阳救逆，固脱。参附汤合保元汤加减。

[处方]　人参（另煎）12g，制附子（先煎）10g，黄芪15g，肉桂（煽）6g，龙骨（先煎）、牡蛎（先煎）各30g。水煎服，每日1剂。

[方义]　本证乃阳气骤脱、宗气虚泄而致神无所主、阳微欲绝的急危重症。可以红参急煎灌服以大补元气、强心升压；亦可急予参附注射液合黄芪注射液静脉滴注，以益气强心升压；黄芪、附子益气温阳，肉桂温壮元阳，回阳救逆。

[加减]　①气阴虚损者，加玉竹、麦冬、太子参；②兼血瘀者，加丹参、三七粉（冲）、延胡索。

2.缓解期

（1）心阳虚

[主症]　心悸气短，动则加剧，自汗倦怠，面色㿠白，或形寒肢冷，舌淡苔白，脉沉迟。

[治法]　温阳益气。保元汤合五味子汤加减。

[处方]　黄芪30g，人参、五味子、桂枝各10g，肉桂（煽）、甘草各6g。水煎服，每日1剂。

[方义]　本方适用于冠心病心律失常之缓慢型，临床辨证为心阳虚。方中人参、黄芪、甘草、五味子补益心气、强心；肉桂、桂枝温通心阳。诸药合用共成益气温阳之剂。

[加减]　①若心烦，失眠等心神不宁者，可酌加炒酸枣仁，柏子仁，合欢皮等；②若四肢厥冷等阳虚甚者，可酌加附子、干姜；③若肢体水肿，小便量少阳虚水泛者，加泽泻、冬瓜皮、茯苓；④兼心血瘀阻者加丹参、赤芍、三七；⑤脉迟甚者，可酌加麻黄、细辛。

（2）气阴不足

[主症]　心悸气短，乏力，动则加剧，头晕眼花，五心烦热，口干咽燥，脉迟细或结代。

　　〔治法〕　益气养阴，宁心安神。天王补心丹合五味子汤加减。

　　〔处方〕　人参、五味子、远志各 10g，黄芪 24g，麦冬、玄参各 15g，生地黄、炒酸枣仁、柏子仁各 20g，甘草 6g。水煎服，每日 1 剂。

　　〔方义〕　方中黄芪、人参、甘草补益心气；麦冬、玄参、生地黄滋养心阴，炒酸枣仁、柏子仁、五味子、远志养心安神。

　　〔加减〕　①若兼面色苍白，唇淡无华，舌淡脉弱等血虚甚者，可合用四物汤；②兼有食少便溏等脾虚证者，加白术、茯苓、山药；③心肾阳虚

　　〔主症〕　心悸，气短，动则加剧，形寒肢冷，腰膝酸软，肢体水肿，面色㿠白，舌淡胖，苔白滑，脉沉迟弱。

　　〔治法〕　温补心肾。以真武汤加减。

　　〔处方〕　茯苓、黄芪各 30g，白术 20g，肉桂（焗）6g，附子（先煎）、白芍、补骨脂、淫羊藿各 10g，生姜 5 片。水煎服，每日 1 剂。

　　〔方义〕　本证为冠心病心律失常缓慢型较为常见的类型，其病机多因素体阳虚，或年老体弱，或久病不愈而致心阳虚损，肾阳不足，命门火衰，失于温煦，阴寒内盛，从而产生心悸气短，形寒肢冷，肢体水肿等证。方中以真武汤温阳利水，加黄芪补气，肉桂、补骨脂、淫羊藿温补肾阳。

　　〔加减〕　①若水湿泛滥，水肿甚等心肾阳虚者，可加茯苓皮、泽泻、车前子；②若胸闷憋气等胸阳痹阻者，加瓜蒌、薤白；③若兼心胸刺痛等心脉瘀阻者，加丹参、赤芍、川芎；④脉迟甚者，可酌加麻黄、细辛。

【辨病治疗】

（一）快速性心律失常

　　1.常山　常山对室性、室上性快速性心律失常均有一定效果，其中对阵发性室性心动过速、频发性室性期前收缩（室早）疗效较好，对房性期前收缩（房早）、阵发性室上性心动过速（室速）及阵发性心房纤颤（房颤）也有一定的疗效；对结性期前收缩（结早）、窦性心动过速疗效较差。

　　2.苦参　实验证实，苦参总碱能对抗肾上腺素、乌头碱等诱发的多种实验性心律失常，主要降低细胞跨膜动作电位的振幅并可延长动作电位时程及有效不应期，作用同奎尼丁相似；苦参注射液对心脏有一定抑制作用，表现为负性自律性、负性肌力、负性频率及负性传导作用。按中医辨证分型，该药对气阴两虚型及气滞血瘀型疗效较好，心气虚型无效；苦参对窦性心动过速、心房颤动也有一定疗效，但对房室传导阻滞、结性逸搏、结性心律等缓慢性心律失常者无效。

　　3.延胡索　延胡索具有活血、行气、镇痛等功用。实验发现，延胡索生物碱中的水溶性成分（碱Ⅰ）和水不溶性成分（碱Ⅱ）能分别对抗不同的实验性心律失常模型。碱Ⅰ对心电图的影响与乙胺碘呋酮相似，碱Ⅱ对心电图的影响与奎尼丁相似。碱Ⅰ对室早效果较好；碱Ⅱ对房早、结早治疗效果较好，对室早疗效较差。该药尚能减慢房颤时过快的心室率，进而使一些持续性房颤转复为窦性心律。

　　4.黄连素　是以黄连等植物中提取的一种季胺类生物碱小檗碱。其可延长豚鼠乳头肌动作电位时程，并具有肾上腺素能受体阻滞作用，对室上性心律失常有效率（84%）高于室性心律失常（76%），黄连素口服对顽固性室性心动过速可能有效。临床观察表明，黄连素抗心律失常作用优于美西律。

　　5.当归　当归为伞形科植物当归的根，是著名的补血和血、调经止痛中药。实验证实当归流浸膏有奎尼丁样作用，对乙酰胆碱或电流引起的犬和猫心房颤动有治疗作用；当归醇提取液能对抗氯仿、肾上腺素、乌头碱、地高辛等所诱发的动物心律失常。临床观察表明，用当归注射液静脉注射、静脉滴注，对冠心病所致室性期前收缩疗效就较好。

　　6.中药复方

　　(1)炙甘草汤：出自《伤寒论》，方用炙甘草、人参、阿胶、生姜、桂枝、麦冬、火麻仁、生地黄、大枣组成，具

有益气滋阴、补血复脉之功效,主治气虚血少、心动悸、脉结代等病证。临床观察表明,本方对各种期前收缩有一定疗效。

(2)整律Ⅰ号:由苦参、茵陈、炙甘草组成。动物实验表明,该方能对抗乌头碱、肾上腺素及洋地黄中毒引起的心律失常。对多种原因引起的期前收缩和其他心律失常有一定治疗作用。

(3)参麦注射液:由红参、麦冬组成,静脉注射给药治疗室性、房性期前收缩等心律失常105例,有效率67.5%;与西药组和辨证论治组比较,效果较后两组为优(有效率分别为55.2%和44.4%)。

(二)缓慢性心律失常

1.去甲乌药碱 去甲乌药碱即附子Ⅰ号,系从附子中分离出来的一种微量成分。动物及心肌细胞实验都说明,去甲乌药碱具有肾上腺素受体兴奋作用,其效应与异丙肾上腺素相似。该药对乌拉坦、维拉帕米、烟碱诱发的小鼠缓慢型心律失常有一定治疗和预防作用,并能降低死亡率。临床用该药静脉滴注治疗缓慢性心律失常,可明显增快心率,改善房室传导阻滞,增强心音。

2.中药复方

(1)麻黄附子细辛汤:由麻黄、附子、细辛组成,出自《伤寒论》,具有助阳解表、温经散寒之功效。临床用于病态窦房结综合征等缓慢性心律失常的治疗。在增快心率、改善症状方面有一定疗效。

(2)健心片:由党参、附子、桂枝、川芎、干姜、炙甘草等组成。临床多用于治疗窦性心动过缓,病态窦房结综合征等缓慢性心律失常。

【针灸治疗】

针刺治疗冠心病心律失常,特别是一些快速型心律失常如各种期前收缩等有较好疗效。研究发现,针刺动物"内关"穴,可提高心脏的起搏阈值、反复的心室反应阈值和室颤阈值,延长心室相对不应期和有效不应期,并使强度间期曲线向右明显移位。临床常用的穴位及治疗方法简述如下:

1.体针

主穴:内关、心俞、神门;或间使、厥阴、内关。

配穴:巨阙、脾俞、足三里、膻中、郄门、膈俞、尺泽、丰隆、通里等。

方法:采用中等刺激或平补平泻手法,每次取主穴2~3个,随症配穴2~3个,每日1次,或隔日1次,留针20~30min,5~7次为1个疗程。在急性心肌梗死急性期,可每天1次,以预防心律失常发生。

2.耳针

取心俞、交感、神门、内分泌、肾、皮质下等穴,每次取穴2~3个,针刺留针20~30min或王不留行子埋压。多用以配合体针治疗。

第四节　缺血性心肌病

缺血性心肌病为冠状动脉粥样硬化病变使心肌的供养和需氧不平衡而导致心肌细胞减少、坏死、纤维化、心肌瘢痕形成的疾病亦称为心肌硬化或心肌纤维化。其临床特点是心脏逐渐扩大,发生心律失常和心力衰竭。因此与扩张型心肌病颇为相似,故被称为"缺血性心肌病"。缺血性心肌病型冠心病相当于中医学的"水肿""喘证""心悸"等病证范畴,心脏阳气虚衰是本病的病机关键,从而导致瘀水交阻引起诸症。

一、缺血性心肌病的临床表现

1.心脏增大 有心绞痛或心肌梗死的病史,心脏逐渐增大,以左心室扩大为主,后期则两侧心脏均扩大。部分患者可无明显的心绞痛或心肌梗死史。

2.心力衰竭　心力衰竭是指在有适量静脉回流的情况下,由于心脏收缩和(或)舒张功能障碍,心脏排出的血液不足以维持组织代谢需要的一种病理状态。临床上以心排血量不足,组织血流量减少,肺循环和(或)体循环静脉淤血为特征,又称充血性心力衰竭,亦称心功能不全。冠心病心力衰竭(心衰)是指由于冠心病引起的心力衰竭。心力衰竭多逐渐发生,大多先呈左心衰竭,然后继以右心衰竭,出现相应的症状。本章主要讨论冠心病引起的慢性心力衰竭。

3.心律失常　可出现各种心律失常,这些心律失常一旦出现将持续存在,其中以期前收缩(室性或房性)、心房颤动、病态窦房结综合征、房室传导阻滞和束支传导阻滞为多见,阵发性心动过速亦时有发现,有些患者在心脏还未明显增大前已发生心律失常。

二、诊断

诊断主要依靠动脉粥样硬化的证据和排除可引起心脏增大、心力衰竭和心律失常的其他器质性心脏病。心电图检查除可见心律失常外,还可见到冠状动脉供血不足的变化,包括 ST 段压低、T 波低平或倒置、Q-T 间期延长、QRS 波群电压低等。放射性核素检查示心肌缺血和室壁运动异常。二维超声心动图也可显示室壁的异常运动。如以往有心绞痛或心肌梗死病史,则有助于诊断。选择性冠状动脉造影和(或)冠状动脉内超声显像可确立诊断。

三、中医治疗

心力衰竭属本虚标实之患,脏腑虚损失调为本,瘀饮水湿内停为标。病位在心,与肺、脾、肝、肾密切相关。故心力衰竭为虚实夹杂之重症,临床辨证应标本兼顾,将脏腑虚衰与邪实结合进行辨证。

(一)辨证用药

单纯的左心衰竭,通常表现为"心肺气虚"或"心气阴两虚";当它合并了肺部感染的时候,则表现了虚实夹杂,原有的心肺气虚或心气阴两虚仍然存在,又增加了"痰热壅肺"一证;气为血之帅,心肺气虚或心气阴两虚,均有气虚表现,气虚帅血无力,而致血脉瘀阻。左心衰竭血脉瘀阻通常在肺,右心衰竭血脉瘀阻表现在肝、脾、肾,全心衰竭血脉瘀阻则遍及全身,特别是肺、肝、脾、肾。血不利则为水,血瘀殃及脾肾,严重者往往表现"阳虚(脾肾阳虚)水泛",更甚者出现"阳气虚脱",因此,本虚标实,虚实夹杂,多种证型并见是心衰的证型特点。

下面依据心力衰竭的主要表现,概括成 6 种基本证型加以介绍。

1.心肺气虚

[主症]　神疲乏力,短气自汗,动则加剧,食少纳呆,咳嗽喘促,心悸怔忡,舌胖嫩,边有齿印,舌苔薄白,脉沉无力或兼促、结、代。

[治法]　养心补肺,健脾益气。养心汤加减。

[处方]　人参(另煎)、远志、五味子各 10g,黄芪 30g,肉桂(焗)3g,当归 12g,川芎、清半夏各 9g,茯苓、炒酸枣仁各 15g,甘草 6g。水煎服,每日 1 剂。

[方药点评]　方中人参,黄芪以补心气;肉桂以温心阳;川芎,当归养心血;茯苓,远志,炒酸枣仁,五味子宁心安神;清半夏化痰降逆;甘草调和诸药。研究表明,人参的心血管活性作用明显,如正性肌力及改善心脏泵血功能作用,抗心律失常、心肌缺血及心肌梗死作用,扩张血管、改善微循环及抗休克作用,增强机

体耐缺氧能力、改善心肌氧代谢等作用,以及改善神经-体液调节能力、增强机体特异性抵抗力及耐受力等作用。黄芪亦有强心作用,能显著提高左室收缩功能,使心排血量增加20%。本品有抗心肌缺血作用;黄芪多糖对急性心梗犬心有改善心肌收缩性能、缩小心肌梗死面积、减轻心肌损伤的作用。肉桂对外周血管有扩张作用。本方实验研究表明,有良好的抗休克、增强心泵功能、改善外周循环等药理活性,临床经验本方抢救阳虚型心肌梗死患者,每能收到良好效果。研究表明,本方能使冠心病患者心脏射血分数显著增加,其中尤以每搏量、心脏指数升高为著,同时血流动力学、微循环状态也获明显改善。

方中人参通常可选用东北红参,例如:吉林参、新开河参,也可以用高丽人参,如果兼有阴虚可改用西洋参。因人参较为贵重,为充分利用,最好采用另煎;为了减少医疗费用,可用党参或太子参20g代用,肉桂偏于温热,温带热带地区用量宜小,通常用1.5~3g并采用焗服。炒酸枣仁、五味子酸涩,对于胃痛嗳酸者宜减量使用,或同时加海螵蛸抑制其酸。

2.气阴两虚

[主症]　气短疲乏,心悸怔忡,头昏目眩,口干舌燥,心烦失眠,自汗盗汗,舌红苔少,脉细数或促、结、代。

[治法]　益气养阴。生脉散合炙甘草汤加减。

[处方]　人参(另煎)、阿胶(烊化)、五味子各10g,麦冬15g,桂枝9g,熟地黄18g,炙甘草12g。水煎服,每日1剂。

[方义]　方中人参大补元气;麦冬、五味子养阴敛汗;桂枝温通心阳;熟地黄、阿胶养血滋阴;炙甘草养心复脉。研究表明,麦冬有显著的扩张冠状动脉、抗心律失常作用;生姜、桂枝能扩张外周血管,桂枝兼有一定利尿作用;五味子具强心、舒张血管、改善细胞代谢作用;熟地黄对在体蛙心呈正性肌力作用;甘草煎剂能使蟾蜍离体心脏收缩振幅增大,甘草酸也可使蟾酥离体心脏兴奋并与肾上腺素表现出明显的协同作用;还能对抗乙酰胆碱、毒扁豆碱对心脏的抑制作用;炙甘草提取液对乌头碱诱发的异位节律和室上性节律失常有抑制作用。本方能降低心气虚患者的心肌耗氧指数,增加每搏心搏量、心内膜心肌存活率,同时还能减低肺动脉楔嵌压,增加血管弹性扩张系数、血管顺应度、有效血容量。本方在改善心脏功能、增加心排血量的同时,对心脏前负荷及收缩敏捷度影响不明显,并可使外周阻力轻度下降,这一作用特点与洋地黄类正性肌力作用药物及扩血管药不同。对于神经垂体素所致的大鼠实验性心肌缺血及心律失常,本方具有显著的抑制作用。

人参性味甘温,有大补元气之功,若气虚不甚者,可易为党参;若气阴不足,兼有内热者,则可用西洋参代之,西洋参正如张锡纯所说"性凉而补,凡欲用人参而不受人参之温补者,皆可以此代之"(《医学衷中参西录》中册)。若病情急重者,全方用量亦宜加重。本方乃补敛合法,故宜于气阴两虚、纯虚无实之证。若温病气阴虽伤,但余热未清,或久咳肺虚,仍有痰热者,均非所宜。

3.血脉瘀阻

[主症]　心悸怔忡,气短动则更甚,心胸痹痛,胁下痞积,口唇发绀,两颧暗红,下肢水肿,舌质紫黯或有瘀点瘀斑,脉涩或结代。

[治法]　活血化瘀,益气通脉。血府逐瘀汤加味。

[处方]　桃仁、赤芍各12g,当归、川芎、牛膝、柴胡、枳壳各10g,桔梗15g,甘草、红花各6g,黄芪25g,生地黄18g。水煎服,每日1剂。

[方义]　方中柴胡、桔梗、枳壳行气开胸,桃仁、川芎、牛膝、红花、赤芍活血化瘀,黄芪、当归、生地黄、甘草益气养血通脉。研究结果显示:活血化瘀药川芎、丹参、红花、赤芍等对心衰的治疗具有多种作用,一些活血药虽无直接的血流动力学效应,但长期应用可使患者症状和心功能改善。这可能与活血药扩张冠

脉、改善心肌供氧、降低心肌耗氧量、保护心肌细胞、抑制血小板聚集、清除氧自由基等作用有关,亦有川芎、红花等降低血浆和心肌局部血管紧张素Ⅱ(ATⅡ)水平的报道,而ATⅡ参与了心室重塑及心肌细胞凋亡的发生;赤芍液对冠脉有直接扩张作用,对急性心肌缺血有明显保护作用,增加心排血量,改善心肺功能的作用;红花煎剂小剂量能使蟾蜍离体心脏及兔在体心脏轻度兴奋,使心跳有力,振幅加大,红花黄色素有增加冠脉流量及心肌营养性血流量的作用;川芎及其有效成分有扩张冠脉和外周血管的作用,能增加心肌营养血流量,促进心肌供氧和耗氧的平衡。本方主要有抑制血小板聚集,改善心功能,抗心律失常,改善血液流变性及微循环,抗缺氧,降血脂及增强免疫功能等作用。

因方中活血祛瘀药物较多,故孕妇忌服。活血祛瘀药,作用都比较强劲有力,但同时又易损伤正气,因此,应用活血祛瘀药时,常需配伍补气补血药,或健脾益肾药,可起到祛邪不伤正。瘀血散而新血生之效,比如补阳还五汤中配伍黄芪、当归。方中川芎辛温升散,凡阴虚火旺、舌红口干者慎用;月经过多及阴道出血性疾病忌用。红花有一定毒性,不宜大量久服。孕妇、溃疡病、出血性疾病、月经过多忌用。

4.阳虚水泛

[主症]　心悸气喘,畏寒肢冷,腰酸膝冷,尿少水肿,面色苍白或青紫,舌质淡暗,舌苔白滑,脉沉无力或结代。

[治法]　温阳利水。真武汤加味。

[处方]　附子(先煎)12g,肉桂(焗)3g,白芍10g,茯苓、泽泻、猪苓、白术各15g,干姜、炙甘草各6g。水煎服,每日1剂。

[方义]　方中附子、肉桂、干姜补肾温阳、化气行水,白术、白芍健脾敛阴,茯苓、猪苓、泽泻健脾利水,甘草调和诸药。研究表明,附子含有去甲乌药碱,是附予强心的有效成分,在强心的同时,还能扩张外周血管,改善血液循环,尤其是末梢循环,通过强心与扩张血管而呈现利尿作用。茯苓的提取物能增强离体蛙心心肌收缩力,并有利尿作用。白术有显著而持久的利尿作用,能促进电解质特别是钠的排泄,扩张外周血管。芍药也有强心及扩张外周血管,改善冠脉循环,镇静中枢及副交感神经作用。生姜对心脏有直接兴奋作用。真武汤及其拆方能显著增强在体心力衰竭犬的心肌收缩力,改善心功能,促进血液循环,改善心衰犬肾脏的泌尿功能。这些研究为本方治疗心衰提供了药理学依据。

真武汤原方效用最佳,方中的芍药以用赤芍效果最优,生姜对全方有增效作用,显示出古方配伍的合理性,证实了本方的强心利尿作用。附子有良好的强心作用,其主要成分是去甲乌药碱。用量过大则有明显的副作用,古人早已认识到本品大热大毒。有人应用附子量在个别病人由5g增加到10g时,即出现明显的恶心、呕吐等胃肠道反应。附子毒性成分不耐热,采用制附子先煎、久煎的方法,可以减其毒。

5.痰热壅肺

[主症]　发热不恶寒,心悸气短,不能平卧,咳嗽,咳痰黄稠,胸膈痞满,口干口苦,尿黄量少,水肿,舌红苔黄,脉象滑数或兼促。

[治法]　清热化痰、降气定喘。清肺化痰汤加减。

[处方]　黄芩、射干、浙贝母、瓜蒌皮各15g,鱼腥草25g,秦皮18g,北杏仁、前胡、桃仁、葶苈子、陈皮各12g,甘草6g。水煎服,每日1剂。

[方义]　方中黄芩、鱼腥草、射干清肺热,肺与大肠相表里,秦皮清大肠热而有利于肺热的清除。北杏仁、前胡、瓜蒌、贝母除痰止咳;葶苈子泻肺定喘,桃仁除痰止咳而兼通肺络,陈皮除痰止咳兼理气健脾,以防范诸苦寒药之败胃,甘草调和诸药。现代药理研究表明,葶苈子有类洋地黄的作用,可增强心肌收缩力,减慢心率,减慢传导作用。本方能够防治肺感染,减轻肺水肿,改善心肌供氧,增强心功能。

感染是各种诱因中最为常见的一种,在感染之中以肺感染最为常见。中医治肺热常用中药如蒲公英、紫花地丁、连翘、金银花、黄芩、鱼腥草等具有抗革兰阳性菌作用,白头翁、秦皮、槐花、射干、大黄、川厚朴、丁香、木香等具有抗革兰阴性菌作用。由于清热中药多苦寒败胃,应在寒凉药中选加川朴、丁香、木香等性味芳香之抗菌中药,以防其苦寒败胃。对于难治性的肺感染,我们参照仙方活命饮的处方办法,除清热宣肺之外,尚需加活血除痰药如桃仁、丹参、皂角刺、桔梗、白芷等,有利于痰热的消除。用于肺部痰热壅盛、久治不愈之证常取得良好效果。而对于反复出现感染的心功能不全患者,由于久病耗气,正气亏虚,治宜扶正祛邪,仿外科托里透脓之法,以人参、黄芪、当归等补益气血,酌加少量清热除痰之品以祛邪。感染控制后可服用玉屏风散以益气固表,防治感冒,同时可配合饮食疗法以补气御邪。

6.阳气虚脱

[主症] 心悸气喘严重,虚烦不宁,大汗淋漓,四肢厥冷,不能平卧,尿少水肿,面色苍白或灰暗,舌质紫暗,舌苔白滑,脉微欲绝。

[治法] 回阳救逆。参附龙牡汤加减。

[处方] 红参(另煎)、制附子(先煎)、山萸肉各15g,煅龙骨(先煎),煅牡蛎(先煎)各30g,干姜、炙甘草、五味子各10g,麦冬20g。水煎服,每日1剂。

[方义] 方中红参、制附子、干姜、山萸肉益气补肾,回阳救逆,煅龙骨、煅牡蛎涩汗固脱,麦冬、五味子补益心气,炙甘草协调诸药,以达回阳救逆之目的。在对猫的心功能实验中,山茱萸注射液能增强心肌收缩性,提高心脏效率,扩张外周血管,明显增强心脏泵血功能,升高血压。给大鼠静脉注射干姜浸剂0.25g/kg,可见一过性升压作用及继之降压作用,并能增强心房自主活动。干姜浸剂可使离体心脏自主运动增强。本方含参附汤及四逆汤两方,前者主要有抗休克、强心、抗心律失常及抗急性心肌缺血,增加冠脉流量,抗缺氧,增加外周血管流量,改善血流动力学,增强免疫等作用,后者对多种原因所致休克有显著保护作用,还具有强心、扩张血管、改善微循环、抗心律失常和增强心肌耐缺氧能力等作用。本组方能改善冠脉流量,提高心肌耐缺氧能力,减少心肌耗氧量,能提高心脏每搏心排血量和心脏指数,不同程度地改善心衰症候群,有较好的强心作用。还可抑制肾素-血管紧张素-醛固酮系统激活,还可明显降低充血性心衰患者增高的去甲肾上腺素和肾上腺素浓度,使之恢复接近正常,提示该方同时可抑制心衰患者交感肾上腺系统激活。

此型病情极为严重,务必全力抢救,急救之时通常先用参附芪注射液20ml加入5％葡萄糖盐水注射液20ml中静脉注射,继而用该注射液40～60ml加入5％葡萄糖盐水注射液250ml中静脉滴注回阳救逆,之后再服汤剂维持药效。

[加减] 上述诸种证型,在整体辨证用方的基础上再根据具体病人某一阶段出现的某些症状,对原有整体辨证所拟的方药进行加减调整,以更适应每一个体、每一时期具体病情的需求。例如,兼有表寒证者,加防风、紫苏叶等辛温解表;兼有表热者加连翘、金银花辛凉解表;兼发热不退者加青蒿(后下)、柴胡泄热透邪。若兼有咳嗽,咳痰色黄,加黄芩、鱼腥草、川贝母、北杏仁等除痰止咳;若喘促、痰多,加紫苏子、葶苈子泻肺平喘;兼有咯血者,加侧柏叶、仙鹤草等以凉血止血。水肿要在温阳益气的基础上加用利水之剂,常选用茯苓皮、猪苓、泽泻、车前子、益母草等,对肝脏大明显者,可加用丹参、赤芍、莪术等。若气虚明显者加人参;若面白、肢冷,加熟附片(先煎)温补阳气;若胸胁胀满疼痛明显,加用香附、延胡索理气止痛;若兼失眠者,加炒酸枣仁、远志等养心安神。

【辨病治疗】

心力衰竭的治疗除了原发病固、诱因的治疗之外,还应包括:强心、利尿、扩血管、β受体阻滞药、改善心肌代谢之药物的使用,结合现代单味及复方药理研究,配合应用,对心衰的中医药辨病治疗有重要意义。

（一）强心药的使用

强心药包括洋地黄类、非洋地黄类强心药以及增强心肌舒张功能的药物。对于充血性心力衰竭,洋地黄类强心药有一定疗效,具有类洋地黄样的中药有很多,如附子、北五加皮、葶苈子皆含有强心苷,虽然其强心作用很强,但其毒副作用也很大,故应用时应慎重。此外,白薇、玉竹也含有少量强心苷,可按常规剂量应用于心衰而有阴虚征象者。另外,非洋地黄样作用的强心中药有人参、麦冬、制附子、肉桂、骨碎补、补骨脂、鹿茸、地黄、女贞子、青皮、枳实、沙参、五味子,以及中成药生脉散、参附注射液、六神丸、心宝丸等,均可选用。

（二）利尿药的应用

利尿可以减少血容量,可以减轻心脏的负担,有利于心功能的恢复,Ⅰ度、Ⅱ度心衰服用小剂量利尿药能较好地控制心衰的反复发作。轻度心衰可配合使用利尿作用较强的中药如茯苓皮、猪苓、泽泻,车前草（子）、白术等,可以短时大剂量（均可用至30g）使用上述药物。利尿药的选择最好还是采用中医传统的辨证选药方法,例如心衰水肿脾肾两虚选用黄芪、白术、肉桂、山茱萸等;心衰水肿肺热咳嗽选用黄芩、鱼腥草、半边莲、桑白皮、葶苈子等。

（三）血管扩张药

既可降低后负荷增加心排血量,又能改善瘀血症状,但过度使用反而有害,尤其是影响了重要脏器的血液灌流时。一般情况可在辨证用药的基础上选加具有扩张血管作用的中药例如人参、黄芪、菟丝子、天麻、白术、川芎、肉桂、益母草、鹿衔草等。

（四）转换酶抑制药（ACEⅠ）

是目前惟一被证实能改善心衰远期预后的药物,因其有防止心室重构、抑制心血管局部肾素-血管紧张素-醛固酮系统的作用,而且不伴交感激活,并改善低钠血症,故备受重视,具有ACEⅠ样作用的中药有黄精、白果、地龙、稀莶草;具有血管紧张素Ⅱ受体拮抗药作用的中药有黄芪、何首乌、白芍、泽泻、海金沙、青风藤、胆南星、清半夏、瓜蒌、青木香、板蓝根、海风藤、野菊花、细辛等,可辨证选用,需长期用药,方能获效。

（五）适当使用改善心肌代谢的药物

缺血性心脏病（冠心病等）,在一般治疗的基础上,适当配合使用抗心肌缺血药人参、黄芪、丹参、田七、赤芍、何首乌、黄精、天麻、银杏等,以及酌用改善心肌代谢的药物,如生脉液,有利于改善心肌代谢,有利于心功能的改善。

（六）β受体阻滞药

近年来,小剂量的β受体阻滞药也被鼓励用于顽固性心衰患者,尤其是扩张型心肌病患者。因β受体阻滞药可增加心肌的β受体密度。从而改善心衰症状,且能延长病人生命。具有β受体阻滞药作用的中药如佛手、淫羊藿、灵芝、葛根、蝉蜕可辨证使用。

（七）抗感染

感染是各种诱因中最为常见的一种,在感染之中以肺感染最为常见。中医治肺热常用中药如蒲公英、紫花地丁、黄芩、鱼腥草等具有抗革兰阳性菌作用,白头翁、秦皮、丁香、厚朴等具有抗革兰阴性菌作用。而对于反复出现感染的心功能不全患者,由于久病耗气,正气亏虚,治宜扶正祛邪,选用人参、黄芪等具有抗菌作用的补益中药更为适宜。

【专方专药】

1.心衰合剂　葶苈子、桑白皮、生黄芪、车前子、太子参、丹参各30g,泽泻、麦冬各15g,五味子、全当归各10g。适用于轻、中度心功能不全,每日1剂,浓煎至200ml;分2次服。

2.强心散　强心散（蟾酥1份,茯苓9份）,适用于心功能不全伴心率过快者,每次用量为100mg,3/d。

或单用蟾酥,每次 10mg,3/d。见效后酌情减量,不良反应主要为恶心呕吐及类似洋地黄中毒反应。

3.心宝　组成:洋金花(东莨菪碱)、人参皂苷、附子提取物、肉桂提取物、蟾酥、麝香、鹿茸、田七等药物。适用于心功能不全心率过慢者。部分病例于服药 2～3h 后出现口干、口苦、面红、头胀,反应持续 3～5d,药物减量后症状消失,不影响疗效。

4.生脉饮　组成:人参、麦冬、五味子。口服:饮剂,每次 10ml,3/d;袋泡剂,每次 1 包,2～3/d;片剂,每次 6～8 片,3/d。静脉注射:每次 10～20ml,加入葡萄糖注射液中缓慢静脉注射,必要时每日总量可达40～80ml,静脉滴注。

5.活心丸　组成:人参、牛黄、熊胆、麝香、珍珠、灵芝、附子、红花、蟾酥、冰片等。适用于中、重度心功能不全伴痰多、心胸闷者。每次 1～2 丸,2～3/d。妇女经期与孕妇慎用。

6.附子制剂　附子注射液作肌内注射,每次 2ml,3～4/d。静脉滴注:每次 4～6ml,1/d。适用于本病阳气虚者。阴虚内热者忌用,孕妇慎用。

7.参附注射液　20～40ml 加入 5％葡萄糖盐水注射液 250ml 静脉滴注,1～2/d。适用于中、重度心功能不全属阳气虚者。

8.参附芪注射液　20～40ml 加入 5％葡萄糖盐水注射液 250ml 补液中静脉滴注,1～2/d,适用于中、重度心功能不全属阳气虚者。

9.黄夹苷(强心灵)　由黄花夹竹桃的果仁提取,用于各种原因引起的慢性心功能不全、阵发性室上性心动过速和心房颤动、心房扑动等。用法:口服,每次 0.25mg,3/d,有效之后(1.5～2mg)改为 0.25mg,1～2/d 维持。静脉注射:0.25mg 加入 50％葡萄糖注射液 40ml 稀释后缓慢静脉注射。

10.万年青总苷　为百合科植物万年青的根、茎、叶中提取的成分,适用于心力衰竭以及心房颤动等心律失常。用法:肌内注,射,每次 1～2ml。静脉注射:每次 1～4ml,10％～25％葡萄糖注射液稀释后缓慢推注。口服:每次 0.1g,3～4/d。

(祖德金)

第五节　中医治疗高血压病的思路与方法

高血压病是临床常见病,中医对高血压病的治疗在治疗目标、治疗效果等方面具有明显特色与优势。首先,与西医认为高血压病需终身服药,多采用多种药物联合使用以求迅速降低血压不同,中医认为通过一定时间的中药干预,在血压恢复正常且平稳后,部分病人可以减停西药,中药用量也可以逐渐减少以至停药。其次,中医着眼于整体治疗,讲究辨证论治,所谓"有是证用是方",医生对通过望、闻、问、切所收集到的病人症状、体征等相关临床资料,依据中医理论进行综合分析,辨明所属证类后"有的放矢",以拟定相应治疗原则和方法,故可以很好缓解病人眩晕、头痛、腰酸、心悸、耳鸣、夜尿、肢麻等症状,平稳降压。同时还在减轻或逆转靶器官损害,防治高血压并发症的发生和改善患者生存质量,降低不良反应发生率等方面具有优势。有医家经过对古方的药理研究证明,生脉散、血府逐瘀汤能够减少心肌缺氧,改善心肌缺血,可纠正高血压造成的心肌损害,对改善高血压病患者冠状动脉粥样硬化所致的血脉瘀阻是有益的。地黄饮子、补阳还五汤通过改善脑组织水和钠代谢等环节而对抗脑缺血再灌注损伤,有利于高血压病脑动脉硬化的治疗。六味地黄汤具有改善肾功能、增强肾小管功能的作用。杞菊地黄汤等补肾明目方药有助于眼底血管硬化的预防。再者,中医对高血压病的治疗在方法上具有多样性。除药物治疗外,还可采用针灸治疗、穴位按摩、意疗、体疗、食疗、足浴等方法。

一、常用治法

随着时代的变迁,人们生活环境、生活方式与饮食习惯的改变,高血压病的高致病因素、常见证类均发生了变化,相应的其常用治疗方法亦有一定改变。现代医家在继承古人成就的基础上进行探索研究,多数认为高血压病以素体阴阳偏盛偏衰,禀赋不足,脏腑亏损为病之根本;主要由饮食失常、精神紧张及年老体衰所致;病机上归纳为风、火、痰、瘀、虚;病位上以肝肾为主,涉及心脾;临床诊治首当辨虚实,虚证多见"肝肾阴虚""气血两虚",治以"滋水涵木""补养气血";实证多见"痰瘀互结""肝阳上亢"及"肝风内动",治以"祛瘀化痰""平肝潜阳""镇肝息风",以"血府逐瘀汤""天麻钩藤饮""镇肝息风汤"等为代表方剂。对此,医家总结出痰瘀同治法、活血化瘀法、平肝息风法、滋水涵木法、气血双补法、调肾阴阳法、温补肾阳法、祛湿化痰法等8种临床治疗高血压的常用治法。

1.痰瘀同治法　本法是运用活血化瘀类、化痰类等药物祛除体内阻滞之瘀血、痰浊以调畅气血运行,恢复脏腑功能的一种方法。具有祛痰化瘀、疏通经络的作用,适用于痰瘀互结,毒损心络证原发性高血压病。临床上可见眩晕、头重、胸闷、腰酸与舌质紫暗、瘀斑瘀点、舌苔腻并见。其常用药物有川芎、莱菔子、泽泻、钩藤、丹参、枳壳、茯苓等。临床应用多配伍理气药、补益药、平肝息风药、祛风通络药等。常用代表方剂有"半夏白术天麻汤"和"通窍活血汤"等,多自拟之。

2.活血化瘀法　本法具有活血化瘀、疏经活络的作用,适用于瘀血阻络,血脉不畅的高血压病。临床依据患者具体情况既可将之作为主要治疗方法,又可作为辅助治疗方法配合使用。高血压病日久迁延,缓慢不愈者多有心前区憋闷疼痛、肢体麻木、口唇紫暗、舌质暗红、边有瘀斑瘀点、舌底脉络增粗等瘀血表现,可用此法。常用药物有川芎、赤芍、红花、桃仁、丹参、三七、牛膝等。临床上常配伍补气药、清热药、平肝潜阳药、补肾药等。常用代表方有"血府逐瘀汤""通窍活血汤""桃红四物汤""丹参饮"等。

3.平肝息风法　本法具有平肝潜阳、息风止痉、清热等作用,适用于肝阳上亢,亢而化风之高血压病。若素体阳盛,或长期忧思恼怒,肝失条达,以致气郁化火生风,风阳升动,肝气升发太过,或肝肾阴亏于下,肝阳升而无制,亢而化风而见头晕头痛、目眩耳鸣、头重脚轻、肢体麻木、烦躁少寐、舌质红、脉弦数者可用之。常用药物为钩藤、牛膝、白芍、天麻、川芎、菊花、生地黄、夏枯草、石决明等。多配伍补阴药、化痰药等。常用代表方剂有"天麻钩藤饮""羚角钩藤汤"等。

4.滋水涵木法　本法即滋养肾阴以养肝阴,具有育阴潜阳、柔润定风等作用,适用于肝肾阴虚,肝阳上亢,虚风内动证高血压病,尤宜于老年高血压病见腰酸腰痛,耳鸣,夜尿频数,脉沉细等症者。常用药物有枸杞、牛膝、山茱萸、熟地黄、茯苓、牡丹皮、菊花、生地黄、泽泻、杜仲、钩藤、山药等。应用时多以滋补肝肾药为主配伍活血药、化痰药、息风止痉药等。代表方剂如"镇肝息风汤""杞菊地黄汤""左归丸""大定风珠"等。

5.调肾阴阳法　本法是以补益肾中阴阳为主以调节机体阴阳平衡的方法,具有填精益髓、温补肾阳等作用,适用于阴阳两虚之高血压病。常用药物有山茱萸、熟地黄、茯苓、肉桂、附子、牛膝、桑寄生、淫羊藿、山药、丹皮、巴戟天、生地、杜仲、枸杞、龟甲等。代表方有"二仙汤""肾气丸"等。

6.温补肾阳法　本法具有补肾助阳、暖脾利水等作用,适用于肾阳亏虚而见背微恶寒,腰膝酸软,手足发冷,夜尿频多,舌淡胖,苔薄白,脉沉细,尺部弱者。常用药物有熟地黄、附子、茯苓、牛膝、淫羊藿、杜仲、桑寄生、山茱萸、肉桂等。临床可配伍滋阴药、理气健脾药、利水化饮药等。常用方剂有"金匮肾气丸""真武汤"等。

7.祛湿化痰法　本法具有祛湿化痰、降气止眩等作用,适用于痰浊内蕴、清阳被遏、肝风内动之高血压病。临床多见眩晕头痛,头重如裹,胸闷呕恶,舌淡胖,苔白厚腻等症。常用药物有茯苓、半夏、橘皮、白术、天麻、甘草、钩藤、川芎、泽泻、牛膝等。多配伍理气健脾药、息风止痉药等。常用方剂有"温胆汤""半夏白术天麻汤""苓桂术甘汤""泽泻汤"等。

8.补益气血法　本法同时运用补气药、补血药,具有补养气血、调理心脾等作用,适用于气血不足、心脾两虚之高血压病。临床可见少气乏力,动则气短,头部空痛,自汗或盗汗,心悸失眠,舌质淡,脉沉细等证。常用黄芪、人参、牛膝、丹参、当归、茯苓、钩藤、白术、麦门冬等。代表方有"归脾汤""八珍汤"等。

二、整体治疗方案设计思路与方法

据大量文献研究、流行病学调查研究及临床疗效观察结果显示:近年来高血压患者苔腻常为多见,而血循不畅的舌质紫暗、舌下静脉显露的瘀证亦并非少见,痰瘀互结证在高血压病患者中的发病率逐年上升,已经成为主要的临床证类。原发性高血压病各期各阶段皆可出现不同程度的痰瘀证候,痰瘀证候贯穿于整个高血压病病变始终,且随着病情的发展日趋严重。单纯的平肝潜阳、镇肝息风已无法收到满意疗效,临床治疗高血压病时,在辨证论治基础上若以痰瘀同治法为主,或辅助给予合理的祛痰化瘀治疗,可明显提高疗效。故此以痰瘀同治为基本大法,按沈绍功"单元组合式辨证分类诊断法"组合其相合证类,配合针刺疗法,针对现今高血压病发展情况与趋势,提出一套"分期序列调治"高血压病的中医治疗整体方案。并嘱患者注意调摄平素饮食起居。

将高血压病的证候类型分为"痰毒损络""瘀血阻络""肝肾亏虚"和"肝阳上亢"四个基本单元,以痰瘀同治大法作为治疗原发性高血压病的基本法则,以沈绍功先生自拟"祛痰平肝方"(莱菔子10g,泽泻10g,川芎10g,钩藤15g)为基本方加减,按"单元组合式辨证分类诊断法"组合其相合证类,配合针刺疗法,"分期序列调治"高血压。

(一)辨证单元与组方单元

1.痰瘀同治通用方　莱菔子10g,泽泻10g,川芎10g,钩藤15g。方中莱菔子、泽泻祛痰湿,分利二便使邪从二便而解。川芎行气活血,升清透窍。钩藤平肝,治肝风之标。四药相伍升清降浊,可通用于原发性高血压病痰瘀互结、毒损心络证及肝肾亏虚、肝阳上亢等所有证类。

2.痰毒损络　头重,胸闷,口粘,纳呆,苔腻,脉滑。此为无形之痰,以温胆汤为主:竹茹10g,枳壳10g,茯苓10g,陈皮10g,菖蒲10g,郁金10g。气虚加仙鹤草10g,扁豆衣5g,生黄芪15g;气滞加柴胡10g,玄胡10g,佛手10g;痰瘀互结加三七粉3g,苏木10g,泽兰10g;利尿选加石韦10g,车前草30g,白花蛇舌草30g;润肠选加草决明30g,白菊花10g,当归15g。

3.瘀血阻络　头痛如刺,舌质紫暗、瘀斑,脉涩弦紧。以血府逐瘀汤为主,轻则加丹参30g,丹皮10g,赤芍10g;重则加桃仁10g,红花10g,再加柴胡10g,枳壳10g,桔梗5g,川牛膝15g,生地黄10g,当归10g,以便活血而不伤血,逐瘀又能生新。

4.肝肾亏虚　眩晕,腰酸,苔薄不腻,脉沉细。以调肾阴阳方为主:枸杞10g,白菊花10g,生地黄10g,黄精10g,生杜仲10g,桑寄生10g。

5.肝阳上亢　眩晕,眼目昏蒙,胁满易怒,郁闷不舒,甚则肢麻耳鸣,苔黄质红,脉弦或数。治用沈绍功先生自组珍决汤:珍珠母30g,白菊花10g,草决明30g。草决明有润肠通便作用,如见便溏者,一则用量减为15g,二则选加葛根10g,炒白术10g。清肝可选加夏枯草15g,薄荷10g,生栀子10g,地龙10g,羚羊角粉0.6g;平肝可选加钩藤15g,生石决明30g,灵磁石10g,生龙骨30g,天麻10g;疏肝可选加柴胡10g,香附10g,川楝子10g,炒橘核10g,沉香粉3g;滋水可选加枸杞10g,女贞子10g,生杜仲10g,桑寄生10g,川牛膝15g。

（二）治疗序次

1.初期先痰后瘀,祛痰不忘化瘀　原发性高血压病初发、初诊或治疗的初期,患者眩晕、头重、苔腻、脉滑,尤其出现苔腻,是痰瘀互结、毒损心络的表现,治疗以祛痰为主,佐以化瘀、通腑。以通用痰瘀同治通用方合温胆汤为主方:莱菔子10g,泽泻10g,川芎10g,钩藤15g,竹茹10g,枳壳10g,茯苓10g,陈皮10g,菖蒲10g,郁金10g,加车前草30g,草决明30g,丹参30g。

2.中期痰瘀同治,平肝要知和胃　治疗中期,苔薄不腻,见眩晕、眼目昏蒙、胁满易怒、郁闷不舒,甚则肢麻耳鸣,苔黄质红,脉弦或数,为肝阳上亢。治疗以通用痰瘀同治通用方合珍决汤为主方:莱菔子10g,泽泻10g,川芎10g,钩藤15g,珍珠母30g,白菊花10g,草决明30g,加葛根10g,山楂15g,石菖蒲10g,郁金10g。

3.末期先实后虚,补虚要调肾中阴阳　治疗末期,血压稳定,舒张压90～104mmHg(12.0～13.9kPa),收缩压141～159mmHg(18.9～21.2kPa),眩晕、腰酸,苔薄不腻,脉沉细,为肝肾亏虚,治疗当滋水涵木,以痰瘀同治通用方合调肾阴阳方为主方:莱菔子10g,泽泻10g,川芎10g,钩藤15g,生地黄10g,枸杞10g,白菊花10g,黄精10g,杜仲10g,桑寄生10g。滋水可选加女贞子10g,生杜仲10g,桑寄生10g,川牛膝10g;阳中求阴选加仙灵脾10g,川断10g,菟丝子10g,肉苁蓉10g;气血不足者合补中益气汤化裁,选加生黄芪15g,当归10g,升麻10g,柴胡10g等。

（三）针刺疗法

1.辨证施针:痰瘀互结证　风池、曲池、内关、足三里、丰隆、太冲。痰毒损络:百会、风池、中脘、曲池、丰隆;恶心呕吐加足三里,胸脘痞闷者加内关。瘀血阻络:丝竹空,风池,合谷。阴虚阳亢:肝俞、肾俞、太冲、三阴交、风池、内关;心悸失眠严重者加神门,肢体麻木明显者加曲池、阳陵泉。肝阳上亢:百会,肝俞,大敦。

以上隔日针刺一次,手法虚补实泻,虚者还可加温针灸,每次留针30分钟,中间加强刺激1～2次,加电针效果更好。连续14次为一疗程。

2.主穴针法　主穴:一组曲池、足三里;一组风池、太冲。次穴:百会、关元、丰隆、三阴交、太溪、阳陵泉。每次取主穴一组,次穴三个,再随证配穴,头痛配太阳、印堂;心悸配内关、郄门;纳呆配中脘、内关;失眠配神门、印堂;耳鸣配合谷、翳风;腰疫配肾俞、委中。

进针得气后留针15分钟,中间加强刺激一次,隔日针刺一次,连续14次为一疗程。

（四）善后防复

1.汤剂减半　治疗用药,当中病即止,勿伤正气。患者血压正常、平稳后,使用汤剂减半,从一日一剂改为两日一剂,晚服一次,早、午服脑立清胶囊,服用2～3周。

2.丸药缓图　高血压病受情绪、饮食、劳累等因素影响,容易复发,为此,防止复发十分重要,待患者血压平稳甚至正常后,可再服用2～3个月的丸药来巩固疗效。一般有三种形式:一是将获效的方剂加为五倍药量,共研细末做成水丸或装入Ⅰ号胶囊,每次3g,每天两次。二是午餐、晚餐后服加味保和丸各3g,早晚各服杞菊地黄胶囊5粒(每粒0.3g)。三是重新以健脾和胃,滋肾柔肝为组方原则,再视具体病症酌加几味对证之药,做成胶囊或水丸服用,常可免于复发。健脾药选山药、砂仁、木香、白术、云苓、扁豆等。和胃药选陈皮、神曲、山楂、谷麦芽、鸡内金、莱菔子等。滋肾药选女贞子、生杜仲、桑寄生、黄柏、知母、黄精。柔肝药选菊花、当归、白芍、钩藤、薄荷、何首乌等。

3.综合治疗　不良生活方式是原发性高血压病的主要病因,因此,指导患者建立健康的生活方式是治疗的重要内容之一。中医治疗尤其要发挥意疗、体疗和食疗的优势,要牢记三十六字诀"稳定情绪,节制饮食,注意忌口,佐以食疗,戒烟减酒,提倡饮茶,适量运动,气功辅助,起居有常",进行综合治疗。

（祖德金）

第六节　中医综合治疗原发性高血压

原发性高血压是以体循环动脉压升高为主要临床表现而病因尚未明确的"心血管综合征"。其发病率较高,是最常见的心血管病之一。原发性高血压起病缓慢,早期无明显症状,一般于就诊或体检时发现血压升高,常不引起重视。多数患者在血压较高时出现头晕、头痛、目眩、耳鸣、失眠及乏力等症状。

原发性高血压可归属于中医的"眩晕""头痛"等范畴。多由情志失调、饮食不节、久病过劳所致。辨证主要分为以下几型。①肝阳上亢:头目胀痛,眩晕,面红目赤,烦躁易怒,耳聋耳鸣,口苦舌干,舌质红,苔黄腻,脉弦数有力。治宜平肝潜阳,清热降火。②阴虚阳亢:五心烦热,眩晕耳鸣,或肢麻,腰膝酸软,失眠多梦,舌红绛,少苔,脉细数。治宜滋阴潜阳。③痰湿内盛:头晕头痛,头重如裹,胸闷腹胀,食少恶心,呕吐痰涎,身重困倦,舌苔黄腻或白腻,脉细滑。治宜化痰平肝。④阴阳两虚:头晕目眩,耳鸣健忘,腰膝酸软,神疲乏力,足冷,夜尿频,舌淡,脉沉细无力。治宜滋阴助阳。⑤冲任失调:头面烘热,升火汗出,头晕头痛,烦躁不宁,咽干口燥,或有浮肿、或月经紊乱,脉弦细或细数。治宜调补冲任。

专家提醒:原发性高血压病人如果血压长期控制不良将会导致心、脑、肾等靶器官损害,甚至致残、致死,故应及早发现,及早通过规范药物治疗、调节生活方式等方法控制血压。

1.汤药疗法

(1)夏枯草糖浆(《民间偏方大全》):清热利胆,利尿降压。

适应证:适用于原发性高血压,烦躁易怒,腰膝酸软,口苦口干。

材料:夏枯草 120g,决明子 100g,白糖 120g。

方法:先将夏枯草、决明子放入沙锅内,加入清水 2000ml,文火煎至 1500ml 时,用纱布过滤,药渣加水再煎,最后将汁混合在一起加入白糖,搅拌融化后即成。此为 3 日量。

解析:夏枯草味辛、苦,性寒、归肝、胆经,具有清火,明目,散结,消肿的作用。目前以夏枯草为主要成分的药物如降压片、降血压糖浆、降压冲剂都证明有较好的降压疗效。

(2)复方槐花降压汤(《中医药信息》):疏肝活血,养阴潜阳。

适应证:适用于原发性高血压,头晕目眩,五心烦热,眩晕耳鸣。

材料:槐花 25g,桑寄生 25g,川芎 15g,地龙 15g。

方法:用水煎服,每日 1 剂。

解析:槐花性微寒,味苦,归肝、大肠经,具有凉血止血、清肝泻火的作用。现代临床研究表明槐花水浸剂、芦丁有降血压作用,椰皮素亦有短时降压作用。

(3)旱芹菜汤(《原发性高血压的中医特色疗法》):清热平肝。

适应证:适用于原发性高血压,面红目赤,烦躁易怒,耳聋耳鸣,口苦舌干。

材料:旱芹菜 2~3kg。

方法:切碎加水煎,入罐密封,变酸后加糖 60~120g,每日 1 次,每服 1 碗。

解析:芹菜性凉,味甘辛,无毒,入肺、胃、肝经,具有清热除烦、平肝潜阳的作用。芹菜含酸性的降压成分,可使血管扩张;用主动脉弓灌流法,它能对抗烟碱、山梗茶碱引起的升压反应,并可引起降压。许多临床研究表明,它对于原发性、妊娠性及更年期高血压均有一定疗效。

(4)灵芝汤(《中药保健饮料》):补气安神。

适应证:适用于原发性高血压,心悸,四肢乏力。

材料:灵芝 6～9g。

方法:用水煎服,每日 1 剂。

解析:灵芝性平,味甘,具有补气安神,止咳平喘的作用。现代药理学研究及实践表明:灵芝有一定的降压作用,并且有一定抗心律失常、抗心肌缺血作用。

(5)罗布麻汤(《原发性高血压的中医特色疗法》):平肝潜阳。

适应证:适用于原发性高血压,头目胀痛,眩晕,面红目赤,烦躁易怒,耳聋耳鸣。

材料:罗布麻叶 6～9g,钩藤 3～6g,大枣 4 枚。

方法:加水煎服,每日 2～3 次。

解析:罗布麻叶味苦性凉,专人肝经,既有平抑肝阳之功,又有清泻肝热之效。现代药理学研究发现罗布麻叶含有黄酮类化合物、强心苷等有效成分,对改善眩晕、心悸及失眠等疗效显著,奏效快,尤其不会出现血压过低的情况,这一特点是其他降压药所没有的。

2.药粥疗法

(1)芹菜粥(《本草纲目》):清热平肝。

适应证:适用于原发性高血压,头目涨痛,眩晕,面红目赤,烦躁易怒,耳聋耳鸣,口苦舌干。

材料:新鲜芹菜 60g 粳米 50～100g。

方法:将芹菜洗净,切碎,与粳米入沙锅内,加水 600g 左右,同煮为菜粥。每天早晚餐时,温热食。

解析:芹菜清热除烦、平肝潜阳;粳米补中益气、健脾和胃、除烦止渴。现代药理学研究表明芹菜含酸性的降压成分,可使血管扩张从而降压。用主动脉弓灌流法,它能对抗烟碱、山梗茶碱引起的升压反应,并可引起降压。此粥作用较慢,需要频服久食,方可有效。应现煮现吃,不宜久放。

(2)葛根粉粥(《太平圣惠方》):发表解肌,清热除烦,生津止渴。

适应证:适用于原发性高血压,出汗,烦躁易怒,口干口苦。

材料:葛根粉 30g 粳米 50g。

方法:粳米浸泡一夜,与葛根粉同入沙锅内,加水 500g,用文火煮至米开粥稠即可。当半流质饮料,不计时稍温食。

解析:葛根解表退热,生津,透疹;粳米补中益气,健脾和胃,除烦止渴。现代药理学研究表明葛根中的异黄酮类化合物葛根素对高血压、高血脂、高血糖和心脑血管疾病有一定疗效,坚持食用可以获得较好的降压疗效。

3.药茶疗法

(1)山楂决明茶(《中华药茶》):清热明目,行气散瘀。

适应证:适用于早期高血压、高血脂,头痛、目眩。

材料:山楂 15g,决明子 20g。

方法:以上两味制成粗末,加水煎汤或开水冲泡即成,代茶频饮,每日 1 剂。

解析:山楂味酸、甘、性温,归脾、胃、肝经,具有消食健胃、行气散瘀之功效,其主要有效成分为有机酸及黄酮类化合物。药理研究表明山楂可以扩张外周血管,达到降血压作用。决明子味甘、苦、咸、性微寒,归肝、大肠、肾经,具有清热明目、润肠通便的作用,其主要有效成分为大黄素、大黄酚、决明素等,药理研究表明决明子的水浸剂能使血压降低。

(2)乌龙花茶(《药茶集锦》):清利头目,降压降脂,消食健胃。

适应证:主治原发性高血压、高脂血症、冠心病等。

材料:菊花 10g,山楂 10g,乌龙茶 10g。

方法:以上三味,沸水冲泡,代茶饮,每日1剂。

解析:乌龙茶味甘、苦,性寒,归肝经,具有醒脾开胃、清利头目的作用,现代研究表明乌龙茶中的单宁酸、茶多酚具有较强的抗氧化能力,时常饮用可明显增强心血管活性,减少高血压的发生率。山楂味酸、甘,性温,归脾、胃、肝经,具有行气散瘀、消食健胃的作用,药理研究表明山楂可以扩张外周血管,达到降压作用。

(3)杜仲五味子茶(《茶疗法》):补益肝肾,固摄肾精,强健筋骨。

适应证:适用于早期原发性高血压。因湿热蕴结下焦所致之遗精、腰痛患者不宜饮用。

材料:杜仲20g,五味子9g。

方法:上药共研为末,纳入热水瓶中,用沸水适量冲入浸泡,盖闷15～20min,频频饮用,于1日内饮完。

解析:杜仲味甘、性温,归肝、肾经,具有补肝肾、强筋骨的作用。临床常用于原发性高血压治疗。五味子味酸、甘、性温,归肺、心、肾经,用于咳喘、遗精、久泻、自汗、盗汗等,其含枸橼酸、五味子素及酒石酸等成分,药理研究表明具有强心、降压的作用。

(4)还童茶(《民间验方》):凉血止血,消炎退肿。

适应证:适用于老年性血管硬化,冠心病,高血压,神经衰弱,痔疮出血等。

材料:槐角1000g。

方法:取干燥之果皮压碎,过筛,分装,每袋10g,一次3g,每日2次,开水冲泡,代饮茶。本品可连泡2次,颜色以棕红色至浅黄色为宜。

解析:槐角味苦、涩。性寒。归肝、胃大肠经。具有凉血止血,消炎退肿作用。槐角能驱散五脏内邪气,为凉血药品。据现代研究,本品含芦丁、槐黄苷等多种黄酮类成分,芦丁有降低毛细血管脆性和降血压作用。槐黄酮苷能改善心血管系统。

4.敷贴疗法

(1)吴茱萸贴(《经验方》):疏肝下气。

适应证:适用于1级高血压(轻度)伴失眠,以及合并有心率增快者。

材料:吴茱萸100g,龙胆60g,川芎20g。

方法:将这3味药混匀研成细末,每次取药粉15g加食醋调为糊状制成同硬币大小、厚度的药饼敷于双侧涌泉穴上,上盖一塑料纸、纱布,并用胶布固定,24h换药1次,5d为1个疗程。每次先用50℃水浸泡足部后再敷药。

解析:吴茱萸性热,味辛苦,入肝经,上治肝气上冲至厥阴头痛及眩晕,具有降逆止呕、升阳止泻发热作用,其有效成分黄酮化合物通过解除血管平滑肌痉挛,降低外周血管阻力而达到降血压的目的。龙胆性寒,味苦,入肝胆二经,善泻肝胆经实火,益肝胆之气,其所含有效成分龙胆苦碱亦能通过降低血管阻力而降压。川芎入肝、胆、心包经,辛温升散,上行头目,祛风镇痛,其所含有效成分川芎总生物碱和川芎嗪既能降血压、又能增加心肌收缩力、且有一定程度减慢心率及抗血栓形成的作用。

(2)降压外敷膏(《中国中医秘方大全》):引火归原。

适应证:主治原发性高血压,头晕眼花,耳鸣健忘,腰膝酸软,神疲乏力。

材料:蓖麻仁50g,吴茱萸、附子各20g。

方法:上药共研细末,加生姜150g共捣如泥,再加冰片10g和匀,调成膏状、备用。每晚取膏适量贴敷两足心(涌泉穴),外用纱布包扎固定。每日换药1次,7d为1疗程,连用3～4个疗程。

解析:吴茱萸入肝经,上治肝气上冲至厥阴头痛及眩晕,其有效成分黄酮化合物通过解除血管平滑肌痉挛,降低外周血管阻力而达到降血压的目的;临床研究表明,配伍蓖麻仁、附子能够增强其降压作用。

（3）二仁贴（《经验方》）：活血通络。

适应证：适用于 1 级高血压（轻度）伴头晕、咳嗽、失眠者。

材料：桃仁 12g，杏仁 12g，栀子 3g，50％甘油，75％乙醇。

方法：将三味药一起研成细末，用 50％甘油及 75％乙醇数滴调糊，制成硬币大小、厚度的药饼敷于双侧涌泉穴上，上盖一塑料纸、纱布，并用胶布固定。每晚 1 次，6d 为 1 个疗程，外敷前先用 50℃水浸泡足部后再敷药。

解析：桃仁性平，味苦干，入肝经，活血通络，祛瘀生新，其中苦杏仁苷、苦杏仁酶、挥发油等有效成分能通过降低外周血管阻力而降压。杏仁性温，味苦，亦含有效成分苦杏仁苷，通过降低血管平滑肌张力而起一定的降压作用，而且其含另一有效成分苦杏仁蛋白组分 KR-A、KR-B 有镇痛作用。栀子的乙醇提取物有降压作用，除外还有一定程度减慢心率、降低心肌氧耗和镇静的作用。只需加 75％乙醇可使有效成分释出，发挥疗效。

5.推拿疗法

（1）头面、颈项部推拿：

适应证：适用于原发性高血压，眩晕头痛，面红目赤，口苦惊悸，便秘。

方法：头面推拿：首先让患者取坐位，医生从上而下用攒法推颞弓，先推左侧，后推右侧；用一指禅推法，从印堂直线向上至发际，再从印堂沿眉弓至太阳，然后以印堂到一侧睛明，绕眼眶治疗，两侧交替进行；用揉法在额部治疗，从一侧至另一侧太阳穴，再用扫散法在头侧胆经循行部位，自前上方向后下方治疗，然后用抹法在前额及耳部治疗，配合按角孙、睛明、太阳。颈项部推拿：在头顶部用五指拿法，至项部改用三指拿法，沿颈推两侧拿至大椎两侧，配合按摩百会、风池；用一指禅推法，以风府沿颈向下到大椎往返治疗，再在颈两侧膀胱经用一指禅推法往返治疗，最后至面部用分法自前额至迎香往返操作。

（2）腹部、腰部及足底推拿：

适应证：适用于原发性高血压，眩晕头痛，面红目赤，口苦惊悸，便秘。

方法：腹部推拿：让患者取仰卧位，医生坐于患者右侧，在患者腹部用摩法按顺时针方向操作，腹部移动也按顺时针方向进行，在摩腹过程中配合按揉上述穴位。腰部及足底推拿：首先以横行的方向依次摩擦腰部的肾俞、命门两个穴位，要成一直线，直至自我感觉皮肤渐热为止，然后直擦足底涌泉穴，也以感觉皮肤渐热为止。

6.针灸疗法

（1）体针之一

适应证：治疗原发性高血压肝火上炎证，见头目涨痛，眩晕，面红目赤等。或肝阳上亢证，见眩晕，头目涨痛，烦躁易怒，耳聋耳鸣等。

取穴：曲池、风池。或太冲、行间、风池穴。

方法：毫针泻法。

（2）体针之二

适应证：治疗原发性高血压阴虚阳亢证，见五心烦热，眩晕耳鸣，或肢麻，腰膝酸软。

取穴：太冲、三阴交、肾俞、风池穴。

方法：平补平泻。

（3）体针之三

适应证：治疗原发性高血压阴阳两虚证，见头晕眼花，耳鸣健忘，腰膝酸软，神疲乏力。

取穴：三阴交、肝俞、肾俞、神门、关元穴。

方法:毫针补法。

(4)体针之四

适应证:治疗原发性高血压痰湿壅盛证,见头晕头痛,头重如裹,胸闷腹胀,食少欲吐。

取穴:阴陵泉、丰隆、太白穴。

方法:毫针泻法。

7.按摩疗法

(1)抹前额

作用:降压,防治大脑动脉硬化。

方法:双手掌放在前额上,先左手在上从左太阳穴抹至右太阳穴25次,然后再换右手在下,从右向左抹25次。

(2)挠头皮

作用:降压,可通过刺激头部末梢神经,使毛细血管扩张,促进大脑血液循环加快。

方法:双手五指分开抓挠头皮,先前后方向,再左右方向,最后旋转抓挠,直至感觉头皮微微发热为度。也可用木制梳子梳头250次左右,

(3)搓涌泉穴

作用:促使气血畅通,养肝明目,温补肾经,滋润肾水,具有防治高血压以及治疗失眠的效果。

方法:两手交替搓双足涌泉穴各200次。最好于每天晚睡前用40℃左右的热水泡足15min,中间自动加水调节水温如初。双足泡完将水擦干,适当用力搓涌泉穴和全足掌。

(4)搓降压沟(双耳后上方的斜沟)

作用:此法具有一定程度降压作用。

方法:用两手拇指的侧面,同时沿着降压沟.即双耳后上方的斜沟,向上斜搓40次左右,可促使原发性高血压患者有一定程度血压下降的功效。

8.日光浴疗法

适应证:适用于原发性高血压,主要表现为体虚畏寒,神疲乏力,腰膝酸软,夜尿频多者。太阳光的紫外线照射可使机体产生一种营养素维生素D3,从药理学研究来看维生素D3与钙相互影响又能够控制动脉血压,所以适当地晒太阳能使血压下降。有研究表明,在户外晒太阳10min,血压可下降6mmHg左右。2003年,曾经有报道德国学者专门做过实验,让一些高血压患者接受每个疗程为6~10周的日光浴疗法,利用刚好与自然光吻合的紫外光谱治疗,几个月后,接受光照的患者血压水平明显降低,收缩压和舒张压均有很大程度的下降。对此,现在不少原发性高血压病人和高血压的高危人群,已经开始非常积极地到户外晒太阳,通过日光浴疗法进行降压治疗或预防高血压的发生。建议患者在户外进行日光浴疗法时,可同时进行适当的运动,以增强降压的疗效。

方法:在阳光充足的天气,于户外晒太阳30min左右,晒太阳时尽量将身体展开,放松身心,闭目养神,让自己达到最舒适的程度。如患者喜好在治疗中看书请背对太阳,避免阳光直射伤害眼睛;如天气炎热、晒太阳时务必防止中暑,根据自身体质选择合适的时间进行治疗,可以选择清晨或傍晚温度较舒适的时候,可减少晒太阳的时间,可以涂抹防晒霜避免损害皮肤,影响皮肤色泽,也可以选择在室内隔窗进行日光浴,总的原则就是避免高热引起身体不适;如在寒冷的冬天进行日光浴疗法,对于患者来说晒太阳本身就是件惬意的事,可以适当延长晒太阳的时间。

9.体操疗法

(1)起落呼吸运动

适应证:适用于原发性高血压头晕头痛,无严重呼吸系统疾病患者。

方法:患者取站立姿势,两脚分开,宽度与肩相同。两手臂慢慢由身体前方上举至与肩齐平,配合吸气;然后还原成预备姿势,配合呼气。上述动作重复6~8次。

(2)左右划圈运动

适应证:适用于原发性高血压。

方法:患者取站立位,两手臂屈肘于体侧,掌心向上。右手向前伸出,掌心转向下方,再向外做平面划圈,与此同时右腿成弓步姿势,还原。再左手划圈。左右交替行上述动作,各6~8次。

(3)贯气呼吸运动

适应证:适用于原发性高血压头晕,头目涨痛患者。

方法:取站立位,两臂由体侧慢慢上举至头部,然后两手下落至头顶百会穴,配合吸气;两手臂沿头及身体前面慢慢落下,同时配合呼气,并用意念将内气由上向下贯至涌泉穴。上述动作做8~10次。

(4)两臂平展运动

适应证:适用于原发性高血压。

方法:患者取站立位,两脚分开,宽度同肩。两臂侧平举,掌心向上。开始活动时,腰部稍向左侧倾斜,左臂随之缓缓向下,同时,右臂慢慢上升,两臂仍保持呈一直线。待右手升至与头平齐的高度,逐渐复原成两臂侧平举状态。然后反方向做。上述动作重复20次.

10.足浴疗法

(1)钩藤槐花汤(《常见病熏洗法》):清热平肝,息风通络。

适应证:主治原发性高血压,主要表现为头痛眩晕、口苦心烦、颜面潮红、失眠多梦者。

材料:钩藤(切碎)20g,槐花 20g,冰片 5g。

方法:上 3 味药加水 300ml,煎煮至沸 15min,取汁浸洗双脚。每次 30min。每日 1 剂,浸洗两次。10 天为 1 个疗程。

解析:钩藤性凉,味甘。具有清热平肝,熄风定惊的作用。现代药理学表明钩藤有效成分钩藤碱、异钩藤碱具有降压的疗效。槐花性微寒,味苦,具有清泻肝火的作用,已有研究表明槐花浸水剂、芦丁具有降压的作用。

(2)桑树茺蔚剂(《常见病熏洗法》):疏风清肝,化瘀行水。

适应证:主治原发性高血压,见头痛头晕,烦热口苦,肢体麻木者。

材料:桑树枝、桑树叶各 15g,茺蔚子 15g。

方法:上述 3 味药加水 2000ml,煎沸 15min 左右,取汁倒入浸洗盆内,浸洗双脚。每次浸洗 30min,每日 1 剂,浸泡 1 次。10 次为 1 个疗程。

解析:桑叶性寒,味甘、苦,具有疏风散热、清肝明目的作用。现代药理学表明芦丁、槲皮素有降压作用。方中加用桑枝可增强降压疗效。茺蔚子性微寒,味辛、苦,归心包、肝经,具有活血调经、清肝明目的作用。现代药理学表明,茺蔚子水浸出液或醇,水浸出液有明确的降压作用。

11.刮痧疗法

(1)刮拭头部

适应证:适用于原发性高血压。

取穴:太阳,百会,风府,风池穴。

方法:以百会穴为中心,刮拭整个头部,由上而下按前后左右的方向各刮30~50下,再依次重点刮太阳、风府、风池穴,然后在百会、风池穴各重点加强刮拭。刮拭手法先补后泻,补泻结合。

(2)刮拭耳部

适应证:适用于原发性高血压。

取穴:耳背降压沟。

方法:用补法刮拭两侧耳背降压沟,刮至感皮肤潮红微热。

(3)刮拭颈部

适应证:适用于原发性高血压。

取穴:风池,肩井,人迎穴。

方法:从颈侧刮拭至肩上,即从风池穴刮拭至肩井穴,先用平刮法,手法要柔和连续,再用泻法加强刮拭肩井穴至出痧,然后再刮拭前颈两侧的人迎穴,亦需刮拭至出痧。

(4)刮拭下肢

适应证:适用于原发性高血压。

取穴:风市、足三里、涌泉穴。

方法:用泻法刮拭以上3穴至出痧,在足底涌泉穴,用刮板角点按刮拭至有强烈酸胀感。

12.耳针疗法

(1)耳针之一

适应证:主治原发性高血压肝火亢盛型。

取穴:肝,肾,结节,耳背心,耳背肝,耳背肾,耳背沟,角窝上。

方法:毫针泻法。留针30~60min,每日或隔日1次。10次1个疗程。

(2)耳针之二

适应证:主治原发性高血压阴虚阳亢型。

取穴:肾,皮质下,耳背肝,耳背肾,耳背沟,耳背心。

方法:毫针补法。留针30~60min,每日或隔日1次。10次1个疗程。

(3)耳针之三

适应证:主治原发性高血压痰湿壅盛型。

取穴:心,肾,耳背肝,耳背沟,耳背心。

方法:毫针泻法。留针30~60min,每日或隔日1次。10次1个疗程。

(4)耳针之四

适应证:主治原发性高血压阴阳两虚型。

取穴:取脾,三焦,耳背心,耳背肾,耳背沟。

方法:毫针补法。留针30~60min,每日或隔日1次。10次1个疗程。

13.耳压疗法

(1)耳压之一

适应证:主治高血压性眩晕。

取穴:耳穴敏感点。

方法:每次取一侧耳穴,两侧耳穴交替使用。先将耳郭常规消毒,然后在耳郭上寻找到敏感点,将制作好的王不留行籽贴压于敏感点,要以感觉酸、麻、胀、痛为度。隔日换贴1次,每日自行按压耳贴数次。10次为1个疗程。

（2）耳压之二

适应证：主治高血压性眩晕。

取穴：主穴：心，肝，肾，降压点，脑，枕，交感，内分泌，皮质下，降压沟。配穴：神门，神经衰弱点；若有目涩则加眼，耳，便秘点。

方法：每次取一侧耳穴，两侧耳穴交替使用。主穴必用，配穴可随证选加。先将耳郭常规消毒，然后用探针找到敏感点。用制作好的王不留行籽贴于敏感点上，边贴边按压，至穴位上感觉胀痛、灼热为度。每隔两天换贴 1 次，并每日按压耳贴数次。10 次为 1 个疗程。

（3）耳压之三

适应证：主治原发性高血压。

取穴：耳背心，耳背肝，耳背沟，耳背肾。

方法：先取一侧耳穴，将王不留行籽贴于上述 4 穴，边贴边按压以感酸、胀、痛为度，每日按压耳贴数次，疗程同上。

14.耳穴放血疗法

（1）方法之一

适应证：主治原发性高血压。

取穴：耳背沟小血管 1 根。

方法：先将耳郭常规消毒，然后用小手术刀片或其他已经过消毒的刀片将找好的血管切开，放血 10 滴左右，用消毒棉球压迫出血点，最后用消毒纱布将伤口盖住，用胶布固定。每次切开 1 条血管。每隔 4d 治疗 1 次，4 次为 1 个疗程。

（2）方法之二

适应证：主治原发性高血压。

取穴：神门，心，肾，肝。

方法：每次先取一侧耳穴，两侧耳穴交替使用。仍然先将耳郭常规消毒．然后用消毒好的三棱针对准选好的耳穴点刺放血各 3 或 4 滴。每隔 3d 放血 1 次，一般 4d 为 1 个疗程。自行监测血压，达到治疗效果即停止此法。

（3）方法之三

适应证：主治原发性高血压。

取穴：耳尖，结节，神门，心，肾。

方法：每次先取一侧耳穴，两侧耳穴交替使用。仍然先将耳郭常规消毒，然后用消毒过的三棱针将选取好的穴位点刺放血各 3 或 4 滴，每隔 3 天针刺 1 次，一般 4 次为 1 个疗程，自行监测血压，达到治疗效果即可停止。

15.敷脐疗法

（1）脐压散（《中药贴敷疗法》）

适应证：主治原发性高血压，头晕、头痛，属肝热者，虚证则不宜。

材料：吴茱萸 500g，龙胆醇提取物 6g，硫黄 50g，醋制白矾 100g，朱砂 50g，环戊噻嗪 0.175g。

方法：先将上述 6 味药研成细末，装入瓶中备用。每次取备用药 0.2g 左右填脐窝，外敷棉球胶布固定，每周换药 1 次。

解析：吴茱萸具有降逆止呕，升阳止泻的作用，其有效成分黄酮化合物通过解除血管平滑肌痉挛，降低外周血管阻力而达到降血压的目的。龙胆善泻肝胆经实火，益肝胆之气，其所含有效成分龙胆苦碱亦能通过降低血管阻力而降压。

(2)桑菊敷脐降压方(《经验方》)

适应证:适用于肝经有热之原发性高血压的治疗。

材料:冬桑叶 5g,白菊花 5g,夏枯草 3g,钩藤 6g。

方法:先将上述 4 味药一起研成细末,加适量的醋调成稀糊状,备用。每次使用取适量药糊敷于脐部,用胶布固定。每日换药 1 次,5 次为 1 个疗程,连续用 2～3 个疗程。

解析:桑叶具有疏风散热,清肝明目的作用,现代药理学表明芦丁、槲皮素有降压作用。夏枯草具有清火明目的作用,以夏枯草为主要成分的药物如降压片、降血压糖浆、降压冲剂都有良好的降压疗效。钩藤具有清热平肝、熄风定惊的作用,现代药理学表明钩藤有效成分钩藤碱、异钩藤碱具有降压的疗效。已有临床研究表明菊花适用于原发性高血压中医辨证为肝阳上亢证患者。

(3)吴茱萸贴脐方(《经验方》)

适应证:适用于原发性高血压,头痛、眩晕。

材料:吴茱萸 10g,食醋适量。

方法:取吴茱萸研成细末,加入食醋调成糊状,放入备用瓶中。取备用糊状药填于脐孔,外用伤湿止痛膏固定,每天换药 1 次,5d 为 1 个疗程。连用 2～3 个疗程。

解析:吴茱萸性热,味辛苦,具有降逆止呕,升阳止泻发热作用,其有效成分黄酮化合物通过解除血管平滑肌痉挛,降低外周血管阻力而达到降血压的目的。

(4)川芎牛膝方(《经验方》)

适应证:适用于原发性高血压患者。

材料:牛膝 50g,川芎 50g,三棱 50g。

方法:取上述 3 味药一起研成细末,装入备用瓶中。患者取仰卧位,用酒精棉球消毒脐部,取备用药 5～10g 置于脐窝,纱布覆盖,用胶布固定,3～5d 换药 1 次,10 次为 1 个疗程。

解析:川芎人肝、胆、心包经,辛温升散,上行头目,祛风止痛,其所含有效成分川芎总生物碱和川芎嗪既能降血压,又能增加心肌收缩力、减慢心率及抗血栓形成。牛膝性平,味甘,微苦,具有逐瘀通经的作用,已有研究表明牛膝具有降压作用。三棱性平,味辛、苦,具有破血行气的作用,药理学及临床研究均证明三棱有一定的降压疗效。

16.药酒疗法

(1)丹参降压酒(《高血压药膳 180 种》):扩张血管,降压。

适应证:适用于头涨痛、眩晕不适的原发性高血压患者饮用。

材料:丹参 250g,黄酒 1000ml。

方法:先将丹参切碎,放入沙锅,加水至过药水平面,浸泡 25min,文火煮沸倒入酒坛,再倒黄酒,加盖密封坛口,浸泡 30d 后即成。每日 2 次,饭后饮用,每次饮服 10ml。

解析:丹参性微寒,味苦,具有活血通经,清心除烦的作用。药理学表明其可通过扩张血管的作用降低血压。

(2)地骨酒(《高血压药膳 180 种》):滋阴益血,补益延年。

适应证:主治原发性高血压,适用于中老年体弱、目暗多泪、视物不明、眩晕等。

材料:地骨皮、地黄、菊花各 50g,糯米 1500g,酒曲适量。

方法:将上述 3 味药加水过药水平面 10cm,煎煮取浓汁于糯米煮成干饭,待冷却后,加入酒曲,拌匀置于容器中密封,保温发酵 4～6d,滤去渣,存放入准备好的药酒瓶中即可。每日饮用 3 次,每日 10～20ml。

解析:地骨皮性寒,味甘,具有凉血除蒸,清肺降火的作用,现代药理学表明地骨皮有稳定而持久的降压活性,适用于肝阳上亢之原发性高血压。菊花具有平肝清热的作用,临床研究证明菊花适用于原发性高血压之肝阳上亢证,与地骨皮合用可增强降压疗效。

17.音乐疗法

(1)疗法之一

适应证:主治原发性高血压肝火上炎及肝阳上亢型。

曲目:勃拉姆斯的《摇篮曲》,民族乐曲《汉宫秋月》等优美抒情、简洁流畅、节奏平稳、悠缓动听、音色柔和、安详深沉的歌曲。

方法:患者可主动歌唱或用乐器演奏这些被推荐的歌曲;患者亦可倾听或欣赏自己喜欢的被推荐的歌曲。每天开展音乐疗法2~3次,每次30~60min。

(2)疗法之二

适应证:主治原发性高血压肝风内动型。

曲目:民族乐曲《渔舟唱晚》《平湖秋月》,海顿的《小夜曲》等旋律优美、节奏平稳、清淡典雅、音色柔和、舒展或深沉的乐曲。

方法:具体方法同上。

(3)疗法之三

适应证:主治原发性高血压痰浊内蕴型。

曲目:选择民族乐曲《花好月圆》《喜洋洋》《鲜花调》《雨打芭蕉》《满庭芳》等旋律酣畅、节奏明快、能愉悦情绪的歌曲。

方法:具体方法同上。

(4)疗法之四

适应证:主治原发性高血压肝肾阴虚证。

曲目:选择《梅花三弄》等旋律轻柔、节奏悠缓的传统乐曲。

方法:具体方法同上。

18.药饮疗法

(1)菊花饮(《高血压药膳180种》):疏风,清热,平肝,明目。

适应证:主治原发性高血压肝阳上亢型患者。症见头目涨痛,眩晕,面红目赤,烦躁易怒,耳聋耳鸣,口苦舌干,舌质红,苔黄腻,脉弦数有力。

材料:杭白菊9g,白糖20g。

方法:先将菊花洗净,去除花蒂,除去杂质。将准备好的菊花放入大杯内,加入适量白糖,倒入沸水250ml,泡5min左右,待温度适宜即可饮用。每日代茶饮用,要坚持每日频饮,不与其他茶饮混喝。

解析:菊花性微寒,味甘、苦。归肺、肝经,具有散风清热、平肝明目的作用。菊花含有黄酮类有效成分,临床研究及现代药理学表明菊花具有明确的降压作用,可保护心血管功能,扩张冠状动脉,增加冠状动脉流量,加强心肌收缩和增加耗氧量,且有一定的抗炎、抗氧化、降血糖等作用。

(2)桑菊饮(《伤寒论》):疏风清热,清肝明目,降血压。

适应证:主治原发性高血压肝阳上亢型患者。症见头目涨痛,面红目赤,烦躁易怒,耳聋耳鸣,口苦舌干,舌质红,苔黄腻,脉弦数有力。

材料:桑叶6g,菊花6g,白糖20g。

方法:先将桑叶、菊花去除杂质,再清洗干净。然后将桑叶、菊花放入大杯内,加入适量白糖,冲入沸水

250ml,浸泡5min待温度适宜即可饮用。每日代茶饮用,要坚持每日频饮,不与其他茶饮混喝。

解析:桑叶性寒,味甘、苦,具有疏散风热、清肝明目的作用,现代药理学表明其所含之有效成分芦丁、槲皮素具有降血压作用。菊花性微寒,味甘、苦,具有散风清热、平肝明目的作用,菊花含有黄酮类有效成分,临床研究及现代药理学表明菊花具有明确的降压作用,并且可保护心血管功能,扩张冠状动脉,增加冠状动脉流量,加强心肌收缩和增加耗氧量。

(3)桑椹大枣饮(《高血压药膳180种》):补肝肾,降血压。

适应证:主治原发性高血压肝肾阴虚型患者。症见五心烦热,眩晕耳鸣,或肢麻,腰膝酸软,神疲乏力,夜尿频,舌淡,苔薄黄,脉沉细无力。

材料:桑椹15g,大枣4枚。

方法:把桑椹洗净去除杂质,大枣去核,洗净。把桑椹,大枣放入炖杯内,加清水200ml,置武火烧沸,文火煮25min即成。代茶饮用,要坚持每日频饮,不与其他茶饮混喝。

解析:桑椹性寒,味甘。归肺、肝经,具有平肝潜阳的作用,现代药理学表明其所含的芦丁、槲皮素等有效成分具有明确的降血压作用,而且还能改善冠状动脉灌注、缓解心绞痛、抗炎、抗氧化及有一定程度降血脂的疗效。大枣性温,味甘,归脾、胃经,具有补中益气、养血安神的作用,现代药理学表明其含有效成分黄酮类化合物,具有明确的降血压作用。

19.药汤疗法

(1)山楂降压汤(《高血压食谱》):滋阴潜阳,化食降脂。

适应证:主治原发性高血压肝阳上亢型患者。症见头目涨痛,眩晕,面红目赤,烦躁易怒,耳聋耳鸣,口苦舌干,舌质红,苔黄腻,脉弦数有力。

材料:山楂15g,猪瘦肉200g,素油30g,姜6g,葱10g,盐4g,上汤1000ml。

方法:先把山楂洗净,瘦猪肉洗净,去除血水,切成约4cm长、2cm宽的块。姜拍松,葱切细段。把锅置中火上烧热,加入素油,烧至六成热时,下人姜、葱爆香,然后加入鸡汤,烧沸后下入猪肉、山楂、盐,用文火炖50min即成。切忌盐不可多放,原发性高血压病人需限制盐的摄入,食量可根据个人胃口。

解析:方中的山楂性微温,味酸、甘,归脾、胃、肝经,具有消食健胃、行气散瘀的作用。现代药理学表明山楂所含有效成分黄酮、水解物、三萜酸均具有一定的降压疗效,且山楂还具有增加冠状动脉灌注、降血脂、强心等作用。

(2)淡菜黄瓜汤(《高血压药膳180种》):利水消肿,降低血压。

适应证:主治原发性高血压肝肾阴虚患者。症见眩晕,五心烦热,腰膝酸软,神疲乏力,夜尿频,舌淡,苔薄黄,脉沉细无力。

材料:淡菜50g,黄瓜200g,盐3g,大蒜10g,姜5g,葱10g,素油50g。

方法:把淡菜、黄瓜均洗干净,注意去干净淡菜中的泥沙;黄瓜要去瓤,去皮切片;大蒜去皮切片,葱切花,姜切片。先将炒锅放在武火上,加入素油,烧六成热时,加入姜、葱、大蒜爆香,然后加入清水1000ml,烧沸,下人淡菜、黄瓜、盐,用中火煮25min即成。切记盐要少放,每日1次,佐餐食用。

解析:淡菜性温,味甘。入脾、肾经。具有补肝肾,益精血,助肾阳的作用。临床研究表明淡菜作为食疗应用时,具有一定的降压疗效,且其亦有一定的降血脂的功效。黄瓜性凉,味甘,入肺、胃、大肠经,具有清热利水、解毒消肿、生津止渴的作用,临床研究表明黄瓜具有一定的降压疗效,除此之外尚有抗衰老、降血糖及减肥等功效。

(3)杜仲大枣芹菜汤(《高血压药膳谱》):补肝肾,降血压。

适应证:主治原发性高血压阳虚型患者。症见头晕目眩,神疲乏力,畏寒肢冷,夜尿频,舌淡,苔薄白,脉沉细无力。

材料:杜仲 15g,大枣 10 个,芹菜 200g,姜 5g,葱 10g,盐 3g,素油 30g。

方法:将大枣去核,切片;杜仲烘干,打成细粉;芹菜洗净,切成约 4cm 长细段;姜切片,葱切段。把炒锅置武火上烧热,加入素油,烧六成热时,下入姜、葱爆香,加入清水 600ml,烧沸,再把芹菜、大枣、杜仲粉一起加盐煮 25min 即成。一定要限制盐的摄入。每日 1 次,佐餐食用。

解析:杜仲性温,味甘,归肝、肾经,具有补益肝肾的作用,现代药理学表明杜仲的有效成分松脂醇二葡萄糖苷具有较好的降压疗效,且其还具有扩张血管、降血糖及降血脂等功效。大枣性温,味甘,归脾、胃经,具有补中益气、养血安神的作用,现代药理学表明其含有效成分黄酮类化合物,具有明确的降血压作用。芹菜性凉,味甘辛,无毒,入肺、胃、肝经,具有清热除烦、平肝潜阳的作用,现代药理学表明芹菜含酸性的降压成分,可使血管扩张而降压,临床对于原发性、妊娠性及更年期高血压均有一定疗效。

(4)天麻鲫鱼汤(《高血压药膳 180 种》):平肝潜阳,降压镇痛。

适应证:主治原发性高血压肝阳上亢型患者。

材料:天麻 20g,牡蛎粉 12g,鲫鱼 2 条,豆腐 200g,绍酒 10g,姜、葱各 5g,鸡汤 500ml,盐 3g,青菜 100g。

方法:先将鲫鱼准备好,主要是要去鳞、鳃、内脏,并洗净,抹上盐及绍酒;豆腐切成约 4cm 长、3cm 宽的块;姜切片,葱切花;青菜洗净;天麻浸透,切成薄片。将抹好盐、绍酒的鲫鱼放入炖锅内,加入鸡汤、天麻,放入姜、葱和牡蛎粉,烧沸,加入豆腐,用文火煮 30min 后,下入青菜即成。每日 1 次,佐餐食用,吃鱼、豆腐、青菜叶,喝汤。

解析:天麻性平,味甘,归肝经,具有平肝息风止痉之效,现代药理学表明其所含天麻素、柠檬酸和琥珀酸等有效成分具有明确的降压疗效,且其还具有抗炎、镇痛、增加心排血量及减少心肌氧耗等作用。牡蛎性微寒,味咸、涩,入肝、胆、肾经,具有平肝潜阳、重镇安神、收敛固涩的作用,现代药理学研究及相关文献报道均表明牡蛎有一定的降压疗效。

(张　娟)

第十九章　心血管疾病的护理

第一节　心血管疾病护理常用方法

一、高血压

高血压是以血压升高为主要临床表现的综合征,通常简称为高血压。高血压是多种心、脑血管疾病的重要病因和危险因素,影响重要脏器如心、脑、肾的结构与功能,最终可导致这些器官的功能衰竭。

【评估】

1.一般评估　神志,生命体征,健康史等。

2.专科评估　高血压的分级,头痛的性质,消化道症状,肢体活动度的改变,瞳孔及视力的变化,血压升高的诱发因素等。

【护理要点】

1.一般护理

(1)吸氧:给予氧气吸入每分钟 2～4L。

(2)休息与活动:高血压急症时绝对卧床休息,抬高床头,避免一切不良刺激。保证充足休息和适当的活动。保证病室安静,减少探视。根据年龄及身体状况选择慢跑或步行,一般每周 3～5 次,每次 30～60 分钟。

(3)饮食护理:以清淡、易消化、低盐、低热量、低脂、低胆固醇饮食为宜,维持体重在标准体重±10％以内。

2.病情观察

(1)监测血压:观察患者血压的改变,每天测血压 2 次,测血压前应让患者休息 15～20 分钟。测量血压应做到"四定":定时间、定体位、定部位、定血压计。

(2)观察症状:原发性高血压起病缓慢,早期常无症状,少数患者发生心、脑、肾等并发症后才被发现。可有头痛、眩晕、疲劳、心悸,耳鸣等症状。

(3)并发症

①高血压危象:表现为头痛、烦躁、恶心、呕吐、视物模糊等严重症状。

②高血压脑病:表现为严重头痛、恶心、呕吐及不同程度的意识障碍、昏迷等,血压降低即可逆转。

③脑血管病:包括脑出血、脑血栓形成、腔隙性脑梗死、短暂性脑缺血发作。

④其他:心力衰竭、慢性肾衰竭、主动脉夹层。

高血压的分级:我国采用国际统一的血压分类方法和标准(2005年中国高血压防治指南),具体如下。①正常血压:收缩压<120mmHg和舒张压<80mmHg。②正常高值:收缩压120～139mmHg和(或)舒张压80～89mmHg。③Ⅰ级高血压(轻度):收缩压140～159mmHg和(或)舒张压90～99mmHg。④Ⅱ级高血压(中度):收缩压160～179mmHg和(或)舒张压100～109mmHg。⑤Ⅲ级高血压(重度):收缩压≥180mmHg和(或)舒张压≥110mmHg。⑥单纯性收缩期高血压:收缩压≥140mmHg和(或)舒张压<90mmHg。

3.用药护理

(1)血管扩张药:首选硝普钠,能同时直接扩张动脉和静脉,降低心脏前、后负荷。应现用现配,避光滴注,严格控制输液滴数。

(2)利尿药:通过增加水、钠的排出使体内钠及血浆容量减少,心排血量而较少。注意电解质的变化。有高血压脑病时给予脱水药。

(3)β受体拮抗药:最适用于合并冠心病及需用血管扩张药的高血压患者,应观察心率的变化。

4.心理护理　高血压患者由于长期血压较高,会出现长期抑郁或情绪激动。护士应指导患者应用一些放松疗法(如听音乐、和家人聊天、养花、钓鱼、下棋等),减轻心理压力,使心情舒畅,建立战胜疾病的信心,也可适当服用镇静药。

【健康教育】

1.保持规律的生活方式和稳定的情绪,制定生活程序表,活动时间要相对固定。睡眠要充足,进餐要节制,不可过饱,忌烟限酒,保持心情舒畅。

2.注意适度保暖,因寒冷使血管收缩导致血压升高,应适当保暖。

3.用药指导,遵医嘱坚持用药,不能擅自停药、减药和调药。

4.教会患者家属测量血压的方法,出现病情变化时立即就医。

5.随访复查3～6个月,复查肝肾功能、电解质、眼底血管等。

二、心力衰竭

心力衰竭简称心衰。是各种心脏疾病导致心功能不全的一种综合征,绝大多数情况下是指各种心脏疾病引起心肌收缩力下降,使心排血量不能满足机体代谢需要,气管、组织血液灌注减少,出现肺循环和(或)体循环静脉淤血的临床综合征。心力衰竭按发生的部位可分为左心衰竭、右心衰竭和全心衰竭;按发生的速度可分为急性和慢性两种,临床上以急性左小衰竭较常见,主要表现为急性肺水肿,严重者伴有心源性休克。

【评估】

1.一般评估　神志,生命体征,皮肤,健康史等。

2.专科评估　呼吸频率,发绀及出汗情况,咳嗽、咳痰、水肿情况。

【护理要点】

1.一般护理

(1)吸氧

①急性心衰患者,吸入高流量氧气每分钟6～8L,加入50%乙醇湿化,降低肺泡及气管内泡沫的表面张力,使泡沫破裂,改善肺通气。

②慢性心衰患者,给予持续氧气吸入,流量每分钟2～4L,增加血氧饱和度,改善呼吸困难。

（2）休息与活动

①急性心衰患者，置患者端坐位两腿下垂或半坐位，以减少静脉回流。

②慢性心衰患者，根据患者心功能分级决定活动量，尽量保证患者休息，以减轻心脏负荷。督促患者坚持动静结合，循序渐进增加活动量。

（3）饮食护理：饮食以低盐、低脂、高蛋白、高维生素、清淡易消化为宜，注意少量多餐。严格限制钠盐的摄入，对轻度患者食盐量应限制在每天 5g 以下，中度患者 2g 以下，重度患者 1g 以下。

（4）皮肤护理：心力衰竭患者大量出汗，应勤换衣服和床单，保持皮肤清洁、干燥。

心功能分级：目前统一采用 NYHA 心功能分级标准，具体如下。

Ⅰ级：患者患有心脏病但体力活动不受限制。平时一般活动不引起疲乏、心悸、呼吸困难、心绞痛等症状。

Ⅱ级：体力活动轻度受限。休息时无自觉症状，但平时一般的活动可出现上述症状，休息后很快缓解。

Ⅲ级：体力活动明显受限。休息时无症状，但轻于平时一般的活动即可出现上述症状，休息较长时间后症状可缓解。

Ⅳ级：不能从事任何体力活动。休息时亦有心衰的症状，体力活动后加重。

2.病情观察

（1）急性心力衰竭以急性左心衰竭较常见，表现为呼吸困难、端坐呼吸，呼吸频率可达每分钟 30～40次，频繁咳嗽，咳大量粉红色泡沫样痰，极重者可出现神志模糊。

（2）慢性心力衰竭：分为左心衰竭、右心衰竭和全心衰竭。

①左心衰竭临床表现为呼吸困难、咳嗽、咳痰、咯血、乏力、头晕、心悸、少尿等。

②右心衰竭临床表现为水肿、颈静脉充盈、肝大，晚期可出现腹水。

③全心衰竭临床表现为同时具有左心衰竭、右心衰竭的临床表现。

（3）监测患者血压、呼吸、血氧饱和度、心率，检查电解质、血气分析和记出入量。观察呼吸频率和深度、意识、水肿、皮肤颜色及温度等。

3.用药护理

（1）镇静药：最常用药物为吗啡，可使患者镇静，降低心率。观察有无呼吸抑制或心动过速。

（2）应用利尿药：应用保钾利尿药需注意有无胃肠道反应、嗜睡、乏力、皮疹、高血钾等不良反应。

（3）应用洋地黄类药物：严格遵医嘱给药，当患者脉搏小于每分钟 60 次应暂停服药并通知医生。静脉给药时应稀释后缓慢静脉推注（不少于 15 分钟），并同时监测心率、心律。严密观察患者用药后毒性反应，监测血清洋地黄浓度。

洋地黄类药物毒性反应的处理：立即停用洋地黄类药；停用排钾利尿药；积极补充钾盐；快速纠正心律失常；对缓慢心律失常，可使用阿托品 0.5～1mg 治疗或安置临时起搏器。

洋地黄类药物毒性反应的症状：正常洋地黄血药浓度值为 0.9～2.0ng/ml。具体毒性反应症状如下。

①心血管系统表现：是洋地黄类药物较严重的毒性反应，常出现各种心律失常。室性期前收缩二联律最为常见。

②胃肠道表现：食欲下降、恶心、呕吐等。

③神经系统反应：头晕、头痛。

④视觉改变：视物模糊、黄视、绿视等。

（4）应用血管扩张药：观察有无头痛、面红、心动过速、血压下降等不良反应，硝酸甘油静脉滴注时应避光并严格掌握滴速，监测血压；预防直立性低血压。

4.心理护理　患者因严重呼吸困难而有濒死感,焦虑和恐惧可使心率加快,加重心脏负担,应加强床旁监护,给予精神安慰及心理支持,减轻焦虑和恐惧,以增加安全感。

【健康教育】

1.合理饮食,戒烟、酒;避免浓茶、咖啡及辛辣刺激性食物,保持大便通畅。

2.注意保暖,防止受凉感冒,避免情绪紧张、激动、体力过劳、饮食不当等诱发因素。保证充足的睡眠。

3.观察病情变化,如足踝部有无水肿,突然气急加重、夜尿增多、体重增加,有厌食饱胀感,提示心衰复发。

4.服用洋地黄类药物时学会自测脉率,当脉率在每分钟 60 次以下,并有厌食、黄绿视应警惕洋地黄毒性反应,如出现上述症状应及时到医院就诊。

三、心律失常

心律失常是指心脏冲动的频率、节律、起源部位、传导速度与激动次序的异常。按其发生原理可分为冲动形成异常和冲动传导异常两大类。

按照心律失常发生时心率的快慢,可将其分为快速性心律失常和缓慢性心律失常两大类。前者包括期前收缩、心动过速、扑动和颤动等;后者包括窦性心动过缓、房室传导阻滞等。

【评估】

1.一般评估　神志,生命体征,健康史等。

2.专科评估　心律失常的分型,胸闷、心悸、晕厥、呼吸困难,严重者出现抽搐等。

【护理要点】

1.一般护理

(1)吸氧:给予氧气吸入每分钟 2～4L。

(2)休息与体位:心律失常发作时采取高枕卧位、半卧位,避免左侧卧位,以防左侧卧位时感到心脏搏动而加重不适。保证患者充足的休息和睡眠,必要时遵医嘱给予镇静药,卧床期间加强生活护理。

(3)饮食护理:选择清淡、易消化、低脂、富含纤维素的食物,避免饱餐及摄入刺激性食物如咖啡、浓茶等。

(4)皮肤护理:心律失常患者需行心电监护时,每 1～2 天更换电极片或电极片有松动时随时更换,观察皮肤有无发红、发痒等过敏反应。

2.病情观察

(1)症状:有无心悸、头晕、黑矇、晕厥等。

(2)脉搏:有无心动过速、心动过缓、强弱不等、节律不整齐及长间隙等。

(3)血压:有无血压下降。

(4)心电图:判断心律失常类型、严重程度及其变化。

(5)并发症:猝死。

3.用药护理

(1)利多卡因:可出现眩晕、感觉异常、意识模糊等不良反应。

(2)美托洛尔:可加重哮喘;糖尿病患者可引起低血糖、乏力、心动过缓、心力衰竭等不良反应。

(3)胺碘酮:可出现心动过缓、血压下降、外周静脉炎、甲状腺功能亢进或减退等不良反应。由于胺碘酮对外周血管刺激较大故应尽量选择中心静脉导管,以免引起静脉炎。

应用抗心律失常药物时,严格遵医嘱按时、按剂量给药,静脉推注时速度宜慢,用药期间注意观察患者意识和生命体征,心电监护,注意用药前、中、后的心率、心律,以判断疗效和不良反应。

4.心理护理　心律失常患者常有焦虑、恐惧、悲观等负性情绪,向患者解释保持平和的心态,勿激动,消除思想顾虑和悲观情绪。

【健康教育】

1.指导患者劳逸结合,有规律的生活。保持情绪稳定,避免精神紧张、激动。改变不良饮食习惯,保持大便通畅,避免排便用力而加重心律失常。

2.嘱患者坚持服药,不得随意增减药物的剂量或种类。教会患者及家属心律失常发作时的应对措施,便于自我监测病情。

3.教会患者及家属检查脉搏和听心律的方法,每天至少1次,每次1分钟以上。

4.定期复查,发现异常及时就诊。

四、冠心病

(一)心绞痛

心绞痛是冠状动脉供血不足,导致心肌急剧的、暂时的缺血与缺氧所引起的临床综合征。其特点为阵发性的前胸压榨性疼痛感觉,主要位于胸骨后部,可放射至心前区和左上肢,常发生于劳动或情绪激动时,持续数分钟,休息或用硝酸酯制剂后消失。

【评估】

1.一般评估　神志,生命体征,生活方式等。

2.专科评估　心前区疼痛的部位及性质,持续时间,发作诱因及发作时间。

【护理要点】

1.一般护理

(1)吸氧:给予氧气吸入每分钟2~4L,增加血液中的氧含量,利于缓解心绞痛。

(2)休息和活动:心绞痛发作时立即停止活动,卧床休息。指导患者适当活动,活动的强度以不诱发心绞痛的发作为限度。

(3)饮食护理:低盐、低脂、低胆固醇饮食。忌饱餐和刺激性食物,以免诱发心绞痛。

2.病情观察

(1)疼痛部位:常见于胸骨中段或上段之后,其次为心前区,有手掌大小范围,界限不是很清楚,可放射至颈、咽部、左肩与左臂内侧。

(2)疼痛性质:突发的胸痛,常呈压榨、紧缩感、窒息感,常使患者停止原有动作。

(3)疼痛持续时间:疼痛出现后常逐渐加重3~5分钟逐渐消失,可数天或数周发作一次,也可一天内多次发作。

(4)诱发因素:多发于体力劳动、情绪激动、饱餐、受寒冷刺激等情况下。

(5)缓解方式:休息或含服硝酸甘油后可缓解。

3.用药护理

(1)硝酸酯类:应用硝酸酯类药物可出现面部潮红、头部胀痛、头晕、心悸等症状,服用时宜坐位或卧位,以免引起直立性低血压。

(2)β受体拮抗药:服用时监测心率和脉率的变化,若<每分钟50次时应立即停用。

(3)钙通道阻滞药:需严密观察药物不良反应,如下肢水肿、头晕、头痛、失眠等。

硝酸甘油:①含服时,外出可随身携带,避光保存,开瓶后有效期为6个月。胸痛发作时每隔5分钟舌下含服0.5mg,如疼痛持续15～30分钟仍未缓解(或连续含服3片后),应警惕急性心肌梗死的发生。含服后最好平卧位,必要时吸氧。②静脉滴注时,监测患者心率、血压的变化,掌握好用药浓度和输液速度,防止低血压的发生。青光眼、低血压时忌用。

4.心理护理　心绞痛发作时安慰患者,解除紧张不安情绪,以减少心肌耗氧量。发作时应专人守护,给予心理安慰,增加患者的安全感。必要时可遵医嘱给予镇静药。

【健康教育】

1.禁食烟、酒、浓茶。

2.保持大便通畅,避免用力排便,多食水果及高纤维性食物。

3.避免寒冷刺激,注意保暖。

4.保持情绪稳定,避免各种诱发因素如情绪激动、剧烈活动、暴饮暴食等。

5.指导患者合理用药,外出时随身携带硝酸甘油。

(二)心肌梗死

心肌梗死是指在冠状动脉病变的基础上,供应心肌某一节段的冠状动脉血流急剧减少或中断,而引起相应心肌的缺血性坏死。临床表现为持续而剧烈的胸痛、特征性心电图动态演变、心肌酶增高,可发生心律失常、心力衰竭或心源性休克。

【评估】

1.一般评估　神志,生命体征等。

2.专科评估　疼痛的部位及性质,面色苍白、皮肤发冷或出汗,发作诱因及发作时间等。

【护理要点】

1.一般护理

(1)吸氧:给予间断或持续性吸氧每分钟2～4L,以增加心肌氧的供应。

(2)休息与活动:发病24小时内绝对卧床休息,第1周生命体征平稳可协助患者进行床上洗漱,使用床边便椅,在床上进行轻微的四肢活动,第2～3周可在病区内缓慢行走,独立上厕所。

(3)饮食护理:发作时应禁食,缓解时给予低热量、低脂、低盐、低胆固醇、少产气的食物,少食多餐,避免过饱。

2.病情观察

(1)先兆症状:患者在发病前数日有乏力、胸部不适,活动时心悸、气急、心绞痛等前驱症状。

(2)疼痛:为最早出现的症状,疼痛部位和性质与心绞痛相似,但常发生在安静或睡眠时,疼痛程度更重,范围更广,持续时间较长,休息和含服硝酸甘油多不能缓解。

(3)急性期的护理:患者入住监护病房连续心电监护,严密监测生命体征的变化,详细记录患者监护情况,随时监测心肌酶谱及电解质的变化,备抢救车和除颤器于患者床旁。

(4)并发症:心脏破裂、心律失常、栓塞、心室壁瘤等。

3.用药护理

(1)溶栓药物:溶栓药物的共同不良反应为易造成组织或器官出血,使用前应详细询问患者有无出血病史及近期有无出血倾向或潜在的出血危险。如常用的尿激酶(UK),应用时需保证药物在30分钟内滴完。

（2）抗凝药物：有肝素或低分子肝素、阿司匹林、华法林等，用药期间均应密切观察患者的出血情况，如牙龈出血、血尿等。

4.心理护理　急性心肌梗死患者病情危急，疼痛剧烈，伴有濒死感，常存在紧张、恐惧心理，护士在配合医生抢救的同时，应做好患者及家属的安慰工作，关心体贴患者，并重视患者及家属的感受，允许他们表达自己的感受。保持周围环境安静，避免不良刺激加重患者的心理负担。不要在患者面前讨论其病情，用积极的态度和语言开导患者，帮助其树立战胜疾病的信心。

【健康教育】

1.调整生活方式，缓解压力，克服不良情绪，养成良好的生活习惯。

2.合理饮食，预防便秘。戒烟、酒，控制体重，积极防治危险因素，如高血压、高血脂、糖尿病等。

3.日常生活中避免过度疲劳，避免剧烈运动或观看刺激性的电影、球赛，洗澡时间不宜过长，卫生间不宜上锁。

4.按时服药，避免寒冷刺激，终身随诊。

五、人工心脏起搏术后

心脏起搏器是一种医用电子仪器，它通过发放一定形式的电脉冲，刺激心脏，使之激动和收缩，即模拟正常心脏的冲动形成和传导，以治疗由于某些心律失常所致的心脏功能障碍。心脏起搏器简称起搏器，由脉冲发生器和起搏电极导线组成。

【评估】

1.一般评估　精神状态，生命体征，皮肤等。

2.专科评估　心率，脉率，伤口有无出血、血肿、感染等情况。

【护理要点】

1.一般护理

（1）环境：保持环境安静、空气流通，限制探视人员，保持适当的温湿度，温度以 18～22℃ 为宜，空气相对湿度以 40%～50% 为宜。

（2）休息与活动：卧床休息是预防电极脱位最有效的方法之一。埋藏式起搏器患者卧床 1～3 天，取平卧位或略向左侧卧位，如患者平卧不适.可抬高床头 30°～60°。术侧肢体不宜过度活动，勿用力咳嗽，咳嗽时应用手按压伤口。

（3）饮食护理：卧床期间应给予低脂、易消化、清淡、高营养食品，少食多餐。避免产气类食物，如牛奶、豆浆，以免引起腹胀、腹痛，应协助患者顺利排便。

2.病情观察

（1）心电监护：向手术医生了解手术情况及起搏频率，持续 24 小时心电监护，观察脉搏、心率和心律的变化。

（2）伤口护理：伤口局部沙袋压迫 6 小时，观察伤口有无渗血情况，周围皮肤有无红肿，按无菌原则每日更换敷料，一般术后 7 天拆线。

（3）预防感染：术后常规应用抗生素，并观察体温变化，术后连续 7 日测体温，测量体温每天 4 次。

3.并发症　切口出血、感染及囊袋皮肤坏死，严密观察伤口处变化，切口有无出血、渗血，是否有剧烈疼痛及红肿，囊袋处皮肤有无化脓及破溃等。

4.心理护理　安装起搏器后患者主诉有异物感，夜间入睡困难。应给予适当的心理疏导，必要时给予镇静药,向其解释安装起搏器后患者因心率增快而感到不适属正常现象,安慰患者不必担心。

【健康教育】

1.对埋藏式起搏器患者,教会其自测脉搏,每日 2 次,每次测量时间为 1 分钟。

2.日常生活中要远离电辐射较高的场所,如微波炉、高压电场等,不做各种电疗,以免电磁场使起搏器失灵。外出时随身携带起搏器卡,便于出现意外时为诊治提供信息。

3.告知 3 个月或半年进行随访,必要时拍胸片及做动态心电图。在起搏器电池耗尽之前及时更换起搏器。

六、冠状动脉介入术后

冠状动脉造影术可提供冠状动脉病变的部位、性质、范围、侧支循环状况等准确资料,有助于选择最佳治疗方案,是诊断冠心病最可靠的方法。

经皮冠状动脉介入治疗是用心导管技术疏通狭窄甚至闭塞的冠状动脉管腔,从而改善心肌的血流灌注的方法。包括经皮冠状动脉腔内成形术(PTCA)、经皮冠状动脉内支架置入术、冠状动脉内旋磨术和激光,统称为冠状动脉介入治疗。

【评估】

1.一般评估 精神状态,生命体征,皮肤等。

2.专科评估 伤口有无出血、血肿,手掌有无青紫、麻木,足背动脉搏动情况。

【护理要点】

1.一般护理

(1)环境:保持环境安静、空气流通,限制探视人员,保持适当的温湿度,温度以 18～22℃ 为宜,空气相对湿度以 40%～50%。

(2)休息与体位:①经桡动脉穿刺者,术后卧床休息,术侧手臂避免下垂、用力。②经股动脉穿刺者,术后绝对卧床休息,术侧下肢制动 24 小时。

(3)饮食护理:卧床期间应避免产气类食物,如牛奶,豆浆,以免引起腹胀、腹痛。保持大便通畅。

2.病情观察

(1)心电监护:持续心电血压监护 24 小时,注意有无心律失常、心肌缺血及低血压等并发症。

(2)伤口护理

①经桡动脉穿刺者:观察手部血液循环、皮肤色泽、温度,穿刺部位有无渗血、血肿。手掌有无青紫麻木,应逐渐放松压迫器,2 小时放松 1 次,共 3 次后将压迫器撤除更换绷带包扎。

②经股动脉穿刺者:术后需要绝对卧床休息,穿刺肢体制动,沙袋压迫穿刺部位 6～8 小时,以弹力绷带加压包扎 24 小时。观察穿刺部位有无出血及血肿形成,观察足背动脉搏动、下肢皮肤颜色、温度,以防止动脉血栓的形成。

③出入量的观察:术后 4 小时内给予患者饮水 1000～1500ml,8 小时排出尿量 1000ml 左右,以利于造影剂尽快自尿液排出,防止造影剂肾病的发生。

3.用药护理 术后给予常规抗凝药物以预防血栓形成,观察有无出血倾向,如伤口渗血、牙龈出血、血尿、呕血等,发现情况及时报告医生。

4.不良反应及并发症的预防及护理

(1)腰痛、腹胀:多数由于术后要求平卧、下肢制动体位所致。应告诉患者起床活动后腰酸与腹胀自然消失。可适当活动另一侧肢体,严重者可帮助热敷、适当按摩腰背部以减轻症状。

(2)穿刺局部出血或血肿:嘱患者术侧下肢保持伸直位,需在拔管后 24 小时方可活动;患者咳嗽及小便时需用力压紧穿刺点;严密观察伤口情况,如有出血应重新包扎;对于局部血肿及淤血者,可用 50% 硫酸镁湿热敷或理疗。

(3)尿潴留:有部分患者由于不习惯床上排尿,而引起的排尿困难,出现尿潴留时,可行膀胱区按摩、热敷,用温水冲洗会阴部,听流水声,经上述方法无效者应行留置导尿管。

(4)血栓:术后应注意观察双下肢足背动脉搏动情况,皮肤颜色温度、感觉改变,下床活动后肢体有无疼痛或跛行等。

(5)低血压:在拔除鞘管时和伤口局部加压时易引发迷走神经反射,出现低血压,少数为硝酸甘油滴速过快引起。

迷走神经反射表现:血压下降伴心率减慢、恶心、呕吐、出冷汗,严重时心搏停止。

(6)造影剂反应:少数患者注入造影剂后出现皮疹或有寒战感觉,经使用地塞米松后可缓解。肾损害及严重过敏反应较罕见。

5.心理护理　经股动脉穿刺者下肢肢体需制动 24 小时,大部分患者会出现烦躁不安现象,向患者讲解卧床休息及保持术侧肢体伸直的重要性,指导患者应用听广播、音乐等方法分散注意力,消除烦躁情绪。部分患者因担心床上排尿不方便而不敢饮水,向其讲解饮水的必要性。

【健康教育】

PTCA 术后 6～9 个月约有 10% 的患者发生再度狭窄,故应该定期门诊随访。半个月复查肝功能、血脂、血常规,观察药物疗效和不良反应。3 个月复查心电图及心脏彩超,如有心慌等不适症状及时就诊,9 个月复查造影。

七、主动脉球囊反搏术后

主动脉球囊反搏装置包括主动脉内球囊导管、气泵、压力测定系统和心电触发系统。其工作原理为:舒张早期主动脉内压力开始下降时球囊迅速充盈,提高主动脉舒张压,增加冠状动脉的血流灌注,使心肌的供血量增加,并改善脑和外周血管的灌注。舒张末期主动脉瓣开放之前球囊快速回缩,主动脉舒张压末期急骤下降,使收缩期左心室射血阻力明显下降,降低左心室后负荷,减少心肌耗氧量,增加每搏输出量和射血分数。

【评估】

1.一般评估　神志,生命体征,皮肤等。

2.专科评估　足背动脉搏动情况,伤口情况。

【护理要点】

1.一般护理

(1)环境:保持环境安静、空气流通,限制探视人员,保持适当的温湿度,温度以 18～22℃为宜,空气相对湿度以 40%～50% 为宜。

(2)休息与体位:卧床期间保持大腿伸直,切勿屈曲,以免引起球囊导管的移位。并注意按摩受压部位,预防压疮。

(3)饮食护理:卧床期间应避免产气类食物,如牛奶、豆浆,以免引起腹胀、腹痛。保持大便通畅。

2.病情观察

(1)监测并记录生命体征、意识状态、尿量、心电图的变化(主要是反搏波形变化情况)、搏动压力等。

(2)血流动力学稳定后,根据病情逐渐减少主动脉反搏比率,最后停止反搏,停止反搏后带管观察的时间不超过2～3小时,以免发生球囊导管血栓形成。

反搏满意的临床表现:患者神志清醒,尿量增加,中心静脉压在正常范围内(5～12cmH$_2$O),升压药物剂量减少或可撤除。

3.用药护理　使用IABP时每小时用肝素盐水冲洗测压管道(0.9％氯化钠液500ml＋1万U肝素钙注射液),以免血栓形成,每次冲管时间为15秒。每小时检查穿刺局部出血和血肿情况。

4.心理护理　患者进入CCU监护病房后,护士应多用体贴、安慰的语言向患者讲解卧床休息及保持术侧肢体伸直的重要性,指导患者应用听音乐等方法分散注意力,以利于消除患者的陌生感、紧张感和烦躁情绪。

5.并发症的观察

(1)下肢缺血:表现为双下肢疼痛、麻木、苍白或水肿等缺血坏死表现。

(2)主动脉破裂:表现为突然发生的持续性撕裂样疼痛、血压和脉搏不稳定,甚至休克。

(3)感染:表现为局部发热、红、肿、化脓,严重者可出现败血症。

(4)出血、血肿:股动脉插管处最常见。

(5)气囊破裂发生气栓塞:导管内出现血液,反搏波形消失。

【健康教育】

1.告知患者拔管后应注意肢体将继续制动24小时。

2.出院后可进行康复训练,以提高患者的心理健康水平和生活质量,延长存活时间等,但应注意劳逸结合。

3.按医嘱服药,不得擅自停药,定期门诊复查。

八、心导管射频消融术后

射频消融术是治疗心律失常的一种导管治疗技术。射频电能是一种低电压高频(30kHz～1.5MHz)电能。射频消融仪通过导管头端的电极释放射频电能,在导管头端与局部的心肌内膜之间电能转化为热能,达到一定温度(46～90℃)后,使特定的局部心肌细胞脱水、变性、坏死,自律性和传导性能均发生改变,从而使心律失常得以根治。

【评估】

1.一般评估　精神状态,生命体征,皮肤等。

2.专科评估　心率,脉率,伤口有无出血、血肿。

【护理要点】

1.一般护理

(1)环境:保持环境安静,空气流通,限制探视人员,保持适当的温湿度,温度以18～22℃为宜,空气相对湿度以40％～50％为宜。

(2)休息与活动:术后恢复期穿刺静脉者局部仅需压迫3～5分钟,止血后无菌纱布包扎,卧床休息4～6小时;穿刺动脉者局部用手压迫10～20分钟,止血后用弹力绷带包扎,沙袋压迫,平卧12～24小时。卧床期间保持大腿伸直,切勿屈曲。

（3）饮食护理：选择低脂、易消化、清淡饮食。

2.病情观察

（1）心电监护：持续监测生命体征，注意有无心律失常。

（2）伤口护理：观察穿刺部位有无出血、血肿。检查足背动脉搏动是否减弱或消失，观察肢体皮肤颜色与温度，感觉与运动功能有无变化。

（3）预防感染：术后常规应用抗生素，并观察体温变化。

3.并发症的护理

（1）出血感染和血栓形成：术后严密观察足背动脉搏动、皮肤颜色、下肢温度、感觉和伤口渗血、出血情况，预防感染。术后静脉穿刺肢体制动24小时，动脉穿刺肢体须加压包扎24小时，咳嗽时紧压穿刺点，避免加压不当或过早活动。

（2）心律失常：严密观察心律和心率的变化，及时询问患者有无不适症状。

4.心理护理　少数患者在术中放电时有胸或背疼痛，术后也出现类似的疼痛。要向患者解释诱因，教会患者疼痛时深呼吸，也可采取听音乐等方法放松紧张情绪。

【健康教育】

1.戒烟、戒酒，不喝咖啡、浓茶。

2.注意劳逸结合，逐渐增加活动量，不可做剧烈运动，保持情绪稳定，睡眠充足。冬天注意保暖，预防并控制上呼吸道感染。

3.规律饮食，保持大便通畅。

（侯乃文）

第二节　常用中医护理技术

中医护理技术是在中医理论指导下进行护理实践的重要手段。具有历史悠久、操作简便、疗效确切、适应范围广等特点，在中医临床治疗中发挥着重要的作用。本节将介绍一些种常用的中医护理技术。

一、针刺法

针刺法是利用金属针具，采用一定的手法，刺激人体腧穴，以达到疏通经络、行气活血、调整阴阳、扶正祛邪的目的。临床上常用的有毫针刺法、皮肤针法、皮内针法、水针法、三棱针法等，适用于各种急、慢性病证。本节重点介绍毫针刺法。

（一）操作方法

1.进针手法　可分为单手进针法和双手进针法。

（1）单手进针法：用刺手的拇指、食指持针，以中指指端靠近穴位，指腹抵住针身下段，当拇、食指向下用力时，中指随势屈曲将针迅速刺入。

（2）双手进针法：主要有：

①指切进针法：以左手拇指指端切按在穴位旁，右手持针，紧靠左手指甲面，将针刺入。适用于短针的进针，是临床最为常用的进针手法。

②夹持进针法：以左手拇、食二指夹持消毒干棉球，夹住针身下端，露出针尖1～2cm，将针尖对准所刺

穴位,右手持针柄,双手协同将针刺入。适用于长针的进针。

③舒张进针法:以左手拇、食二指将腧穴部位的皮肤向两侧撑开绷紧,右手将针从左手拇、食二指的中间刺入。适用于皮肤松弛部位的针刺。

④提捏进针法:以左手拇、食二指将针刺部位的皮肤捏起,右手持针从捏起部位的上端将针刺入。适用于皮肉浅薄部位的进针。

2.针感　是指针刺入腧穴后,患者针刺部位产生的酸、麻、胀、重感,以及操作者针下的沉紧感,又称得气。

(二)针刺意外的护理

1.晕针　针刺过程中患者出现头晕目眩、胸闷心慌、恶心欲吐,面白肢冷,出冷汗,甚至晕厥,称为晕针。多见于初次接受治疗的患者,可因精神紧张、体质虚弱、过度劳累、饥饿,或大汗、大泻、大失血后,或操作时体位不当、手法过重等原因而引起。

发现患者晕针应立即停止针刺,将针迅速取出。使患者平卧,松开衣带,注意保暖。清醒者给予温开水或糖水,晕厥者可指掐或针刺入中、内关、素髎、足三里,灸百会、气海、关元等穴。症状不见缓解者,应配合其他急救措施。

2.滞针　在针刺入腧穴后,操作者感觉针下涩滞,捻转、提插、出针均感困难,同时患者感觉疼痛异常的现象。应消除患者紧张情绪,分散其注意力,使局部肌肉放松,操作者循按腧穴周围或弹动针柄,或在附近再刺一针,以宣散气血、缓解痉挛。因单向捻针而致者,可反向将针捻回。

3.弯针　是指进针后,针身在体内发生弯曲的现象。发生弯针后,切忌不可用力捻转、提插,应顺着针弯曲的方向将针慢慢退出,若患者体位改变,则应嘱患者恢复原来的体位,使局部肌肉放松,再行退针。

4.断针　又称折针,是指针体折断在人体内。应嘱患者不要惊慌,保持原有的体位。若断端露于体外,可用镊子或血管钳拔出;若断端与皮肤相平,可轻轻下压周围组织,使针体显露后起出;若断端全部陷于皮下,须在X线定位下手术取出。

5.血肿　是指针刺部位出现皮下出血而引起肿痛的现象。若微量皮下出血而致的小块青紫,一般不必处理。若局部肿胀疼痛较剧,青紫面积较大时,应先做冷敷止血后,再行热敷或局部按摩,促使瘀血消散吸收。

(三)针刺注意事项

1.治疗室环境整洁安静,空气流通,温湿度适宜。

2.操作前认真检查针具质量,留针时对针数作好记录,出针后做好核查,以防遗漏。严格执行无菌原则,一穴一针,防止交叉感染。

3.选择合适的针刺体位,尽量取卧位,进针后立即盖好衣被,以防感冒。针刺时应避开皮肤瘢痕、感染、溃疡、肿瘤等部位,有自发出血倾向者不宜针刺。针刺过程中应随时观察患者反应,对胸、胁、腰、背脏腑所居之处,及眼区、项部、脊椎部的腧穴应严格掌握进针的深度、角度,以防发生意外。尿潴留患者在针刺其小腹腧穴时,应掌握针刺方向和深度,以免误伤膀胱。

4.指导患者针刺后不要立即洗澡,以防感染。

5.患者在饥饿、疲劳、精神高度紧张时不宜立即进行针刺,体弱者不宜用强刺激。孕妇、妇女行经期尽量不采用针刺法。

二、灸法

灸法是指借助灸火的热力和药物的作用,通过刺激经络腧穴,达到温经通络、活血行气、散寒祛湿、消肿散结、回阳救逆,及预防保健等作用。主要适用于慢性虚证及风寒湿邪所致病证。

(一)操作方法

1.艾柱灸　包括直接灸和间接灸。

(1)直接灸:是指将大小适宜的艾炷直接放在皮肤上点燃施灸。临床上可分为:

①无瘢痕灸:又称非化脓灸,属于温热灸法。点燃艾炷后,当病人感到烫时,即用镊子将艾炷夹去或压灭。连续灸3～7壮,局部出现红晕为止。灸后不发灸疮,无瘢痕。本法适用于一般虚寒性疾患,如哮喘、眩晕、慢性腹泻等病证。

②瘢痕灸:又称化脓灸,属于烧灼灸法。施灸前先在施灸部位涂以大蒜液或凡士林,增加艾炷对皮肤的粘附力。用蚕豆大或枣核大的艾炷直接放在穴位上点燃施灸,灸完一壮后,除去灰烬,再依前法灸之,一般可灸7～9壮。病人一般会因烧灼感到剧痛,可轻轻拍打局部以减轻疼痛。大约1周可化脓形成灸疮,停灸后5～6周灸疮结痂脱落,留有瘢痕。临床常用于预防及治疗哮喘、慢性支气管炎、慢性胃肠病、瘰疬、痞块等病证。

(2)间接灸:又称隔物灸,常用的有:

①隔姜灸:将生姜切成约0.2～0.3cm的厚片,用针在其中间穿几个孔,置于穴位上,把艾炷放在姜片上点燃施灸。通常每次可灸5～10壮。适用于因寒而致的呕吐、泄泻、腹痛、风寒湿痹等病证。

②隔蒜灸:用独头大蒜切成0.2～0.3cm厚的片,中间以针刺数孔,置于穴位上,把艾炷放在蒜片上点燃。一般每穴每次可灸5～7壮。适用于肿疡初起、瘰疬、瘿瘤等病证。

③隔盐灸:将干燥食盐细末撒满肚脐窝,在盐上面置放生姜片和艾炷施灸。适用于寒性腹痛、吐泻、痢疾、中风脱证等病证。

④隔附子饼灸:附子研粉,黄酒调成厚0.5cm的药饼,中间针刺数孔,上面放大艾炷施灸,出现灼痛时更换艾炷,灸5～7壮,以皮肤红晕为度。适用于阳虚所致的阳萎、早泄、遗精、腰痛、宫寒不孕、以及疮疡久溃不敛等病证。

2.艾条灸

①温和灸:将艾条的一端点燃,距离腧穴皮肤2～3cm,进行熏烤,使局部有温热感而无灼痛,一般每处灸5～10分钟至皮肤红晕为度。可以治疗常见虚寒性慢性疾病,如胃痛等。

②雀啄灸:将艾条的一端点燃,与施灸部位不固定距离,如同鸟雀啄食一样,一上一下不停地移动,也可均匀的向左右方向移动或反复旋转。一般灸5分钟左右。多用于治疗常见急性病、小儿和晕厥急救。

③回旋灸:用点燃的艾条在皮肤上往复盘旋灸。用于面积较大的肢体麻木,皮肤病。

3.温针灸　是指针刺与艾灸相结合的一种方法,又称针柄灸。即在留针过程中,将艾绒搓团,捻裹于针柄上点燃,通过针体将热力传入穴位。待艾绒燃尽,除去艾灰,换炷再灸,可连灸2～3壮。适用于寒盛湿重,经络壅滞之证,如关节痹痛,肌肤不仁等。

(二)注意事项

1.灸时应防止艾火脱落,以免灼伤皮肤或点燃衣物。

2.施灸一般遵循先上,后下;先腰背,后胸腹;先头身,后四肢的顺序。壮数先少后多,艾柱先小后大。

3.实证、热证及阴虚发热患者一般不宜用灸法,孕妇腹部和腰骶部也不宜施灸。黏膜附近、颜面、五官和大血管部位不宜采用瘢痕灸。

4.灸后局部出现微红灼热为正常现象,无需处理。如局部出现小的水泡,可任其自然吸收;大者可用消毒针挑破,放出水液,涂以甲紫,并以消毒纱布包敷。

三、拔罐法

拔罐法是以罐为工具,利用热力排除罐内空气,造成负压,将罐吸附于施术部位,使局部充血或瘀血,以温经通络、行气活血、除寒散湿、止痛消肿、拔毒排脓的治疗方法。适用于临床上风寒湿痹、神经麻痹、各种急慢性疼痛、眩晕、咳嗽、腹胀等疾病。另外,丹毒、毒蛇咬伤、疮疡初起未溃等外科疾病也可使用。

(一)操作方法

1.罐的吸附方法　包括火罐法、水罐法及负压吸引法。

(1)火罐法:是指利用火焰的热势排去罐内空气,使形成负压吸附在皮肤上,是临床上最为常用的拔罐方法。主要有:

(2)闪火法:用镊子或止血钳夹住酒精棉球,点燃后在罐内绕一圈后,迅速退出,立即将罐罩在施术部位。待局部皮肤充血瘀血呈紫红色时取罐。

(3)投火法:将酒精棉球或纸片燃烧后投入罐内,然后迅速罐罩在施术部位。此法适用于侧面横位。

贴棉法:将酒精棉球贴在罐壁内中部,点燃后迅速罩在施术部位。

2.拔罐方法

(1)留罐:又称坐罐,即拔罐后留置10～15分钟,使局部皮肤充血。适用于拔罐治疗的大部分病症,是最常用的拔罐法,而且单罐、多罐皆可选用。

(2)走罐:又称推罐,在罐口和施术部位皮肤上,涂上凡士林或按摩乳,拔罐后用手握罐,行上下或左右往返推移,直至皮肤充血或瘀血为止。一般选用背部腧穴或腹部经脉皮肤为主,适宜于治疗某些经脉、脏腑失调的疾患。

(3)闪罐:是指将罐拔住后,又立即取下,再迅速拔住,如此反复多次至皮肤潮红为度。适用于皮肤麻木、酸痛或功能减退的病证。

(4)刺血拔罐:又称刺络拔罐,选定部位消毒后,先用梅花针、三棱针快速点刺皮肤,将火罐迅速拔在刺血部位,以加强刺血的治疗效果。一般每次留罐12分钟。每次吸出的血不可太多。

(5)针罐:是指针刺与拔罐相结合的一种方法。是指先施行针刺,待达到一定刺激量后,将针留原处,再以针刺为中心,拔上火罐,以增加治疗效果的一种方法。适应于顽固性风湿痛、陈旧性筋骨损伤等。

(二)注意事项

1.施罐前必须查明病情,明确诊断,令患者取合适的体位,使之舒适持久。尽量选择肌肉丰厚的部位拔罐,骨骼凹凸不平及毛发较多处不宜拔罐。皮肤过敏、溃疡、水肿和大血管处,及孕妇腹部、腰骶部,均不宜拔罐。

2.根据部位不同,选择大小适宜的罐。操作前注意检查罐口周围是否光滑,有无裂痕。使用过的罐,均应消毒处理后备用。

3.操作时动作要快、稳、准,使罐吸附有力。避免灼伤或烫伤皮肤,起罐时切勿强拉。

四、穴位按摩法

穴位按摩法,又称推拿法,是指在中医基础理论指导下,通过特定手法作用于人体体表的特定部位或穴位,以疏通经络、调和气血、滑利关节、活血止痛、调整脏腑功能、扶正祛邪,从而达到防治疾病的目的。适用于临床各科疾病,尤其是对慢性病及功能性疾病疗效较好。

（一）操作方法

手法是穴位按摩治病的主要手段，应遵循持久、有力、柔和、均匀、渗透的原则。根据动作形态，穴位按摩手法分为：

1.推法　是用指、掌或肘部着力于施术部位，进行单方向直线移动的一种手法。包括指推法、掌推法和肘推法三种。操作时以指、掌或肘部紧贴体表，用力要稳，速度缓慢均匀，适用于全身各个部位。

2.拿法　用拇指和食指、中指或拇指和其余四肢相对用力，在一定穴位或部位上进行有节律地捏提。操作时，用力应由轻到重，缓和，有连贯性。适用于颈肩及四肢等部位，具有散寒止痛、舒筋通络、解除痉挛等作用。

3.按法　以指、掌或肘按压人体体表的一定穴位或部位并适当停留的方法。按压用力应由轻到重。适用全身各部位。

4.摩法　用手掌掌面或手指指面，附着于体表一定部位或穴位，以腕关节连同前臂做有节律的环旋抚摩。适用于全身各部位，常用于胸腹、胁肋及颜面部的按摩。操作时指掌仅在皮肤上环旋抚摩，而不带动皮下组织。

5.揉法　用手掌、掌根、大鱼际处或手指罗纹面着力于一定穴位或部位，用腕关节作回旋运动，以皮下组织随之回旋为度。频率为每分钟 120～160 次。适用于全身各部。

6.摇法　用一手握住施术关节近端肢体，另一手握住关节远端肢体，做缓和的回旋转动。摇动幅度由小到大，因势利导，适用于颈部、腰部和四肢关节等。

7.搓法　以双手掌面相对，夹住或托抱患者肢体的一定部位，用力做快速搓揉。操作时双手用力要对称，搓动要快，移动要慢。适用于腰背、胁肋及四肢部位，以上肢最为常用。

8.捏法　将拇指与其余四指相对，将一定部位的经筋、肌肉、韧带用力捏起夹挤，并可沿其分布或结构形态辗转移动。操作时要动作连贯，均匀而有节律。此法适用于头部、颈项部、肩背及四肢。

9.抖法　用双手握住患者的上肢或下肢远端，稍用力做连续的小幅度上下颤动。操作时抖动幅度要小，频率要快。本法可用于四肢部，以上肢最为常用。

（二）注意事项

1.根据患者的年龄、性别、病情、病位选取相应的体位，并选择合适的按摩手法。手法应柔和、有力、持久、均匀，运力能达组织深部。一般每次以 15～20 分钟为宜。

2.操作前应修剪指甲，洗手，避免损伤患者皮肤。为减少阻力或提高疗效，操作者手上可蘸水、滑石粉、液状石蜡、姜汁、酒等润肤介质。

3.治疗中要注意保暖，遮盖患者不需暴露的部位，防止受凉。注意观察患者全身情况，如出现面白肢冷、剧烈疼痛等异常反应，应立即停止按摩。

4.在腰部及腹部施术前，应嘱患者排尿。严重心脏病、出血性疾病、急性炎症、急性传染病及癌症患者禁止按摩，皮肤破损部位及孕妇的腰腹禁忌按摩。

五、刮痧法

刮痧法是用边缘钝滑的器具在人体一定部位或穴位的体表皮肤上反复刮动，使局部出现瘀斑或痧痕，使脏腑秽浊之气经腠理通达于外，以疏通气血，达到防治疾病的目的。主要适用于治疗夏秋时病，如中暑、急性胃肠炎和中毒性疾病等，现多用于呼吸系统和消化系统疾病的预防治疗。

（一）操作方法

患者取侧卧位、俯卧位或伏坐于椅背之上，选好刮痧部位并充分显露，施术者一手持刮具，蘸取植物油或清水后，在体表相应部位，由上至下，由内向外，朝单一方向反复刮动，至皮肤表面出现紫红色的斑点或斑块。一般每次刮痧 20 分钟作用，施力大小以患者能够耐受为度。常用刮痧方法：

1.面刮法　手持刮板，刮拭时用刮板的 1/3 边缘接触皮肤，刮板向刮拭的方向倾斜 30～60°，以 45°角应用最为广泛，利用腕力多次向同一方向刮拭，有一定刮拭长度。这种手法适用于身体比较平坦部位的经络和穴位。

2.角刮法　用刮板角度在穴位上自上而下刮拭，刮板面与刮拭皮肤成 45°角倾斜。这种刮法多用于肩部肩贞穴、胸部中府、云门穴。

3.点按法　用刮板角与穴位成 90°角垂直，由轻到重，逐渐加力，片刻后猛然抬起，使肌肉复原，多次重复，手法连贯。这种手法适用于无骨骼的软组织处和骨骼凹陷部位，如人中穴、膝眼穴。

4.厉刮法　用刮板角部与穴区成 90°角垂直，刮板始终不离皮肤，并施以一定的压力作短距离（约 1 寸长）前后或左右摩擦。这种手法适用于头部全息穴区。

（二）注意事项

1.室内空气流通，忌对流风，以防复感风寒。

2.操作中用力适中、均匀，以患者能耐受为宜。禁用暴力，不可强求出痧。刮痧时密切观察病情变化，出现面色苍白等情况，应立即停止，通知医生并配合处理。

3.刮痧后嘱患者保持情绪稳定，避免烦躁、焦虑等不良情志。忌生冷、油腻、辛辣之品。

4.用过的刮具应清洁消毒后备用，牛角刮痧板禁用水泡。

5.出血性疾病、皮肤病患者及过于消瘦者禁忌刮痧，神经衰弱者宜选择白天行头部刮痧，五官孔窍及孕妇的腰腹部禁止刮痧。

六、熏洗法

熏洗法是将药物煎汤开沸后，利用药液所蒸发的药气熏洗患部，待药液稍温后，再洗涤患部的一种外治方法。由于药与热力共同作用于人体局部，具有温通经络、疏通腠理、活血消肿、祛风除湿、疏风散寒、杀虫止痒等作用。主要适用于体表急性炎症及风湿肿痛等病证。

（一）操作方法

根据熏洗部位，安排病人适宜的体位，注意保暖，必要时屏风遮挡。一般每日熏洗 1～2 次，每次 20～30 分钟为宜。主要方法有：

1.眼部熏洗法　将煎好的药液趁热倒入治疗碗，纱布中间剪一小孔盖于碗口，眼部对准小孔进行熏蒸，待药温适宜后，用纱布蘸取药液频频淋洗患眼。

2.四肢熏洗法　将药液趁热倒入盆内，患肢架于盆上，用浴巾围盖患肢及盆，使蒸气熏蒸患部，待药温适宜后再以药液泡洗患肢。

3.坐浴法　药液趁热倒入盆内，协助患者坐在盆上熏蒸，温度适宜后再以纱布浸洗。

（二）注意事项

1.熏洗时注意保暖，暴露部位及时加盖衣被，熏洗结束后及时擦干，以防受凉。熏洗过程中，注意观察病人情况。

2.熏洗时药液温度为 50～70℃，浸泡时温度为 38～43℃，避免烫伤。

3.熏洗部位如有伤口,应按无菌操作进行,熏洗完毕,更换敷料重新包扎。

4.妇女月经期及妊娠期会阴部不应用熏洗疗法。

七、湿敷法

中药湿敷法是将无菌纱布以药液浸透,敷于一定部位的皮肤表面,以达到清热解毒、消肿散结、活血祛瘀、通调腠理的作用。适用范围广泛,可用于治疗胸痹、眩晕、跌打损伤,以及注射引起的局部肿块等。

(一)操作方法

根据患部取合理体位,暴露湿敷部位,下垫一次性中单,局部涂以凡士林。将药液倒入容器内,置敷布于药液中浸透,用镊子拧干、抖开、折叠后敷于患处,温度以不烫手为度。每隔5~10分钟以无菌镊子夹纱布浸药后淋于敷布,保持温度湿度,每次湿敷30~60分钟。湿敷完毕,擦干局部皮肤,协助患者穿好衣服。

(二)注意事项

1.注意保暖,防止受凉。

2.严格无菌操作,避免交叉感染。

3.敷布应大于患部。药液温度不宜过热烫伤患部,也不宜过凉影响湿敷效果。

4.治疗过程中应注意观察局部皮肤的反应,如出现苍白、红斑、水泡等,应立即停止湿敷,并给予相应处理。

八、涂药法

涂药法是指将各种外用药物直接涂于患处或穴位的中医治疗方法,以达到祛风除湿、解毒消肿、止痒镇痛的作用。其剂型包括水剂、酊剂、油剂、膏剂等。适用于治疗疮疡、跌打损伤、虫咬伤、烫伤、烧伤、痔瘘等病症。

(一)操作方法

根据涂药部位,协助患者取合适体位,暴露涂药部位,注意保暖。必要时屏风遮挡。清洁皮肤,用棉签蘸药物均匀涂于患处。如面积较大,可用镊子夹棉球蘸药进行涂布。必要时以纱布覆盖,胶布固定。

(二)注意事项

1.涂药前需清洁局部皮肤。

2.涂药宜厚薄均匀,以防药物过厚、过多致毛孔闭塞。蘸药应干湿适宜。刺激性强的药物不可涂于面部。婴幼儿忌用。

3.涂药后注意观察局部皮肤,如有丘疹、局部肿胀等情况,应停止用药,并将药物拭净或清洗局部皮肤。

九、热熨法

热熨法是利用吸热的物体,或将中药,加热后熨在人体局部或一定穴位上,并适当移动位置,利用温热之力以达到行气活血、散寒止痛、祛瘀消肿的一种治疗方法。适用于风湿痹证引起的关节冷痛、酸胀、沉重、麻木;跌打损伤等引起的局部瘀血、肿痛;扭伤引起的腰背不适、行动不便;脾胃虚寒所致的胃脘疼痛、腹冷泄泻、呕吐等症状。常用的方,法有药熨法、坎离砂法、葱熨法、盐熨法、大豆熨法及热砖熨法。本节重点介绍中药热熨法。

（一）操作方法

根据药熨部位，协助患者取合适体位，暴露药熨部位，必要时屏风遮挡。根据医嘱，将药物加热至60～70℃，装入布袋备用。先用棉签在药熨部位涂一层凡士林，将药袋放到患处或相应穴位处用力来回推熨，以患者能耐受为宜。力量要均匀，开始时用力要轻，速度可稍快，随着药袋温度的降低，力量可增大，同时速度减慢。药袋温度过低时，及时更换药袋或加温。操作过程中注意观察局部皮肤的颜色情况，及时询问患者对温度的感受。

（二）注意事项

1.孕妇腹部及腰骶部、大血管处、皮肤破损及炎症、局部感觉障碍处忌用。

2.药熨温度适宜，一般保持50～60℃，不宜超过70℃，年老、婴幼儿及感觉障碍者，药熨温度不宜超过50℃。操作中注意保暖。

3.药熨过程中应随时听取患者对温度的感受，观察皮肤颜色变化，一旦出现水泡或烫伤时应立即停止，并给予适当处理。

十、中药离子导入法

中药离子导入法是利用直流电将药物离子通过皮肤或穴位导入人体组织间隙，直接作用于病灶，达到活血化瘀、软坚散结、抗炎镇痛等作用的一种操作方法。适用于各种急、慢性疾病引起的关节疼痛、腰背痛、颈肩痛及盆腔炎所致的腹痛等症状。

（一）操作方法

根据病症选择一定部位，协助患者取舒适体位，暴露治疗部位，将敷电极的部位进行消毒。打开电源开关，将2块棉衬套（垫片），浸入38～42℃的中药液后取出，拧至不滴水为宜，将电极板放入衬套内，平置于治疗部位，2个电极板相距2～4cm，外用隔水布覆盖，绷带或松紧搭扣固定，必要时使用沙袋，启动输出，调节电流强度，至患者耐受为宜。具体操作参照仪器说明书进行。治疗中询问患者感受，调节电流强度。如患者主诉疼痛，立即停止治疗。

（二）注意事项

1.做好解释工作，告知患者在治疗过程中可能出现的感觉，嘱咐患者治疗过程中不要移动体位，以免出现意外。

2.治疗过程中注意观察患者的反应和机器运行情况，及时调节电流，以免灼伤。

3.治疗部位皮肤出现红疹、疼痛、水泡等，应立即停止治疗并通知医生，配合处置。

4.高热、出血性疾病、活动性结核、妊娠、严重心功能不全或带有心脏起搏起的患者禁用此法。

十一、耳穴贴压法

耳穴贴压法是采用王不留行籽、莱菔籽等丸状物贴压于耳廓上的穴位或反应点，通过刺激耳廓穴位或反应点，起到疏通经络，调整脏腑气血功能，促进机体的阴阳平衡，达到防治疾病、改善症状的一种操作方法。适用于减轻各种疾病及术后所致的疼痛、失眠、焦虑、眩晕、便秘、腹泻等症状。

（一）操作方法

协助患者取合理、舒适体位。遵照医嘱，探查耳穴敏感点，确定贴压部位，消毒耳部皮肤。选用质硬而光滑的王不留行籽或莱菔籽等丸状物粘附在0.7×0.7cm大小的胶布中央，用止血钳或镊子夹住贴敷于选

好耳穴的部位上,并给予适当按压(揉),使患者有热、麻、胀、痛感觉,即"得气"。常用按压手法:

1.对压法　用食指和拇指的指腹置于患者耳廓的正面和背面,相对按压,至出现热、麻、胀、痛等感觉,食指和拇指可边压边左右移动,或做圆形移动,一旦找到敏感点,则持续对压 20～30 秒。对内脏痉挛性疼痛、躯体疼痛有较好的镇痛作用。

2.直压法　用指尖垂直按压耳穴,至患者产生胀痛感,持续按压 20～30 秒,间隔少许,重复按压,每次按压 3～5 分钟。

3.点压法　用指尖一压一松地按压耳穴,每次间隔 0.5 秒。本法以患者感到胀而略沉重刺痛为宜,用力不宜过重。一般每次每穴可按压 20～30 次,视病情而定。

(二)注意事项

1.耳廓局部有炎症、冻疮或表面皮肤有溃破者、有习惯性流产史的孕妇不宜施行。

2.耳穴贴压每次选择一侧耳穴,双侧耳穴轮流使用。夏季易出汗,留置时间 1～3 天,冬季留置 3～7 天。

3.观察患者耳部皮肤情况,留置期间应防止胶布脱落或污染;对普通胶布过敏者改用脱敏胶布。

十二、中药灌肠法

中药灌肠是将中药药液从肛门灌入直肠或结肠,使药液保留在肠道内,通过肠粘膜的吸收达到清热解毒、软坚散结、泄浊排毒、活血化瘀等作用的一种操作方法。适用于慢性肾衰、慢性疾病所致的腹痛、腹泻、便秘、发热、带下等症状。

(一)操作方法

患者取左侧卧位(必要时根据病情选择右侧卧位),暴露臀部,臀下垫治疗巾,置垫枕以抬高臀部10cm。将适量中药液加温(39～41℃),倒入灌肠器或输液瓶内,液面距离肛门不超过 30cm,导管前端涂上石蜡油,排出空气。嘱患者张口哈气,便于肛管顺利插入。插入 10～15cm 缓慢滴入药液(滴入的速度视病情而定)。滴入过程中观察并询问患者耐受情况,如有不适或便意,及时调节滴入速度,必要时终止滴入。中药灌肠药量不宜超过 200ml。药液灌注结束,拔出导管,协助患者拭净肛门,嘱患者保留 1 小时以上为宜。

(二)注意事项

1.肛门、直肠、结肠术后,大便失禁,孕妇急腹症和下消化道出血的患者禁用。

2.慢性细菌性痢疾,病变部位多在直肠和乙状结肠,取左侧卧位;阿米巴痢疾病变多在回盲部,取右侧卧位。

3.灌肠前嘱患者排便,肠道排空有利于药液吸收。

(侯乃文)

参 考 文 献

1.胡大一.心血管内科学高级教程.北京:中华医学电子音像出版社,2016

2.路岩.心血管内科学高级医师进阶系列.北京:中国协和医科大学出版社,2016

3.张铭,郑炜平.心血管内科医生成长手册.北京:人民卫生出版社,2017

4.杨跃进.阜外心血管内科手册(第二版).北京:人民卫生出版社,2013

5.曾和松,汪道文.心血管内科疾病诊疗指南(第三版).北京:科学出版社,2018

6.黄岚.心血管内科临床思维.北京:化学工业出版社,2013

7.李树仁,党懿,荀丽颖.心内科急危重症.北京:军事医学科学出版社,2011

8.李虹伟,严松彪.实用心血管内科查房医嘱手册.北京:北京大学医学出版社,2012

9.张澍,霍勇.内科学心血管内科分册.北京:人民卫生出版社,2016

10.贾满盈.临床心血管内科急诊学.北京:科技文献出版社,2009

11.(美)约瑟夫森,郭继鸿.临床心脏电生理学(技术和理论).天津:天津科技翻译出版社,2011

12.方丕华,张澍.心律失常规范化防治.北京:北京大学医学出版社,2016

13.武军,刘玉洁.心律失常合理用药420问(第二版).北京:中国医药科技出版社,2013

14.李剑,罗心平.实用心律失常诊疗手册.上海:上海科学技术出版社,2017

15.(美)严干.新心律失常的现代治疗(翻译版).北京:人民卫生出版社,2013

16.汤宝鹏,陈明龙,杨新春.实用心律失常介入治疗学.北京:科学出版社,2017

17.霍勇,高炜,张永珍.冠心病规范化防治.北京:北京大学医学出版社,2017

18.马金凤.冠心病.北京:中国医药科技出版社,2014

19.吴向东.冠心病自我防治.北京:化学工业出版社,2016

20.李广智.冠心病(第二版).北京:中国医药科技出版社,2013

21.李秀才.冠心病自然疗法(第三版).河南:河南科学技术出版社,2017

22.武智,吕连凤.冠心病合理用药390问(第二版).北京:中国医药科技出版社,2013

23.罗伟.冠心病防治常识.江西:江西科学技术出版社,2016

24.吕玉波,吴焕林.冠心病防治调养一本通.广东:羊城晚报出版社,2014

25.霍勇,杨杰孚.心力衰竭规范化防治.北京:北京大学医学出版社,2017

26.(美)曼恩,高炜,张幼怡.心力衰竭《Braunwald心脏病学》姊妹卷.北京:北京大学医学出版社,2013

27.(美)霍森普德(Hosenpud,J.D.).充血性心力衰竭(第三版).北京:科学出版社,2010

28.郭均波.临床心力衰竭学.湖南:湖南科技出版社,2014

29.黄峻.心力衰竭现代教程.北京:科学出版社,2017

30.沈玉芹,张健.慢性心力衰竭心脏康复.北京:人民卫生出版社,2017

31.徐予,朱中玉,刘煜昊.实用心力衰竭学.河南:河南科学技术出版社,2016

32.(美)巴里加,(美)皮特,(美)格卫兹,沈卫峰,张凤如.上海:上海科学技术出版社,2011

33.胡大一.老年与心力衰竭.北京:北京大学医学出版社,2015

34.王东,张贝,张洁.实用心内科掌中宝(第二版).北京:化学工业出版社,2015

35.戈文尚.心内科速查.山东:山东科学技术出版社,2014

36.王志敬.心内科诊疗精萃.上海:复旦大学出版社,2015

37.刘平心.内科诊疗精要.北京:军事医科出版社,2010

38.罗心平,施海明,金波.实用心血管内科医师手册(第二版).上海:上海科学技术出版社,2017

39.霍勇.心血管内科常见病临床思路精解.北京:科学技术文献出版社,2017

40.岳桂华,龙卫平,马波.新医师上岗必备丛书—心内科新医师手册(二版).北京:化学工业出版社,2012

41.侯应龙,侯应龙.心脏内科新概念.北京:人民军医出版社,2011

42.贾雄燕.心内科疾病与研究.陕西:陕西科学技术出版社,2013

43.孙志军.心内科用药常规与禁忌-临床常规与禁忌丛书.北京:人民军医出版社,2012

44.郑文科,田盈心.内科门诊常用药速查.北京:人民卫生出版社,2017

45.廖玉华.心血管疾病临床诊疗思维.北京:人民卫生出版社,2013